小儿临床 CT 诊断图谱

（第 3 版）

主编 刘 平

陕西新华出版传媒集团
陕西科学技术出版社
Shaanxi Science and Technology Press

图书在版编目(CIP)数据

小儿临床 CT 诊断图谱/刘平著. —西安:陕西科学技术出版社,2017.9

ISBN 978 - 7 - 5369 - 6967 - 4

Ⅰ.①小… Ⅱ.①刘… Ⅲ.①小儿疾病-计算机 X 线扫描体层摄影-诊断-图谱 Ⅳ.①R816.92 - 64

中国版本图书馆 CIP 数据核字(2017)第 081862 号

小儿临床 CT 诊断图谱(第 3 版)

出 版 者	陕西新华出版传媒集团 陕西科学技术出版社 西安北大街 131 号 邮编 710003 电话(029)87211894 传真(029)87218236 http://www.snstp.com
发 行 者	陕西新华出版传媒集团 陕西科学技术出版社 电话(029)87212206 87260001
印 刷	陕西博文印务有限责任公司
规 格	889mm × 1194mm 16 开本
印 张	33.5 彩插 8
字 数	812 千字
版 次	2017 年 9 月第 1 版 2017 年 9 月第 1 次印刷
书 号	ISBN 978 - 7 - 5369 - 6967 - 4
定 价	216.00 元

编 委 会

主　编　刘　平（原西安市红会医院影像诊断科　主任医师

现西安市工会医院影像诊断科　主任医师

兼职西安雁塔天佑医院儿童保健科　主任医师）

马晓文（西安市红会医院影像诊断科 MRI 主任　主任医师）

付　华（西安市红会医院骨显微修复外科　医学博士）

文　俊（西安儿童医院急诊科　副主任医师　儿科在读医学博士）

主　审　孙金霜（原西安市红会医院影像诊断科 MRI 主任　主任医师）

杨　萍（西安高新医院核医学科　主任医师）

副主编（按汉语拼音）

从　飞（西安市红会医院骨显微修复外科　主治医师）

杜　赢（西安工会医院儿科副主任　副主任医师）

梁建伟（西安工会医院影像科副主任　主治医师）

焦德圣（西安工会医院急诊科副主任　主治医师）

马　楠（Princess Royal University Hospital King's College Hospital NHS Foundation Trust　London）

钱冬梅（西安雁塔天佑儿童医院儿童保健科　主治医师）

王汉玲（西安长安医院新生儿科副主任　副主任医师）

左雪石（西安长安医院影像中心　主治医师）

编　者　陈玉环　方寻娟　高江波　关　荣　扈　洁　侯丽娟　李爱华　李　刚　刘丽瑶　刘　敏　祁学亮　钱冬梅　孙博锋　孙雪娟　苏　宇　王耀辉　卫文艳　邢日强　解小亚　杨凌华　朱慧莲　张巧玲　张杨润　张　杰　张珍红　张荣荣　张子照　张习芹

电脑技术　梁　晨　赵　源

内容简介

第3版在第2版原有基础上，新增文字15万余字，图片1000余幅，疾病谱40余种。新增第十一、十二章节。现全书共60万字，1559幅图，12章节，240多个病种。仍依据循证医学以常见症为索引，包括CT基本知识及DR、MRI、PET/CT在儿科临床应用、颅内压增高、哭闹、视力障碍、斜颈、咳嗽、腹部肿块、腹部疼痛、跛行、骨关节疼痛、皮疹、小儿意外伤害。

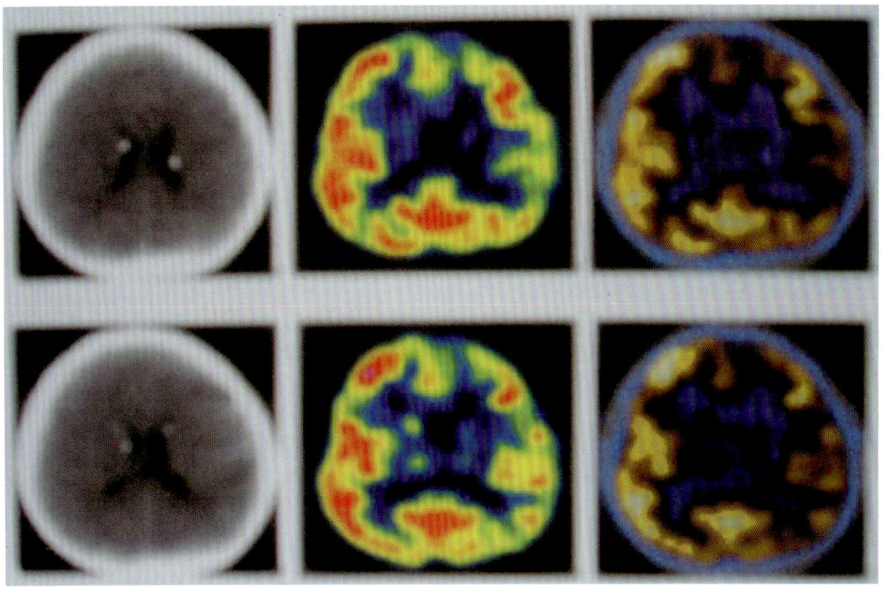

图 3-34 结节性硬化 PET/CT 观

同一病例。CT 可见脑室管膜中有结节状软组织密度影。可见室管膜上的结节影放射性核素呈低摄取（SUV 值 1.3~2.0），同时可见双侧颞叶、海马回附近核素低摄取，这样改变提示海马回葡萄糖代谢减低

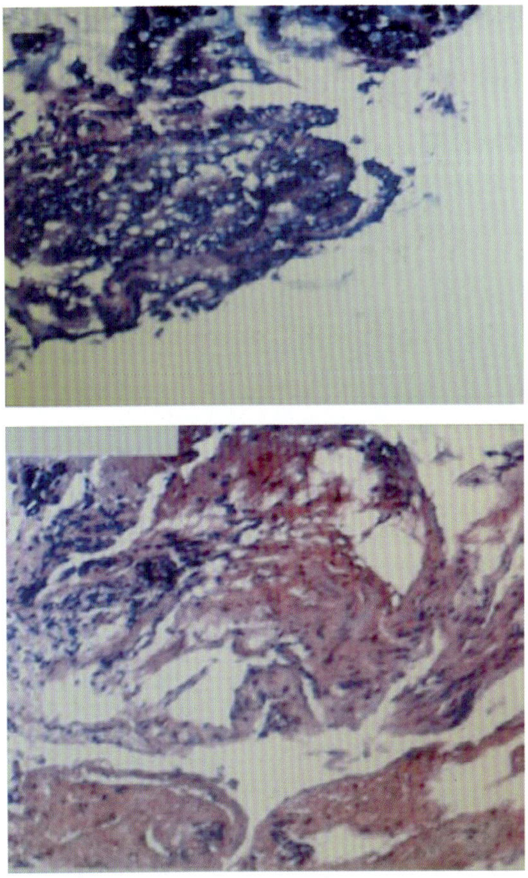

图 6-32 支气管镜检病理

石蜡包埋病理镜检：左侧 1×100 倍，右侧 1×50 倍，镜下可见炎症细胞聚集

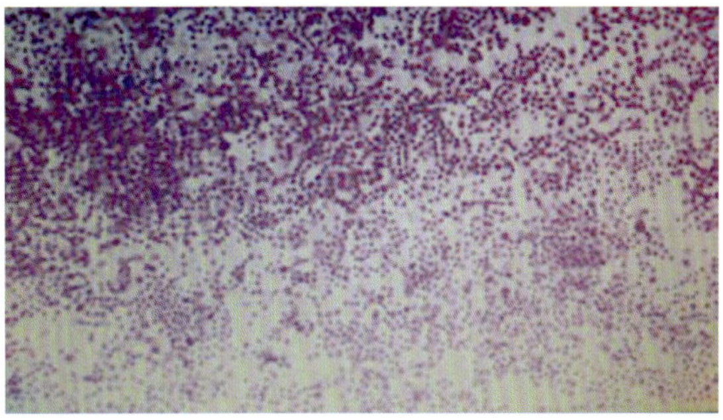

（一）

低倍 10×10 淋巴细胞（系）明显增多，占有核细胞 93.9%；原淋、幼淋占 80.1%，以大原始、幼稚淋巴细胞为主

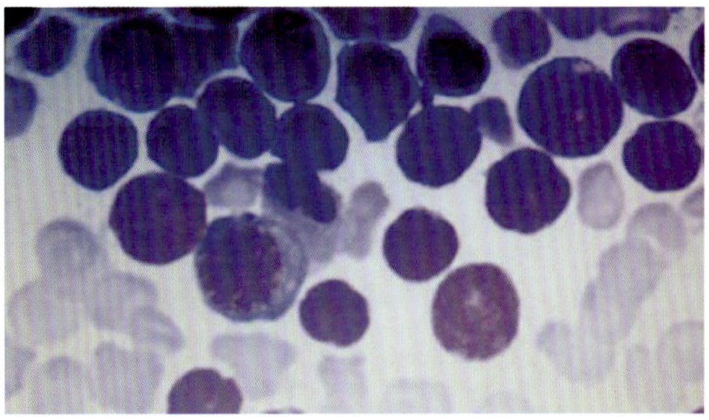

（二）

图 6-50 急性 T 淋巴细胞白血病骨穿涂片

低倍 10×100 淋巴细胞（系）明显增多，占有核细胞 93.9%；原淋、幼淋占 80.1%，以大原始、幼稚淋巴细胞为主

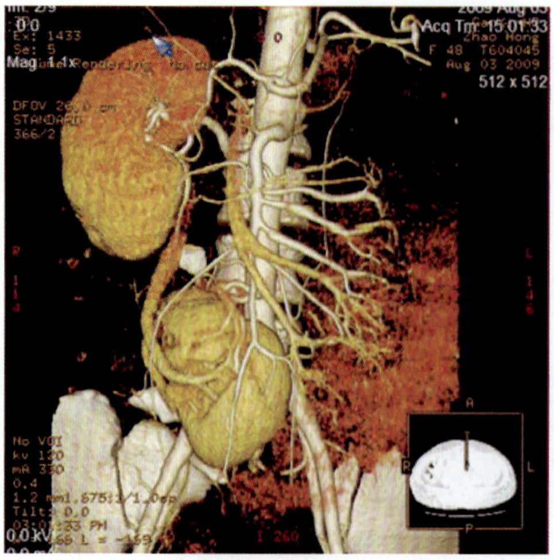

（一）

三维重建图像显示左肾跨过腹部大血管，与右肾上下排列

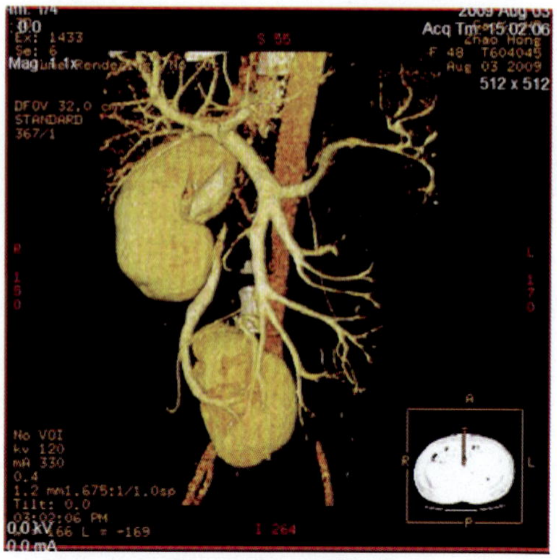

（二）

三维重建图像显示左肾跨过腹部大血管，与右肾上下排列及双侧肾脏大血管分布

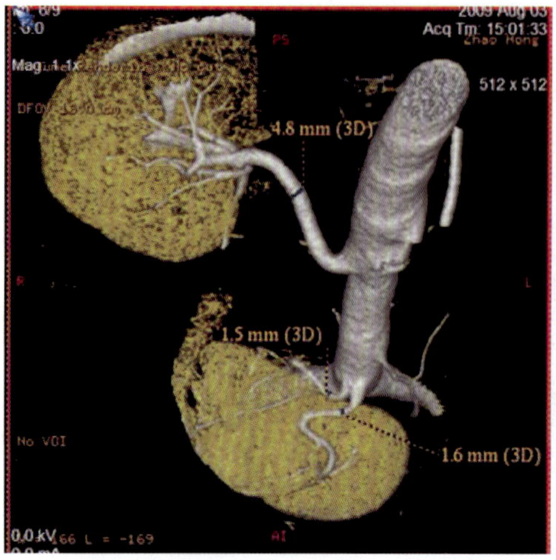

（三）

三维重建图像显示双侧肾脏供血血管分布

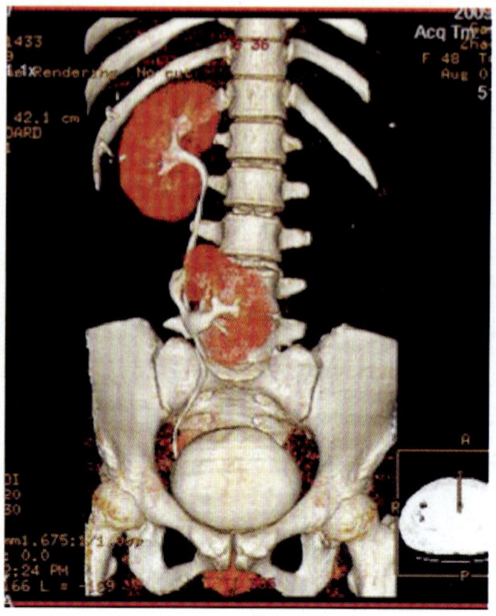

（四）

图 7-12　横过异位肾（交叉异位肾）CT 观

三维重建图像显示双侧肾脏输尿管分布、走行。分别下行，由右侧进入膀胱

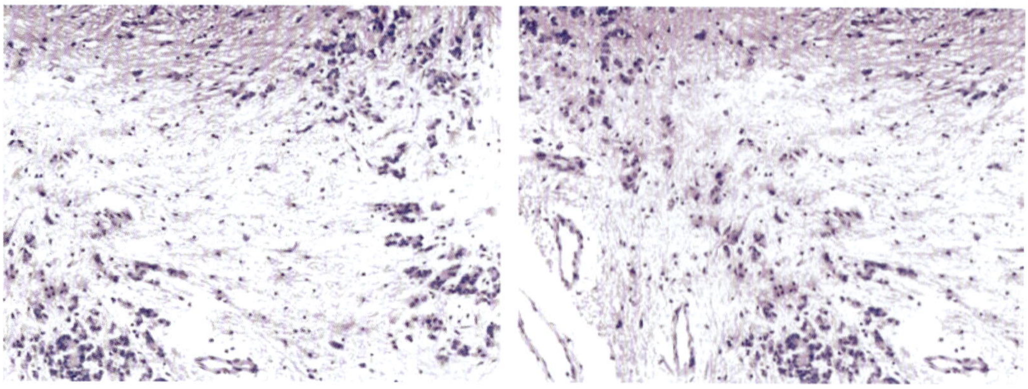

图 7-56　右下腹畸胎瘤术后病理

镜检：可见外胚叶组织成分，完整成熟血管，散在骨组织及鳞状上皮

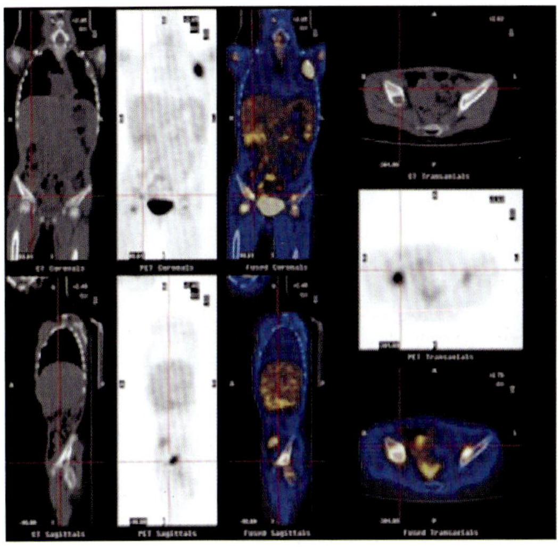

（二）

同一病例。PET/CT 显示：左第 2 肋骨弓呈膨胀性骨破坏，软组织肿胀向肺内突起，内有碎骨片渣，双侧髂骨、双侧股骨头骺均见多灶性穿凿样溶骨性破坏，并有放射性核素浓聚（SUV 值 2.7~3.2）；枕骨斜坡放射性核素轻度摄取

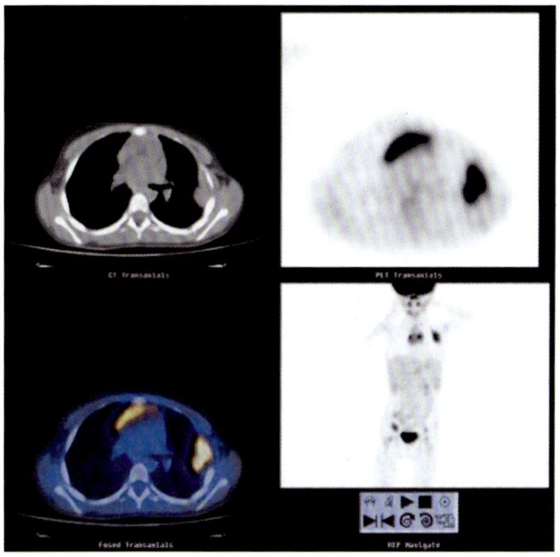

（六）

同一病例。PET/CT 显示胸腺形态弥漫性增大，并见放射性核素明显浓聚（SUV 值 11）。左第 2 肋骨弓呈膨胀性骨破坏，软组织肿胀向肺内突起，内有碎骨片渣

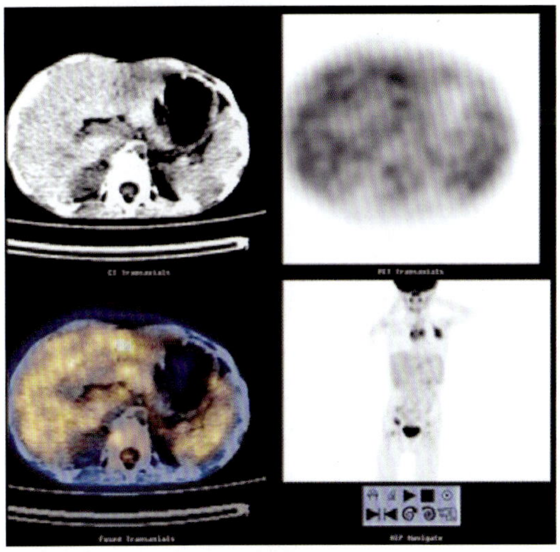

（九）

同一病例。PET/CT 显示肝脏形态如常，边缘光整，实质密度不均匀，肝脏放射性核素分布不均匀，肝右后叶、左外叶均见放射性核素浓聚（SUV 值 0.99~1.1），同层面 CT 可见有低密度灶影，部分有融合，CT 值 12~24Hu，最大者大小约 1.1cm × 0.8cm × 2.5cm；胆囊形态大小正常，壁薄，腔内未见异常；胰腺形态密度正常，走行自然；脾脏约占 8 个肋单元，实质密度均匀，双侧肾上腺、肾脏形态密度正常，未见放射性核素浓聚

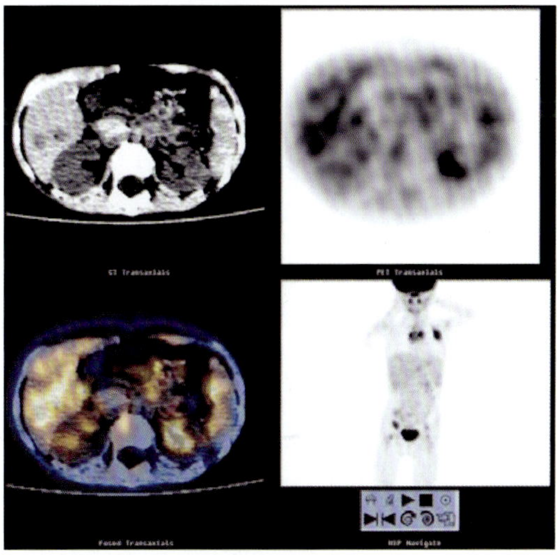

（十）

图 8–20　朗格汉斯细胞组织细胞增生症 PET/CT 观

同一病例。PET/CT 显示肝脏形态如常，边缘光整，实质密度不均匀，肝脏放射性核素分布不均匀，肝右后叶、左外叶均见放射性核素浓聚（SUV 值 0.99~1.1），同层面 CT 可见有低密度灶影，部分有融合，CT 值 12~24Hu，最大者大小约 1.1cm × 0.8cm × 2.5cm

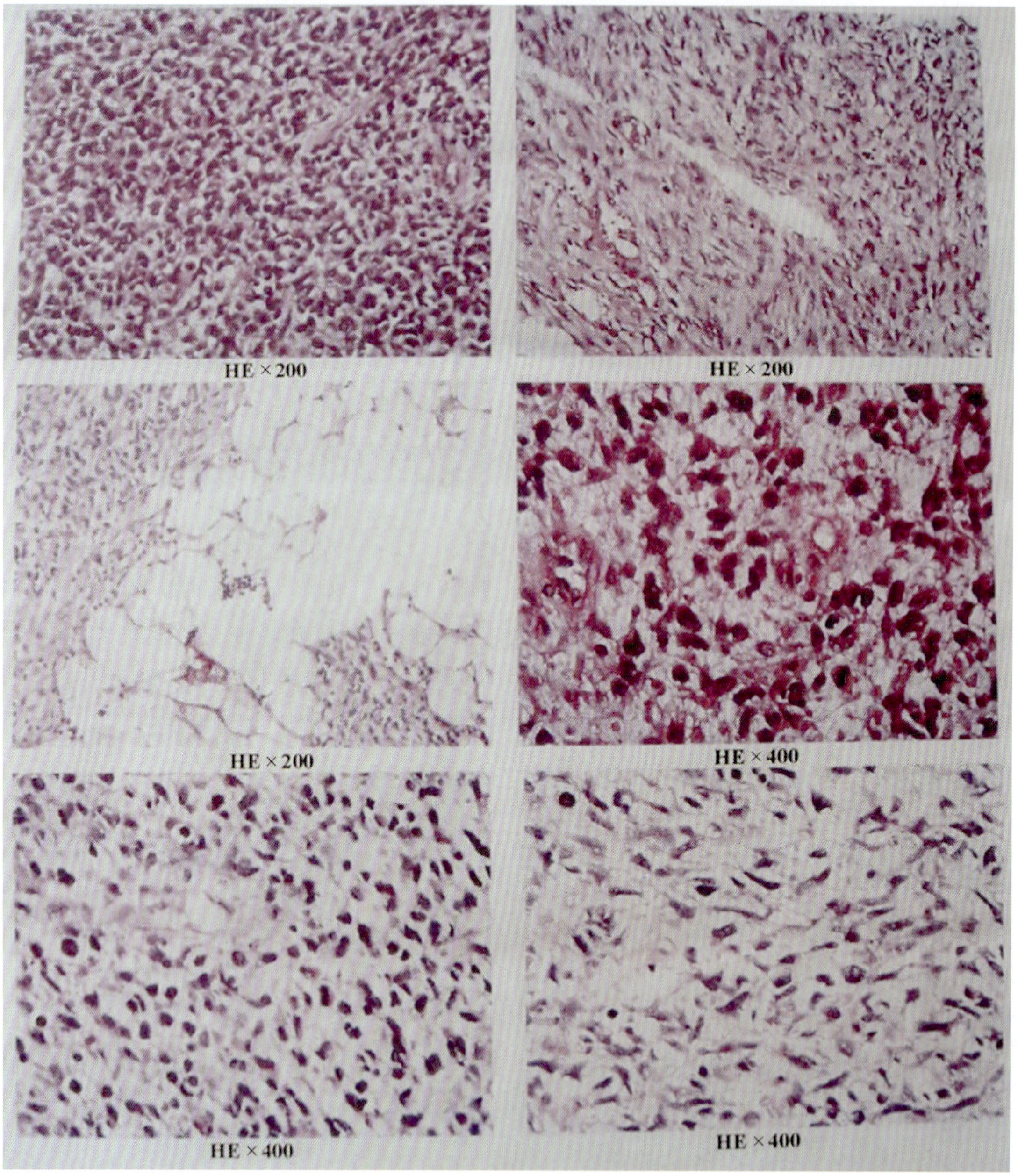

图 7–59　腹膜后横纹肌肉瘤病理图片

石蜡包埋病理片经北京肿瘤医院、天津肿瘤医院、北京儿童医院、北京儿研所会诊：腹膜后横纹肌肉瘤

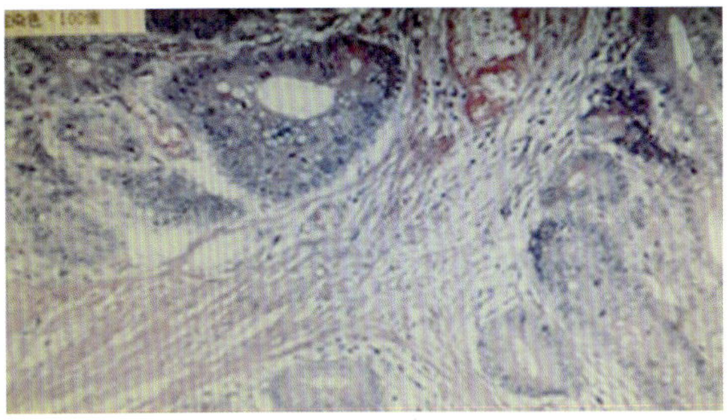

（一）

镜下：1×50倍可见局部腺上皮中度异型增生，肠壁充血水肿，炎症细胞浸润，部分肠黏膜糜烂，上皮脱失，局部腺上皮腺瘤样增生

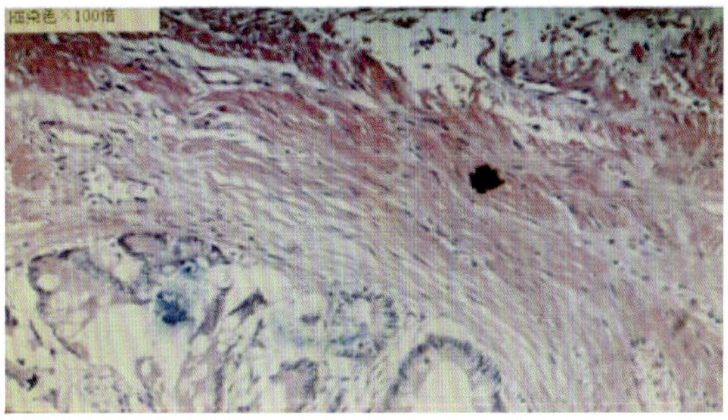

（二）

图 8-31　黑斑－息肉综合征并肠套叠术后病理观

镜检：1×100倍可见局部腺上皮中度异型增生，肠壁充血肿胀，炎症细胞浸润，部分肠黏膜糜烂，上皮脱失，局部腺上皮腺瘤样增生

病理诊断：小肠 Peutz-Jeghers 型错构瘤性息肉

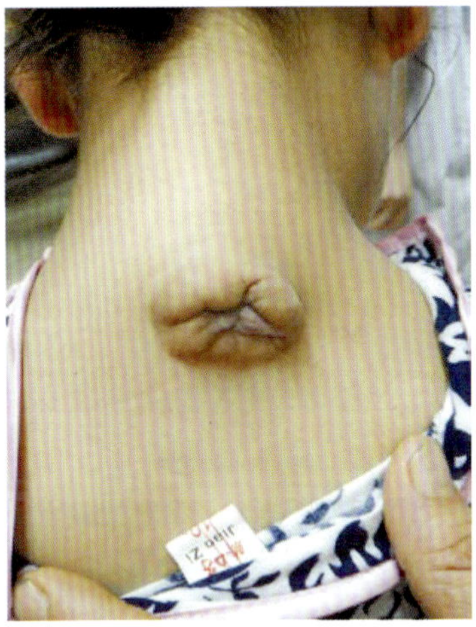

（一）

女，8岁9个月。颈后部皮肤可见隆起包块，中心可脐窝

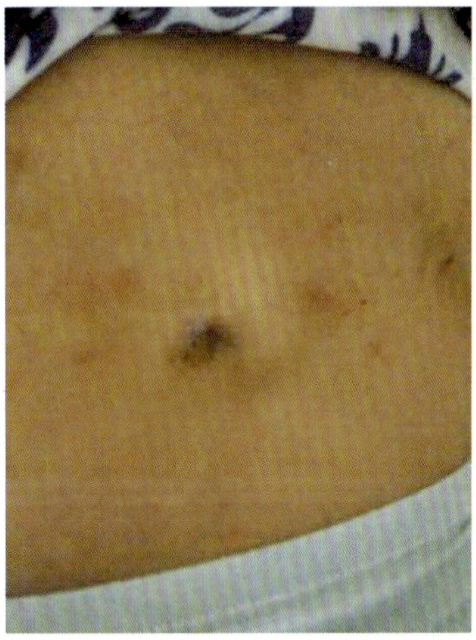

（二）

同一病例。腰部皮毛窦及色素沉着

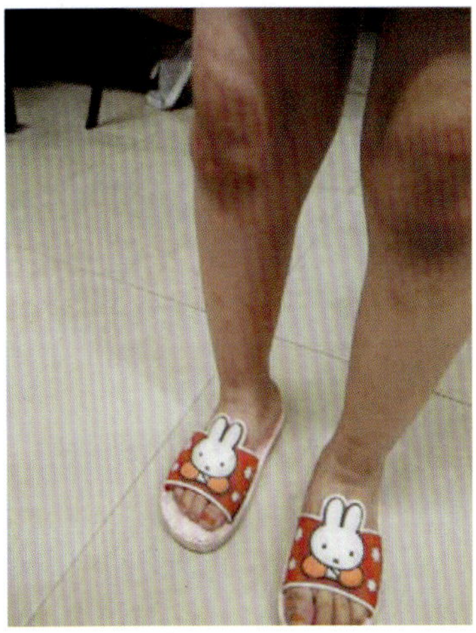

（三）

图 9-18　脊柱侧弯畸形、颈腰段脊髓脊膜膨出

同一病例。双下肢伸侧皮肤色素沉着

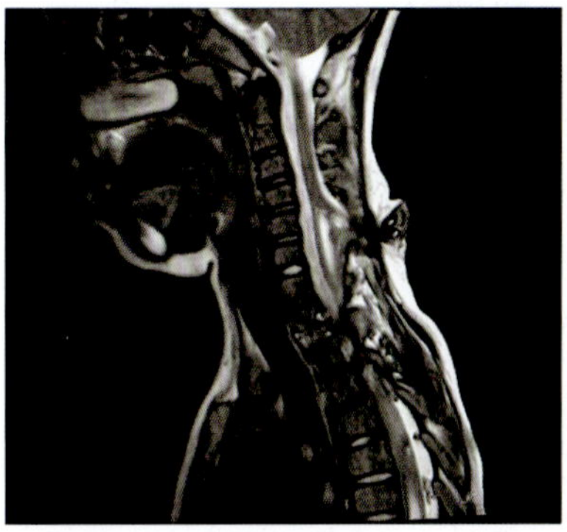

（二）

图 9-19　脊柱侧弯畸形、颈腰段脊髓脊膜膨出 MRI 观

同一病例。MRI 显示颈5~7椎体水平脊髓内可见长T1、长T2信号。颈5~6椎体水平颈部皮下可见团块状等T1，短－长T2信号，病变与椎管相通

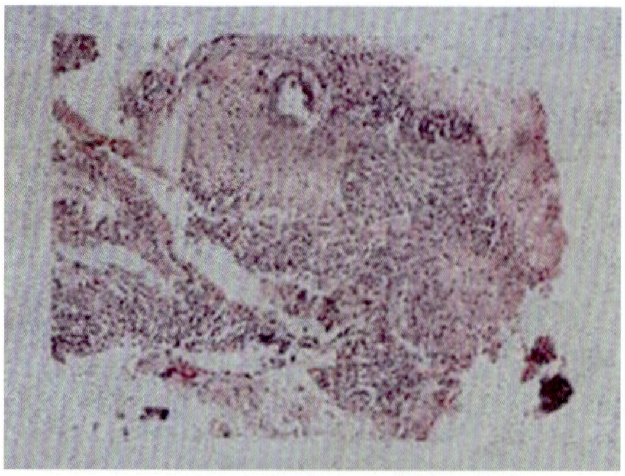

图 10-11　先天性血管瘤病病理

镜检：低倍（10×10）片中可见少许骨组织和纤维、脂肪组织，其内可见小团状增生的短段性细胞，细胞间隙有小腔隙形成。考虑：血管内皮肿瘤

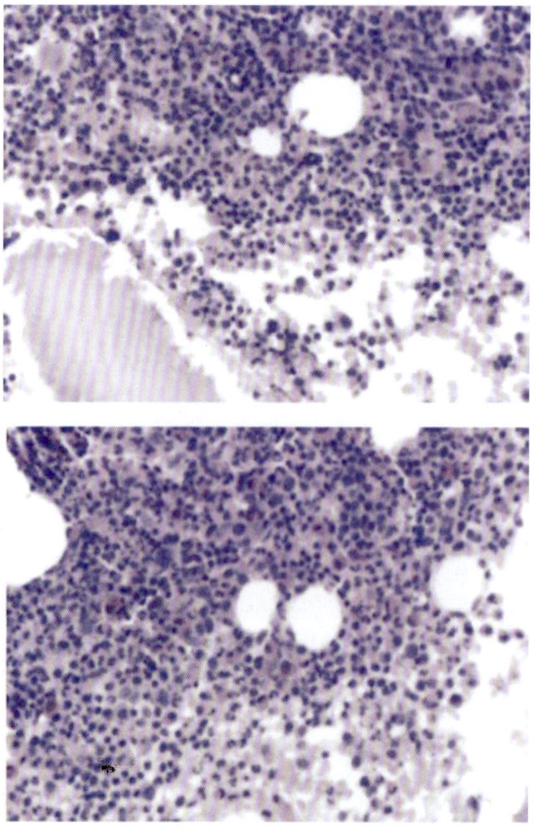

图 10-48　病理镜下所见

左股骨上段破碎骨组织，骨小梁间片状组织细胞样细胞增生伴浆细胞、淋巴细胞及嗜酸性粒细胞浸润并出血坏死，提示：朗格汉斯组织细胞增生症

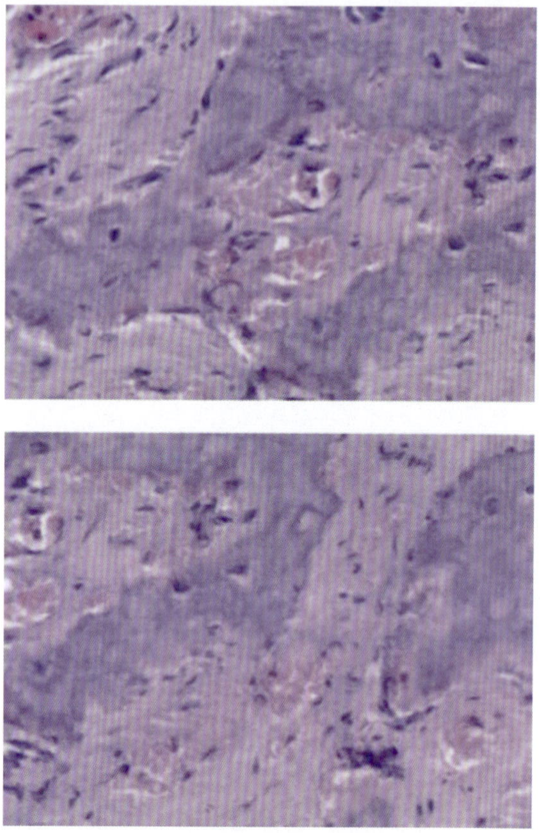

图 10-86　骨样骨瘤病理

镜检：“左股骨下段”骨样组织成网状排列，骨小梁周围有骨母细胞围绕，局部血管扩张，可见散在多核巨细胞反应及钙化，提示骨样骨瘤

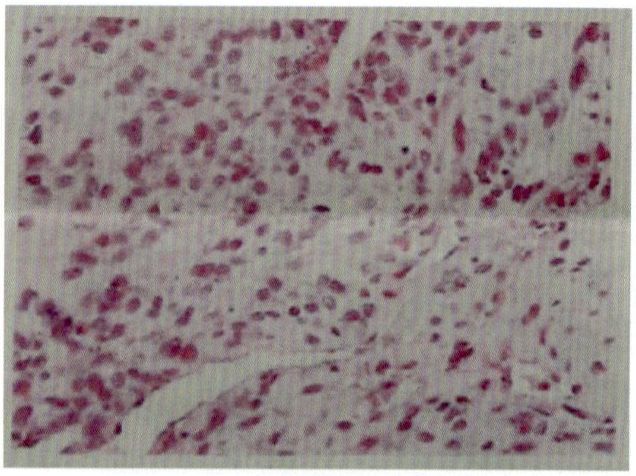

图 10-114　病理活检镜下（20071377）

第四军医大学西京医院病理科会诊：符合骨肉瘤细胞形态

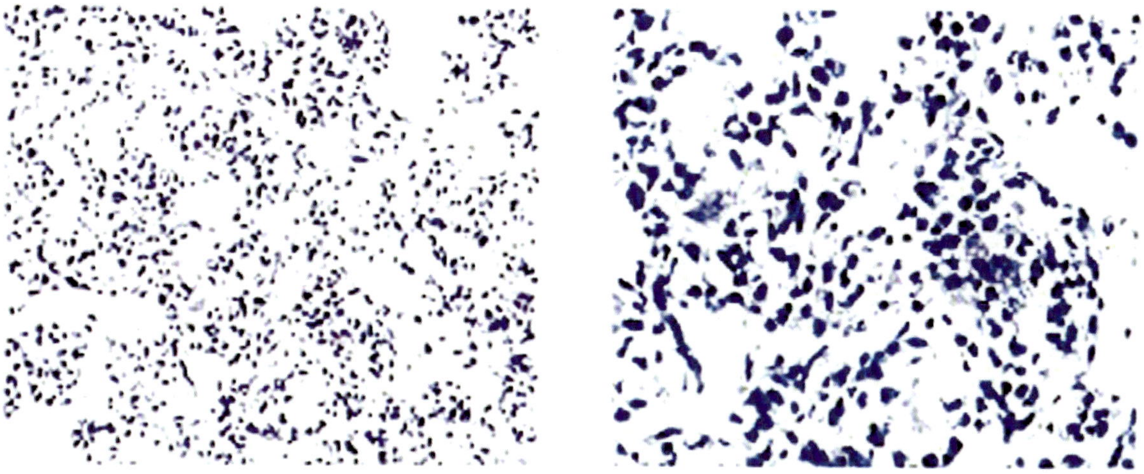

图 10-121　尤文氏肉瘤病理镜检

左侧为低倍视野，右侧为高倍视野，可见左胫骨小圆细胞恶性肿瘤，倾向于尤文氏肉瘤

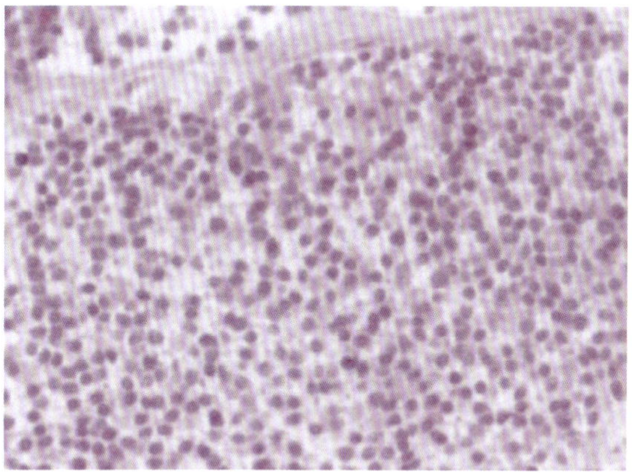

图 10-136　左腓骨小头尤文氏肉瘤病理

第一次术后病理镜检：可见满视野小圆形细胞，深染，最后诊断：尤文氏肉瘤

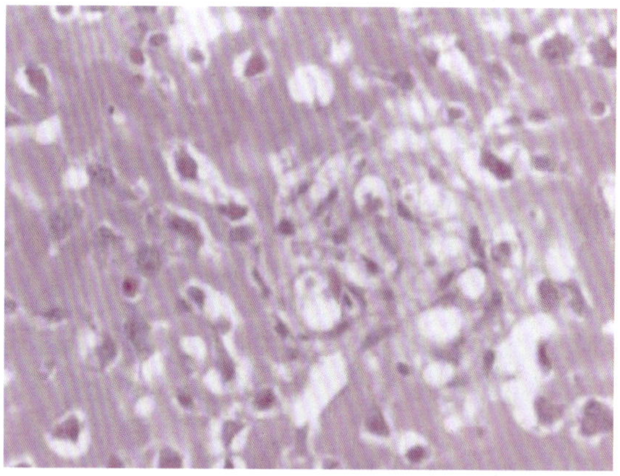

图 10-143　术后病理：右股骨远端骨肉瘤镜检

术后病理骨肉瘤，瘤细胞形状、大小不一，核大，深染，其间可见淡红色骨基质

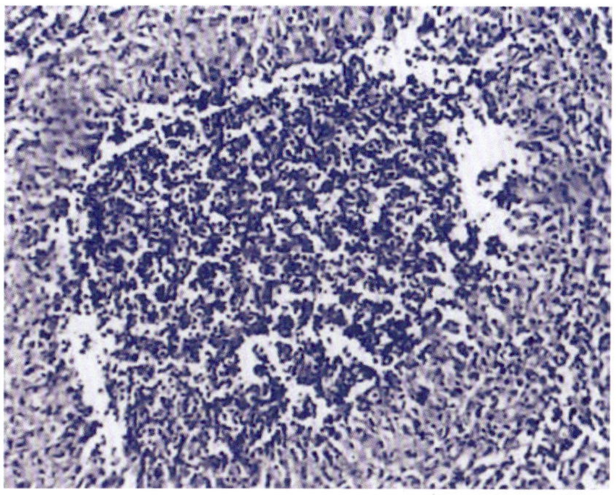

图 11-3　猫抓病并左腋窝淋巴结活检病理切片观

片中显示放大 10×10 倍。镜下可见淋巴细胞成团簇状分布，形成汉氏－巴尔通小体

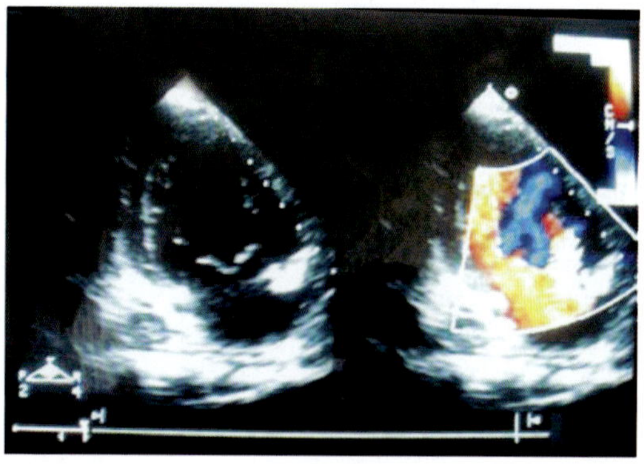

（一）

同一病例。超声显示降主动脉左锁骨下动脉远侧局部内径变窄，最窄处内径 5~6mm。彩宽 6mm。窄后扩张，内径约 19mm。彩色血流显示降主动脉窄后湍流，流速 375cm/s，压差 56mmHg

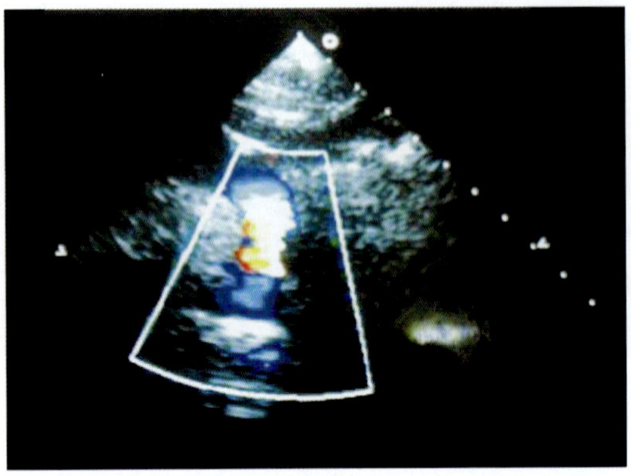

（二）

同一病例。超声显示降主动脉左锁骨下动脉远侧局部内径变窄，最窄处内径 5~6mm。彩宽 6mm。窄后扩张，内径约 19mm。彩色血流显示降主动脉窄后湍流，流速 375cm/s，压差 56mmHg

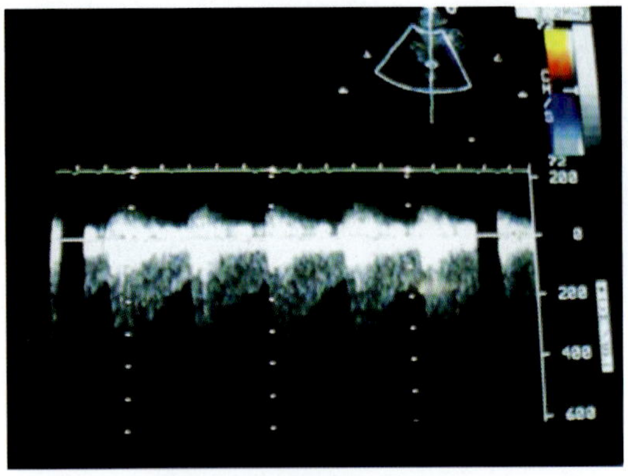

（四）

图 11-5　主动脉狭窄并脊柱侧弯畸形 B 超观

同一病例。超声显示降主动脉左锁骨下动脉远侧局部内径变窄，最窄处内径 5~6mm。彩宽 6mm。窄后扩张，内径约 19mm。彩色血流显示降主动脉窄后湍流，流速 375cm/s，压差 56mmHg

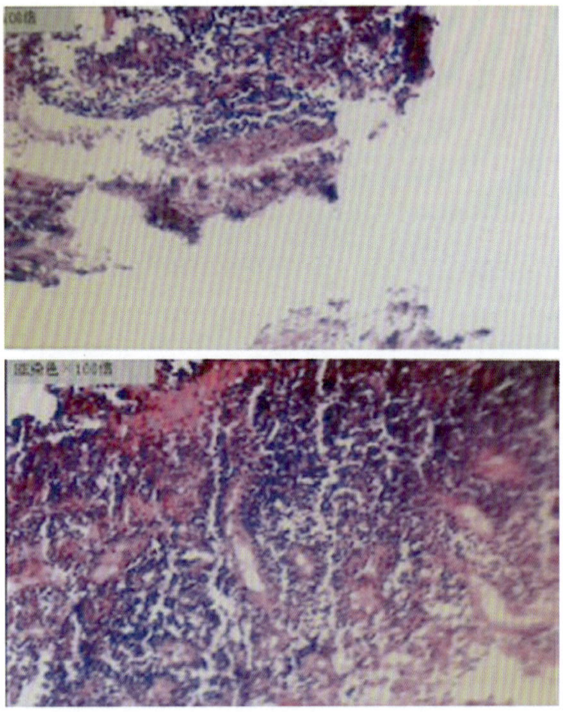

图 12-88　病理活检组织镜检观

1×50 倍镜下可见右肺下叶活检组织为慢性炎症组织增生。

1×100 倍镜下可见淋巴细胞、中性粒细胞堆积成团块状。

术后病理诊断：炎性肉芽组织增生

第 3 版前言

《小儿临床 CT 诊断图谱（第 2 版）》出版发行 10 年，曾向国立图书馆捐赠；通过一、二线城市图书城、图书大厦、网络等各种途径销售，市场反响很好。第 1、2 版是在老一辈专家直接指导、帮助下完成，使笔者受益匪浅。在第 3 版写作的过程中，主审姚安晋主任医师、副主编延安大学附院常新民副主任医师故去。他们那种治学严谨、善于总结、勤奋积累的精神永远激励笔者向前，又不断得到杨萍、孙金霜前辈的多年关照。每次与恩师交流、探讨，均颇有收获，令视野开阔，每个人的工作经验、思维方法等软实力是不可复制的。写作成为一种精神享受。此时，笔者也从繁忙的教学、临床、科研一线退下来。又与贵人相遇，有幸认识西安雁塔天佑儿童医院李红萱院长、长安医院副院长方弘医学博士。笔者走进改革开放弄潮新生物——民营医院，有机会在岗学习 MRI、PET/CT、全身血管成像技术应用。继续对钟爱的儿科 – 影像进行学习、收集、研究、写作。

忆往昔：CT 技术是在英国发明，在美国发展，在改革开放的中国迅速普及。随高端 CT 检查技术应用，图像获取、后处理、收集、整理较前几版更精美。互联网技术使写作与外界联系频繁。随着国门打开，医学互访交流频繁，家族中许多后生在国外学医，从事临床、医学基础研究多年，使第 3 版写作水到渠成、梦想成真。

第 3 版在第 2 版原有基础上，经 10 年积累、沉淀，多家医院奔波合作搜集、整理，许多病例亲自接诊、随访 10 多年，甚至几十年，审阅 130 万张图片，挑选入书。病例来源于临床，经手术病理、临床证实，将对儿科疾病认识的影像学检查方法，包括 DR、CR、CT、MRI、SPECT、PET/CT 等介绍给临床医师。任何高精尖的影像设备，只要扎根在临床这片沃土中，永远根深叶茂，对这些来自临床的鲜活病例永远赋予其生命，许多疑难病例，以看图理解病理、病例为转归。

随着环保意识的不断强化，许多小儿疾病 CT 检查日趋减少。在存的每一个病例、每张图片都弥足珍贵。

《小儿临床 CT 诊断图谱》这个平台在不断写作、相互交流中，也锻炼、造就了一批中青年专家学者成熟，脱颖而出，成为当今各个学科的带头人，在此感谢他们一路相助，完成写作夙愿。

笔者很欣慰地看到，当初第 1 版、第 2 版旨意在临床 – 影像诊断之间架座桥，今天这座瑰丽的虹桥，已深入人心。临床 – 影像诊断医师之间的互动互学、取长补短，影像知识内容普及程度今昔不能相比。影像学 – 临床之间各种知识相互融合，成为当今临床 – 影像大数据，精准诊断儿科临床 –CT 疾病。

对关注我们的同道、师长、读者再次道谢！笔者不断追求完美，但仍有许多不足，期盼大家对第 3 版内容提出批评指正。

刘　平

2016 年 11 月 3 日

第 2 版前言

医学影像发展之快，确实令人鼓舞。随之而来的知识爆炸、知识更新的速度愈来愈快。世界有名的品牌 CT 机，例如 GE 公司、西门子公司、飞利浦公司等等，每 6 个月就推出一款新产品，而且在新产品的研制与开发后，市场化的周期愈来愈短。这就需要我们不断学习，来适应新的情况，不断为临床诊断服务提供更新颖、更实用、更逼真的影像资料。在《小儿临床 CT 诊断图谱（第 1 版）》出版之际，我院影像诊断科完成西安市科技局下达的“CT 引导下骨介入性诊断的科研课题（YG200008）”。在做科研课题时我们积累了大量的疑难骨病，骨肿瘤 CT、临床、病理对照分析资料，有必要作为资源共享奉献给同道，盼大家能够接受。并且希望大家在今后的临床工作中思维方式与视野拓宽一些，使疑难骨病与临床诊断的符合率提高。

我院影像诊断科在设备更新之中，也引进了 Philips Brilliance 多层螺旋 CT 机（十六排），CT 机软件配置完善，扫描后图像的后处理功能丰富，使我们 CT 诊断的信息量大大增加。随着多层螺旋 CT 机的临床应用，图像后处理功能增多、完善，目前的医学影像学显示信息类型，已从简单的二维（矢状或冠状定位像，横断成像）的模拟影像转化为数字化影像。利用无间隔的螺旋 CT 扫描后采集到数字化信息存储，并有多种重组、重建图像存贮。在 CT 工作站中可进行各种复杂的图像重建，影像诊断医师可根据临床医师的申请单提出的要求，做图像的二维、三维、四维处理，显示疾病的多维空间，就像大体解剖所见。人体内最复杂、微小、细致的内耳听小骨（锤骨、砧骨与镫骨）解剖结构也能清楚显示。面神经自脑干发出后，行走弯曲、方向最复杂的脑神经，以及它们出颅时行走于内耳前方的形态、途径，通过多层螺旋 CT 的曲面重组图像显示出来。随着新机型使用的经验积累，挑选出来的图片质量也较第 1 版所选的图片有很大的提高。更有必要将这些仔细挑选出来的精美的图片奉献给基层儿科临床与影像诊断科、神经内科、神经外科、骨科的同行们参考。

我们所在的区域位于中国西部。随着急、慢性传染病控制使医学的生物模式发生了很大的变化，但中国西部经济、文化、信息与东部地区相比较仍属落后，少数民族集中，以及地域隔离，人员流动较少，使得许多家族性、遗传性基因比较稳定。许多疾病谱、遗传代谢疾病仍被原始状态地保留下来。在各种先进的医疗检查手段临床应用后，使我们对这些疾病的认知能力产生跨越式的发展。在增写第 2 版内容时，有些作者已阅读 CT 图片 35 万张，使用各种品牌和各种型号的 CT 机型 12 种，积累了丰富的临床、影像和 CT 操作经验。有必要将成功的、一步到位认识的疾病，根据自己的经验把需要鉴别的难点写出来，提醒读者再不要走弯路，告诫读者在临床和 CT 图片观片中还要注意哪些难点。

随着国际间科学技术交流频繁，我们愿意将通过各种渠道获取的最新资料奉献给读者，经过我们消化、吸收之后加上体会、经验写出来。也愿意将本书的内容翻译成各种语言，与世界各国的学者进行交流。

《小儿临床CT诊断图谱（第1版）》出版后得到各医院儿科、影像诊断科（放射科）、神经内科、神经外科、骨科等同道的厚爱。许多老师、医师主动拿出自己医院珍藏的，下了很大工夫，花很大气力做出的细致、精美的多层螺旋CT、PET/CT的小儿CT图片，经手术病理、临床长期追踪随访，或其他影像方法证实的病例，供我们在书中引用，在此向他们致以诚挚的谢意。

在第1版书的发行过程中，有些医院的同道提出许多很好的，善意的建议、意见和帮助，根据这些反馈信息，我们有必要对第1版的内容、图片进行修改、增添、删除、替换。所以在第2版出版发行之际，在此我们要对厚爱我们的同道及读者说声谢谢！希望您们对第2版书的内容提出更多的批评、建议。

编者　刘　平

2006年1月

第 1 版序

这本专著系刘平医生多年来在从事日常业务工作的同时，按系统收集、整理了小儿各系统常见病与多发病的临床、CT 以及其他影像检查方法如 X 线、MRI 等方面的资料。去粗存精并结合近期有关文献，邀请多位专家共同撰写而成。内容丰富、资料翔实、图文并茂，与其他专著不同的是在临床方面资料更为详细。所有病例均经病理或临床证实，对儿科医生、影像科医生是一本有价值的参考资料。

刘平是一位青年影像工作者，曾从事小儿科临床工作多年，积累了大量的第一手资料。从她主持编写的这一专著看，在百忙中能抽时间完成这一工作，她的钻研和敬业精神实属难能可贵，令人仰慕。同时她的辛勤劳动也给广大的青年医生提出了努力的方向。

我们要求一件事物不可能十全十美，这本专著中不可避免会存在一些不足或不妥的地方。随着科学技术的不断发展，我认为在今后新的版本中，一定会有更多、更充实、更新颖的内容，将会使这本专著更趋于完善。

姚安晋

2002 年 11 月 4 日

本书献给多年来支持、帮助我们的老师、患者、学生、同事、出版社编辑、排版！感谢你们！

初版前言

CT 作为现代影像诊断学的一门新学科，随着我国改革开放，迅速在城乡得到普及。CT 检查已渗透到儿科专业各个领域。本书由浅入深地向读者介绍了 CT 基本知识及其临床应用，并将儿科各个系统多种疾病按临床症状、体征归类介绍。又将每种疾病不同的 CT 表现展示在读者面前，在儿科临床与影像诊断医师之间架起一座桥梁，使儿科医师以书中这些症状、体征为索引学会看 CT 图像，使影像诊断医师能根据图像中的同病异征、异病同征来了解临床，从而使这门现代影像诊断技术发挥更大的作用，为临床医师的诊断与鉴别诊断提供更多、更详细的信息；使儿科医师从传统的以查书和阅览文献进行抽象思维、推理、判断，改为看图识病，建立更形象、更直观的思维方式，使 CT 图像成为快速准确认识疑难疾病的捷径。影像检查的方法非常多，又有各自的优点、特色及限度，本书详细介绍了各种疾病影像检查的首选和次选使临床医师根据每种疾病特点，按照由易到难，由简单到复杂的原则，选择必要的影像检查方法，从而达到花最少的钱，去解决疾病诊断与鉴别诊断中的最大疑难点的目的。

书中选录的病例绝大多数为常见、多发病，也有少见病以及罕见病，还包括我们曾经误诊的病例，这些病例均经过多年临床随访，手术病理活检或相关实验检查证实。病历资料经过历时 5 年的精心挑选、整理、归类，书稿在 4 年内又经历 13 次易稿、删除、修改、校对才完成。这对作者以及参与人员来讲，无论从心理、时间和精力上都是一种磨炼和考验。本书的作者都是来自临床一线的儿内科、神经外科、影像诊断科、儿骨科、骨病科的专业医疗工作者，本书是他们根据各自的临床实践和最新科研成果，同时参考了中外公开发表的书刊、文献资料近 500 余篇编写而成的。今天我们真诚地将它奉献给广大读者，希望大家能接受。希望基层临床医生能利用它在影像与临床的诊断与鉴别诊断中减少误诊，少走弯路，减少不必要的重复检查，避免一些医疗纠纷。

该书是集体智慧的结晶。在此谨向诸位编者致以真诚的谢意，同时感谢西安市红十字会医院姚安晋、孙金霜及陕西省医院杨萍主任医师和西安市儿童医院陈玮主任医师多年来的悉心指导和帮助。西安市交通大学第二附属医院放射科李润明教授，西安市红十字会医院郝定均副院长，鹿军、周梅芬、张冰医师和姜良峰主管技师，西安市儿童医院孙永安、刘勃、李世杰副主任医师，西安市中心医院影像中心高德宏副主任医师，延安大学附属医院 CT 室常新民主任，安徽阜阳地区医院 CT 室葛建立医师在图片资料提供、拍摄和冲洗制作中做了大量工作，在此一并表示感谢。

现代影像诊断学及儿科涉及的范畴很广，发展很快。CT 的新理论、新知识、新进展日新月异。由于作者水平所限，不足之处欢迎广大读者批评指正。

刘　平

2004 年元月

目 录

第一章

CT 基本知识及在儿科临床应用

第一节　CT 基本知识

一、CT 的基本组成（以三代 CT 机为例）

由①扫描机架、可移动检查床。② X 线高压发生系统。③数据收集系统。④计算机和阵列处理机。⑤操作台包括图像显示系统以及常用程序。⑥照相机。⑦硬盘驱动器及病人资料存储设备。

二、CT 的工作原理

由 4 个基本要素组成。即 X 线产生、获取资料、资料程序转换、图像显示。也就是说，高压发生器产生 X 线，是以高度准直的 X 线围绕人体某部分作断层扫描。扫描过程中探测器纪录到通过人体后的大量 X 线衰减信息，再由快速模数转换器转换为数字，输入计算机，迅速计算出横断层面上显示 X 线衰减数值。在操作台荧屏展示出组织器官横断解剖图像，表现为高密度、等密度和低密度值的改变信息。CT 扫描过程获取的资料存储在计算机硬盘中。照相机将病人资料纪录在胶片上，或存储、刻录在光盘上。

三、CT 的密度概念

CT 诊断中，常用的组织器官病变密度描述，有高密度、等密度、低密度或混杂密度。

（1）高密度（high density），是指密度高于正常组织的病变（图 1–1、图 1–2），常见于组织钙化、骨组织、急性出血，以及部分肿瘤所特有的。

（2）等密度（isodensity），是指病变与正常组织接近的病变。例如亚急性硬膜下血肿、肝母细胞瘤等（见图 1–3、图 1–4）。

（3）低密度（low density），是指密度低于正常组织的病灶。常见于颅内缺血缺氧性脑病、外伤性脑梗塞、神经母细胞瘤内有出血、坏死、囊变（图 1–5、图 1–6、图 1–7）。

【病例】男，6 岁。因阵发性腹疼痛伴肉眼血尿。CT 显示左侧肾盂结石。

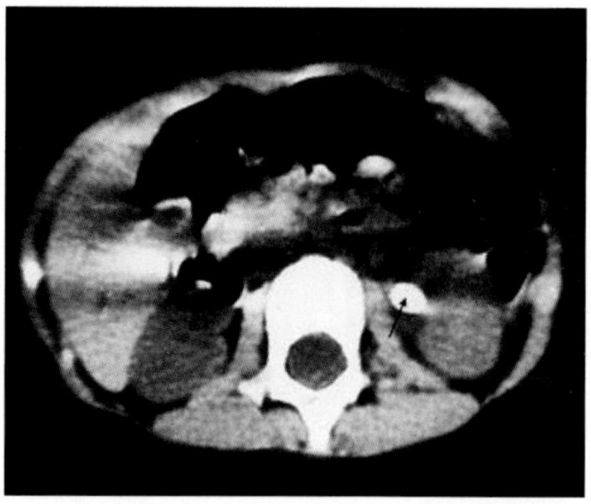

图 1–1　高密度病灶 CT 观

男，6 岁。CT 显示左侧肾盂结石（箭头所示）

【病例】男，1.3 岁。头部外伤后嗜睡 4h。CT 显示左侧硬膜下呈弧线形高密度出血影。

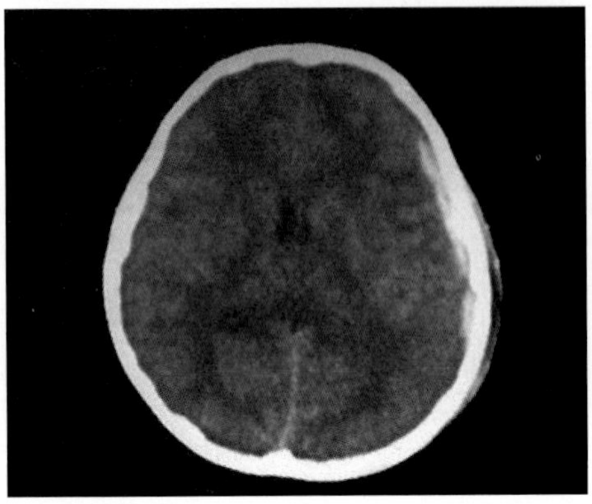

图 1–2 高密度病灶 CT 观

男，1.3 岁。CT 显示左侧硬膜下呈弧线形高密度出血影

四、CT 值的概念

简单地讲，CT 值即 X 线通过人体扫描后的人体组织衰减系数值。也就是说，由于人体组织对 X 线的吸收、衰减系数不同。X 线通过人体扫描后，计算机采集、计算、检测出的结果也不同。也作为 CT 诊断中观察组织器官病变的量化值。

【病例】男，1.3 岁。左侧肢体无力，间断抽风 1 周。患儿学步时摔倒，头部着地。爬起后无不适，家人未介意。CT 显示颅内亚急性硬膜下血肿。

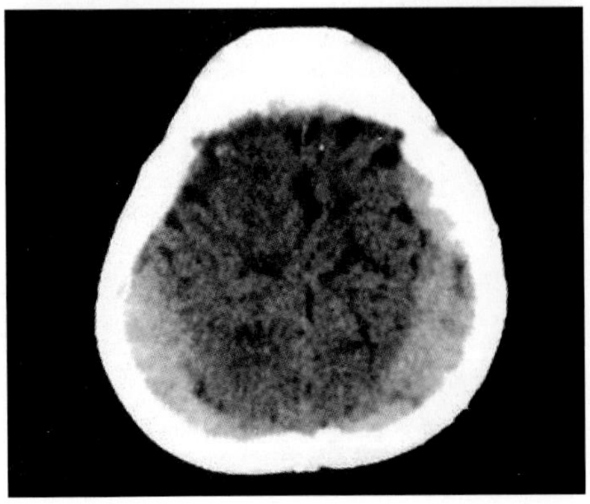

图 1–3 等密度病灶 CT 观

男，1.3 岁。CT 显示颅内亚急性硬膜下血肿

【病例】男，3.8 岁。腹胀、纳食差 3 月余。CT 显示肝脏右叶前段、方叶有大片等密度影。边缘轮廓不清。手术切除，病理证实肝母细胞瘤。

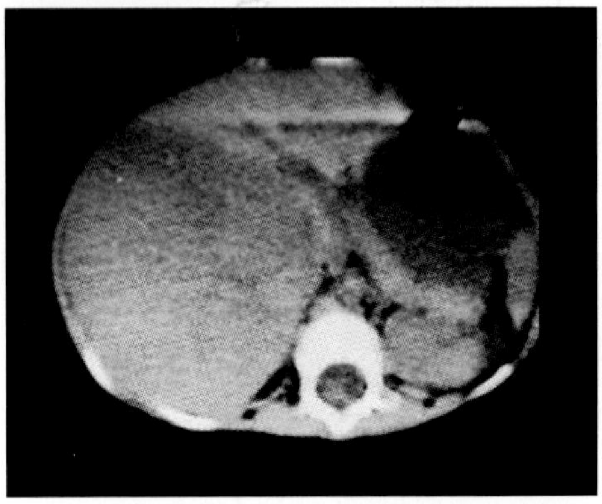

图 1–4 等密度病灶 CT 观

男，3.8 岁。CT 显示肝脏右叶前段、方叶有大片等密度影。边缘轮廓不清

CT 值的表示单位，为纪念 Hounsfield 设计出 CT，将其首个字母大写，加单位（unit）表示，也就是用 Hu。

小儿常用组织 CT 值

组织类型	标准值	范围（Hu）
脑白质	22.8+/–2.63	20.13~25.43
脑灰质	31.8+/–2.67	27.13~34.47
新鲜出血	70+/–10	64~86
陈旧出血	45+/–15	30~60
钙化	大于 60	42~300
脑脊液	5+/–4	0~10
胰腺	40+/–10	25~55
肝	65+/–5	45~75
脾	45+/–5	35~75
肾	30+/–10	20~40
肌肉	45+/–5	35~50
脂肪	–65+/–10	–50~–10

【病例】女，3 个月。突然抽风伴意识不清 1d。CT 显示颅内脑实质广泛低密度灶影，结合临床诊断为迟发性维生素 K 缺乏致颅内出血，缺血缺氧性脑病。

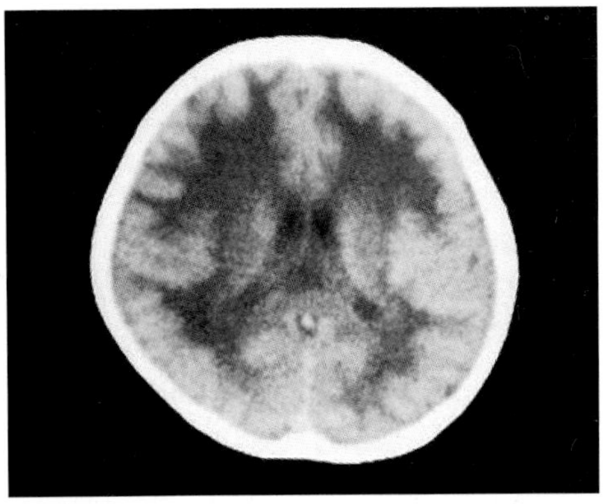

图 1-5　低密度病灶 CT 观
女，3 个月。CT 显示颅内脑实质广泛低密度灶影

【病例】女，1.3 个月。右下肢蹬腿无力，步态拖迤 1 周。病前已独立行走。1 周前由炕上坠落，头着地。CT 显示左侧侧脑室体部显示低密度影为外伤性脑梗塞。

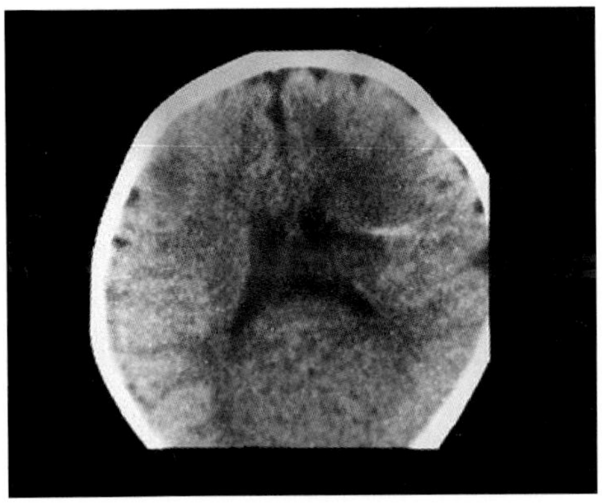

图 1-6　低密度病灶 CT 观
女，1.3 个月。CT 显示左侧侧脑室体部显示低密度影为外伤性脑梗塞

五、CT 的窗口技术

由于人眼只能分辨有限的灰阶等级（一般从白到黑之间不同的 16 个灰阶层次），而 CT 一般有显示 1000~2000Hu 以上的 CT 值范围。人眼不能分辨出的组织 CT 值的差异，就要使用窗口技术，即用窗宽、窗位来选择感兴趣的 CT 值范围，并将其转换为 16 个灰阶。例如小儿正常头颅显示灰阶（见图 1-8、图 1-9），使大于或小于该 CT 值范围的结构变成全白或全黑。

【病例】女，1.9 岁。发热、贫血、腹胀 3 月余。CT 显示腹膜后肿块影内有坏死、囊变。CT 引导下穿刺证实神经母细胞瘤。

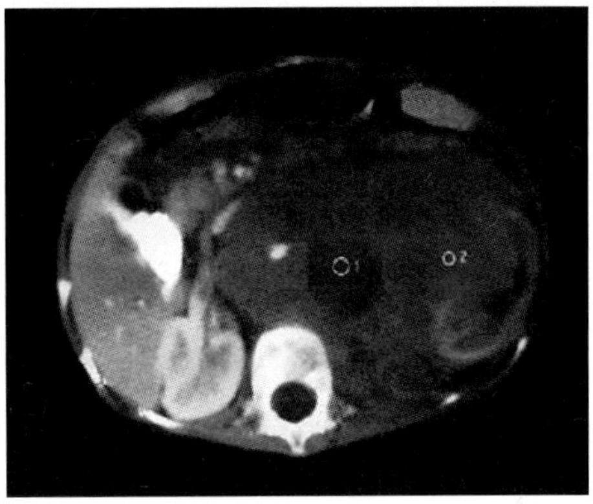

图 1-7　低密度病灶 CT 观
女，1.9 岁。CT 显示腹膜后肿块影内有坏死、囊变

（1）窗宽：是指器官组织显示的 CT 值范围。

（2）窗位或窗中心：是指显示灰阶的中心。一般为拟显示组织 CT 值范围内，例如肺窗的窗位应选在与气体相似的 CT 值即 -500~-750Hu。例如显示纵隔结构，窗位应选在软组织 CT 值范围内而相当于 0。如果窗宽为 100，窗位为 0，则可显示 CT 值 +/-50Hu 的组织结构，这时每个灰阶的差异约为 6.2Hu。两种结构组织只要相差 6.2Hu 左右，我们即可分辨。如果窗宽为 1000，窗位为 0，则可显示的组织结构 CT 值范围为 +500~-500Hu，每个灰阶包含的 CT 值为 62Hu。两种组织的结构只有大于 62Hu，才能辨出灰阶度差异，小于 62Hu 的组织或病变就分辨不出。因此要想很好地显示不同的组织或结构，就要选择合适的窗宽和窗位，这样才能将病灶完整的观察到。

例如小儿正常头颅 CT 片显示的窗宽、窗位（图 1-8）。显示正常小儿头颅的灰阶度如下所示。

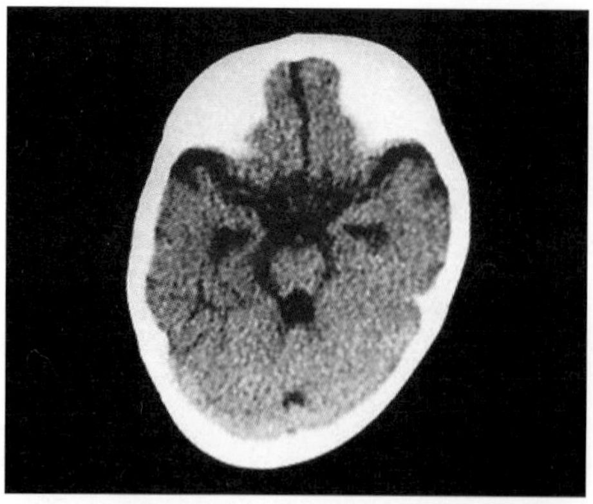

图 1-8　正常小儿头颅窗宽、窗位及灰阶

图示：窗宽 100Hu，窗位 35Hu，显示颅内软组织结构

六、CT 图像中的伪影

伪影是指 CT 图像重建中不符合要求的异常影像。由于设备或患者所造成的。伪影在图像中表现各异并可影响 CT 诊断的准确性。

分为：运动伪影和设备运行的不稳定造成伪影。

根据形态不同划分为：条状伪影、阴影状伪影、环状和带状伪影。

小儿 CT 图像中常见伪影：

（1）运动伪影，多由于小儿不合作，或由于扫描时间过长，或镇静剂使用剂量不足，或患儿由于颅内压增高，扫描过程中出现恶心、呕吐动作，或扫描时移动、吞咽、呼吸节律与扫描频率不同步等等；图像中出现有规律的或无规律的，呈条纹状、条状、波纹状低密度影，或杂乱无序异常影（见图 1-9）。

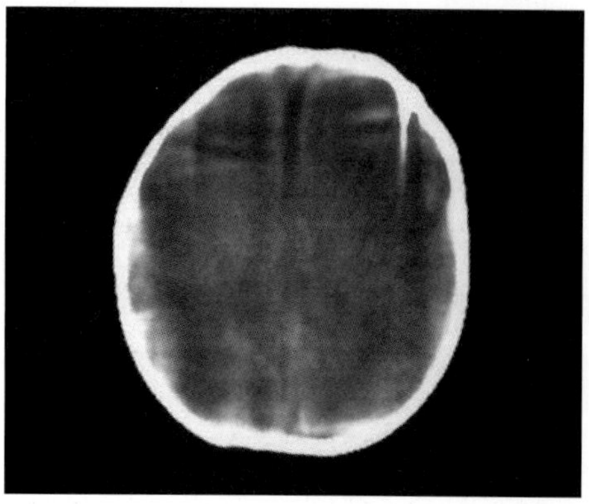

图 1-9　运动伪影 CT 观

图示：小儿不合作头移动，CT 片中形成的运动伪影

（2）金属伪影，新生儿及危重婴儿的头皮外保留静脉输液的头皮针等。头皮针固定局部，图像出现日辐射状高度的混杂影（见图 1-10）。

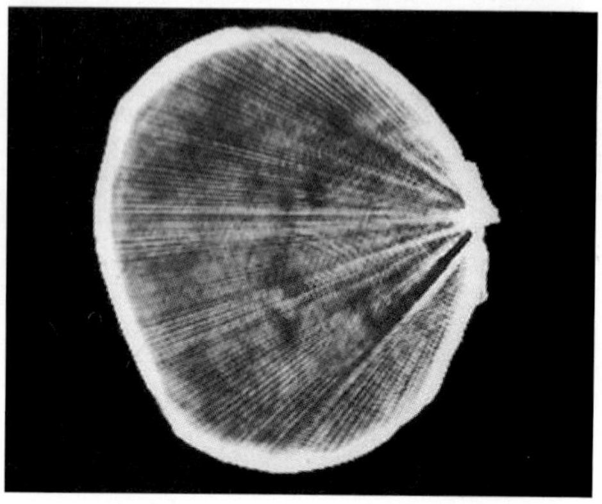

图 1-10　金属伪影 CT 观

图示：新生儿保留头皮针，所造成 CT 片中日辐射状高度混杂影

（3）射线硬化伪影，X 线球管老化，图像中显示出的伪影。

（4）三代 CT 机器故障形成，如多层图像中呈有规律的、同一位置的、大小不等的同心圆状伪影，多螺旋 CT 图像中也可见到（图 1-11、图 1-12）。

上述的伪影出现，大多数情况下是有规律的，有时则表现为无规律的。它可以出现在普通、常规 CT 机，多螺旋 CT 机。所以在观察 CT 图片时要仔细分辨。不可将单独出现的伪影，误认为病灶。

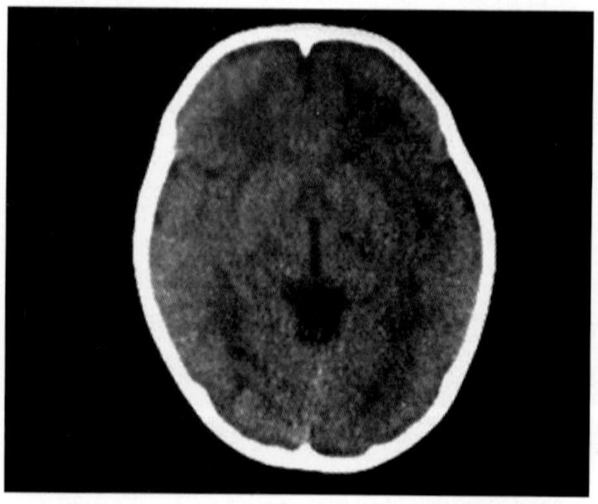

图 1-11　同心圆状伪影 CT 观

图示：CT 机故障形成同心圆状伪影

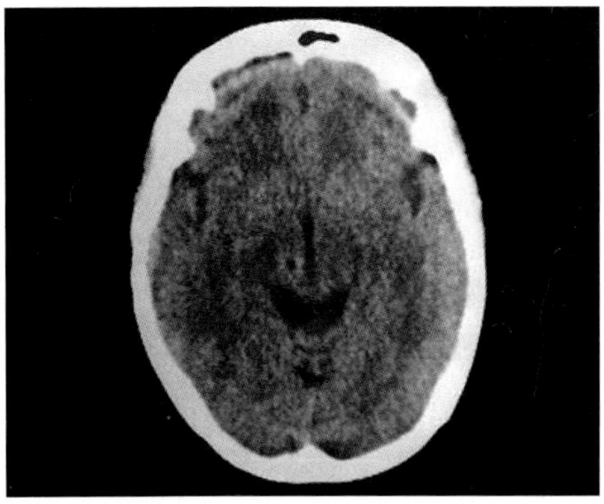

图 1-12　同心圆状伪影 CT 观

图示：CT 片显示中心为低密度影并非病灶

七、临床医师如何选择各种影像检查

1. 小儿颅内疾病

（1）小儿囟门未闭合者：小儿的前囟门一般于 1.6 岁前尚未闭合，通过 CT、B 超、MRI 均可检出颅内病变。CT 操作简便，无创伤，同时可留有永久图像。便于治疗前后对比。但有 X 线辐射。B 超价廉，可以多轴向成像，便于床边操作，其结果易受操作者经验所限。MRI 无创伤，无辐射，多方位成像，扫描层面多，技术参数多，显示颅内病灶清楚。缺点是扫描序列多，检查时间长，机架幽深，高场强 MRI 噪音较大，对于不合作的患儿较困难，常需要采用镇静剂。再者其价格比较昂贵。主要用于新生儿疾病诊断中。

【颅内出血】CT 显示优于 B 超。对很微量出血（小于 0.27ml）即可明确显示。而且对出血定位、定量，以及伴随体征等观察均有价值。

【缺血缺氧性脑病】B 超探及脑水肿、脑室周围白质钙化、囊肿为首选。CT 对脑灰、白质反转征、白质水肿、脑室、脑沟回形态学改变、颅骨骨缝分离、前囟膨隆等改变观察得很清楚，以及对本病预后判断有价值。

【脑萎缩】CT 优于 B 超。

【脑积水】CT 和 B 超均可选。B 超优于 CT，MRI 可显示引起脑积水的病因，例如中脑水管狭窄或 Chiari 畸形等。

【颅内钙化】CT 优于 B 超，能清晰、直观显示，可作为首选。

【颅内肿瘤】CT 优于 B 超，MRI 更优于前两者。

（2）小儿囟门闭合者：小儿于 1.6 岁后，前囟一般已闭合。颅内疾病的检查只能选择 CT 和 MRI 检查。

CT 简便，扫描时间短，费用较 MRI 低。在颅内闭合性损伤、出血，颅内钙化、先天畸形等为首选。颅内肿瘤，某些复杂的先天畸形，需要多个方位观察病变（例如矢状位、冠状位、轴位）。后颅凹病变等，多螺旋 CT 颅底螺旋扫描，后处理重建图像，MRI 能清晰显示畸形部位、形态以及伴随体征。

MRI 对颅内动静脉畸形、动脉瘤、颅内肿瘤、炎性肉芽肿等疾病中，增强扫描风险较 CT 少。尤其 MRI 术前定位、定性诊断较 CT 有优势。MRI 检查费用高，扫描时间长。随软件系统不断改造、开发，成像时间缩短，图像清晰、逼真，更显示出优势来。

2. 肺、纵隔病变

CT、MRI 各有优势。肺部疾病首选 CT，纵隔病变 MRI 较 CT 好，不用增强可以显示纵隔血管、淋巴结。当纵隔肿瘤与骨组织有关系时要选 CT 检查。当纵隔肿瘤累及到椎管内、硬膜囊内、外和脊髓时，MRI 较 CT 更有优势。

3. 肝、胆、胰、脾、肾脏、腹膜后间隙、盆腔疾病

CT、MRI、B 超均可选用。一般检查顺序，先作腹部 B 超。CT、MRI 根据腹部 B 超提示，按照临床医师的要求，可将病灶显示清楚。

4. 骨骼病变 CT、MRI 均可

CT 显示病变部位骨皮质、骨膜反应、骨质密度、骨小梁细微结构变化较 X 线平片有许多优点。但对骨骼病变的空间分辨率不如 DR，但可以通过局灶病变部位的骨窗 MPR 重建图像分析弥补。对病变的骨化、钙化较 MRI 清晰。MRI 对骨骺、关节腔内软骨板、半月板、交叉韧带、骨髓腔内的改变优于 CT。同时对于脊髓、关节、软骨、肌肉、软组织病变常规首选 MRI。

八、临床医师如何填写CT检查申请单、观察CT图片和理解CT诊断报告

1. CT检查申请单填写要求

在影像诊断中，临床医师提供的资料十分珍贵、有价值。临床上许多疾病具有其内在特征性的表现，异病同征、同病异征的现象较多见。在CT图像中表现为异病同征、同病异征的现象也十分常见。影像诊断医师大部分精力集中于图像资料分析、判断，需要结合临床医师提供的临床信息，必要时亲自对患儿进行物理检查，并根据图像表现，对疾病进行诊断与鉴别诊断。因此，影像诊断中临床医师提供的临床资料准确无误，对CT诊断与鉴别诊断中的导向很重要。尤其在疑难疾病的诊断与鉴别诊断中更重要。临床医师填写CT申请单时，尽可能将患者的详细病史，包括症状出现时间、伴随其他症状、相关化验结果、临床诊断、CT检查部位、目的等等，一一的逐项填写清楚。影像诊断医师根据申请单的目的和要求，结合临床资料详细分析和临床提供丰富准确的信息以供参考，进行检查部位的程序设置，扫描完成后对病变图像进行0.125mm薄层再处理，然后行任意方位图像重建，或最大密度等项目观察（例如病变部位的区域放大、普通和常规CT的矢状位、冠状位重建、多螺旋CT的MPR图像、三维图像、去骨三维旋转图像、仿内窥镜等等的观察）。一张重要、详细的CT申请单，作为临床医师与影像诊断医师交流信息的载体，也是医师为医疗纠纷提供的原始法律依据、证据。因此，在填写时不可马虎大意，或字迹潦草。以免发生误导。

2. 临床医师如何观察CT图片

一张可供诊断的CT图片，要求图像重建清晰，组织密度对比良好、无污染、无划痕、无各种异物及伪影。

以头颅CT片为例，阅片顺序应从颅底向颅顶逐层观察。每幅图片由上而下，从左到右，由中心到周边不要遗漏任何细节，而且要左右对比观察。尤其在骨盆、髋关节、下肢的疾病中，左右同在一水平位的图像中，应用对比解剖思维方法，观察同层面患侧与健侧组织对比密度差异，只要稍有解剖、病理常识就可发现疾病所在。

不同部位CT图像观察要求：

（1）头颅CT图片：颅骨的骨性结构是否完整、对称（以骨窗观察），小儿囟门未闭，是否有膨隆，颅骨骨缝是否增宽，乳突小房气化如何。当有外伤时，颅骨内外板障形态有否改变，是否出现骨皮质连续性中断，或有凹陷、骨折碎片移位，或蛛网膜下腔、颅内积气征等现象。

颅脑实质的正常解剖结构有否异常。例如脑室的形态有否扩大，或被挤压变形，或变窄，或消失。尤其第3脑室的形态在急性脑水肿中最为敏感。中线结构是否居中。脑沟、脑回、脑池的形态是否对称，有否一侧扩大、受挤压、移位或消失。脑实质内有否异常钙化灶（小儿8岁前颅内出现钙化，都视为异常）。

如果有病变则要观察病变的密度。要检测病变组织的CT值，病灶大小。

对病灶的具体观察：病灶的边缘、境界，与正常组织间有否明确界限，有无低密度水肿带。

（2）在以冠状图像定位的扫描部位：如胸腹、盆腔、髋关节、四肢骨骼等。观察图像之前，先要看病灶所在部位计算机设定的扫描计划线，参照此定位线，然后参照正常横断解剖图，逐层观察图像。

（3）在矢状图像定位的扫描部位：脊柱扫描，首先要观察设定扫描计划线是否通过您所要求的扫描层面。例如小儿椎间盘疾病，不通过椎间盘层面设定扫描线，就不可能显示本病，诊断结论也就无法下了。

3. 临床医师如何阅读理解CT报告单

当临床医师拿到CT报告和CT图片时，不要急于看CT诊断结果。而是按照前述的思维方法将图片、报告一道阅读。在阅读CT报告单时，CT诊断医师会按照扫描顺序，将扫描过程发现的疾病体征详细描述。例如迟发性维生素K缺乏症致颅内出血、伴缺血缺氧性脑病，CT特征性表现为颅内多个部位出

血（硬膜外、硬膜下、脑实质、蛛网膜下腔等等出血），同时伴有脑实质缺血缺氧、脑水肿。为了使初学者，或经验不足者不至于忙乱，在此我们建议按4W+I+S的顺序进行，简单易学，不会遗漏。具体内容如下：

W（whose 谁的片子）：首先要将 CT 报告单与 CT 图片查对。看姓名、年龄、性别、CT 号是否一致。然后按 CT 诊断医师提示，对文字描述的扫描所见逐渐向下进行观察。

W（where 病灶在何处）：CT 诊断医师一般会详细按病灶发现层面（以 Ix 或 Sx）进行描述。

W（what）：病灶的具体描述，包括病灶的形态、大小、轮廓、密度、境界等特征。

W（when）：病灶在平扫时和增强扫描后其密度、形态、周边的变化特征。病灶的 CT 直接征象和间接征象。

I 或 D（imaging or diagnoses 为诊断医师对 CT 图像提出的初步印象或诊断意见）：允许提出数种疾病。但应有主次之分，有一定的倾向性，请临床医师结合病人的临床情况作参考。

S（suggesting）：建议临床医师做出进一步的相关检查，或嘱咐病人定期复查。如对骨肿瘤或骨病的患儿建议 CT 导向下骨穿刺介入检查，或增强扫描。

第二节　CT 检查在儿科临床的应用

根据文献报道，1976 年国外首次将 CT 检查引入儿科临床，用于新生儿颅内出血诊断。两年以后又用于新生儿缺血缺氧性脑病。1984 年陈惠金在国内率先对新生儿窒息进行 CT 扫描，使新生儿缺血缺氧性脑病、颅内出血诊断阳性率达 91.2%，当时临床诊断阳性率仅 29%。如今 CT 在小儿神经系统疾病的诊断中起着主导作用，并扩展、渗透到各个系统，成为临床诊断、检查的主要技术之一。随着影像技术的不断进步，无论是螺旋 CT、多螺旋 CT 扫描，哪一种 CT 机型，图像观察是诊断的关键。CT 检查将会为儿科临床诊断、治疗提供更多、更丰富、更实用的信息。

在此了解、熟悉、掌握小儿临床 CT 诊断规律之前，首先要了解儿科的如下常识。

一、小儿年龄分期概念

众所周知，儿科学研究的内容，是小儿生长发育的规律，疾病防治与儿童保健。小儿的年龄不同，疾病谱也各异。也就是说小儿某些疾病的特点与年龄有很大的关系。对基层影像诊断医师来讲，往往因概念不清楚而影响诊断。因此要了解儿科疾病变化规律，对图片检查结果作出准确的诊断，必须熟悉小儿年龄划分概念。

（1）新生儿期（neonatal period），是指由胎儿娩出后脐带结扎到生后 28d。

（2）婴儿期（infancy period），也称乳儿期。指生后 28d 到年满 1 周岁。Infancy 一词欧美、英国泛指 2 岁以内小儿，但我国儿科教科书界定为 1 周岁。

（3）幼儿期（toddler period），指生后 1~3 岁。

（4）学龄前期（preschool period），指 3~6 岁或 7 岁。

（5）学龄期（school period），指 6~12 岁。即指入小学到 12 岁左右。

（6）青春发育期（adolescence period），指 12~14 岁。男女儿童青春发育开始，第二性征出现。女孩有月经初潮。男孩出现第一次遗精。青春发育期是小儿生长发育的突飞猛进阶段，也是小儿发育的最后阶段。

二、CT 检查前的准备

儿童时期是人一生中生理、心理变化最大的时期，也是生长、发育最迅速的时期。这种生理、心理的变化是逐渐发生的，在一定年龄段有其独特的特点。在大型仪器检查前，做好儿童的心理护理，健康指导他们，孩子们就能愉快的配合，顺利完成检查。我们的经验是因人而异，个体化施教。根据不同年龄段的特点，对心理、生理发育阶段不同的儿童，采用不同的方式施教。对就诊的儿童，做好检查前的准备，保证检查质量。

1. 心理与生理两方面的准备

（1）婴幼儿期：由完全寄生于母体的胎儿变为依赖哺乳为生的婴儿，生活环境有了很大的变化。此期的发育过程，包括体格和精神方面，在动作的发育，感知觉发育，嗅觉、听视觉、深浅感觉以及运动发育，语言行为发育都在逐渐变化。3 岁末的儿童，在成人的指导下，可短暂集中注意力，能暂时记忆一些事情，但情绪极不稳定，常常喜怒无常，或易哭易笑，或出现一些不由自主的动作，对陌生环境的光顾，出现左盼右顾，由紧张到大哭大闹。因此，对于几秒甚至十几分钟内持续保持某一个固定姿势去完成的一项检查，无法做到。因此，婴幼儿在 CT 检查前要给予镇静剂，常用 10% 水合氯醛溶液，按小儿的体重的 0.3~0.5ml/kg 的剂量口服或保留灌肠，效果较佳，可使小儿较快入眠。一般 5~40min 后可逐渐入睡，且苏醒快，药物在体内排泄得快，体内无积蓄，对小儿不会造成不良反应。凡前来 CT 检查的小儿一旦入眠，即可优先上机检查。

（2）学龄前期：3 ~6 岁的小儿，此期的孩子求知欲强，非常好问，在教育下心理活动和意志会进一步发展，能使自己的行为服从于成人。由于这些特点，前来就诊接受 CT 检查的小儿，在大型检查仪器面前，会经历好奇—畏惧—紧张这样一个过程，以致不能配合检查。这就需要医护技术人员作耐心、细致、亲切及和颜悦色的说教，与他们交朋友，取得他们的信任合作，消除他们的畏惧和紧张。告诉他们：作检查时，只需躺在检查床上，机器自己会动，但不会碰到身体的任何部分，就像照相一样，绝不像打针那样会疼；同时用鼓励和奖励方式使小儿得到心理上的满足。这样消除了他们心理的恐惧，稳定了他们的情绪，不用镇静剂也可使他们在安静状态下完成检查。

2. 躯体方面的准备

（1）头颅检查前，应将头部的发卡、眼镜等装饰物及含金属的物件去掉。

（2）体部检查时，须将扫描部位衣服上的金属及物件（包括皮带、衣服上的装饰、金属纽扣等）去除。

（3）腹部脏器扫描应行预约检查，应在前一日晚饭后禁食，保证第 2d 清晨起的检查质量。并根据扫描的脏器给予口服对比造影剂。在进行平扫后，再确定需进一步行增强扫描的准备工作，通常检查前应先行腹部“B 型”超声波检查。

（4）腹部扫描检查前需作肠道准备，如近期已作消化道钡剂透视，7~10d 后待钡剂排空后，再进行检查。

（5）增强扫描前，应详细询问药物过敏史及有无心、肝、肾功能严重损害，如确定无以上情况后再进行碘过敏试验，观察 15~20min 后如阴性者，再根据部位不同，决定增强扫描的药物和剂量（详见本章小儿 CT 检查）。

（6）对外伤造成的颅脑损伤或其他原因造成的躁动不安及拒绝检查不合作的小儿，可酌情给予肌肉注射镇静剂。

（7）在扫描过程中保持各层次的呼吸一致，因受呼吸运动影响的胸、腹，及盆腔脏器的扫描，应在扫描前训练呼吸运动，扫描中注意观察病人对指令的反应，一般要求小儿全身放松，平静呼吸，扫描中始终保持一致。

3. 小儿 CT 检查前镇静剂的选用

小儿 CT 检查时，要绝对制动。对不合作患儿要耐心、细致地进行心理护理，使其尽可能自然睡眠。如果睡眠很困难，或者不合作者，根据情况酌情选用 1 或 2 种镇静剂，或 1 种镇静剂 2 种使用方法，或 2 种镇静剂少量联用。镇静剂对中枢神经系统有广泛抑制，小剂量有镇静作用，中等剂量有催眠作用，大剂量可产生麻醉、抗惊厥作用。小儿对镇静剂的敏感程度与耐受性个体差异很大。稳妥起见，在使用过程中，将计算出所用的药物剂量先给 2/3，然后根据情况再追加。具体的操作方法如下：

新生儿及哺乳期婴儿，将母子置于灯光较暗的准备室内，闭门保持安静，使其自然入睡。睡眠后要检查睡眠的深浅度。浅睡眠，稍有动静（尤其冬春季，有活动型佝偻病的患儿），就易惊、易醒。深睡眠即熟睡时（可见小儿双侧眼球运动减少、固定，牵拉耳垂无反应），方可立即上检查床，摆好位置快速进行扫描，多螺旋 CT 检查胸腹连扫仅需 5s 时间。

幼儿及学龄儿童心理护理失败，或者不合作，则选用镇静剂。

在小儿镇静剂使用前，必须获取准确的小儿裸体重。小儿体重计算方法：

（1）直接将小儿置于磅秤上测得体重（一般医院内均有磅秤），然后减去衣裤以及包裹小儿的被子、童毯的重量，计算出裸体重。

（2）如果无磅秤测体重，可按小儿体重常用公式计算（仅限 1 岁以上小儿）。

年龄 ×2+8（或 7）= 体重（kg）

1 岁以内小儿，则可按小儿年龄推算体重：

新生儿为 2~4kg，平均为 3kg；

6 个月为 4~7kg，平均为 6kg；

1 岁为 8~10kg，平均为 9kg。

（3）按小儿年龄折算用药剂量。

新生儿为成人用药剂量的 1/10~1/8；

6 个月为 1/8~1/6；

1 岁为 1/6~1/4。

4. 药物种类选择

（1）10% 水合氯醛口服或灌肠：它具有起效快，使用方便，排泄快，体内无积蓄的优点。当剂量不足时，随时追加。且使用较安全，副作用少。常规剂量 0.3~0.5ml/（kg·次）。

但请注意：10kg 以下的小儿，切不可一次用量超过 10ml，以免发生药物中毒，而导致呼吸中枢抑制，甚至呼吸暂停。本文作者曾在儿科临床抢救 1 例，教训极深，盼读者在此要注意。

（2）安定：该药剂量 0.3mg/（kg·次）。使用方法有口服、肌肉注射、静脉注射或保留灌肠。静脉推注起效最快，排泄迅速。但有呼吸抑制之虑。操作不便。该药体内代谢提示：肌肉注射较口服吸收慢，起效时间长。当肌肉注射后 30min，仍不能达到镇静作用，可将安瓿中剩余药，按 0.15~0.3mg/（kg·次）的剂量，计算出小儿所用量，加入等量的生理盐水稀释后保留灌肠。因本品含大量的安息香酸盐，它可与体内清蛋白竞争结合胆红素，又易透过血脑屏障，有增加新生儿黄疸，产生新生儿核黄疸的危险。因此该药新生儿黄疸时禁用。

（3）巴比妥类：本药的使用剂量 1~2mg/（kg·次），肌肉注射。优点是对新生儿黄疸、惊厥、脑水肿、脑室内出血等均有防治作用，缺点为本品化学结构上苯环的侧链长，脂溶性低，体内代谢、吸收、排泄均较慢，也就是说药物起作用，维持时间长。一般用药后 30min 左右才能逐渐出现镇静作用。药效持续 1~6h。使用该药后，对不合作患儿，CT 扫描结束后，影像诊断医师还可以根据需要，从容地补充查体等。

在镇静剂使用过程中，脑发育不全、智力低下或脑瘫儿的使用剂量较一般健康儿大。必要时可采取以（1）+（2），或者（1）+（3）联用，或者在前述方法中一药两用。再次强调仍要因人而异，个体化使用各种镇静剂，才能达到预期的效果。

5. 小儿 CT 扫描前所需的相关化验及其他影像资料

（1）怀疑小儿颅内出血，例如新生儿颅内出血、迟发性维生素 K 缺乏致颅内出血、血小板减少症、骨髓异常增殖症、血友病等，要携带小儿化验结果，如血常规、血小板计数、出凝血时间、肝肾功能检查，必要时提供骨髓穿刺报告。

（2）做胸部、脊柱、四肢关节扫描时，要将小儿胸片，脊柱、骨关节 X 线平片（正、侧位）带来。供技师摆位及确定扫描范围时参考，和 CT 诊断医师对疾病诊断时可从图像的三维空间考虑。对疾病作出全面的分析、判断。

（3）做腹部、盆腔 CT 扫描前，请将 B 超检查结果和图片备好，供 CT 诊断医师选择病灶及书写诊断报告时参考。

三、小儿 CT 检查时的个人防护

CT 检查时所用的 X 射线束，是经过高度准直的高能 X 射线。X 射线具有的强大组织穿透力，加上计算机的模拟数字成像转化。使我们可以看到体表无法检测的内脏器官。X 射线对人体好比一个双刃刀。既有其有用的一面，又有对人体产生电离辐射的一面。因此，小儿在 CT 检查中的个人防护问题必须强调，据国外许多文献资料中看到的影像图片，对检查范围以外尽可能用铅制防护衣遮盖住，包括外生殖腺或骨盆等对电离辐射敏感部位。以下将 CT 与 X 线检查过程中个人防护对比作一叙述。

CT 检查所用的 X 线束为窄束 X 线。而普通 X 线检查，例如拍胸片所用的 X 线为宽束 X 线。在同样的照射条件下，宽束 X 线较窄束 X 线的出线剂量大。再一个问题是散乱射线，CT 扫描的窄束 X 射线散乱射线少，宽束 X 射线散乱射线量大。一般来讲，宽束射线量等于原发 X 线光子加上散射 X 线光子。不管宽束、窄束射线，产生的散乱射线都可以造成随机射线的二次污染。CT 检查产生的辐射剂量几乎占所有医学辐射剂量的 50%，成为最大的医源性人工辐射来源。国际放射防护委员会发布数据显示：每增加 1mSv 的 X 线照射剂量，恶性肿瘤的发生率将会增加 5/10 万，在儿童尤其明显。

CT 检查中，一般各种品牌的机型设置的 X 线出线量为 120KV，而普通 X 线检查为 40~60KV。CT 所用的 X 线波长短、质硬，穿透力强，人体组织吸收少。普通 X 线球管产生的射线波长较长，为软质射线，穿透力小，人体组织吸收多。

CT 检查中，通过人体的 X 线由 CT 机架内的探测器接受，在成像过程中有放大作用，X 线能量损失少。普通 X 线的接受器，是通过荧光屏接受透过人体的 X 线能量。荧光屏对 X 线的转化率低，X 线能量损失大。结果普通 X 线检查比 CT 检查所需要的照射剂量大。

CT 机 X 线球管的滤过要比普通 X 线球管高。发生 X 射线时，产生的波长较长的软质 X 线均被吸收了。因此，CT 机的球管发出的 X 线，几乎被看作为单一的、高准直的、高能量 X 射线。消除软 X 线对皮肤的作用。而普通 X 线检查则没有这些优势。

一般来讲，CT 检查是安全的，但不等于没有损伤。CT 机房屏蔽设置不好，对工作人员，对周边环境、患者，以及在场的陪人家属都存在 X 射线污染与辐射。

国际防护委员会的新建议，将辐射的生物效应分为随机效应和非随机效应。

随机效应，任何微小的剂量也可引起致癌和遗传变异，即在 CT 检查中，病人、陪人以及家属同在扫描室内，偶尔做一次 CT 检查，所接受的射线病患病几率很少。

非随机效应，对人体的损害随剂量的变化而改变。也就是说，随着检查频率增多，接触射线几率越多，生物的电离辐射机会越多。致癌和遗传变异、染色体畸变也有。

1. X 线常用的辐射剂量和单位

（1）X 线照射量单位，用伦琴（R）表示，有毫伦琴（mR）、微伦琴（μR），其间的进位是 1000。

$1R=10^3mR=10^6\mu R$

（2）X 线吸收剂量单位，用戈瑞（Gy）表示，有毫戈瑞（mGy）、微戈瑞（μGy），其间的进位是 1000。

$1Gy=10^3mGy=10^6\mu Gy$

$1rad=10^{-2}Gy$

截至 2013 年年底，全国 CT 装机量超过 16000 台，有研究证实：在儿童接受检查辐射剂量越高，致癌风险越大。有文献报告：进行一次全脑数字减影检查（DSA）所接受医学辐射剂量，相当于 221 次头颅 DR 正侧位摄片，或 22 次头颅 CT 扫描。

现在三甲医院所采用的 CT 机型、品牌已较 20 世纪大有改观。以高档多螺旋 CT 为主。CT 检查中的防护问题仍是刻不容缓。切不可为了经济利益，而进行盲目、多次、滥用 CT 检查。使 X 射线的非随机效应增加，带来的生物电离辐射、污染后果也是很可怕的。

2. 小儿 CT 检查的注意事项

（1）严格掌握 CT 检查的适应证。

1）对于新生儿怀疑颅内出血、缺血缺氧性脑病、先天畸形等等选用 MRI 检查。

2）小儿头颅外伤等等，病情危重，为明确诊断，必须检查方可进行 CT 检查。

（2）扫描中将小儿对射线的敏感部位用铅衣遮盖，CT 扫描时，扫描室内尽量减少陪护人。

（3）对小儿 CT 检查尽可能使用高档多螺旋 CT 机检查。

（4）病情需要 CT 时，要进行复查病例，必要时尽可能将检查时间的间距拉长。

四、小儿 CT 检查

1. 主要 CT 扫描方法的应用

（1）多螺旋 CT 扫描（也称平扫），在小儿 CT 检查中使用很广泛，约占 90% 以上。用于头颅、眼、耳、鼻腔副鼻窦、颈部、胸、腹部、盆腔、脊柱、四肢关节等部位的常规扫描。

（2）CTA，即血管造影后螺旋 CT 显示的图像。采用螺旋 CT 扫描时，明显优势是扫描时间短，成像速度快。当 4 层螺旋 CT 问世后，就出现了血管成像技术。由于信息量少，图像比较粗糙，一些细节难以发现。64 层螺旋 CT 血管造影后，以 0.5 亚秒速度扫描，在速度上较 4 层螺旋 CT 提高了 3 倍，检查效率提高了 1 倍，造影剂使用的计量减少了 30%，信息采集数量较 4 层螺旋 CT 增加 1 倍，扫描时 X 线出线量减少一半。小儿在完成心脏、血管造影检查时，仅需要屏气一瞬间即可完成扫描。2004 年 GE 公司又推出 64 层容积 CT，这种新 CT 可在 10s 内完成全身大范围的检查，1s 内完成单脏器扫描。5s 结束心脏扫描。与 16 层螺旋 CT 相比较 X 线曝光时间缩短了 4 倍，即为 16 层螺旋 CT 成像时所需 X 线计量时间的 1/4。还可以减少危重病人心衰、心率加快、缺氧造成心脏成像中的运动伪影，或者病人不合作无法长时间屏气。在血管造影中（CTA）造影剂使用计量仅为 4 层螺旋 CT 计量的 50%。

16 层螺旋 CT 具有强大的图像后处理诊断系统（CTD），对影像诊断科、儿科医师希望检查出小儿复杂的血管病变、先天畸形与先天变异之间的鉴别有很大的帮助。

（3）小儿 CT 增强扫描前准备。近期文献报告造影剂在人体内代谢、排泄过程中，有致成人急、慢性肾功能障碍、肾衰竭增多。小儿这方面的文献报道的病例少见。但防止意外发生，因此在使用造影剂增强扫描前，要严格按照如下程序进行，减少不必要的检查意外与医疗纠纷发生。

（4）增强扫描是在平扫的基础上，为确定病变性质，用于鉴别诊断。多采用快速静脉注射造影剂后，对预选的病灶层面进行快速扫描，或延迟扫描。用于肿瘤、炎性肉芽肿、血管畸形等疾病的诊断。

2. CT 增强扫描时造影剂的选择及注意事项

（1）CT 常用造影剂的分类：① 离子型 60% 泛影葡胺为代表药物。该药碘含量 282~320mg/ml，渗透性 1500mol/kg（H_2O）。现多用于腹部、盆腔器官 CT 扫描前胃肠准备。② 非离子型 Uitravist（优维显）、Omnipaque（欧乃派克）。前者碘含量 300mg/ml，渗透性 610mol/kg（H_2O）。后者有 300mg/ml，用于 CT 增强扫描，350mg/ml，用于 CTA。

（2）小儿增强扫描时造影剂选择的原则：选择非离子型，其渗透性及过敏反应发生率低。小儿的使用剂量 1~2ml/（kg·次）。

（3）小儿 CT 增强扫描前准备。

1）询问病史及查体。

小儿有严重的心、肝、肾功能异常者禁用。

小儿糖尿病、溶血性贫血、出血、凝血机制异常者禁用。

曾有青霉素、磺胺药、其他药物过敏史及吃海带等食物过敏，或反复发作性、急性喉头水肿、荨麻疹、皮肤划痕症阳性者慎用。

2）使用前静脉注射过敏试验。

在静脉注射前，向家长或陪人以及可以合作的患儿讲清楚使用增强对比后可能发生的情况，并请家长、陪人或监护人双方面（家长/患儿）填写使用造影剂使用志愿书，并与CT申请单一起长期保存。

（4）增强对比剂使用前试验方法：常规使用所选用的增强对比造影剂，抽取1ml静脉注射。随后观察15min，如果出现流涕、打喷嚏、咳嗽、面部潮红、喉头发紧，或哭声嘶哑、咳嗽呈犬吠状，则一系列症状为增强对比造影剂的过敏反应，立即用抗过敏措施。选择其他检查，或建议MRI检查。

在常规静脉注射试验阴性后，仍要在患儿使用药前的志愿书上认真填写文字记录。要继续观察，当大剂量使用时是否出现迟缓过敏反应。

（5）增强对比造影剂出现过敏反应的急救（一般CT室均备有急救药品和氧气）：

1）立即停止致敏原——造影剂的静脉注射，或按压紧急制动键（红色醒目键），终止CT检查。按过敏性休克抢救。静脉注射地塞米松，皮下注射肾上腺素。

2）吸氧。氧流量要大，2~3L/min。鼻导管吸氧或面罩加压吸氧。

3）将患儿置于抗休克体位（头低、臀足高位）。测血压、脉搏、呼吸，保证静脉输液通畅。

4）呼吸、心跳骤停，立即按心肺复苏进行抢救。

5）烦躁不安、惊厥，用安定、异丙嗪、鲁米那；口鼻分泌物多，可用东莨菪碱。

6）严重皮肤黏膜过敏反应，用50%葡萄糖20ml加氢化可的松20mg，静脉注射，或用异丙嗪1~2mg/kg，肌肉注射。

7）抢救措施实施的过程，可同时按压耳穴的神门、内分泌穴位。用手指尖，或用大头针帽按压，刺激强度要大。

在抢救过程中也要做好详细的救治记录。以供生命体征恢复后，转入急诊科、ICU或临床科室继续救治。

五、CT引导下微创性骨介入诊断骨病骨肿瘤的方法

微创性骨介入的诊断骨病、骨肿瘤的方法，它是未明确诊断骨病，在CT引导定位下骨介入穿刺、针吸、活检、取材，用于诊断疑难骨病、骨肿瘤的微创方法。为一种非血管的骨介入检查、治疗手段。尤其对疑难骨病、骨肿瘤的术前确定诊断，选择手术切除范围，预防术中意外风险有很重要的作用。

1. 微创性骨介入的发展历史

据国外文献报告，于1922年Ecttion在X线透视的定位下用骨穿针，在骶尾部穿刺活检成功，并且病理诊断证实为脊索瘤的首例病例报告。

1930年Martin报告骨穿活检诊断骨病骨肿瘤的病例。

1945年Coley和Sayder合作报道他们运用此方法对原发性骨肿瘤诊断的准确率达72%。从20世纪50年代以来，各国对骨穿刺活检技术在骨病、骨肿瘤的诊断中得到广泛的重视。1972年CT问世，Haage于1976年首次报告CT引导定位下进行腹部实质脏器穿刺活检应用。国内由张雪哲于1985年8月率先报告CT引导下经皮穿刺针吸活检，诊断胸、腹部肿瘤98例，骨骼疾病5例。胸、腹部活检的总正确率为87.4%，骨骼为80%。同期国外文献报告，骨穿刺活检的正确率为66%~94%。目前国内外在胸、腹部肿瘤和疑难疾病的诊断中，CT引导下经皮穿刺针吸活检术使用广泛，普及。术后活检病理检查结果的正确率80%~95%。而CT引导下骨介入性诊断骨骼疾病报告相对较少。关键是骨病、骨肿瘤的病理变化复杂，骨皮质坚硬且深在，骨组织致密，穿刺取材不易，同时其他干扰影响诊断因素较多，限制了微创性骨介入诊断骨病、骨肿瘤的使用范围。

2. 微创性骨介入诊断的定位

微创性骨介入诊断的定位，即是以何种导向方法定位，使骨介入穿刺更容易获取病理标本，活检的病理结果正确率更高。如果不能精确地对病变部位定位，熟练掌握穿刺取材的技巧。会直接干扰和影响病理活检的阳性率和正确率。

采用方法，可根据X线平片显示的患肢病理改变，在换药室进行临床盲穿，或X线

透视导向下，或放射性核素导向下，CT、MRI 导向下穿刺等。具体方法如下：

（1）骨穿：可根据 X 线平片提示骨病部位，在体表解剖标志附近大致定出位置后，在病房换药室于局麻下直接穿刺活检。主要用于四肢长骨相对浅表，病变破坏范围大于 3cm，好取材的部位，如股骨下端，胫骨上端骨肉瘤、骨囊肿、软骨瘤、骨巨细胞瘤等术前的定性、定病诊断。

（2）透视导向下穿刺活检，进行微创骨介入性活检前要有患者病变部位正、侧位 X 线平片。穿刺前有必要在将体位多方位旋转下选择取最佳穿刺部，同时还要避开穿刺部位附近的大血管、神经。如股骨下段、胫骨上段在伸侧（腹侧）外缘较屈侧（背侧）内缘进针安全。穿刺部位的皮下大血管、神经分布少。骨介入穿刺针属微创活检，但用于骨穿刺针仍较粗，损伤较胸腹部取活检量大，出血多。

（3）CT 引导下骨介入性诊断：从技术方面讲，本方法是安全、可靠的。是上述 2 种方法不能相比的。CT 引导下骨介入穿刺前定位时，将患者的 X 线片正、侧位，CT 扫描定位像，一般包括冠状位或矢状位像，使操作者在手术前头脑中已建立起骨病变部位的三维空间。患者在手术操作中的体位，依病变部位和操作者取材方便，而采取仰卧、俯卧、侧卧位做 CT 扫描。CT 扫描的层厚，为经过高度准直后的 X 线束的宽度。CT 定位本身精确。无组织重叠。但在层厚范围较大时（5~10mm），可能会出现偏差，因此在穿刺前体表仍要有更精确的定位标记，采用的方法如下：

1）用单条金属导管条、导管栅条，或大头针分别以 5mm、7mm 或 10mm 间距粘好，贴于体表。

2）为了更精密确定体表的病变部位关系，将体表标记定位与 CT 机框架内的光标定位线相交点，即穿刺针进针点的十字交叉点（与体表定位相交一点）为最后选定的穿刺定位点。用龙胆紫或指尖压痕定位。即便如此精心调整，CT 扫描层厚可为 5~10mm，但选择的最佳层面及穿刺进针径路可能与预定的层面平行。当操作者采用横刺、斜刺中国传统的针灸刺皮技巧，经皮直刺入皮下时，当入皮后垂直刺入偏离病灶，或在直径小于 3cm 的病灶时，可能会出现偏差。

3）在针刺固定点，再进行一次 CT 扫描，即在原标记点上（也就是进针点）重复一次扫描，核实是否在预选层面。如在预选层面，即可抽取骨标本。

3. 穿刺后取活检

当 CT 引导下证实，已准确刺入骨病变部位，即可钻取，捣碎病变区域的骨组织。以骨穿刺针的外导管为轴心，将取活检勺插入固定在病变区域内，呈辐射状、扇形、多层次、多靶点地取活检。在取出的标本中仔细寻找，一定要有碎骨片组织。取材部位包括骨膜反应区、骨质疏松区、溶骨性病变区，这样骨病变区域取材阳性率高。另外阳性率提高，与微创性骨介入操作者熟练程度，病理科的病理细胞学诊断水平，骨病科、影像诊断科相互合作、沟通有很大关系。穿刺部位不准或穿刺过浅，病变部位深在或取标本过少，骨巨细胞瘤取除后抽吸病变出血、坏死，可出现假阳性。

抽取的标本送检项目应包括病变的性质，组织细胞来源。必要时一份标本，请多个单位会诊来确定病理检查结果。

取出活检材料处理及检查：

（1）组织病理学检查：用 10% 福尔马林（10% 福尔马林 +0.9% 生理盐水配制），常规 HE 染色或其他特殊染色，由于细胞在等渗的条件下细胞不皱缩，镜下好分辨细胞的组织形态。

（2）免疫组织化学检查或分子遗传学检查。

（3）电镜检查：针吸活检材料用戊二醛固定，送交电镜室观察亚细胞结构。

（4）细胞学涂片检查：A. 穿刺抽取液涂于冰冻载玻片上，过滤至于 Carnoy's 液中（30% 福尔马林、95% 乙醇、10% 乙酸），避光空气中干燥。B. 置于少量生理盐水中，离心后涂片。C. 活检吸抽物滴于干燥载玻片上进行印片和擦片，待干燥后用95%乙醇固定再HE染色观察细胞形态学、组织来源。

（5）用常规方法进行革兰染色后细菌学检查。

4. 穿刺针的选择

选择穿刺针的关键取决于病变部位、组织特征和毗邻的组织结构，病变性质取材的难易，取材的数量。国内外的文献中推荐用Ackermam针，具有切割骨组织和抽吸作用。一般骨活检针直径均较粗，套管的内径为2~5mm。主要用于椎体骨、成骨性病变或骨皮质。在穿刺过程中，一般分两步：① 钻取、切割骨组织。② 通过骨皮质后，再用抽吸针抽吸。

我们使用骨髓活检针同样可以达到上述目的，骨髓活检针的尖端具有Z形锋利切刃，钻骨后可在骨组织内固定。再配以取活检勺，在骨髓活检针的外套管内取活检，如为液体，在外套管皮外端接20ml注射器抽取。如果病灶在较深部位，可将备用的1cm、1.5cm加长管套上，使外套管有10~15mm的空心，在取材结束后，临拔针之前再捞取一次碎骨标本。优点为管径粗，取活检量多。

缺点：

1）组织损伤大，出血多，尤其在血管，神经丰富部位一定要谨慎。可通过穿刺技巧弥补，经皮横穿，抵达骨后再直刺，或斜刺钻入。

2）由于骨髓活检针的材质为不锈钢，图像伪影太大，干扰病变部位图像观察。有学者改进为钛金属穿刺针，伪影小，强度、韧性均有提高，这种钛合金针同时还可用于MRI引导下骨介入性诊断。

5. 并发症

微创骨介入性诊断，就其技术来讲，是安全可靠、成熟的检查方法，但CT引导下骨介入穿刺活检仍是一种损伤性检查，不可避免会发生如下的并发症：

（1）骨介入穿刺活检造成肿瘤的扩散，美国有人统计文献报告20000例活检中仅见1例在穿刺部位有种植转移。

（2）文献报道CT引导下骨介入性治疗椎体压缩性骨折时，当骨水泥注入压缩的椎体时，推注骨水泥加压过大时外溢致神经、脊髓受压。在病变的椎体由于刺入过深误伤腹主动脉。在实施本项技术时，需要CT反复扫描证实是否所选的部位，及时发现、调整，可以避免损伤过度。

（3）骨穿活检针过粗，术前消毒不严，手术技巧不娴熟，取活检术中操作时间过长，有感染、出血机会。应在术后加压止血，持续时间不得少于20min。围术后选择使用抗生素，预防感染3d可避免。

6. 临床适应证

（1）骨破坏原发病灶性质不清楚时，需要鉴别骨破坏区域是原发性骨肿瘤还是骨转移瘤。

（2）原发性骨肿瘤，如骨肉瘤或骨巨细胞瘤恶性变，或影像学表现有进行性加重，需要保留肢体，但不能术前为了明确诊断而进行开放性手术活检。CT引导下骨介入性诊断微创安全，不会刺激恶性肿瘤激化，很少发生穿刺部位的种植转移。

（3）患者年幼、体弱，不宜做开放性骨活检和手术治疗。为了减轻病人的痛苦和家属经济负担，明确诊断，在治疗上少走弯路。

（4） 深在的病变区域，例如髋关节、股骨颈、骨盆、椎体等部位开放活检损伤大，出血多。对骨破坏区域采用本方法进行骨病活检简单，方便，安全。

（5）当有急性炎症病变，例如急性骨髓炎、软骨母细胞瘤、干骺端结核等骨病与骨肿瘤不易鉴别时。

（6）多发性骨髓瘤为原发于骨组织内的肿瘤，发病部位在骨盆、椎体，易于与转移瘤或其他骨肿瘤混淆，或全身代谢性骨病的鉴别诊断。

7. 微创骨介入性诊断的禁忌证

（1）临床怀疑活动性骨结核，急性化脓性炎症，微创骨介入性穿刺活检是可造成皮肤结核漏管，经久不愈，急性炎症的蔓延。

（2）发生于臀部巨大的骨恶性肿瘤范围大，血供丰富，极易出血者，应慎做本检查。如果为了明确诊断，制订进一步治疗方案，可选用口径细的骨穿刺针（2mm）穿刺活检，或术前输新鲜血，补充凝血因子情况下，迅速穿刺活检后加压止血 30min，针刺口部位无渗血方可回病房观察。

（3）贫血严重、血小板减少、血友病等血液系统疾病应禁止采用本方法。

综上所述，微创性骨介入诊断对诊断骨病、骨肿瘤疾病为安全、简便、费用少的检查方法。为提高骨病、骨肿瘤诊断正确率，必须由骨病科、影像诊断科、病理科等多学科努力，以现代影像诊断学大数据为临床，为影像学医师提供更广、更深的知识范畴和诊断视野。

8. 微创骨介入性诊断操作过程的护理

CT 引导下骨介入穿刺活检的方法采用之前，实施之中，以及术后的护理十分重要。它可以保证手术准备充分，手术中减少患者不必要的紧张和恐惧，有利于手术后配合操作完毕后的留置观察。

CT 引导下骨介入穿刺活检，实际上为 CT 引导下经用高准直的 X 线围绕人体的病变部位，它可以准确地将人体吸收的 X 线经衰减后在 CT 图像显示出来，在 CT 图像中确定穿刺点、穿刺范围、穿刺的深浅和制定取材的靶点。在本项工作实施之前，为了保障穿刺活检手术的成功，其采用术前护理准备如下：

（1）准备消毒手术器材的打包：在手术操作时，使用一次性骨穿针，用后报废。避免交叉感染。

（2）术前患者的心理疏导和护理：手术操作前，医护人员与患者及家属谈话时，要将术中可能出现的问题，以及有时取活检不当，有失败的可能向患者及家属交代清楚。患者及家属对本技术了解不多，难免顾虑重重、紧张而焦虑不安。尤其在疑似骨肿瘤，但又良、恶性质未卜时，有部分患者将以此为求生的一线希望。积极、乐观地配合签字，从容上手术台。有的患者则惶恐万分，紧张的情绪难以松弛下来。我们对其护理就要与其亲切、和蔼地交谈，拉拉家常转移其注意力。讲一些与手术相关，但又不刺激其情绪的语言，以取得患者及家属的信任。在协助医师完成术前手术同意书后。检查术前患者的相关化验单，其中凝血酶及凝血酶原，纤维蛋白原等化验结果数据是否在正常值的范围内。并询问是否有血友病、血小板减少性紫癜等相关的出血性疾病病史，以及是否有各种急性炎症而尚未控制的病史。

（3）术中的护理：术中的护理是保证手术取材成功的关键。具体步骤如下：

1）CT 引导下骨介入穿刺活检前，选定穿刺的进针部位。这是一项比较繁琐的工作。由于 CT 室编制有限，护理人员既要做好护理工作，又要胜任技术员的工作。在预选穿刺点时，就要认真仔细定准，保证取材一次成功，又要对患者继续进行心理的护理。反复嘱咐患者要放松情绪，这样肌肉松弛后进针准确。

2）在预选点确认后，手术操作医师穿隔离衣，戴手套（双层）、消毒帽、口罩时，双手除手术操作野的范围，对任何物体表面不能乱碰、乱摸。

3）护理技师主动配合手术医师在 CT 屏幕上对预选点确认数据测量，再次确认最佳经皮刺入内至骨破坏区的途径以及进针后针尖的方向、角度一一详细口述给手术操作医师。

4）手术操作医师根据上述的数据、图片显示病灶范围，决定进针方向、角度、深浅以及取材的多少。希望一次穿刺取材成功。抽取标本后，护理师迅速将配制好的含福尔马林溶液标本瓶递上，并要检查标本数量是否足够，若不够，争取拔除穿刺针前再取一次骨病标本。

5）术后止血，由于穿刺针直径较粗，为了防止伤口渗血，拔除穿刺针后。护理师应迅速将浸有 2% 碘伏液的棉球递交给操作医师，以供拔除穿刺针后对穿刺点的加压止血，一般持续 10min 后，若无针眼渗血，则可包扎伤口。

6）在手术的过程中，护理师除了观察患者的生命体征外，还应善始善终地进行心理护理。行穿刺术后标本将由患者家属送至病理科，此时患者应在 CT 室内予以留观 30min~1h。而工作人员除了继续工作外，还须随时观察留置患者的伤口是否有渗血，患者是否有持续疼痛，是否有术后口渴、心慌等其他不适的感觉，如果有异常情况则应及时处理或报告给手术医师。

我院CT室曾经对数十例，年龄在7~14岁的患者进行了各种骨病、骨肿瘤的CT引导下骨介入穿刺活检。术前、术中、术后由于护理得当，未发生手术意外，术后伤口感染、渗血、伤口肿瘤种植等。由于具有严谨的工作态度和一丝不苟的护理操作，从而保障了手术操作的顺利进行。

六、CT检出异常的临床意义

1. 脑萎缩

脑萎缩是指由各种病因所致脑灰质减少，脑室和蛛网膜下腔扩大。小儿脑组织随年龄而处于不同发育阶段，正常2岁以下小儿，大脑白质处于髓鞘形成期，CT图像表现为脑灰白质界限不清楚。脑沟、脑回裂隙增宽。但宽度范围小于5mm，如大于此值就有可能出现病理改变。或颅骨内板下至额叶间距离小于6mm，即颅骨内板下可见弧形低密度影。侧脑室宽度仅为同侧大脑半球的1/5，大于此值为脑室扩张。当观察时要在同一层面左右对比。尤其在局限性脑萎缩时，对比观察显得十分重要。3岁以后，小儿脑组织发育逐渐接近成人。CT图像显示脑组织丰富，灰白质界限清晰，充满颅腔。颅骨内板下无弧形低密度影。

CT图像中将脑萎缩分为弥漫性和局限性两种。

（1）弥漫性脑萎缩。

1）药物性：临床反复过量，或长期使用肾上腺皮质激素治疗肾病综合征、小儿白血病（图1–13），肝豆状核变性长期服用青霉胺（图1–14）。甘露醇大剂量静脉点滴，或抗癫痫药物均可致小儿脑内蛛网膜下腔增宽。

2）有些全身性疾病颅内表现，例如肝豆状核变性、白血病、苯丙酮尿症。

3）缺血缺氧性脑病、迟发性维生素K缺乏致颅内出血、新生儿核黄疸、各种中毒性脑病经抢救后幸存儿（包括一氧化碳中毒、氟乙酰胺中毒、铅中毒等，详见第二章第五节）。

【病例】男，12岁。患急性淋巴细胞白血病，多次化疗后，已十年存活，头颅CT显示脑部皮层萎缩。脑沟回、脑池增宽加深。

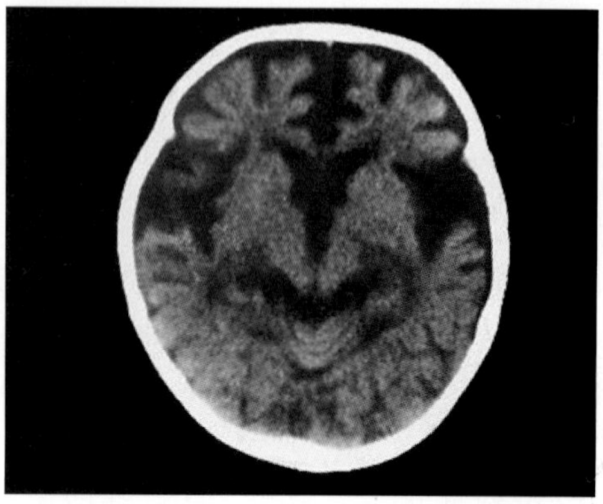

图1–13　白血病脑皮层萎缩CT观

男，12岁。头颅CT显示脑部皮层萎缩。脑沟回、脑池增宽加深

【病例】男，14岁。因2年前骨关节疼痛，隐性血尿。检出肝豆状核变性。用青霉胺长期治疗后CT显示脑皮层萎缩。

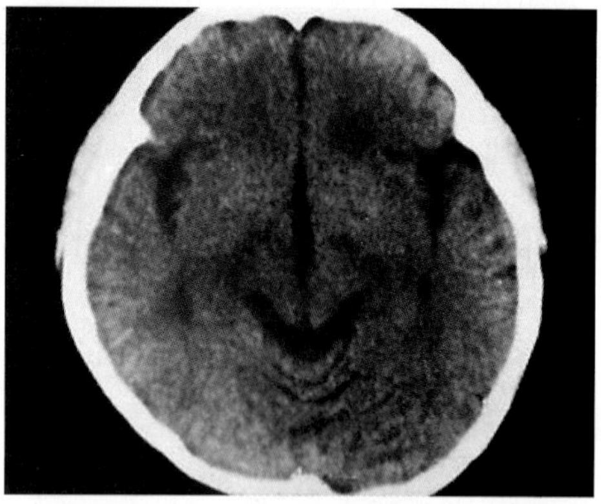

图1–14　肝豆状核变性脑部CT观

男，14岁。CT显示脑皮层萎缩

4）脑炎：例如乙脑、化脓性脑膜炎等。

5）颅内血管先天畸形：如动静脉畸形、烟雾病等。

6）脑发育畸形：TORCH综合征（图1–15）。

（2）局限性脑萎缩，仅表现为局限性脑沟、脑回增宽加深，脑池、蛛网膜下腔扩大。

1）外伤性脑萎缩：见于颅脑外伤后3~6个月。脑挫裂伤、颅内血肿吸收或手术清除血肿后。

2）脑脓肿治疗痊愈后。

【病例】男，1 岁。哭闹、不识亲人、动作能落后。CT 显示右侧大脑半球脑沟回增宽，颅骨内板下低密度积液，脑泡扩张，脑实质、脑沟回粗大钙化。

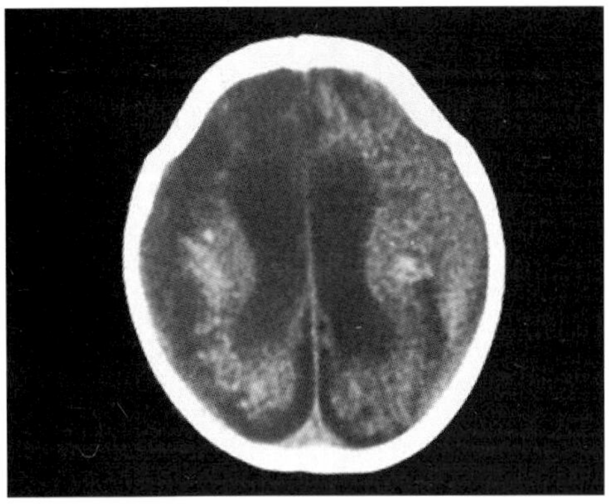

图 1–15　TORCH 综合征脑部 CT 观

男，1 岁。CT 显示脑萎缩，脑回有粗大的钙化

3）脑梗塞后脑萎缩。

4）颅面血管瘤病：可见颅面部三叉神经分布区皮肤呈葡萄酒样色素斑。颅内显示颞、枕、顶部皮层软脑膜下血管瘤有粗大的锯齿状、脑回样钙化，伴局限性脑萎缩。

5）迟发性维生素 K 缺乏致颅内出血伴缺血缺氧性脑病，患病侧大脑半球脑萎缩（见图 1–16）。

【病例】女，6 个月前突然抽风、呕吐。CT 显示左侧大脑半球萎缩。

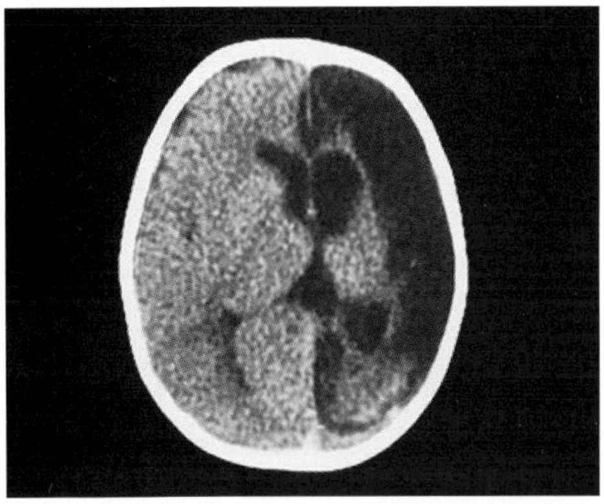

图 1–16　迟发性维生素 K 缺乏致颅内出血伴缺血缺氧性脑病 CT 观

女，6 个月。CT 显示左侧大脑半球萎缩

2. **基底节区低密度影的鉴别诊断及临床意义**

CT 图像中显示低密度影，发生部位在神经基底节区（包括尾状核、豆状核、屏状核、杏仁核），是 CT 诊断报告中常见的一种描述术语，成人多见脑血管性疾病。小儿也不少见，例如法洛四联症合并脑梗塞、外伤脑梗塞、一氧化碳中毒性脑病。就其形态、范围、轮廓、边缘、境界改变分两种：

【病例】女，9 岁。家人发现唤之不醒，尿失禁。居室内有煤炉。CT 显示基底节区对称性低密度影（图 1–17）。

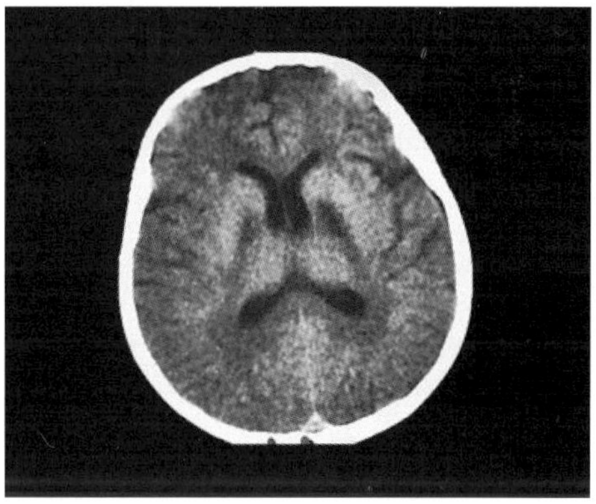

图 1–17　一氧化碳中毒脑部 CT 观

女，9 岁。CT 显示基底节区对称性低密度影

【病例】男，3 岁。接种甲型肝炎疫苗后，当晚有发热，持续 2 周，热退后，逐渐出现肢体活动不便 3 个月。MRI 冠状位 T1 加权像显示基底节区对称性低信号（图 1–18）。

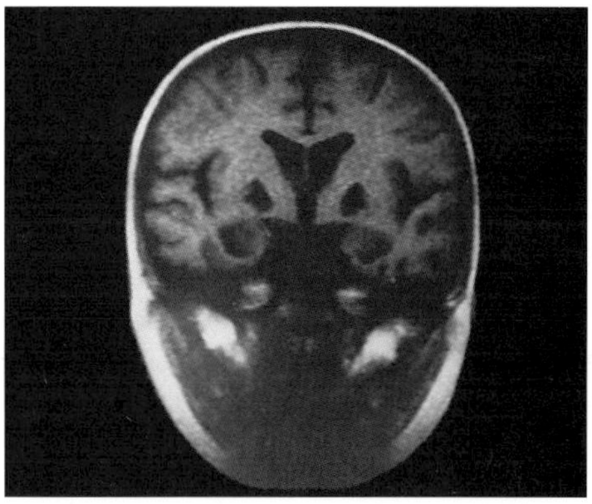

图 1–18　甲型肝炎疫苗接种后脑炎 MRI 冠状位观

男，3 岁。MRI 冠状位 T1 加权像显示基底节区对称性低信号

【病例】男，6个月。曾患新生儿颅内出血伴缺血缺氧性脑病。家人发现哭闹、左侧肢体少动。CT显示右侧尾状核、豆状核呈长条形低密度灶影。边缘轮廓清晰。密度均匀。右侧侧脑室前角被牵拉扩张。内囊前肢截断。周围脑沟、脑回增宽加深（图1–19）。

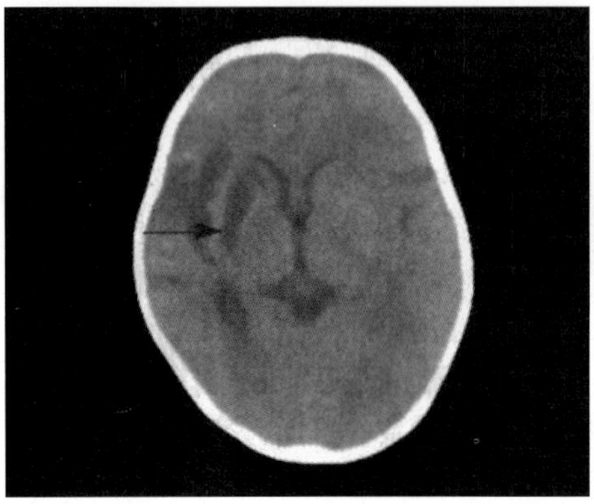

图1–19　颅内出血伴缺血缺氧性脑病后CT观

男，6个月。CT显示右侧尾状核、豆状核呈长条形低密度灶影。边缘轮廓清晰。密度均匀。右侧侧脑室前角被牵拉扩张。内囊前肢截断。周围脑沟、脑回增宽加深

（1）脑梗塞：是指低密度范围大于$2cm^2$。

（2）腔隙性梗塞（简称腔梗）：是指范围小于$2mm^2$。其边缘、轮廓、境界模糊不清。形态有斑片状、点状、细条状低密度影。发生于基底节区呈对称性，或不对称性分布。CT值16~22Hu。包括溶血性尿毒症综合征、青霉素过敏性休克、外伤性脑梗塞、法洛四联症合并脑梗塞、一氧化碳中毒性脑病、肝豆状核变性等。本组疾病临床特征：急性颅内压增高、惊厥、神经系统定位损害（肝豆状核变性仅有神经系统定位损害，缺少颅内压增高症与惊厥）。观察图像时，一定要根据临床症状、体征、具体分析。

（3）软化灶：在CT图像中也呈低密度影。但其边缘、境界清晰，密度均匀，呈脑脊液样密度，CT值0~10Hu或20Hu。它多见于各种急性中毒性脑病、接种后脑炎、缺血缺氧性脑病等等。这是病程超过3个月以上，且有神经组织缺血、缺氧、变性、水肿、坏死的病理改变所具有的共同表现。本组病例临床特征：患儿智力减退、癫痫发作、脑瘫，根据临床特征、中毒史及CT表现可以作出疾病的诊断与鉴别诊断。

3. 小儿颅内钙化的鉴别诊断及临床意义

小儿在正常生理情况下，出现双侧侧脑室脉络膜丛钙化，最早见于8岁。8岁前出现的颅内任何钙化均为病理性的改变，常见疾病如下：

（1）巨细胞病毒、单纯疱疹病毒及其他病毒感染后造成胎儿颅内损害。临床特征：新生儿期，婴儿早期（3个月以内）哭闹、智力低下、脑瘫、先天性白内障、眼球震颤、先天性心脏病等多种先天畸形。CT图像显示脑实质、脑室周围、室管膜下呈多发性钙化，为点状或弧线状，同时伴有小脑畸形，胼胝体，脑白质发育不良，脑积水，脑沟回畸形，或脑贯通畸形等。

（2）脑囊虫病。多见于学龄期儿童。有抽风、头痛、恶心、呕吐伴皮下结节。猪囊虫抗原、抗体，循环抗体测定阳性。脑电图异常。在慢性期或经治愈后CT图像可显示脑实质内有孤立的、多发的、散在的小圆形钙化斑，或细沙粒状钙化灶。

（3）结核病。本病多见于年长儿。文献报道仅占1%~6%。起病隐匿。头痛、颈项强直、呕吐、恶心、脑膜刺激征阳性。脑脊液常规和生化检查，细胞增多，以淋巴细胞为主。蛋白增多，糖含量减低。置放后可形成一层薄膜。CT显示，约50%病例在靠近颅底层面，鞍区有散在钙化灶。呈“靶征”，即圆形病灶中有钙斑。或位于颞顶叶呈破碎蛋壳状钙化。

（4）代谢性疾病。

1）甲状旁腺功能减低。患儿有惊厥，四肢抽搐、智力减退，皮肤粗糙。血生化检查，血钙低，血磷高。尿钙、尿磷均降低。CT显示：双侧基底节区、丘脑、脑实质内呈对称性，直径0.5~1cm大小钙化灶。

2）假–假性甲状旁腺功能减低。患儿也有抽风、智力正常或减低。曾有头颅外伤史。血生化检查，血钙、血磷均正常。CT显示双侧基底节区、丘脑呈对称性钙化灶。

（5）遗传代谢性疾病。

1）Cockayne 综合征：本病为常染色体隐性遗传病。小儿出生正常。1 岁后逐渐出现头围小，共济失调，视网膜色素异常。CT 显示基底节区呈蝶翼状钙化。脑实质、小脑、脑干可见斑点状钙化。同时有脑萎缩，脑干萎缩明显。

2）Fahr's 病：也称家族性颅内多发性钙化，为常染色体隐性遗传病。主要由铁、钙代谢紊乱，沉积于基底节区。患者有智力障碍或智力正常，抽搐、小脑共济失调、尿崩症等。CT 显示大脑皮质、基底节区、小脑、脑干多发性钙化灶。

【病例】男，47 岁。头晕、恶心、畏光，左耳听力不适 1d，急诊来院就医。既往曾有多次类似发作。

家族史：本例家族中，其母为先症者，以“发作性眩晕”就医，头颅 CT 检查，颅内多发性钙化。现存兄弟姐妹 7 人，6 人经头颅 CT 检查，5 人头颅 CT 显示：双侧基底节区、丘脑区及双侧小脑半球齿状核可见多发斑片状对称性钙化影。

化验：血磷减低，血钙正常。

查体：血压 120/80mmHg，神志清楚，颈软，双肺呼吸音清，未闻及干湿性啰音，心音有力，心率 80 次 /min，律齐未闻及杂音，腹部未见异常，四肢活动可。神经系统，生理反射存在，病理体征未见异常。

化验结果：血磷 0.74mmol/L ↓，血钙 2.24mmol/L。

临床诊断：头晕待诊，眩晕综合征。

CT 扫描：显示双侧大脑半球对称，双侧基底节区、丘脑区及双侧小脑半球齿状核可见多发斑片状对称性钙化影，境界清晰；余各脑室、脑池大小形态正常，中线结构居中，脑干无异常（图 1-20）。

CT 诊断：双侧基底节区、丘脑区及双侧小脑半球多发钙化影。

诊断：特发性对称性大脑基底节钙化症（Fahr's 病）。

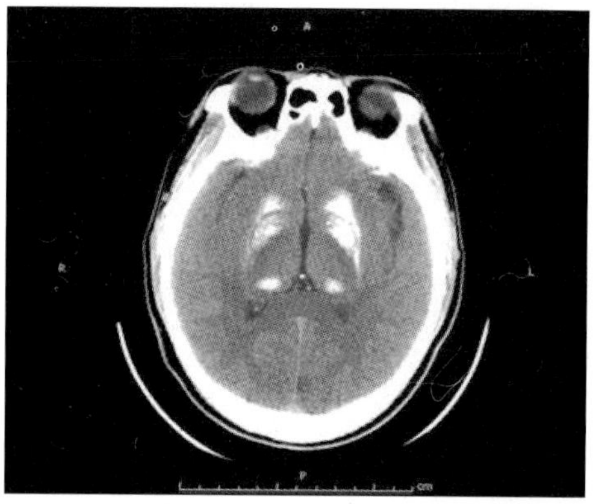

（一）

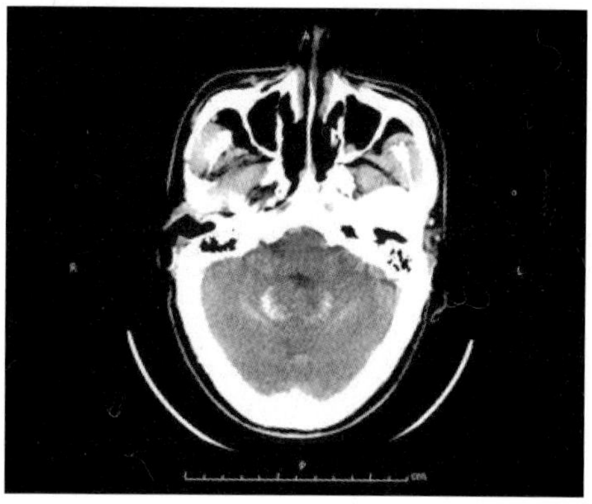

（二）

图 1-20　特发性对称性大脑基底节钙化症（Fahr's 病）

图示：双侧基底节区、丘脑区及双侧小脑半球齿状核多发斑片状对称性钙化影

（6）颅内先天异常。

1）颅面血管瘤病：包括颌面部三叉神经分布区血管瘤痣，及葡萄酒样血管痣。患儿有惊厥、轻瘫、进行性智力减退。CT 显示颞、枕、顶部（血管瘤痣同侧）大脑皮质呈脑回状或粗大锯齿状钙化伴局部脑萎缩。

2）结节性硬化：患儿有惊厥，常伴智力低下，皮质腺瘤。CT 显示位于室管膜下或附近区域呈结节状、斑片状钙化灶。

3）颅内血管病变。

颅内动脉瘤：小儿罕见。临床特征：有搏动性头痛，呕吐，血压升高。CT 显示动脉瘤内有点状钙化。CTA 可显示动脉瘤有强化改变。

动静脉畸形（arteriovenous malformation，AVM）本病为小儿常见的血管畸形。畸形偏瘫等。CT 扫描显示，额顶部或大脑中动脉供血区内有混杂密度影，呈斑点状，或点状钙化。增强扫描后，或CTA可见畸形的血管影呈团状强化或迂曲状强化。MR可显示病变区有血管流空效应。

【病例】男，12岁。反复抽风8年伴智力低下。血生化示血钙低，血磷高。尿钙、尿磷均低。

CT显示基底节区对称性钙化灶（图1-21）。

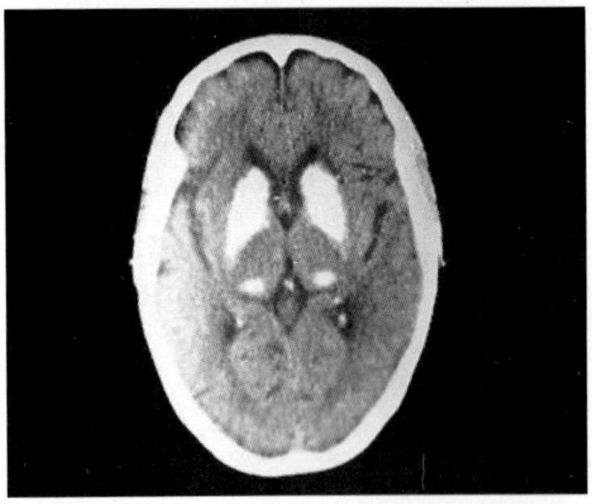

图1-21 甲状旁腺功能减退CT观

男，12岁。CT显示双侧基底节区、丘脑对称性钙化灶

【病例】男，2岁。头部外伤后，间断性抽风4次。血生化示血钙、血磷均正常。CT表现双侧基底节区对称性钙化灶(图1-22)。

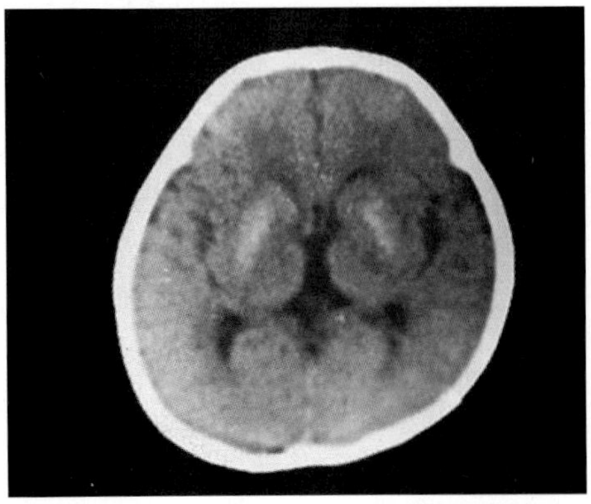

图1-22 假-假性甲状旁腺功能减退CT观

男，2岁。CT显示基底节区对称性钙化灶

（7）颅内肿瘤所见钙化。

1）颅咽管瘤：多见于学龄期儿童。临床特征：有头痛、恶心、呕吐、视力减退。CT显示鞍区、鞍上区有等-低密度囊性肿块。周边呈蛋壳状或不规则钙化。增强扫描仅见壁强化。

2）室管膜瘤、髓母细胞瘤：多见于幼儿，学龄前期儿童。临床特征：头痛、恶心、呕吐、进行性颅内压增高。颈项强直，眩晕，共济失调。CT平扫软组织窗显示后颅凹靠中线，小脑蚓部有一境界不清的肿块影。呈类圆形，为等-略高密度，内有不规则形钙化。增强扫描可见肿块内有强化。同时可见梗阻性脑积水。

3）巨大垂体腺瘤：少见。临床特征：头痛、恶心、呕吐、慢性颅内压增高症。视力障碍。CT平扫显示鞍上区约5%的病例呈蛋壳状钙化灶。增强扫描后肿瘤区内强化不明显，仅瘤壁有强化。术前与颅咽管瘤不易鉴别。

以上的CT图像特征，我们还要在以后的章节内详细说明。

4）维生素D中毒：多见于婴儿，有药物过量史。发热、烦躁、厌食、口渴、多饮多尿、皮肤油腻，皮下小结节。血钙增加。CT显示颅内多发性钙化灶。

第二章

颅内压增高

第一节 惊厥

一、高热惊厥或无热惊厥

惊厥（convulsion），又称抽风。是指小儿中枢神经系统，因器质性或功能性病变所引起的常见急诊症状。以 2~3 岁的小儿多见。

惊厥的病理生理基础，为各种病因导致神经细胞功能紊乱，产生神经细胞异常放电现象。临床表现突然意识不清，面色苍白，青紫。全身或肢体急骤发生强直性、阵发性抽搐，伴双眼上翻，凝视，口吐白沫。新生儿可有撮嘴、口角歪斜、面肌抽动、肢体抽动，呼吸节律不整，面色发绀。

惊厥又分为高热惊厥、无热惊厥。因惊厥进行 CT 检查发现异常。在小儿各个年龄段有所不同。

（1）新生儿期：娩出窒息、产伤后致颅内出血、缺血缺氧性脑病、新生儿一过性甲状旁腺机能减退，以及各种脑的先天畸形。

（2）新生儿后期、婴儿期：新生儿化脓性脑膜炎、迟发性维生素 K 缺乏致颅内出血症，脑发育异常，中毒性脑病，颅脑外伤，脑外性脑积水，高热惊厥。假 – 假性甲状旁腺机能减退（简称假 – 假性甲旁减）。

（3）幼儿期、学龄期：高热惊厥，颅脑外伤，神经皮肤综合征，梗阻性脑积水，烟雾病，脑灰质异位症，颅内肿瘤，甲旁减，假 – 假性甲旁腺减。

CT 检查在本章节中的价值，从我们一组高热惊厥病例分析 CT 扫描发现异常仅有 7.5%，由此，因“高热惊厥”行 CT 检查，一般意义不大。而脑电图、脑地形图在发作后 2 周之内的检测优于 CT 检查。无热惊厥，CT 检出的阳性率较高。

二、甲状旁腺功能减退

甲状旁腺功能减退（hypoparathyroidism），简称甲旁减，是指小儿体内甲状旁腺激素分泌功能减低引起全身神经肌肉、精神以及颅内特征性改变。

【病因】有先天性、后天性，或特发性的甲状旁腺激素水平降低。

【临床表现】本病多见于 10~14 岁的青少年，女性发病多于男性。主要症状有发作性手足肌肉抽搐、无热惊厥、智力减退、皮肤干燥。

【实验室检查】

（1）血生化可见血磷增高、血钙降低。

（2）尿检发现 24h 尿钙、尿磷排泄检查均降低。

（3）血清碱性磷酸酶增高。

【影像学特点】

（1）头颅平片：偶见颅骨内板增厚，或牙齿发育障碍。

（2）CT 扫描：头颅 CT 扫描平扫显示基底节区钙化。文献报告可达 28%~38.5%，较 X 线头颅平片的检出率高 5~15 倍。有惊厥发生者 CT 检出钙化达 60%。颅内钙化特征：基底节区以苍白球、尾状核呈整体形态钙化，一般为对称性、八字形高密度钙化灶，丘脑、小脑齿状核呈不规则形或卵圆形钙化，双侧额、颞深部为波纹状、条带状、薄片状的钙化（图 2–1、图 2–2）。CT 值 87~140Hu。

【诊断与鉴别诊断】诊断要点，有小儿手足抽搐、惊厥、智力减退、牙齿釉质表面黄白色色素沉着、牙齿易脱落。血生化检查有高磷、低钙，尿钙、磷低，CT 显示特征性钙化。

鉴别诊断：

（1）维生素 D 缺乏性佝偻病，多见于冬春季出生小儿，易哭闹、易惊、多汗等症状。户外活动机会少，光照少。血生化：低磷、碱性磷酸酶增高、25– 羟基维生素 D 减低。

（2）结节性硬化：智力低下、惊厥、皮肤可见皮脂腺腺瘤、牛乳 – 咖啡斑。MRI/PET/CT 显示室管膜下、小脑齿状核、脑实质内可见结节样钙化灶，F^{18} 放射性核素摄取减低。

（3）低钙性手足搐搦症：多见于冬末初春季节。小儿有哭闹、抽风、喉痉挛。血生化：低血钙，碱性磷酸酶升高。

（4）新生儿一过性甲旁减：多见出生后 3~5d 的人工喂养儿。出生有或无窒息史，有惊厥发作。血生化检查：血钙低，血磷高。10% 葡萄糖酸钙静脉点滴有效。CT/MRI 显示颅内正常。

（5）Fahr 's 病：也称家族性颅内多发性钙化，为常染色体隐性或显性遗传病。主要由铁、钙代谢紊乱，沉积于基底节区。患者有智力障碍或智力正常，抽搐、小脑共济失调、尿崩症等。CT 显示大脑皮质、基底节区、小脑、脑干多发生钙化灶。

【病例】男，14 岁。反复抽搐、智力减退 10 年。血钙低，血磷高，尿钙、尿磷均低。CT 显示双侧苍白球、尾状核、丘脑呈对称性的钙化。

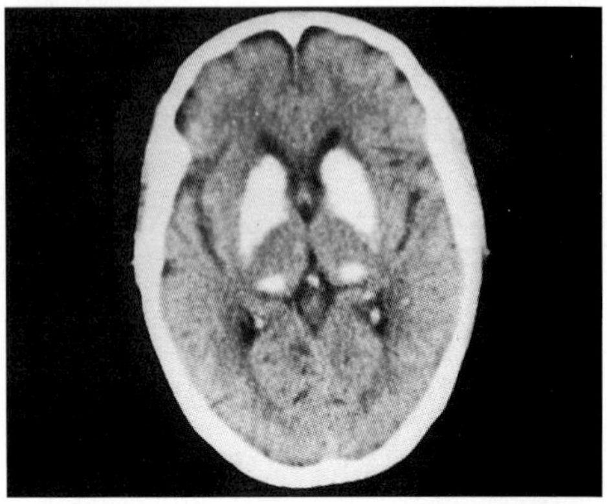

图 2–1　甲状旁腺功能减退 CT 观

男，14 岁。反复抽搐、智力减退 10 年。血钙低，血磷高，尿钙、尿磷均低。CT 显示苍白球、尾状核、丘脑呈对称性的钙化

【病例】男，12 岁。抽搐 8 年。CT 显示双侧尾状核、豆状核、苍白球呈“八字形”钙化症。双侧额叶深部、颞叶亦见片状、波纹状钙化灶。

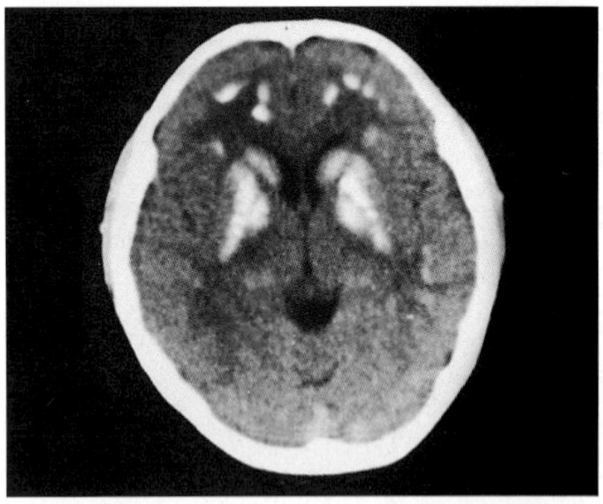

图 2–2　甲状旁腺功能减退 CT 观

男，12 岁。CT 显示双侧尾状核、豆状核，苍白球呈“八字形”的钙化灶。额叶深部，双侧颞叶亦可见片状、波纹状钙化

三、假 – 假性甲状旁腺机能减低

假 – 假性甲状旁腺机能减低（pseudo-pseudo hypoparathyroidism）简称假 – 假性甲旁减，是指小儿临床与化验疑似甲旁减，但血生化检查正常。CT 片亦见颅内多发钙化灶。

【病因】血中甲状旁腺激素分泌正常，但靶组织对甲状旁腺激素不敏感。

【临床表现】患儿可有或无发作性的惊厥史。但从小儿的心理行为发育检测：动作（粗大、精细）、言语发育、应物能力均较同龄儿迟缓。在既往史中，患儿曾有头颅外伤史。

【实验室检查】

（1）血生化检查血钙、血磷均正常。

（2）24h 尿钙、尿磷排泄检查正常。

（3）血清碱性磷酸酶正常。

【影像学特点】

CT 扫描：平扫软组织窗显示颅内钙化灶。位于基底节区的苍白球、尾状核和丘脑，呈对称性或不对称性的钙化。脑叶深部也可见波纹状，片絮样钙化（图 2-3、图 2-4）。

【诊断与鉴别诊断】

诊断要点：患儿心理行为发育较同龄儿迟缓，有或无惊厥史，曾有头颅外伤史。血生化及尿均正常。

鉴别诊断：

甲旁减有惊厥、智力减退、血生化异常。

【病例】男，2 岁 1 个月。言语及行走较同龄儿童发育迟缓。9 个月前曾有头颅外伤史。血生化、尿钙、尿磷检查均正常。

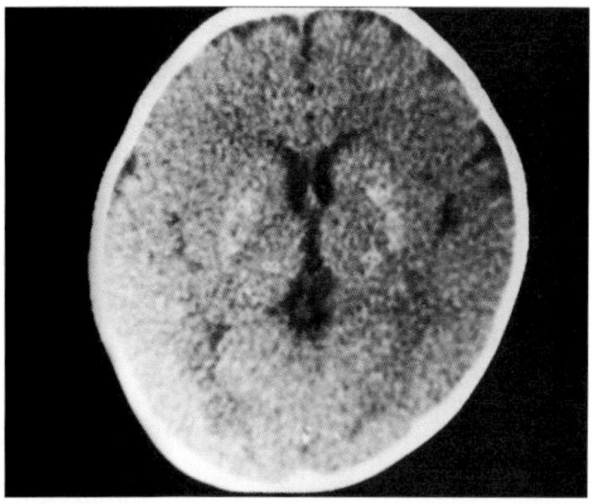

图 2-3 假 - 假性甲状旁腺机能减低 CT 观

男，2 岁 1 个月。CT 显示基底节区苍白球、豆状核有对称性，八字形的高密度钙化灶，左侧丘脑亦见片絮状钙化灶

【病例】男，3.7 岁。智力低下，1 岁 6 个月时有脑外伤史。血生化尿钙、尿磷检查正常。

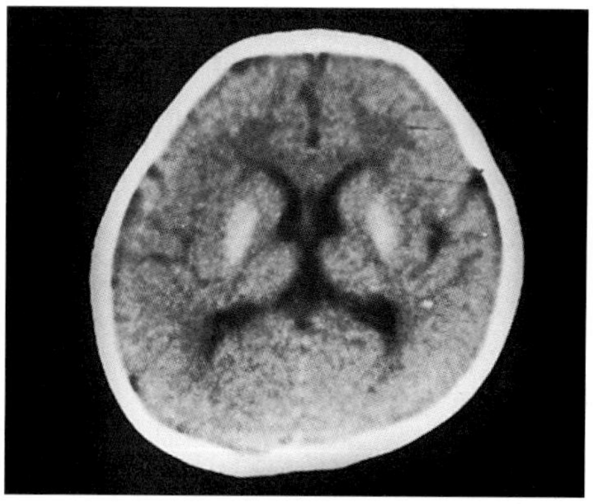

图 2-4 假 - 假性甲状旁腺机能减低 CT 观

男，3.7 岁。CT 显示基底节区苍白球、豆状核有对称性钙化

第二节 小儿颅内肿瘤

一、白血病颅内 CT 表现

白血病（leukemia）是以骨髓造血器官中原始或幼稚白细胞异常增殖为特征的血液系统恶性肿瘤，为小儿常见的恶性肿瘤。其发病率占各种恶性肿瘤之首。为 5~14 岁儿童死亡的主要疾病。男性多见，男女之比为 2∶1。急性化疗后缓解病例，可发生中枢神经系统白血病（脑白血病），可发生于白血病的任何时期，据文献报道，脑膜白血病的发病率国外为 6%~70%，国内为 5.9%~35%。在患病 1 年内为 3.8%。其中急性粒细胞白血病并发脑膜病变为 27%，急性淋巴细胞白血病为 74%。临床表现为进行性头痛、呕吐、嗜睡、惊厥、昏迷，脑神经麻痹，累及脊髓可致截瘫。

【病理改变】大体所见，硬软脑膜轻度增厚，呈暗灰色。脑组织以结节状和血管周围浸润较多。白质改变多于灰质。镜检：神经组织局部充血、浸润、坏死，软脑膜可以不同程度浸润水肿和脑脊液增加。在脑实质结节样增生、脑脊液可检出白血病细胞。

【临床表现】常见头痛、呕吐，呈进行性加重。颈项强直等脑膜刺激症状。视物不清、斜视、面瘫，脑神经受压。突然惊厥、昏迷、共济失调、偏瘫或全瘫。累及脊髓可出现周围神经症状，如，躯干、四肢放射性疼痛，下肢无力，排便困难等。当下丘脑和垂体受侵可导致内分泌失调，出现多食，肥胖，Cushing 综合征等症。

【实验室检查】

（1）脑脊液：腰穿脑脊液压力大于 200mmH_2O，白细胞计数高，涂片偶有检出白血病细胞，蛋白 >45mg/dl，或潘氏试验阳性。

（2）国外 Mavilght 提出脑脊液微球蛋白升高，对本病诊断有意义。

【影像学特点】

（1）X 线平片：可见颅骨有溶骨样破坏，病变呈穿凿样。

（2）CT 显示：脑部表现为非特异性，平扫软组织窗。①脑积水。②脑实质内异常密度，当脑膜细胞浸润时，脑沟回、侧裂池增宽加深，脑室系统轻度扩张。③脑组织血管源性渗出水肿，脑沟回变窄、消失，第 3 脑室呈细缝样改变或消失。增强扫描脑沟回、硬脑膜强化，脑皮质呈脑回样，斑片状，线样或小结节样强化。脑实质内浸润较少见，可表现为脑内脑实质肿块影，位于皮质下或脑室附近，也可在大脑半球的白质区及小脑半球，呈低密度或稍高密度的结节影，其边缘、轮廓尚清楚。CT 值 27 ~ 43Hu（图 2-5、图 2-6）。增强扫描可见环状强化或均匀一致轻、中度强化，瘤周水肿轻，占位效应不明显。骨窗像见颅骨有溶骨样破坏。

【诊断与鉴别诊断】诊断要点，本病有颅压增高，脑神经受压及脑膜刺激征。脑脊液压力高，蛋白含量增加，白细胞计数增加或涂片检出白血病细胞。CT 诊断为非特异性，结合临床病史和 CT 表现：①脑沟回增宽加深，或脑池、脑沟回消失。增强后呈斑片状或脑回样强化。②脑实质内有肿块影，呈轻中度强化，考虑中枢神经系统白血病的诊断。

鉴别诊断：

（1）化脓性脑膜炎，结核性及病毒性脑膜炎，三者 CT 表现为脑实质炎性肉芽肿。结合临床及实验室检查鉴别诊断不难。

（2）脑脓肿：大脑凸面的脓肿，增强后呈环状强化，壁光滑，无壁结节。

（3）脑梗塞：大片低密度影，广基靠近颅骨内板，尖端指向颅内，与大脑供血区的血管走行吻合，增强扫描也呈脑回样强化。

（4）原发性淋巴瘤：小儿罕见，平扫在大脑半球、基底节区呈高密度影，增强扫描明显强化。

（5）脊髓白血病要与感染性多发性神经根炎、外伤性截瘫鉴别。

【病例】男，14 岁。头痛、颈项发硬，左侧睾丸硬肿、下坠痛半月入院。脑脊液细胞计数增高。行头颅 CT 显示脑沟回、脑池增宽加深，呈皮质型脑萎缩征象。

临床诊断：急淋缓解 8 年后并发睾丸、脑膜白血病。

诊断：白血病并脑萎缩（皮质型）。

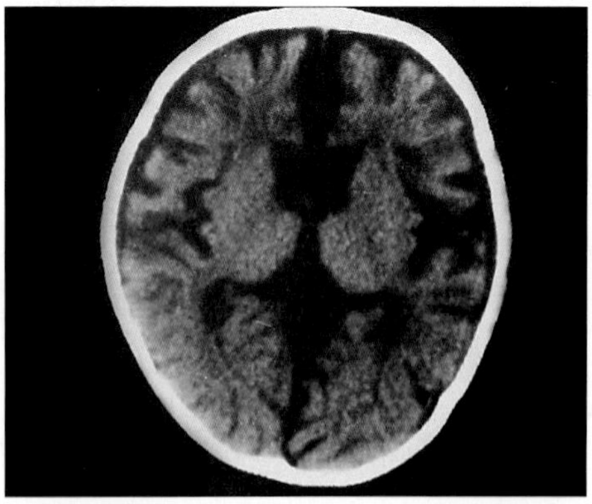

图 2-5　急淋缓解 8 年后并发睾丸、脑膜白血病 CT 观
男，14 岁。CT 显示脑沟回、脑池增宽加深，呈皮质型脑萎缩征象

【病例】男，6 岁。头痛、喷射状呕吐 1 周。曾患急粒 1 年，经化疗后病情缓解。此次脑脊液压力增高，蛋白及细胞数增高。CT 显示右侧小脑半球有斑片状、结节样略高

密度影。

临床诊断：急性粒细胞白血病（急粒）伴脑实质白血病、梗阻性脑积水。

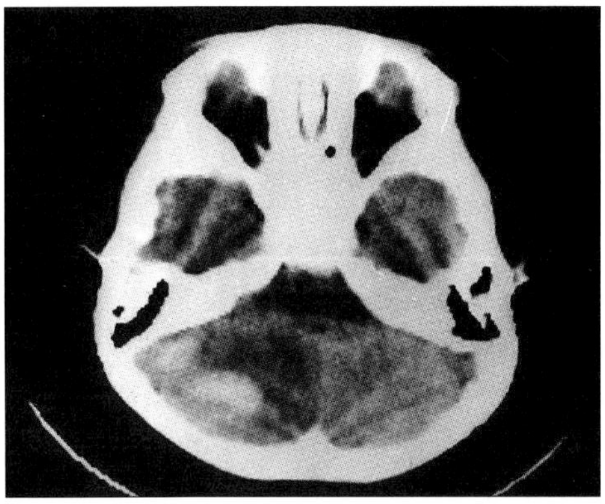

（一）

男，6 岁。CT 显示右侧小脑半球有斑片状、结节样略高密度影

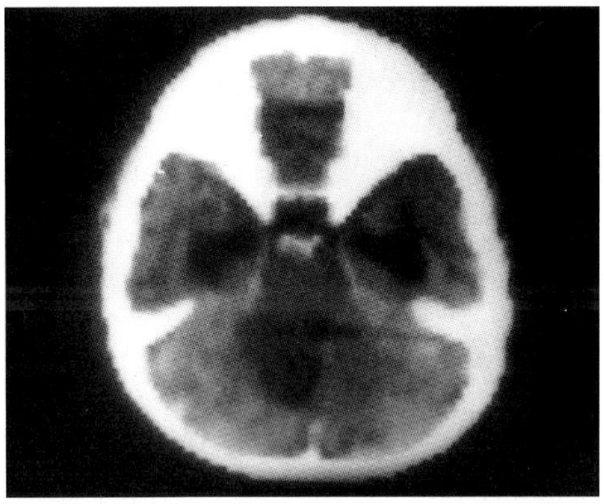

（二）

图 2–6　急性粒细胞白血病（急粒）伴脑实质白血病、梗阻性脑积水 CT 观

同一病例。CT 显示双侧侧脑室下角、第 4 脑室扩张

二、髓母细胞瘤

髓母细胞瘤（medullary blastoma），是指小儿中枢神经系统原发性、恶性度最高的神经上皮性肿瘤之一，来源于胚胎细胞的残余。发病占儿童颅内肿瘤 15%~20%，男多于女，2∶1 ~ 4∶3。发病年龄高峰在 10 岁以下，69%的病人于 8 岁以前发病，发病部位小脑蚓部或后髓帆，突入第 4 脑室，甚至充满小脑延髓池。为儿童后颅窝最常见的极度恶性肿瘤。由于肿瘤生长迅速，手术不易彻底切除并沿脑脊液向椎管内播散，甚至向脑室、脑池、脑表面、脊髓播散，个别可转移至肺、骨及淋巴结内。术后平均生存 1 年，本文作者随访术后病理证实的 1 例，术后已健康存活 2 年。

【病理改变】WHO 于 1993 年将髓母细胞瘤分为：多纤维型髓母细胞瘤、肌母髓母细胞瘤、黑色素型髓母细胞瘤。大体所见：肿瘤呈实质性，边界不清，粉红色或灰红色，浸润性生长。质地软而脆。切面呈均质性鱼肉状，中央可有小坏死灶，但出血、囊性变和钙化均少见。镜检：瘤细胞丰富，大小不一，常呈圆形、椭圆形、长椭圆形，排列紧密，少数形成环状或半环状的菊花形团，胞浆少，核圆或卵圆形。电子显微镜下胞浆内含有少量粗面内质网，聚核蛋白体及线粒体，其他细胞器较少。

免疫组化 NSE（+），向胶质细胞分化，瘤内有胞浆粉染色的较大细胞，GFAP（+）。

【临床表现】患者有头痛、呕吐、步态不稳、共济失调、复视、视力下降。其中呕吐是最常见、早期唯一症状。还有强迫头位和呛咳。

查体：眼球震颤、视乳头水肿、外展神经麻痹、面瘫、共济失调、病理体征（+）。头围逐渐增大，颅缝增宽，叩击头颅可闻及破罐音。甚者患儿突然意识丧失、呼吸变慢和血压升高，甚至去大脑强直，短期内死亡。有的合并蛛网膜下腔出血。

【实验室检查】

（1）当颅内压增高时，可出现白细胞增高的假象。

（2）脑脊液蛋白及白细胞增高者占近 20%，此外，可在脑脊液中找到肿瘤细胞。

【影像学诊断】

（1）X 线平片：X 线片显示正常，如提示颅内压增高，表现为颅骨变薄、颅缝分离，鞍底脱钙或后床突骨质吸收，肿瘤钙化少见。

（2）CT 显示：肿瘤边界清楚、呈略高–等密度病灶（图 2–7），密度均匀。病灶内有坏死、囊变时可表现为低密度或混杂密度，瘤内出血密度增高影。增强扫描后肿瘤实质呈均匀增强，或不均匀强化。瘤周围可见薄的水肿带。第4脑室常被推压向前移。室管膜下转移时，可见脑室周边略高密度影，呈带状强化，脑膜转移时呈结节状强化，幕上转移灶与原发病灶表现相同。作者随访病例中，患者于2年前因髓母细胞瘤伴幕上梗阻性脑积水。术中发现，手术野肿瘤很大，难以完全切除，于肿瘤右下方内置引流管，吸取出鱼肉样组织残碎物约20ml。术中又在右侧侧脑室前角至后角另插引流管，经头颅的顶后穿出，枕骨切开部分穿入分流。术后病理：髓母细胞瘤。术后进行全脑、全脊髓放疗。术后随访2年中，CT扫描检查5次未见肿瘤复发（图2-8、图2-9）。

（3）MRI检查：髓母细胞瘤无明显特征，较为特征的是肿瘤发病部位和间接征象。肿瘤位于上蚓部时常致中脑导水管受压、变窄，向前方移位；肿瘤居于第4脑室顶时导水管被撑开且向上移位，接近四叠体水平位。此外，肿瘤周围有残留的新月形脑脊液。T1加权像为等或略高信号；T2加权像为高信号，如果肿瘤没有囊变、坏死，信号均匀，如囊变、坏死，则呈现T1加权像更低信号，T2加权更高信号改变。

【诊断与鉴别诊断】诊断要点，3～10岁，男，出现原因不明的头痛、呕吐、行走不稳，首先考虑髓母细胞瘤的可能。检查发现视乳突水肿、躯干性共济失调、眼球震颤或强迫头位，更应高度怀疑本病，需进一步检查。CT平扫可见后颅凹，第4脑室附近有混杂性肿块影，边缘不清，密度不均匀。伴有幕上性梗阻性脑积水。

鉴别诊断：

（1）第4脑室室管膜瘤：源于第4脑室的室管膜瘤早期也可有呕吐，病程较髓母细胞瘤长，小脑实质性损害不如髓母细胞瘤严重，部分病例无明显的小脑受损体征。CT和MRI检查中线部位，CT呈等或略高密度，MRI T1加权低或等信号，T2加权高信号，钙化多见，瘤周水肿少见。在MRI上瘤周无新月形脑脊液信号。

（2）小脑星形细胞瘤：多见小脑半球，病程长，临床表现颅内压增高及共济运动障碍。CT呈低密度影伴钙化，瘤周水肿少见。

（3）脉络丛乳头状瘤：好发于第4脑室和侧脑室，10岁以下儿童约占33%，病程长短不一，早期有颅内压增高。晚期有共济失调、眼球震颤，强迫头位。CT显示肿瘤高密度，边缘不规则，强化后增强明显，钙化多见。

【病例】女，3岁。呕吐、行走不稳2个月，CT显示颅底中线有6cm×4cm×2cm大小肿块，幕上梗阻性脑积水。第4脑室被推挤向后移位。

术后病理诊断：恶性髓母细胞瘤。

转归：术后3个月因抽搐，肿瘤复发死亡。

CT诊断：恶性髓母细胞瘤并梗阻性脑积水。

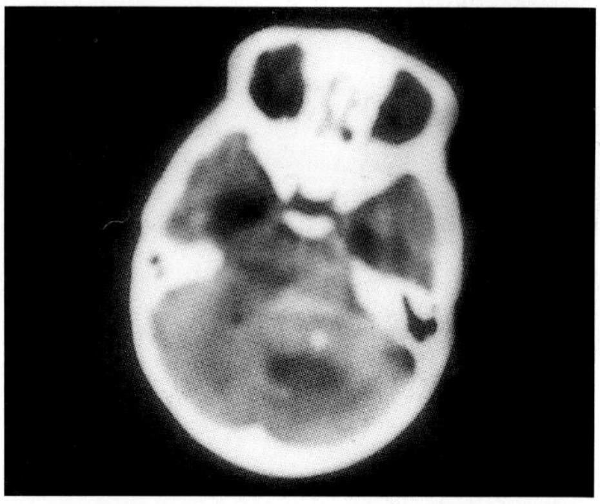

图2-7　髓母细胞瘤CT观

女，3岁。CT显示颅底中线有6cm×4cm×2cm大小肿块伴幕上梗阻性脑积水。第4脑室被推挤向后移位

【病例】女，7.5岁。因恶心、呕吐、步态不稳，术前CT检查发现后颅凹小脑蚓部有7cm×8cm×5cm等密度肿物。无明显瘤周水肿。第4脑室受压变形，第3脑室、双侧侧脑室扩张。术中手术野显示肿瘤大，不易切除，于肿瘤右下方内置引流管，吸取出鱼肉样组织残碎物约20ml。术中又在右侧侧脑室前角至后角另插引流管，经头颅的顶后穿出，枕骨切开部分穿入分流。

术后病理：髓母细胞瘤。术后进行全脑、全脊髓放疗。术后随访2年中，CT扫描检查

5 次未见肿瘤复发（图 2-8、图 2-9）。

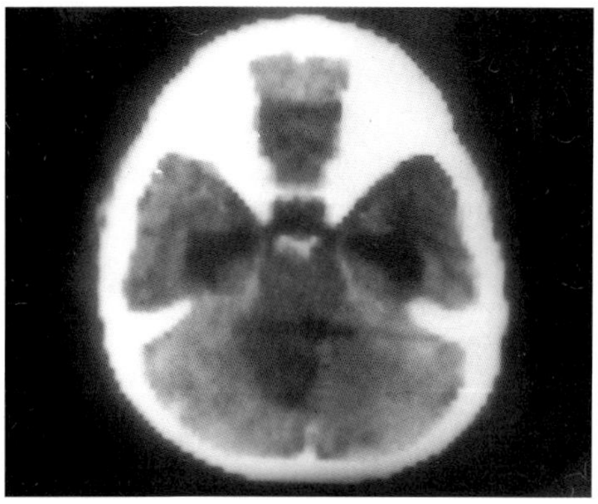

图 2-8　髓母细胞瘤术前 CT 观

女，7.5 岁。术前 CT 检查：后颅凹小脑蚓部有 7cm×8cm×5cm 大小等密度肿物。瘤周水肿不明显。第 4 脑室受压变形，第 3 脑室、双侧侧脑室扩张

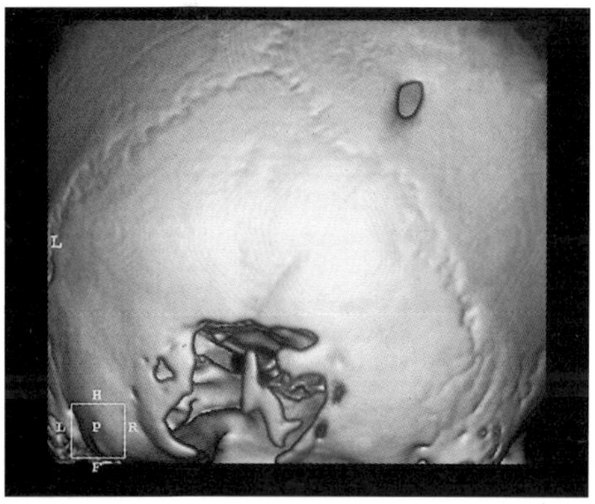

（一）

女，7.5 岁。术后 2 年复查 CT 瘤区未见新发灶。CT 三维成像示枕部颅骨缺如，顶后引流管穿出痕迹

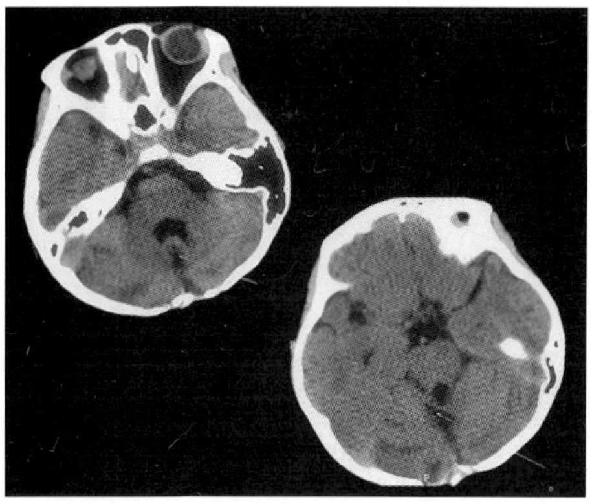

（二）

同一病例。CT 轴位薄层扫描显示小脑蚓部肿瘤部位边缘清晰，密度均匀的软化灶形成。局部脑沟回增宽加深等脑萎缩征象

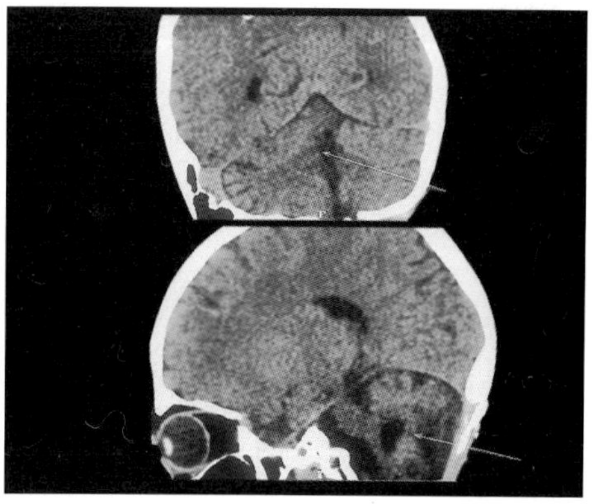

（三）

同一病例。CT 图像后处理重建冠状位仍见小脑软化灶

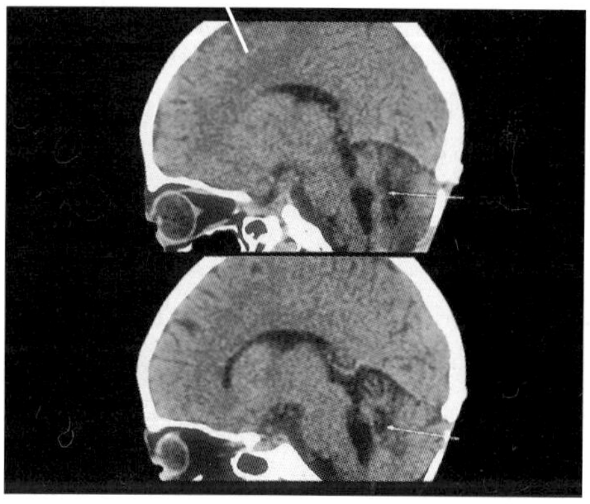

（四）

图 2-9　髓母细胞瘤术后 CT 观

同一病例。术后矢状像仍见小脑软化灶，幕上脑室形态恢复正常，梗阻性脑积水消失

术后 2 年复查。查体：体重 20kg，身高 120.5cm。精神尚好。头枕部扁平，可触及外置引流管皮下隆起。CT 三维成像显示枕部颅骨缺如，顶后引流管穿出痕迹。

三、室管膜瘤

室管膜瘤（ependymoma），又称室管膜胶质瘤。源于脑室系统的室管膜细胞及胶质上皮细胞。生长较慢，浸润性较低，为胶质瘤中接近良性的肿瘤。其发病率在颅内肿瘤中占 7.6%，在胶质瘤中占 18.2%。男性多于女性，男女之比约为 3.7 : 1。约 80% 位于脑室内，另 20% 在脑实质内，多见于儿童，6~15 岁之间最多，约占 1/3。部位以第 4 脑室内多见。

【病理改变】WHO于1993年将室管膜瘤分为细胞型、乳头状型、上皮型、透明细胞型和混合型。

肉眼所见肿瘤多为实质性，大者呈囊性，球形、乳头状或分叶状，菜花样，淡红色或灰白色，质软或稍硬。部分似有包膜，边界清楚，呈扩张性生长。切面呈均质性灰白色或粉红色颗粒状，血管丰富，常有灶性出血。镜检由室管膜上皮细胞组成，细胞多较致密，棱形、卵圆形或立方体，含中等量细胞浆，核圆形或卵圆形。细胞围绕血管形成假菊形团状结构，间质为胶质纤维形成的网状结构。电镜下瘤细胞镶嵌排列，有2个以上相邻细胞形成微菊形团。纵切面上微管为9＋1环形结构，细胞内有微丝束。

免疫组化：GFAP（+），Vimentin（+），S-100（+）。

【临床表现】因肿瘤部位而异。第4脑室肿瘤病程短，早期就有头痛、呕吐、眩晕、脉搏呼吸改变、意识丧失和复视、眼球震颤等颅内压增高及外展神经受损症状。并有Ⅴ～Ⅻ脑神经损伤、小脑症状，出现眼球运动偏斜扭转、呕吐、呃逆、吞咽困难、声音嘶哑、呼吸困难、耳鸣、视力减退、行走不稳、眼球震颤、共济失调和肢体无力、肌张力减低、腱反射低下或消失等。侧脑室内肿瘤病程较长，当肿瘤增大，脑脊液循环障碍，有偏瘫、偏身感觉障碍和中枢性面瘫、癫痫。第3脑室肿瘤可出现垂体、下丘脑症状。

【实验室检查】50%脑脊液蛋白增高，近1/5的病人细胞数增高，并检出肿瘤细胞。

【影像学检查】

（1）头颅X线平片：多数表现为颅内高压症状，儿童常见骨缝分离。约10%患者显示瘤区异常钙化。

（2）CT显示：肿瘤实质部分呈等或稍高密度，内有低密度囊变，以囊性变为主的室管膜瘤，瘤周无水肿。脑实质内肿瘤，瘤周可见水肿带。脑实质内者多见于颞、顶、枕交界区或额叶，一般紧贴脑室或突入脑室。额叶肿瘤，常累及双侧额叶，瘤内实质性混杂密度，可有出血、钙化。肿瘤外形不规则、分叶状、边缘不光滑。增强扫描后肿瘤实质部分及囊壁强化，或不规则强化。第4脑室内者，肿瘤小时，等密度或稍高密度病灶，周围有低密度的脑脊液腔隙。肿瘤大时占位效应明显。有的发生小脑扁桃体疝。第3脑室肿瘤多位于后顶部，压迫丘脑，界线不清，阻塞压迫中脑导水管，第3脑室和两侧侧脑室扩大引起脑积水（图2-10）。

【病例】女，3岁。头痛、呕吐、步态不稳2个月余。CT显示第4脑室旁有1.7cm×1.2cm大小的混杂密度影，边缘境界清楚。

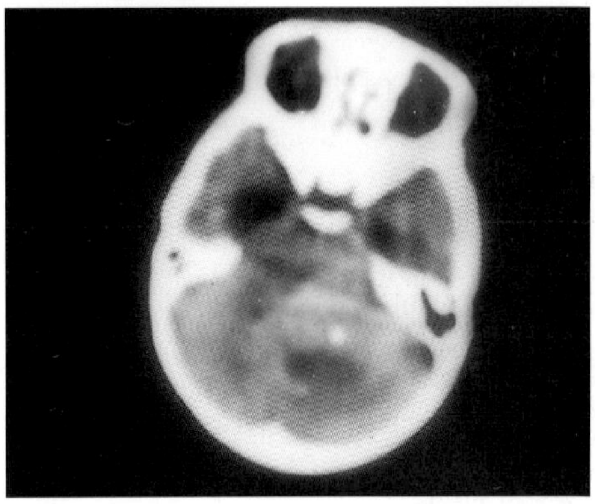

（一）

女，3岁。CT显示第4脑室旁有1.7cm×1.2cm的混杂密度影，边缘境界清楚

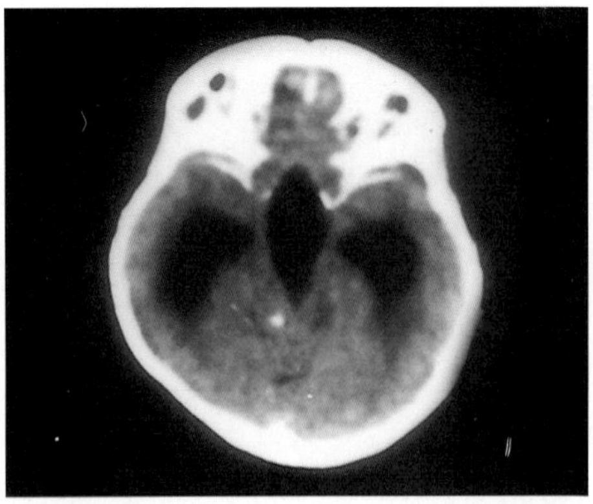

（二）

图2-10 四脑室室管膜瘤CT观

同一病例。CT下一层面显示第3脑室扩张，双侧侧脑室下角也扩张

（3）MRI在T1加权像呈低等信号，T2加权像明显高信号，瘤周、瘤内有血管流空信号。瘤内钙化或间变信号不均匀，增强后

瘤内实质或囊壁异常强化，瘤周水肿带。瘤内出血，亚急性期T1、T2加权像均为高信号。

【诊断与鉴别诊断】诊断要点，当小儿出现头痛、恶心、呕吐，或脑神经症状及共济失调时应想到本病，结合影像学检查诊断。

鉴别诊断：

（1）髓母细胞瘤：多见于儿童，多起源于小脑蚓部，肿瘤常向前突入第4脑室，与脑干有分界线，瘤内钙化少见，CT增强扫描密度比室管膜瘤强化明显，MRI像本病在肿瘤上方、前方和后方可见脑脊液包绕，质子像上可见环形高信号影。

（2）脉络丛乳头状瘤：肿瘤CT平扫呈高密度，强化后均匀增强。MRI表现在T1加权像低信号，T2加权像为高信号，与脑脊液分界清楚，肿瘤轮廓不整，本瘤钙化更明显。

四、小脑星形细胞瘤

小脑星形细胞瘤（cerebellar astrocytoma）可发生于任何年龄，但多见于儿童，占小儿颅后窝肿瘤的1/3，高峰年龄在10岁前。肿瘤可发生于小脑的任何部位，但绝大多数起源于小脑蚓部，继发的侵犯小脑半球，约15%发生于小脑半球。

【病理改变】1993年世界卫生组织将星形细胞瘤分为纤维型、原浆型、肥胖细胞型或混合型。肉眼肿瘤呈大的囊，囊壁有肿瘤结节，囊液为淡黄透明，蛋白含量高，放置易凝固。少数为实质性，呈浸润性生长，边界不清。镜下原浆型肿瘤细胞体积较大，胞浆饱满，核呈圆形，大小一致，核分裂少见，细胞的形态和分布均匀；纤维型瘤细胞小，排列稀疏，胶质纤维丰富，胞核形态多变；肥胖细胞型瘤细胞体积肥大，呈多角形或类圆形，胞浆丰富，突起粗而短。电子显微镜下核周胞质和突起没有或很少有胶质丝，细胞形态以原浆型星形细胞瘤为主。纤维型瘤细胞外形不定，核呈清亮泡状，异染色质很少。肥胖细胞型胞浆内充满数量不等的内质网，线粒体和胶质纤维束，也可见到致密体。免疫组化，GFAP（+），NF（-）。

【临床表现】患者有头痛、呕吐、视乳头水肿、视力减退、复视、眼球震颤、头围增大等。位于小脑半球者动作笨拙、持物不稳、肌张力和腱反射低下等共济失调。位于蚓部或近中线时，出现静止性共济失调、小脑步态和平衡失调，小脑扁桃体疝时颈抵抗、强迫头位或小脑危象。

【实验室检查】脑脊液常规：白细胞多数正常。生化检查：蛋白含量增高。

【影像学检查】

（1）CT扫描：星形细胞瘤CT表现复杂，平扫小脑蚓部混合密度灶影，部分有钙化，瘤壁有结节。增强扫描，肿瘤增强不均匀，瘤壁及壁结节强化。瘤周水肿带，1/3病灶无增强，2/3有不同程度的增强。与病理分级有关：Ⅰ级星形细胞瘤无强化或仅轻度强化。Ⅱ、Ⅲ级则有明显强化，强化多为环形，形态与厚度不一，是星形细胞瘤的特征。有时可呈边界不清或清楚的弥漫性或结节状强化。Ⅳ级则较Ⅱ、Ⅲ级强化更为明显，形态更不规则。

（2）MRI：对幕下肿瘤的诊断优于CT。MRI表现与肿瘤分级关系：星形细胞瘤Ⅰ级者多为边界清楚均匀的T1加权低或等信号，T2加权明显高信号（图2-11），占位征轻，瘤周水肿轻或无，增强扫描肿瘤不强化。星形细胞瘤Ⅲ、Ⅳ级者边界不清，信号不均匀，瘤内坏死囊变明显，瘤周水肿显著，占位征明显。

【诊断与鉴别诊断】诊断要点，小脑星形细胞瘤患儿多表现为颅内压增高征象和小脑型共济失调，结合影像学特点发病部位、肿块密度、形态、伴随体征诊断。

鉴别诊断：

（1）小脑半球出血：多于颅脑外伤后小脑半球高密度出血灶，密度均匀。小脑星形细胞瘤多见青少年。密度欠均匀，边缘清。

（2）髓母细胞瘤：见于小脑蚓部，常侵入第4脑室，病灶多为略高密度，边界清楚，强化后肿瘤均匀强化，髓母细胞瘤可有坏死囊变。

（3）室管膜瘤：起源于第4脑室的室

管膜瘤占据小脑蚓部或小脑半球，瘤内囊变率低，有分叶状，可有斑点状钙化。发病年龄于20岁以后。

（4）血管母细胞瘤：小脑半球低密度影，边缘清楚，囊内坏死，瘤内有壁结节。增强后壁结节明显强化。发病年龄平均34岁，比星形细胞瘤形态大，患者有家族史或伴发其他部位的血管瘤。

【病例】男，11岁。晨起头痛、呕吐、行走不稳3个月余。MRI T1加权像显示双侧小脑半球为低信号。T2加权像双侧小脑半球信号增高。

手术病理证实：小脑星形细胞瘤。

CT诊断：小脑星形细胞瘤。

转归：术后放疗，随访21年健康存活。

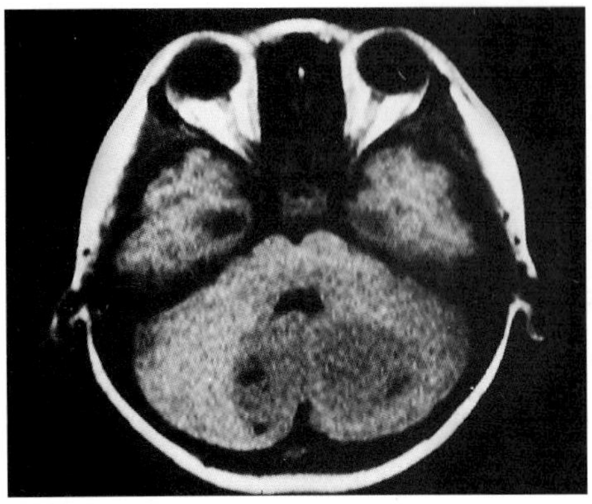

（一）

男，11岁。MRI显示T1加权像显示双侧小脑半球为低信号

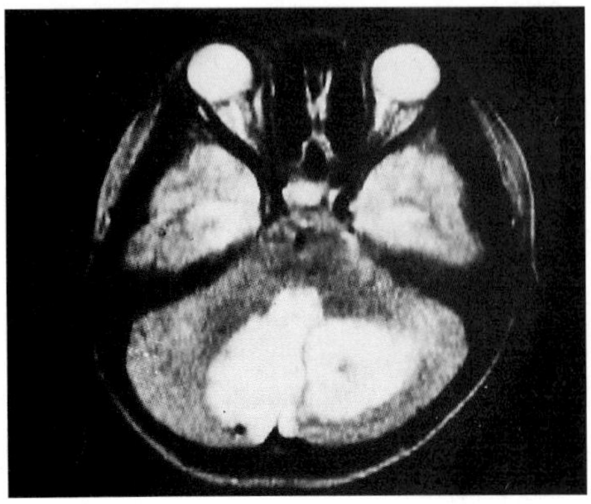

（二）

图2-11 小脑星形细胞瘤MRI观

同一病例。MRI显示T2加权像可见相同层面的病灶呈高信号

五、颅咽管瘤

颅咽管瘤（craniopharyngioma），是指位于中颅凹常见的先天性颅内肿瘤。源于胚胎期的颅咽管的残余上皮细胞。为儿童鞍区肿瘤发病第一位。多见于男性，男女比例约为2∶1。占颅内肿瘤的13%~17%，鞍区肿瘤的30%，占儿童幕上肿瘤的40%。发生部位以蝶鞍为中心，85%位于鞍上区，向前突入额叶底部，向后下侵入第3脑室、斜坡。4%位于鞍内，由鞍内向鞍上蔓延，突向下丘脑、鞍旁或脚间池，破坏颅底。垂体腺、下丘脑和颈内动脉等重要结构，产生严重影响。

【病理改变】1993年WHO对颅咽管瘤分为牙釉质型和乳头状型2种。近年根据肿瘤的大小分为小型<2cm，中型2~4cm，大型4~6cm，巨型>6cm。肉眼所见：肿瘤为实质性、囊性，或囊实肿块。界限清楚，包膜完整。剖面：囊壁光滑、厚薄不等，呈灰白色，内有散在钙化小点，常有钙质沉着，形成黄白色扁平斑块。与周围组织粘连紧密。囊液澄清或淡黄色。镜检：细胞多呈乳头状或索状排列，也可团片状分布，中心有角化物质，或角化珠上皮变性。囊液的外溢有玻璃样变。电子镜检：可见细胞表面有大量绒毛状突起，细胞间距较宽，突起间有桥粒。胞浆含核蛋白体、粗面内质网及张力原纤维。

免疫组化：Cytokeratin（+），EMA（+）和S-100（+）。

【临床表现】

（1）下丘脑症状：表现为尿崩症、贪食、肥胖、儿童性腺发育及一侧外展神经麻痹。

（2）垂体功能障碍：甲状腺功能减退及代谢障碍等。抗利尿激素分泌障碍可致多饮多尿。

视交叉受压：双颞侧偏盲或单侧视野缺损。

高颅压症状：头痛、呕吐，及眼底视神经、乳头水肿。

其他症状：额叶、颞叶受压产生精神症

状，颞叶有癫痫发作。肿瘤向后颅窝推挤引起多组脑神经（三叉、面、听、舌咽及迷走神经）损害。

【实验室检查】

（1）内分泌检查：血清 GH、LH、FSH、ACTH 均可降低，有时 PRL 增高。

（2）垂体功能减退者，基础代谢率降低。

（3）糖耐量常呈低平曲线或下降延迟。

（4）血生化胆固醇可升高，磷可偏低。

（5）周围嗜伊红细胞可增多，肾上腺素试验注射后 4h 嗜伊红细胞减少。

（6）T3、T4 亦减少。

（7）脑脊液除压力常增高外，蛋白量及白细胞均可轻度增多。

【影像学检查】

（1）头颅 X 线平片：显示鞍上有钙化灶，呈不规则斑块状或点状，或蛋壳状。约 35% 病人的后床突变尖、钙化、变薄或消失，蝶鞍扩大。当慢性颅内压增高者，可在 X 线平片上见到脑回压迹等颅内压增高征象。

（2）CT 扫描：①鞍上区呈单房性，密度均匀囊肿，含胆固醇，CT 值为脂肪密度。②多房性，可见多灶性低密度影，内有间隔，边界清，呈圆形、卵圆形或分叶状。壁有弧线状钙化，瘤内为点片状钙化（图 2-12）。③实质性肿瘤，显示均匀的等密度或略低密度病灶。④伴随体征：肿瘤向鞍上生长，鞍上池受压消失，第 3 脑室变形，双侧侧脑室扩大。⑤ CT 增强，瘤灶囊壁呈环状强化或多环状强化，中心无强化。实质性肿瘤则为均匀强化。混合密度病灶，除钙化和囊肿区外，实质部分呈均匀性增强。

（3）MRI：肿瘤信号强度与肿瘤的成分有关。实质性者则在 T1 加权像为等信号影，T2 加权像上为高信号影。囊性肿瘤位于蝶鞍上方，T1、T2 加权像均为境界明确高信号，瘤内钙化，则在 T1、T2 加权像上出现极低信号病灶（图 2-13）。冠状位可见肿瘤向鞍上及第 3 脑室方向扩张。矢状位显示肿瘤与正常垂体间的关系。

【诊断与鉴别诊断】诊断要点，根据好发年龄、症状表现及影像学检查确诊。青少年、小儿生长发育迟缓，伴头痛、视力障碍与影像学检查，应考虑本病。

鉴别诊断：

（1）垂体腺瘤：本病多见 15 岁以后，颅内压增高少见，无生长发育迟滞，常两颞侧偏盲、视神经萎缩，CT 显示瘤区呈等密度，MRI 呈等信号，少有钙化。

（2）生殖细胞瘤：表现尿崩症，性早熟。X 线片蝶鞍无变化，肿瘤钙化者少见。CT 平扫为边界清楚的类圆形等或高密度肿块，强化后肿瘤明显增强，密度不均匀。MRI T1 与 T2 加权像均为等信号，增强明显。

（3）胶质瘤：视神经或视交叉胶质瘤和第 3 脑室前部胶质瘤有时易与颅咽管瘤混淆。前者表现为一侧或两侧视力下降、失明，后者早期就有颅内压增高症状。CT、MRI 视神经孔常增大。

【病例】男，14 岁。头痛，视野缺损 6 个月，加重伴呕吐 2 周。CT 显示鞍上区有类圆形囊性肿块，周边呈蛋壳状高密度钙化。

诊断：颅咽管瘤。

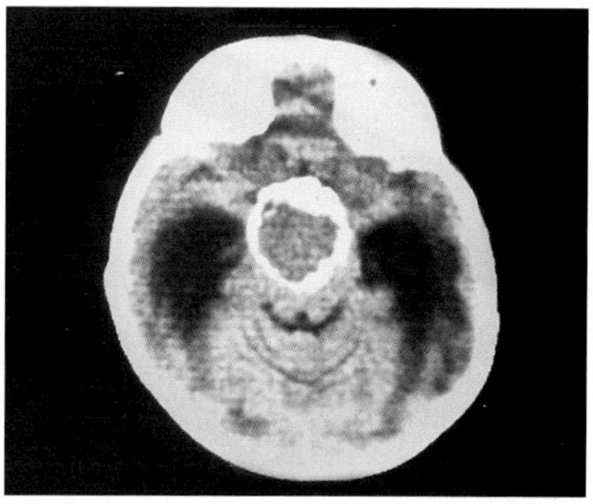

图 2-12　颅咽管瘤 CT 观

男，14 岁。CT 显示鞍上区有类圆形囊性肿块，周边呈蛋壳状高密度钙化

【病例】男，1 岁 6 个月。发作性哭闹，自行敲头。MRI 显示 T1 加权像鞍上区呈等信号。T2 加权像鞍上区呈高信号。手术病理证实：颅咽管瘤。

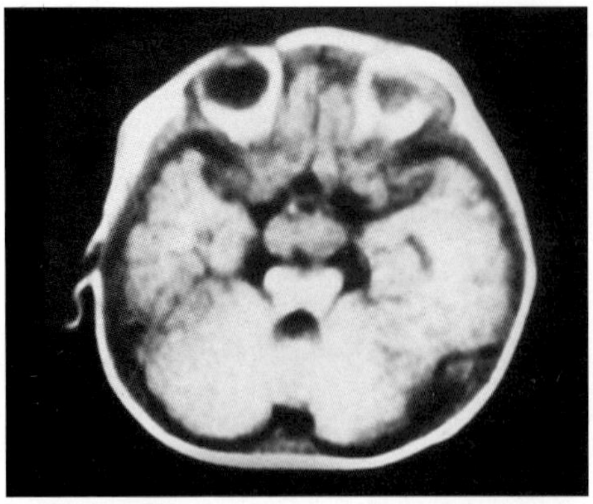

（一）

男，1岁6个月。MRI显示T1加权像鞍上区呈等信号

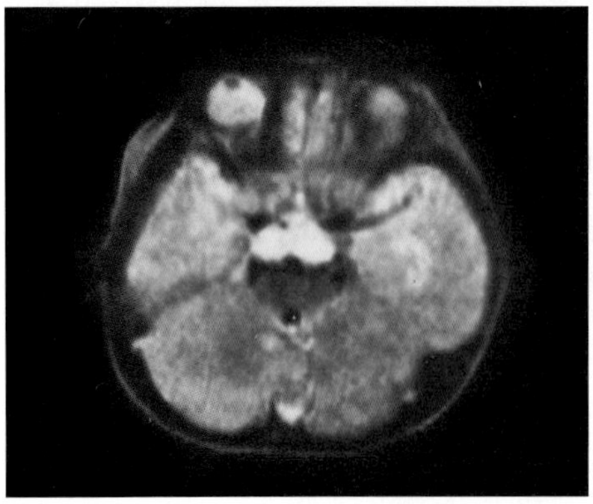

（二）

图2-13 颅咽管瘤MRI观

同一病例。MRI显示T2加权像鞍上区呈高信号，双侧侧脑室前后角旁可见低密度影

【病例】女，4岁。头疼，恶心呕吐，视物不清。CT+MRI平扫+增强，显示鞍上池有蛋壳状高密度影占位，伴第3脑室、双侧侧脑室扩张，侧脑室前角低密度影（图2-14）。

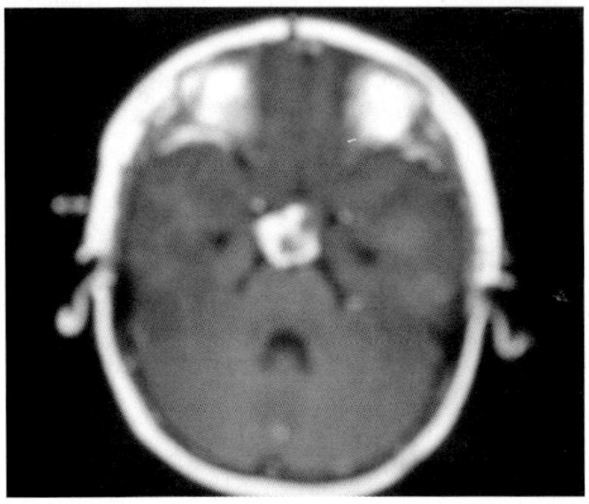

（一）

女，4岁。CT显示鞍上池有蛋壳状高密度影占位

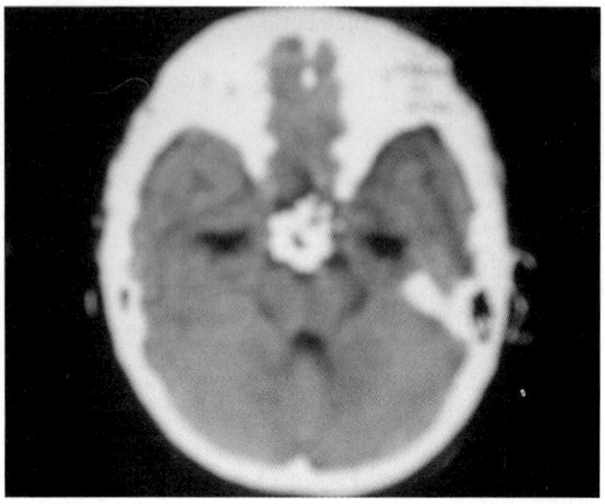

（二）

同一病例。CT显示鞍上池有蛋壳状高密度影占位

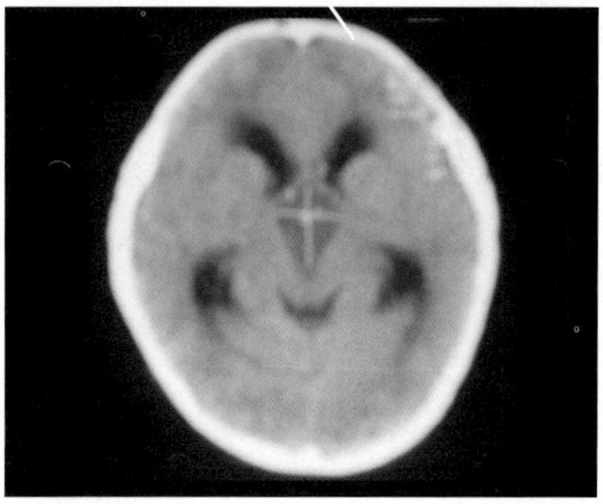

（三）

同一病例。CT显示鞍上池有蛋壳状高密度影占位。双侧侧脑室前后角旁可见低密度影

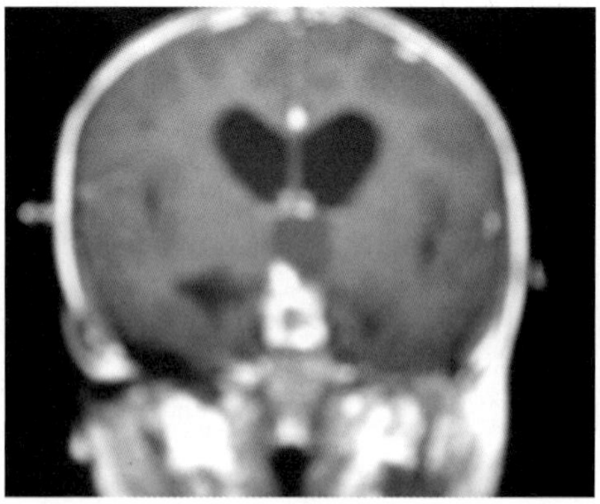

（四）

图2-14 颅咽管瘤CT观

同一病例。CT显示鞍上池有蛋壳状高密度影占位。

手术病理证实：颅咽管瘤。

出院诊断：颅咽管瘤术后。

六、垂体腺瘤

垂体腺瘤（pituitary adenoma），是指发生于垂体前叶的腺瘤。根据形态大小分为小于1cm称为微腺瘤，大于1cm称为大腺瘤。前者临床多伴有内分泌异常。由于小儿时期罕见，无内分泌改变，垂体瘤生长很大，产生临近组织受压的临床症状而被发现。

【临床表现】头痛，初为晨起头痛。恶心，后为渐进性疼痛，随咳嗽、打喷嚏、排便时加重。视力减退，且呈进行性加重、视野缺损。晚期颅内压增高，呕吐频繁，不能进食，消瘦、衰竭。

【影像学特点】

（1）CT扫描：平扫软组织窗可见鞍区有类圆形混杂密度影。内为等或略高密度，间以低密度区。边缘尚清。文献报道包膜钙化仅占3%。骨窗可见蝶鞍扩大，鞍背骨质变薄。对比增强扫描后除坏死、囊变、钙化外，肿瘤均有增强。显示其边缘轮廓光滑、锐利、清晰。肿瘤较大时常伴占位效应，鞍上池前缘受压出现部分充盈缺损。肿瘤直径大于3cm，可挤压第3脑室，产生梗阻性脑积水。

（2）MRI：矢状、冠状图像显示肿瘤影，T1加权像低或等信号，T2加权像高信号，并可观察肿瘤向海绵窦区侵犯，及肿瘤卒中，表现为T1加权像，T2加权像均为高信号。

【诊断及鉴别诊断】诊断要点，患儿有头痛，视力障碍，CT平扫及增强扫描，一般不难诊断。

鉴别诊断：

（1）颅咽管瘤：也有视力减退，颅内压增高征，CT显示鞍上及鞍内为瘤样低密度影，周边有壳状钙化。对比增强后肿瘤无强化。

（2）表皮样囊肿：临床症状类似，CT平扫可见鞍上区有瘤样低密度影，包膜偶有弧形或壳状钙化，对比增强肿瘤无钙化。

【病例】女，12岁。头痛，视物不清10个月，加重1个月。CT扫描冠状位可见鞍上、鞍区内有2.7cm×1.8cm×0.8cm大小，呈类圆形的混杂密度影。周边呈壳状钙化。CT增强后可见瘤体及边缘有部分强化，同时可见瘤周供血脑血管亦有强化。手术病理证实：垂体腺瘤（图2-15）。

诊断：垂体腺瘤。

转归：术后13年，平卧无症状，直立后眩晕、恶心。

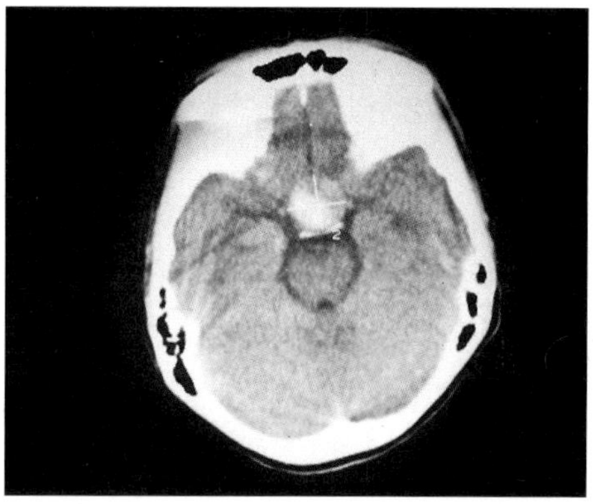

（一）

女，12岁。CT显示鞍上、鞍区内有2.7cm×1.8cm×0.8cm大小，呈类圆形的混杂密度影。周边呈壳状钙化

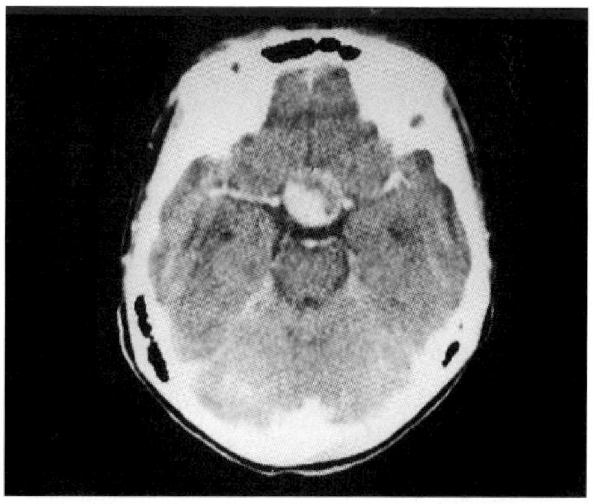

（二）

图2-15　垂体腺瘤CT观

同一病例。CT增强后显示瘤体及边缘有部分强化，同时可见瘤周的脑血管亦有强化

七、颅骨骨肉瘤

颅骨骨肉瘤（osteosarcoma of cranial bones），是指发生于小儿颅骨板障的恶性骨肿瘤。十分罕见。骨肉瘤一般好发于长管状骨的干骺端。肿瘤源于骨外膜、骨内膜及附近结缔组织的间胚叶细胞。临床表现颅骨骨性隆起，

局部皮肤温度高，压痛明显。

【影像学特点】

（1）X线平片：可见头皮肿胀。颅骨内外板障有溶骨样、虫蚀样破坏。

（2）CT扫描：平扫骨窗显示颅骨内外板障骨膜增生，骨质破坏，皮质有连续性中断。肿瘤向板障内外突破骨皮质，似颅骨内外软组织肿胀，内可见有斑点状高密度钙化。CT值20 ~ 60Hu。肿块内可见不规则形低密度坏死区（图2-16）。

【诊断与鉴别诊断】诊断要点，本病以颅骨肿块，X线平片，CT显示骨破坏，软组织肿块，由于发病部位罕见，必须手术病理检查，方可诊断。

鉴别诊断：

（1）颅骨朗格汉斯组织细胞增生症：颅骨可见多个大小不等结节样隆起。X线平片，CT呈溶骨样破坏。发热伴皮疹，病理活检证实本病。

（2）神经母细胞瘤颅骨转移：小儿发热、贫血、腹部肿块、颅骨病变为颅骨外板呈日射状新骨，或广泛斑状骨破坏、颅缝加宽。CT检出原发肿瘤，骨穿检出肿瘤细胞。

【病例】女，1岁。右枕部肿块3个月。局部皮温增高，拒压。CT显示左枕部皮下有隆起，质地硬。大小约4cm×3cm×1.3cm。经唐都医院手术病理证实：左侧枕骨骨肉瘤。

出院诊断：左侧枕骨骨肉瘤。

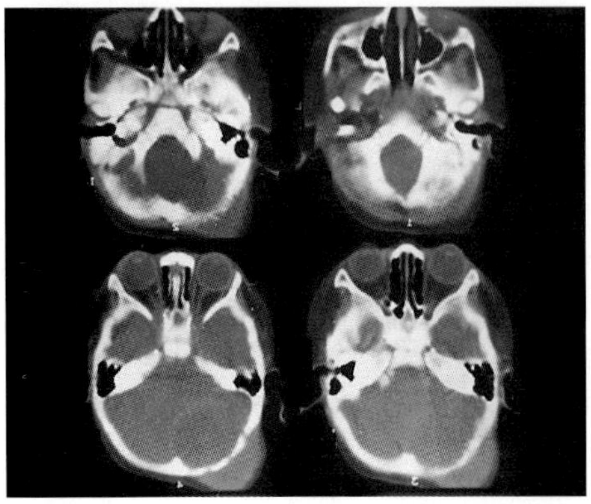

（一）

女，1岁。CT显示左枕部皮下有皮下隆起，大小约4cm×3cm×1.3cm

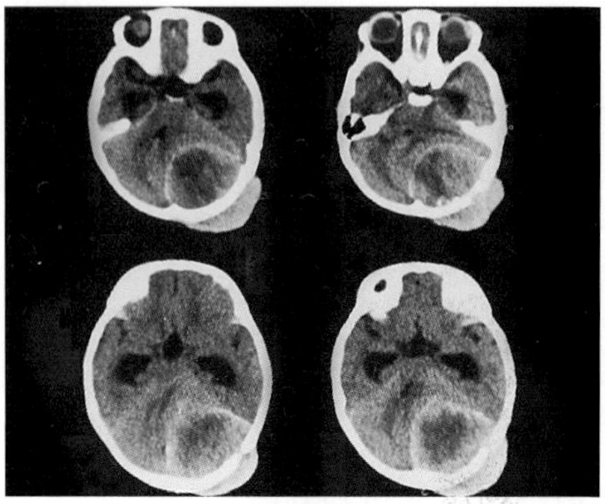

（二）

图2-16 左侧枕骨骨肉瘤CT观

同一病例。CT显示颅骨内外板呈虫蚀状骨破坏。骨皮质连续性中断。部分可见日射状骨膜反应

（3）室管膜瘤：源于第4脑室管膜肿瘤，引起梗阻性脑积水，结合CT、MRI不难诊断。

八、颅内畸胎瘤

颅内畸胎瘤(teratoma in skull)，是指发生颅内的罕见来源于原始胚胎性肿瘤。其发生率据文献报告，约0.5%~2%。肿瘤组织细胞来源为颅内残留生殖细胞。发生部位近中线结构，以松果体最多见，鞍区次之，后颅凹及颅内其他部位也有发病。以男性患儿居多。

【病理改变】成熟畸胎瘤又分为囊性、实性两种。

（1）囊性成熟畸胎瘤，又名皮样囊肿，肉眼所见：单房、多房性囊肿，包膜光滑。剖面可见囊壁，囊腔内可见黄色油脂状液体，粥状皮脂样物，夹杂有毛发。镜检：囊壁附有复层鳞状上皮、毛囊、皮脂腺及成熟的神经节细胞，瘤内有脂肪、软骨、骨、淋巴组织及消化道腺上皮，有的可见胰腺结构。

（2）实性成熟畸胎瘤，肉眼所见：呈实性包块。剖面可见包膜完整，囊壁较厚，瘤内有出血、坏死、囊性变。镜检：有内、外、中胚层的各种组织成分，如皮肤、毛发、骨、牙齿，以内胚层为主，消化道上皮少见。

未成熟畸胎瘤，也以实体性居多。肉眼所见：瘤体包膜不完整，囊壁薄厚不均。剖面可见瘤内呈灰白色、鱼肉样，也可有出血、坏死、囊性变。镜检：多为未分化的胚胎性组织。有原始的上皮排列、腺泡乳头状或乳头状，间质为排列疏松的上皮、神经组织、未分化牙齿。

【实验室检查】

（1）有的病例 AFP 增加。

（2）脑脊液：可见细胞计数高，生化蛋白增高。

【临床表现】有进行性颅内压增高，头痛、恶心、呕吐进行性加重，晨起明显，午后略有缓解。

【病例】男，8 岁。头痛、呕吐 3 月余，加重 2 周伴右侧偏瘫。CT 显示左侧基底节区有 5cm×5.4cm 混杂密度影，边缘模糊，周围水肿，同侧内囊被截断。MRI 显示 T1/T2 加权像均呈混杂信号。

临床诊断：颅内占位性疾病。

术后病理：畸胎瘤。

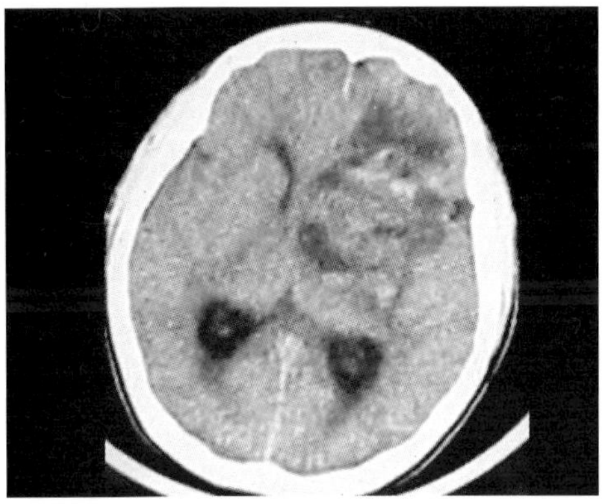

（一）

男，8 岁。CT 显示左侧基底节区有 5cm× 5.4cm 混杂密度影，边缘模糊，周围水肿，同侧内囊截断

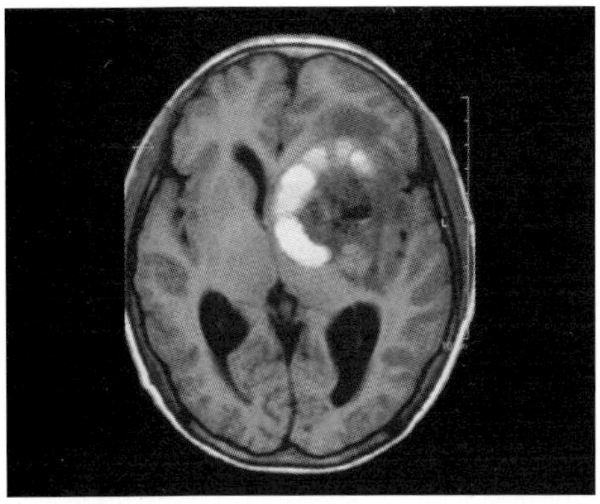

（二）

同一病例。MRI 显示左侧基底节区 T1 加权像混杂信号，大小约有 5cm×5.4cm，边缘模糊，周围水肿，同侧内囊截断

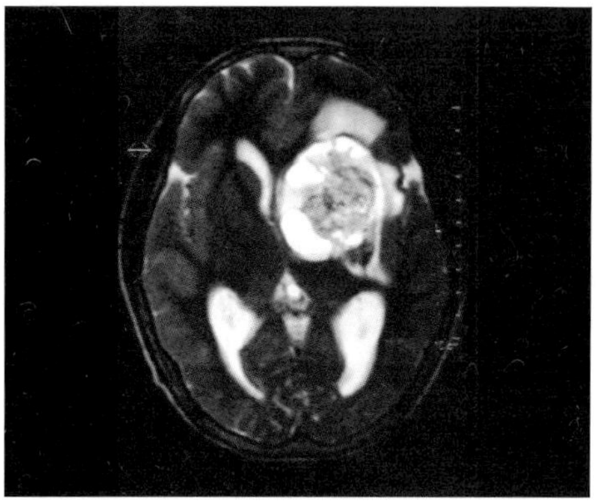

（三）

图 2–17 颅内畸胎瘤 CT 观

同一病例。MRI 显示左侧基底节区 T2 加权像混杂信号，大小约有 5cm×5.4cm，边缘模糊，周围水肿，同侧内囊截断

查体：精神萎靡，消瘦，口腔黏膜干燥，眼球结膜水肿。颈项强直，心肺无异常，舟状腹。神经系统：脑膜刺激征、布氏征（+）、克氏征（+）、腱反射亢进、巴氏征（+）。自主神经正常。

第三节 颅内出血性疾病

一、新生儿颅内出血伴缺血缺氧性脑病

新生儿颅内出血（intracranial hemorrhage in newborn），是指胎儿娩出过程中因缺氧、窒息、产伤、早产等所致的颅内出血。量少，或者蛛网膜下腔出血能很快吸收，量多则成为新生儿死亡、致残的主要原因之一。

【病因】①缺氧，多见早产儿，患儿侧脑室前角室管膜下的胚胎发生层中有密集的毛细血管床，此处血管为终端供血，其内皮细胞中线粒体含量多，对氧的需求高。当缺氧时，毛细血管通透性增加，极易由此破入脑室。②产伤：在足月儿中，于正常产、胎头盆不称、高年初产、难产等异常分娩。

【病理改变】①硬膜下出血，产伤引起胎儿颅骨重叠错位，大脑镰游离缘撕裂致上矢状窦、横窦、直窦出血，出血量较大。

②蛛网膜下腔，产伤和缺氧均可致。出血主要积聚在前后纵裂池、侧裂池、环池、四叠体池间隙。③脑室出血多见于早产儿，胚胎生发层出血破入脑室内。④脑实质出血：呈点状或局灶性出血，又称为“紫癜脑”。⑤混合性出血，见于颅内多个部位。

【临床表现】少量出血，意识可正常或轻度嗜睡。大量出血早产儿呈无欲状态。足月儿有哭闹、不安、尖叫、惊厥、嗜睡、昏迷。

查体：前囟饱满，四肢肌张力增高，原始生理反射，如觅食反射，吸吮反射，拥抱反射亢进或消失。如伴脑水肿、缺血缺氧性脑病，患儿有面色苍白，呼吸节律不整，脑性尖叫。

【影像学特点】CT显示与病理改变几乎相同。CT可确定出血部位，出血量，以及伴随脑水肿，缺血缺氧性脑病，脑梗塞。足月新生儿，巨大儿颅内出血依次见于蛛网膜下腔，硬膜下，脑实质内出血，脑室内少见。早产儿、足月儿、低体重儿常见室管膜下，脑室内出血，继发性蛛网膜下腔出血，伴缺血缺氧性脑病。新生儿窒息、缺氧，娩出后Apgar's评分低，2～3次复评仍未恢复正常。CT显示颅内出血呈多部位伴缺血缺氧性脑病。根据Papile分级法将各种颅内出血分为4级。Ⅰ级仅为单纯室管膜下出血，侧脑室前角室管膜与尾状核头部出血，未进入脑室。CT显示线样高密度改变，多螺旋容积扫描后，经图像后处理可发现。Ⅱ级为室管膜下伴脑室出血，量少无脑室扩张，CT显示侧脑室呈水平状高密度铸型影(图2-18～图2-28)。但侧脑室前后角、体部正常形态存在。Ⅲ级脑室内出血伴脑室扩大。CT显示一侧或双侧侧脑室扩张、膨隆，体部失去正常形态。Ⅳ级为脑室内出血合并脑实质病变。CT显示脑室内，脑实质出血灶外，还合并脑梗塞，基底节区丘脑CT反转征等，患儿的预后极差。

【诊断与鉴别诊断】诊断要点，新生儿有窒息、缺氧，羊水污染。娩出后Apgar's评分低，2～3次复评，均未恢复正常。临床症状有嗜睡、哭闹、惊厥、昏迷，要怀疑颅内出血，结合CT扫描不难诊断，一般无须鉴别。

【病例】男，3d。产钳助产娩出。出生有窒息，Apgar's评分6分。经抢救复苏后2评为8分，3评达10分。CT显示左枕部颅骨内板下乙状窦、直窦呈弧线状高密度影，CT值78Hu。双侧颞叶下极大片低密度影，其边缘模糊不清，CT值16Hu。

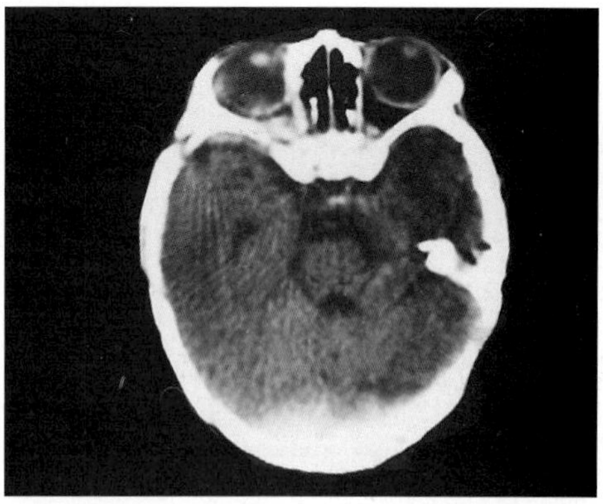

图2-18　新生儿颅内出血并缺血缺氧性脑病CT观

男，3d。CT显示左枕部颅骨内板下乙状窦、直窦呈弧线状高密度影，CT值78Hu。双侧颞叶下极大片低密度影，其边缘模糊不清，CT值16Hu

【病例】男，48h。娩出后嗜睡，呼吸节律不整，新生儿原始反射减弱。CT显示左侧颞叶至枕叶有大片低密度影，广基靠颅骨内板，CT值16Hu，同时可见直窦、乙状窦及临近脑沟回内亦有铸型高密度影，边缘模糊。

诊断：新生儿颅内出血伴缺血缺氧性脑病。

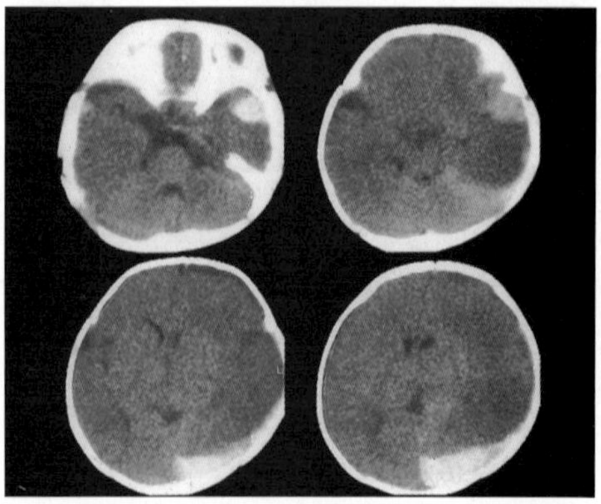

图2-19　新生儿颅内出血伴缺血缺氧性脑病CT观

男，48h。CT显示左侧颞叶至枕叶有大片低密度影，广基靠颅骨内板，CT值16Hu，同时可见直窦、乙状窦及临近脑沟回内亦有铸型高密度影，边缘模糊

【病例】男，2d。娩出苍白窒息。复苏后阿氏评分小于5分。反复发作性呼吸暂停，原始反射减弱。CT显示脑室系统呈铸型高密度影新生儿颅内出血伴缺氧缺血性脑病（hypoxic–ischemic encephalopathy，HIE），是指在围产期窒息导致的缺氧缺血性脑损伤，是新生儿死亡的首要原因，存活患儿亦多留有不同的精神－神经的后遗症。

【病因】脑缺氧缺血可发生在围产期的任何阶段，原因有：①宫内窒息，生后无呼吸或呼吸微弱。②出生后患呼吸窘迫综合征或肺部其他严重疾患伴呼吸衰竭。③先天性心脏病，右至左分流量较大者。

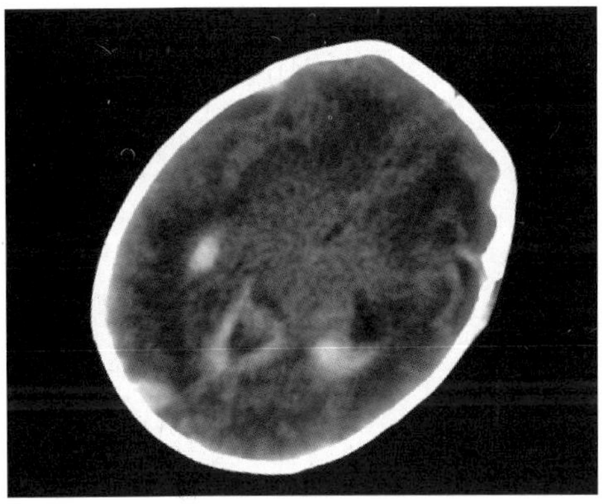

（一）

男，2d。CT显示脑室系统、四叠体池、左侧裂池呈铸型高密度影，右枕部颅板下斑片状高密度影。脑实质弥漫性密度减低

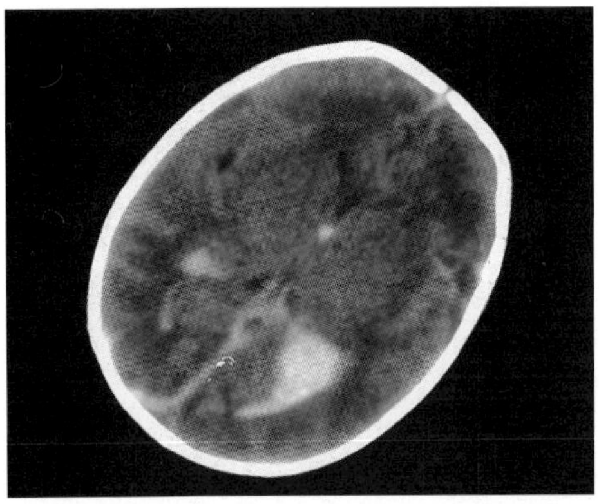

（二）

同一病例。CT显示脑室系统、四叠体池、左侧裂池、纵裂池呈铸型高密度影，右枕部颅板下斑片状高密度影。双侧额叶、侧脑室前角旁脑实质弥漫性密度减低

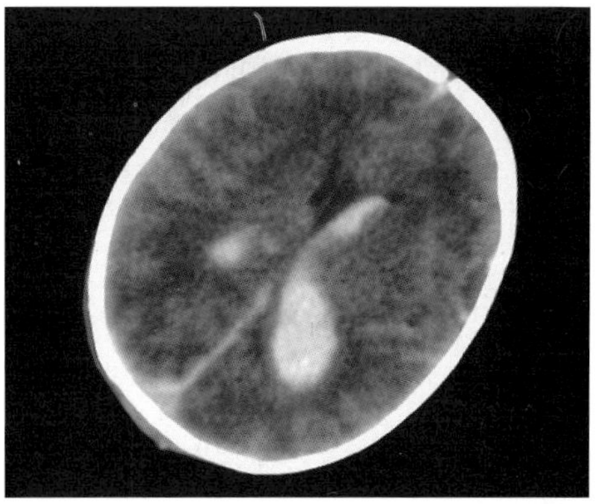

（三）

同一病例。CT显示脑室系统仍见铸型高密度影

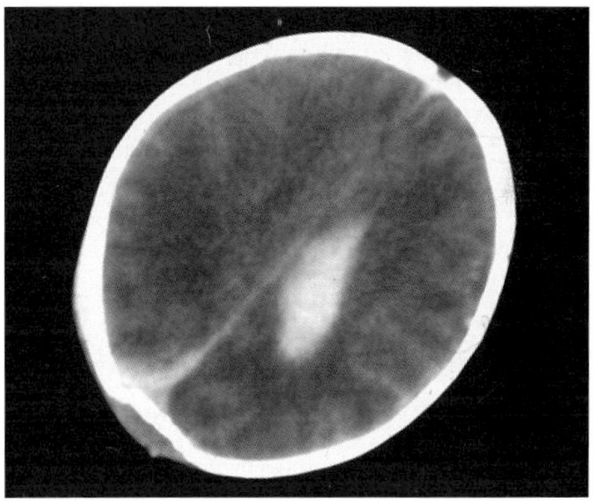

（四）

图2–20　新生儿脑室内、蛛网膜下腔出血伴缺血缺氧性脑病CT观

同一病例。CT显示下一层面脑室系统、纵裂池内仍见铸型高密度影

【临床表现】急性期症状除Apgar' s评分低等新生儿室息表现外，早期新生儿的症状包括神经系统兴奋性增强（包括易激惹，肌张力增高，抽搐、尖叫、凝视等）或抑制状态（对刺激反应低下或无反应，肌张力低，呼吸暂停等），可持续7~10d。根据意识状态（过度警觉或易激惹，嗜睡或迟钝、昏迷、惊厥）的有无和肌张力情况等，按1989年济南会议标准分为轻、中、重度。

【影像学特点】

（1）CT扫描：CT表现为脑室、脑池变窄或消失，脑实质弥漫性脑水肿；大脑密度普遍降低，灰白质密度分辨度差，分界模糊或消失，而丘脑、脑干和小脑密度相对较高，呈CT反转征。局限性脑水肿：表现为

相应部位的低密度区，以脑动脉边缘带、脑室周围白质最常见，亦可见于丘脑和小脑。缺氧性颅内出血可表现为脑实质出血、脑室周围－脑室出血、蛛网膜下腔出血、硬膜下出血。晚期可出现脑萎缩、脑软化灶、脑穿通畸形。

（2）PET 显像：新生儿缺血缺氧性脑病脑部损害可见在矢状旁区低灌注，脑血流量 $<10ml/(100g^{-1} \cdot min^{-1} \cdot h)$，但神经仍可正常发育。

HIE 的分度标准：

轻度：散在、局灶白质低密度影分布于 2 个脑叶。

中度：白质低密度影超过 2 个脑叶，白质灰质对比模糊。

重度：弥漫性白质低密度影，灰质白质界限消失，但基底节、小脑尚有正常密度，侧脑室受压狭窄。中、重度常伴有蛛网膜下腔出血，脑室内出血或脑实质出血。

诊断要点：①具有明确的围产期缺氧史，特别是围产期重度窒息。② CT 对 HIE 的诊断意义，诊断符合率为 95.8%。CT 能清楚显示脑质低密度灶的部位、范围。判断是否符合并颅内出血，对临床正确处理及估计愈后均有一定意义。作者近十几年接触到新生儿缺血缺氧性脑病 CT 会诊片看到，基层医院对新生儿缺血缺氧性脑病的诊断过多、过滥。会诊 CT 图片中仅有 18.9% 符合诊断条件。现在基层县医院、妇幼保健医院比起 10 多年前虽然组织建设、机构管理、人员培训健全，知识更新意识快，但医患之间的矛盾时有发生。在基层医院的妇幼保健医师、儿科医师、影像诊断医师怕引起不必要的医疗纠纷，宁可疑诊从宽，不可确诊从严。因此造成许多不必要的过度治疗、检查。

【诊断与鉴别诊断】

诊断：结合新生儿娩出窒息、临床缺氧 Apgar's 评分低，患儿神经系统抑制、兴奋等症综合考虑。

鉴别诊断：

对缺氧缺血性脑病时前角周围低密度灶，应与新生儿出生 3d 内暂短性脑水肿、脑积水时脑脊液外渗所致前角周围低密度灶鉴别，后者脑室扩大，前者脑室不但不扩大，反而缩小。

【病例】女，出生 12h。出生青紫窒息，呼吸浅表。CT 显示左侧颞叶颅骨内板下可见双凸性高密度影。双侧额叶广泛低密度影，灰白质界限模糊。

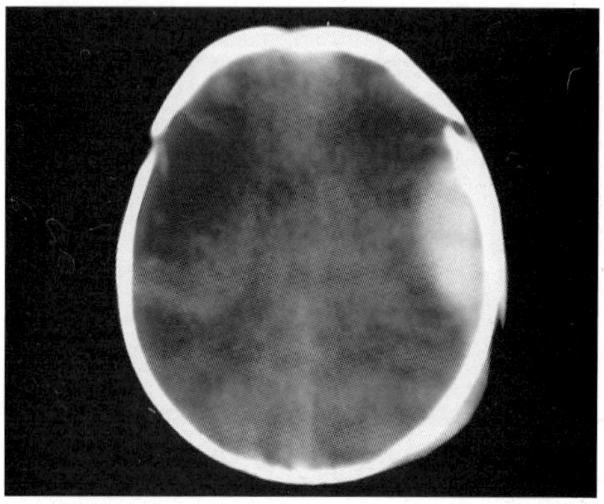

（一）

女，出生 12h。CT 显示左侧颞叶颅骨内板下可见双凸性高密度影。双侧额叶广泛低密度影，灰白质界限模糊

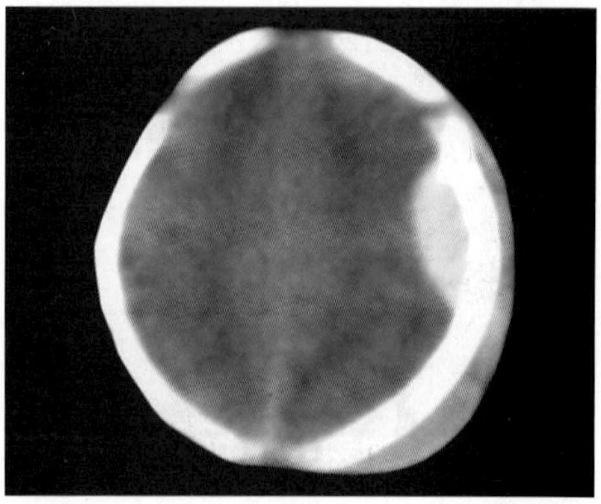

（二）

同一病例。CT 显示左侧颞叶颅骨内板下可见双凸性高密度影。双侧额叶广泛低密度影，灰白质界限模糊

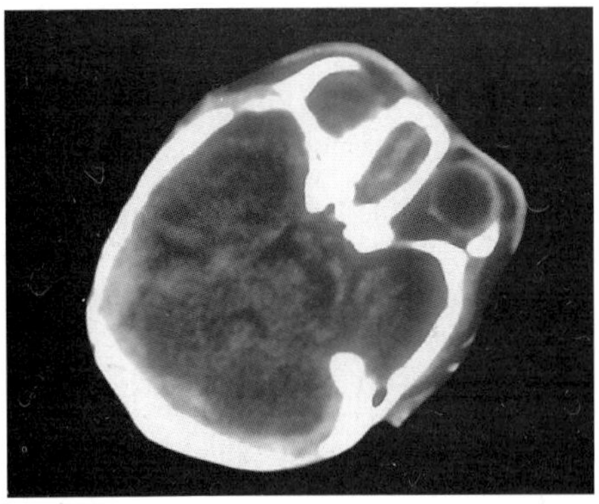

（三）

同一病例。CT 显示双侧枕部下颅骨内板可见不规则高密度影。双侧颞叶、枕叶广泛低密度影，灰白质界限模糊

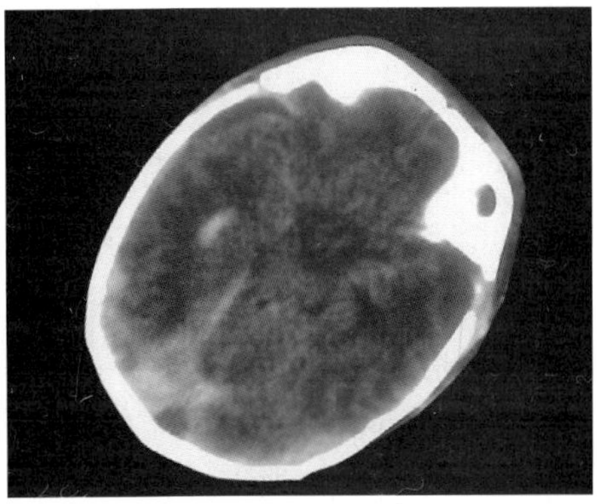

（四）

图 2-21　新生儿硬膜外血肿并缺血缺氧性脑病 CT 观

同一病例。CT 显示双侧枕部下颅骨内板可见不规则高密度影。双侧额叶广泛低密度影，灰白质界限模糊

【病例】女，3d。出生青紫窒息，复苏后 Apgar's 评分低，仅在 3 评达 8 分。脑性尖叫，吸吮无力。CT 显示四叠体池、双侧侧裂池、纵裂池铸型高密度影。

临床诊断：新生儿蛛网膜下腔出血。

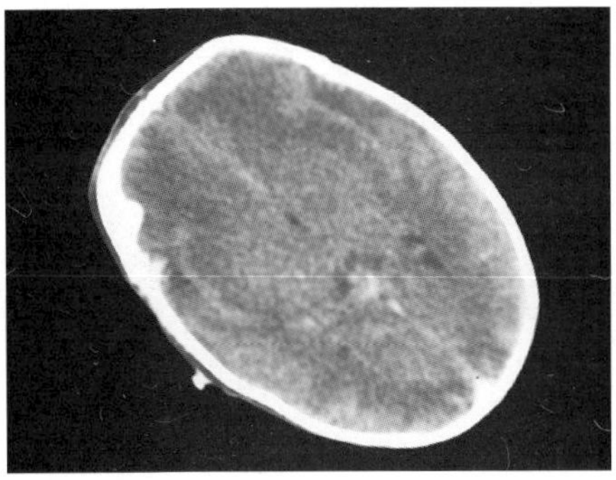

（一）

女，3d。CT 显示四叠体池、双侧侧裂池、纵裂池铸型高密度影

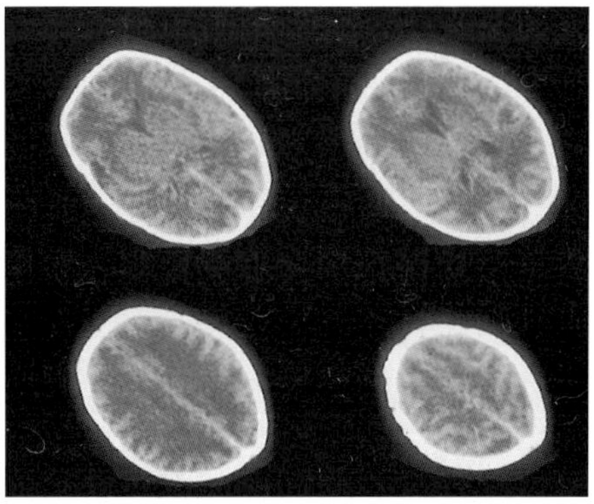

（二）

图 2-22　新生儿蛛网膜下腔出血 CT 观

同一病例。CT 显示四叠体池、双侧侧裂池、纵裂池铸型高密度影

【病例】男，16d。发现肛周脓肿 3d，面色苍白。

查体：面色苍白，前囟膨隆。肛周左旁红肿，少许溃烂，有脓性分泌物。CT 显示大脑大静脉池壁内有条状稍高密度影。

诊断：肛周脓肿并蛛网膜下腔出血。

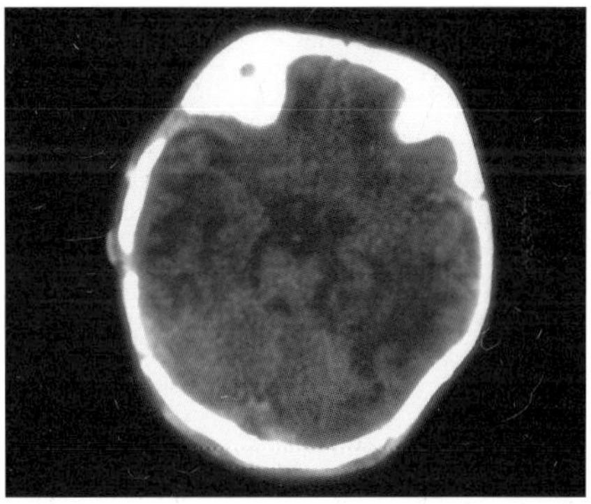

（一）

男，16d。CT 显示大脑大静脉池壁有条状稍高密度影环绕，双侧侧裂池可见铸型高密度影

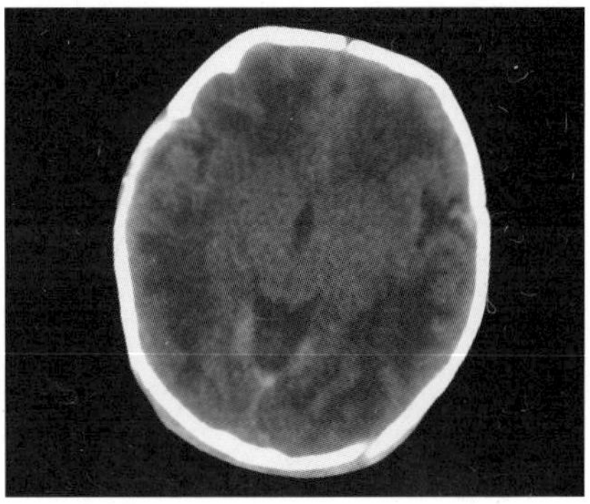

（二）

图 2-23　肛周脓肿并蛛网膜下腔出血 CT 观

同一病例。CT 显示大脑大静脉池壁有条块状稍高密度影环绕，双侧侧裂池可见铸型高密度影

【病例】男，孕43周，娩出48h。生后嗜睡，呼吸节律不整，新生儿原始反射未引出。CT显示颞叶、枕叶大片低密度影，广基靠近颅骨内板，边缘不清。CT值16Hu。四叠体池内有高密度影。

诊断：新生儿（过期儿）颅内出血并缺血缺氧性脑病。

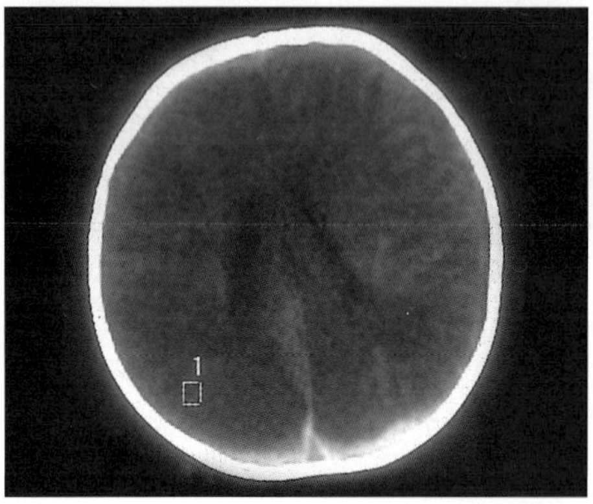

图2-24 新生儿颅内出血伴缺血缺氧性脑病CT观

男，孕43周，娩出48h。CT显示颞叶、枕叶大片低密度影，广基靠近颅骨内板，边缘不清。CT值16Hu。四叠体池内有高密度影

【病例】男，足月儿，娩出3d。出生青紫窒息，1评<5分。CT扫描显示大脑半球额、颞叶弥漫性低密度影，以双侧侧脑室三角区旁大脑白质为主，双侧小脑密度相对增高。双侧颅骨内板下有新月形高密度，左侧裂池铸型高密度影。

诊断：新生儿颅内出血并缺血缺氧性脑病。

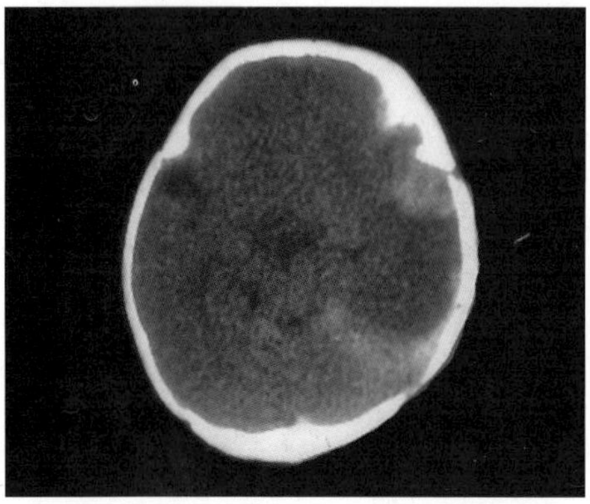

（一）

男，足月儿，娩出3d。CT显示双侧额、颞叶、右侧枕顶叶大片低密度影，广基靠近颅骨内板，边缘不清。CT值16Hu。左颞、左侧裂池高密度影

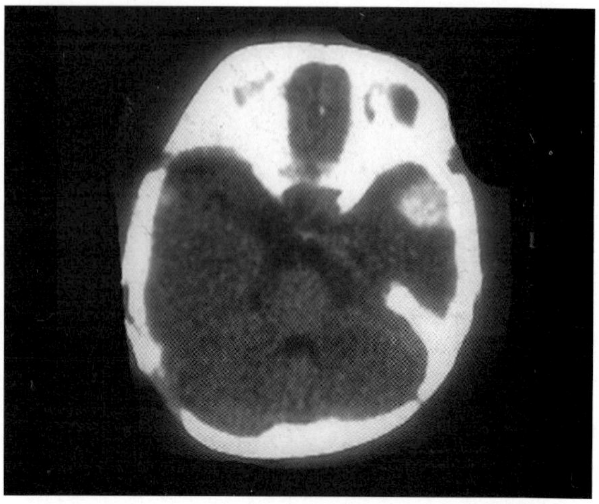

（二）

同一病例。CT显示双侧额、颞叶、右侧枕顶叶大片低密度影，广基靠近颅骨内板，边缘不清。CT值16Hu

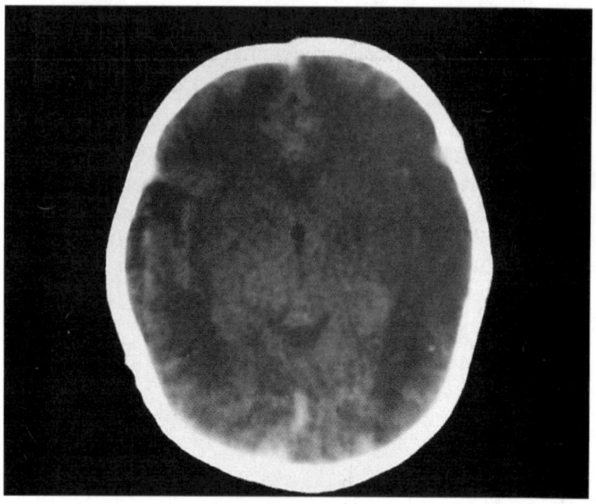

（三）

图2-25 新生儿颅内出血并缺血缺氧性脑病CT观

同一病例。CT显示双侧颞叶弥漫性低密度，边缘不清。CT值16Hu。颅骨内板下密度增高，双侧基底节区密度相对增高

【病例】男，出生45min。娩出窒息复苏后45min行头颅MRI检查。MRI显示右枕顶部脑实质信号增高，弥散加权呈高信号。双侧侧脑室前角周围呈长T1、长T2信号。

诊断：新生儿颅内出血缺血缺氧性脑病。

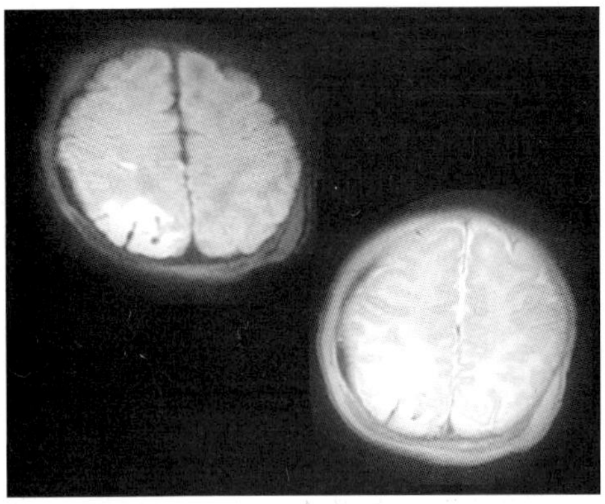

（一）

男，出生45min。MRIT1、T2加权像显示右枕顶信号增高

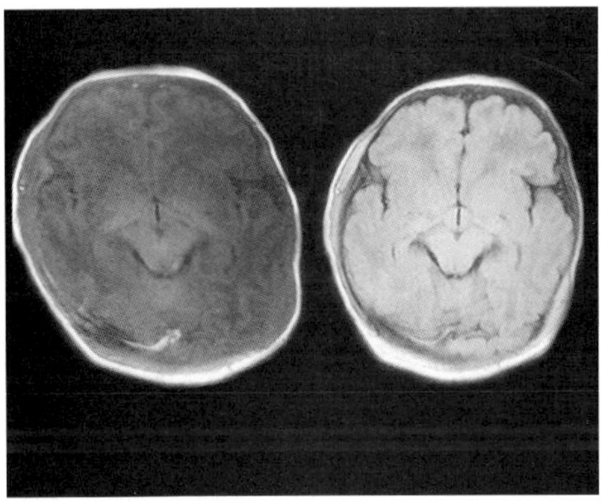

（二）

同一病例。MRI显示双侧侧脑室前角T1呈低信号

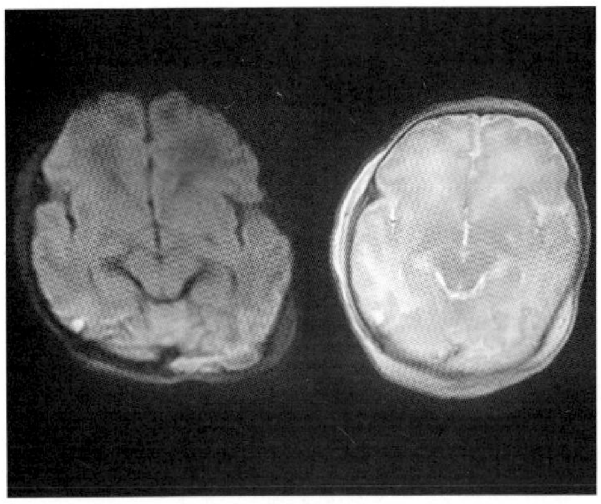

（三）

同一病例。MRI显示双侧侧脑室前角周围呈长T1、长T2

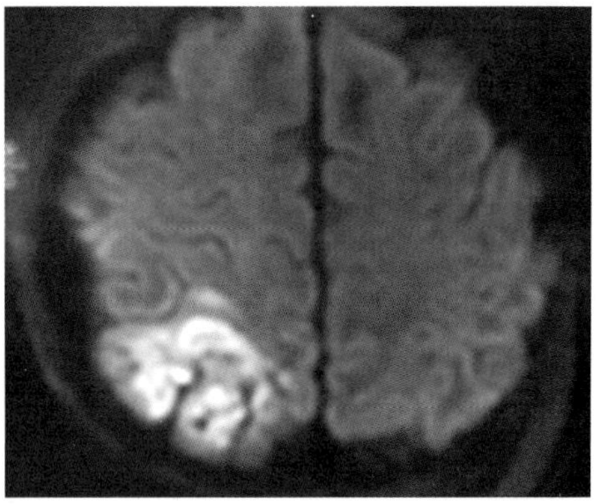

（四）

图2-26 新生儿缺血缺氧性脑病MRI观

同一病例。MRI弥散加权可见右枕顶信号增高

【病例】女，出生3h。娩出全身苍白窒息，面色苍白，四肢松软，反复呼吸暂停3h。该患儿Apgar's评分：1评3分；5min后评分5分。经临床复苏后前症仍不缓解。

CT扫描：双侧大脑灰白质界限不清，全脑各叶脑实质内均可见弥漫性低密度影，以额叶、颞叶为主，小脑-基底节密度增高，呈CT反转征。脑沟回均消失。

诊断：新生儿窒息致缺血性脑卒中。

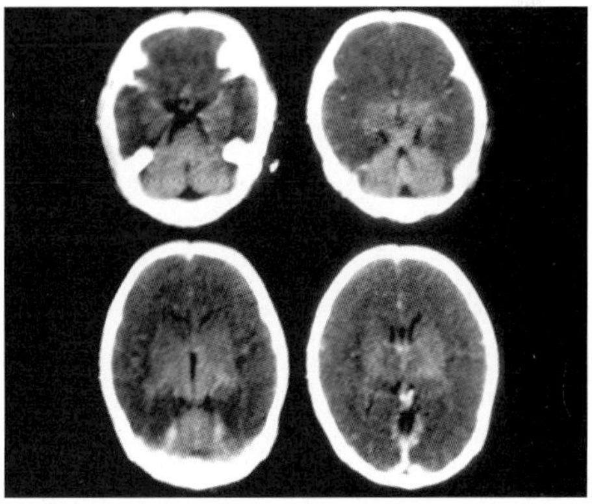

图2-27 新生儿缺血缺氧性脑病CT观

女，出生3h。CT显示双侧大脑灰白质界限不清，全脑各叶脑实质内均可见弥漫性低密度影，以额叶、颞叶为主，小脑-基底节区密度增高，呈CT反转征。脑沟回均消失

【病例】男，4d。出生青紫窒息，经复苏后，Apgar's评分：1评3分，5min后评分5分。近10min后出现自主呼吸，抢

救中经常发生呼吸暂停，进乳量少。

查体：嗜睡，面色轻度发绀。呼吸浅快、鼻翼扇动。口腔黏膜光整。心率 150 次 / min，律齐。两肺呼吸音粗，未闻及干湿性啰音。腹部膨隆。肝肋缘下 3cm，质中，边缘钝。脾肋缘下可及，质软。神经系统：四肢肌张力减低，四肢松软，脑膜刺激征（－）。新生儿生理反射：觅食反射（－）、拥抱反射（－）。

CT 扫描：双侧额、颞、部分枕叶均呈弥漫性低密度影，基底节区密度增高，呈 CT 反转征。纵裂池、侧裂池内呈线样高密度影。

转归：本例患儿经抢救存活，3 个月、12 个月后复查头颅 CT：双侧额、颞叶脑萎缩，大脑白质变性、双侧侧脑室前角被牵拉扩张。智力测评：智力障碍。

诊断：新生儿出生窒息致缺血性脑卒中并蛛网膜下出血。

转归：同一病例。本例患儿 3 个月、12 个月后复查 CT 双侧额叶脑萎缩。双侧侧脑室被牵拉扩张。动作能、应物能均落后。遗留反复惊厥。

智力测评：低下，<60 分。

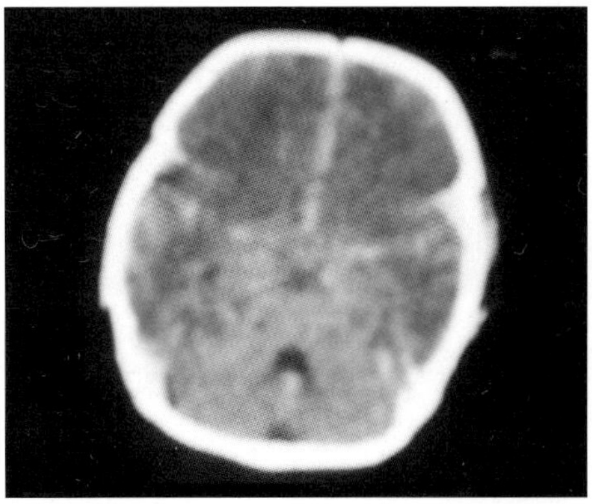

（一）

男，4d。CT 显示双侧额、颞、部分枕叶均呈弥漫性低密度影，基底节区密度增高，呈 CT 反转征。纵裂池、侧裂池内呈线样高密度影

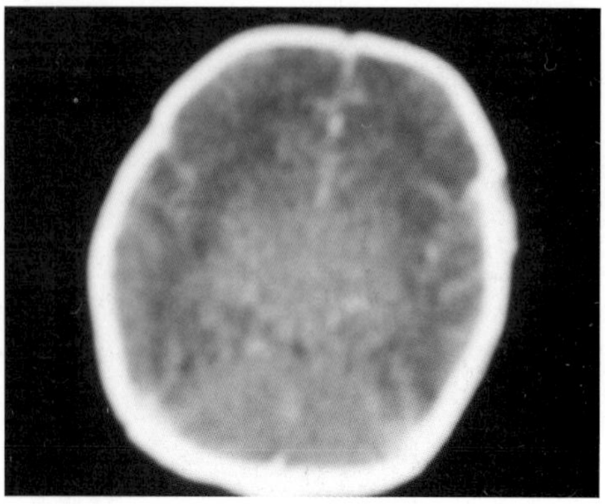

（二）

同一病例。CT 显示双侧额、颞、部分枕叶均呈弥漫性低密度影，基底节区密度增高，呈 CT 反转征。纵裂池、侧裂池内呈线样高密度影

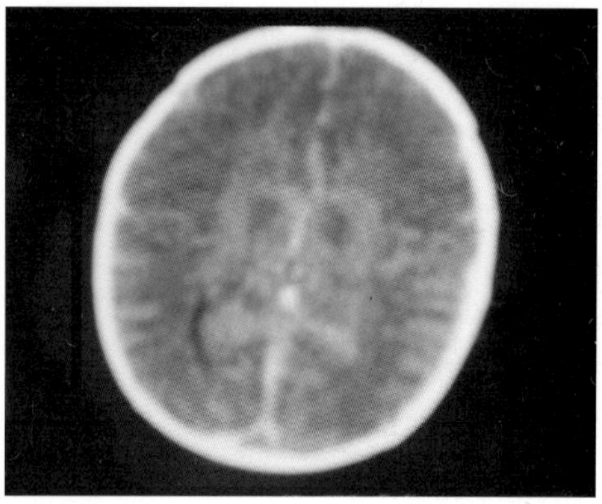

（三）

同一病例。CT 显示双侧额、颞、部分枕叶均呈弥漫性低密度影，基底节区密度增高，呈 CT 反转征。纵裂池、侧裂池内呈线样高密度影

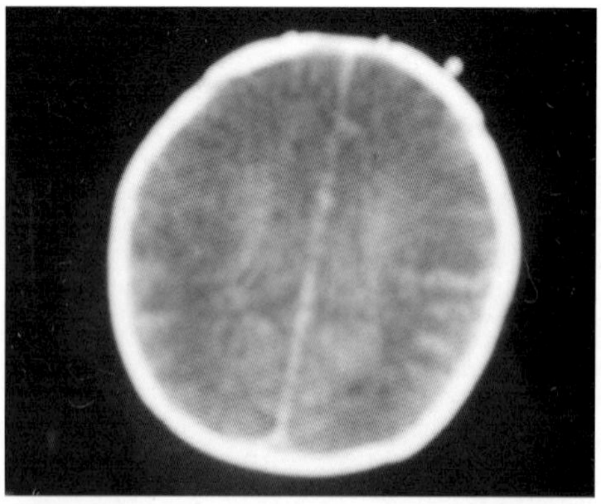

（四）

同一病例。CT 显示双侧额、颞、部分枕叶均呈弥漫性低密度影，基底节区密度增高，呈 CT 反转征。纵裂池内呈线样高密度影

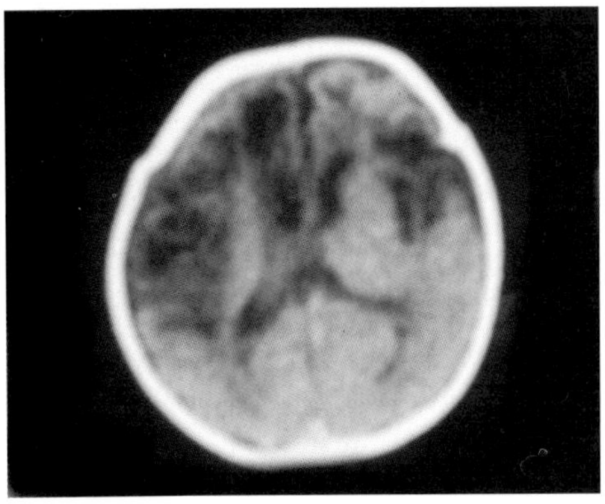

（五）

同一病例，男，12个月。CT显示双侧额叶脑萎缩。双侧侧脑室被牵拉扩张

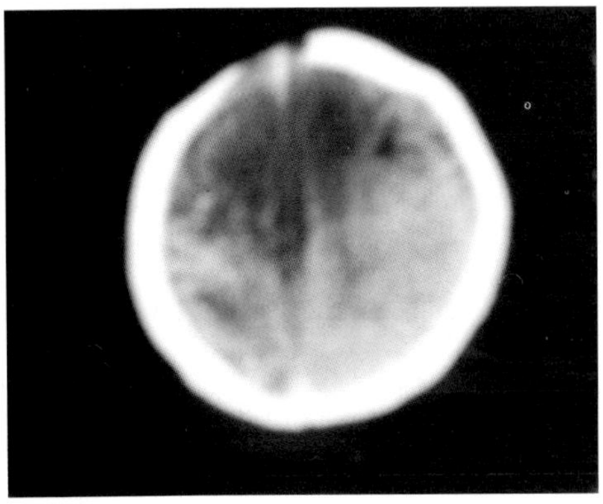

（六）

图 2-28 新生儿缺血缺氧性脑病并蛛网膜下腔出血治疗后幸存复查 CT 观

同一病例。CT 显示双侧额叶脑萎缩，软化灶形成

二、迟发性维生素 K 缺乏症致颅内出血

迟发性维生素 K 缺乏症致颅内出血（intracranial hemorrhage due to delayed vitamin K deficiecy），也称获得性低凝血酶原血症。发生于新生儿后期、婴儿早期，多见母乳喂养儿中的出血性疾病。

颅内出血为主，伴皮肤黏膜淤斑、渗血。临床特征：突发性出血倾向，急性失血性贫血，伴颅内压增高。血象呈红细胞减低，低血色素性贫血。凝血时间延长，凝血酶原时间延长。CT 表现①颅内各种出血征象。②缺血缺氧性脑病。

本病由 Repopart 于 1946 年首先描述。后来实验室检查证实出血与维生素 K 缺乏有关。由于早先国外文献报道罕见，尘封 20 年之久，Goldman 于 1966 年再次报道 5 例，引起大家关注。本病在国外的发生率 0.25‰~0.5‰，20 世纪 90 年代，国内随着 CT 检查普及，对本病的报道陆续增多。发病情况，男性多于女性。男女之比为 1.27∶1。从 1995 年我国儿童死亡监测资料表明：颅内出血是我国婴儿死亡的第 7 位原因，死亡率为 77.4/10 万。据此计算，我国每年因颅内出血死亡的婴儿约 1.5 万，接近每年因急性传染病死亡的婴儿总数。其中 96% 以上的病例为迟发性维生素 K 缺乏症致颅内出血。

【病因】由于维生素 K 的摄入与吸收不足，或小婴儿肝功能不健全，不能利用维生素 K 合成凝血酶原。主要原因有：①新生儿后期肝脏功能较差。其凝血因子Ⅱ、Ⅶ、Ⅸ、Ⅹ仅为正常成人的 30%~60%，至生后 6~8 周才接近成人水平。②新生儿及小婴儿合成维生素 K 的肠道细菌量不足，难以满足其生理需要的维生素 K。③母体内维生素 K 难以通过胎盘，母亲血中维生素 K 的浓度一般为 1μg/ml 左右，而脐带血中维生素 K 仅为母血的几十分之一或测不到，所以新生儿及 3 个月以内的小婴儿血中维生素 K 水平很低。在母乳喂养儿中，母乳含维生素 K 1.5μg/dl，而新鲜牛乳中含量 6μg/dl。母乳中含有多种抗体，这些抗体能抑制肠道内合成维生素 K 的正常细菌，如脆弱杆菌和某些大肠杆菌的生长。④疾病所致，例如患有腹泻，尤其慢性腹泻的婴儿，完全性胆道梗阻，如先天性胆总管囊肿致长期消化功能紊乱，妨碍维生素 K 吸收。影响凝血酶原合成。TORCH 或婴肝综合征等使肝功受损。长期抗生素治疗，抑制肠道正常菌群影响维生素 K 合成障碍。加之感染诱因易发生出血。

【临床表现】据我们一组资料分析，本病四季皆发，以夏秋多见。98.8% 的病例来自农村，90% 的患儿为母乳喂养。病前营养状况、发育均好。突然惊厥，发绀，面色苍白，恶心、呕吐、嗜睡。皮肤黏膜出血、淤斑，肌肉注射部位，化验采血处渗血不止。不典型者有烦躁、哭闹，夜间睡眠差，多汗。

查体：前囟膨隆。眼结合膜水肿，可见针尖状出血点。神经系统：脑膜刺激征阳性。颈项强直，克氏征阳性、布氏征阳性、巴氏征阳性。生理反射减弱或消失。

本病的临床诊断标准：

（1）母乳喂养为主，发病年龄为1~3个月的小婴儿。

（2）突然发生出血倾向和急性贫血。

（3）颅内出血有神经系统症候群，意识障碍。早期有呼吸衰竭表现，但无脓毒血症的临床特征。

（4）实验室检查有凝血酶原时间延长，出血时间延长。

（5）CT扫描：检出颅内出血及伴随脑水肿、缺血缺氧性脑病的征象。

（6）用维生素K治疗6h后，或补充新鲜血后，活动性出血停止。

【实验室检查】

（1）红细胞及血红蛋白均降低，为低血红蛋白性贫血。

（2）凝血时间延长，凝血酶原时间延长。病变极期采血部位不易凝血。

【影像学特点】CT扫描：显示颅内多部位，多形态的出血，出血量2.7~28ml。伴随急性脑水肿、缺血缺氧性脑病、脑梗塞。

（1）颅内出血：①蛛网膜下腔出血最常见。②脑实质出血，部位多见于额顶、颞枕、小脑等。血肿可以是单发，或多发，又可见到脑实质内血肿伴蛛网膜下腔出血（图2-29），或伴硬膜下出血，或伴硬膜外出血。③脑室系统内出血，CT显示一侧或双侧侧脑室后角呈水平状高密度影（图2-30），或第4脑室内出血伴梗阻性脑积水。

（2）缺血缺氧性脑病、急性脑水肿、脑梗塞：CT显示在出血同侧的大脑半球，甚至全脑弥漫性低密度改变。CT值16 ~ 22Hu（图2-29、图2-32）。或双侧额叶，侧脑室三角区周围的大脑白质区域，广泛的、弥漫性低密度影，边缘、轮廓不清，脑灰、白质界限模糊，而丘脑、基底节区相对密度增高，出现CT反转征。同时可显示脑室，脑沟回受压变形、变窄，尤其第3脑室最为明显，甚至消失。中线结构移位。少数患儿CT显示大脑中动脉供血区域大片边缘境界清晰的低密度改变，广基底靠颅骨内板，尖端指向颅内，类似成人缺血性脑血管病造成的脑梗塞表现。骨窗显示前囟膨隆，颅骨缝分离。

（3）在CT随访的病例中复查结果：蛛网膜下腔出血完全恢复正常。脑实质性出血伴中度或重度缺血缺氧性脑病，脑梗塞则预后不良。CT显示大脑半球性，局灶性脑萎缩，脑空洞畸形。

【诊断与鉴别诊断】诊断要点，患儿以突发性出血倾向，急性失血性贫血，伴颅内压增高症状和体征。血象红细胞及血红蛋白降低，凝血时间延长。CT显示颅内出血、急性脑水肿、脑梗塞、缺血缺氧性脑病。

鉴别诊断：

（1）急性中枢神经系统感染。

（2）其他各种中毒性脑病。

（3）佝偻病活动期：本病冬春季散发。病初易有混淆。患儿多汗，夜间睡眠差，易惊，但无急性失血性贫血，颅内压增高症要考虑与排除迟发性维生素K缺乏症致颅内出血，否则抗佝偻病治疗后加重颅内出血。

【病例】女，50d。哭闹3d。当地医院抗佝偻病治疗后，哭闹加重，面色苍白1d。在门诊化验血常规时，针刺部位按压后出血不止。CT显示左侧枕叶脑实质、硬膜下、乙状窦、侧裂池高密度出血影伴中线结构向右侧移位1.2cm。

诊断：迟发性维生素K缺乏致颅内出血并缺血缺氧性脑病。

转归：4个月后复查CT显示左侧大脑半球脑萎缩及蛛网膜下腔扩大，同侧侧脑室被牵拉扩张。

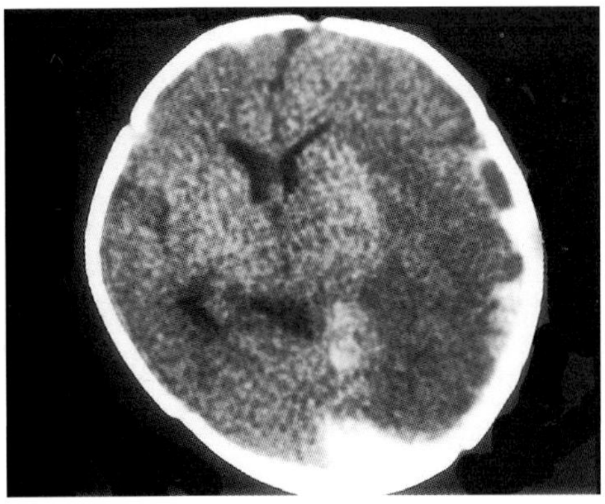

（一）

女，50d。CT 显示左侧枕叶脑实质、硬膜下、左侧乙状窦、侧裂池高密度出血影伴中线结构向右侧移位 1.2cm

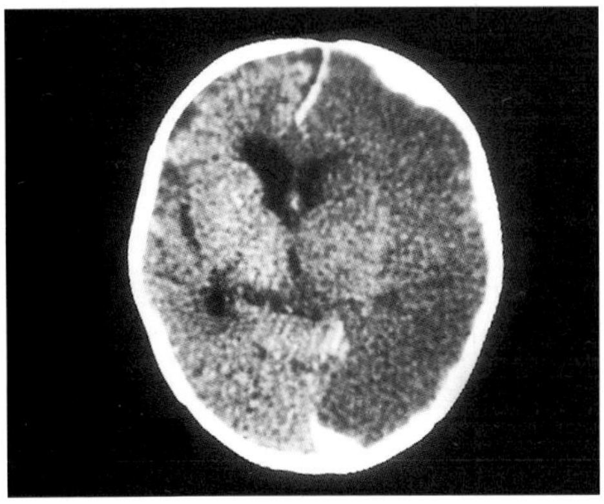

（二）

同一病例。CT 显示左侧枕叶脑实质、硬膜下、左侧乙状窦、侧裂池高密度出血影伴中线结构向右侧移位 1.2cm

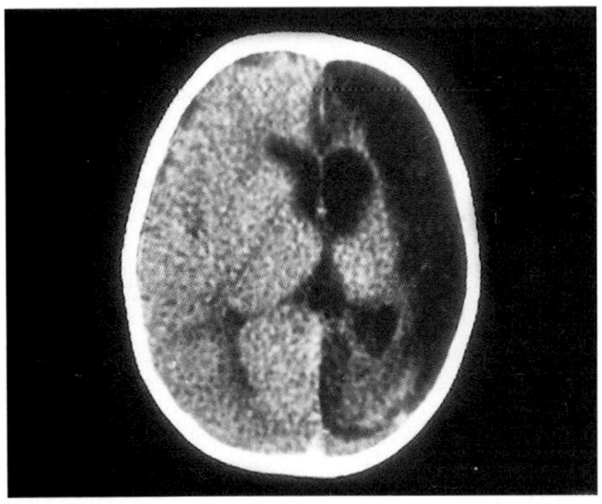

（三）

图 2-29　迟发性维生素 K 缺乏致颅内出血并缺血缺氧性脑病 CT 观

同一病例。CT 显示左侧大脑半球脑萎缩及蛛网膜下腔扩大，同侧侧脑室被牵拉扩张

【病例】男，38d。反复惊厥，面色苍白 2d。CT 显示第 4 四脑室内呈高密度出血，同时可见双侧侧脑室下角因急性梗阻性脑积水扩张明显。4 个月后复查 CT 完全恢复正常。

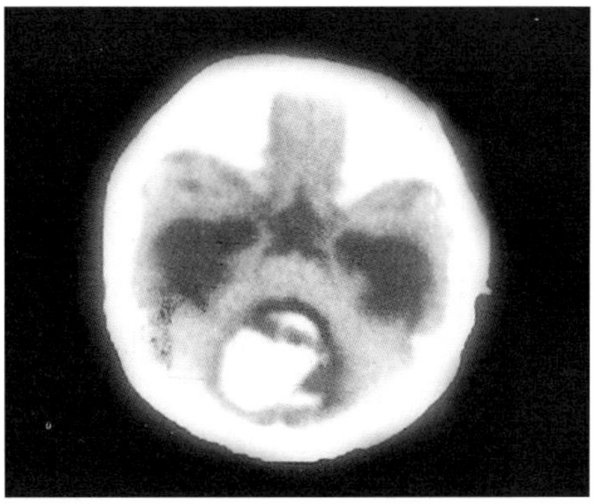

（一）

男，38d。CT 显示第 4 脑室内呈高密度出血，同时可见双侧侧脑室下角因急性梗阻性脑积水扩张明显

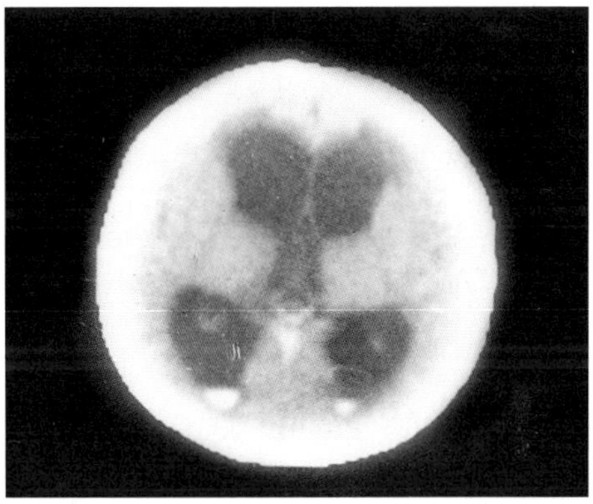

（二）

同一病例。CT 显示双侧侧脑室后角呈水平状高密度影，同时可见双侧侧脑室、第 3 脑室扩张明显

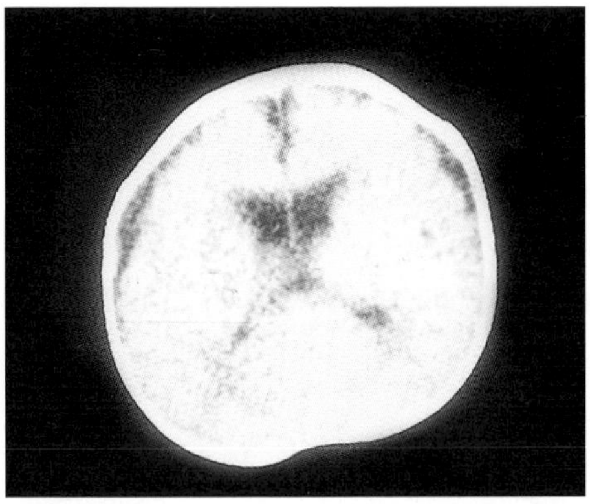

（三）

图 2-30　迟发性维生素 K 缺乏致脑室内出血，伴急性梗阻性脑积水复查 CT 观

同一病例。CT 显示完全恢复正常

【病例】男，2个月，母乳喂养儿。反复惊厥、呕吐，面色苍白3d。CT显示①前后纵裂池、四叠体池、双侧侧裂池内呈铸型密度。②左额部呈双凸形高密度。③左侧大脑半球广泛低密度影，中线结构移位，左侧脑室形态异常。

诊断：迟发性维生素K缺乏致颅内出血伴缺血缺氧性脑病。

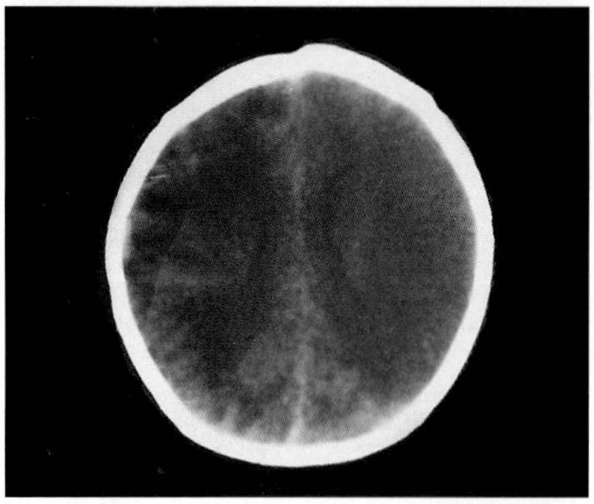

图2-31 迟发性维生素K缺乏症致颅内出血伴缺血缺氧性脑病CT观

男，2个月。CT显示前后纵裂池、四叠体池、双侧侧裂池内呈铸型密度。左额部呈双凸形高密度。左侧大脑半球广泛低密度影，中线结构移位，左侧脑室形态异常

【病例】男，3个月，母乳喂养儿。惊厥，呕吐2d。针刺部渗血不止，球结合膜可见针尖样出血点。CT显示右枕部、顶部硬膜下弧形高密度影，右侧大脑半球、左侧额叶广泛低密度影，其境界清晰，CT值22Hu。

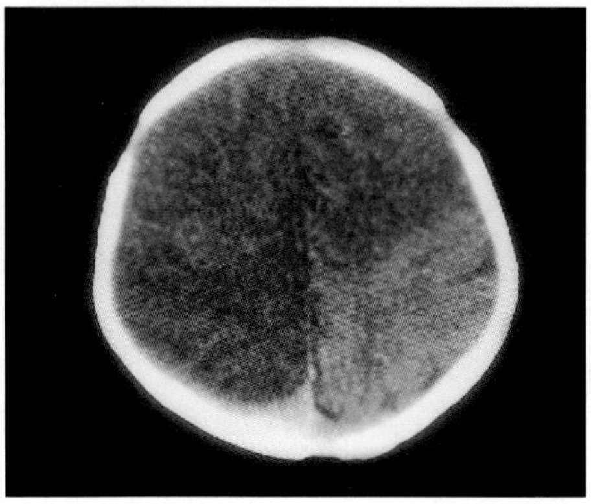

图2-32 迟发性维生素K缺乏症致颅内出血伴缺血缺氧性脑病CT观

男，3个月。CT显示右枕部、顶部硬膜下下弧形高密度影，右侧大脑半球、左侧额叶广泛脑密度减低

诊断：迟发性维生素K缺乏症致颅内出血伴缺血缺氧性脑病：①右枕部、顶部硬膜下血肿。②新生儿缺血缺氧性脑病。

三、骨髓增生异常综合征致颅内出血

骨髓增生异常综合征（myelodysplastic syndrome，MDS），临床特征为贫血，发热，肝脾肿大。血象呈全血细胞或红细胞系，粒细胞系或血小板系的某一系列减少。骨髓象则为70%~90%有核细胞增生活跃，且为病态造血。患儿轻微损伤有皮肤黏膜出血，重则因颅内出血致死。CT显示为非特异的出血征象。

【临床表现】起病隐匿，长期有面色苍白，乏力。易有发热，感染。20%患儿有皮肤黏膜的淤斑，鼻衄，1%仅有颅内出血，一旦出现异常可致命。30%~50%有肝脾肿大，主要为小儿骨髓外造血旺盛。少数有胸骨触痛。

【实验室检查】

（1）血象呈中重度贫血。红细胞形态异常。

（2）粒细胞系增多或减少，中性粒细胞减少。

（3）血小板正常或增生。

（4）骨髓象：红细胞系增生旺盛或减低。粒细胞系增生。巨核细胞正常或增生。红细胞动态检查发现为无效造血。有的学者认为本病是白血病前期。

【影像学特点】CT显示颅内有大量新鲜出血。出血部位以脑实质为主（图2-33），也可见于硬膜内外，或蛛网膜下腔，或脑室系统。出血量10~50ml。伴随征象：一侧大脑半球急性脑水肿、大脑镰疝或小脑幕切迹疝形成。中线结构移位，第3脑室，一侧侧室受压、变形。脑沟回、脑池受压变浅或消失等等。提示临床患儿随时均有危及呼吸、心跳、循环等生命体征的征象。

【诊断与鉴别诊断】患儿贫血、出血、发热、肝脾肿大。血象为中~重度贫血。骨髓象呈各系增生活跃的病态造血。CT显示颅

内出血。

鉴别诊断：

（1）再生障碍性贫血：贫血、出血，无肝脾、淋巴结肿大。血象、骨髓象呈三系减低。

（2）血小板减少性紫癜：贫血、出血，无肝脾、淋巴结肿大。血象：血小板计数减低。骨髓象：巨核细胞成熟受抑制。

【病例】男，2岁9个月。外伤后头痛，呕吐1d。查体：贫血貌，右眼眶、枕顶部皮下淤斑。肝脾肿大。1年前诊断为骨髓增生异常综合征。CT显示左侧颞枕部脑实质内有大片高密度出血，颅内出血量约84ml，并破入同侧侧脑室内。左侧侧脑室受压变形。中线结构向右移位。同侧脑沟回、脑池均消失。

转归：抢救无效死亡。

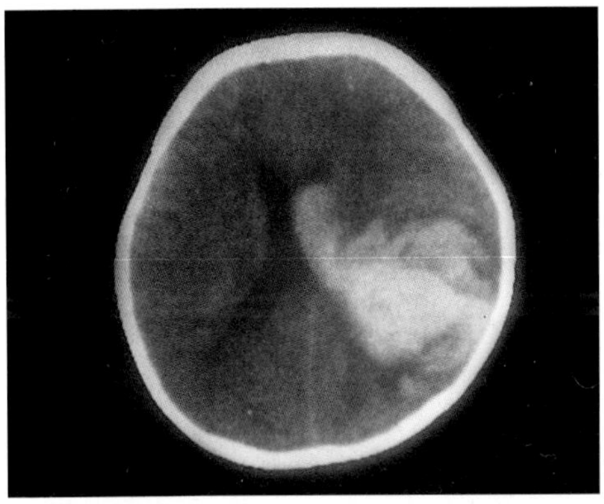

图2-33　骨髓增生异常综合征伴颅内出血、大脑镰疝、急性脑水肿CT观

男，2岁9个月。CT显示左侧颞枕部脑实质内有大片高密度出血颅内出血量约42ml，并破入同侧侧脑室内。左侧侧脑室受压变形。中线结构向右侧移位。同侧脑沟回、脑池均消失

四、血小板减少性紫癜致颅内出血

血小板减少性紫癜（thrombocytopenic purpura）是指小儿由于血小板减少所致出血。临床分为特发性、继发性血小板减少性紫癜。为临床最常见的出血性疾病。颅内出血，是本病最严重的并发症。常是致死的主要原因。临床特征：小儿以自发性皮肤黏膜出血，偶有内脏组织出血。实验室检查：血小板减少，出、凝血时间延长，血块收缩不良，骨髓象呈巨核细胞成熟受抑制。

【病因】国内外文献报告一致认为70%~80%与病前3周病毒感染有关。例如风疹、水痘、腮腺炎病毒感染，1%与活疫苗接种有关，引起血小板表面免疫复合物沉积，血小板破坏增加。

【临床表现】婴幼儿（3岁前）多见急性血小板减少性紫癜。四季均有发病，春秋季多为高发。病前有上呼吸道感染等诱因。突发性皮肤黏膜出血，多见散在性，针帽大小，位于皮内、皮下的出血点、淤斑。30%有鼻衄，偶见尿血、便血。1%有颅内出血，或肺内出血。主要表现为患儿烦躁，喷射性呕吐，头痛、嗜睡、昏迷、惊厥，急性颅内压增高症。

婴幼儿大部分见于急性期。年长儿多见于慢性期，呈反复发作。

【实验室检查】

（1）血小板计数 < 100×10^9/L。急性期多在 30×10^9/L。

（2）红细胞及血红蛋白因急性大量出血而减少。

（3）粒细胞系正常或增多。

（4）出血时间延长。血块收缩不良。

（5）骨髓穿刺涂片，可见巨核细胞正常或增高，而成熟期巨核细胞少见，血小板产生减少。

（6）血小板表面抗体（PAIgG）增高。

【影像学特点】CT扫描：在严重致命的血小板减少性紫癜病例中，头颅CT扫描：非特异性颅内出血，急性脑水肿征象（图2-34）。CT可测出血量，定出血部位，显示伴随的危重体征，如大脑半球或全脑急性脑水肿、脑室受压、中线结构移位、大脑镰或小脑幕切迹疝等。

【诊断与鉴别诊断】小儿皮肤黏膜出血，无肝脾肿大，无淋巴结肿大。血小板计数 <100×10^9/L。骨髓象：巨核细胞增加或正常，血小板抗体增加。

鉴别诊断：

（1）再生障碍性贫血：患儿有发热、贫血、出血现象。无肝脾、淋巴结肿大。末梢血象及骨髓象：红细胞系、粒细胞系、巨核细胞系均减少。

（2）急性白血病：发热、贫血、出血。肝脾、淋巴结肿大。血象及骨髓象可见大量不成熟白细胞。

（3）过敏性紫癜：双下肢伸侧对称性、出血性斑丘疹，血小板计数正常。

【病例】男，6岁。紫癜3周，头痛，呕吐，烦躁3d。患血小板减少性紫癜4年。化验：血小板计数20×10^9/L。抢救无效死亡。生前头颅CT显示左颞枕部脑实质内出血，出血量约59ml，血肿周围脑水肿。

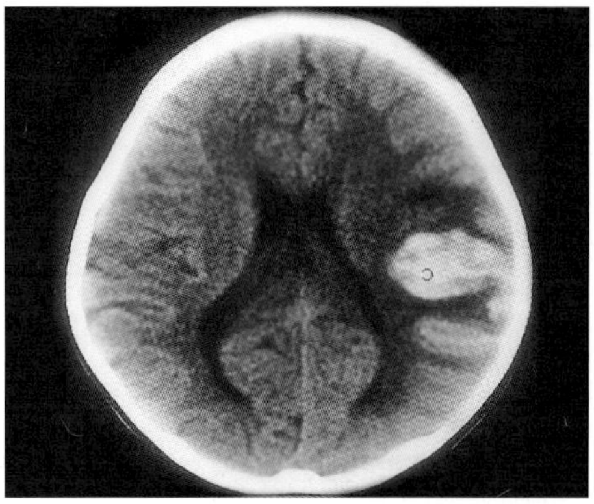

图2-34　血小板减少性紫癜致颅内血肿伴急性小脑幕切迹疝、脑水肿、呼吸衰竭CT观

男，6岁。CT显示左颞枕部脑实质内出血，出血量约59ml，血肿周围脑水肿

五、血友病致颅内出血

血友病致颅内出血（hemophilia lead intracranial hemorrhage），是指小儿体内缺乏凝血因子Ⅷ（详见第八章第一节）当头颅外伤时，致颅内出血。

【诊断与鉴别诊断】患儿自幼有反复出血史。实验室检查可以确诊，结合头颅外伤史及头颅CT扫描所见即可诊断，或临床用Ⅷ因子治疗后出血停止，无须鉴别诊断。

【病例】男，4岁。外伤后头痛、呕吐、面瘫、抽搐3d。头颅CT扫描软组织窗显示左颞顶部硬膜外呈双凸形高密度影伴右颞顶部局灶性脑水肿，出血量约2.9ml。

诊断：血友病致颅内出血。

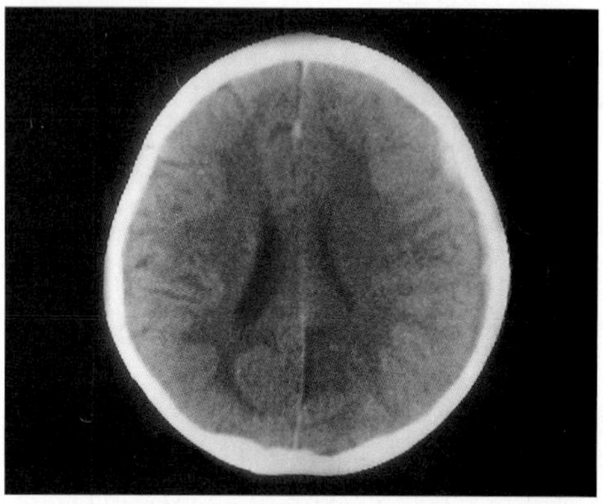

图2-35　血友病致左颞顶部硬膜外血肿CT观

男，4岁。CT显示左颞顶部硬膜外呈双凸形高密度影伴右颞顶部局灶性脑水肿，出血量约2.9ml

六、蛛网膜下腔出血

蛛网膜下腔出血（subarachnoid hemorrhage，SAH）是指小儿颅内微小血管破裂，或室管膜下出血破入脑室系统随脑脊液循环流入蛛网膜下腔。其发生率在小儿颅内出血性疾病中较高。我们收集一组资料检出率94%。男女发病之比为15：1。发病年龄出生2h~4个月。

【病因】

（1）围生期：新生儿出生窒息，有产钳、胎吸、产伤等异常分娩史。

（2）早产儿，先天畸形，宫内、产程中感染等。

（3）新生儿后期，多为迟发性维生素K缺乏致颅内出血。

（4）小婴儿头颅外伤。

【病理改变】大体所见脑表浅血管破裂，出血积聚在蛛网膜下腔，脑底部，基底池，侧裂池下，大脑、小脑凸面，大量出血伴脑水肿，脑沟回变浅，脑部重量增加。

【病例】女，14岁。外伤后剧烈头痛、呕吐20min。CT显示前后纵裂池、双侧侧裂池、环池呈铸型高密度影。双侧侧脑室后脚呈水平状高密度影。

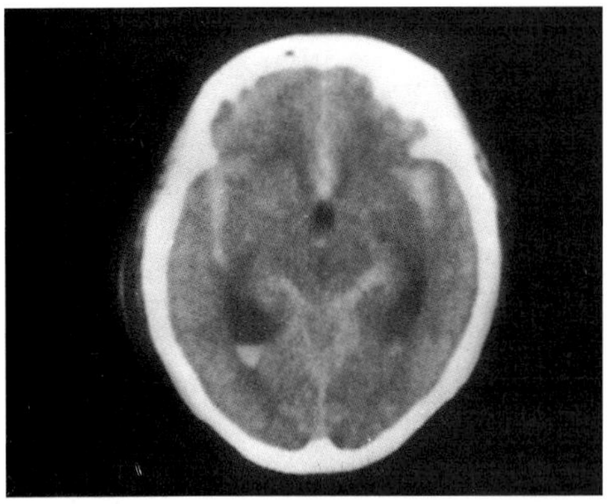

图 2-36　外伤性蛛网膜下腔出血 CT 观

女，14 岁。CT 显示前后纵裂池、双侧侧裂池、环池呈铸型高密度影。双侧侧脑室后脚呈水平状高密度影

【病例】男，8 个月。由床上坠地 2h。查体：右颞枕部头皮外伤，多处渗血。CT 扫描可见右侧外侧裂池附近呈解剖铸型高密度出血。经治疗后 CT 扫描显示与上述同层面出血明显减少。

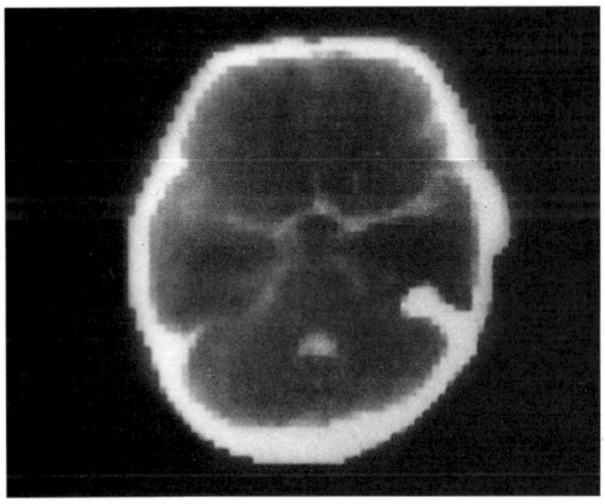

图 2-37　外伤性蛛网膜下腔出血 CT 观

男，8 个月。CT 显示右侧外侧裂池附近呈解剖铸型高密度出血

【临床表现】宫内缺氧表现胎动增加，胎心改变。出生室息经抢救，Apgar's 评分低，1~5min 后仍未恢复正常。患儿哭声弱，苍白，呼吸浅表不规则，反应迟钝，抽搐，或母乳喂养儿，发育营养佳良，突然惊厥，面色苍白，贫血，前囟膨隆，针刺部位渗血不止。

【实验室检查】

（1）红细胞、血红蛋白均减低，呈低血红蛋白、小细胞性贫血。

（2）脑脊液呈血性的。

【影像学特点】CT 扫描：在病初 2~3d 的检出率 80%~100%。此后阳性率逐渐下降。超过 1 周难以发现异常。出血急性期，CT 检查为首选检查。CT 显示基底池、侧裂池、前后纵裂池及其脑池附近的脑沟回内呈解剖铸型样高密度影。大脑镰密度增高、增宽（图 2-36、图 2-37）。由于蛛网腔下腔为颅内很广泛的，潜在的腔隙，加之脑脊液循环压力梯度差影响，在此出血很难精确测定出血量。蛛网膜下腔出血有时伴脑血管痉挛。与血管痉挛严重或同时伴血管壁内缺氧、出血，通透性增高，血管闭塞，造成局部脑实质出血或缺血、水肿、栓塞。CT 表现为基底靠颅骨内板，尖端指颅内的大片低密度区域，与脑血管供血区域吻合，多见大脑中动脉供血区脑梗塞。

第四节　脑积水

一、脑积水的概述

脑积水（hydrocephalus），是指小儿脑脊液分泌过多，流出道梗阻，或吸收减少产生的脑脊液异常增多，使脑室系统、蛛网膜下腔扩张，压迫脑实质产生一系列病理生理过程。临床特征：小婴儿有哭闹，阵发性脑性尖叫，年长儿可诉头痛、恶心、呕吐、视力减退。CT 及 MRI 显示脑室系统高度扩张，或蛛网膜下腔增宽，脑池扩大。

（1）脑脊液的生成：小儿脑脊液的生成，因年龄而异。新生儿 0.37ml/min。1 岁以上小儿接近成人脑脊液生成量，0.35~0.50ml/min。每日脑脊液形成总量约为 400~500ml，每日可循环更新 4 次。75% 的脑脊液由双侧侧脑室、第 3 脑室内的脉络丛分泌。25% 由脑实质内的毛细血管内皮分泌，生成后的脑脊液随压力梯度而循环。双侧侧脑室、第 3 脑室内压 180mmH_2O，上矢状窦压力为 90mmH_2O。脑脊液由双侧侧脑室经室间孔进入第 3 脑室。再经第 3 脑室内狭窄的中脑导水管流入第 4

脑室。在此小儿中脑导水管长仅 3~8mm，宽约 2mm。在第 4 脑室经正中孔、双侧侧孔出脑室系统流入脑池。由此到大脑、小脑的表面。向前流入大脑半球的凹面，向下流入脊髓的蛛网膜下腔。由此而上，最终注入上矢状窦，被蛛网膜绒毛颗粒与其紧密相连的上皮间吸收。

（2）脑积水的病因：在脑脊液生成、循环、吸收任何过程中的动态平衡紊乱，均可导致产生脑积水。

主要原因：①先天畸形，例如中脑导水管发育异常、脊柱裂、脑膜膨出症、Dandy-Walker 综合征、Chrari 综合征、脑脊液循环通路受阻。②感染：脑囊虫病，结核性脑膜炎导致中脑导水管粘连，或脑实质炎症时致毛细血管内皮分泌脑脊液量增多，或蛛网膜颗粒吸收减少。③出血：新生儿及小婴儿患迟发性维生素 K 缺乏致蛛网膜下腔、脑室内出血，未及时诊断、正规治疗导致蛛网膜下腔、中脑导水管等粘连。④肿瘤：例如第 4 脑室的室管膜瘤，挤压第 4 脑室产生正中孔、外侧孔阻塞，使脑脊液循环通路梗阻。脉络丛乳头状瘤，刺激脑脊液分泌亢进。⑤头颅外伤也可造成脑脊液暂时性分泌增多，或蛛网膜下腔出血造成中脑导水管狭窄，或者不通。

（3）脑积水的病理：大体所见，脑室内极度扩张，脑实质受压变薄。镜检：神经细胞变性、坏死。脑白质脱髓鞘改变，胶质增生。

（4）脑积水的临床表现：婴幼儿囟门、骨缝未完全闭合，主要症状有头形呈进行性的增大，易哭闹、烦躁、嗜睡。阵发性突如其来的尖叫。食欲差。恶心、呕吐、消瘦。

查体：头围增大，超过同龄儿正常头围行标准差。前囟膨隆，头皮静脉怒张，前额增宽，“落日眼”。颅骨透光试验阳性。视乳头水肿，儿童则诉头痛，晨起加重，性格改变，视力减退，学习成绩下降。恶心、呕吐呈喷射状，进食、饮水即吐，有的患儿出现极度的消瘦、营养不良、贫血、衰竭等表现。颈项强直，脑膜刺激征及病理性体征阳性，腱反射亢进。眼底视乳头水肿。

（5）影像学特点：

1）CT 扫描：平扫软组织窗显示，脑室系统扩张，与蛛网膜下腔的大小不成比例。在脑积水时第 3 脑室扩张明显，呈球囊状，挤压丘脑下移。胼胝体向前抬高。双侧侧脑室前后角变钝，呈穹隆状膨出。脑室周围大脑白质可见斑片状低密度水肿带。这是由于脑室内压力过高，脑脊液经室管膜向外渗出。脑池、脑沟回、脑裂均受压变平、变浅，脑实质变薄（图 2-36 ~ 图 2-45）。骨窗显示：小儿前囟未闭合，向前膨隆明显，颅骨缝分离。

2）MRI：轴位像与 CT 相似。对脑积水脑室系统扩张，脑白质、间质内水肿显示比 CT 更清楚。矢状位可清楚显示中脑导水管梗阻部位（图 2-45）。作为 CT 扫描的互补。

脑积水的断判，对影像诊断医师来讲，作出判断很简单。对初学看图像的临床医师，可根据如下表中数据作出判断。我们一组资料表明，第 3 脑室横径测定，侧脑室侧角以及第 4 脑室形态观察简单易学（见下表）。

脑积水的影像判断标准

脑室横径线平均值（mm）	脑积水（mm）	mm
双侧侧脑室前角间距最大值	33	>45
第 3 脑室宽度	3 ~ 4	>6
第 4 脑室宽度	12	>20

二、脑积水的分类

既往临床诊断中统称为脑积水，在 CT、MRI 检查中，可分出为何种脑积水，其临床诊断、治疗、预后完全不同。

（1）梗阻性脑积水，又称脑室内型梗阻性脑积水。是指小儿第 4 脑室以上任何部位脑脊液流出道受阻产生的脑积水。CT 显示在第 3 脑室之前的室间孔受阻，双侧侧脑室扩张，双侧侧脑室前角间距大于 45mm。梗阻部位位于中脑导水管，不但第 3 脑室呈球囊状扩张，第 3 脑室宽度大于 6mm，双侧侧脑室同时也有扩张。第 4 脑室正中孔、外侧孔受阻，则脑室系统均表现扩张。

【病例】女，7 岁。头痛，视力减退 4 个月，经眼科治疗无效。术前 CT 显示双侧侧脑室扩张。双侧侧脑室前后角大脑白质区有斑片状低密度影。经脑室内置管引流，脑积水较术前略有改善，侧脑室内引流管为高密度影。双侧脑室白质区渗出的低密度影消失，说明引流较畅通。

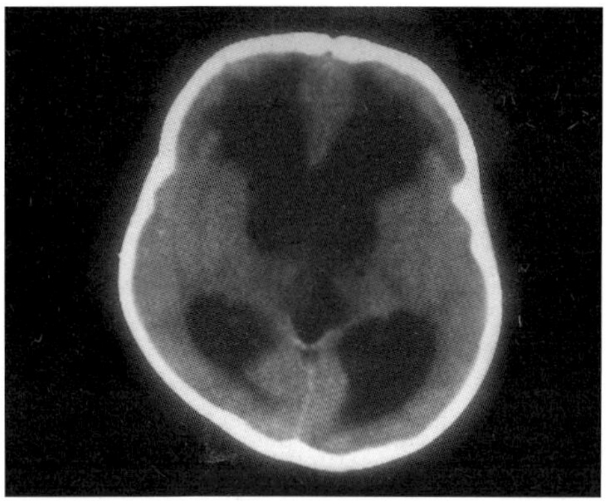

（一）

女，7岁。术前CT显示双侧侧脑室扩张。双侧侧脑室前后角大脑白质区有斑片状低密度影

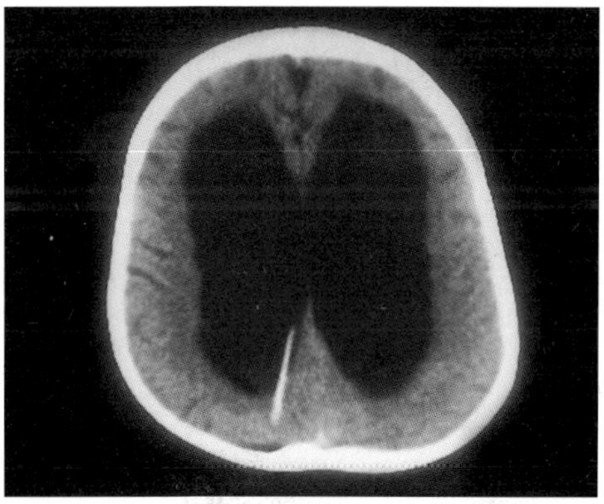

（二）

图2-38　梗阻性脑积水CT观

同一病例。CT显示脑积水较术前改善，侧脑室内引流管为高密度影。双侧脑室白质区渗出的低密度影消失

（2）脑外性脑积水：也称外部性脑积水，是指小儿1岁6个月以前，囟门未闭合时，颅内压增高，蛛网膜下腔增宽，基底池、鞍上池增宽，伴或不伴脑室系统扩张。

本病首先由Dandy于1917年描述。临床特征为颅内压增高，尸检发现蛛网膜下腔间隙增宽。1978年以来，CT在儿科领域广泛应用后，Robenat Son再次引用本名称作诊断。1990年我国学者曾幼鲁系统报告本病。随CT普及，儿科医师接触本病日益增多。本病的病因很多，病理生理改变基础是脑脊液的产生分泌增多而吸收减少，致使脑脊液循环的动态平衡发生暂时性紊乱，多数患儿随着囟门闭合，临床症状减轻，本病为一组自限性疾病。CT表现：平扫软组织窗显示特征有：①额顶区，蛛网膜下腔增大≥6mm。②前纵裂池增宽。③基底池主要是鞍上池扩大。④额顶部脑沟回增宽加深。⑤脑室有轻度或无扩张。骨窗显示：小儿囟门未闭合，前囟突出，颅骨骨缝轻度分离。

我们CT室对本病一组45例患儿进行8个月至5岁6个月的临床、CT追踪观察。3例小儿前囟闭合后仍超过正常头围3个标准差。智力测查43例正常。2例CT图像显示正常，患儿有脑瘫，智力低下。8例多次进行前囟穿刺减颅压，3次复查CT无变化。1岁6个月以后随小儿囟门闭合，脑外性脑积水吸收，脑形态学改变恢复正常。

【病例】男，83d。哭闹，抽风2个月。CT显示后颅凹右侧被脑脊液样密度占据，第4脑室与枕大池相通。同侧小脑半球缺如，双侧侧脑室下角扩张。

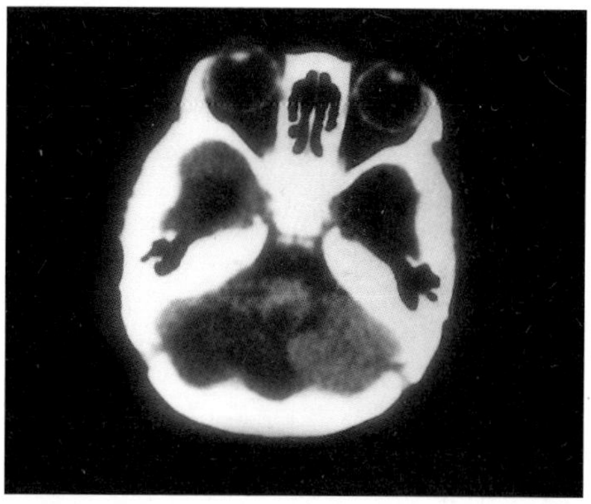

图2-39　Dandy-Walker综合征CT观

男，83d。CT显示后颅凹右侧被脑脊液样密度占据，第4脑室与枕大池相通。同侧小脑半球缺如，双侧侧脑室下角扩张

【病例】女，3岁。头痛、呕吐、行走不稳3个月。CT显示小脑近中线有

2.4cm×3cm 大小混杂密度影。幕上双侧侧脑室高度扩张，手术病理为小脑室管膜瘤。

诊断：小脑室管膜瘤并梗阻性脑积水。

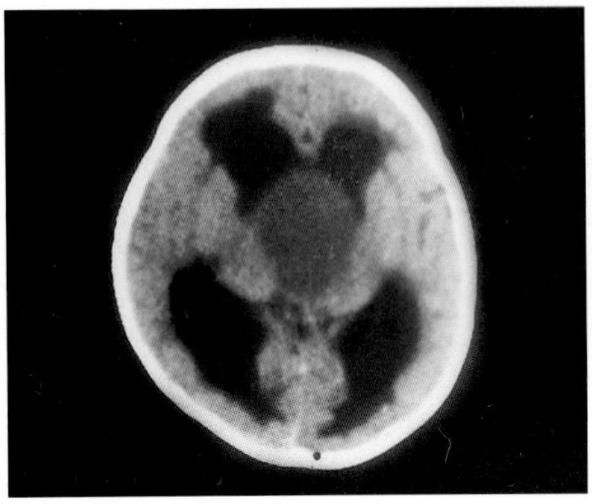

图 2-40　小脑室管膜瘤伴梗阻性脑积水 CT 观

女，3 岁。CT 显示小脑近中线有 2.4cm×3cm 大小混杂密度影。幕上双侧侧脑室高度扩张

【病例】男，2 个月。面色苍白，哭闹 1d。CT 显示第 4 脑室、双侧侧脑室后角高密度出血影。双侧侧脑室、第 3 脑室高度扩张。

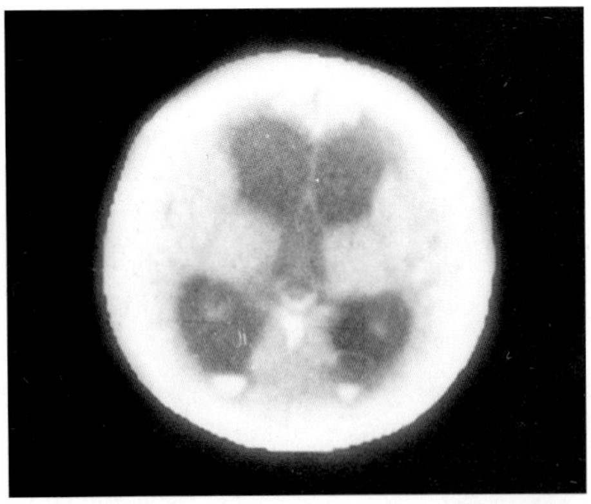

图 2-41　迟发性维生素 K 缺乏致第 4 脑室内出血伴梗阻性脑积水 CT 观

男，2 个月。CT 显示第 4 脑室、双侧侧脑室后角高密度出血。双侧侧脑室、第 3 脑室高度扩张

【病例】男，2 个月。突然惊厥，面色苍白 2d。初误诊为迟发性维生素 K 乏致颅内出血症。CT 显示双侧额顶区颅骨内板下 10mm。脑沟增宽加深，基底池增宽，经前囟穿刺治疗 4 次，前症消失。随访到 2 岁 6 个月复查 CT 完全恢复正常。

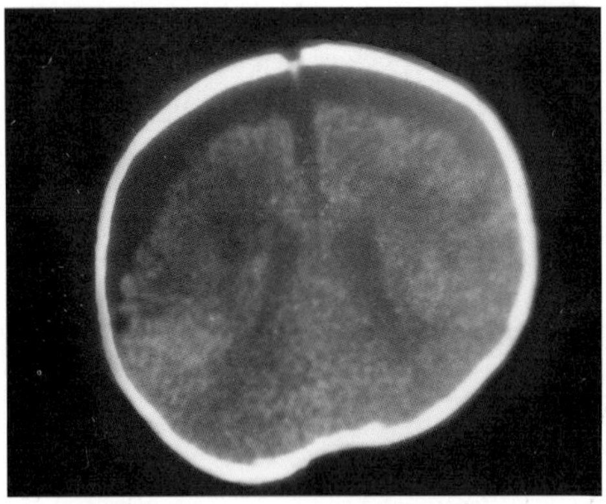

图 2-42　脑外性脑积水 CT 观

男，2 个月。CT 显示双侧额顶区颅骨内板下 10mm。脑沟增宽加深，基底池增宽

【病例】男，1 岁 2 个月。发热、惊厥 1d。查体：前囟膨隆，颈部抵抗，布氏征阳性。脑脊液常规，生化均正常，CT 显示颅骨内板下额顶区蛛网膜下腔增宽呈 6mm。

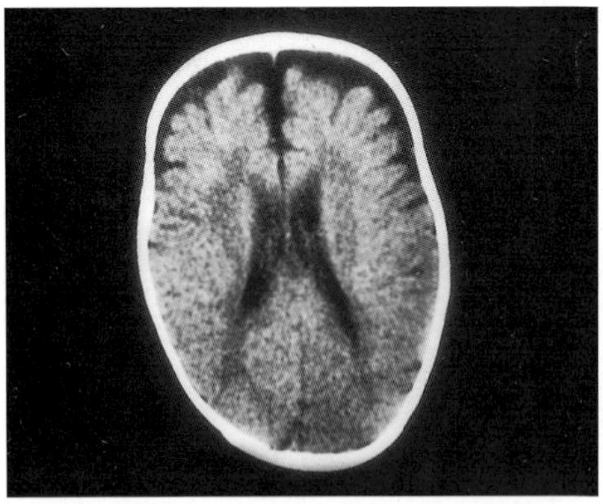

图 2-43　脑外性脑积水 CT 观

男，1 岁 2 个月。CT 显示颅骨内板下额顶区硬膜下增宽，间距约 6mm

【病例】男，14 岁。2 年前曾车祸诊断重型颅脑损伤，现头痛、视力减退。CT 显示第 3 脑室横径扩大。双侧脑室前后角圆钝，双侧侧脑室前角旁可见低密度影。

诊断：梗阻性脑积水。

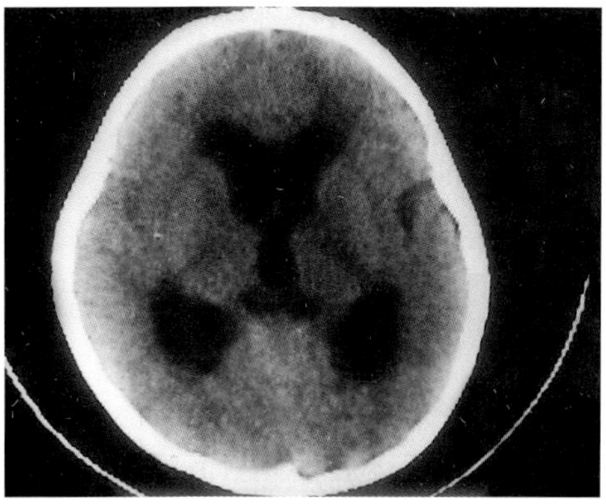

图 2-44　外伤后脑积水 CT 观

男，14 岁。CT 显示第 3 脑室横径扩大。双侧侧脑室前后角圆钝

【病例】男，11 岁。头痛、恶心 7 个月，加重 1 周。确诊脑囊虫病。在陕西省疾控中心囊虫病循环抗体和补体结合试验阳性。MRI 矢状位加权像显示第 3 脑室中脑导水管局部呈漏斗状变窄，双侧侧脑室明显扩张。

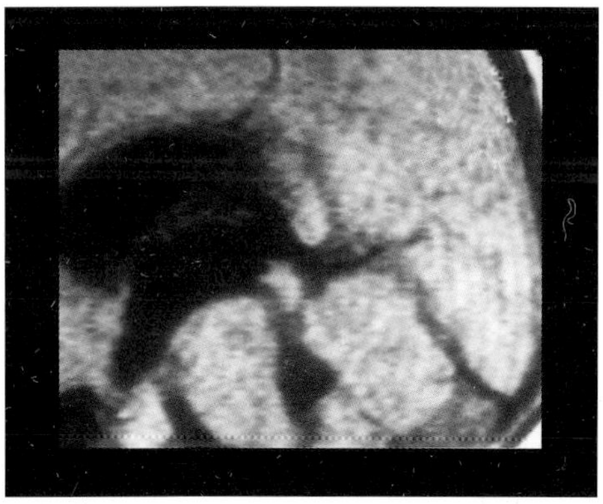

图 2-45　脑囊虫病性脑积水（脑室型）MRI 观

男，11 岁。MRI 矢状位加权像显示第 3 脑室粘连变窄，双侧侧脑室明显扩张，中脑导水管局部呈漏斗状变窄

第五节　小儿中毒性脑病

小儿中毒性脑病（encephalopathia toxic of children），是指小儿遭受不同中毒原因损害后，所致脑部病理改变相似的一组疾病。临床特征：急性期表现为小儿颅内压增高。慢性期则为惊厥、脑瘫、智力低下等。随着工业化的发展，各种化合物（包括药品）种类日益增多，中毒病例与日俱增。在美国，中毒事件呈上升趋势。国内各种中毒所致死亡人数仅次于交通事故，涉及儿童急性中毒的病例约占 90%。近年来随着我国儿童意外死亡报道渐多。其中各种中毒病例约占所有病例的 85%。据我国卫生资料统计在“损伤与中毒”的发病中，约占全部疾病死因的第 5 位。全国中毒死亡率为 9.06/10 万 ~16.63/10 万人。高于传染病，泌尿生殖系统、内分泌系统疾病的死亡率。急性中毒性脑病死亡较高。慢性中毒性脑病虽发病率较低，个体危害很大，对家庭、社会造成沉重的精神和经济负担。目前本组疾病已引起世界各国儿科界的广泛关注。

【病因】主要是小儿年幼无知，缺乏生活经验。婴儿有手拿东西即入口的习惯，另外亦缺乏自我保护意识，据文献报道，中毒原因中以一氧化碳中毒居多，霉变甘蔗中毒，铅中毒，敌鼠药（氟乙酰胺）中毒，食物中毒，其次酒精中毒，急性吐、泻伴严重脱水，青霉素过敏性休克等均可导致急性中毒性脑病的发生。

【病理改变】据 Lapresle 和 Fardear 于 1967 年报道一氧化碳中毒性脑病和文献中报道致其他中毒性脑病尸检病理报告。肉眼所见：大脑表面充血水肿，重量增加，大脑半球脑组织有区域性坏死。①苍白球变性、坏死。②脑白质脱髓鞘改变。③大脑白质呈“海绵状”改变。④海马结构变性、坏死。⑤小脑也可见到变性、坏死及脱髓鞘改变。以上病理改变以大脑皮层下白质及苍白球最重，海马及小脑较轻。

【临床表现】均有中毒或过敏后脑部损害病史。据文献报道汇总，多发生在乳儿、幼儿及学龄前期。发病年龄 3 个月 ~ 14 岁。男多于女。急性期有头昏、嗜睡、意识不清、昏迷、突然惊厥、呕吐、腹痛、腹泻。后遗症期或慢性期则有反复癫痫发作，肢体运动障碍、共济失调、记忆力减退、表情呆板、流涎等核麻痹。

【影像学特点】在本组疾病中 CT 和

MRI 表现均为非特异性。可为中毒性脑病的诊断、鉴别诊断及疾病转归预后提供依据，在此，MRI 较 CT 更为敏感。

（1）急性中毒性脑病：①轻度 CT 基本表现正常。极少数病例基底节区密度减低，预后尚好。②中度 CT 表现为大脑皮质广泛水肿，脑沟、回变浅，脑池消失。第 3 脑室形态变窄（CT 测定≤ 3mm）。大脑白质区与灰质界限不清，脑实质密度减低，CT 值≤ 20Hu。基底节区单侧或双侧苍白球呈圆形或类圆形低密度影，边缘模糊不清。如果低密度范围≤ 5mm，预后则好，>5mm 预后则差。③重度显示脑水肿，苍白球变性，大脑白质区广泛的缺血、缺氧性脱髓鞘改变。表现为侧脑室前后角，半卵圆中心区斑片状低密度影，以额、顶部为著。苍白球对称性低密度灶为中毒性脑病特征性表现，也可见于其他中毒性脑病。同时尾状核、丘脑等可发生类似改变。CO 中毒的病例，病程初期影像学改变不明显，文献报告随访病例可见到双侧苍白球变性。

（2）慢性期、后遗症期 CT 显示广泛的脑萎缩。脑沟、回增宽加深，脑室系统扩张。基底节、脑白质软化灶。大脑白质区斑片低密度影为脑白质脱髓鞘改变。预后很差。

【诊断与鉴别诊断】本组疾病的病因很重要，有吸入、食入、接触中毒的致病原是关键。临床症状如突然出现嗜睡、惊厥、呕吐、腹痛等有颅内压增高的体征，要考虑到急性中毒性脑病。结合化验室毒理分析结果，方可诊断。

鉴别诊断：

（1）中毒性脑病之间进行鉴别。主要为实验室检查中毒毒理分析的鉴别，请结合各节内容进行鉴别。

（2）中枢神经系统急性感染。患儿有高热、惊厥、意识不清。脑脊液常规和生化检查异常。CT 扫描可见大脑白质或灰质有片状的低密度影，其边缘境界模糊不清，CT 值 <20Hu。

（3）重症肺炎、急性重症肝炎、中毒性细菌性痢疾所致中毒性脑病。患儿有原发感染病灶，嗜睡、神志恍惚、高热、惊厥。CT 显示颅内弥漫性低密度影，灰白质界限不清，CT 值 <22Hu。脑沟、脑回、脑池均变浅或消失。

一、霉变甘蔗中毒性脑病

霉变甘蔗中毒性脑病（toxic encephalopathy of molded sugar cane），是指小儿食用被致病霉菌污染的甘蔗后，食入体内的霉变甘蔗的霉菌释放出强烈的嗜神经毒素，所致的急、慢性脑部损害。本病发生率近几年报道渐多。急性中毒者，死亡率极高。幸存者，慢性中毒有严重的惊厥、智力障碍、脑瘫等。也有发生癌变报道。

【病因】致病霉菌很多，包括单霉菌、镰刀菌。少数有根霉菌、毛霉菌、青霉菌、曲霉菌、支链孢霉菌，主要有串珠镰刀霉菌和节菱孢霉菌。这些霉菌均产生神经毒素，引起中枢神经系统损害，文献报道，节菱孢霉菌毒素在人体内蓄积时间长，潜伏期也长，对脑组织破坏更严重。

【病理改变】大体所见，脑内淤血呈暗红色，水肿、变硬，重量增加。镜检：小血管充血、水肿、渗出。静脉和毛细血管扩张，血液淤滞。导致基底节区的豆状核、尾状核、视丘、中脑、小脑、前庭系统，锥体束因缺血缺氧而发生的变性、坏死、小灶性出血、脱髓鞘等一系列病理改变。

【临床表现】北方省份冬春季高发。尤其在 2~4 月份多见。霉变甘蔗的根梢部发红，有酒糟味。食入后潜伏期 15min~7h。多数于食后 2~5h 内发病。症状有恶心、呕吐、腹痛、头痛，严重者有视物不清、抽风、昏迷、双目凝视、颈项强直等，病理反射阳性。急性期经抢救幸存者有惊厥、脑瘫、智力低下等神经系统后遗症。

【实验室检查】

（1）外周血白细胞计数增高，分类淋巴细胞增多。

（2）脑脊液常规及生化异常。

【影像学特点】

（1）CT 扫描：急性期平扫软组织窗显示双侧基底节区的豆状核、苍白球，呈对称性扇形低密度影。其轮廓、边缘境界不清。CT 值 22Hu。同时可见高密度出血灶，出血量小于 10ml。有的患儿病后 11d 头颅 CT 显示额叶深部大脑白质半卵圆中心区有大片低密度影呈对称性分布，病变区密度均匀，边界尚清，CT 值 15~25Hu。幸存者或慢性期 CT 显示双侧大脑半球白质区半卵圆中心，基底节、丘脑等广泛的脱髓鞘样斑片状低密度影，CT 值 22~26Hu（图 2-46、图 2-47）。脑萎缩改变。

（2）MRI：在冠状位或轴位显示基底节区苍白球、尾状核，为对称性改变。T1 加权像呈低信号，T2 加权像则为高信号。

【病例】女，9 岁。食用有霉味甘蔗长度约 70cm。约 50min 后出现恶心、呕吐、头痛、视物不清 12h。病程中抽风不止、昏迷、血尿、柏油样便。48h 后经抢救无效死亡。CT 显示双侧基低节区对称性低密度影。双侧额颞叶弥漫性低密度。左侧豆状核有高密度出血，出血量约 6ml。

诊断：急性霉变甘蔗中毒性脑病并左侧豆状核出血。

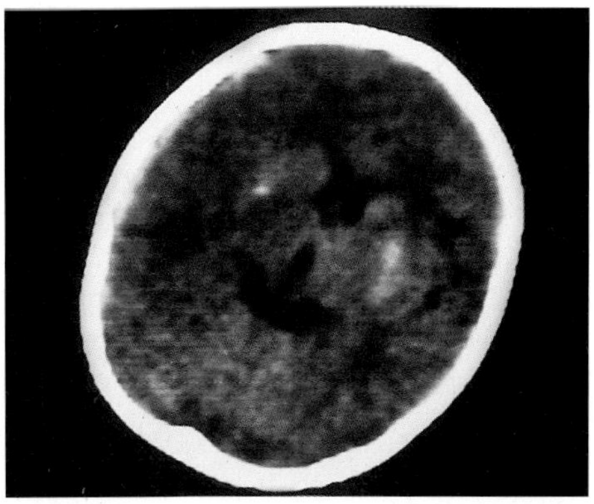

图 2-46　急性霉变甘蔗中毒性脑病 CT 观

女，9 岁。CT 显示双侧基底节区对称性低密度影。双侧额颞叶弥漫性低密度。左侧豆状核有高密度出血，出血量约 6ml

【诊断与鉴别诊断】诊断要点，患儿有食用甘蔗，尤其是食入霉变甘蔗史。但往往在急诊抢救时难以问出食用霉变甘蔗史。结合临床表现头颅 CT 扫描要考虑本病诊断。

鉴别诊断：

（1）急性脑炎：急起高热、惊厥、恶心、呕吐，神经系统异常。白细胞总数增多，中性粒细胞增高。脑脊液常规及生化检查均异常。CT 显示弥漫性脑水肿。

（2）有机磷中毒：患儿有接触史，如头部、衣服灭虱。流涎、多汗、呼出蒜臭味、抽风、意识不清，瞳孔呈针尖样，CT 显示头颅正常。

【病例】女，12 岁。食用霉变甘蔗后经抢救幸存，但惊厥、智力低下、脑瘫 6 年，抗癫痫治疗无效。CT 显示苍白球对称性低密度影，边缘、境界清。CT 值 22~25Hu。

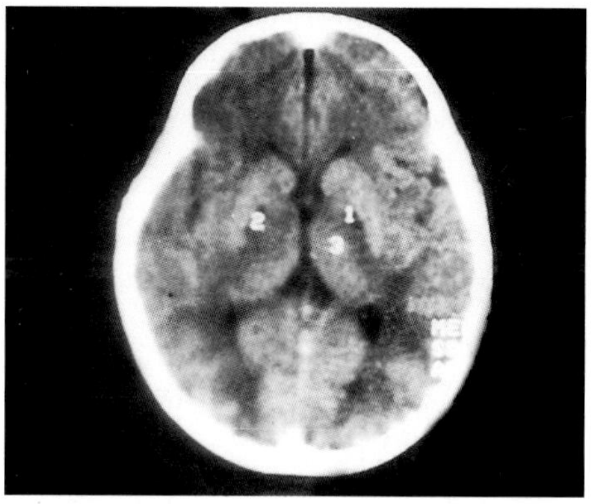

图 2-47　霉变甘蔗中毒性脑病幸存者 CT 观

女，12 岁。CT 显示苍白球对称性低密度影，边缘、境界清。CT 值 22~25Hu

二、一氧化碳中毒性脑病

一氧化碳中毒性脑病（poisoning encephalopathy of carbon monoxide），也称煤气中毒。是指小儿生活环境被高浓度一氧化碳污染，例如居室内生煤炉或使用直排式燃气淋浴器而排风不畅，或过量吸入汽车尾气。为北方冬天寒冷季节，尤其在冬春交替时期一氧化碳中毒性脑病高发和常见的窒息性中毒。由于我国冬春季气候变化特点是大风天气减少，大气扩散能力很弱，早晚温差大，降雨、降雪和气温回升使气压偏低。很容易导致一些使用煤炉和燃气热水器废气排放不畅甚至倒灌现象。

【毒理】一氧化碳吸入由肺泡进入血液后，迅速与血红蛋白结合形成碳氧血红蛋白（HBCO）。因其亲和力比氧合血红蛋白高200~300倍，而其析离速度比氧合血红蛋白慢3600倍。碳氧血红蛋白失去携氧能力，还影响氧合血红蛋白的析离，阻碍氧的释放，传递造成体内低氧细胞窒息。空气中含0.1%的一氧化碳可与氧竞争50%的血红蛋白转变成碳氧血红蛋白有致命危险。脑组织对缺氧最敏感。急性中毒后脑血管痉挛，渗出，神经细胞能量消耗，钠泵失灵，细胞内水肿。缺氧可导致细胞间质水肿，产生缺血缺氧性脑病以及苍白球梗塞，软化灶、白质区脱髓鞘。晚近文献报道一氧化碳中毒有迟发性脑损害。

【病理改变】急性中毒24h内死亡者，血呈樱桃红色。48h后大脑尸检肉眼所见：苍白球坏死。昏迷数日后死亡者，可见大脑充血、水肿，苍白球呈软化灶。大脑白质镜检：胶质细胞增生，在海马区显著。小脑细胞变性，脑白质广泛脱髓鞘改变。

【临床表现】轻者头昏、恶心、呕吐、眼花、乏力、胸闷、虚脱等症。重者出现意识蒙眬、嗜睡、昏迷惊厥，唇呈樱红色。经抢救临床症状好转，不久又出现嗜睡、惊厥、意识障碍。要考虑迟发性脑病。

【实验室检查】

血一氧化碳检查法：

（1）抽出患儿血呈樱红色。

（2）取患儿血加10%氢氧化钠数滴即呈粉红色，正常人为绿色。

【影像学特点】

（1）CT扫描：国外1978年开始对本病进行头颅CT扫描。急性期：一氧化碳中毒的病例，轻度CT表现基本正常，少数可见基底节区低密度影。中度中毒多见48h后，CT显示双侧或单侧基底节区苍白球类圆形，或八字形，或椭圆形低密度影，边缘模糊不清，CT值27.48Hu±1.85Hu（图2-48、图2-49）。低密度的范围≤5mm临床预后好，>5mm则预后差（正常苍白球密度CT值39.98Hu±3.3Hu）。国外众多学者研究认为：苍白球低密度影为一氧化碳中毒最常见的CT表现，约占72%。其他可见大脑白质区低密度影。重度表现为白质对称性，广泛的低密度影，以侧脑室前后角，周围的大脑白质区多见，额顶叶也见到。于中毒后1周内最明显，2~3周后开始消退。这种低密度影为脑水肿所致。长期不消退者，为缺血性脱髓鞘改变。有脑水肿，白质广泛低密度者多在2~3周后出现神经系统并发症状，即迟发性脑病表现。病情缓解后，临床症状又突然加重。CT显示为：苍白球对称性软化灶，大脑白质区呈脱髓鞘梗塞灶等低密度影。

（2）MRI：Davis于1986年首先对一氧化碳中毒MRI检查报道，此后陆续增多。国内目前研究仍较少。

急性一氧化碳中毒，于发病后24~72h内MRI检查的阳性率可达67%。主要表现为双侧苍白球呈长T1、长T2的异常信号，即T1加权像为低信号，T2加权像为高信号。病灶的形态呈卵圆形，直径≤1cm。早期无强化。提示苍白球对称性梗塞、软化灶。同时也可见于豆状核内、壳核、丘脑，在此与CT征象基本一致。但检出病灶范围及敏感性又优于CT。个别病例表现为双侧苍白球有陈旧性局灶性出血，表现为T1加权像较脑脊液信号短，T2加权像比脑脊液信号要长。即T1、T2加权像均显示高信号。有的则是高信号有低信号包绕，表示正铁血红蛋白，有含铁血黄素包绕。同时MRI可见脑水肿，表现为脑灰、白质界限不清。梗塞及脱髓鞘则提出中毒性脑病，且易有迟发性脑病的发生（约占87.5%）。在侧脑室前后角以及周围呈月晕状高信号改变。T1加权像为低信号，T2加权像呈高信号，提示皮质下大脑白质有广泛缺血性脱髓鞘改变，可长期存在。Osborn对一氧化碳中毒后10d患者进行MRI增强扫描，显示动脉边缘带的皮质出现脑回状强化，双侧基底节呈局灶性强化。

慢性期：Uchiro对13例一氧化碳中毒后25年的患者研究发现，苍白球软化灶、白质变性和局灶性皮质萎缩，近50%的病例有颞角扩大，可能为海马坏死后萎缩。Mascalchi研究1例小儿一氧化碳中毒后6年

MRI，该患儿6年前CT平扫，增强扫描均正常。6年后有癫痫发作，小脑共济失调。MRI发现小脑对称性脱髓鞘改变。

【病例】女，7岁。家人发现面色苍白、头痛、恶心、呕吐、无力1d，居室内有煤炉。

查体：嗜睡，面色苍白，唇呈樱红色，抽血呈樱桃红色。四肢肌力松软。头颅CT显示苍白球呈对称性，八字形低密度影，CT值22Hu。

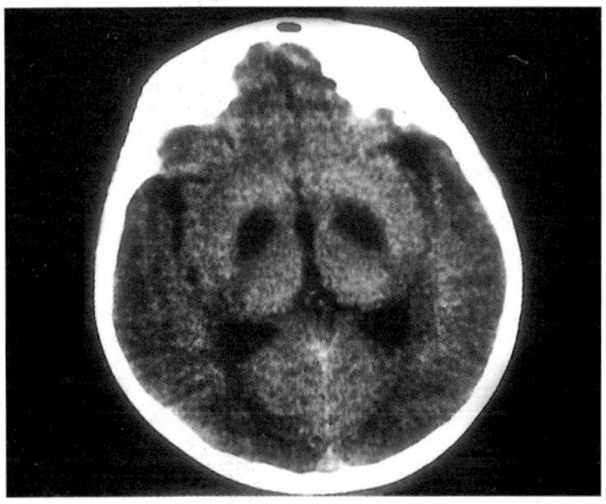

图2-48　急性一氧化碳中毒性脑病

女，7岁。CT显示苍白球呈对称性，八字形低密度影，CT值22Hu

【病例】男，10岁。起床叫不醒3h。居室内有煤炉。

查体：嗜睡，面色苍白，抽血呈樱桃红色。四肢肌力松软。头颅CT显示苍白球呈对称性，八字形低密度影，CT值24Hu。

诊断：急性一氧化碳中毒性脑病。

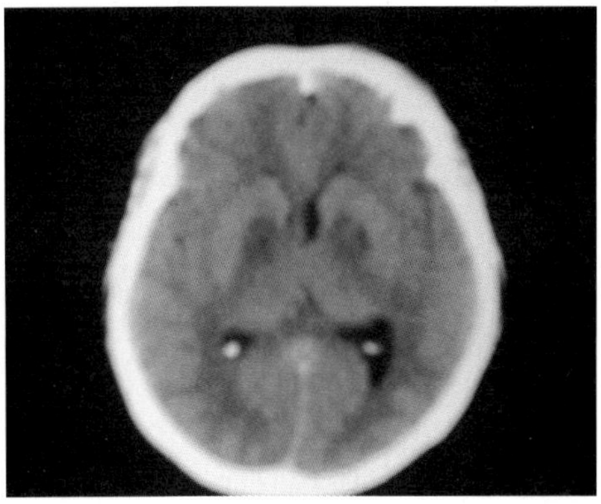

（一）

男，10岁。CT显示苍白球呈对称性，八字形低密度影，CT值24Hu

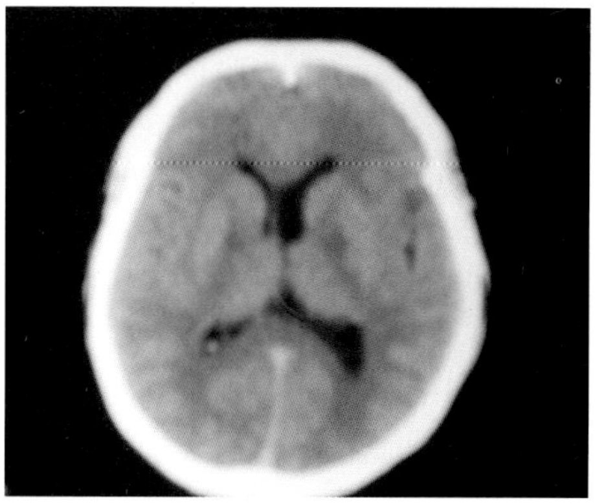

（二）

图2-49　急性一氧化碳中毒性脑病

同一病例。CT下一层面显示苍白球仍呈对称性，八字形低密度影，CT值24Hu

【诊断与鉴别诊断】患儿有吸入一氧化碳的病史，头痛、恶心、乏力、惊厥、昏迷，唇呈樱桃红色。结合实验室，CT或MRI检查，即可确诊。

鉴别诊断：

（1）其他中毒性脑病的鉴别。

（2）各种急性脑炎的鉴别。

三、小儿铅中毒性脑病

小儿铅中毒性脑病（lead poisoning encephalopathy of children），是指具有神经毒性的重金属铅，在体内蓄积超过2.173 μmol/L，尤其对中枢神经系统造成损害，可使小儿智能发育障碍、减退，生长发育停滞。学习能力及听力产生亚临床损害。婴幼儿对毒物的耐受性差，同等量的铅接触与侵入小儿体内后在单位体积内浓度比成人高，因而婴幼儿铅中毒所造成的损害较成人更严重。

【病因】生活环境被铅污染，如使用含铅很高的汽油，汽车尾气中排出废气中含铅超标。在我国改革开放初期乡镇企业中土法炼油，冶炼铅，加工铅锭，蓄电池中铅封，室内装饰物，油漆，小儿学习用品，玩具中含铅量严重超标，经胃肠道和呼吸道食入、吸入体内。

【病理生理】铅进入人体后，90%在骨骼积蓄，10%随血流分布到全身各个组织，器官产生毒性作用。急性大量吸入含铅尘蒸气，中枢神经系统产生脑水肿，出血和脱髓鞘改变。慢性中毒脑病，基底神经节有钙化，脑皮质及脑室系统均有萎缩改变。血液系统可有血红蛋白合成障碍，心肌变性，肾小管重吸收功能及合成 1，25- 二羟基胆固化醇。

【临床表现】根据中毒发生后起病方式不同，分为急性期和慢性期。前者口内金属味，流涎、恶心、呕吐，吐出物为白色凝乳块状（主要为胃酸作用后形成的氧化铅），腹痛、腹泻。当出现急性中毒性脑病时，出现呕吐频频、头痛、惊厥、斜视、昏迷。慢性期：患儿呈贫血貌，呈土灰色面容，肢体软瘫，惊厥发作，反应迟钝，动作、语言发育倒退，智力降碍，学习困难。

【实验室检查】

（1）血铅 >2.4μmol/L，尿铅 >0.39μmol/L。或用 0.5% 依地酸二钠钙驱铅治疗后尿铅成倍增加。

（2）纸片法：指端末梢采集微量血无火焰原子吸收光谱法血铅测定。

（3）ALAD（δ－氨基－γ－酮戊酸脱氢酶）基因分析法。

（2）+（3）为沈小明及他们团队多年研究公布的方法。

【影像学特点】CT 显示急性期铅中毒可见双侧大脑半球呈弥漫性低密度影。灰白质界限不清，CT 值 < 20Hu。呈脑神经细胞渗出、变性、水肿、缺血、缺氧表现。脑室宽度变窄，尤其第 3 脑室最为敏感，其横径测量小于 2mm 甚至消失。脑沟回也变浅、变平消失（图 2-50）。文献报道有时可见基底节区有局灶性出血，出血量小于 10ml。慢性期则显示小儿双侧大脑半球皮质与髓质萎缩，皮层表现为脑沟回、脑池增宽加深。脑室系统扩张。基底节区神经变性、水肿、坏死后软化灶或豆状核有片絮状，颗粒样钙化（图 2-51）或皮，髓质交界处钙化（图 2-52）。

【病例】男，9 个月。自家和邻居在自家宅院中土法用废旧汽车蓄电池炼铅，加工铅锭，进食含铅蒸气污染食物。3d 后呕吐，腹泻、抽风、昏迷。尿铅 0.975~8.775μmol/L。在当地疾控中心用依地酸二钠钙驱铅后尿铅 62.4μml/L。

CT 显示急性铅中毒后，脑皮质弥漫性密度减低，灰白质分界不清。基底节区密度增高，呈 CT 反转征。

诊断：急性铅中毒性脑病并弥漫性脑水肿。

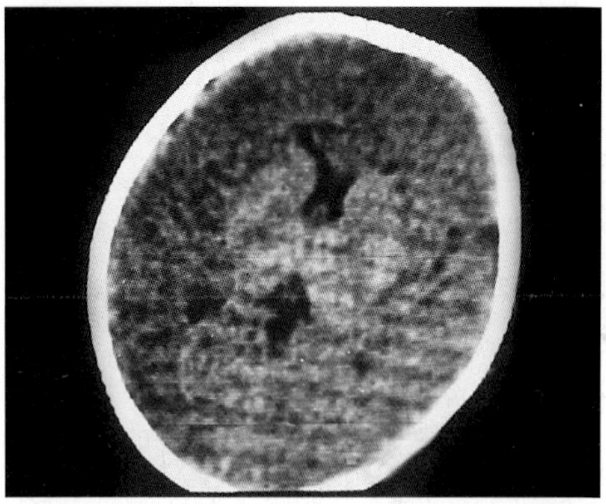

（一）

男，9 个月。CT 显示脑皮质弥漫性密度减低，灰白质分界不清。基底节区密度增高，呈 CT 反转征

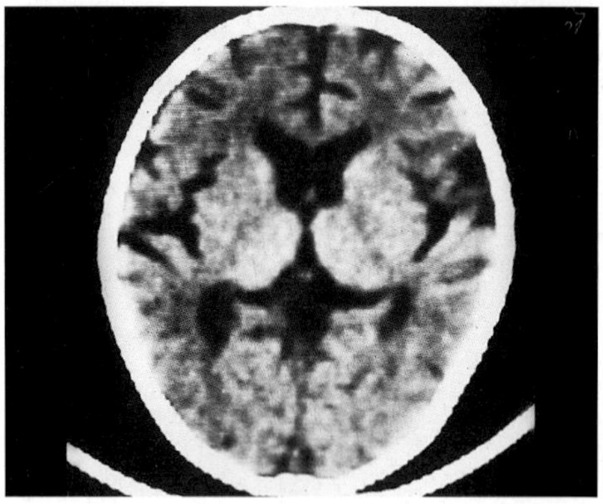

（二）

图 2-50　急性铅中毒性脑病并弥漫性脑水肿 CT 观

同一病例。经治疗后 1 个月复查头颅 CT 显示脑萎缩

【诊断与鉴别诊断】诊断要点，患儿有铅蒸气、铅尘接触史，临床表现，血铅、尿铅测定，尤其药物驱铅治疗后，尿铅成倍增加，结合头颅 CT 扫描即可诊断。

鉴别诊断：

（1）迟发性维生素 K 缺乏致颅内出血症：患儿无铅接触史，血铅、尿铅未超标，也是急起面色苍白，惊厥、呕吐，急性失血性贫血。CT 显示颅内多发、多部位、多形态出血，伴缺血缺氧性变，两者不难区别。

（2）甲状旁腺机能减退，患儿反复惊厥，皮肤粗糙，智力减退、障碍。血钙降低，血磷低。CT显示基底节区对称性钙化灶。

【病例】女，3岁。生活环境铅污染严重。头痛、呕吐、惊厥、昏迷3d入院。尿铅16925μmol/L，驱铅治疗后尿铅成倍增加。经治疗50d，复查头颅CT，两侧大脑萎缩明显，伴豆状核钙化及外囊条索状软化灶。

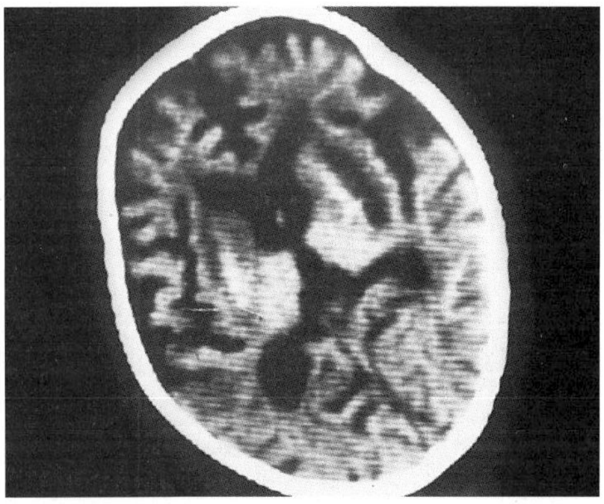

图2-51　急性铅中毒性脑病后复查CT观

女，3岁。复查头颅CT，两侧大脑萎缩明显，伴豆状核钙化及外囊条索状软化灶

【病例】男，2岁7个月。生活环境铅污染，呕吐、腹泻、贫血，面色发灰6个月。尿铅2.443μmol/L。头颅CT显示双侧豆状核呈颗粒状钙化。

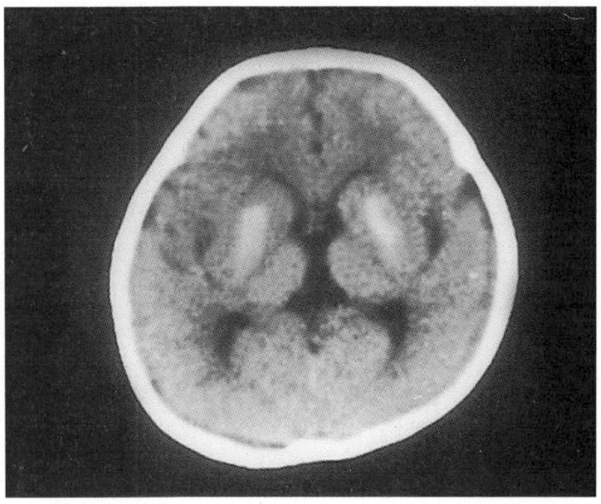

图2-52　慢性铅中毒CT观

男，2岁7个月。头颅CT显示双侧豆状核呈颗粒状钙化

四、氟乙酰胺中毒性脑病

氟乙酰胺中毒性脑病（poisoning encephalopathy of fluoroacetamide），是指小儿误服含有机氟的敌鼠药所致急性中毒性脑病。

【病因】用氟乙酰胺拌敌鼠毒饵有香甜的水果味，易诱鼠食用。在收藏不当，保管不妥情况下，被小儿误食。

【毒理】氟乙酰胺为有机氟类杀虫剂，毒性强，残留期长，经口服吸收后，脱胺形成氟乙酸，竞争、参与人体内三羧酸循环和生物电子转移过程。干扰人体内氧化磷酸化，能量代谢障碍。本品潜伏期短，很快出现临床损害。实验中大鼠吸收本品的急性中毒的半数致死量5.3mg/kg。人的半数致死量2~10mg/kg。

【临床表现】1~4岁小儿多见。发病情况，男女均等。潜伏期30min~2h。初有嗜睡，很快出现意识蒙胧、昏迷、抽风、发热、呼吸加快、恶心、呕吐、腹痛、心率加快，少数有柏油样便。轻者或抢救及时者恢复正常。重者则有失聪、失语、失明、惊厥发作。

【实验室检查】

（1）白细胞计数增高。

（2）肝功能酶学异常。

（3）血钙减低。

（4）血或呕吐物氟化物分析阳性。

【影像学特点】CT扫描：急性期平扫软组织窗可见呈急性脑水肿的表现。脑组织形态学改变，脑室系统变窄，尤其第3脑室变窄或消失。脑沟、脑回变平，脑池变浅。小儿囟门未闭可见前囟膨隆。骨窗显示颅骨缝大于2mm，呈分离状况。

【诊断与鉴别诊断】诊断要点，小儿突然不明原因嗜睡、昏迷、惊厥、呕吐，有误服敌鼠药病史。检查血、呕吐物中氟化物测定阳性。

鉴别诊断：

要与其他中毒性脑病鉴别。

五、预防接种后脑脊髓膜炎

预防接种后脑脊髓膜炎（postvaccinal encephalomyelitis），又称过敏性脑脊髓膜炎。是指小儿疫苗接种后，引起急性中枢神经系统自身免疫反应。本病多见于儿童，男女发病无明显差异。

【病因和发病机制】预防接种各种疫苗均可引起本病。常见狂犬疫苗、百日咳、白喉、破伤风、麻疹、乙型脑炎、乙型及甲型肝炎等疫苗。文献报告：认为本病与机体自身免疫反应过强，病毒感染作用有关。另外基底节区苍白球等灰质神经核团为大脑深部短径动脉终末供血，一旦发生缺血缺氧后侧支循环很少，极易产生局灶性缺血、坏死、软化灶形成。

【病理改变】肉眼所见：急性期脑组织充血水肿重量增加。切面可见大脑白质基底节区，脊髓的软膜下，室管膜下区呈红黄色圆形、类圆形小病灶，病变多见白质，偶见灰质。镜检：神经细胞浑浊肿胀，核质溶解，坏死细胞集聚成小病灶，胞浆内有脂肪颗粒，晚期胶质细胞增生，瘢痕形成。

【临床表现】接种疫苗后急性起病，早期有发热、头痛、恶心、呕吐、烦躁等前驱症状。约48h后，出现脑膜定位的病理损害：有头痛、呕吐加重、小婴儿烦躁、哭闹、颈项强直、脑膜刺激征阳性。表现为大脑实质损害：有频繁抽风、嗜睡、昏迷偏瘫、失语、智力障碍。小脑损害：有共济失调、步态不稳、震颤。脑干病理损害：出现交叉瘫、髓麻痹。脊髓损害：出现截瘫、大小便失禁等。

【影像学特点】

（1）CT扫描：本病在图像显示中相差悬殊，轻症可以正常。重症，急性期软组织窗可见大脑白质普遍密度减低，或灰白质区内有弥漫性残斑片状低密度区。CT值20~22Hu。急性脑组织广泛充血、缺氧、缺血、渗出、水肿等等，导致脑室系统及脑沟、脑回、脑池形态学变窄。CT图像中以第3脑室横径最为敏感（<3mm）。慢性期，一般指疫苗接种后2个月，可见双侧苍白球呈对称性，边缘、轮廓、境界清晰，密度均匀一致的软化灶。

（2）MRI：急性期可见双侧或单侧大脑半球皮层、皮层下放射冠、半卵圆中心区内、丘脑、尾状核头、苍白球及壳核有不同程度的受累。小脑、脑干及脊髓亦有累及。病变区域常表现为双侧性、不对称，T1加权为低信号，T2加权为高信号。边界清楚，有轻度占位效应，病灶周围水肿不明显。增强扫描仅有轻度强化，慢性期或后遗症期，可见苍白球有对称性软化灶形成（见图2-53）。

【病例】男，4岁。甲型肝炎疫苗接种后高热，谵妄10d。现行走不稳，震颤2月余。

MRI冠状位T1加权像显示苍白球对称性低信号，边缘、境界清，信号均匀。

诊断：甲型肝炎疫苗接种后脑病。

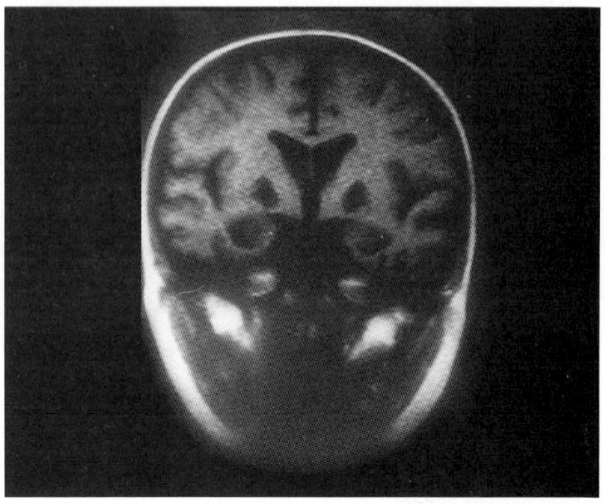

（一）

男，4岁。MRI冠状位T1加权像显示苍白球对称性低信号，边缘、境界清，信号均匀

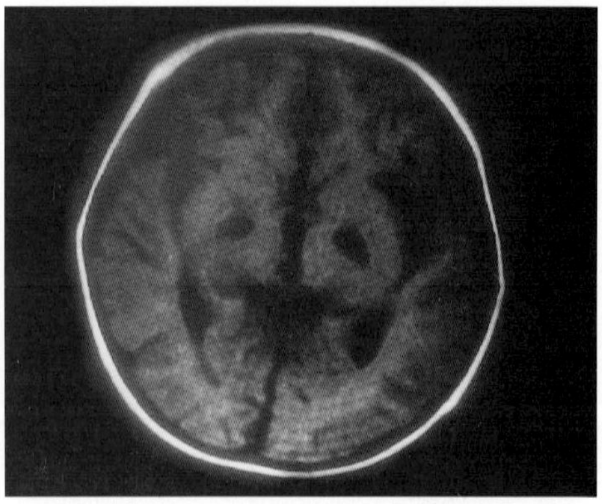

（二）

同一病例。MRI轴位T1加权像显示苍白球为低信号

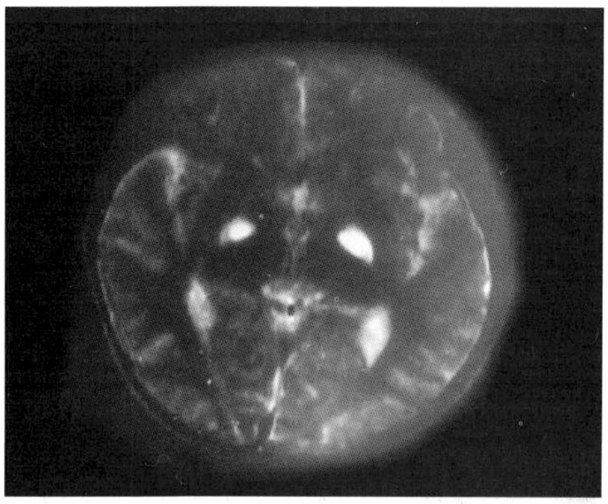

（三）

图 2–53 甲型肝炎疫苗接种后脑脊膜炎，苍白球软化灶 MRI 观

同一病例。MRI 轴位同层面 T2 加权像显示苍白球呈高信号

【诊断与鉴别诊断】诊断要点，患儿有疫苗接种史，起病急，有中枢神经系统定位症状和体征。CT、MRI 急性期显示脑白质区呈缺血缺氧改变。慢性期可见苍白球软化灶。病史明确无须鉴别。

鉴别诊断：

要排除感染中毒性脑病。临床也称虚性脑膜炎，本病为急性感染过程的一种脑综合征，多见 2~10 岁儿童。临床表现相似，脑膜刺激征明显。脑脊液压力增高。细胞、生化均正常。其发病机制为毒血症和缺氧而不是免疫反应。病理为脑水肿伴点状出血，血管周围脑细胞环状出血，无炎症反应和脱髓鞘改变。

六、食物中毒后脑病

食物中毒后脑病患儿有明显误服史，急性期恶心、呕吐、腹泻、脱水、抽风。慢性期后反复抽风史。

【病例】男，12 岁。2 年前误服野果后食物中毒，经洗胃、催吐、输液等抢救措施后存活。现遗留反复惊厥。CT 显示双侧丘脑多发性腔隙梗塞、脑室扩张、脑沟回增宽加深等，脑萎缩的表现。

诊断：食物中毒后脑病。

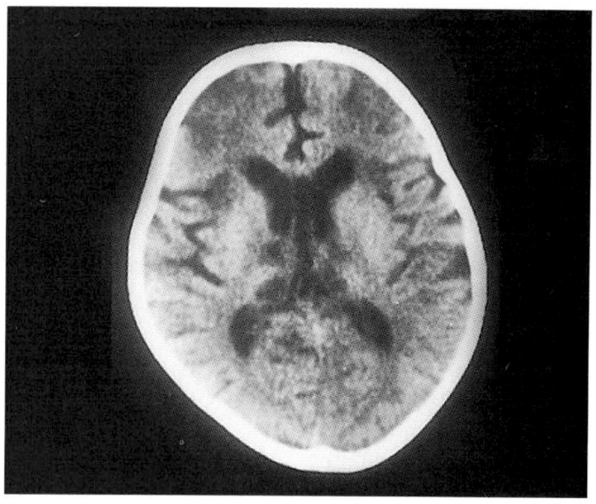

图 2–54 食物中毒后脑病 CT 观

男，12 岁。CT 显示双侧丘脑多发性腔隙梗塞、脑室扩张、脑沟回增宽加深等，脑萎缩

第六节 脑部炎症肉芽肿

一、脑脓肿

脑脓肿（cerebral abscess）是指小儿各种化脓性脑膜炎未及时有效治疗发展而来的脑部感染。病变中心组织坏死液化，周边炎性组织增生甚至钙化或形成脑脓肿。

【病例】男，4 岁 6 个月。发热伴头痛、呕吐、惊厥 7d。CT 平扫显示双侧颅顶后靠中线旁有片状低密度灶。CT 增强后可见左侧枕顶部靠中线旁有双环形强化，周围有大片低密度水肿影。

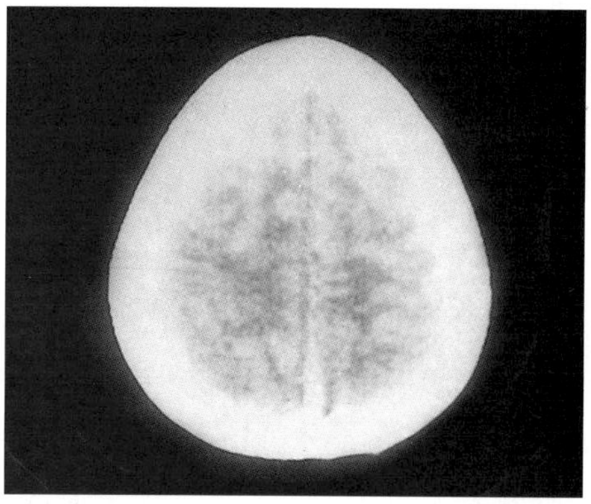

（一）

男，4 岁 6 个月。发热伴头痛、呕吐、惊厥 7d。CT 平扫显示双侧颅顶后靠中线旁有片状低密度灶

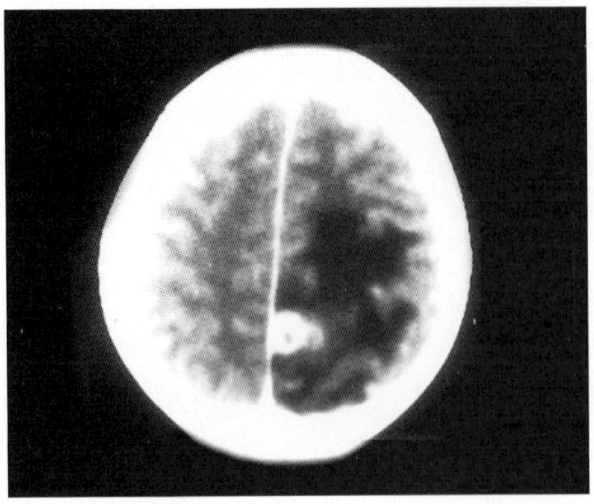

（二）

图 2–55　脑脓肿 CT 观

同一病例。CT 增强后可见左侧枕顶部靠中线旁有双环形强化，周围有大片低密度水肿影

【病因】脑脓肿主要由血源性感染所致，也可以由周围感染灶扩散或直接蔓延或中枢神经系统外伤所致，也可隐匿起病。常见的致病菌包括金黄色葡萄球菌、变形杆菌、肺炎球菌、链球菌、大肠杆菌和厌氧菌，以及真菌或病毒等。一般表现为弥漫性炎症、炎性肉芽肿、脓肿及钙化等。

【病理改变】儿童脑脓肿具有脓腔大、壁薄、周围组织水肿明显的特点。脑脓肿可发生于脑的任何部位，但根据感染源的不同有一定的规律，如血源性感染多发生于大脑中动脉供血区。耳源性感染多发生于颞叶或小脑。脓肿可突破脓腔，产生继发性脓肿，约 50% 的新生儿脑脓肿可继发脑室积脓。脑脓肿的形成一般经历急性脑炎期、化脓期和包膜形成期 3 个阶段，各期的时间不一，脓肿壁的厚度也可不均匀。大脑皮质内的脓肿较小而少见，髓质内脓肿因血管分布少、抵抗力差、利于细菌繁殖，所形成脓肿较大，甚至可破入脑室系统。

【发病机理】根据感染源可分为：①耳源性：如化脓性中耳炎、乳突炎直接蔓延。②外伤性：开放性颅脑损伤或头皮的感染通过静脉蔓延。③血源性：如肺部、心脏（先天性）或身体其他部位感染。④隐源性：新生儿期、婴儿早期脑脓肿多见由革兰阳性细菌引起，可能是由于 IgM 不能通过胎盘，或小儿皮肤黏膜的非特异性免疫功能较差等缘故。

【病例】男，12 岁。头痛、惊厥 2 周。MRI 显示轴位 T1 加权像显示右枕顶部低信号，占位效应尚不明显。

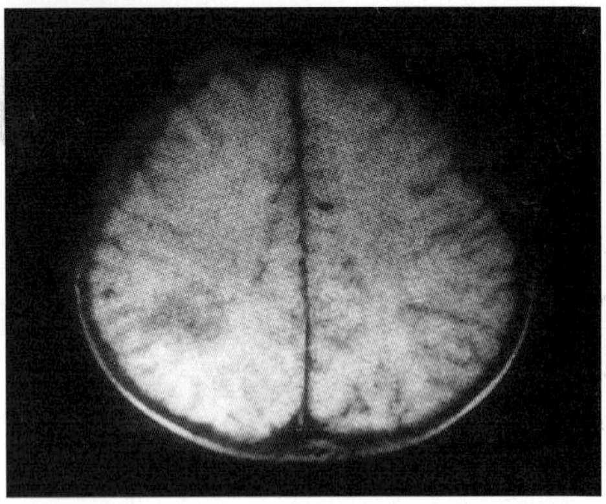

（一）

男，12 岁。头痛、惊厥 2 周。MRI 轴位 T1 加权像显示右枕顶部低信号，占位效应尚不明显

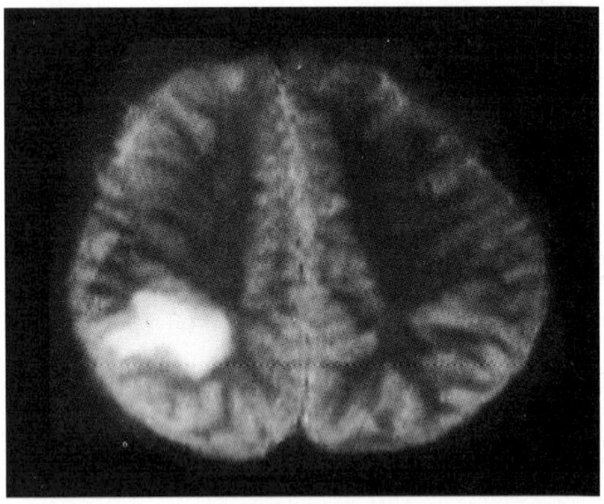

（二）

图 2–56　脑脓肿（脑炎早期）MRI 观

同一病例。MRI 轴位同一层面 T2 加权像显示高信号

【临床表现】在脑脓肿早期首先出现发热、食欲减退、软弱无力、表情淡漠等感染症状，高热时可出现惊厥。患儿常呈背光屈曲位。Kernig 征及 Brudzinski 征阳性，尚无明显的神经局灶性体征。随着脑脓肿的形成，出现头痛、脑性尖叫、呕吐和视乳头水肿等颅内压增高的一系列症状；婴幼儿出现头颅增大，前囟饱满；同时会出现意识状态的改

变，患儿由活泼而渐呆滞，并出现惊厥、昏迷，甚至因脑疝而死亡。脑脓肿形成后，影响脑功能区，可出现局灶性症状，如额叶脑脓肿出现昏睡，在颞顶叶出现失语、偏瘫或视野缺损，在小脑出现走路不稳、运动失调及眼球震颤等。约20%~50%的患者可出现抽搐。

【实验室检查】

（1）白细胞计数可大于 18.0×10^9/L。嗜中性粒细胞数增加。

（2）C- 反应蛋白阳性。

（3）血沉明显增高。

（4）腰椎穿刺：脑脊液外观呈混浊，涂片或培养可找到致病菌。生化：糖和氯化物的含量正常或减少。

【影像学特点】

（1）头颅X线平片可表现有颅缝增宽、囟门扩大，隆起、脑回压迹明显等颅内压增高的改变。外伤性脑脓肿观察到颅骨骨折、颅内异物及脑内积气等改变。

（2）CT 扫描：在小儿的意外伤害中，由于被刀砍伤后颅脑与外界大面积相通，急性期后往往合并有严重的脑脓肿。

1）急性化脓性脑炎期：CT 平扫可见病灶为不规则的边界模糊的低密度影，或为不均匀的混合密度影，占位效应明显。增强后扫描病灶的低密度区不发生强化或呈现不规则斑点状或脑回样增强，全部增强改变少见。

2）化脓和脓肿壁形成期：CT 显示边界清楚的低密度区，CT 值 11Hu（图 2-55、图 2-56、图 2-61）。约一半病例病灶周边可见完整或不完整，规则或不规则的等密度或略高密度的环，环的 CT 值约为 34Hu。CT 扫描增强后显示脓肿内仍为低密度，周边轻度强化，呈浅淡的环状强化，环壁厚薄均一或不等，壁的外缘模糊。脓肿壁形成后，则脓肿周边可见完整、薄壁、厚度均一的明显强化环，CT 值可达 60Hu，可呈圆形、椭圆形或不规则形。脓肿可见多房或多环状强化病灶（图 2-58~ 图 2-59）。单发或多发小脓肿，CT 可呈单个或多个结节状强化病灶。少数开放性颅骨骨折或术后脑脓肿、CT 可见脓肿壁厚而不规则，强化环的厚度多均匀，有部分病例强化环的白质侧较薄，灰质侧较厚，脓液不强化，CT 值约 16Hu。产气杆菌感染所形成的脓肿、病灶内有气体生成，CT 表现为有更低的低密度影及液平面的病灶。早期脓肿周围的不规则低密度影（脑水肿），在脓肿壁后低密度范围可减少（脑水肿减少）（图 2-57~ 图 2-61）。当脓肿形成后，病灶靠近颅骨内板下，可行 CT 引导下穿刺引流，CT 更直观，操作简便、安全。在大脑半球脓肿中约有半数对侧的脑室有扩大改变，而小脑脓肿常出现侧脑室和第 3 脑室扩大。脓肿破入脑室者，CT 扫描可见脑室内异常密度影和脑室壁的强化。

（3）MRI 扫描：因病理分期不同而异。脑膜炎早期（发病 1~3d）时，病灶呈斑片状，T1 加权像上为高信号，周围脑质水肿轻，占位表现不明显。偶尔常规 MRI 无异常发现，增强后可见病变区有斑片状强化。晚期（4~9d）时，病灶仍呈片状，T1 加权像为低信号，T2 加权像为高信号。因组织坏死，病变区呈信号不均匀。在脓肿形成早期（第 10~14d）时，坏死组织液化，其内蛋白含量高，T1 加权像信号高于脑脊液而低于脑实质，T2 加权像为较高信号。液化不完全时其信号不均匀，此期病灶周围呈 T1 加权像为稍高或等信号，T2 加权像为稍低信号。晚期脓肿形成期（14d 以后），坏死液化，脓腔形成。T1 加权像为低信号，T2 加权像呈高信号。信号均匀。脓肿壁在 T1 加权像为高或稍高信号，T2 加权像低信号，壁薄厚不均。脓肿可以多发，亦可脓肿内有分隔。脓肿周围水肿轻微，但占位效应持续存在（图 2-57、图 2-60）。

【诊断与鉴别诊断】诊断要点，根据患儿病史、临床症状、体检、实验室检查、X 线平片、头颅 CT 及 MRI 检查，定性诊断准确率可达 90% 以上。

鉴别诊断：

（1）胶质瘤：胶质瘤 CT 检查所见环形高密度影常呈不规则形，环的厚薄不均，CT 增强后环呈不均匀状，而脑脓肿壁的环形高密度影多均匀。胶质瘤中心可出现坏死液化，

CT 值一般大于 20Hu，而脑脓肿内脓液的 CT 值一般小于 20Hu。胶质瘤内可见钙化而脑脓肿一般无钙化。

（2）转移瘤：转移瘤发生坏死和囊变，也可出现中央低密度和周围环状增强，周围水肿显著，与脑脓肿表现很类似。脑膜白血病，其他转移瘤罕见。

（3）脑内血肿：脑内血肿吸收期，血肿周围的低密度影内可有环形强化，需与脑脓肿鉴别。多有典型病史，经动态检查，观察血肿的动态变化，做出诊断。慢性扩展性脑内血肿的环形强化与脑脓肿完全相似，但 MRI T1 加权像环内液体呈高信号，而脑脓肿为低信号。

（4）较小的脓肿需与癫痫后局限性脑水肿相鉴别，后者只显示髓质内低密度区，无环状或结节状强化。而小的脓肿在抗生素的应用后，多呈环状或结节状强化。

【病例】男，6 岁。频繁抽搐、呕吐，间歇期眩晕 2 周。MRI 矢状位 T1 加权像显示脑干明显增粗，形态失常，可见大片状低信号区，低信号区内可见斑片状高信号。占位效应明显。

诊断：脑干脓肿。

转归：经大剂量抗生素、脱水治疗止惊，呕吐好转。

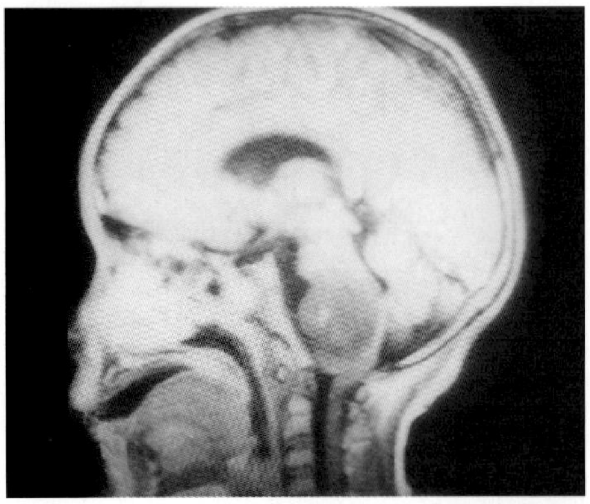

（一）

男，6 岁。MRI 矢状位 T1 加权像显示脑干明显增粗，形态失常，可见大片状低信号区，低信号区内可见斑片状高信号。占位效应明显

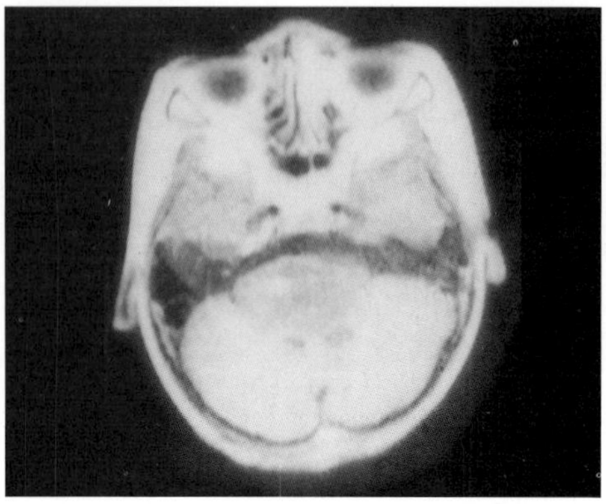

（二）

图 2-57　脑干脓肿 MRI 观

同一病例。MRI 轴位 T1 加权像显示脑干内大片低信号区，夹杂有高信号

（5）TORCH 综合征：为病毒或原虫感染引起的脑组织炎性改变。发生于胚胎期或分娩过程中，亦称先天宫内感染。主要引起坏死性脑炎，尤其容易侵犯脑室周围白质，坏死灶痊愈后，产生局限性的钙化。CT 可见脑实质内散在的钙化区，为点状或结节状，在脑室周围可互相融合为带状。应该与脑内多发性小脓肿结节样钙化相互区别。

【病例】男，14 岁。突然抽风 2 次。CT 显示右颞叶近颅骨有不规则形低密度水肿影，内有等密度环状影。

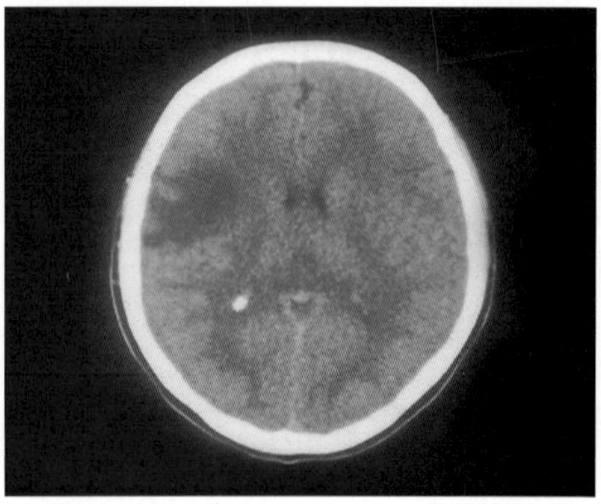

（一）

男，14 岁。突然抽风 2 次。CT 显示右颞叶近颅骨有不规则形低密度水肿影，内有等密度环状影。增强扫描后显示脓肿的壁呈环状强化影。同一层面进行延迟扫描 1min30s 后，可见脓肿的壁环状强化影更明显

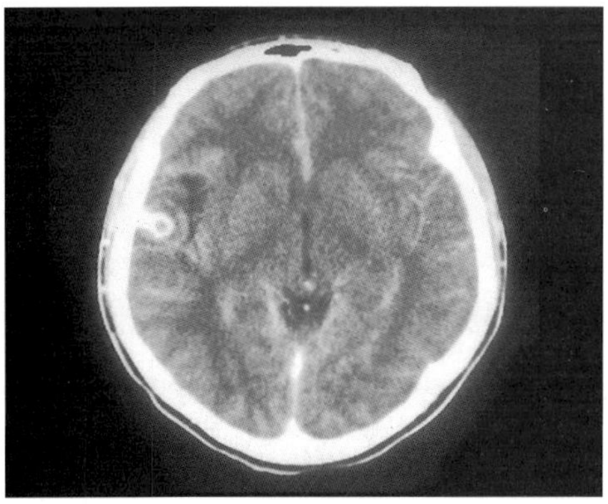

（二）

同一病例。增强扫描后显示脓肿的壁呈环状强化影

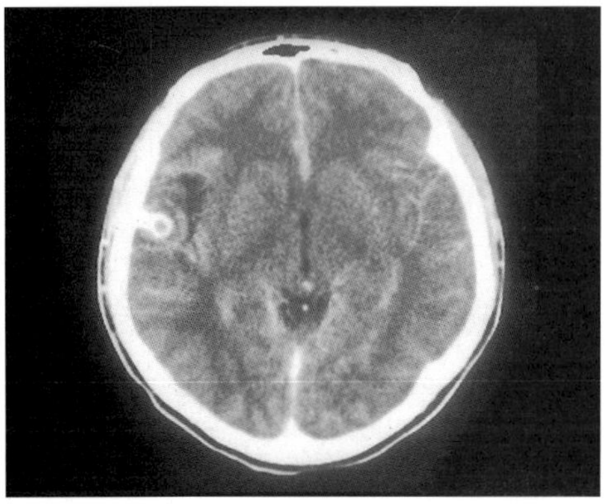

（三）

图 2-58　脑脓肿 CT 观

同一病例。同一层面进行延迟扫描 1min30s 后，可见脓肿的壁环状强化影更明显

【病例】女，13 岁。脑脓肿诊治 1 年后，突然抽风、头痛 2d。直接增强扫描显示左侧枕顶部近中线有环状的脓肿的壁强化，周围有不规则形低密度脑组织水肿影。

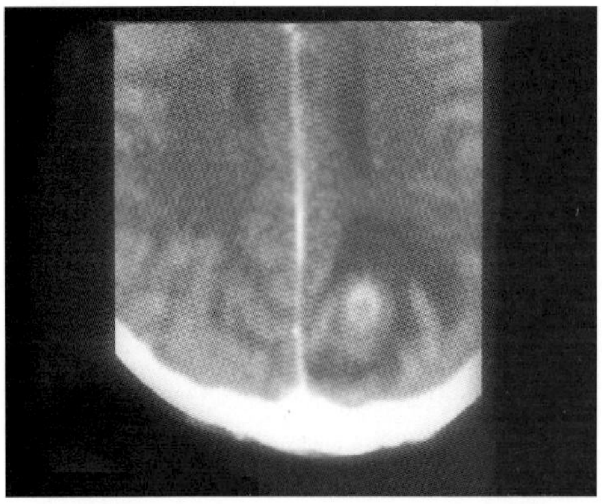

图 2-59　左枕顶脑脓肿 CT 观

女，13 岁。脑脓肿诊治 1 年后，突然抽风、头痛 2d。直接增强扫描显示左侧枕顶部近中线有环状的脓肿的壁强化，周围有不规则形低密度脑组织水肿影

【病例】男，1 岁 9 个月。右侧颅面被刀砍伤 1d，急诊来院就医。CT 软组织窗显示右颞顶部皮下广泛软组织隆起。颞顶部脑实质大片低密度影及积气征。右侧脑室受压移位。中线向左偏移 5mm。右侧脑沟、回消失。纵裂池内有铸型高密度影。伤后 20d，颅内病变吸收好转。伤后 26d，出现发热 6d，左侧肢体不灵便 3d。MRI 显示 T1 加权像可见右侧额颞叶大片低信号区，边缘清晰。双侧额叶软脑膜下呈弧形稍高信号。右侧侧脑室后角受压。中线仍向左移位。

诊断：右侧颅外伤后，脑脓肿形成。

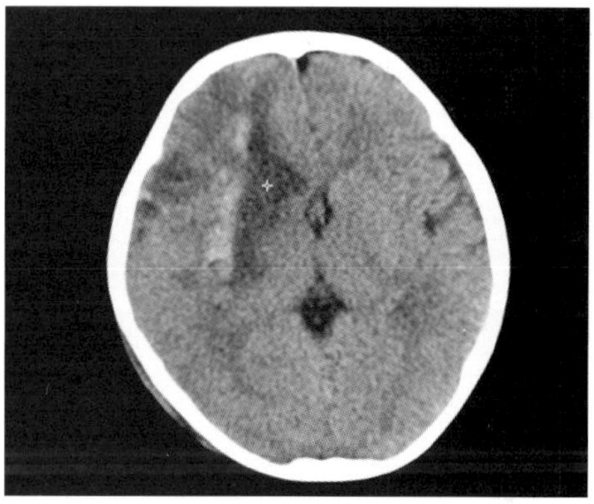

（一）

男，1 岁 9 个月。CT 软组织窗显示右颞顶部皮下广泛软组织隆起。颞顶部脑实质大片低密度影及积气征。右侧脑室受压移位。中线向左偏移 5mm。右侧脑沟、回消失。纵裂池内有铸型高密度影

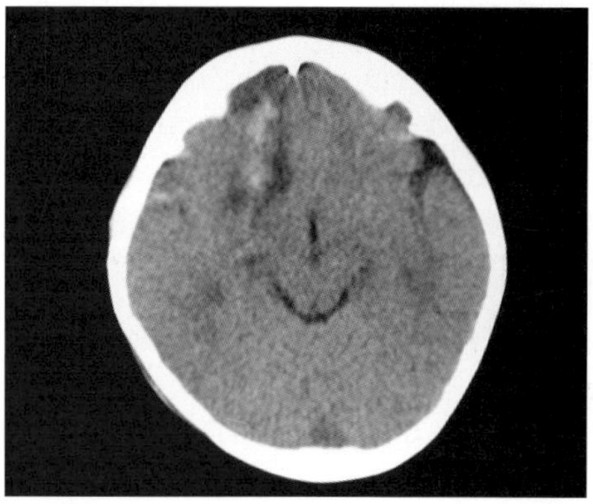

（二）

同一病例。伤后 20d 复查显示皮下血肿、脑挫伤、水肿、气颅征已大部分吸收好转

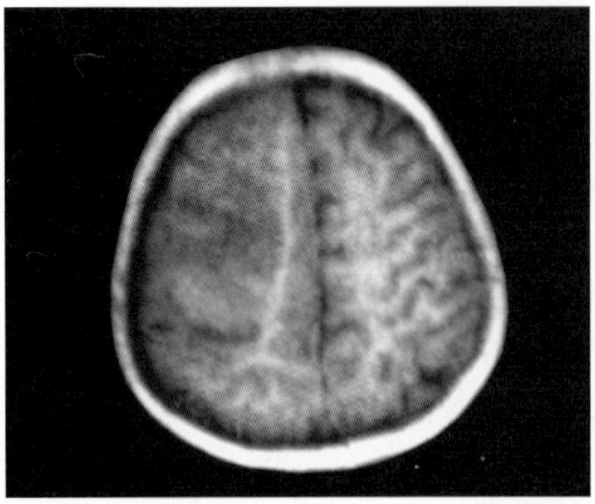

（三）

同一病例。MRI 显示 T1 加权像可见右侧额颞叶大片低信号区，边缘清晰。双侧额叶软脑膜下呈弧形稍高信号。右侧侧脑室后角受压。中线仍向左移位

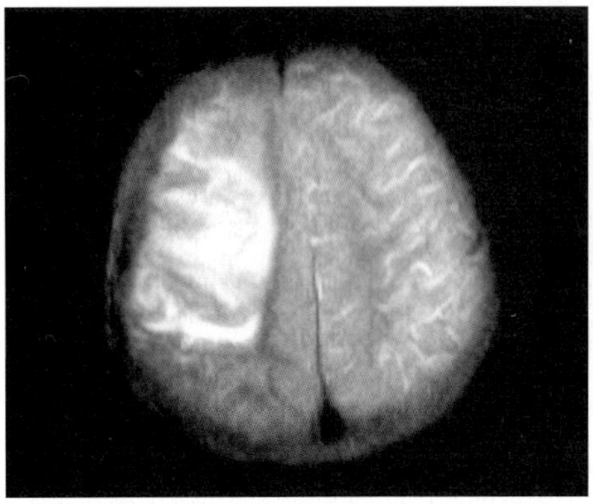

（四）

同一病例。T2 加权像可见右额颞叶病变区呈高信号，内夹杂有多个条带状低 - 等信号

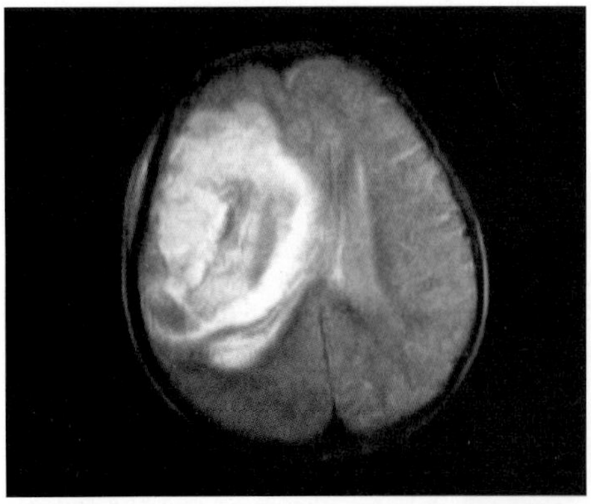

（五）

同一病例。MRI 显示 T1 加权像正中矢状位可见颞顶部颅骨内外板中断。额颞叶大片低信号区内，近脑沟回里呈高信号

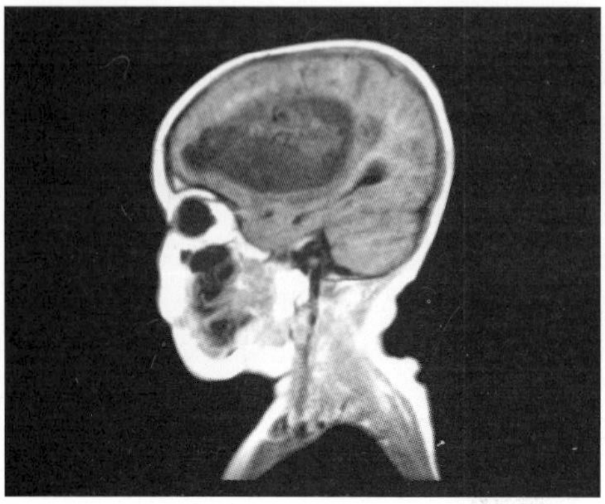

（六）

同一病例。T2 加权像显示脑沟回内呈线样高信号

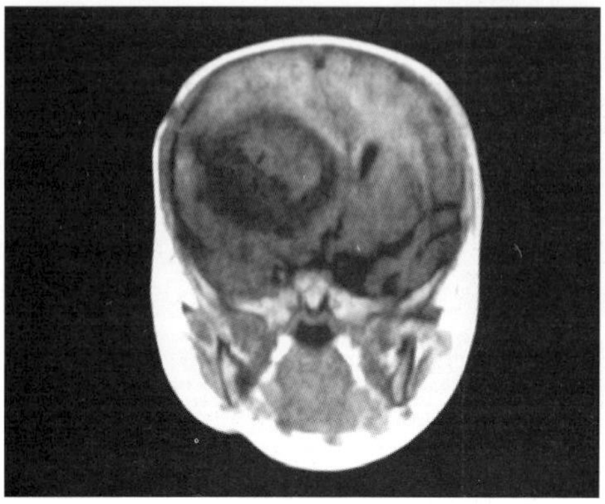

（七）

图 2-60　刀砍伤后右侧颅内血肿吸收后并脑脓肿 MRI 观

同一病例。冠状位、T1 加权像可见右颞叶颅骨内外板中断为低信号。内板下与软脑膜之间有弧形增厚的等信号

（6）结核瘤与结核性脑脓肿：结核菌感染脑组织后，可引起脑内慢性肉芽肿，即结核瘤。其直径可达 3~4cm。40% 为单发病灶，60% 为多发病灶。好发于半球皮质下区，大脑浅表层，基底池附近，临床表现与一般的颅内占位相似。CT 平扫可呈等密度、稍高密度或混杂密度。约 13% 的结核瘤可出现钙化，约半数靠近颅底部、鞍区附近，出现散在钙化斑点，这种钙化灶的发现是其与其他细菌性脑膜炎区别的主要依据。因结核瘤中央常有干酪性坏死，CT 增强扫描常呈环形强化，环壁通常厚薄均匀，边缘光滑，也有

不规则，环中心的密度常类似于脑组织密度，环内容物可以强化或钙化，呈靶样征，是典型的结核瘤表现。晚期，整个结核瘤可出现钙化，呈结节状，也可仅其壁部分出现钙化，呈断续之环状或破碎之蛋壳状。结核瘤周围可有水肿，急性期水肿可很显著，晚期水肿程度多较轻，CT 扫描时呈低密度。结核瘤影像学诊断比较困难。完全钙化者需要与颅内其他钙化区别。环形强化者需要与其他环形强化病变区别。多发病灶者或占位显著者需要与颅内原发肿瘤及转移瘤区别，均质强化的结核瘤，若位于脑表时，还需要与脑膜瘤区别。结核菌感染后也可引起大量坏死液化，形成结核性脑脓肿，其影像学表现与脑脓肿相似。

【病例】女，5 个月。发热伴频繁抽风 3d。CT 显示右额部颅骨内板下有局限性、梭形低密度 – 稍低密度影。似有细小的分隔。局部脑沟、脑回、脑实质均有推压征。行 CT 引导下脓腔穿刺引流，术中引流出淡黄色 – 混浊的白色较稠厚的脓液，约 12ml。导管插入深度约 15mm，并有部分进入脑实质。再次同层面扫描，调整深度为 7.5mm，距右额叶脑实质 2mm。

诊断：右额叶脑脓肿。

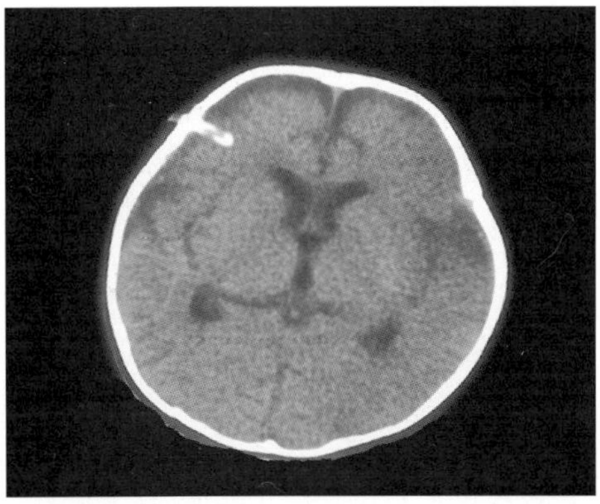

（一）

女，5 个月。CT 显示右额部颅骨内板下有局限性、梭形低密度 – 稍低密度影。似有细小的分隔。局部脑沟、脑回、脑实质均有推压征

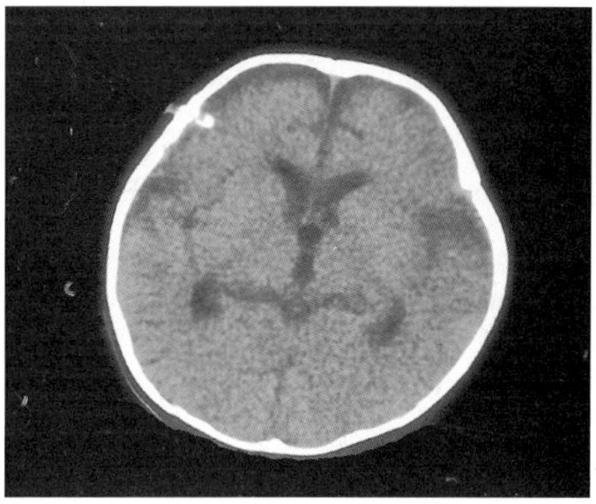

（二）

同一病例。术后复查 CT，显示右额骨内外板障之间有高密度引流管置入。术中引流出淡黄色 – 混浊的白色较稠厚的脓液约 12ml。导管插入深度约 15mm，并有部分进入脑实质

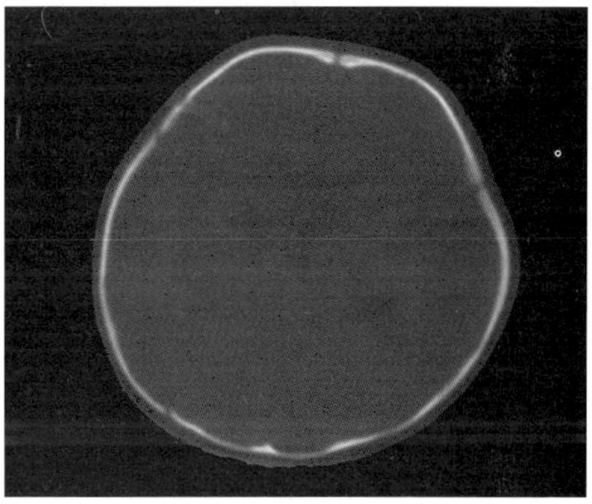

（三）

图 2–61　右额部颅骨内板下脑脓肿 CT 导向下穿刺引流术后 CT 观

同一病例。CT 上一层面显示引流管插入过深，CT 引向下对引流管内置的深度、方向、角度调整扫描，穿刺针深度可见距颅骨内板下 7.5mm，距右额叶脑实质 2mm

二、脑囊虫病

脑囊虫病（cerebral cysticercosis）是由于囊虫在脑内寄生，或其幼虫移行至脑，或其虫卵和排泄物沉积于脑部而导致的脑器质性病变。一般表现为脑及脑膜的慢性炎症反应、占位性症状及癫痫发作等。

【病因】脑囊虫病是脑部寄生虫感染性疾病中最常见的一种，是因误食污染猪绦虫虫卵的食物，猪绦虫的幼虫囊尾蚴在脑部寄生而发病。30~45 岁青壮年为多。但青少年

也不少见。

【病理改变】猪绦虫的幼虫（囊尾蚴）囊内含透明液体和头节，大小不一，直径由4~40mm不等。可累及大脑半球实质、脑室及脑膜。囊虫感染的急性期，囊虫周围的脑组织表现为局限性水肿、坏死等炎性反应，慢性期感染区萎缩，周围有胶质细胞增生、机化和纤维结节性包囊形成，并伴有脑室扩大以及囊虫死亡后钙化灶。根据病变在脑内的分布部位及临床特点可分为3型：①脑实质型：囊虫结节散布在脑实质内。②脑室型：囊虫寄生于脑室系统内，以第4脑室最为多见，易阻塞脑脊液通路而致脑积水，从而引起颅内压增高。③脑底型：囊虫结节位于脑底池内，引起颅底蛛网膜炎及粘连而产生脑神经麻痹症状，也可影响脑脊液循环通路而致颅内压增高，上述各型亦可同时并存。

【发病机理】患猪绦虫病宿主的粪便内含有六钩蚴，在误食污染的食物后，六钩蚴在十二指肠内孵化，经肠壁进入血液循环到达全身，并在组织内沉着，进一步发育成囊虫。病变常见于皮下组织、肌肉、脑、眼、心、肝、肺、腹膜等感染。

【临床表现】脑囊虫病患者常见的症状有癫痫、脑局灶性体征、精神症状、颅内压增高和脑膜刺激征等。具体表现：

（1）癫痫型：主要表现为癫痫发作，约半数为频率较低的单纯大发作，其次为局限性发作，也可表现为小发作和精神运动性发作。

（2）颅内压增高型：表现为头痛、呕吐和视神经乳头水肿。少数颅内压进行性增高，终因脑疝而致死。多数病人颅内压增高有缓解和复发现象，特别是脑室内囊虫，脑室囊虫主要表现为Bruns综合征（即除突发剧烈头痛、呕吐外，尚有心律与呼吸障碍，亦可伴意识丧失与跌扑）。

（3）脑膜炎型：为囊虫寄生于皮质浅部或软脑膜所致，具有脑膜炎症状与体征，起病较急，伴体温升高，亦可同时存在颅内压增高的症状体征和癫痫发作。

【实验室检查】

（1）脑脊液白细胞数稍增多，嗜酸性粒细胞明显，蛋白含量略增高，糖含量降低或正常。

（2）血嗜酸性粒细胞可达30%。

（3）粪便中可见到成虫或成虫节片。

（4）血囊虫抗原、抗体及补体结合试验阳性。

【影像学特点】

（1）脑实质型：

急性期：脑炎型CT表现类似其他脑炎，为白质内散在的低密度影，位于脑表面者有不规则小片状密度减低改变，脑室变小，脑池和脑沟明显减少或消失，中线结构无移位。增强扫描低密度灶不强化。

多发囊泡型CT平扫表现为脑实质内多发散在的圆形或卵圆形、局限性小囊状低密度影，大小不等，多分布于脑白质与灰质交界处，典型的小囊泡内可见小结节状致密影（囊虫的头节）。增强后CT扫描多数低密度灶不强化，少数呈结节状或小环状增强。周围可有水肿，脑室变小，中线结构无移位。单发囊泡型CT扫描表现为脑实质内单个类圆形或略分叶形较大的囊状低密度区，界限清楚，孤立存在，CT值近似于脑脊液，一般在4~10Hu，较大的囊肿有明显占位表现，增强后CT扫描病灶不被强化，少数病例可显示囊壁的环状强化。

多发结节和环状强化型：白质内多发局灶性不规则低密度区，增强扫描显示低密度区中有结节状或环状强化，也呈周围环状而中心点状强化改变，直径3~5mm，周围有轻度水肿。MRI多层多个位置成像T1加权像和T2加权像对脑室内病变显示更清楚。

慢性期（钙化期）：囊虫死亡后囊液被吸收，囊虫被机化形成纤维组织并钙化，此期属于慢性期。CT平扫可见两侧大脑半球多发点状钙化的高密度影，CT值多在60Hu以上，直径2~5mm，典型表现为圆形或椭圆形的环状钙化和中央1~2mm的囊尾蚴头节的钙化，周围脑组织无水肿。增强CT扫描病灶同平扫。

（2）脑膜型：囊虫感染蛛网膜下腔，CT平扫一般很少直接发现囊虫病灶征象，仅见脑室对称性扩大，有时表现为蛛网膜下腔变形扩大，增强后CT扫描可见脑膜密度增高，囊壁强化少见。

（3）脑室型：由于囊壁很薄，囊内液的CT值近似于脑脊液，且无增强，故CT很难显示，但可根据脑室局部是否不对称扩大、脉络丛有无被推移、梗阻性脑积水等间接征象来判断（图2–62）。

（4）混合型：具有上述2型或2型以上特征表现者。

【诊断与鉴别诊断】诊断要点：

（1）有无癫痫发作、颅内压增高、慢性脑膜炎、精神或智能障碍等症状。

（2）是否来自绦虫病流行区域或有绦虫病史，皮下或肌肉能否触及囊虫结节。

（3）囊虫补体结合试验阳性或用人体囊虫的囊内液用生理盐水稀释200倍做皮内试验是否阳性。

（4）头部CT扫描是否存在两侧大脑半球多发性散在圆形或卵圆形小囊状低密度区，在慢性期CT扫描是否存在多发圆形或椭圆形点状钙化，并显示为高密度灶。具备第1、2项可诊断，兼有第3、4或5项可确诊。

鉴别诊断：

（1）脑炎和脱髓鞘病变：脑炎和脑炎型囊虫病的CT都表现为低密度区而鉴别困难，应根据病史及随访观察中加以判断。脱髓鞘病变的低密度灶多局限于侧脑室旁，早期有斑片状强化，二者临床表现不同。

（2）单泡型巨大脑囊虫需与蛛网膜囊肿、表皮样囊肿、脑脓肿鉴别，蛛网膜囊肿多发生于中颅凹及侧裂池，形状不规则或呈方形，边界平直，颅骨局部压迫变薄改变。表皮样囊肿因含脂类物质，CT值低于囊虫的囊液，多伴有钙化。单腔脓肿显示薄壁均一的强化，周围有明显的水肿。

（3）良性星形细胞瘤CT平扫绝大多数肿瘤表现为均匀低密度灶，边界相对清楚，瘤周围无水肿或轻微，增强扫描后无增强。并结合病史加以鉴别。

（4）脑囊虫感染之急性期，可结合病史需与结核性脑膜炎相鉴别，后者CT平扫时，蛛网膜下腔特别是鞍上池和侧裂池密度增高、模糊，形态不对称，增强后受累脑池不规则显著强化。而囊虫病急性期主要表现为脑室变小，脑池和脑沟明显减少或消失，增强扫描低密度灶不强化。

【病例】男，11岁。头疼、呕吐7个月，加重1周。囊虫病补体试验，循环抗体阳性。MRI矢状位T1加权像显示侧脑室高度，第3脑室扩张，中脑导水管粘连、狭窄。

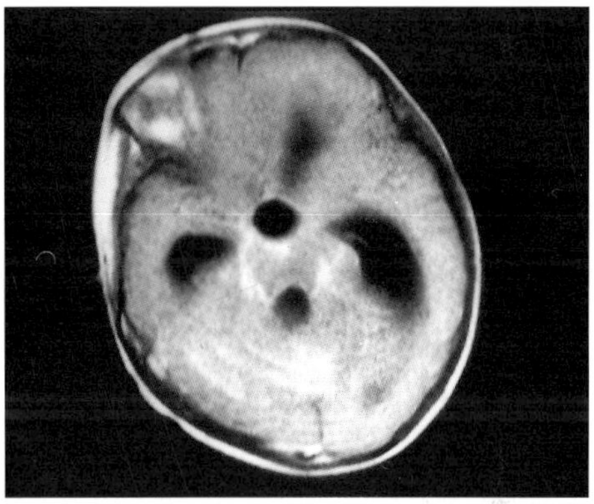

（一）

男，11岁。MRI矢状位T1加权像显示侧脑室高度，第3脑室扩张，中脑导水管粘连、狭窄

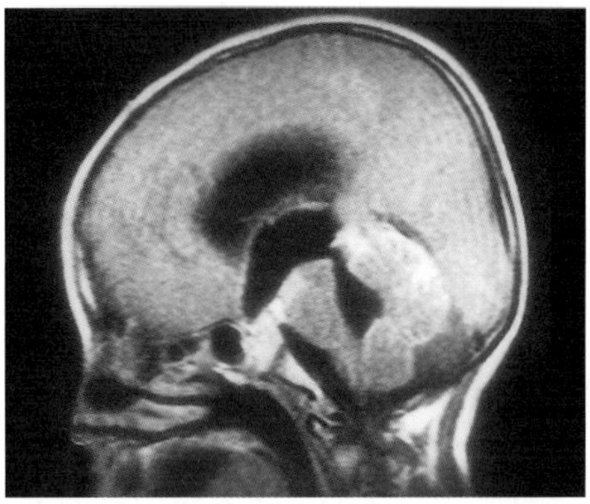

（二）

图2–62 脑囊虫病（脑室型）MRI观

同一病例。MRI增强扫描，T1加权像不但显示脑室扩张，而且双侧脑室前后角及枕叶大脑白质有渗出呈高信号。同时可见第3脑室室管膜强化

三、散发性脑炎

散发性脑炎，是指病毒感染所致中枢神经系统的炎症，造成大脑白质急性脱髓鞘的脑病。临床特征：发烧、反复惊厥、昏迷、头痛、恶心、呕吐、间歇性怪异动作、幻觉、精神症状。

【影像学特点】CT 扫描：主要表现为①大脑白质内多发性低密度灶影。②近白质的灰质中，或脑干亦可见，表现为多发性、对称性，或不规则性低密度影。脑部损害病程早期阳性率低，于病程 11~40d 时，CT 发现的阳性率逐渐增高。

四、流行性腮腺炎性脑炎

流行性腮腺炎性脑炎（mumps encephalomyelitis），是指小儿流行性腮腺炎病毒感染，合并急性病毒性脑炎。它是发生在腮腺肿胀、疼痛为特征的非化脓性炎症基础上，全身其他腺体组织受累及。中枢神经系统首先发生的、严重的并发症。

【病因】由流行性腮腺炎病毒引起的感染。系 RNA 病毒，属于副黏液病毒。近年来文献报道其他病毒也可引起流行性腮腺炎。例如 A 组柯萨奇病毒、副流感病毒、乙肝病毒等等病毒均可引起流行性腮腺炎。

【临床表现】患儿有发热，呈中等热。一侧或双侧腮腺肿胀，或一侧先肿，另一侧继发肿胀。持续 3~7d。疼痛、张口、咀嚼时加重。查体：以耳垂为中心的腮腺肿胀，向周边扩大。压痛明显，并有弹性。患侧口腔颊黏膜腮腺导管口红肿。

流行性腮腺炎的并发症较多，以中枢神经系统最多见，文献报道脑炎的发病约占 5%，脑膜脑炎约 27%，神经基底节的豆状核受损出现扭转痉挛。并发症多发生于腮腺肿胀后 1~5d（约占 20.3%）。其他并发症包括睾丸炎、附睾炎、卵巢炎、胰腺炎、肾炎，等等。

【实验室检查】

（1）白细胞总数正常或减少，淋巴细胞计数增多。

（2）血清淀粉酶增高，与腮腺肿大呈平行。2 周左右降到正常。

（3）合并脑炎时，脑脊液检查，细胞数增高。分类以淋巴细胞占大多数。糖及氯化物正常。蛋白轻度增高。

（4）病原学检查：从唾液、尿、血、脑脊液可分离到病毒。

（5）恢复期可测到补体结合抗体升高。

（6）感染后 1 周 S 抗体升高，2 周达高峰。

（7）V 抗体于病后 2~3 周出现，4~5 周达高峰。

【病例】男，11 岁。发热、呕吐 2d。病前曾有右侧腮腺肿胀 3d。

查体：精神萎靡，颈软，脑膜刺激征（－）。

病理特征：巴宾斯基氏征阳性。

CT 显示右侧豆状核呈肾性低密度影。边缘清楚。密度均匀。范围大小约 2.4cm × 1.1cm。CT 值 22~25Hu。

诊断：流行性腮腺炎并脑炎。

【影像学特点】CT 扫描：当有中枢神经系统并发症时，进行头颅 CT 扫描，软组织窗观察，可见神经基底节区豆状核呈大片低密度影。边缘轮廓清，密度均匀。CT 值 ≤ 22Hu。病变范围 >2cm^2。有时可见同侧内囊受累及（图 2–63）。

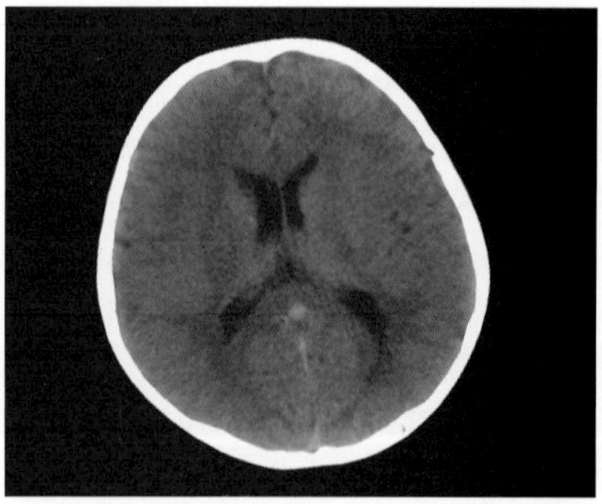

图 2–63　流行性腮腺炎伴脑炎 CT 观

男，11 岁。CT 显示右侧豆状核呈肾性低密度影。边缘清楚。密度均匀。大小约 2.4cm × 1.1cm。CT 值 22~25Hu

【诊断与鉴别诊断】诊断要点，患儿有发热、腮腺肿胀、疼痛。颊黏膜腮管开口红肿等临床诊断不困难。当合并脑炎，无腮腺肿大时，诊断较困难。

鉴别诊断：

（1）其他病毒所致腮腺炎，可根据流行病学、临床伴随症状，结合病原学、血清学检查。

（2）过敏性腮腺炎：有多次发作性腮腺肿胀史，颊黏膜腮管肿胀，无充血。周围血象白细胞正常，分类嗜酸细胞增多。

（3）化脓性腮腺炎：发热伴腮腺肿大，压痛。腮腺导管可挤出脓液。周围血象白细胞及中性粒细胞增高。

（4）脑炎、脑膜炎要与中枢神经其他感染鉴别。

第三章

哭　闹

哭闹（cry），是指小儿过度的啼哭，而难以中止的一种病态症状。本章节主要讨论以哭闹为主要症状的症候群，依次循证发现颅内异常。包括脑瘫、TORCH 综合征、Dandy-Walker、积水性无脑畸形、苯丙酮尿病等。

小儿出生即会啼哭，这属于正常生理现象。在对哭闹的深入研究中，美国一组资料研究结果表明，发现在生后 6 周内的小儿中持续存在。在某些小儿中还有加重。4 个月左右哭闹会逐渐缓解。新生儿期（出生 2 周），每日哭闹持续时间约 2h。6 周小婴儿可增加至 3h。3 个月后逐渐下降至每日 1h。正常小儿哭闹常能被父母或其他人逗哄而终止。但患颅脑先天畸形的患儿，从新生儿期始到婴、幼儿期，哭闹行为往往表现得尤为异常，难以抚育。因为哭闹症状在行 CT 检查过程中许多疾病被发现。所以对哭闹过度的患儿，有必要进行 CT 扫描，减少误诊。

第一节　脑瘫

脑瘫（cerebral palsy）也称脑性瘫痪，是指一组继发于胎内，围产期脑损伤后的非进行性中枢神经运动障碍症候群，可伴有感觉、语言、听力障碍，智能发育迟滞以及癫痫发作等。本病的发生率占人口的 2‰。30 年来，尽管各国学者在围产期、产科、新生儿护理方面取得很大进展，但其发生率仍居高不下，包括欧美发达国家的统计数字。其详细的病因仍然不清楚。

我们收集了 10 多年来，来自西安市儿童医院智力科、陕西省医院 CT 室、陕西省交通医院 CT 室的临床资料共 582 例，因脑瘫进行 CT 扫描。发现本组资料中，30% 的小儿临床检查，智力筛查符合脑瘫，而 CT 扫描显示颅内未发现形态学异常。CT 检出形态学异常者，包括如下疾病：①脑部的各种畸形：积水性无脑畸形、Chiari 畸形、Dandy-Walker 综合征、灰质移位症伴脑穿通畸形。②感染：TORCH 综合征。③颅内出血、缺血缺氧性脑病后遗症。④脑白质变性、苯丙酮尿症等。

TORCH 综合征，是指小儿在胎儿期感染了弓形体原虫、风疹病毒、巨细胞病毒、单纯疱疹病毒以及其他病毒后，导致小儿颅内损害的一组症候群。本综合征少见，一旦发生脑部损害，在生后这种损害仍继续存在，形成不可逆的慢病毒感染过程。

【病因】宫内 2~6 个月胎儿或生后 2 岁前的小儿，这个年龄阶段是大脑快速生长期。如果脑组织感染了弓形体原虫、风疹病毒、巨细胞病毒、单纯疱疹病毒Ⅱ型后，即可导致脑及全身各系统的畸形。

【病理改变】颅内大体所见：小头畸形，脑重量仅为正常儿的 1/4~1/3。额回小且融合，发育不全，脑回结构简单。灰质移位。颅内多形性，多发性钙化。脑穿通畸形。镜检：可见血管周围坏死区，炎症细胞浸润及室管膜下钙化。

【临床表现】20% 的患儿感染 TORCH 后，仅出现头的外形狭小或巨颅。文献报道在本组病例中，85% 有智力低下，75% 有惊厥发作，5% 视觉损害，10%~15% 有听力障碍，5% 有先天性心脏病以及各种皮疹，肝脾肿大。

【实验室检查】

（1）检出弓形体病、风疹病毒、巨细胞病毒和单纯疱疹病毒抗体增高。IgG、IgM 抗体滴定度升高。

（2）脑脊液常规和生化检查：细胞数增加、蛋白含量增高、偶可检出弓形体病原虫。

【影像学特点】

（1）CT 扫描：平扫软组织窗显示头颅狭小，头顶尖或巨颅症。脑沟、脑回小而平。胼胝体缺如。脑实质内可见多发性的软化灶。脑穿通畸形，脑外性脑积水或（和）积水性无脑畸形等多种异常改变，同时可见有脑皮质萎缩或脑室系统扩张（图 3-1、图 3-2）。除此之外，颅内有多发的，多种形态的钙化灶，呈脑沟回状、薄片状，分布于基底节区、脑室周围以及室管膜下，呈结节状。CT 值 80Hu 左右。

（2）MRI：以 T1 加权像、T2 加权像显示脑内结构优于 CT，尤其对颅底病变。

【诊断与鉴别诊断】诊断要点，患儿出生即有小头或巨颅，面容奇特、丑陋。智力低下，时有惊厥发作，伴肝脾肿大。

鉴别诊断：

（1）21 三体综合征：为小儿常见畸形，尤其在高龄初产妇中娩出的新生儿。其具有特征性面容，贯通手纹，染色体组型异常。CT 或 MRI 枕叶、颞叶变圆，小脑变小。颞上面变窄。

（2）苯丙酮尿症：患儿新生儿期表现正常，以后逐渐出现尿呈鼠臭味或体液有霉变味。毛发软稀黄，智力低下，惊厥发作，血中苯丙氨酸测定异常。CT 或 MRI 显示正常，或（和）脑变性及脑萎缩。

【病例】男，4 个月。惊厥、哭闹 4 个月。CT 显示颅底层面散在有多个结节状的钙化，额叶脑沟回变平。第 3 脑室扩张明显。

诊断：TORCH 综合征。

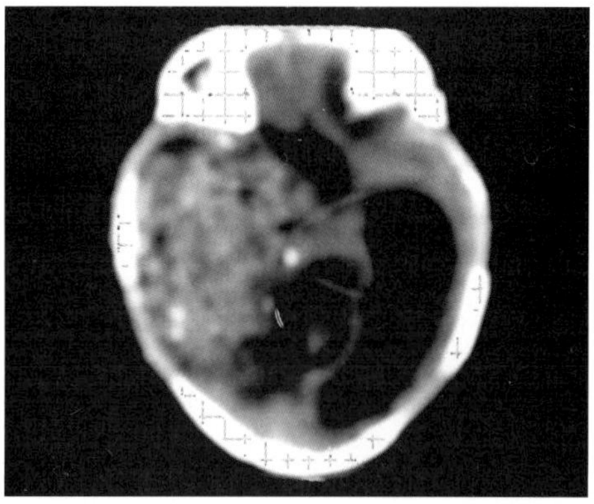

（一）

男，4 个月。CT 显示颅底层面散在有多个结节状的钙化，额叶脑沟回变平。第 3 脑室扩张明显

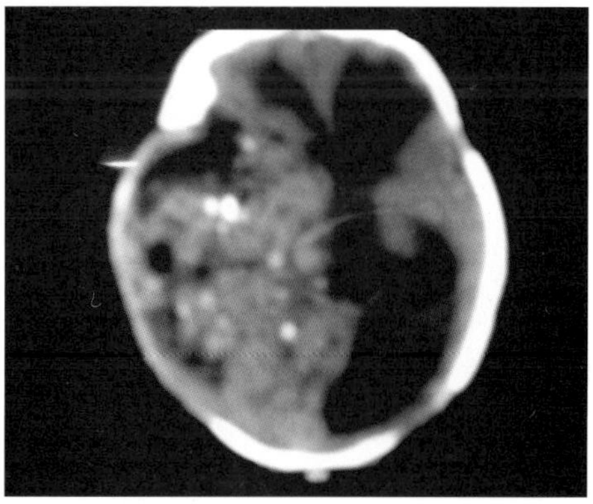

（二）

图 3-1　TORCH 综合征 CT 观

同一病例。CT 显示右额顶广泛低密度影。双侧枕顶叶脑沟增宽加深，且见沿脑沟、脑回状呈结节状的钙化

【病例】女，9 个月。反复发作性惊厥、哭闹 9 个月，抬头、翻身、独坐神经运动发育迟滞，不识亲人，逗引无应答。CT 显示颅底层面散在有多个结节状的钙化，额叶脑沟回变平。第 3 脑室扩张明显。

诊断：TORCH 综合征。

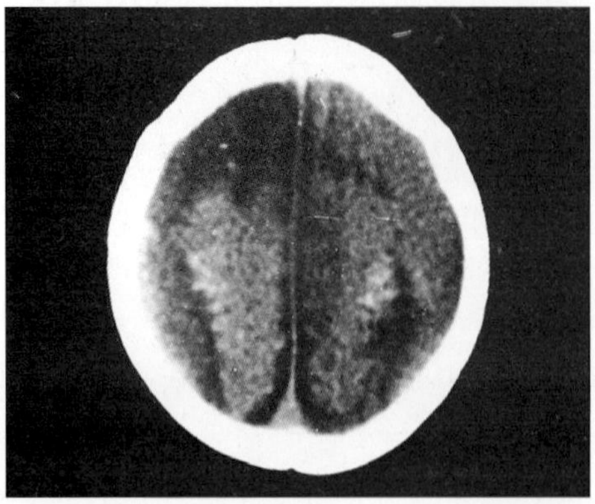

（一）

女，9个月。CT显示脑沟回变平滑，点线状高密度影，颅骨内板下广泛低密度影

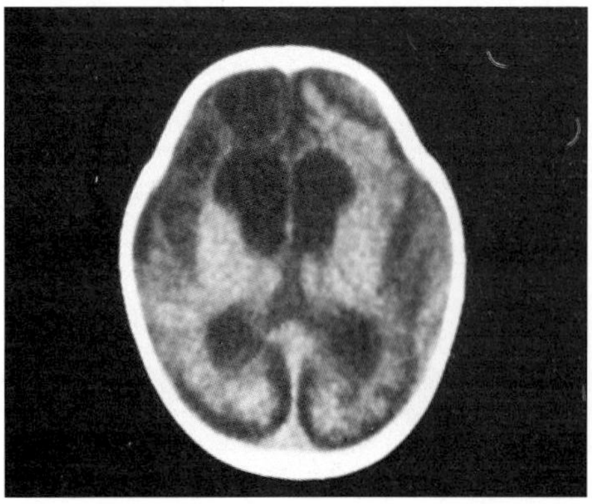

（二）

图 3-2 TORCH 综合征 CT 观

同一病例。CT显示双侧侧脑室前后角圆隆、扩大，脑实质密度增高。第3脑室横径增宽。脑沟回变平滑，颅骨内板下广泛低密度影

（3）缺血缺氧性脑病后遗症：患儿有出生缺氧窒息史。Apgar's 评分在娩出后，1评、2评、3评均有减低，或新生儿后期患迟发性维生素K缺乏致颅内出血，缺血缺氧性脑病。CT或MRI初表现弥漫性脑水肿、颅内出血、脑梗塞。最后出现脑萎缩，脑实质内软化灶周有钙化，但室管膜下钙化少见。

（4）结节性硬化：皮肤－神经损害。CT可见室管膜下呈结节状或斑块状的钙化灶，多突入脑室内。

（5）化脓性室管膜炎：既往有发热、惊厥史等。脑脊液检查，有细胞计数增加，分类以中性粒细胞增多为主。在病程晚期CT显示沿着室管膜轮廓勾画出的线状、斑点状钙化。

第二节　脑膜膨出症

脑膜膨出症（meningocele），是指小儿由于颅骨先天性缺损，脑膜或脑实质由此疝出颅外。近年在怀孕早期使用叶酸预防神经管畸形，本病已属较少见。本病仅占脊柱裂的10%。70%发生于枕骨，其次为额骨、鼻骨处。有脑膜膨出者多伴颅内的其他先天性畸形，例如胼胝体缺如、Chiari 畸形、灰质异位、脑积水等疾病。

【临床表现】 小儿娩出就有额、枕、脊柱皮肤异常，色素沉着、有脐窝、皮毛窦分布。或覆盖在膨出的囊性肿物的表面。患儿可有惊厥发作、肢体瘫痪、智力低下。如果囊壁破溃，可有囊内渗出液流出，或皮肤及囊内、脑内感染征象。

查体：小儿常有囟门隆起。膨出的肿物质地柔软，大小不一。有的仅为一层薄膜，可看清楚其内容物。有的表面覆盖有皮肤，肿物随小儿哭闹而增大，用手指按压时可缩小。或随呼吸、心跳有明显的波动感。

【影像学特点】 CT扫描：软组织窗观察，可见沿颅骨向外突起的软组织密度影，呈球形或椭圆形，基底部宽窄不一。突出的肿物有的呈均匀一致脑脊液样密度，或伴有脑膜、脑组织密度。CT值10~36Hu。骨窗可明确显示骨缺损处，有囊性肿物由此疝出颅（图3-3、图3-4）。

【诊断与鉴别诊断】 诊断要点，患儿可有惊厥发作、肢体瘫痪、智力低下。如果有感染，局部皮肤破溃，流出分泌物，可出现颅内感染征象。

【病例】 女，3d。娩出后发现枕部囊性肿块3d。CT扫描软组织窗可见由枕部疝出的囊性肿块。窄基靠颅骨外板，内为脑脊液样密度影。颅内可见双侧侧脑室后角扩张、第 3 脑室扩张。同时可见少量脑实质也疝出颅外。骨窗显示可见枕部囊性肿块，颅骨骨缝增宽。

诊断：脑脊膜膨出症。

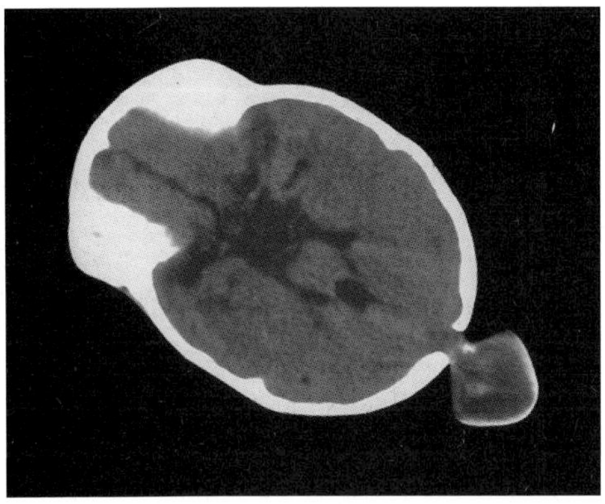

（一）

女，3d。CT 显示由枕部疝出的囊性肿块。窄基靠颅骨外板，内为脑脊液样密度影。颅内可见双侧侧脑室后角扩张、第 3 脑室扩张。同时可见少量脑实质也疝出颅外

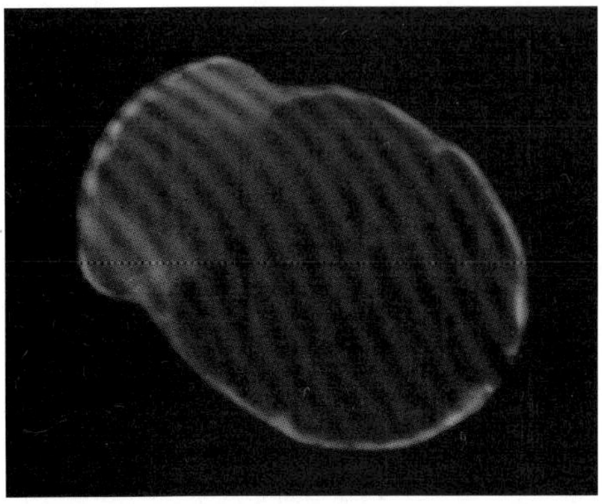

（二）

图 3-3 脑膜脑膨出 CT 观

同一病例。骨窗显示可见枕部囊性肿块，颅骨骨缝增宽

【病例】男，9 个月。后枕部囊性包块，哭闹时膨出体积较大，平静时变小，可部分回纳，包块随前囟门搏动变化。CT 显示枕部颅缝增宽，有一囊性肿物突出。

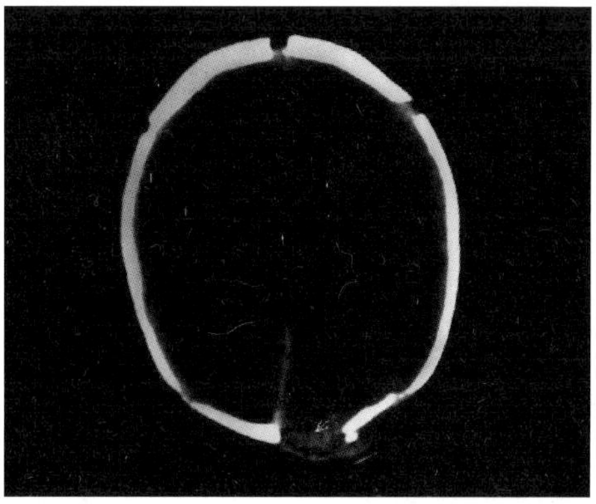

图 3-4 脑膜脑膨出 CT 观

男，9 个月。CT 显示枕部颅缝增宽，有一囊性肿物突出

第三节 积水型无脑畸形

积水型无脑畸形（hydranencephaly），也称无脑畸形，或水头无大脑畸形。是指小儿的双侧大脑半球完全或部分缺如，残存的皮质为胶质组织构成的薄层。患儿脑内仅有基底节、脑干和小脑。颅内的其余空间均被脑脊液充填。

1835 年本病首先由 Cruveilher 在病理解剖中发现，并描述其异常形态。此后，Spielmeyer 正式命名为积水型无脑畸形。

【病因】确切原因不明。有两种学说，其一颈内动脉闭塞，大脑中、前动脉受阻致脑发育畸形。有人做脑血管造影后否定了此说法。其二为胚胎发育 5~10 周，端脑受病毒感染、中毒等因素影响，发生缺氧、缺血、坏死、吸收、液化等造成大脑半球全部或部分缺如。而椎动脉供血区的脑组织发育良好。

【病理改变】畸形的大体形态分两种：一种双侧大脑半球的额、顶、颞叶完全或大部缺如，由充以脑脊液的囊性区域所取代，其内衬软脑膜。可残存少量的额、颞、枕叶脑组织。脑下的垂体、基底节、丘脑、中脑可大部存在或（和）大部分破坏。小脑、脑桥、延脑可发育正常。侧脑室、第 3 脑室、脉络膜丛有时可保留完好。脑膜，包括大脑镰、天幕、蛛网膜、软脑膜正常。顶盖骨完整，

头颅大小正常或增大。另一种积水型无脑畸形除两侧大脑半球缺如，而其基底节、部分中脑、桥脑、小脑发育正常。同时可见颅面、颅骨、脊柱等骨组织有多发畸形。镜检：残留的脑组织可见分化程度不等的神经、胶质细胞、室管膜细胞等。

【临床表现】多数新生儿娩出即为死胎。幸存者出生时体重、头围正常或稍增大（超过正常新生儿头围标准的上限）。该类患儿生后头围增长迅速。烦躁、哭闹，极难抚育。惊厥，四肢肌张力增高，认知能力、动作发育均较同龄儿迟滞。表情呆滞，不会注视，眼球不规则运动，斜视，落日眼，眼球震颤。严重者自主神经功能障碍，例如体温、呼吸、循环、睡眠、觉醒等异常。4~6 个月后仍存在拥抱反射、握持反射等原始反射动作。常伴颅缝裂开，前囟门扩大、饱满。颅骨透光试验阳性。患者多于 3 个月内夭折。但文献报道存活至 19 岁不乏其人。

【影像学特点】

（1）CT 扫描：平扫软组织窗观察，可清晰地显示颅内解剖细节变化。CT 又根据残存脑组织的程度，分为轻、重两种类型。轻型：颅骨、大脑镰存在，大脑半球额、顶叶大部分脑组织缺如。基底节、丘脑、第 3 脑室、枕、颞叶下极均存在。脑干、小脑、第 4 脑室形态正常。重型：颅骨、大脑镰正常，大脑半球、基底节均缺如，残存的颅内空间均被脑脊液密度填充。脑干、小脑、第 4 脑室正常（图 3-5）。

（2）MRI 检查：可以多方位成像显示脑干、小脑、脊髓与大脑残基，颅腔内空间均充满脑脊液信号。

【诊断与鉴别诊断】诊断要点，患儿出生即有烦躁、哭闹，难抚育，头围迅速增大。颅骨透光试验阳性，结合 CT 扫描即可诊断。

鉴别诊断：

（1）Dandy-Walker 畸形，患儿进行性头围增大枕部凸出，颅骨透光试验阳性。CT 显示第 4 脑室扩大，一侧小脑蚓部发育不全，第 4 脑室与枕大池相通。

（2）胼胝体缺如，单独缺乏临床或（和）有症状。如伴有脑瘫、癫痫、智力低下。CT 显示双侧脑室前角呈“八”字形分离。

（3）脑贯通畸形，颅内小囊腔无症状，大囊腔则有脑瘫，头围增大惊厥。CT 显示脑实质内有脑脊液样低密度囊腔影。

【病例】男，2 月。系孪生头胎。生后哭闹不止、反复惊厥、难抚育。CT 显示双侧大脑半球完全缺如，大脑镰正常。枕叶下极、脑干、小脑发育正常。颅内残腔均由脑脊液样密度填充，间以多个分隔的薄的囊壁。

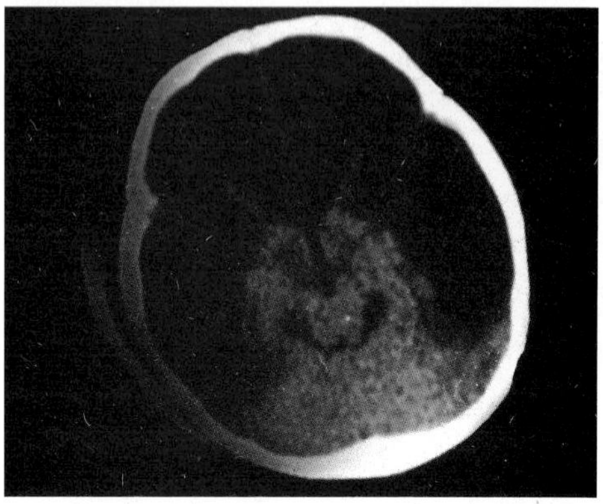

（一）

男，2 月。系孪生头胎。生后哭闹、惊厥、难抚育。CT 显示双侧大脑半球完全缺如，大脑镰正常，第 3 脑室、枕叶下极、脑干、小脑发育正常

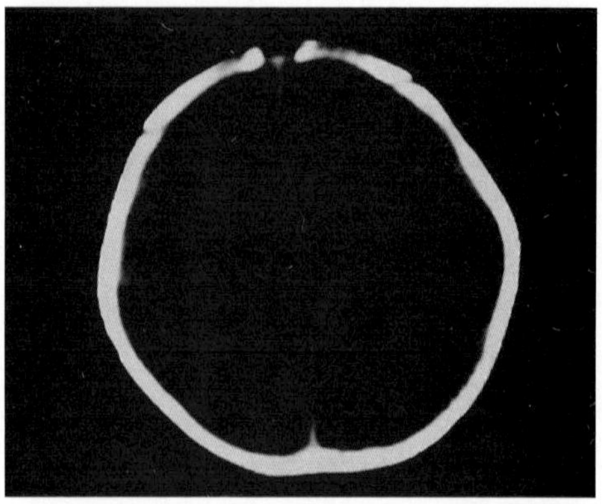

（二）

图 3-5 积水型无脑畸形 CT 观

同一病例。CT 显示颅内残腔均由脑脊液样密度填充，间以多个分隔的薄的囊壁

第四节 胼胝体发育不全

胼胝体发育不全（callosal agenesis），是指胼胝体缺如或（和）部分缺如，或伴随脑内的其他畸形。临床特征：单独缺如可无临床症状。如果伴有其他畸形，可有智力低下、脑瘫、癫痫等。

【解剖生理】胼胝体为双侧大脑深部的纤维联合，联系着左右大脑半球。正常情况下位于大脑半球纵裂底部。紧密排列形成一条宽阔厚板状，构成侧脑室顶部的大部分。由此又以放射状纤维向上到近颅顶的半卵圆中心。

【病因】胼胝体的胚胎发育，由位于前神经孔附近的连合发育而来。由大脑前动脉供血。在胚胎第 12 周形成，第 18~20 周发育完善。发育顺序由前向后逐渐完成。在胚胎 12 周时，大脑前动脉缺血、缺氧、梗塞、炎症，都会导致胼胝体发育不全。约 70% 异常发生在胼胝体压部、体部。在本病中有的病例为 X 连锁隐性遗传，或（和）常染色体显性遗传倾向，或（和）伴 8- 三体综合征、18- 三体综合征。

【临床表现】本病的临床症状相差悬殊。单纯发育不全可以终生无症状，仅在 CT 扫描时意外地发现。当胼胝体发育不全伴脑细胞移行障碍，或伴有其他畸形时，临床症状即显得复杂，包括智力低下、小头畸形、肢体瘫痪、癫痫发作、婴儿痉挛症等。

【脑电图】文献报道，可显示出各自独立的脑电波。

【影像学特点】既往本病罕见，仅在尸检中发现。随 CT 检查的普及，本病病例报道逐渐增多。

（1）CT 扫描：可以单独显示胼胝体发育不全，部分或全部缺如。或（和）伴有灰质异位症，或胼胝体周围脂肪瘤，以及更为复杂的脑发育异常。CT 平扫可见双侧侧脑室前间距增宽，或呈“八”字形的分离（图 3-6~ 图 3-8）。侧脑室有时不扩大。第 3 脑室宽而大，甚至插入侧脑室之间（图 3-7、图 3-8）。在多螺旋 CT 扫描后，可对所获的图像三维处理、MPR 处理后冠状位、矢状位观察图像，效果不亚于 MRI 图像。

【病例】男，9 岁。发热、惊厥 3d。CT 显示胼胝体周围呈不规则的脂肪密度影，CT 值 -68Hu。同时可见双侧脑室呈“八”字畸形分离。

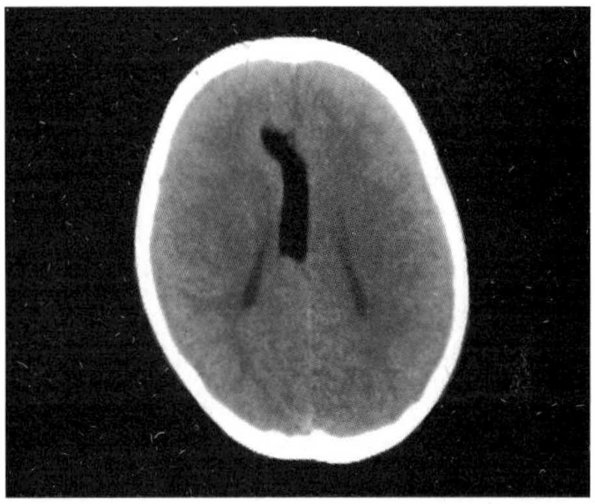

图 3-6 胼胝体缺如伴周围脂肪瘤 CT 观

男，9 岁。CT 显示胼胝体周围呈不规则的脂肪密度影，CT 值 -68Hu。且见双侧脑室呈“八”字畸形分离

【病例】男，8 个月。反复惊厥 4 个月。CT 显示双侧侧脑室呈不规则“八”字形分离，且见脑室增宽。

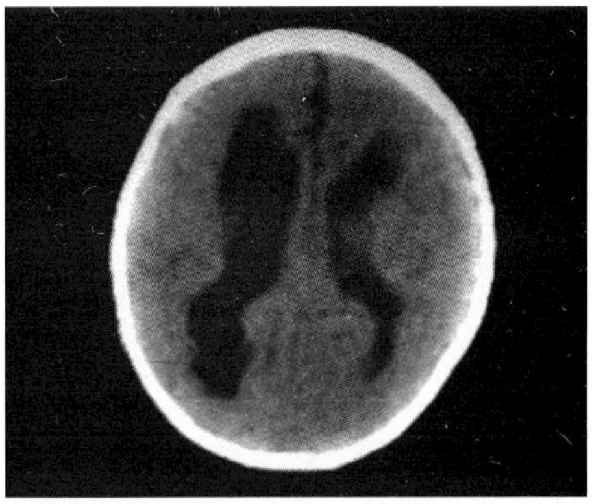

图 3-7 胼胝体缺如 CT 观

男，8 个月。CT 显示双侧侧脑室呈不规则“八”字形分离，且见脑室增宽

（2）MRI：可在矢状 T1 加权像上发现胼胝体缺如，以及有高信号的脂肪瘤。看到这种信号，就此不再用作 T2 加权像。MRI

的图像较 CT 横断层面更直观（图 3-9、图 3-10）。MRI 在矢状位、冠状位、轴位，不但发现胼胝体缺如，还发现中线结构的蛛网膜囊肿。

【病例】男，3 岁 8 个月。外伤后头痛、呕吐 3d。CT 显示双侧侧脑室间距增宽，右侧侧脑室增大、畸形，后方内侧近中线处有 0.3cm × 0.33cm × 0.58cm 的等密度影。边缘清，密度均。手术病理证实：胼胝体发育异常伴脑穿通畸形。

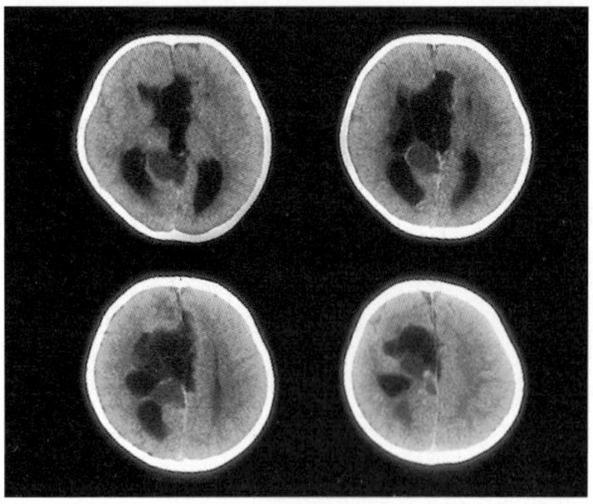

图 3-8　胼胝体发育异常伴脑穿通畸形 CT 观

男，3 岁 8 个月。CT 显示双侧侧脑室间距增宽，右侧侧脑室增大、畸形，后方内侧近中线处有 0.3cm × 0.33cm × 0.58cm 的等密度影。边缘清，密度均

【病例】女，3 岁。右侧肢体活动不灵 2 年。MRI 轴位 T1 加权像显示胼胝体缺如，左侧脑室穿通畸形，左侧额叶脑裂畸形处为脑脊液信号。

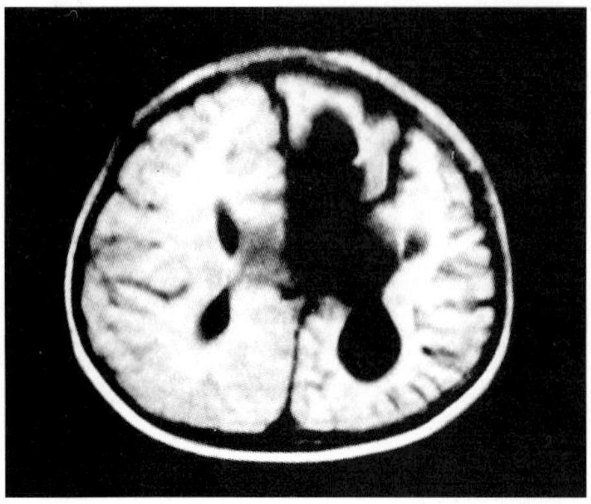

（一）

女，3 岁。MRI T1 加权像显示胼胝体缺如，左侧脑室穿通畸形，左侧额叶脑裂畸形处为脑脊液信号

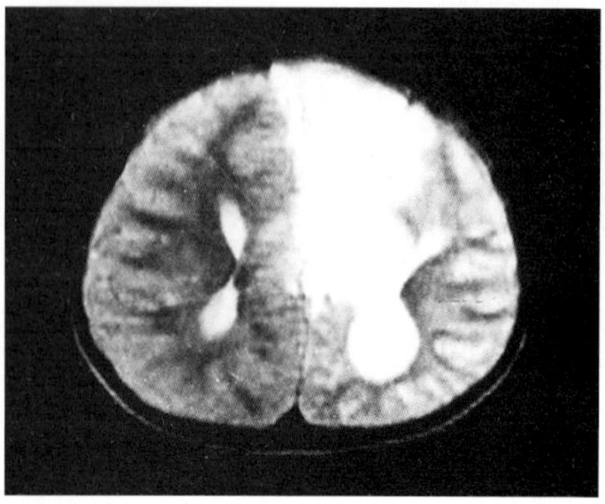

（二）

图 3-9　胼胝体缺如伴脑裂畸形 MRI 观

同一病例。MRI 显示 T2 加权像在脑裂畸形处信号增高

【病例】男，8 岁。头颅外伤 2d。MRI 轴位 T1 加权像显示侧脑室呈“八”字形分离。中线有边缘清楚的脑脊液信号。

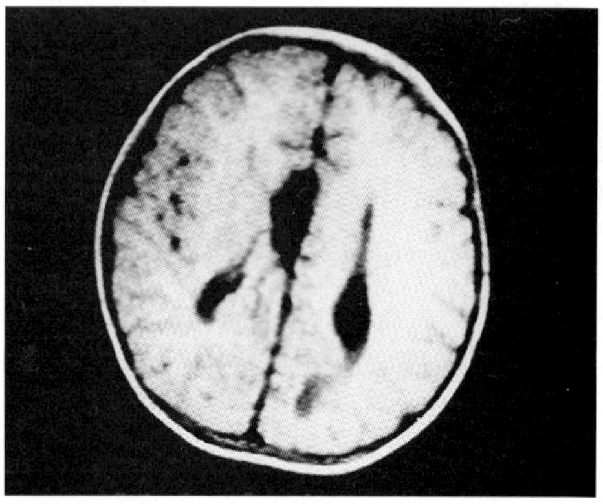

（一）

男，8 岁。MRI 显示 T1 加权像侧脑室呈“八”字形分离。中线有边缘清楚的脑脊液信号

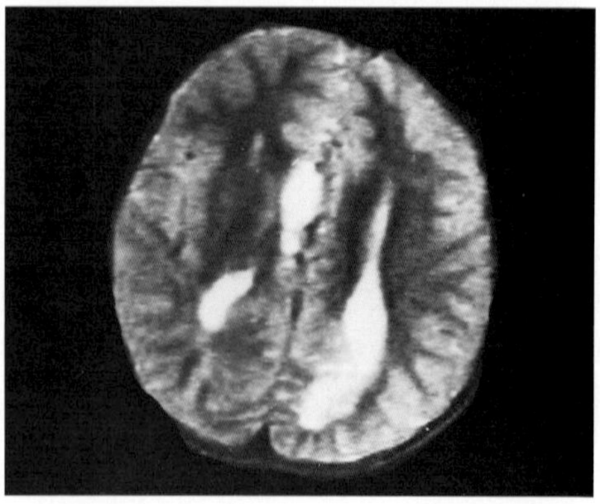

（二）

同一病例。MRI 显示 T2 加权像胼胝体缺如伴中线脑穿通畸形呈脑脊液样高信号

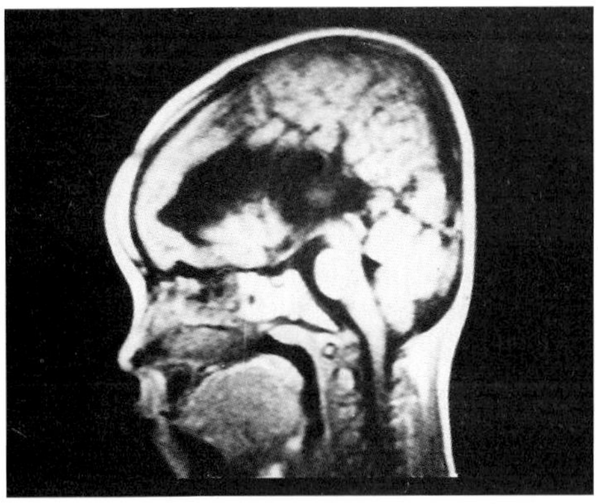

（三）
同一病例。矢状位 T1 加权像显示胼胝体缺如

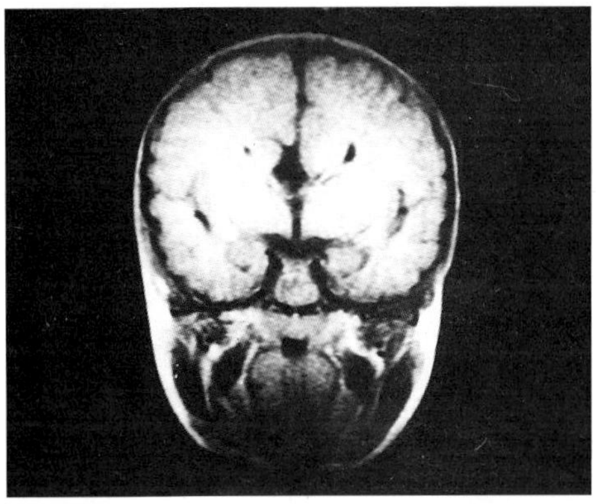

（四）
图 3-10 胼胝体缺如伴脑穿通畸形 MRI 观
同一病例。冠状位显示 T1 加权像胼胝体缺如，双侧侧脑室呈“八”字形分离，靠中线结构有边缘清楚的脑脊液信号

第五节 Dandy-Walker 综合征

Dandy-Walker 综合征（Dandy-Walker syndrom），又称第 4 脑室中、侧孔先天性阻塞。临床特征婴儿头围进行性增大，枕部凸出，颅骨透光试验阳性。CT 扫描表现为第 4 脑室囊性扩大，小脑蚓部发育不全，第 4 脑室与枕大池相连。

【病因】本病的确切病因不详。可能在胚胎 5 ~ 10 周时因弓形体、巨细胞病毒感染致脑发育畸形有关，或（和）生后新生儿期有蛛网膜下腔出血、炎症等疾病导致室管膜上皮损害，胶质增生致导水管阻塞。

【病理改变】病理解剖表现为 3 个畸形：①第 4 脑室正中孔、侧孔闭锁，第 4 脑室囊性扩张与枕大池相通。②脑室系统扩张。③小脑蚓部或小脑半球发育不良。约 60% 病例伴大脑或胼胝体发育畸形。小脑回和灰质异位，枕部脑膨出。除此之外，还有心脏发育异常，腭裂和多指（趾）畸形。

【临床表现】患儿有哭闹，间断抽风，头围增大呈进行性，枕部凸出明显。精神、运动发育均较同龄儿迟滞。神经系统查体：前囟膨隆，落日眼，眼球震颤，颈项有阻力，双下肢肌张力增高，腱反射亢进，锥体束征阳性，颅骨透光试验阳性。

【影像学特点】

（1）头颅 X 线平片：显示颅骨的骨缝增宽，骨缝间距≥ 2mm。

（2）头颅 B 超：经没有闭合的囟门向颅内，可探及有双侧侧脑室、第 3 脑室有系统的扩张，以及后颅窝有液性暗区。

（3）CT 扫描：平扫软组织窗观察，即可明确显示颅底层面，可见后颅窝、小脑蚓部变小，发育不全，并有前移，或部分或完全缺如。在小脑缺如的位置被巨大的脑脊液样密度替代。第 4 脑室扩大，背侧与枕大池贯通，形成充满脑脊液的复合体。脑干前移，桥前池及桥小脑角池消失。90% 以上的病例伴有小脑幕（天幕）上第 3 脑室、双侧侧脑室扩张。75% 的病例伴脑积水。增强扫描可显示天幕窦汇、横窦均被挤压抬高，位于人字缝上。患儿发病年龄愈小，CT 表现畸形愈显著，同时伴有脑的其他畸形。骨窗观察：后颅窝扩大，枕骨受压变薄。颅骨骨缝分离，前囟膨隆（图 3-11~ 图 3-13）。在多螺旋 CT 扫描后，可对所获的图像三维处理、MPR 处理后可以冠状位、矢状位观察图像，效果类似于的 MRI 图像。

（4）MRI：矢状位显示小脑半球、脑干萎缩被挤向前，第 4 脑室与枕大池相通，侧脑室及鞍上池扩张。天幕上抬，窦汇升高。

【诊断与鉴别诊断】诊断要点，婴儿头围进行性增大，枕后部凸出，颅骨透光试验阳性。CT 显示小脑蚓部变小、缺如，第 4 脑室与枕大池相通，后颅窝为巨大的脑脊液样密度，伴幕上脑积水。

鉴别诊断：

（1）后颅窝蛛网膜囊肿：小脑蚓部、小脑半球及第4脑室形态正常，囊肿与第4脑室不相通，无幕上性脑积水。

（2）巨枕大池：位于脑外，平扫呈脑脊液样密度，对小脑半球挤压，第4脑室形态存在。亦无幕上性脑积水。

（3）脑穿通畸形：本病位于脑实质内，第4脑室形态存在，幕上有蛛网膜下腔与侧脑室、第3脑室相通伴扩张。

【病例】男，83d。哭闹、间断抽风2月余。CT显示右侧小脑半球缺如，第4脑室与枕大池相通。后颅窝被巨大的脑脊液样密度占据。

诊断：Dandy-Walker综合征。

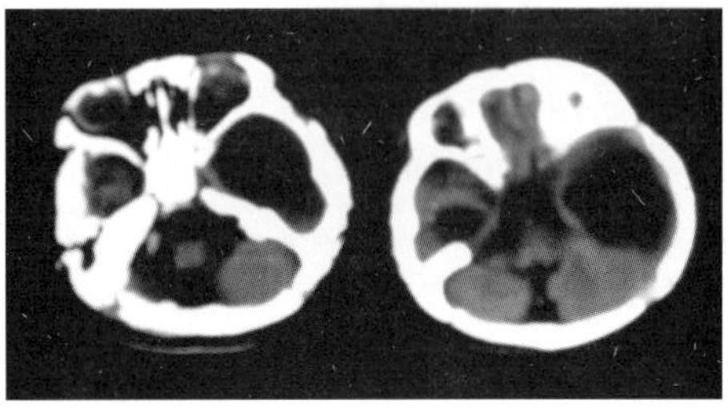

（一）

男，83d。CT显示右侧小脑半球缺如，第4脑室与枕大池相通。后颅窝被巨大的脑脊液样密度占据

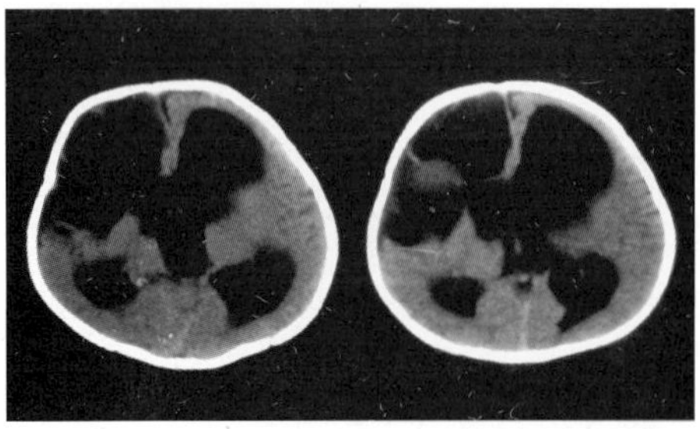

（二）

图3-11 Dandy-Walker综合征伴幕上性脑积水CT观

同一病例。CT显示第4脑室扩大，双侧侧脑室下角高度扩张

（4）小脑囊性星形细胞瘤：后颅窝内有巨大囊性变，其两侧形态不一，一侧边缘毛糙，囊内密度不均。

（5）血管母细胞瘤：小脑囊性肿块，可见囊壁结节（大囊小结节）。增强扫描囊壁结节有强化。本病小儿少见。因其平均发病年龄见于32.4岁。

【病例】男，4个月。频发恶心，进行性头围增大。

查体：头围41cm，竖头困难，双眼睛呈落日眼，眼球震颤（+）。双手大拇指屈曲内收，双下肢肌张力增高，尖足，双足趾屈曲内收。

CT扫描：右侧小脑半球被低密度影占据，幕上双侧侧脑室扩张明显。

诊断：Dandy-Walker综合征。

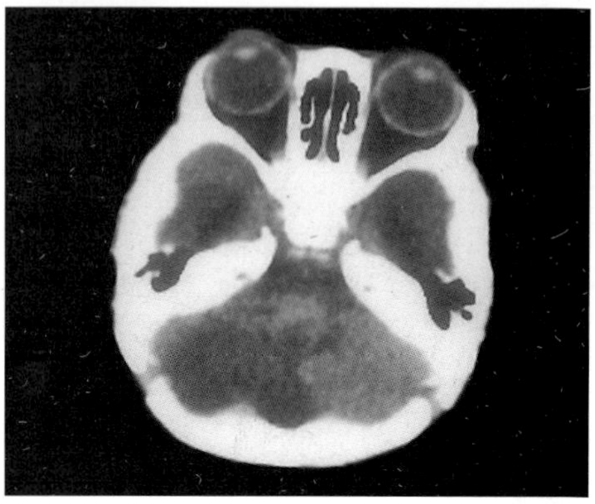

（一）

男，4个月。CT显示右侧小脑半球被低密度影占据，幕上双侧侧脑室扩张明显

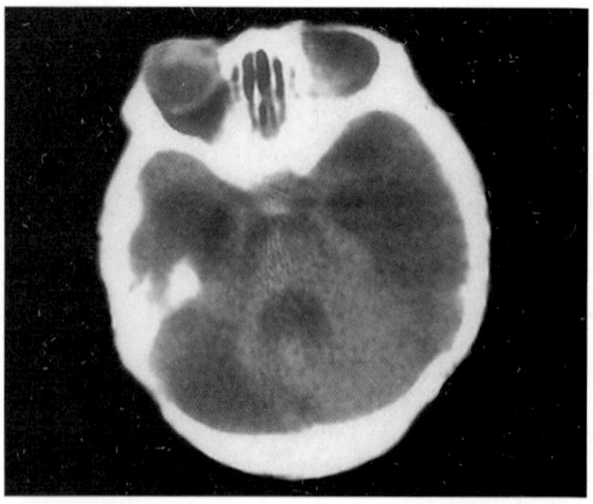

（二）

图3-12 Dandy-Walker综合征CT观

同一病例。CT下一层面幕上仍见脑室积液扩张

【病例】女，43d，哭闹、抽搐后伴恶心，喂养困难，无发热，呕吐。行CT检查：发

现右侧小脑半球脑脊液影填充。

CT 诊断：Dandy-Walker 综合征。

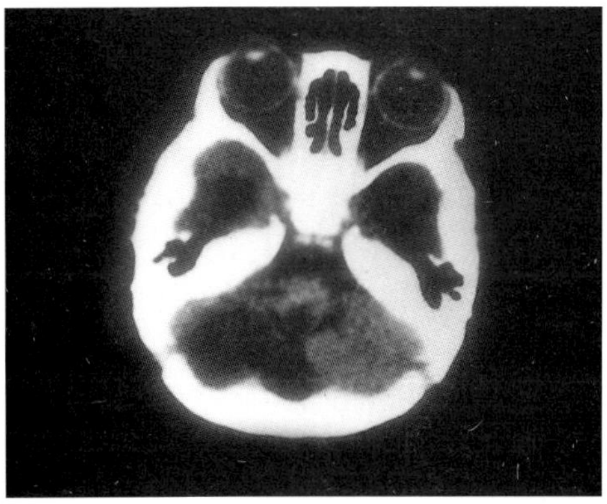

图 3-13 Dandy-Walker 综合征 CT 观
女，43d。CT 显示右侧小脑半球脑脊液影填充

第六节 Chiari 畸形

Chiari 畸形（Chiari's deformity），又称小脑扁桃体下移畸形，为小儿中少见的一种后脑发育畸形。患儿的临床特征因其发病年龄、病理改变部位而异，颇复杂。

【病理改变】Chiari 根据病理解剖发现分为4型：Ⅰ型：小脑扁桃体伴延髓部分下疝，不伴脑积水；Ⅱ型：小脑扁桃体伴第 4 脑室部分或全部疝入，同时伴脊髓病变；Ⅲ型：小脑、第 4 脑室均疝入伴脑积水、脑膜膨出症等；Ⅳ型：小脑发育不全，第 4 脑室扩大，后颅凹脑沟、脑池增宽。

【临床表现】本病的病理分型中 Chiari Ⅱ型在小儿、婴儿期 10% 即有症状，重者爱哭闹、喘鸣、哭声微弱、呼吸暂停。头围进行性增大，前囟增宽、膨出，落日眼，眼球震颤。后头部变短。颅骨透光试验阳性。头部叩诊如破壶声，Macewen 征阳性。轻者小儿学步时即有肢体僵硬、痉挛、步态异常等症状。体征主要有进行性脑积水和小脑扁桃体下移，第 4 脑室延长，脑干扭曲，桥脑延髓疝入颈段椎管。Ⅰ型主要在青春期和成人后出现症状。表现为头痛，颈部疼痛，不适、尿急、尿频和进行性下肢痉挛。

【影像学特点】

（1）CT 扫描：普通、常规 CT 平扫横断层面显示双侧侧脑室、第 3 脑室高度扩张。双侧侧脑室前后角、大脑白质区有斑片状低密度影。难以显示幕下的详细结构（图 3-14）。对于 CT 图像中出现脑积水征象，在多螺旋 CT 扫描后，以 MPR 进行图像后处理，冠状像、矢状像显示小脑扁桃体下移畸形的大小、范围，以及第 4 脑室、延髓形态，以及与枕骨大孔关系。

（2）MRI：矢状位可清晰显示小脑扁桃体下移畸形的大小、范围，以及第 4 脑室、延髓形态。同时可见脊髓膜膨出、脊髓空洞症、脊髓纵裂等一系列畸形，并可对此进行分型。

【诊断与鉴别诊断】诊断要点，婴儿期即有爱哭闹、喘鸣发作、后头变短、头围增大、落日眼等颅内压增高征，多螺旋 CT 轴位显示幕上性脑积水，或（和）矢状位可清晰显示小脑扁桃体下移畸形的大小、范围，以及第 4 脑室、延髓形态。MRI 可见脑积水伴小脑扁桃体疝入后各种畸形，一般可确诊，无需鉴别诊断。

【病例】男，8 个月。哭闹，头围增大，前囟膨出，四肢肌张力增高。CT 显示双侧侧脑室、第 3 脑室高度扩张，白质区内渗出性低密度影。

诊断：Chiari Ⅱ型畸形并幕上梗阻性脑积水。

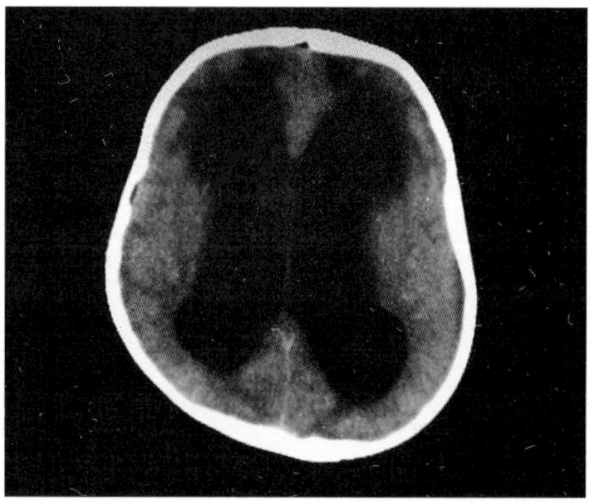

图 3-14 Chiari Ⅱ畸形 CT 观
男，8 个月。CT 显示双侧侧脑室、第 3 脑室高度扩张，白质区内渗出性低密度影

第七节 神经元移行和脑回形成异常

一、脑穿通畸形

脑穿通畸形（porencephaly），是指小儿脑室或蛛网膜下腔与脑实质内相交通的囊性病变。导致相邻脑室被牵拉扩大，局部脑组织萎缩。

本病是由 Heschl 于 1859 年从病理解剖中发现，并首先描述。

【病因】本病可分为先天性和后天性。前者是由于胚胎时期脑血管损伤，发育异常与母体营养障碍有关。后者则与新生儿及婴儿早期颅内出血、缺氧、外伤、感染、脑梗塞后有关。

【病理改变】脑实质内形成含有脑脊液的囊腔。镜检下可见囊壁有内衬室管膜和瘢痕组织或增生的胶质细胞。

【临床表现】小儿症状表现悬殊。小的囊腔患者可无症状。大的囊腔者，小儿于 6 个月内就出现惊厥、精神神经、运动发育迟滞、脑性瘫痪、头围增大。大的囊腔靠近颅骨表面时颅骨透光试验阳性。

【影像学特点】

（1）CT 扫描：普通常规 CT 平扫很清楚地显示脑实质内有边缘较光整，轮廓境界清晰的囊腔。腔内为均匀一致低密度影。CT 值 0~20Hu，为脑脊液密度。囊腔与脑室或蛛网膜下腔相通。相邻的脑室扩大或局部脑组织萎缩（图 3-15~ 图 3-21）。增强扫描后囊壁及囊腔内无强化。在多螺旋 CT 扫描后，以 MPR 技术进行图像后处理，冠状像、矢状像显示囊性肿块与颅内其他组织之间关系。

（2）MRI：矢状、冠状、横断层面均显示边缘境界清晰、光滑的囊腔。T1、T2 加权像均呈脑脊液信号。

【诊断与鉴别诊断】诊断要点，婴儿早期即有惊厥、脑瘫、头大。CT 或 MRI 显示脑实质内境界清晰，与脑室或蛛网膜下腔相连的囊腔。脑室扩大，脑萎缩。CT 值为脑脊液样。增强扫描无强化。

鉴别诊断：

脑内其他囊性病变，脑室受挤压、变形，有囊壁强化改变。

（1）颅内大的炎性肉芽肿：如脑囊虫病、包虫病等。也可形成大的低密度囊腔。要结合患儿临床、化验检查、流行病学史，进行排除诊断。

（2）颅内转移瘤：多发病于灰白质交界处，血流丰富部位，平扫 CT 特征为大小不等的类圆形低密度结节影。有时结节影可以较大，增强扫描后可见壁有强化。本病在小儿中虽然少见亦要排除。

【病例】男，19 岁。30min 前，患者突然意识不清，倒在地上，口吐白沫，四肢抽搐，颜面青紫，持续性约 5min。类似抽搐多次发作。

体征：脉搏 75 次 /min，呼吸 16 次 /min，血压 120/80mmHg，神清，精神差，心肺腹未见异常，四肢活动正常。

CT 检查：双侧大脑半球对称，灰白质对比正常，右枕叶可见不规则低密度影，大小约为 5.2cm × 2.8cm × 5.0cm；与脑脊液密度相同，其与右侧四叠体池相通，边缘光整，右侧侧脑室被牵拉扩大，右侧脑沟增宽，伸入至白质区，幕下小脑、脑干无异常。骨窗：颅骨未见明显异常。

诊断：右侧侧脑室扩张伴右枕叶贯通畸形。

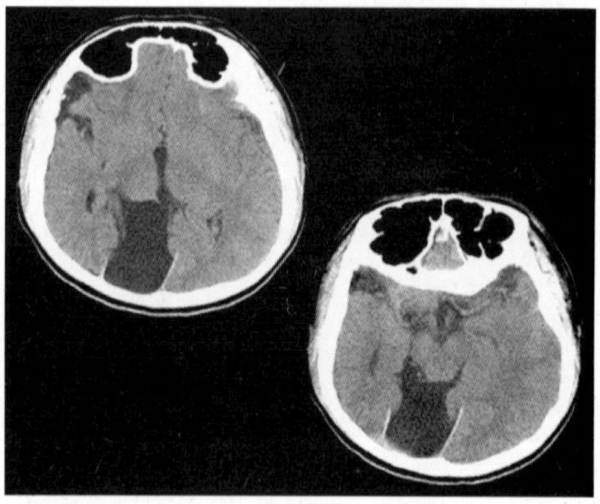

（一）

男，19 岁。CT 显示右枕叶可见大小约为 5.2cm × 2.8cm × 5.0cm 不规则低密度影，与脑脊液密度相同，其与右侧四叠体池相通，边缘光整，右侧侧脑室扩大，右侧脑沟增宽，伸入至白质区

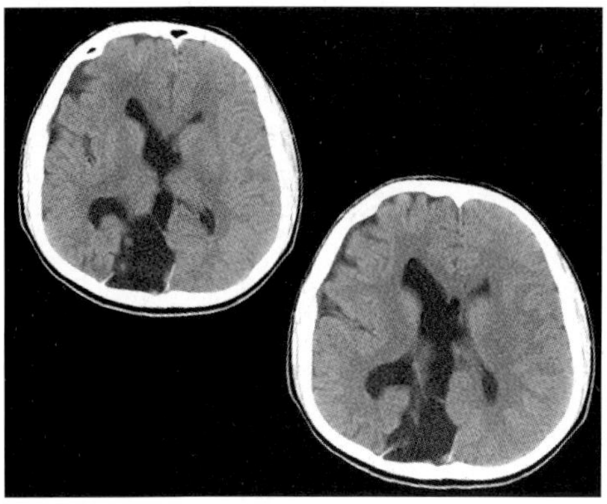

（二）

图 3–15 脑贯通畸形 CT 观

同一病例。CT 显示右枕叶可见大小约为 5.2cm × 2.8cm × 5.0cm 不规则低密度影，与脑脊液密度相同，其与右侧四叠体池相通，边缘光整，右侧侧脑室扩大，右侧脑沟增宽，伸入至白质区

【病例】男，2 岁。行走不稳、易跌跤，抽风 5 个月。CT 显示左侧侧脑室前角有低密度囊性扩张与颅顶蛛网膜下腔相通。

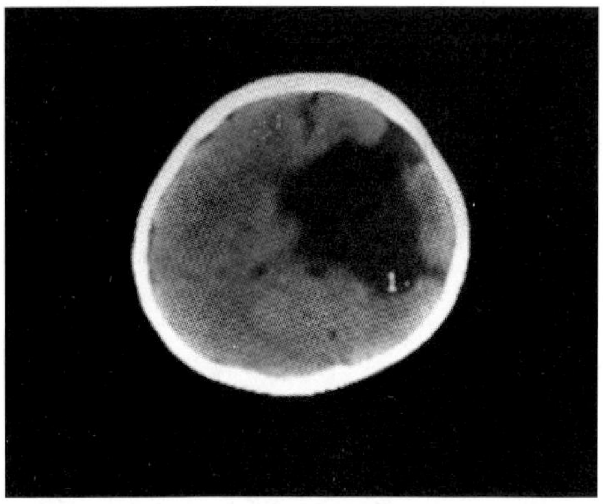

图 3–16 脑贯通畸形 CT 观

男，2 岁。CT 显示左侧侧脑室前角有低密度囊性扩张与颅顶蛛网膜下腔相通

【病例】男，4 岁。自幼抽风 4 年，右下肢活动不便 3 年。CT 显示左侧大脑半球有巨大低密度囊腔与双侧侧脑室前角。

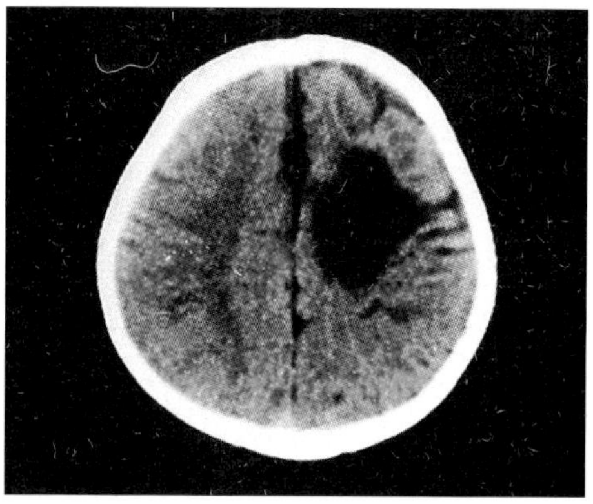

图 3–17 脑穿通畸形 CT 观

男，4 岁。CT 显示左侧大脑半球有巨大低密度囊腔与双侧侧脑室前角

【病例】男，1.4 岁。外伤后左下肢无力 8 个月。CT 显示右侧侧室扩张。右侧额颞部囊性灶相通。

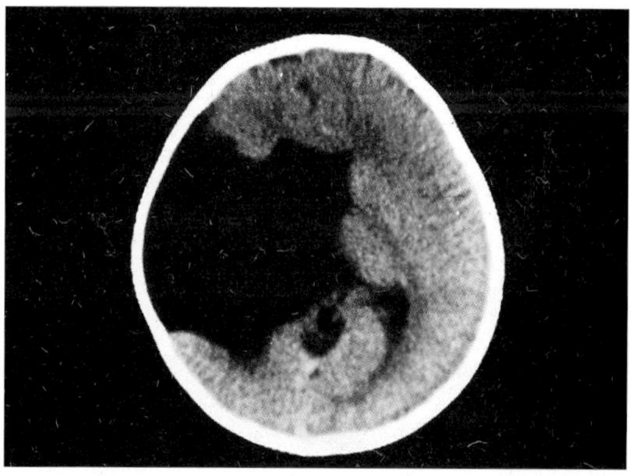

图 3–18 外伤性脑穿通畸形 CT 观

男，1.4 岁。CT 显示右侧侧室扩张与右侧额颞部囊性灶相通

【病例】男，11 岁。头颅外伤后，站立不稳，易摔倒 1 个月。CT 显示左侧枕部、小脑半球后缘有一弧形低密度囊腔。第 3 脑室、双侧侧脑室均有扩张。

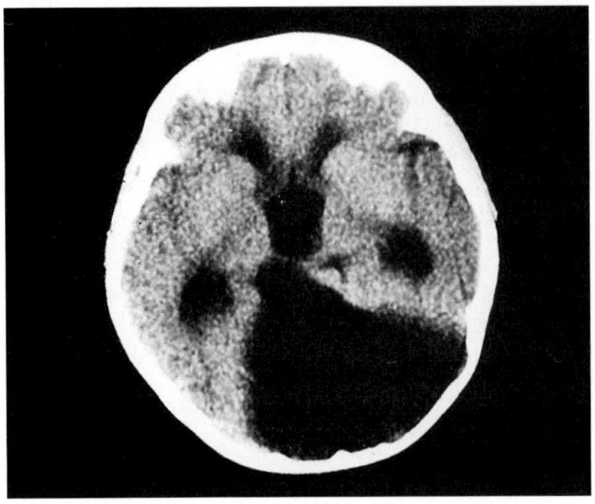

图 3-19　外伤性脑穿通畸形 CT 观

男，11 岁。CT 显示左侧小脑半球后缘有一弧形低密度囊腔。第 3 脑室、双侧侧脑室均有扩张

【病例】男，3 个月。突发性面色苍白，抽风 1d。CT 显示颅内多处出血，左侧大脑半球弥漫性低密度。脑穿通畸形伴脑萎缩，治疗后 3 个月复查。CT 扫描显示左颞部有不规则低密度囊腔，局部脑沟增宽加深。左侧侧脑室被牵拉扩张。

诊断：迟发性维生素 K 缺乏致颅内出血，缺血缺氧性脑病——脑穿通畸形。

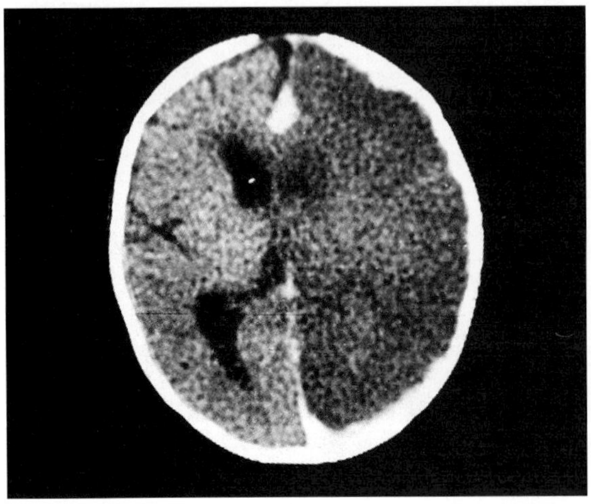

（一）

男，3 个月。CT 显示颅内多处出血，左侧大脑半球弥漫性低密度

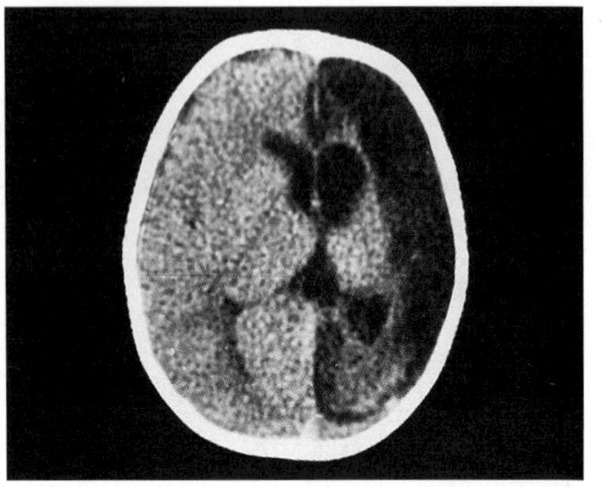

（二）

图 3-20　迟发性维生素 K 缺乏致颅内出血，缺血缺氧性脑病后遗症——脑穿通畸形 CT 观

同一病例。脑穿通畸形伴脑萎缩，治疗后 3 个月复查。CT 扫描显示左颞部有不规则低密度囊腔，局部脑沟增宽加深。左侧侧脑室被牵拉扩张

【病例】男，出生 3d。娩出后易激惹、哭闹不止。原始反射存在。CT 显示双侧侧脑室宽大畸形。

诊断：脑穿通畸形。

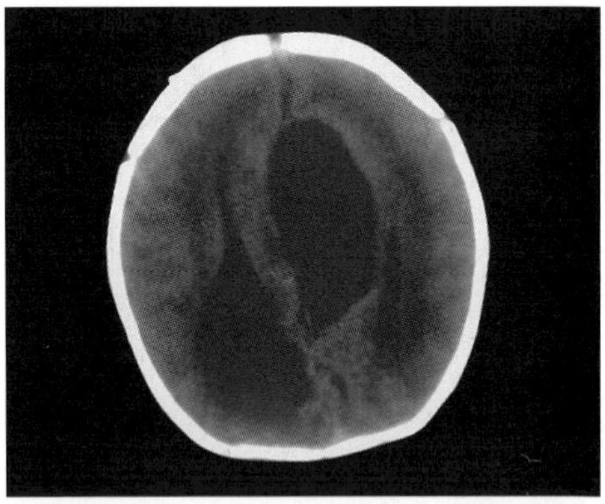

（一）

男，出生 3d。CT 显示双侧侧脑室宽大畸形

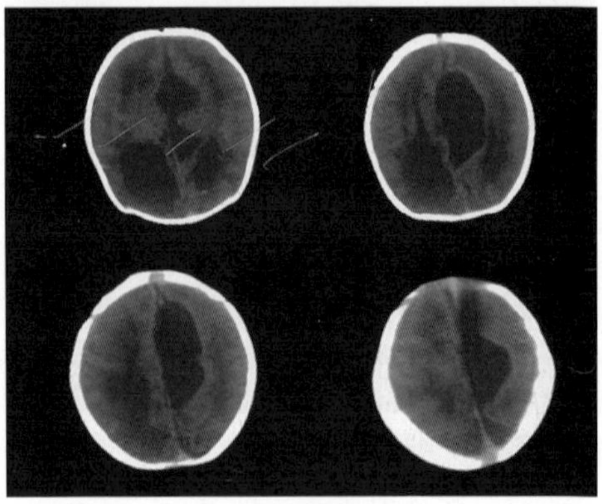

（二）

图 3-21　新生儿脑贯通畸形 CT 观

同一病例。CT 显示双侧侧脑室宽大畸形

二、先天性心脏病（房缺）伴脑空洞畸形（脑穿通畸形）

【病例】男，2 月余。系孪生 2 胎。因间断抽搐 7d 就医。

查体：哭闹时鼻三角区明显青紫。口角有细小泡沫，心率速，可闻及 SM Ⅱ / Ⅵ，质地粗糙，向心尖区传导明显，两肺呼吸音粗，干湿性啰音不明显，脐疝，肝肋下 2.5cm，质地中等。右手纹断掌。

心脏 B 超：房间隔可探及缺损，约 1.0cm。有部分静脉血由右心房返流入左心房。

头颅 CT：双侧枕顶叶脑实质内可见不规则形低密度影。

诊断：先天性心脏病（房缺）伴脑空洞畸形。

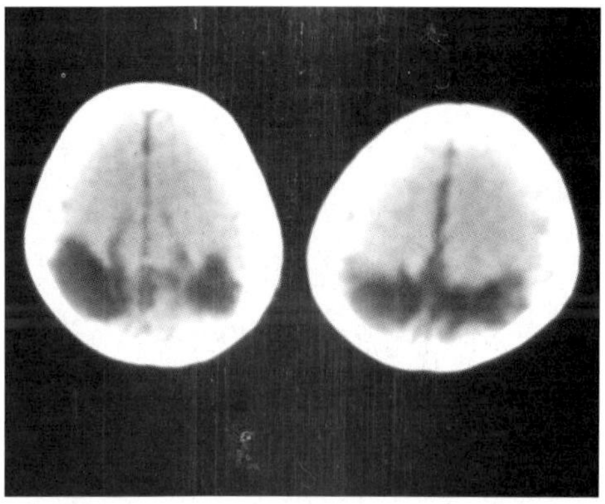

（一）

男，2 月余。CT 显示双侧侧脑室三角区、海马回、双侧枕顶叶为对称性低密度囊性灶，边缘轮廓清密度均

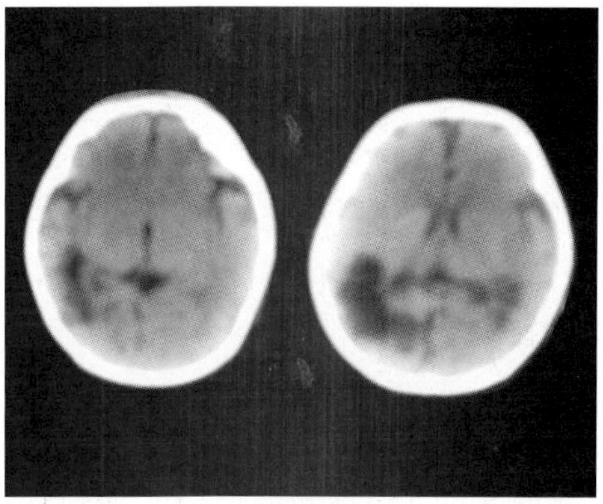

（二）

图 3-22　先天性心脏病伴脑空洞畸形（房缺）CT 观

同一病例。CT 下一层面仍可见脑实质内低密度囊性灶影

三、脑裂畸形

脑裂畸形（schizencephaly），是指小儿脑表面和侧脑室之间有异常裂隙，并伴有皮层的灰质沿裂隙内折移行至室管膜下的其他畸形。

本病在 1887 年首次由 Wilmarch 报告，1946 年 Yakovlev 从系统病理解剖发现异常并详细描述。随着 CT、MRI 检查增多，对本病认识日益深入。

【病因】在胚胎早期大脑皮质的组织结构细胞、组织形态分化异常，放射状胶质纤维引导着这种含异常神经元的组织伸入白质与室管膜相接。

【病理改变】大体所见：可见大脑单侧或双侧形成明显的裂隙延伸入脑实质内。镜检神经细胞形态异常，周围有胶质纤维增生。

【临床表现】轻度畸形几乎无临床症状，或青春期有发作性头痛，或（和）自幼即有癫痫发作。严重的畸形则可有脑瘫、癫痫发作、智力障碍。小儿出生即爱哭闹，精神运动、动作能力、发育均落后于同龄儿。言语、感觉障碍，对侧肢体肌肉萎缩。

【影像学特点】

（1）CT 扫描：平扫即能很好显示脑裂畸形的病理形态。特征改变：单侧或双侧脑表面有裂隙贯穿至侧脑室。灰质团块或呈条带状相随内折入大脑白质区至脑室管膜下。CT 值 30~34Hu。裂隙多位于中央沟附近，裂隙内端、脑室外侧壁有风帆状被牵拉的突起，脑室变形。裂隙外端蛛网膜下腔有扩大如喇叭口状。常伴有灰质移位（异位）症或透明中隔发育异常。在多螺旋 CT 扫描后，以 MPR 技术进行图像后处理，冠状像、矢状像显示畸形的脑裂与颅骨、颅内其他组织形态关系（见图 3-24）。

（2）MRI：冠状位可显示发育畸形的脑裂伸入脑实质内（见图 3-23）。

【诊断与鉴别诊断】诊断要点，小儿发作性头痛、抽风、智力低下、脑瘫等。CT 显示单侧或双侧脑表面有裂隙延伸入脑实质内、侧脑室、灰白质，甚至室管膜下。

鉴别诊断：

（1）大脑外侧裂，在3个月至2岁的小儿中，由于双侧颞叶、额叶脑组织尚未发育完善，CT显示额叶、颞叶的脑沟、脑回增宽加深，同时可见大脑外侧裂池亦有前述改变，随年龄增长，脑组织不断丰满，而消失。

（2）脑穿通畸形，无灰质内折伸入室管膜下的脑裂畸形。可见脑实质内有低密度囊腔，或与脑室相通，或与脑表面、蛛网膜下腔相通。

【病例】女，3岁。发作性抽风2年余。MRI检查：T1加权像轴位显示左侧额顶叶脑组织被畸形的脑裂割裂开。同时可见纵裂池增宽的低信号。

诊断：左额叶脑裂畸形。

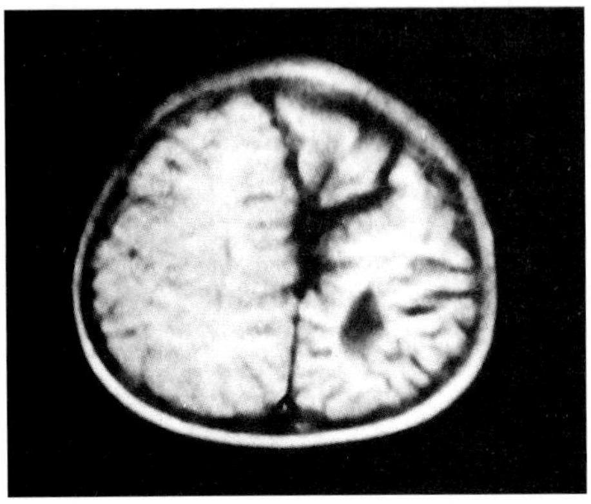

（一）

女，3岁。MRI检查：T1加权像轴位显示左侧额顶叶脑组织被畸形的脑裂割裂开。同时可见纵裂池增宽的低信号

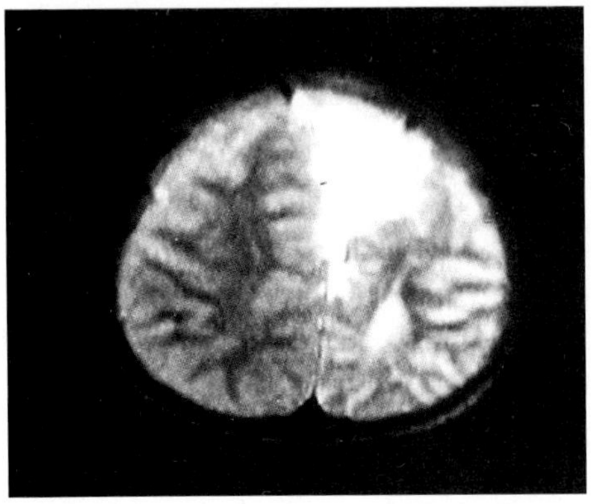

（二）

图3-23　脑裂畸形MRI观

同一病例。MRI T2加权像 轴位显示畸形部位信号增高

【病例】男，17岁。外伤后持续头痛、恶心。行头颅CT检查，显示右侧颅顶脑实质由上至下裂隙样改变，双侧侧脑室间胼胝体缺如。

诊断：脑裂畸形并透明隔缺如。

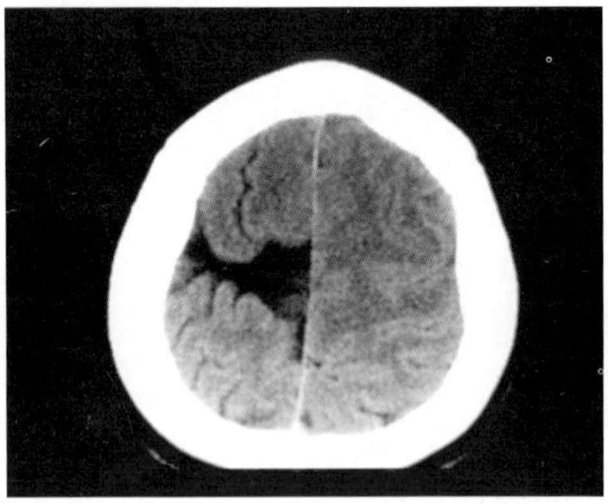

（一）

右顶叶可见不规则低密度裂隙影

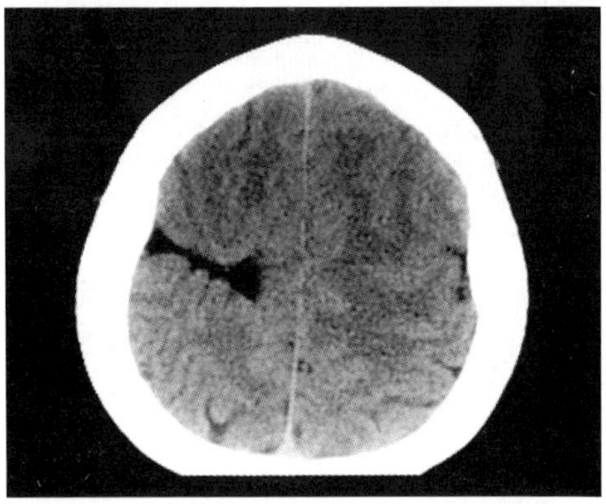

（二）

右顶叶可见不规则低密度裂隙影

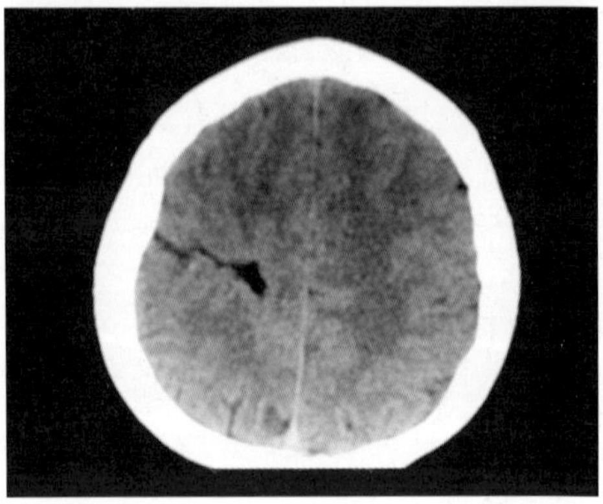

（三）

右顶叶可见不规则低密度裂隙影

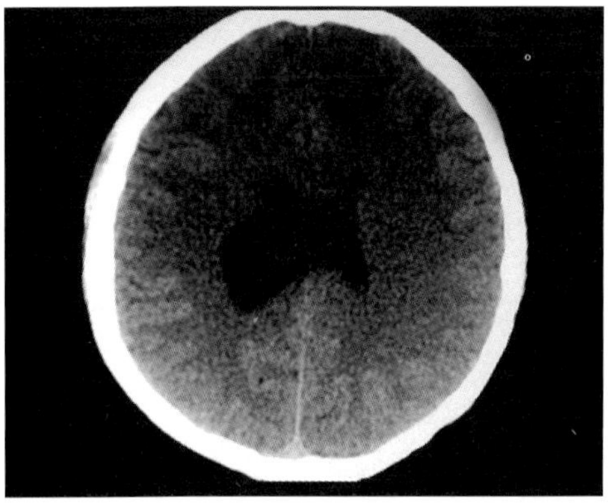

（四）

右顶叶可见不规则低密度裂隙影，双侧侧脑室间透明隔缺如

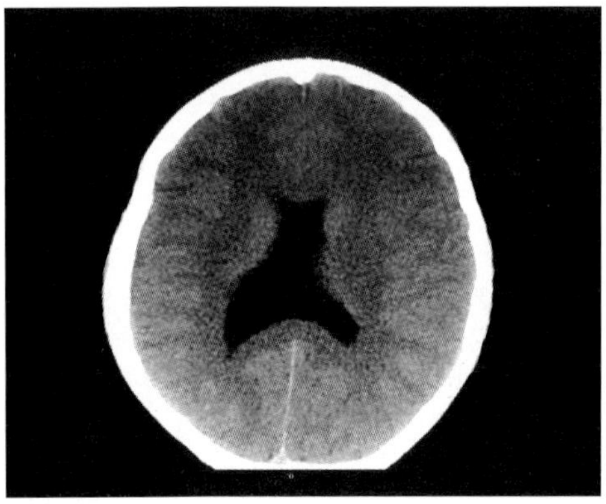

（五）

图 3-24 脑裂畸形伴透明隔缺如 CT 观

右顶叶可见不规则低密度裂隙影伸入脑实质，双侧侧脑室间透明隔缺如

四、脑灰质异位

脑灰质异位（ectocinereal dystopia），是指小儿脑灰质的位置、形态发育畸形。由正常的脑皮层分布，呈团块状、结节状迁徙，漂移至皮层下白质区，或脑室旁，或与室管膜相连。也是一种少见的脑先天发育异常。

【病因】在胚胎 7~24 周时，由于意外不明原因的刺激，使增殖的神经母细胞不能及时从脑室壁周围向大脑皮层移行障碍。小的灶性灰质异位一般无症状，但可有顽固性、难治性的癫痫发作。典型的灰质小岛位于脑室周围，或悬于室管膜上病灶突入侧脑室；大的灶性灰质异位则位于半卵圆中心，具有占位效应。

【病理改变】肉眼所见：大脑实质内异位的灰质呈结节形状，可以单发，或对称性分布。位于白质内或与正常脑质相连。病理类型分为板层型、团块型、结节型等。呈条带状、板层状，体积较大，一端与正常灰质相连，另一端与脑室室管膜相连。可伴有脑的其他畸形。如胼胝体发育不良。镜下：在这两种灰质团块内均可检出神经细胞。

【临床表现】结节性灰质异位，或因头颅外伤查出异常，或自幼有癫痫发作、偏头痛。板层型灰质异位则有精神、运动发育迟滞、脑瘫、婴儿痉挛症等神经运动异常。

【影像学特点】

（1）CT 扫描：平扫横断层面显示：结节型：异位的灰质位于室管膜下、脑室周围白质、半卵圆中心区散在、孤立分布灰质密度影，呈相对密度稍高 CT 值 38~40Hu，或与正常脑灰质相连或密度相等。板层型：异位灰质体积较大，呈板层状或块状一端与脑室相连，另一端和正常脑灰质相连。密度与正常灰质相同。增强扫描后异位灰质与正常大脑皮质的强化一致。病变区域周围无水肿。可伴有神经系统的其他畸形，如小头畸形，胼胝体发育不良（图 3-25）。在多螺旋 CT 扫描后，以 MPR 技术进行图像后处理，冠状像、矢状像显示异位的灰质结节影与颅内其他组织关系显示清楚。

（2）MRI：T1、T2 加权像异位灰质均与正常灰质信号相同（图 3-26）。

【诊断与鉴别诊断】临床症状常无特征，仅根据 CT 密度和 MR 信号特点即可诊断。

鉴别诊断：

（1）淋巴瘤：位于脑室旁的淋巴瘤小儿罕见，CT 平扫呈等密度 - 稍高密度影，瘤周水肿明显，增强扫描病变区域无强化。

（2）胶质增生：平扫显示与大脑皮质相同密度影，增强扫描有轻度强化，部分可见周围轻度水肿、钙化。

【病例】男，14 岁。自幼癫痫发作。此次车祸后头颅 CT 检查，发现左颞部半卵圆区有结节状团块影，CT 值与脑灰质相同。

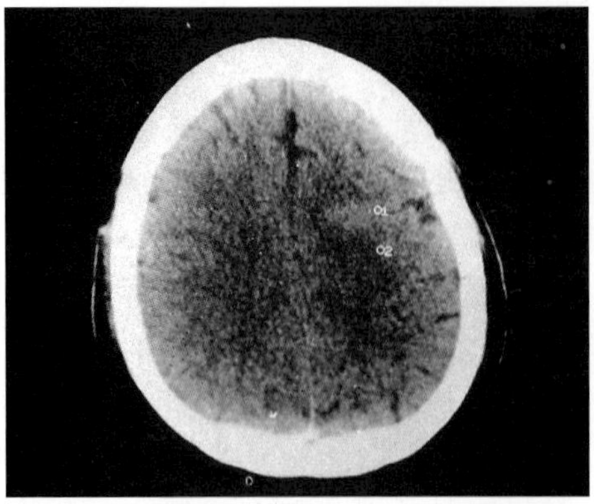

（一）

男，14 岁。CT 显示左颞部半卵圆区有结节状团块影，CT 值与脑灰质相同

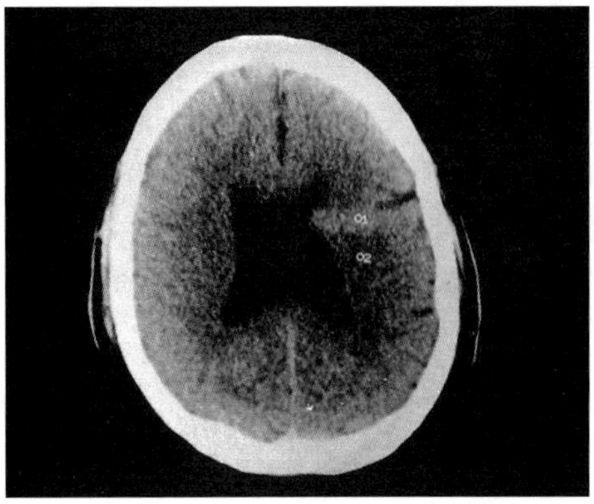

（二）

图 3-25　脑灰质异位 CT 观

同一病例。CT 显示左侧侧脑室体部有条带状等密度影，伸入侧脑室体部室管膜，CT 值与脑灰质相同

【病例】男，1.7 岁。反复抽搐，智力减退。CT 显示左侧侧裂池旁有稍高密度影深入侧脑室旁。MRI 可见脑沟回深入内有流空征。

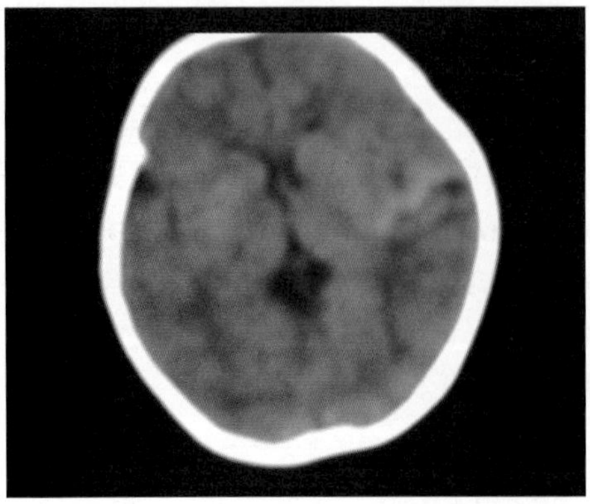

（一）

男，1.7 岁。CT 显示左侧侧裂池旁有稍高密度影伸入侧脑室三角区旁

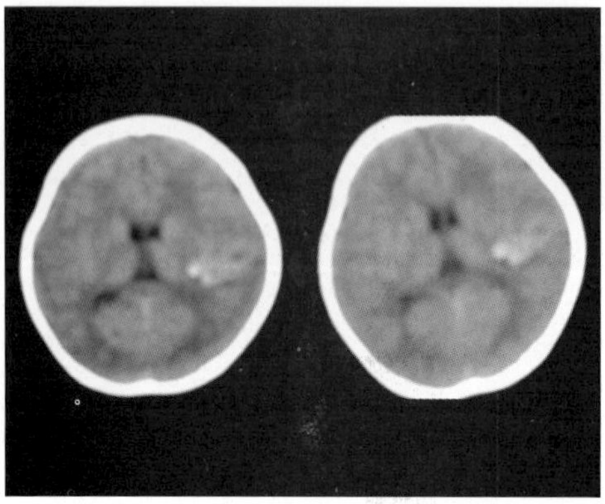

（二）

同一病例。CT 显示左侧侧裂池旁有稍高密度影伸入左侧脑室三角区旁

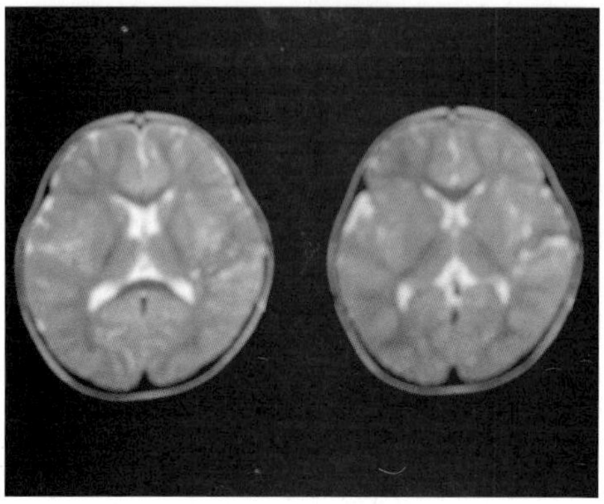

（三）

图 3-26　脑灰质异位 MRI 观

同一病例。MRI 显示左侧侧裂池旁有稍高信号影伸入侧脑室三角区旁

第八节　脑变性疾病

一、海绵状变性

海绵状变性（spongy degeneration），又称 Canavan 病。本病为发生于 Ashkenazi 犹太病人（其基因携带率 1 ∶ 36）和非犹太人群（为基因突变）的一种少见的天门冬氨酸遗传代谢性脑白质变性病。临床特征：小儿出生正常或偶有惊厥，进行性头颅增大，肌张力低下，智力减退。CT 及 MRI 有特征性表现。

【病因】患儿体内先天性缺乏天门冬氨酸酰基转移酶，血、脑脊液和尿中有过量的 N-乙酰天门冬氨酸堆积，继发脑白质病变。

【病理改变】肉眼所见：大脑半球剖面大脑白质区呈多发含液体的囊性空隙，酷似海绵状。晚期可见脑室系统扩张，大脑皮层萎缩。镜检：脑白质的星形细胞皱缩，肿胀有空泡形成。髓鞘形态尚可。电镜下：线粒体结构异常。

【临床表现】病变累及范围、程度不同，临床症状而异。患儿出生正常或新生儿期因抽搐进行头颅 CT 或 MRI 扫描检出异常。生后 2~6 个月逐渐出现智力、运动发育迟滞，头围进行性增大，反复惊厥，四肢肌张力低下，失明，视神经萎缩，喂养困难。

【实验室检查】

（1）血、脑脊液、尿中 N- 乙酰天门冬氨酸增加。

（2）培养的成纤维细胞天门冬氨酸酰基转移酶缺乏。

（3）产前抽取羊水 N- 乙酰天门冬氨酸增多。

【影像学特点】

（1）CT 扫描：平扫软组织窗：可见头颅增大。两侧大脑半球，侧脑室周围大脑白质区为对称性，弥散性低密度影，其边缘、轮廓、境界尚能辨认。CT 值 24~28Hu。增强扫描无强化。骨窗显示：颅骨骨缝增宽，前囟扩大。

（2）MRI：SE 序列可见 T1 加权像呈低信号，T2 加权像呈高信号。病灶既可在大脑白质区，也可在枕叶或皮质等区域显示。

【诊断与鉴别诊断】诊断要点，小儿头颅进行性增大、惊厥、肌力低下、智力减退。实验室检查。CT 及 MRI 具有特征性表现，一般无需鉴别。

鉴别诊断：

患儿身上可闻及异常的体臭，毛发由出生时黑色逐渐呈细柔的黄毛，皮肤细白，经常可见一些鬼脸、怪叫。CT 也可见到海绵状变性改变。实验室检查尿三氯化铁试验阳性，血苯丙氨酸滴度增多。

二、苯丙酮尿症

苯丙酮尿症（phenylketonuria），为一种先天性苯丙氨酸羟化酶缺乏，致氨基酸代谢异常的较常见的遗传代谢疾病。临床特征为智力低下，肤色皙白，毛发茸软发黄，并有癫痫发作。患儿的尿及体液中可闻及特殊的鼠臭味。

【历史】本病首先由 Folling 于 1934 年描述了同胞兄弟苯丙酮酸性精神幼稚病。后来证实为尿内苯丙酮所致。1939 年 Jervis 发现本病为苯丙氨酸羟化酶缺乏，遗传方式为常染色体隐性遗传。1955 年 Bickel 用低苯丙氨酸饮食治疗成功。1963 年 Guhirie 首创用细菌抑制法测定苯丙氨酸定量，现在已大规模用于新生儿筛查。1982 年用基因工程将提纯的大鼠苯丙氨酸羟化酶 cDNA 为探针，找到人类缺乏的酶，并在染色体上标出基因位置（12922-12924）。近年这些基因被克隆，其多形性也证实。目前将此用于产前病例筛查。本病的发病率，法国的吉普赛人最高 2.5%。爱尔兰人为 1/4300。日本人为 1/（1 万 ~6 万）。1959 年我国才有报道，上海的发病率，据调查为 1/（1 万 ~1.82 万）。

【病理改变】脑部表现为非特异性成熟障碍，且呈进行性。大体所见大脑、小脑皮层形态分化不全。脑实质呈囊性海绵状变性。镜检：髓鞘生成缺陷，胶质细胞增生。脑神经核团黑质和蓝斑色素消失。

【临床表现】患儿出生多正常，2~4 个月后逐渐出现动作，神经运动、应物能力较同龄儿落后。90% 毛发由黑色渐变成黄色，且质地细、软、茸稀少。肤色白嫩，透红。虹膜色淡。早产儿生后 24~48h 进乳有呕吐。婴幼儿神经 - 精神异常：智力低下，惊厥发作，婴儿痉挛。80% 患儿脑电图异常。年长儿有胡言乱语、怪脸、喉部怪声等异常行为。尿及体液有鼠臭味，或霉味。本病目前在新生儿筛查，早发现，用特殊奶粉喂养可以避免智力改变。

【实验室检查】

（1）尿中三氯化铁试验阳性。

（2）血苯丙氨酸≥ 3mg/dl。

【影像学特点】CT 扫描：从我院 CT 室

资料分析，发现本病临床症状与 CT 表现不成正比，临床症状轻，CT 表现较为明显；临床症状明显，CT 则显示正常。CT 表现主要有脑实质内密度异常和脑萎缩。

（1）脑实质密度异常：可呈局限性或广泛性低密度影分布于额、颞、顶、枕叶皮层下大脑白质、脑室周围、半卵圆中心，有时小脑或脑干也有类似改变。低密度病灶其边界、轮廓模糊不清，CT 值 < 22Hu。可能是髓鞘形成障碍，或局部水肿所致（图 3–27、图 3–28）。边缘、轮廓清晰可能是白质囊性变。关于脑白质密度改变，目前学说很多，1993 年 Bick 提出有脱髓鞘改变，而不是髓鞘发育不良。Thompson 则认为两者皆有。1994 年 Cleary 提出脑白质病变为白质空泡变性、髓鞘发育不良、脱髓鞘、血管性水肿 4 种病理过程导致 CT 图像中低密度影。

（2）脑萎缩：呈局部性，或大脑半球性，或全脑弥漫性的脑沟、脑回、脑池增宽加深。脑室系统的扩张，包括幕下第 4 脑室，幕上第 3 脑室，双侧的侧脑室。

【诊断与鉴别诊断】诊断要点，本病的 CT 表现为非特异性的，要结合临床表现、化验检查来进行诊断。

鉴别诊断：

（1）肾上腺脑白质营养不良：患儿多于 5~15 岁发病，早期有学习困难，行为和步态异常，癫痫发作。50% 的病例有肾上腺机能低下，皮肤异常色素沉着。CT 显示脑室周围大脑白质区有斑片状低密度的脱髓鞘改变。

（2）海绵样变性（详见本章第八节）。

【病例】男，5 岁。智力差 3 年，肤色白，毛发黄 2.5 年。尿三氯化铁试验（+），血苯丙氨酸 49mg/dl（正常值 1~3mg/dl）。

诊断：苯丙酮尿症。

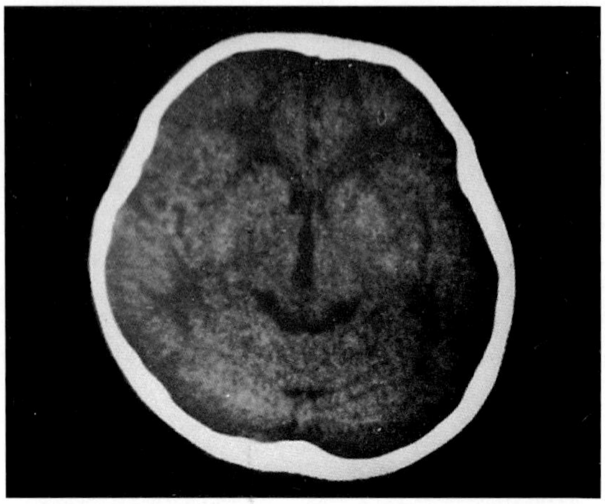

图 3–27　苯丙酮尿症 CT 观

男，5 岁。CT 显示两侧侧脑室三角区及顶后脑白质呈对称性低密度，CT 值 10~20Hu

【病例】女，9 个月。反复呕吐、惊厥、哭闹，不识亲人 9 月余。尿三氯化铁试验阳性。血苯丙氨酸 27mg/dl。CT 显示双侧半卵圆中心、脑实质内可见斑片状、小结节状钙化影，双侧脑实质缩小，无脑沟回，或脑沟回变平滑。

诊断：苯丙酮尿症致脑先天发育畸形。

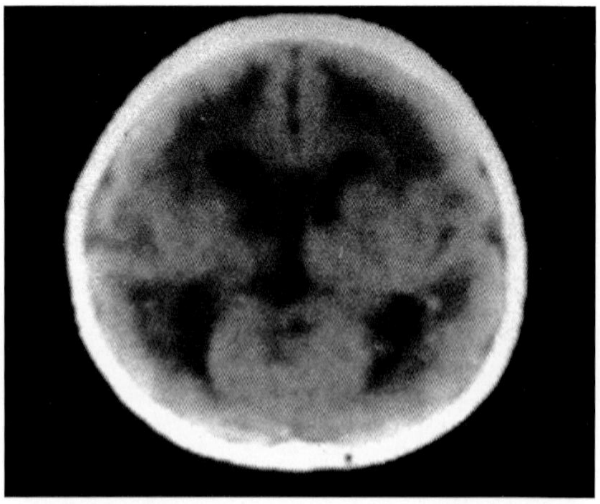

图 3–28　苯丙酮尿症 CT 观

女，9 个月。CT 显示双侧半卵圆中心、脑实质内可见斑片状、小结节状钙化影，双侧脑实质缩小，无脑沟回，或脑沟回变平滑

三、肝豆状核变性

肝豆状核变性（hepatolenticular degeneration），又称威尔逊病（Wilsons disease），

为一种常染色体隐性遗传病。由先天性缺乏线粒体脂质过氧化酶，使铜代谢障碍，引起脑基底节、肝、肾变性。发病情况，国外文献报道为 1/50 万 ~1/10 万。国内资料不详。无性别差异。1921 年 Wilson 首次描述本病。目前本病可以诊断、治疗。

【病因及发病机理】本病主要为体内铜离子及结合蛋白代谢紊乱，使肝细胞内的溶酶体沉积，其排出、转运发生异常，进而累及脑基底神经节、肾脏及角膜。使细胞内线粒体脂质过氧化酶作用异常，产生肝脾肿大、爆发型肝炎、肾性佝偻病、神经－精神症状、溶血性贫血等。

【病理改变】肝脏早期为脂肪变性，晚期则结节性肝硬化、脾大。镜检：早期肝细胞呈气球样变性。脑组织大体所见：基底节萎缩，呈棕色，囊腔形成，以豆状核为著，其次大脑皮质、髓质、小脑齿状核。镜检：神经元变性，数目减少，星形细胞增生。

【临床表现】本病为多系统受累，临床症状复杂，早期极易误诊、误治。学龄前期或学龄期儿童，病初以急性肝炎起病，或反复发生性溶血性贫血。10 岁以上儿童常以神经系统症状起病，如进行性震颤，书写痉挛，字迹不整，动作不协调，常不被人注意。后来发展为粗大的震颤、流涎、言语表达不清、“面具脸”。神经症状出现愈早，病情进展愈快。未治疗者，脑部的病理损害呈进行性加重。经治疗者临床症状可减轻得以改善。年长儿有的出现神经－精神症状，表现为胡言乱语，具有挑衅行为。其他少见表现为溶血性贫血，“爆发性肝病”可突然死亡。

本病眼部特征性体征：角膜 K–F 环（+）。

【实验室检查】

（1）血清游离铜降低。

（2）血清铜蓝蛋白降低。

（3）尿铜排泄定量增加。

（4）血清铜氧化酶降低。

（5）染色体检查：异常基因定位 q14~q21。

（6）当患儿有急性溶血性贫血时，红细胞计数减低，血红蛋白降低，网织红细胞 > 5%。

【影像学特点】CT 扫描：颅内病理改变主要有两方面：①脑实质密度减低。②脑萎缩，早期以皮层型为主，晚期则皮层、基底节区、脑室系统均有异常。

（1）脑实质异常低密度影：主要分布于基底节区，尤其是豆状核、壳核、苍白球，其次是尾状核头部。丘脑、小脑齿状核、脑干，与病理解剖一致的低密度改变，其边缘、轮廓、境界显示不清。CT 值 16~22Hu。一般认为这种低密度影是由于铜离子沉积于血管周围，引起局部脑组织缺血、坏死、软化，甚至形成腔隙灶。CT 显示低密度影呈斑片状（图 3–30~ 图 3–33）。病例经驱铜治疗后，CT 随访可见低密度影有所改善。我们一组资料有随访 20 年病例。

（2）脑萎缩：主要引起皮层性脑萎缩。好发于额、颞部。表现为脑沟、脑回、前纵裂池、侧裂池增宽加深。晚期则表现为全脑萎缩、脑皮层增宽加深及脑室系统扩张。

【诊断与鉴别诊断】诊断要点，本病发生于学龄前期或学龄儿。多见以急性肝病起病。年长儿则有神经－精神症状。结合眼科检查角膜 K–F 环（+）。化验铜蓝蛋白降低。CT 扫描所见神经基底节区、丘脑等等对称性低密度改变进行诊断。但本病早期误诊率极高。

鉴别诊断：

（1）扭转痉挛：患儿有肢体抽动、肌肉痉挛，但实验室检查（–），角膜 K–F 环（–）。头颅、颈部 CT、MRI 均无异常发现。

（2）新生儿核黄疸：患儿出生不久出现黄疸，逐渐加重，可遗留脑瘫、智力低下。CT 显示全脑萎缩。

（3）缺血缺氧性脑病：多见新生儿，有娩出窒息史，CT 显示急性期脑部为缺血缺氧、脑水肿、脑室系统受压、中线结构移位和各种颅内出血的表现。后遗症期 CT 可见脑萎缩、脑穿通畸形、脑内软化灶等。但各种关于铜代谢的化验均正常。

（4）各种脑炎后遗症：病程中有高热、惊厥，脑脊液检查常规，生化异常。CT显示急性期为脑水肿，增强扫描可见病灶有强化特征。后遗症期出现脑萎缩或大脑半球白质区脱髓鞘改变。本组疾病角膜K–F环（–）。血清铜蓝蛋白正常。

【病例】男，12岁。双膝关节疼痛，隐性血尿3年。角膜K–F环阳性。血清铜蓝蛋白降低。尿常规隐血（++）。双腕部平片显示干骺端增宽，杯口状改变，骺线模糊。经青霉胺治疗10年后复查CT。

诊断：肝豆状核变性。

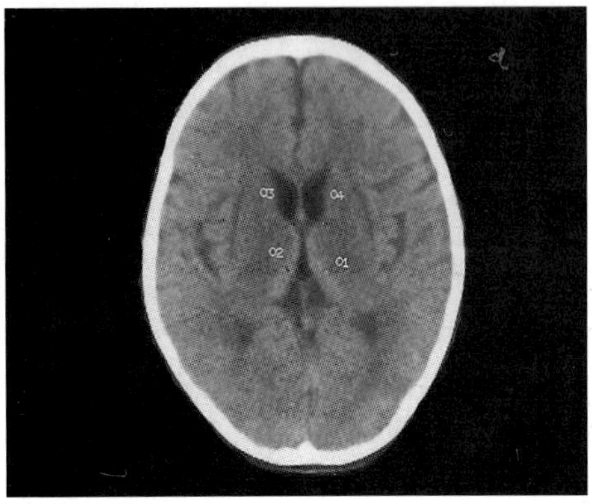

（一）

男，12岁。首次CT显示双侧豆状核、丘脑呈对称性低密度影，CT值24Hu。侧裂池附近脑沟增宽

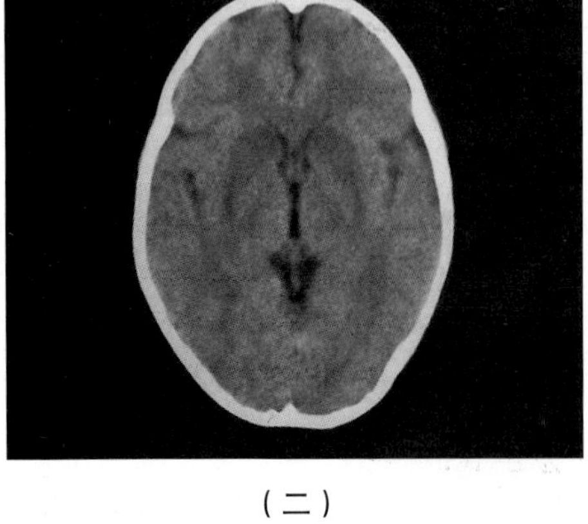

（二）

图3–29　肝豆状核变性伴肾性佝偻病CT观

同一病例。CT显示双侧基底节区对称性低密度影有所改善，但脑沟回增宽加深

【病例】女，12岁。震颤、流涎2年。游戏中跌伤左臂。其兄因肝豆状核变性“爆发型肝炎”死亡。该患儿角膜K–F环（+）。血清铜蓝蛋白降低。

诊断：肝豆状核变性。

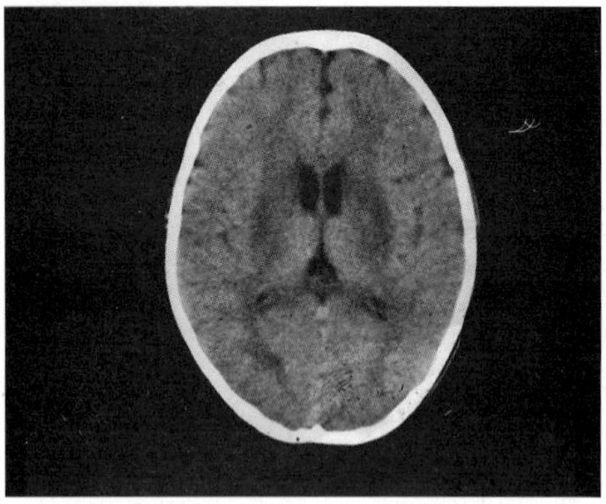

图3–30　肝豆核变性伴左尺桡骨骨折畸形愈合CT观

女，12岁。CT显示丘脑及双侧侧脑室前后附近脑白质为斑片状低密度影。小脑蚓部

【病例】男，27岁。双手震颤，精细动作不能。铜蓝蛋白异常，眼角膜K–F环（+）。

MRI检查：双侧桥脑、中脑、丘脑区呈对称性等T1长T2信号，FLAIR呈稍高信号，豆状核可见对称性较短T2异常信号影，FLAIR呈低信号影，各脑室、脑池大小形态正常，中线结构居中，幕下小脑无异常，矢状面扫描示垂体大小形态正常。

诊断：肝豆状核变性。

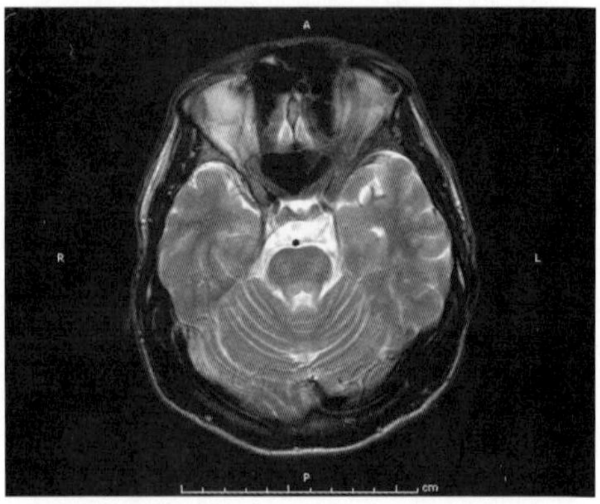

（一）

男，27岁。MRI检查：T2W1可见双侧桥脑呈对称性等T1长T2信号

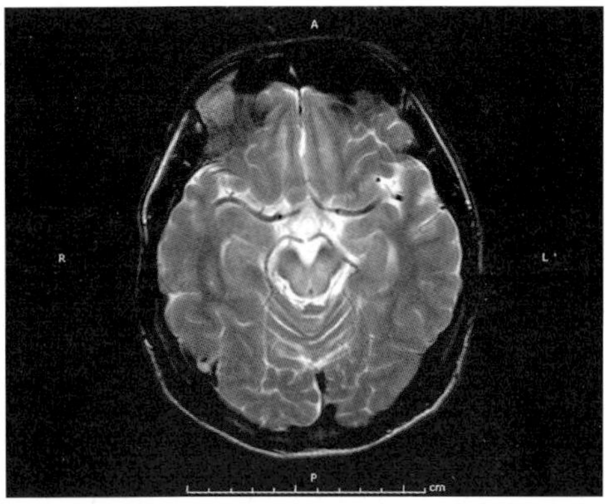

（二）

同一病例。MRI下一层显示T2W1可见中脑呈对称性等T1长T2信号

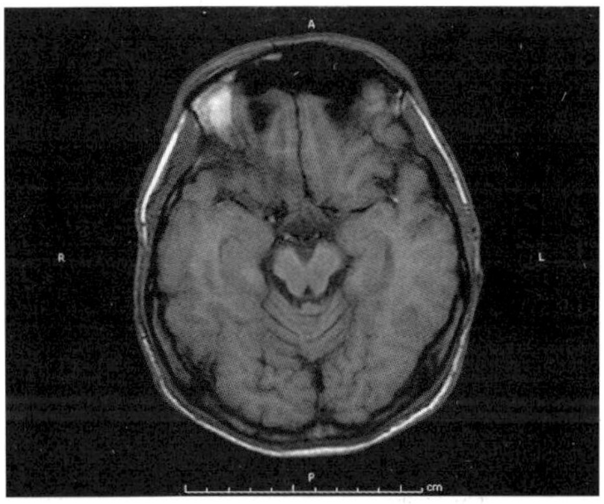

（三）

同一病例。MRI检查：T1W1中脑未见异常信号

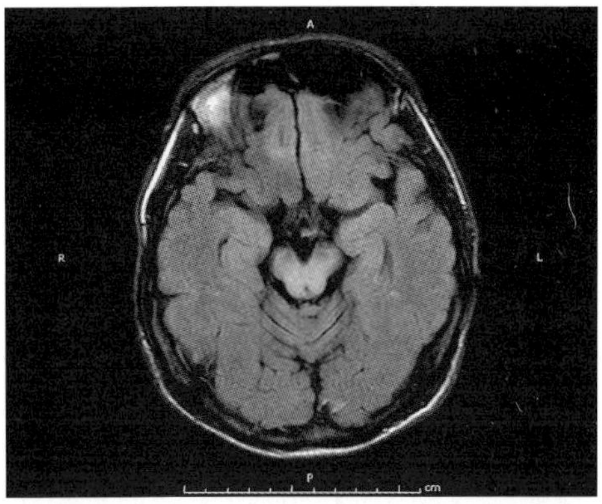

（四）

同一病例。MRI检查：T2W1可见中脑呈对称性等T1长T2信号，FLAIR呈稍高信号

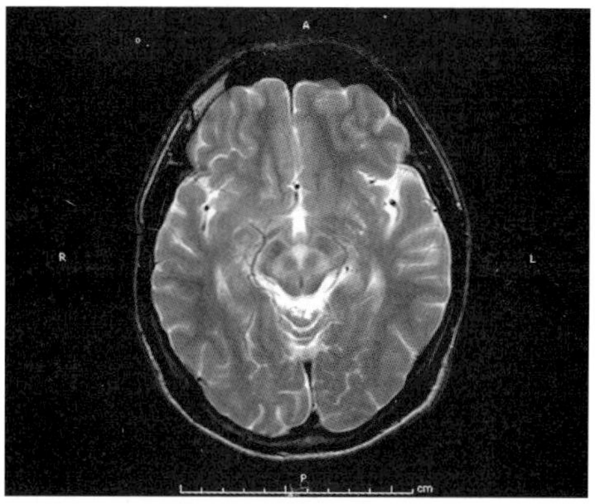

（五）

同一病例。MRI检查：T2W1可见中脑呈对称性等T1长T2信号

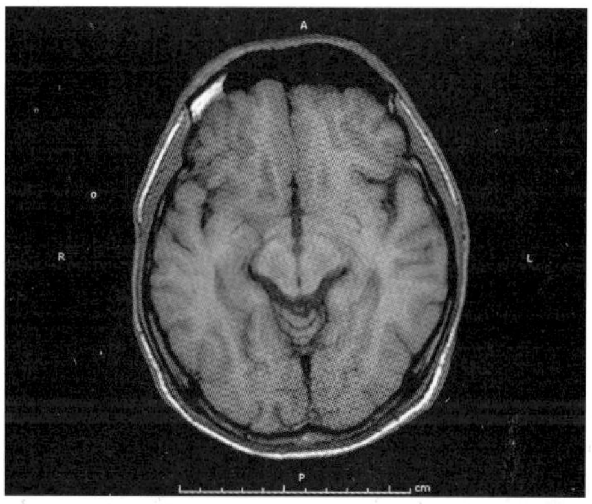

（六）

同一病例。MRI检查：T1W1中脑未见异常信号影

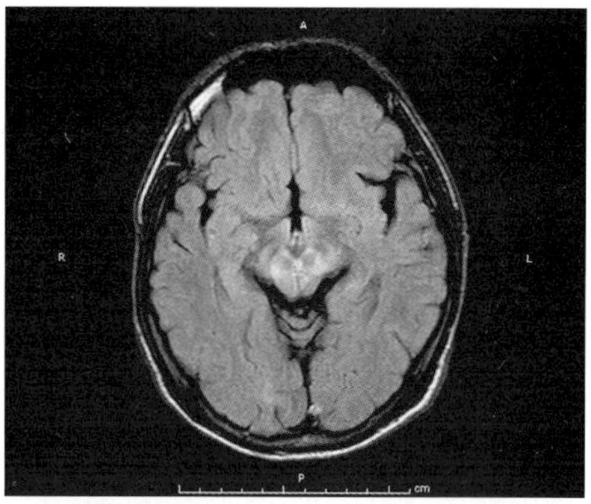

（七）

同一病例。MRI检查：T2W1可见中脑对称性等T1长T2信号，FLAIR呈稍高信号

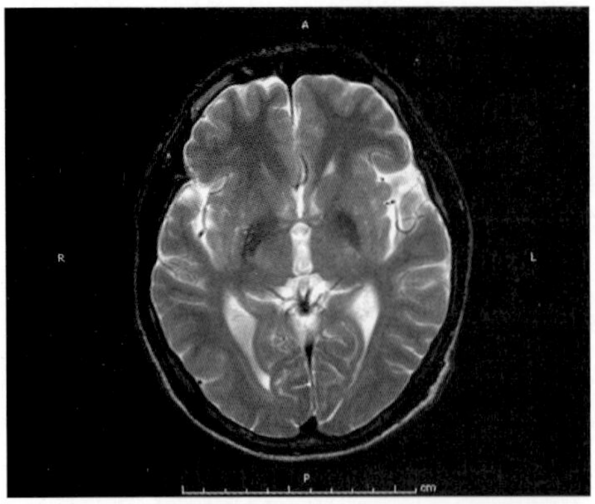

（八）

同一病例。MRI 检查：T2W1 可见双侧丘脑区呈对称性等 T1 长 T2 信号。FLAIR 呈稍高信号，豆状核可见对称性较短 T2 异常信号影

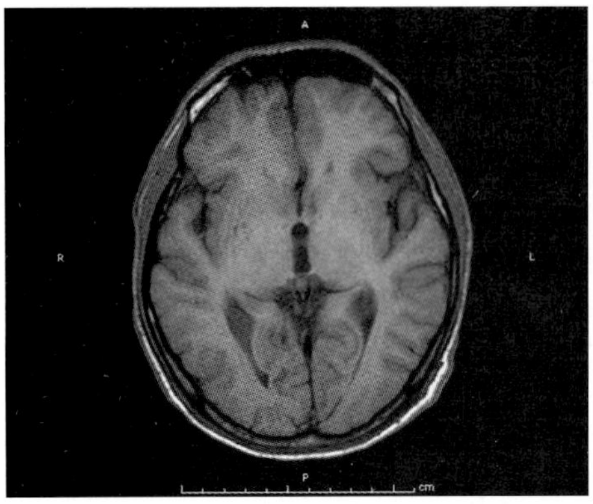

（九）

同一病例。MRI 检查：T1W1 可见豆状核无异常信号影

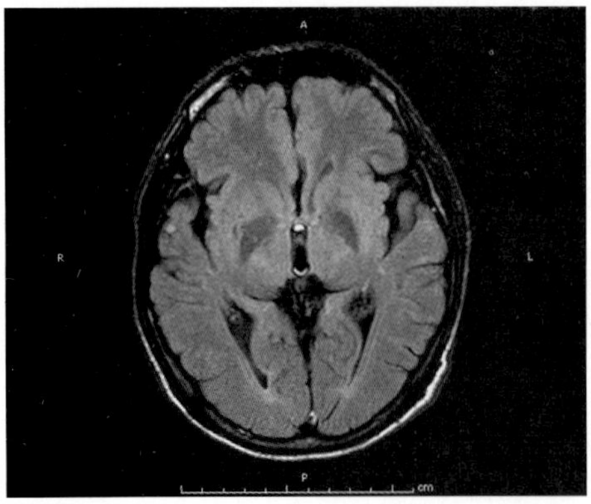

（十）

同一病例。MRI 检查：T2W1 可见双侧丘脑区呈对称性等 T1 长 T2 信号，FLAIR 呈稍高信号，豆状核可见对称性较短 T2 异常信号影，FLAIR 呈低信号影

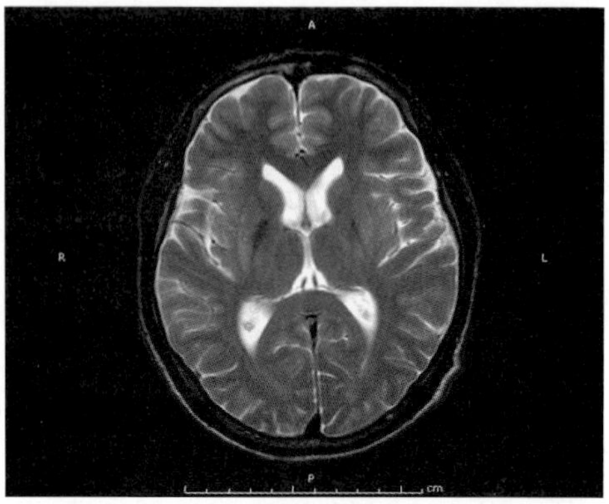

（十一）

同一病例。MRI 检查：T2W1 可见豆状核可见对称性较短 T2 异常信号影，FLAIR 呈低信号影

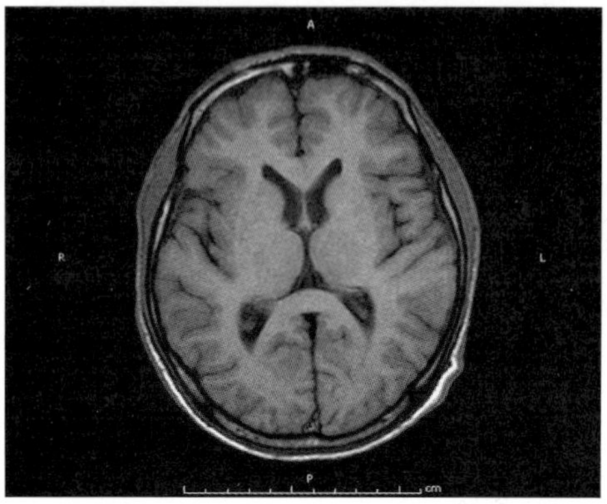

（十二）

同一病例。MRI 检查：T1W1 可见豆状核无异常信号影

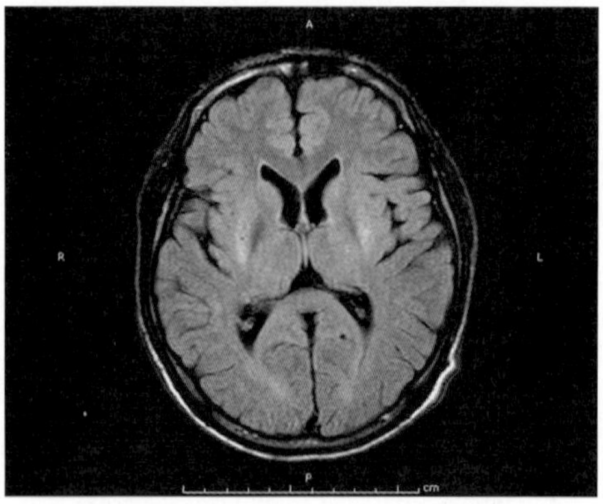

（十三）

图 3-31　肝豆状核变性 MRI 观

同一病例。MRI 检查：T1W1 可见豆状核可见对称性较短 T2 异常信号影，FLAIR 呈低信号影

第九节 神经皮肤综合征

本组疾病以皮肤－神经，或（和）皮肤－骨骼损害为主要表现的一组疾病。包括有40多种疾病。本节主要讲述皮肤骨骼损害的疾病。

一、结节性硬化症

结节性硬化症（tuberous sclerosis），又称Bourneville's病。是指发生于小儿的一种常染色体显性遗传病。或由于基因突变所致神经皮肤综合征的一种。病变特征为累及全身及神经系统有错沟瘤样发育障碍。

【病理改变】肉眼所见：大脑皮层有结节样增生。脑白质区内有异位细胞团和脑室的室管膜壁内的钙化小结节。

（1）室管膜下结节，最常见于侧脑室体部和枕角，有的病例在第3、4脑室的室管膜上也可检出结节。这种结节有钙化，结节由神经胶质细胞和各种奇特的异常神经细胞组成。

（2）大脑皮层也可见到结节，多位于颞叶、枕叶，偶见于小脑皮层。

（3）可有脑白质异位，簇状的类神经原巨细胞及肥大的多核星形细胞，呈放射状排列。镜检：髓鞘缺失，或类纤维神经胶质增生。

（4）脑、肾、肺、心、脾、消化道、骨骼有多发错构瘤。皮肤结节可见皮脂腺、结缔组织过度增生血管扩张。少数病例病变波及肾脏、心脏、肺，也可见白色或灰黄色的病理性结节。

【临床表现】临床三大特征：癫痫发作、智力障碍和皮脂腺瘤。

小儿行为异常：表现在行为上具有进攻性，打人、好斗，极易对他人伤害，胡言乱语等精神症状，既往文献报道不多。

（1）皮肤损害：皮肤呈鲨鱼样，白色叶状斑、灰发病和皮肤纤维瘤。皮损为对称分布，数目不等；针尖大小，黄红色，质地坚硬伴毛细血管扩张性蜡状丘疹。有时可见口腔乳头状瘤、甲周纤维瘤。

（2）智力减退：约70%的患儿有不同程度的智力减退。如果5岁前出现癫痫发作者，智力障碍约占88%。

（3）癫痫发作：80%~90%的患儿为首发症状。多在2岁内发病，发作形式：始为婴儿痉挛样发作或失神小发作，逐渐演变成为局限性发作或大发作，癫痫持续状态。

（4）其他症状：中枢神经系统病损广泛，可出现肌张力减退或增高，手足徐动，帕金森症候群，小脑共济失调等症状。少数患儿因室管膜下小结节过度增生阻塞脑脊液循环通路而导致脑积水，颅内压增高。眼部有时可见特征性的视网膜晶状体瘤。

【影像学特点】

（1）颅骨平片：可见颅骨钙化。发生率50%~80%。婴儿期少见，随年龄增长而增加。钙化多见脑皮层下区，脑室周围，呈成簇状分布，结节样钙化点，也可见斑片状钙化。气脑造影室管膜下结节向脑室内突出，呈“烛泪状”表现。

（2）CT扫描：颅内钙化CT检出率为81.2%~90.9%。典型的室管膜下钙化为多发圆形的结节样钙化点，对称分布于室间孔和侧脑室外侧壁，并向脑室内突出（图3-32）。增强扫描，结节无强化，无占位，显示更清楚。此外，皮层或白质区内多发小结节状钙化，其密度比脑室壁钙化低，边缘不清楚。小脑广泛结节状钙化也可阻塞脑脊液通道，出现脑积水。在多螺旋CT扫描后，以MPR技术进行图像后处理，冠状像、矢状像显示颅内钙化与结节影与颅内其他组织关系显示清楚。

（3）MRI：对探及脑内非钙化性结节比CT更敏感。T2加权像显示大脑皮层和皮层下脑室周围可见广泛散在分布的高信号，比CT显示的病灶多而清晰。①室管膜下的结节在T1加权像中非钙化结节表现为等信号，钙化结节为低信号。T2加权像前者为高信号，后者为等信号。②皮层结节T1加权像为等信号，T2加权像信号增高，局部显示大脑灰白质界限不清。③脑白质异位结节灶T2加权像可见异位高信号，当并有室管膜下巨细胞型星形细胞瘤，瘤周水肿明显。

（4）PET/CT 在 CT 图片中可显示室管膜下结节，最常见于侧脑室体部和枕角，有的病例在第 3、4 脑室的室管膜上也可检出结节。这种结节常伴有钙化。PET 图像中显示，结节部位对于放射性核素低摄取。在 PET/CT 融合图像中，两者的影像学特征均可显示（图 3–34）。

【诊断与鉴别诊断】诊断要点，本病多见儿童期，可有家族史。皮肤结节，智力减退，癫痫发作，视网膜晶状体瘤。颅脑平片可见钙化，应高度怀疑本病，CT 扫描显示室管膜下结节样钙化可确定诊断。

鉴别诊断

（1）Fahr's 病，又称特发性家族性基底节钙化。本病有明确家族史，一家族中多人发病，临床症状有头昏、眩晕发作、尿崩症等，为常染色体显性遗传病。CT 表现为基底节区对称性，脑表面，小脑半球齿状核有不规则形，点状、波浪或斑片状钙化，不向脑室内突出。

（2）弓体病：本病多见于新生儿和婴儿，为宫内感染所致。母亲怀孕期间有宠物密切接触史。相关血清免疫学检查阳性。CT 显示颅内钙化在脑室周围呈条状、线样，一般不突入脑室。

【病例】男，7 岁。反复抽搐，智力减退 2 年。CT 显示双侧侧脑室体部，右侧侧脑室后角室管膜下对称性结节样密度增高影，CT 值 84Hu。

诊断：结节性硬化。

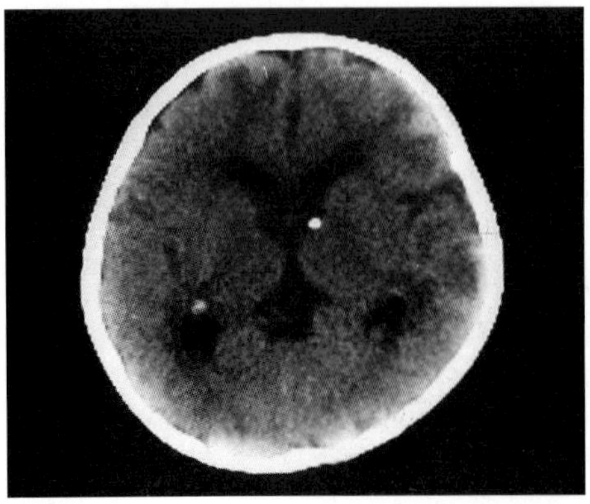

图 3–32 结节性硬化 CT 观

男，7 岁。CT 显示左侧侧脑室体部室管膜下结节样密度增高影，CT 值 84Hu

【病例】男，9 岁。抽风，智力障碍进行性加重 3 年。CT 显示双侧脑室室管膜下结节性钙化。

诊断：结节性硬化。

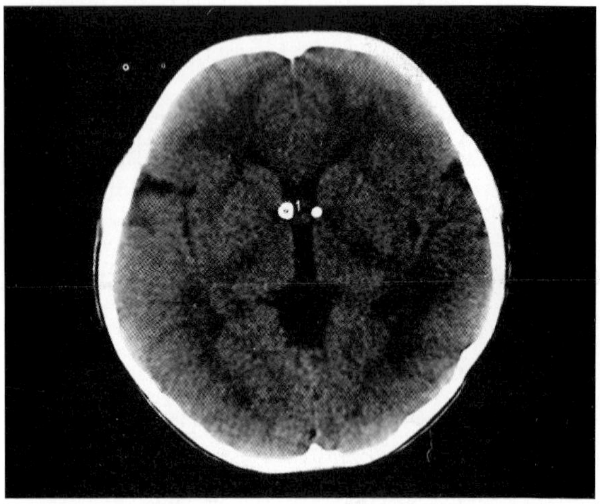

图 3–33 结节性硬化 CT 观

男，9 岁。CT 显示双侧脑室室管膜下结节性钙化

【病例】男，13 岁。抽搐 10 年，胡言、不自主抓空动作、打人 5 年。9 年前在当地医院做头颅 CT 检查，可见侧脑室周围多发性钙化结节，脑电图异常，经抗癫痫治疗无效。本次来院复查。

诊断：结节性硬化。

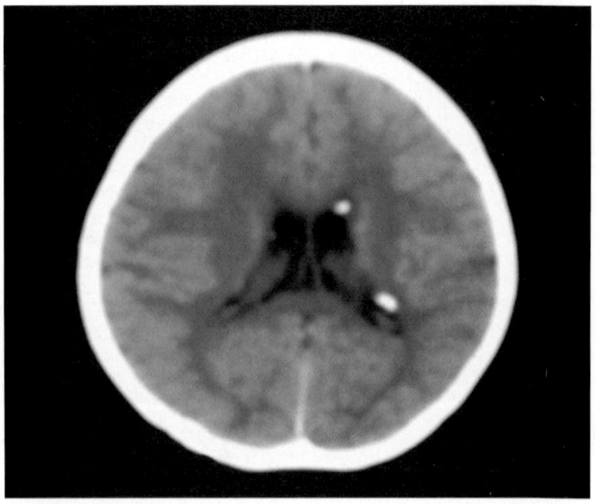

（一）

男，13 岁。CT 显示双侧侧脑室体部、枕角有多发高密度结节影，突向脑室内

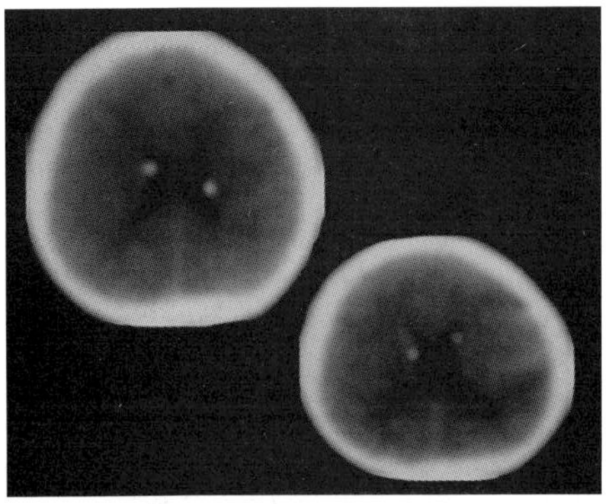

（二）

同一病例。CT 显示室管膜下高度膜结节

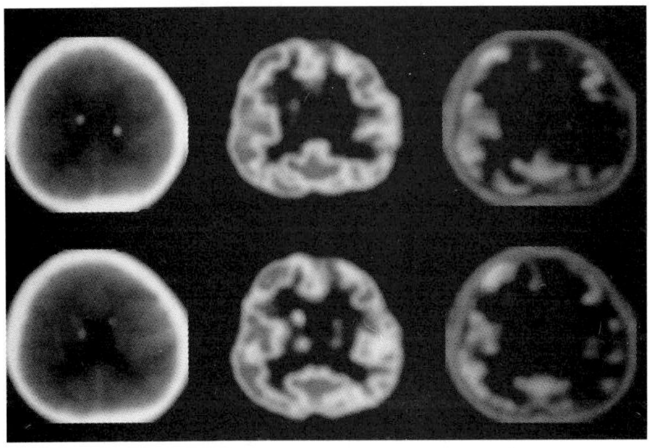

（三）

图 3-34 结节性硬化 PET/CT 观

同一病例。CT 可见脑室管膜中有结节状软组织密度影。可见室管膜上的结节影放射性核素呈低摄取（SUV 值 1.3~2.0），同时可见双侧颞叶、海马回附近核素低摄取，这样改变提示海马回葡萄糖代谢减低

【病例】女，9 岁。反复性抽搐 8 年。各种抗癫痫药治疗效果不佳。CT 显示双侧室管膜下、右侧小脑半球有点状高密度影，边缘、轮廓清晰。

诊断：结节性硬化。

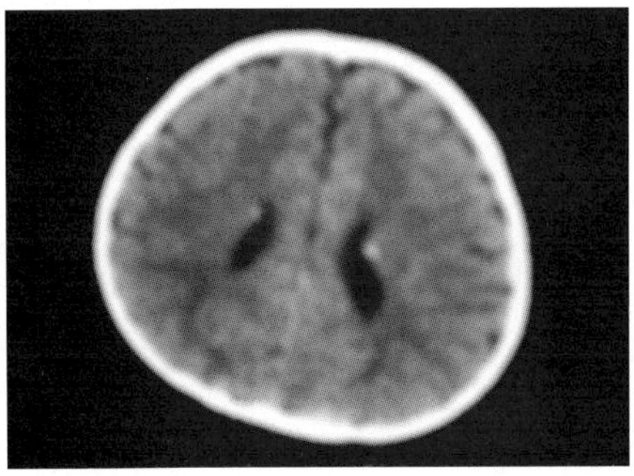

（一）

女，9 岁。CT 显示双侧室管膜下有点状高密度影，边缘、轮廓清晰

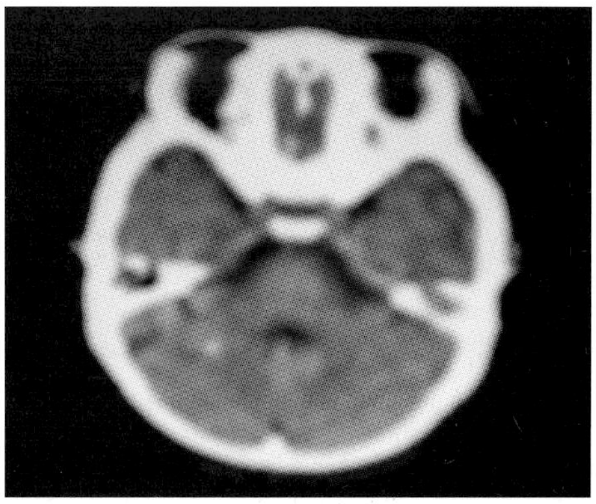

（二）

图 3-35 结节性硬化 CT 观

同一病例。CT 显示右侧小脑半球有点状高密度影，边缘、轮廓清晰

【病例】男，4.3 岁。语言、动作迟缓，行走易摔跤要求检查，1 胎 1 产，足月顺产，15 个月独走，无咳嗽，无腹痛。2 年前反复呼吸道感染，高热、惊厥反复发作，头部有外伤史，纳可，二便正常。

查体：体温 37℃，神志清，精神欠佳，皮肤未见皮疹，浅表淋巴结无肿大，右额头可见淤斑及包块，眼睛、咽部充血，肋缘无外翻，双肺呼吸音粗，未闻及干痰鸣及湿鸣，心音可，腹平软。肝脾肋下未触及。

临床诊断：语言、动作迟缓，发育迟缓待查。

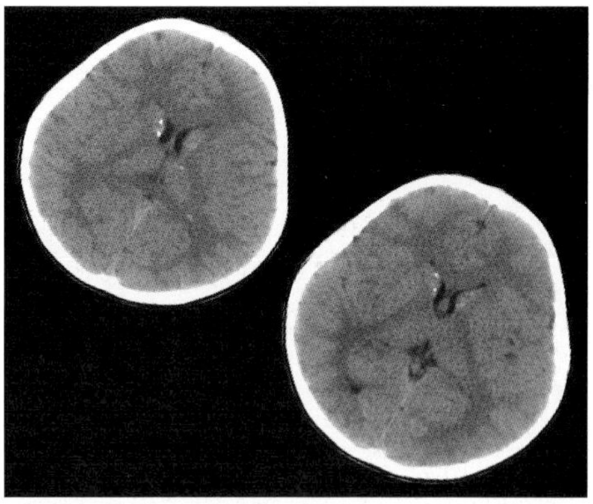

（一）

男，4.3 岁。CT 显示双侧侧脑室室管膜下、皮髓质间、左侧基底节区散在见点状钙化灶。右前额皮下软组织隆起

CT 显示双侧大脑半球对称，灰白质对比正常，双侧室管膜下、皮髓质间、左侧基

底节区散在见点状钙化灶，各脑室、脑池大小形态正常，中线结构居中，幕下小脑、脑干无异常。骨窗：颅骨未见明显异常。右额部皮下可见软组织肿胀影。

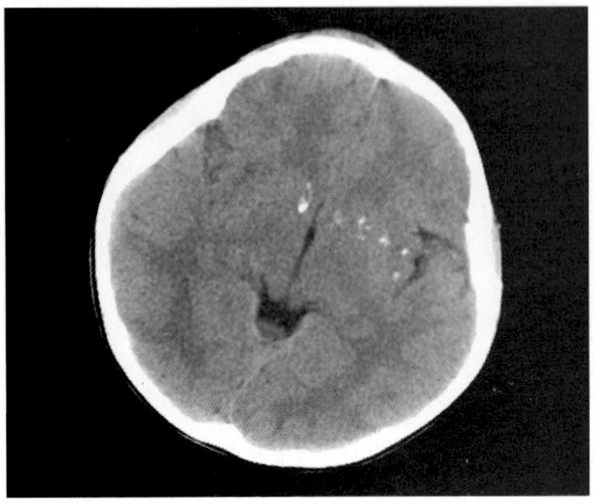

（二）

同一病例。CT 显示右侧基底节区、左侧基底节区散在见点状钙化灶

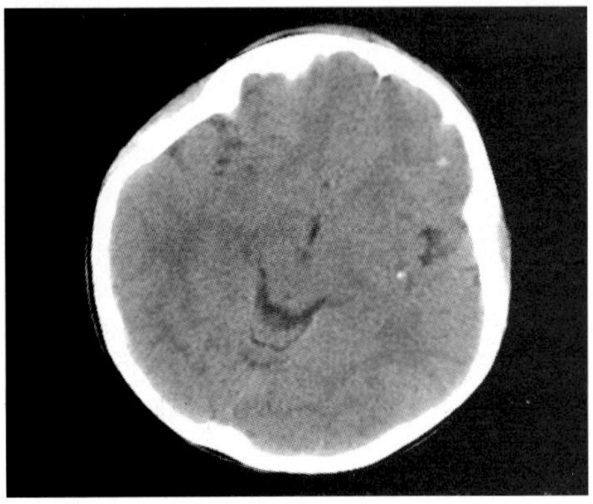

（三）

同一病例。CT 显示左侧额叶深部、侧裂池旁散在见点状钙化灶

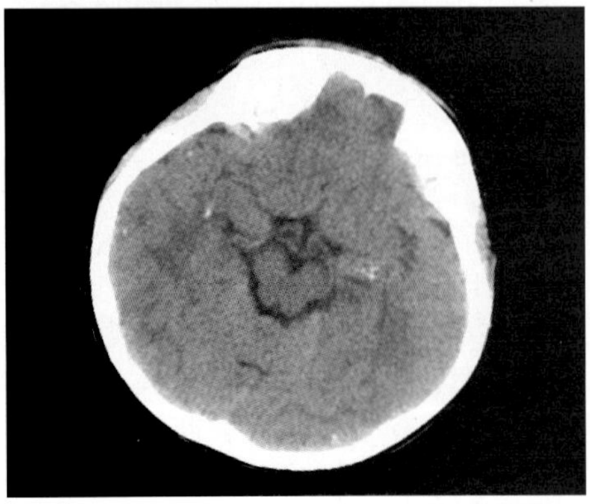

（四）

图 3-36　结节性硬化 CT 观

同一病例。CT 显示双侧侧脑室下角室管膜下散在见点状钙化灶

最后诊断：

（1）右额部皮下软组织肿胀。

（2）颅内多发性钙化，结合病史，考虑结节性硬化。

二、颅面血管瘤病

颅面血管瘤病（encephalotrigeminal angiomatosis），称为软脑膜血管瘤病，又称 Sturge-Weber 综合征。其临床特征：癫痫发作，偏瘫，智力障碍，面部三叉神经支配区呈葡萄酒样血管痣。本病为家族性遗传病。呈散在发病。患病率约 1/5000。

1879 年 Sturge 首先描述 1 例有癫痫发作的患者伴颜面部色素痣、同侧眼球突出和对侧偏瘫。以后 Kalischer 描述了同侧脑膜血管瘤。1910 年 Durk 首先报道了本病脑内钙化灶。Weber 等用 X 线平片描述了颅内典型的灰质团块状、皮质呈波纹状、脑沟回状钙化。此后将本病统称为 Sturge-Weber 综合征。

【病因】在胚胎 4~8 周时，脑血管形成早期，端脑、眼与上颌面部皮肤血管相邻，这个阶段脑、脑膜、颜面血管床发育异常，外胚层的血管分化，并长入颜面上部、脑枕叶。

【病理改变】肉眼所见一侧颜面部三叉神经分布区毛细血管扩张。巩膜色素沉着。同侧脉络膜及枕叶的软脑膜上有微小血管瘤。病灶可以累及顶叶、颞叶、额叶或一侧大脑半球。患侧脑萎缩、钙化。脑灰质、白质、小动脉均可受累及。镜检：软脑膜血管瘤为胚胎样毛细血管－静脉性畸形，弹力纤维及血管平滑肌缺乏。血管瘤附近神经细胞或神经纤维减少、变性、增生、钙化。

【临床表现】患儿出生既有一侧颜面部呈葡萄酒色血管痣，不高出皮肤，与三叉神经分布范围一致。少数血管痣同侧脉络膜血管畸形，患儿有视力障碍（婴儿型青光眼）。80%~90% 小儿在 1 岁内有癫痫发作，表现为血管痣对侧肢体抽动，或偏瘫，或轻瘫，或进行性智力减退和精神障碍。

【脑电图】癫痫发作 2 周内，检出中度异常波。

【影像学特点】

（1）头颅平片：显示颅内枕顶区有多发性钙化，呈“蛇行”或“双轨形”。2岁以后钙化逐渐增多。

（2）CT扫描：平扫软组织窗观察可见①颅内多发性、多形性的钙化灶。多位于枕叶，也可见颞、顶、额叶，偶尔见于双侧。病理损害部位于皮层表面，甚至伸入大脑半球。显示广泛的斑点状、锯齿状、脑沟回状、迂曲状、波浪状钙化。CT值86~120Hu（图3-38）。②其次在病变损害脑局部可见脑萎缩表现：大脑皮层局部脑沟、脑回、脑池增宽加深。增强扫描后，可见软脑膜的血管呈脑回状强化，异常引流静脉出现弧形强化。有的病例可伴AVM。③骨窗观察：患侧颅骨穹隆较对侧小，颅骨板障增厚，蝶骨嵴上抬。

（3）MRI：显示患侧大脑半球顶枕区呈弧状低信号，软脑膜上有血管流空征，及团簇状高信号。

（4）DSA（血管数字减影）：患侧颞部皮质静脉减少，毛细血管静脉期弥漫性密度增高（图3-37）。

【诊断与鉴别诊断】诊断要点，本病主要有癫痫，智力低下，面部三叉神经支配区血管痣，轻瘫。CT显示颅内多形性的钙化灶与局部脑萎缩。

鉴别诊断：

（1）结节性硬化：癫痫发作，智力障碍，皮肤有牛乳－咖啡斑、皮质腺瘤。颅内钙化见于基底节区，室管膜下为结节状钙化（见本章节）。

（2）神经纤维瘤：皮肤可见牛乳－咖啡斑，虹膜Lisch小结节，皮肤神经纤维瘤，骨损害，颅内CT显示颞角脉络丛或延脉络丛钙化。蝶骨大翼发育不全，脑膜瘤、神经鞘瘤。

（3）甲状旁腺机能减退：癫痫发作，低钙抽搐，血钙减低。CT显示颅内基底节区对称性钙化。

（4）假性甲状旁腺机能减退：癫痫发作，智力减退，血钙正常。CT显示颅内对称性基底节钙化。

【病例】男，10岁。孪生2胎。发作性头痛、惊厥，智力迟滞，轻瘫5年。

查体：左侧额面上眼睑、面颊、口腔黏膜呈葡萄酒样血管痣。巩膜呈褐色斑。

转归：孪生头胎因低体重，呼吸心跳骤停夭折。本例患者于出生后2h，入儿科抢救室抢救。随访23年，于2015年11月因癫痫持续状态，抢救无效死亡。享年23岁。

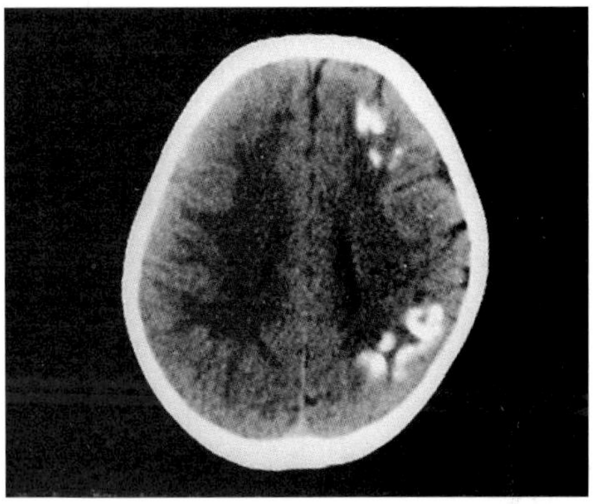

（一）

男，10岁。CT显示患侧枕顶叶皮层呈多发，宽大的锯齿状、迂曲样钙化，附近脑萎缩

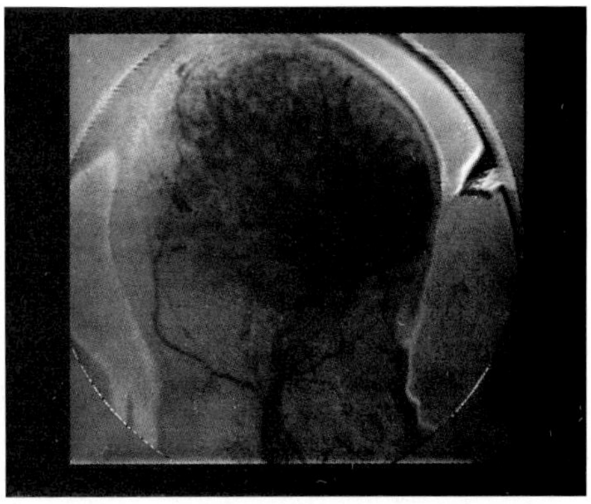

（二）

同一病例。DSA显示颈总动脉造影远端动脉期血管网丰富

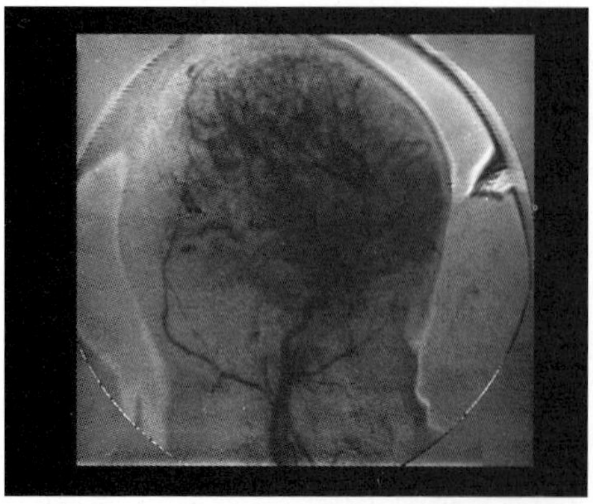

（三）

同一病例。DSA的不同时间仍显示血管网丰富

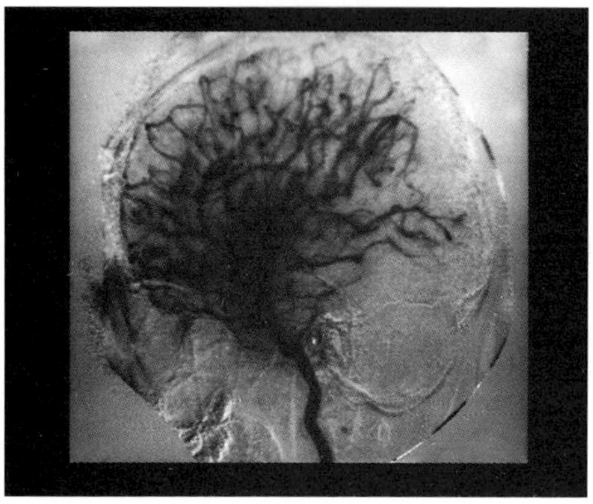

（四）

图3-37　颅面血管瘤DSA观

同一病例。DSA的不同时间仍显示血管网丰富

【病例】男，17岁。反复抽搐，右侧肢体活动障碍13年。

查体：神志清楚，左侧颜面可见葡萄酒样斑痣。心肺听诊未检出异常。腹平软，肝脾肋下未触及。脊柱四肢关节未见异常。神经系统检查：右侧膝腱反射亢进。右侧巴氏征（+）。

头颅CT显示左侧颅板下脑沟回增宽加深，左侧枕顶叶皮层呈多发、宽大的锯齿状、迂曲样钙化，附近脑萎缩，表面可见粗大钙化。局部颅板增厚。

CT诊断：颅面血管瘤病。

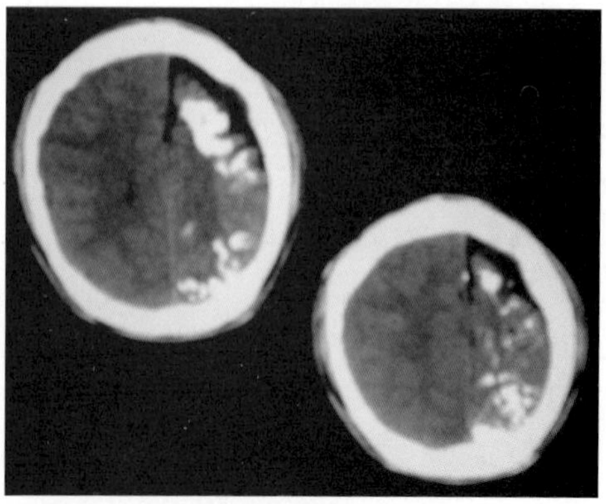

（一）

男，17岁。CT显示左侧枕顶叶皮层呈多发，宽大的锯齿状、迂曲样钙化，附近脑萎缩

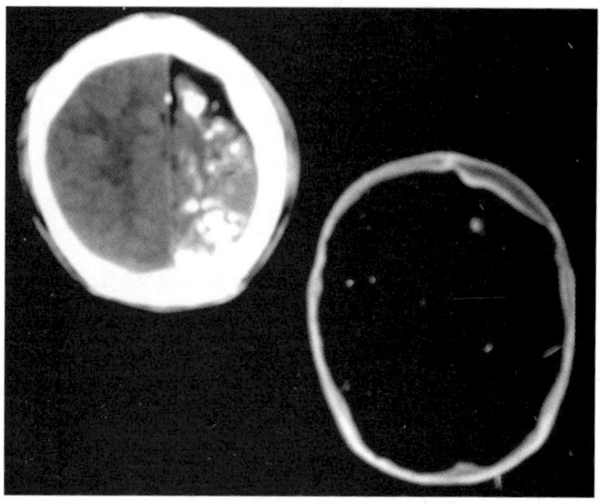

（二）

同一病例。CT显示左侧枕顶叶皮层呈多发，宽大的锯齿状、迂曲样钙化，附近脑萎缩

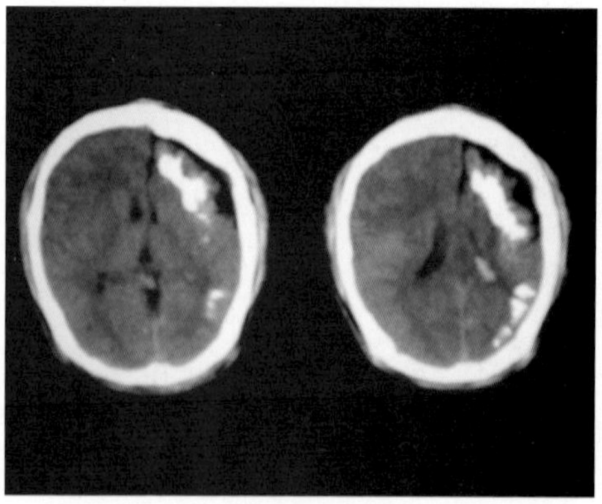

（三）

图3-38　颅面血管瘤CT观

同一病例。CT显示左侧枕顶叶皮层呈多发，宽大的锯齿状、迂曲样钙化，附近脑萎缩

三、无痛无汗症

无痛无汗症，也称无汗性外胚叶发育不良（anhidrotic ectodermal dysplasia），为一种罕见的常染色体隐性遗传。由外胚叶的发育不正常所致。发病情况男性多于女性，女性可能为基因携带者。本症也属于神经皮肤综合征。

临床特征：患儿皮脂腺、汗腺、毛发、牙齿和指甲发育不良或缺如，软骨和角膜也可表现营养障碍。由于神经发育不全，因此患儿无痛觉，产生多次骨折全然不知，临床仅见到骨折后畸形愈合。

【病因】不详。

【实验室检查】

（1）白细胞计数、分类均正常。

（2）红细胞总数和血红蛋白检查正常，偶也见降低。

（3）汗腺功能测定（茚三酮试验）阴性。

【病理改变】皮肤活检镜下：可见表皮的角化过度增生。皮下、皮内的汗腺、毛囊腺等皮肤附件缺乏。

【肌电图检查】双下肢均无异常电位信号引出。

【临床表现】患儿无汗腺，当气温超过30℃时，体表无散热功能。夏天外界温度增高，患儿常有无故发热。当进入空调房间后，发热不经治疗，可自行下降。

查体：患儿毛发稀少、色黄柔软并干燥枯萎。半数患儿有指（趾）甲薄、脆。甲床表面有条纹状白色的突起，有时可见甲床表面有细小的脱屑。少儿恒齿缺如，并有特殊的丑陋面容。前额及下巴隆凸，面颊凹陷，朝天鼻，唇厚而外翻，耳大如扇风耳。神经系统检查智力低下者占30%~50%。我们有一组7例患儿均合并痛觉、温觉障碍。其中有1例患儿先后合并8次骨折，由于缺乏痛觉，骨折后一直未发现，当患儿出现肢体畸形愈合后，跛行、行走困难才被家人发现。

【影像学特点】

（1）X线平片：患肢正、侧位拍片显示骨折的发生，并有畸形的愈合（图3-39、图3-40）。

（2）CT扫描：平扫软组织窗显示骨折后骨痂形成，同时可见损伤局部伴有软组织的肿胀。

骨窗所示：患肢或患部的骨骼发生畸形。例如皮质连续性中断，其骨折断端的碎骨片发生移位和游离，或断端骨质密度增高，皮质不光滑，有成角现象。

（3）MRI：从多方位和各种技术参数扫描所显示中枢神经系统、脊髓、颅骨，以及脊柱均未见异常。仅显示骨骼畸形愈合部位的信号异常。

【诊断与鉴别诊断】诊断要点，患儿有无痛、无汗以及夏季无故发热。经对症治疗后无效的病史。并有多次骨折或畸形愈合，皮肤检查见真皮内缺乏皮肤附件结构。

鉴别诊断：与其他类型的神经皮肤综合征相鉴别。

【病例】女，9岁。多次骨折后浑然不知，下肢行走困难，无诱因发热2年。患儿生性活泼、好动。3岁时玩耍中摔倒，自行爬起，数周后家人发现患儿行走姿势反常。拍片发现踝关节、胫骨下段、股骨上下段、骨盆平片、右侧股骨颈骨折并有骨痂形成。夏天无明显原因发热，出行车无空调时，不久出现发热，很少出汗。一旦进入空调房间，体温自行降低。

诊断：无痛无汗症并多发性骨折。

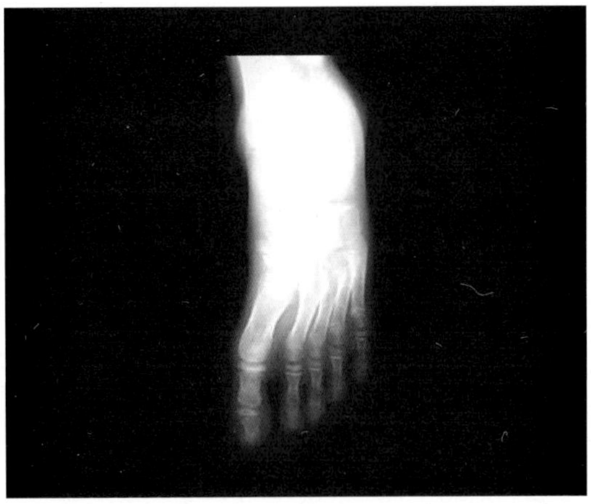

（一）

女，9岁。X线平片显示踝关节骨折，并有骨痂形成

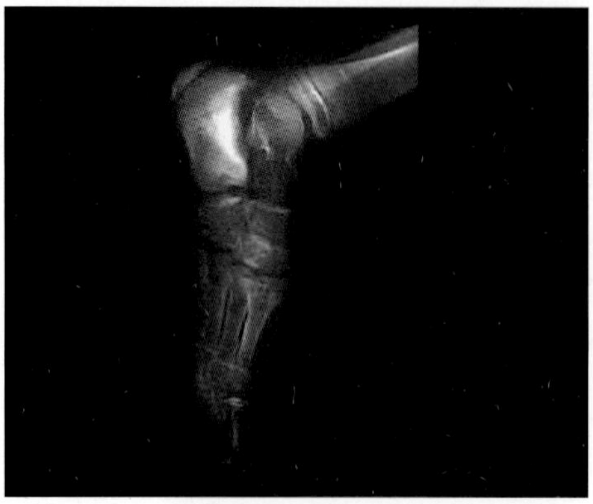

（二）

同一病例。X线平片显示跟骨骨折后高密度骨痂形成

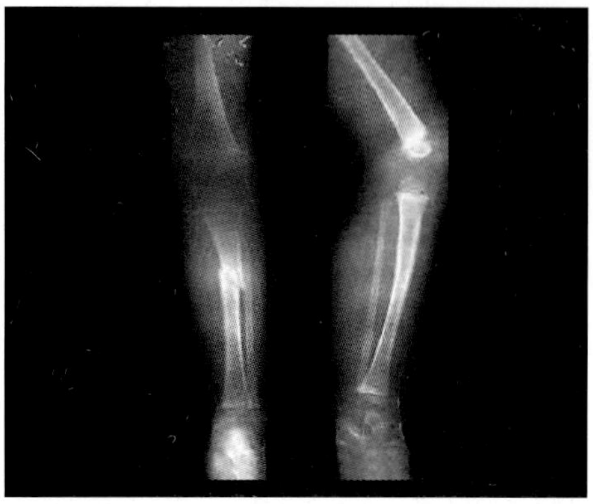

（三）

同一病例。X线平片显示胫骨中上段骨折后高密度骨痂形成

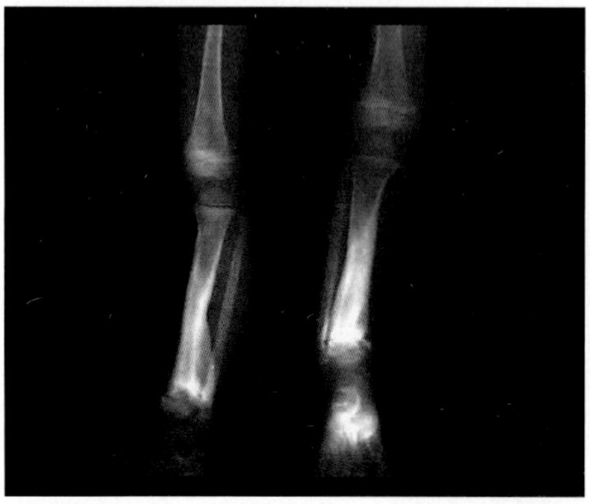

（四）

同一病例。X线平片显示胫骨中下段骨折后高密度骨痂形成

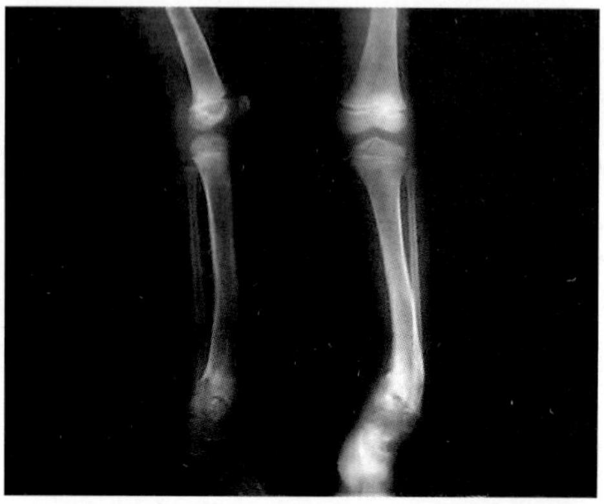

（五）

同一病例。X线平片显示胫骨下段近踝关节骨折后高密度骨痂形成

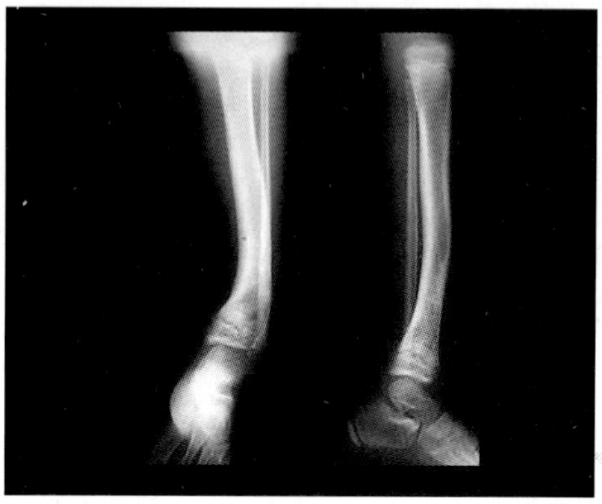

（六）

同一病例。X线平片显示右侧胫骨下段近踝关节骨折后高密度骨痂形成

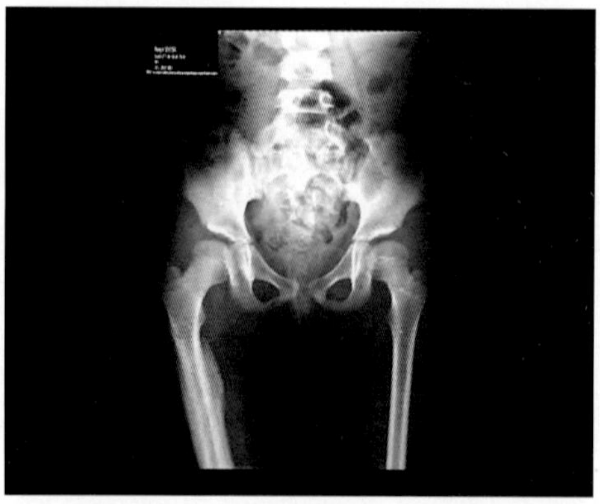

（七）

同一病例。X线平片显示双侧股骨颈形态正常，右侧股中上段骨折后骨皮质骨痂形成

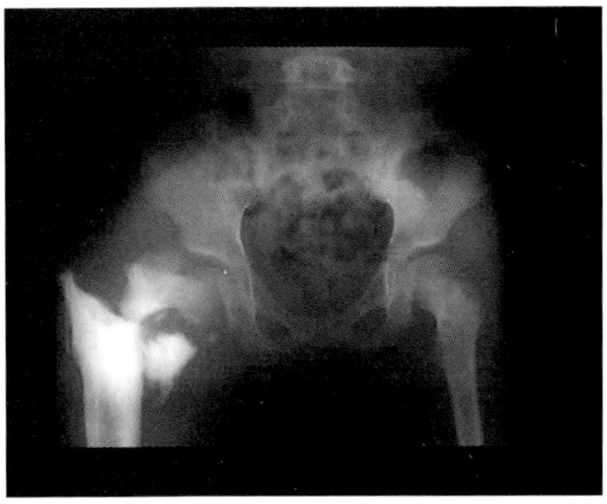

（八）

同一病例。X 线平片正位显示右侧股骨颈断离，断端骨质密度增高，骨痂形成

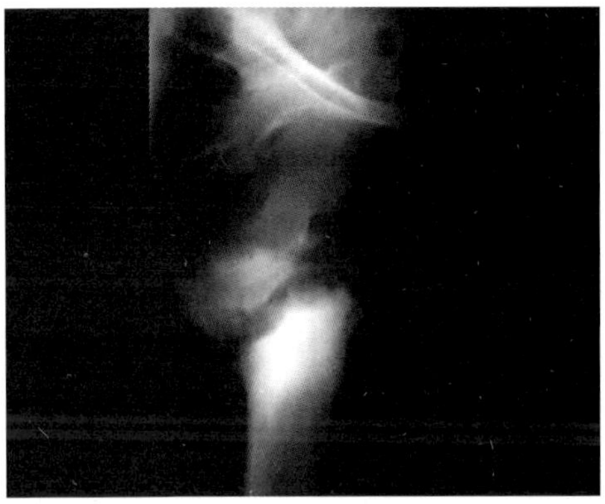

（九）

同一病例。X 线平片侧位显示右侧股骨颈断离，断端骨质密度增高，骨痂形成

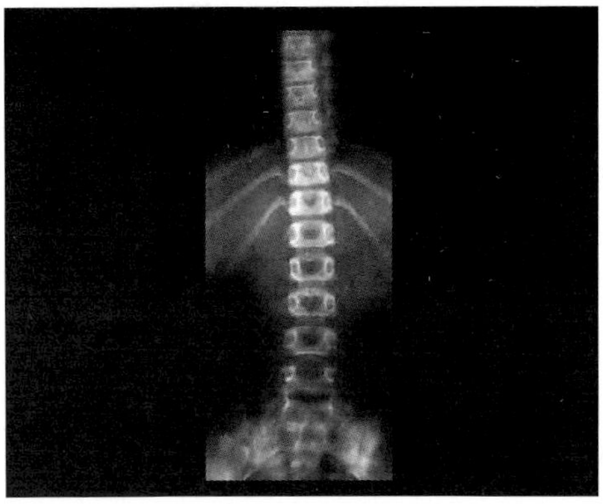

（十）

同一病例。X 线平片显示脊柱正位形态，骨质密度正常

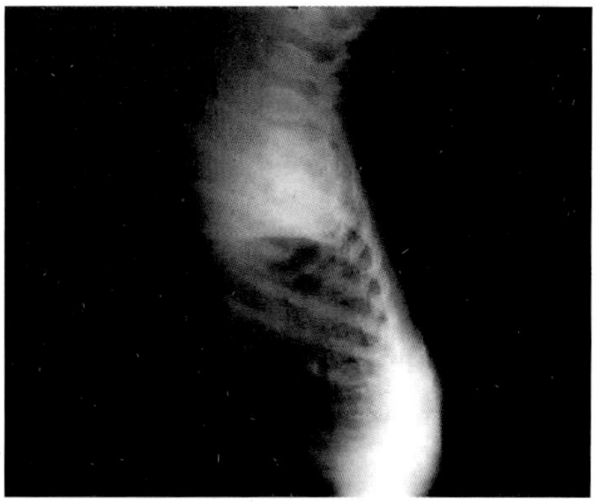

（十一）

同一病例。X 线平片显示脊柱侧位形态，骨质密度正常

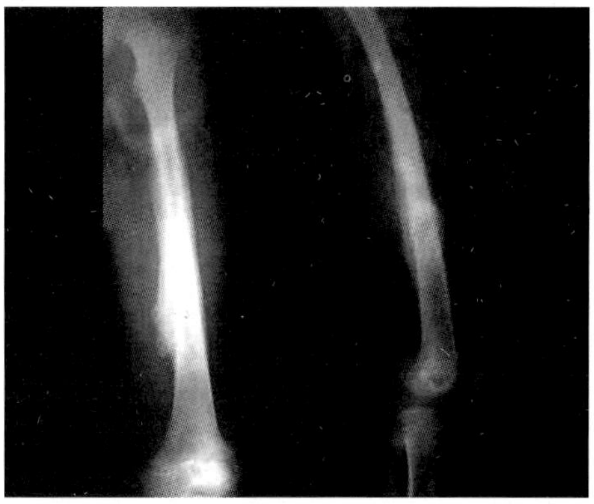

（十二）

图 3-39　无痛无汗症伴多次骨折畸形愈合 X 线平片观

同一病例。X 线平片可见股骨中下段骨折后骨痂形成

【病例】男，7 岁。每逢酷暑无诱因的发热。进入阴凉处后体温自然降低。此次家人发现跛行，拍 X 光片后检出足跟陈旧性骨折。CT 扫描冠状位可见跟骨骨质密度增高。

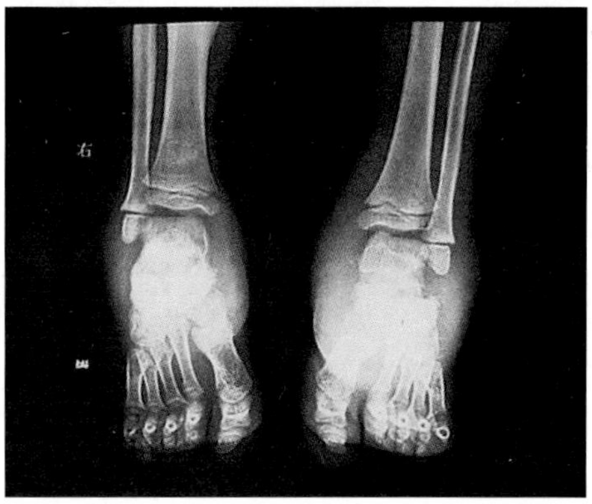

（一）

男，7 岁。每逢酷暑无诱因的发热。进入阴凉处后体温自然降低。此次家人发现跛行，拍 X 光片后检出足跟陈旧性骨折

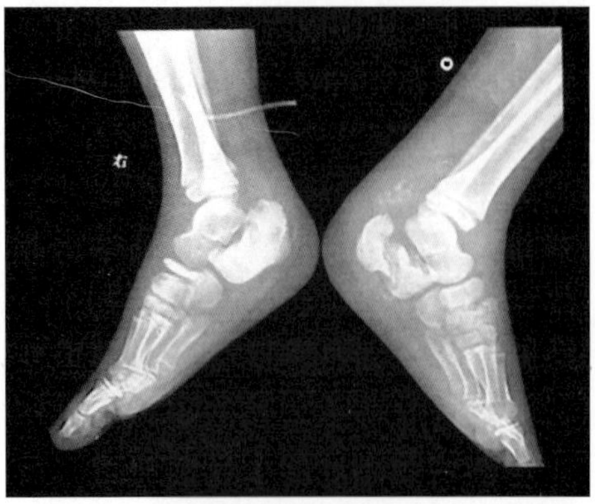

（二）

同一病例。双足X线片侧位仍见左足跟骨骨皮质中断，断端骨质密度增高

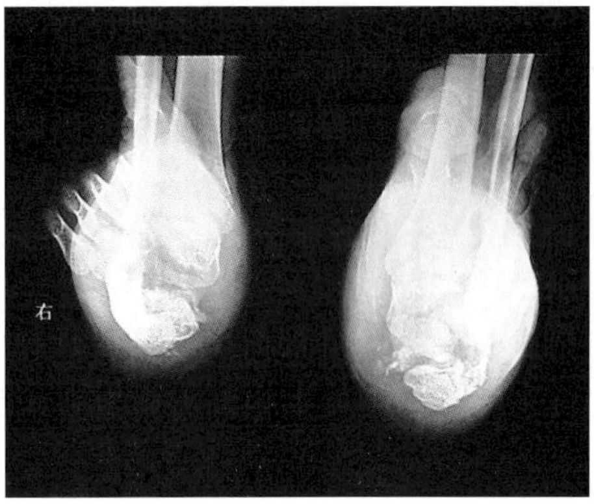

（三）

同一病例。双足X线片切线位仍见左足跟骨骨皮质中断，断端骨质密度增高

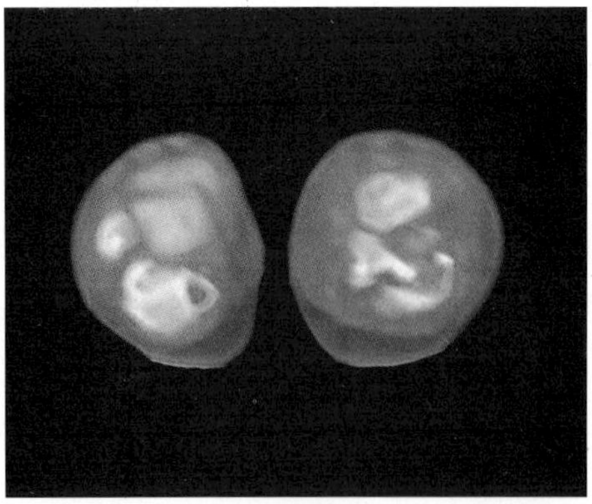

（四）

图3-40　无痛无汗症伴多次骨折畸形愈合CT观

同一病例。CT横断面显示跟骨骨质密度增高。CT扫描冠状位可见跟骨骨质密度增高

第十节　中线结构发育异常

一、中线结构内脂肪瘤

中线结构内脂肪瘤，也是颅内一种少见的先天发育畸形。一般无临床症状，但也有以多次惊厥起病，影像学图片可见中线结构内有脂肪密度，形态可大可小（图3-41、图3-42）。

【病例】女，5岁。发热1d，突然抽搐1次，持续十余分钟。

查体：神志清楚，精神差，咽腔充血（+++）颈软，心脏听诊未闻及异常。两肺听诊呼吸音粗，未闻及干湿啰音。腹平软，全腹未触及疼痛。神经系统未见异常。

急诊CT扫描：第3脑室右侧、大脑大静脉池旁可见低密度脂肪影，边缘轮廓清楚，CT值-19Hu。

MRI：松果体右旁可见长T1、长T2异常信号（T1加权像低信号、T2加权高信号），抑水序列呈低信号。病灶边缘清，最大径13mm。胼胝体周围脂肪沉积。

诊断：松果体右旁囊肿，胼胝体周围脂肪沉积。

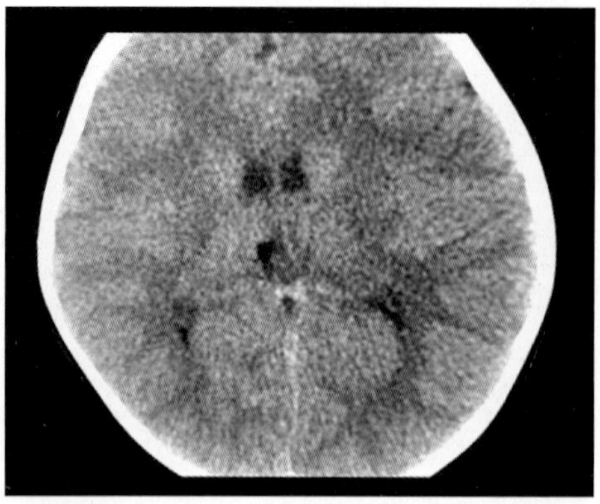

（一）

女，5岁。CT显示第3脑室右侧、大脑大静脉池旁可见低密度脂肪影，边缘轮廓清楚，CT值-19Hu

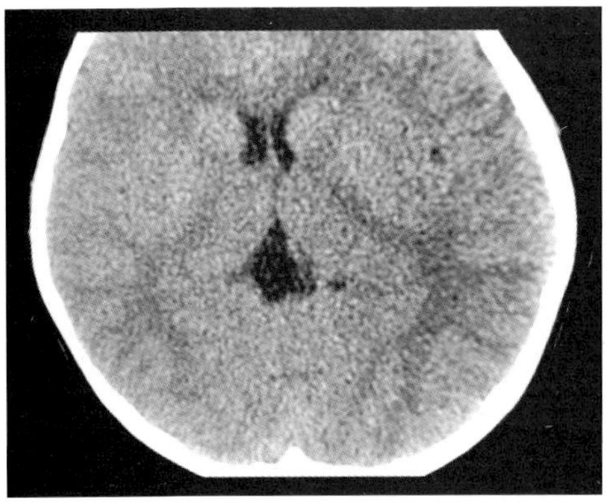

（二）

同一病例。CT下一层面显示大脑大静脉池旁低密度脂肪影

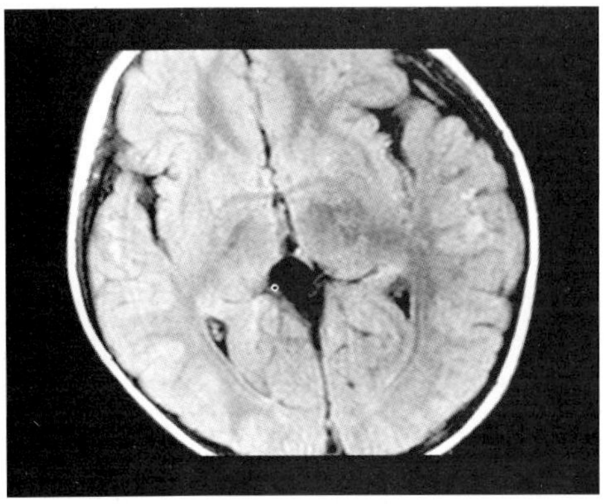

（三）

同一病例。MRI显示大脑大静脉池旁长T1、长T2异常信号

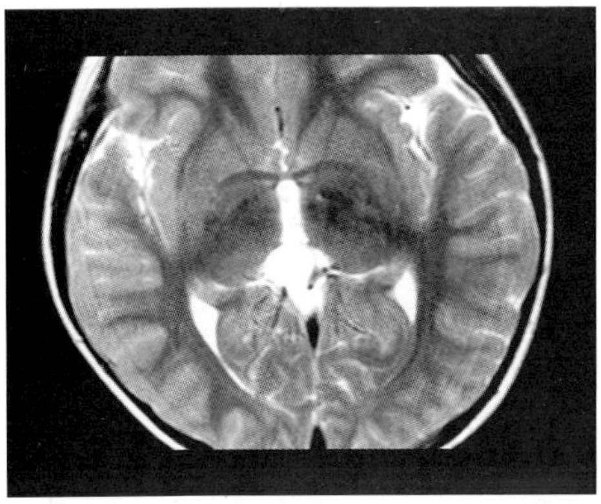

（四）

同一病例。MRI显示大脑大静脉池旁长T1、长T2异常信号

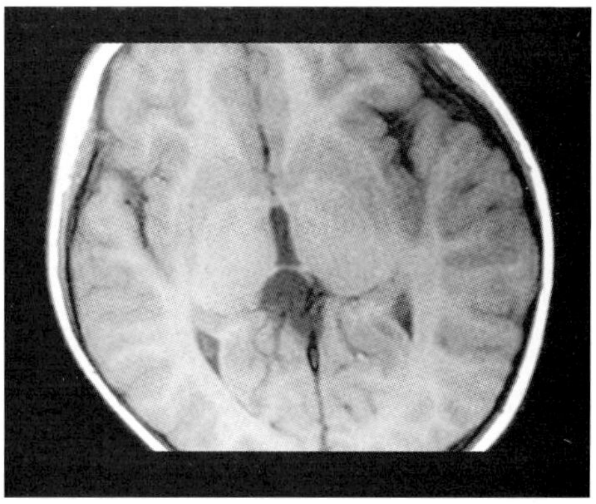

（五）

图3-41 中线结构脂肪瘤

同一病例。MRI显示抑水序列呈低信号。病灶边缘清，最大径13mm。胼胝体周围脂肪沉积

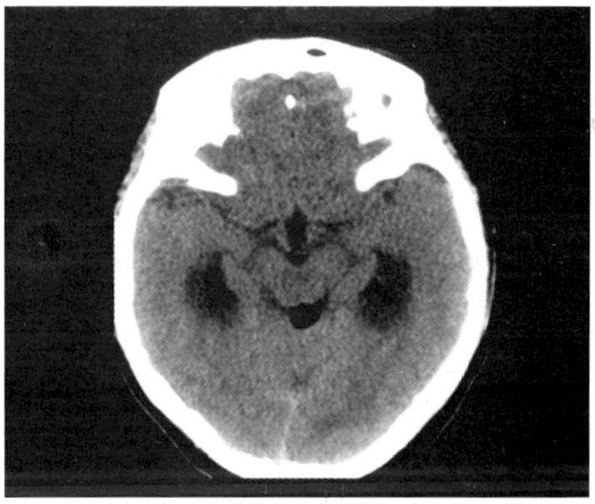

（一）

女，14岁。CT显示左侧环池旁可见低密度脂肪影，边缘轮廓清楚，CT值-29Hu

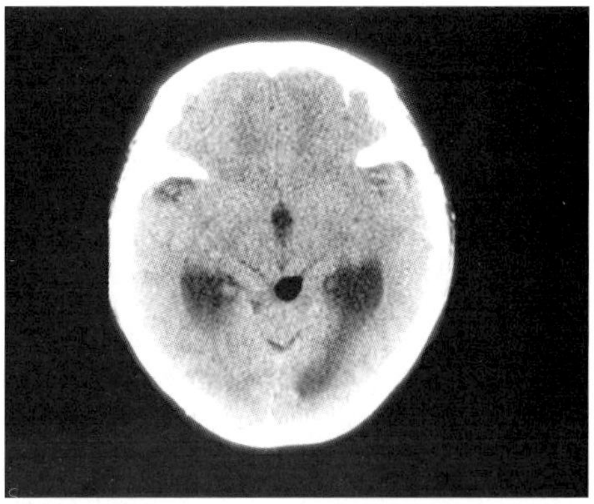

（二）

图3-42 中线结构脂肪瘤

同一病例。CT显示左侧环池旁仍见低密度脂肪影，边缘轮廓清楚，CT值-29Hu

二、透明隔发育畸形

透明隔发育畸形（developmental deformity of pellucid septum），是指小儿脑中线的形态发育异常。既往文献报道认为先天变异。从近期研究表明，脑中线结构异常，小儿多有心理行为异常或继发性脑积水改变。

【解剖生理】在脑中线前部依次向后有3个潜在腔，包括透明隔腔，也称第5脑室。此后为Vergae腔，也称第6脑室。这些腔不属于脑室系统，腔室的内壁未衬有室管膜组织，但其腔室又与脑室相通，如腔内液体增多，向外膨大，形成透明隔囊肿。在Vergae腔向后为中间帆腔，也称脑室间腔。它是中间帆池扩张形成的。解剖空间位于Vergae腔下方，第3脑室的上方，两侧为丘脑，向后与四叠体池相通。

【临床表现】小儿自幼出现惊厥发作，生长发育迟滞，头围增大。多动，学习困难，视力障碍，进行性头痛，晨起尤重，恶心、呕吐等颅内压增高症状。有的人可以症状轻微，被人忽视，或"正常"，因头颅CT检查意外发现异常。

【影像学特点】

（1）CT扫描：平扫显示位于双侧侧脑室前角之间，有圆形、类圆形的脑脊液样密度的腔壁影，为透明隔腔，当脑脊液潴留过多，因其向后压迫侧脑室室间孔，不但形成有向外弧形压迹的透明隔囊肿，还继发侧脑室脑积水。Vergae腔在第5脑室后方，CT显示烧瓶状。中间帆腔位于Vergae后方显示为三角形或斜方形脑脊液样密度。在多螺旋CT扫描后，以MPR技术进行图像后处理，冠状像、矢状像显示增大的囊肿与双侧侧脑室的前后角关系（图3-44、图3-45）。

（2）MRI：矢状、冠状、轴位层面均显示，T1和T2加权图为脑脊液信号（图3-43、图3-46）。

【诊断与鉴别诊断】透明隔囊肿CT、MRI显示清楚，一般无须鉴别。

【病例】男，13岁。头疼，间断抽搐。CT检出中线有透明隔囊肿，MRI各个序列均见双侧侧脑室之间有囊性膨胀，长T1、长T2，呈脑脊液信号。

诊断：透明隔囊肿。

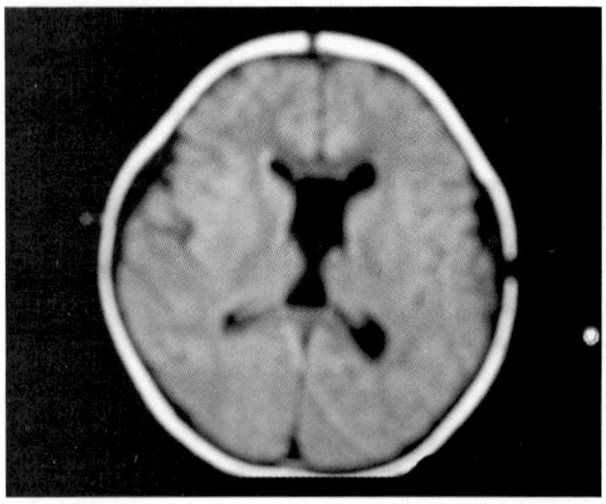

（一）

男，13岁。MRI显示双侧侧脑室间T1加权像呈低信号

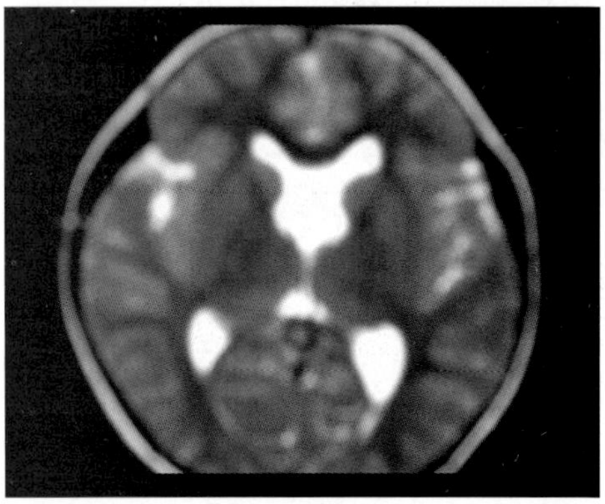

（二）

同一病例。MRI显示双侧侧脑室间T2加权像呈高信号

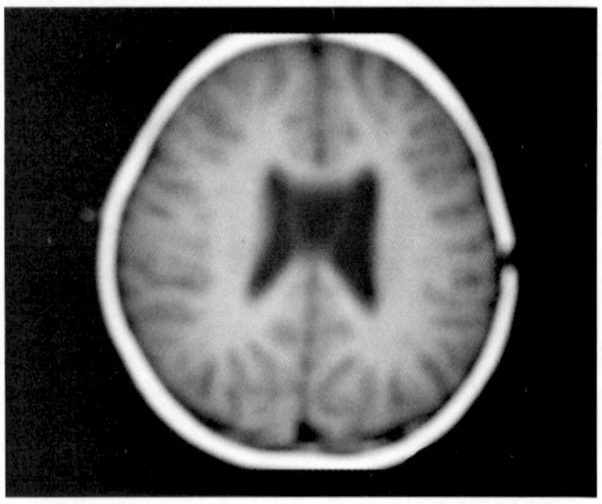

（三）

同一病例。MRI显示双侧侧脑室间T1加权像呈低信号

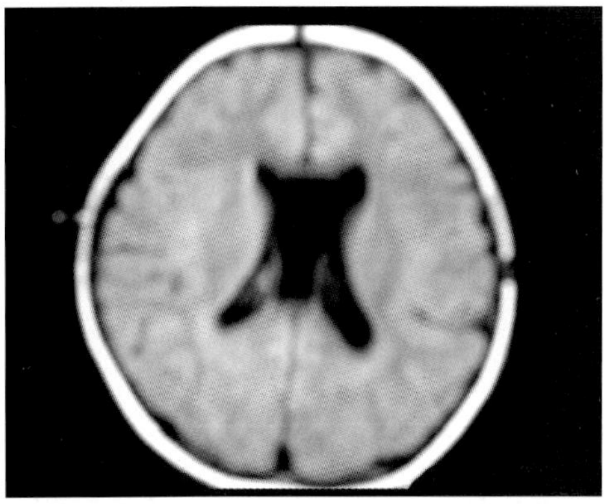

（四）

图 3-43 透明隔囊肿 MRI 观

同一病例。MRI 显示双侧侧脑室间 T1 加权像呈低信号

【病例】男，14 岁。车祸伤及头部。CT 检查发现双侧侧脑室之间有类圆形的脑脊液样低密度。

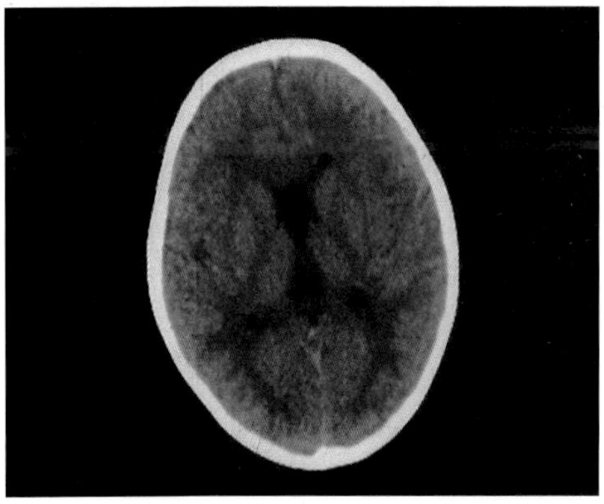

图 3-44 透明隔囊肿 CT 观

男，14 岁。CT 显示双侧侧脑室之间有类圆形的脑脊液样低密度

【病例】女，12 岁。发作性头痛、恶心 2 年。CT 显示侧脑室之间有不规则低密度影，CT 为水样密度。

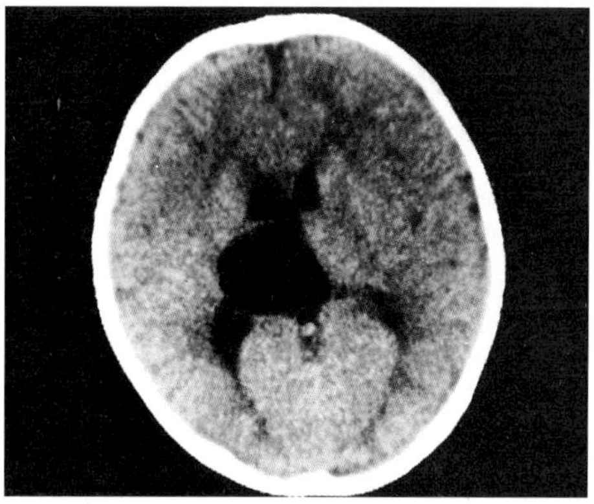

图 3-45 Vergae 腔囊肿 CT 观

女，12 岁。CT 显示侧脑室之间有不规则低密度影，CT 为水样密度

【病例】女，10 岁。间断性抽风 3 年。MRI 轴位 T1 加权像显示位于双侧侧脑室之间有脑脊液信号的囊腔。

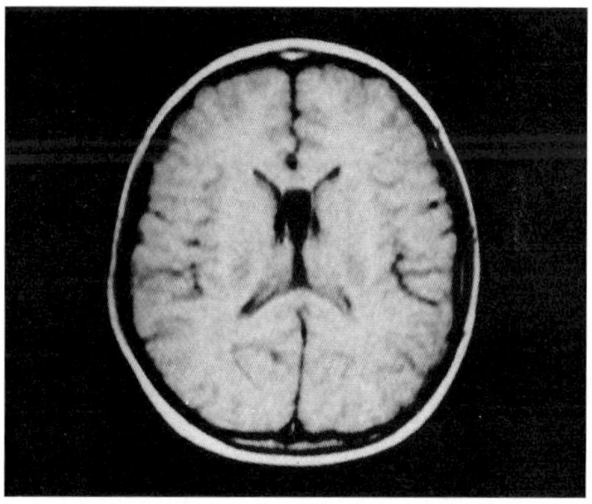

图 3-46 透明隔囊肿 MRI 观

女，10 岁。MRI 显示 T1 加权像位于双侧侧脑室之间有脑脊液信号的囊腔

三、四叠体囊肿

四叠体囊肿，也称松果体囊肿，也是发生于中线结构囊性灶。在 CT、MRI 平扫意外发现的一种异常，多偶尔发现。患儿常无临床症状及神经系统体征异常。也可伴随其他异常出现。

【影像学检查】

（1）CT 显示中线四叠体池内可见囊性肿物，边缘轮廓清楚，密度均匀（图 3-47）。

（2）MRI 检查：可见囊性肿物，边缘轮廓清楚，呈长 T1、长 T2 信号。

【病例】女，47 岁。因头痛行 CT 检查。CT 显示四叠体池内可见囊性肿物，边缘轮廓清楚，密度均匀。

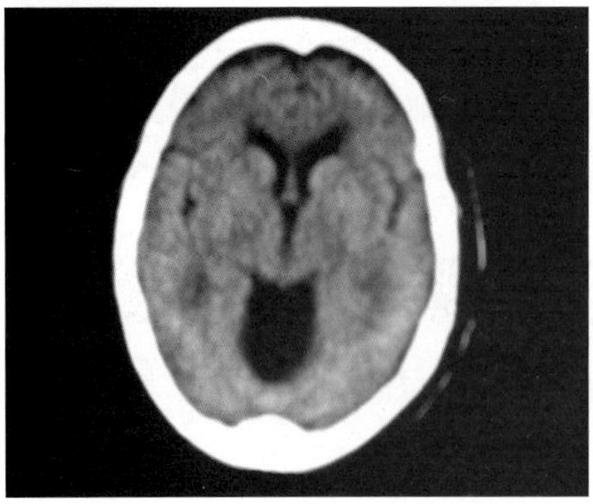

图 3-47　四叠体池囊肿 CT 观

四叠体池内可见低密度囊性灶

第十一节　颅内其他囊性病变——蛛网膜囊肿

蛛网膜囊肿（arachnoid cyst），是指位于脑外的一种囊性病变。分为先天性和继发性。先天性也称真性。胚胎时期蛛网膜分裂成两层，其间为充满脑脊液的囊腔。囊腔与蛛网膜下腔不相通。继发性，也称假性蛛网膜囊肿。多见于新生儿期或新生儿后期颅内出血、炎症、外伤等病理改变造成蛛网膜下腔粘连。实际上则为蛛网膜下腔局限性的扩张。

【病理改变】肉眼所见：脑脊液被包裹在蛛网膜和软脑膜之间形成的囊腔内。本病好发于颞下极或颞叶前部，靠蝶骨大翼后缘，其次为鞍上池、侧裂池、四叠体池、枕大池及桥小脑角池。

【临床表现】男性多见，多有头颅外伤史、炎症、出血史。当进行 CT 检查时偶尔发现。有的则表现为颅内类似占位性病变。患儿可有头痛、癫痫发作，学习困难，智力减退。查体，头形不对称，眼部突出或轻瘫等。

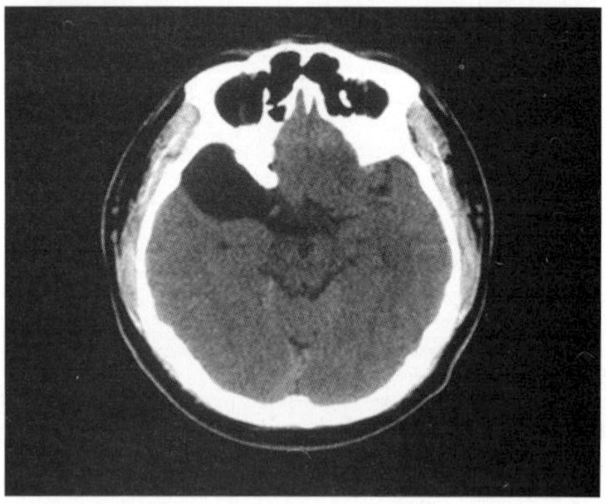

（一）

右侧侧裂池可见方形低密度囊性灶，边缘境界清楚，密度均匀

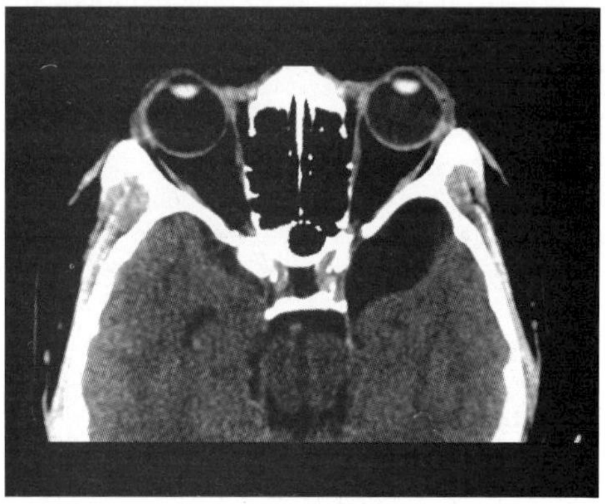

（二）

图 3-48　蛛网膜囊肿 CT 观

左侧侧裂池可见方形低密度囊性灶，边缘境界清楚，密度均匀

【影像学特点】

（1）头颅 X 线平片：小的蛛网膜囊肿无特征性表现，大的可见颅骨受压征象。

（2）CT 扫描：平扫显示脑外边缘境界清晰、光滑，呈方形、长形、类圆形的脑脊液密度区（图 3-49~ 图 3-53）。CT 值 0 ~ 20Hu，较大者可引起附近颅骨内板受压变薄。枕大池蛛网膜囊肿压迫小脑甚至使第 4 脑室因挤压向前移位。先天性可伴有局部发育不良，继发性蛛网膜囊肿，脑炎后的囊肿可为多发，好发部位在视交叉池、脑基底池、环池或小脑延髓池。外伤后多见顶枕部（图 3-51），少数可见枕额部。增强扫描时囊肿无强化。

（3）MRI：多方向、多序列均呈脑脊液样信号，可显示脑组织受压及囊肿的包膜（图 3-54~ 图 3-56）。

【诊断与鉴别诊断】

（1）脑穿通畸形：多位于脑实质内，多有脑室与蛛网膜下腔相通，相邻脑室扩大。

（2）表皮样囊肿：位于鞍上池、桥小脑角池，平扫可见不规则形脑脊液样低密度区，内含类脂物质，CT 值 16 ~ 80Hu，囊壁有时可见等或略高密度影，或有壳状钙化。

（3）大枕大池与枕大池蛛网膜囊肿鉴别：后者有①小脑后缘有压迹。②颅骨板障有弧形压迹。③第 4 脑室受压。④囊肿形态呈类圆形或方形。

【病例】男，10 岁。反复抽风 8 年，学习困难 2 年。CT 显示中颅窝左侧颞叶下极前方呈方形的脑脊液样低密度区，边界光滑，蝶骨大翼后缘颅骨受压变薄，手术切除蛛网膜囊肿。转归：术后 1.5 年原位蛛网膜囊肿复发，又因反复惊厥死亡。

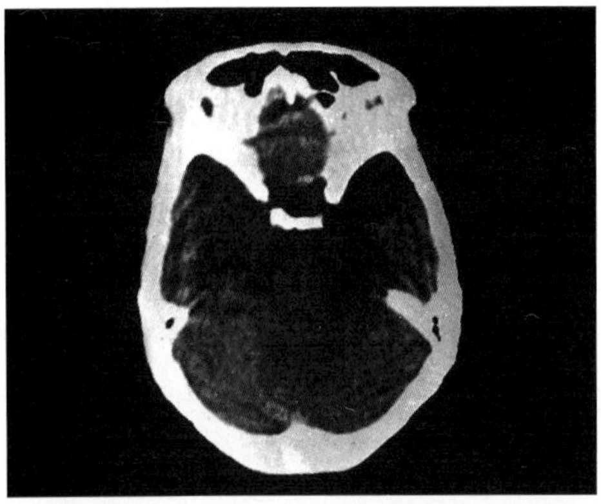

图 3-49 中颅窝蛛网膜囊肿 CT 观

男，10 岁。CT 显示中颅窝左侧颞叶下极前方呈方形的脑脊液样低密度区，边界光滑，蝶骨大翼后缘颅骨受压变薄

【病例】男，14 岁。头颅外伤 CT 检查偶尔发现异常，CT 显示右侧中颅窝有方形低密度影，边缘清密度均，CT 值呈水样密度。

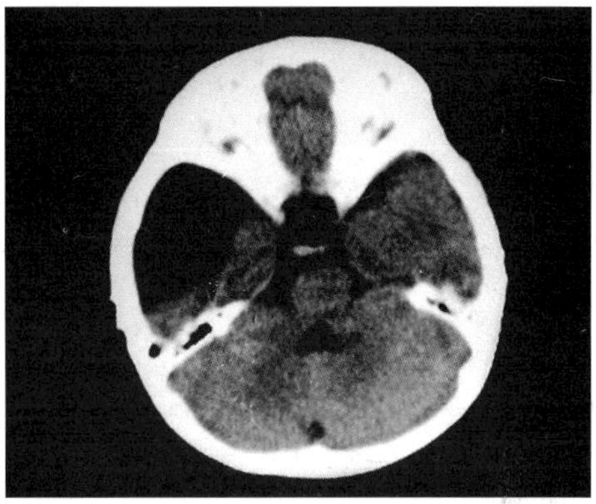

图 3-50 右侧颞部蛛网膜囊肿 CT 观

男，14 岁。CT 显示右侧中颅窝有方形低密度影，边缘清密度均，CT 值呈水样密度

【病例】男，13 岁。外伤后 6 个月。CT 发现右侧脑室后方方形低密度影，边缘清晰，CT 值呈脑脊液样密度。

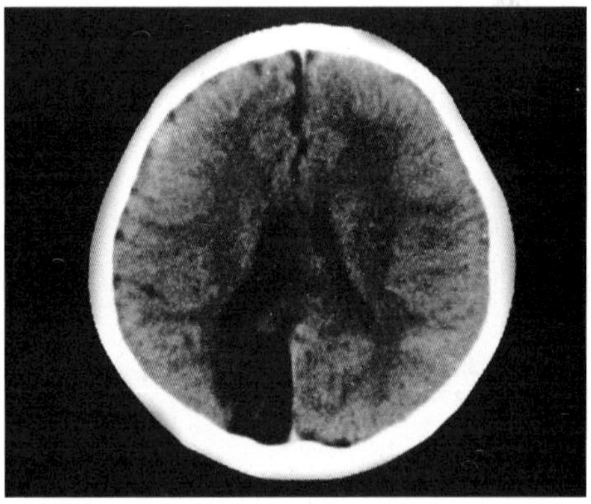

图 3-51 外伤后右侧脑室后蛛网膜囊肿 CT 观

男，13 岁。CT 显示右侧脑室后方方形低密度影，边缘清晰，CT 值呈脑脊液样密度

【病例】女，5 岁。半年前头顶部砸伤。CT 显示左顶叶靠中线边缘整，密度均匀囊性灶（图 3-52）。

诊断：外伤后左顶部蛛网膜囊肿。

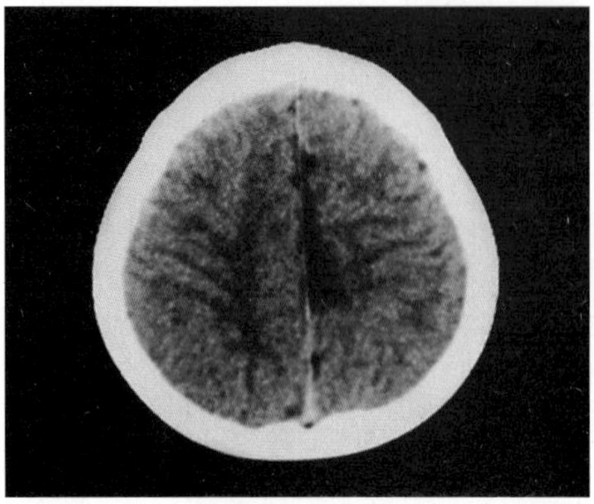

图 3-52　外伤后左顶部蛛网膜囊肿 CT 观

女，5 岁。CT 显示左顶叶靠中线边缘整，密度均匀囊性灶

【病例】男，16 岁。外伤后头痛 2d，行头颅 CT 扫描发现左额顶颅板下有椭圆形低密度影，边缘轮廓影清楚，密度均匀。局部脑实质受压，骨窗显示颅骨受压内外板障变薄。

诊断：左额顶蛛网膜囊肿。

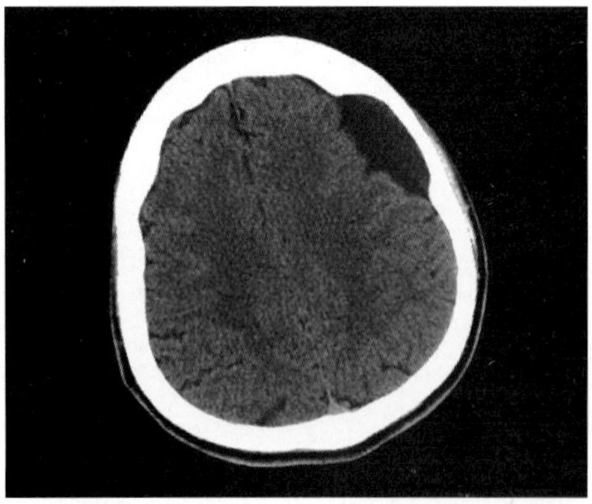

图 3-53　左额顶蛛网膜囊肿 CT 观

男，16 岁。CT 显示左额顶颅板下有椭圆形低密度影，边缘轮廓影清楚，密度均匀，颅骨受压内外板障变薄

【病例】男，12 岁。低头弯腰时，头顶不适 2 年。MRI SE 序列，横轴位显示左侧额极有类圆形影。T1 加权像呈低信号，边缘清，信号均匀。

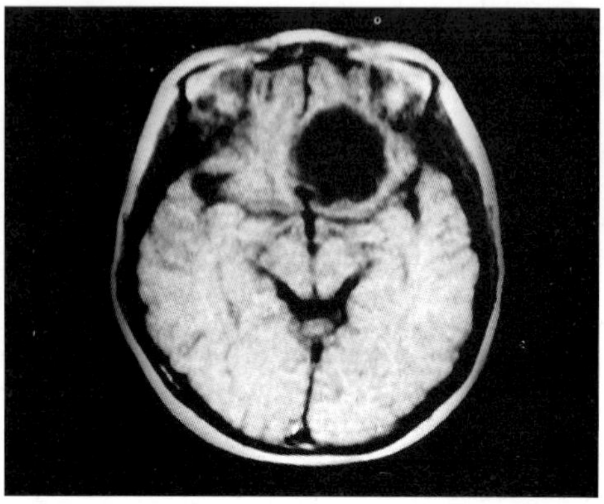

（一）

男，12 岁。MRI 显示左侧额极有类圆形影。T1 加权像呈低信号，边缘清，信号均匀

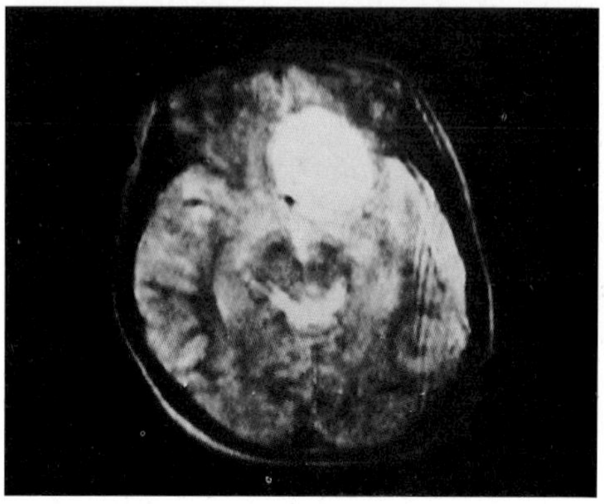

（二）

图 3-54　左额极蛛网膜囊肿 MRI 观

同一病例。MRI 显示 T2 加权像呈高信号

【病例】女，7 岁。外伤后发作性头痛 1 年。MRI 冠状位 T1 加权像显示左额叶下有类圆形的脑脊液样低信号。

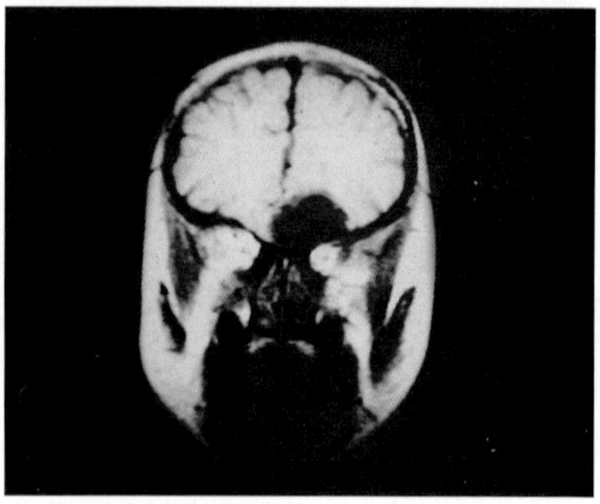

图 3-55　左侧额叶下极蛛网膜囊肿 MRI 观

女，7 岁。MRI 显示 T1 加权像左额叶下有类圆形的脑脊液样低信号

【病例】女，9岁。频繁跌跤3月余。CT显示右侧桥小脑角有一长方形低密度影。边缘轮廓清楚，密度均匀。CT值为脑脊液密度。MRI显示右侧桥小脑角有一长方形低密度影。边缘轮廓清楚，密度均匀，呈长T1、长T2，脑脊液信号。

诊断：右侧桥小脑角蛛网膜囊肿。

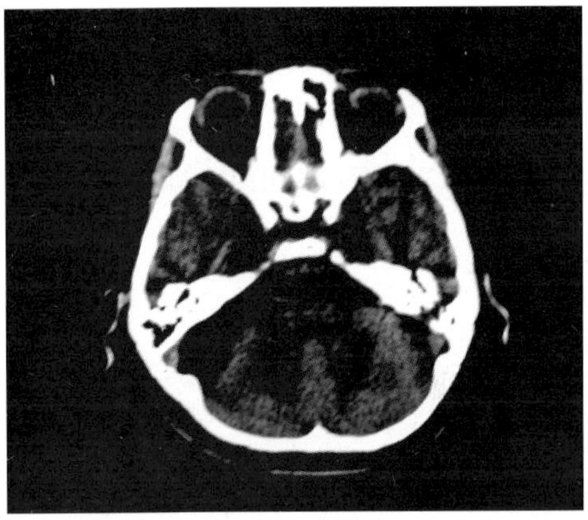

（一）

女，9岁。CT显示右侧桥小脑角有一长方形低密度影。边缘轮廓清楚，密度均匀。CT值为脑脊液密度

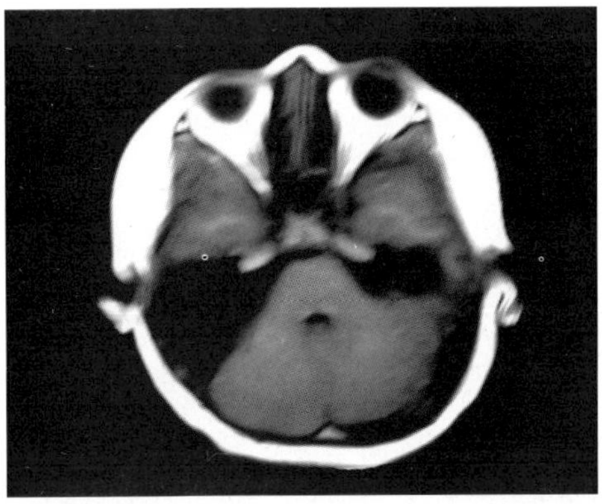

（二）

同一病例。MRI显示T1加权像右侧桥小脑角有一长方形低密度影。边缘轮廓清楚，密度均匀。为脑脊液信号

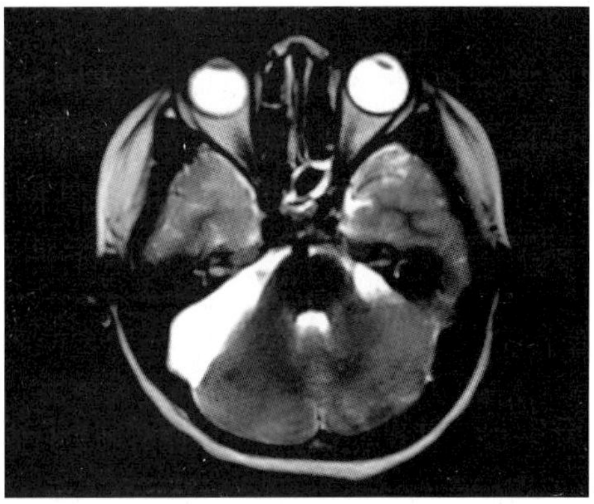

（三）

同一病例。MRI显示T2加权像右侧桥小脑角有一长方形低密度影。边缘轮廓清楚，密度均匀。为脑脊液信号

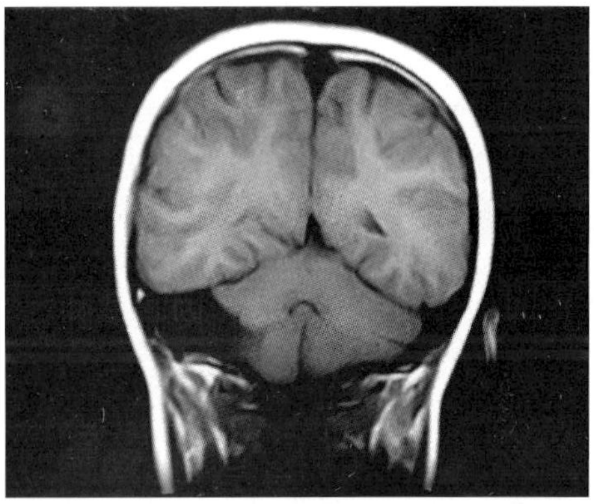

（四）

图3-56 右侧桥小脑角蛛网膜囊肿MRI观

同一病例。MRI冠状位显示T1加权像右侧桥小脑角有一长方形低密度影。边缘轮廓清楚，密度均匀。为脑脊液信号

第十二节 颅内血管先天畸形

一、脑动静脉畸形

脑动静脉畸形（arterio venous malformation，AVM），是指小儿先天性脑血管发生、发育异常。病变部位脑动静脉之间缺乏毛细血管。形成动静脉之间短路。临床特征有抽搐，短

暂性脑缺血发作，出血，神经功能障碍，前述症状体征维持终身。患儿在婴儿期就有症状。发病情况，男多于女 2 倍。

【病因】胚胎发育过程中，毛细血管床发育异常，导致动静脉畸形。文献报告由于局部胶原蛋白缺乏可发生本病。

【病理改变】大体所见：大脑半球，大脑中动脉供血区，灰白质交界处，呈锥状的血管团。广基位于皮质，尖端指向白质深部。有 1 支或多支增粗的供血动脉。畸形血管内有变性的脑组织。以颞顶叶多见。脑白质局部水肿、出血，凝血块，胶质增生，局部皮质萎缩。镜检：动脉中层的弹力纤维较薄。血管内膜增生、肥厚。管壁有凝血块，血管扩张。血管之间有变性脑组织出血，含铁血黄素沉积，黄染。面部静脉曲张，视乳头水肿，头部闻及血管杂音。学龄前及学龄期儿童可诉头痛、恶心、呕吐。患儿反复抽搐，鼻涕带血，精神运动发育迟缓，偏瘫、失语等。

【影像学特点】

（1）CT 扫描：平扫软组织窗显示靠颅骨内板下、颞顶部有不规则形，高—等—低，混杂密度区。呈团块形，点线状，边缘、境界不清，偶尔有轻度占位效应。对比增强后可见团块影强化，有时可伴迂曲的血管影或偶见供血动脉及引流静脉（图 3–59）。

（2）MRI：多轴位成像，较 CT 扫描更有优势。动静脉畸形具有血管“流空效应”。因此回流静脉因血流缓慢 T1 加权像呈低信号，T2 加权像则有高信号。与供血动脉及蔓状钙化 MRI 表现为低信号或无信号，当有血栓形成时 T1 和 T2 加权像低信号病灶区夹杂着等或高信号（图 3–57、图 3–58、图 3–61）。

（3）MRA 直接可显示动静脉畸形部位，病变形态特点（图 3–58）。

（4）DSA：血管造影检查可清楚显示畸形血管病变部位、病变特征，以及供血动脉和引流静脉（图 3–59）。

【诊断与鉴别诊断】小儿发作性抽搐，头围增大，头皮静脉扩张，头颅闻及血管杂音，以及不明原因的颅内出血、头痛、感觉运动障碍，结合 CT、MRI 检查可诊断。

鉴别诊断：

海绵状血管瘤：临床表现与动静脉畸形相似。无颅内出血时，无症状，DSA 检查正常。CT 显示病变区呈蜂窝状混杂密度影，有钙化。增强扫描有轻度强化，但无供血动脉及（或）扩张的引流静脉。

【病例】男，65 岁。健康体检发现右侧侧裂池附近有异常血管团分布，怀疑动静脉畸形。行脑血管介入显示异常血管团影，行钢圈封堵。

诊断：颅内动静脉畸形。

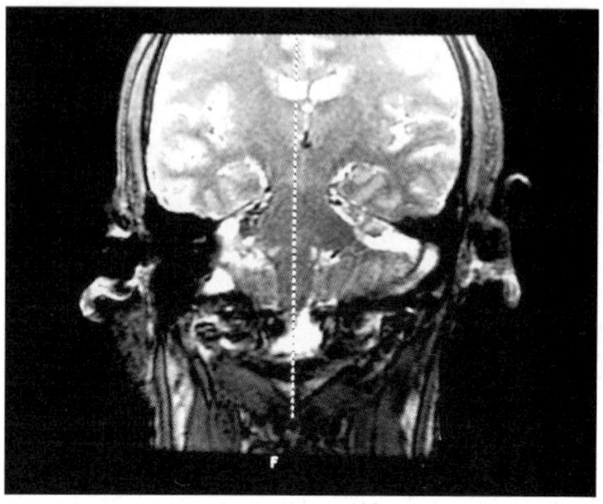

图 3–57　动静脉畸形 MRI 观

MRI 显示右侧侧裂池附近有异常血管团分布，流空征（+）

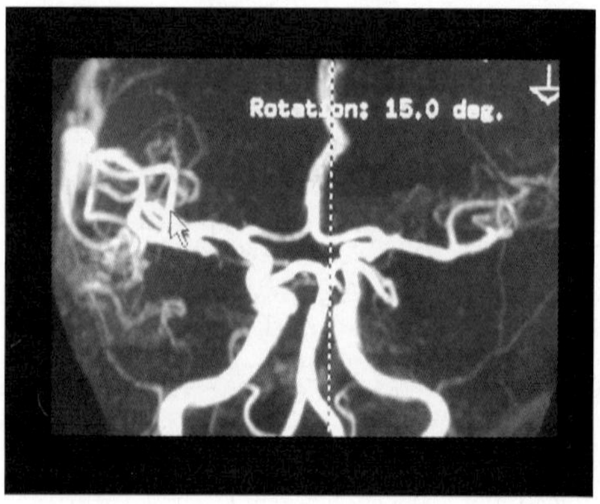

（一）

同一病例。MRI/MRA 显示右侧侧裂池附近有异常血管团分布

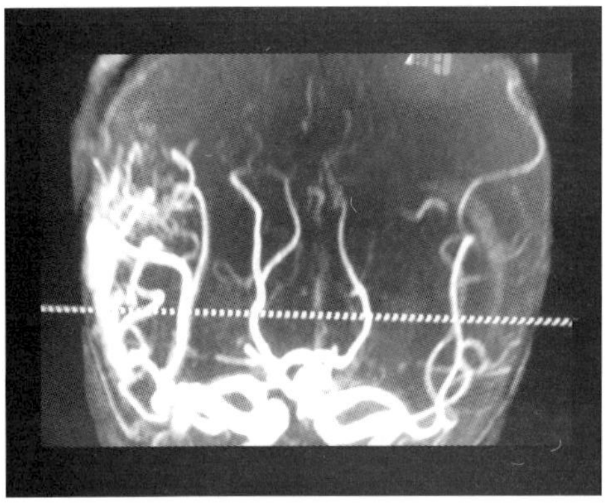

（二）

图 3-58　动静脉畸形 MRI/MRA 观

同一病例。MRI/MRA 显示右侧侧裂池附近有异常血管团分布

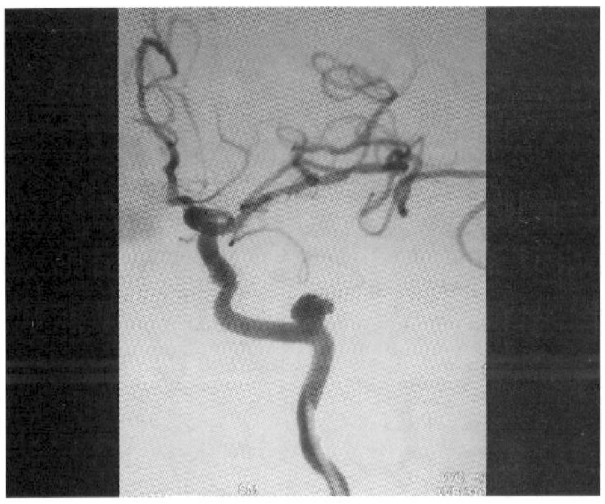

（一）

同一病例。DSA 显示右侧侧裂池附近有异常血管团分布

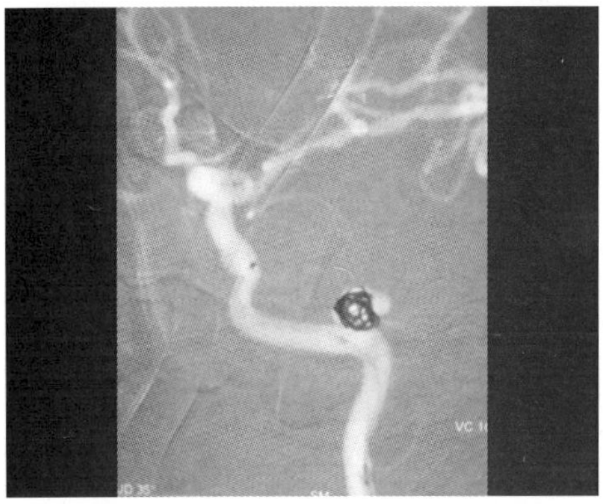

（二）

同一病例。DSA 显示右侧侧裂池附近异常血管团内行钢圈封堵

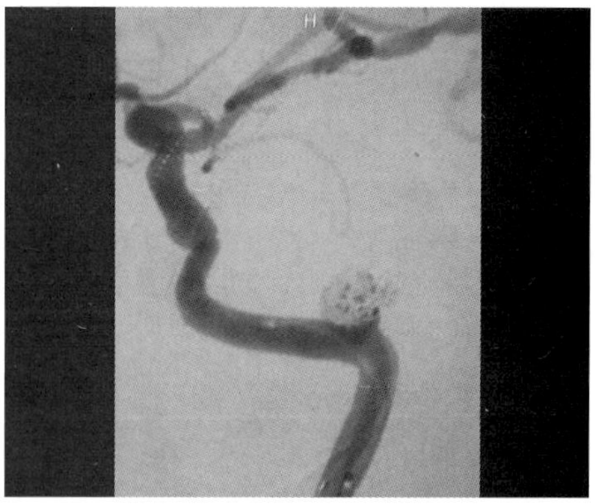

（三）

同一病例。DSA 显示异常血管团内行钢圈封堵后无造影剂血流入内

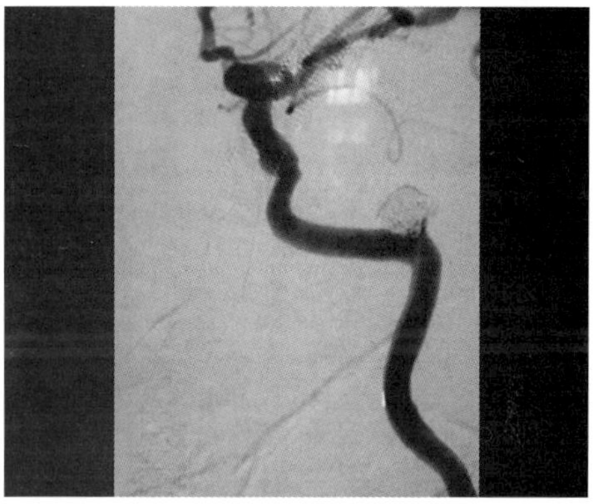

（四）

图 3-59　动静脉畸形 DSA 观

同一病例。DSA 显示异常血管团内行钢圈封堵后无造影剂血流入内

【病例】男，54 岁。头昏眩晕发作 1h。CT 显示左侧海马、侧脑室内及三角区可见簇状稍高密度影分布。MRI 显示前述稍高密度影，有异常血管走行，血管流空征。

诊断：左侧海马、侧脑室内及三角区脑动静脉畸形。

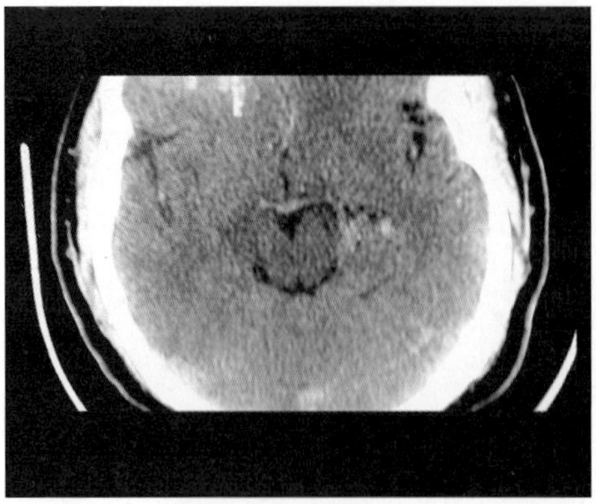

（一）

CT显示左侧海马、侧脑室内及三角区可见簇状稍高密度分布影

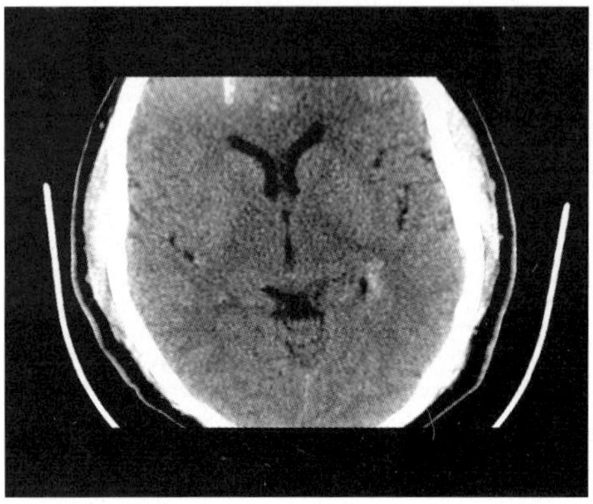

（二）

CT下一层面左侧海马、侧脑室内及三角区可见簇状稍高密度分布影

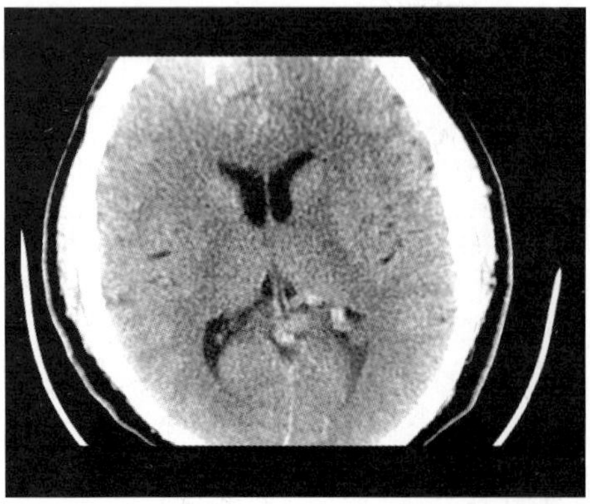

（三）

CT下一层面左侧海马、侧脑室内及三角区可见簇状稍高密度分布影

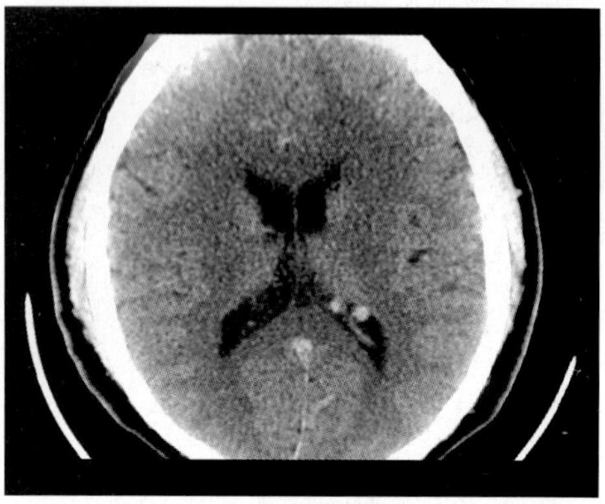

（四）

图3-60　脑动静脉畸形CT观

CT下一层面左侧海马、侧脑室内及三角区可见簇状稍高密度分布影

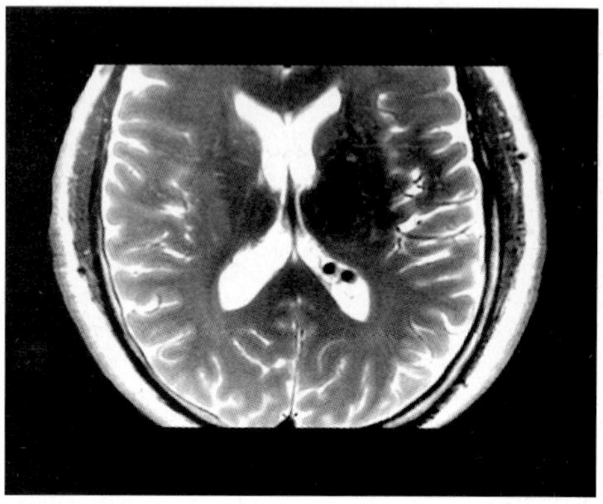

（一）

MRI显示左侧脑室内可见簇状异常血管走行，血管流空征

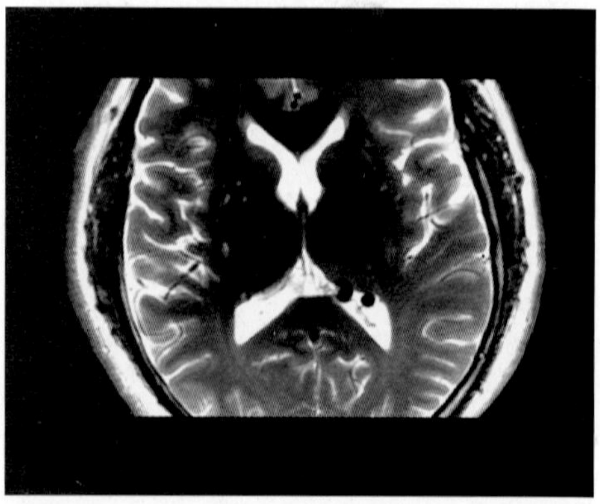

（二）

MRI显示左侧脑室内、四叠体池内可见簇状异常血管走行，血管流空征

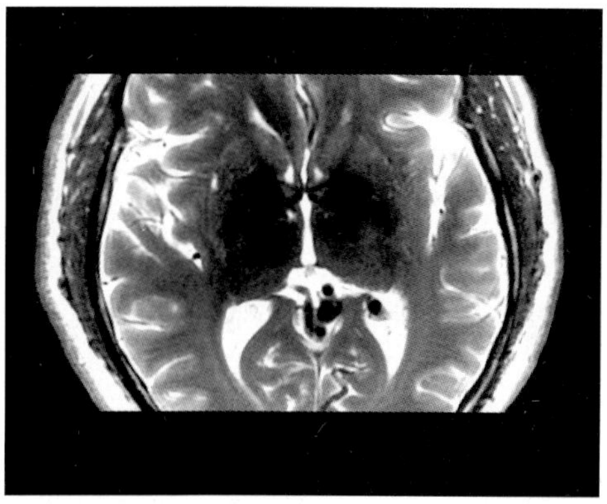

（三）

MRI 显示左侧脑室内、四叠体池内可见簇状异常血管走行，血管流空征

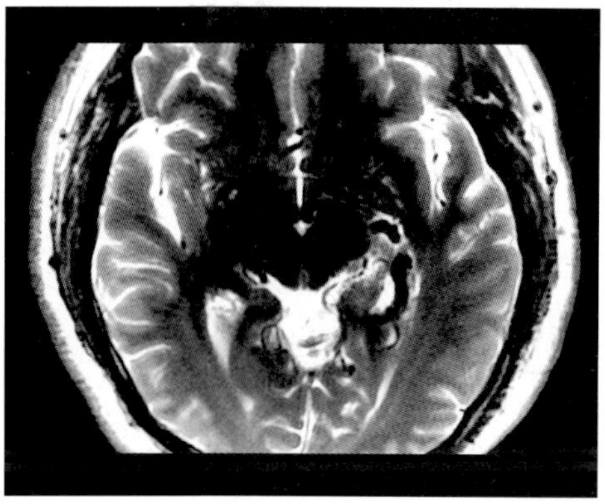

（四）

MRI 显示左侧脑室三角区可见簇状异常血管走行，血管流空征

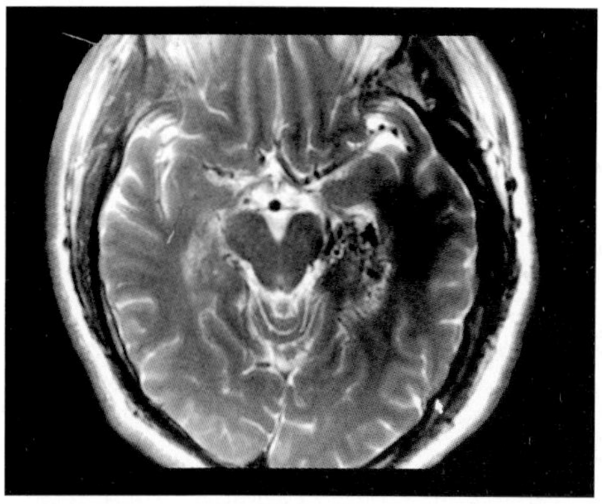

（五）

图 3-61 脑动静脉畸形 MRI 观

MRI 显示左侧脑室三角区、桥脑旁可见簇状异常血管走行，血管流空征

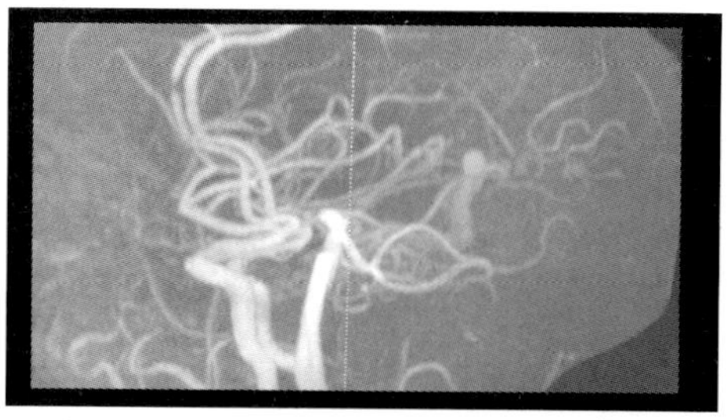

（一）

MRA 显示左侧大脑中动脉走行旁可见簇状异常血管网分布

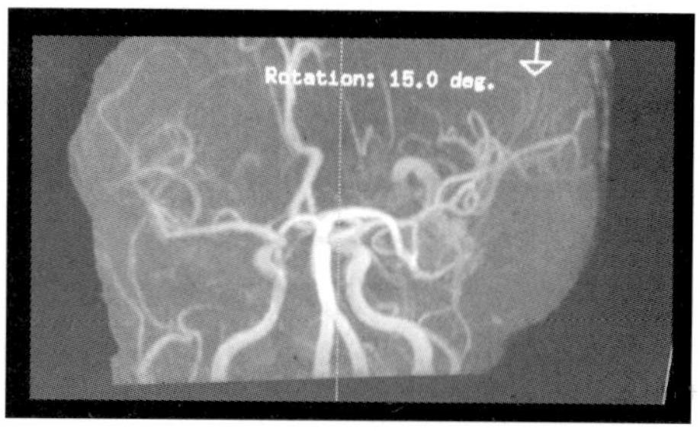

（二）

图 3-62 脑动静脉畸形 MRA 观

MRA 显示左侧大脑中动脉走行旁可见簇状异常血管网分布及粗大的血管影

【病例】男，52 岁。健康体检发现颅内血管畸形 20 年，间断性癫痫发作 3 年。

临床诊断：颅内动静脉畸形并癫痫发作（继发性）。

MRA 显示左侧大脑半球异常迂曲血管团，信号混杂，左侧大脑中动脉及左侧大脑后动脉分支伸入病区，引流静脉汇入大脑大静脉及上矢状窦。

诊断：颅内动静脉畸形。

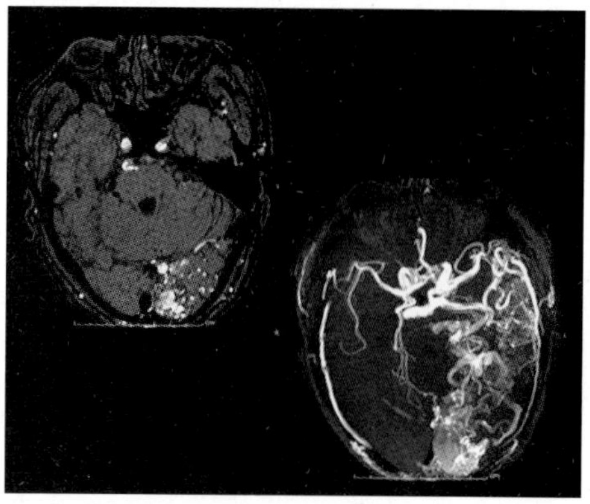

图 3-63 颅内动静脉畸形并癫痫发作（继发性）

MRA 显示左侧大脑半球异常迂曲血管团，信号混杂，左侧大脑中动脉及左侧大脑后动脉分支伸入病区，引流静脉汇入大脑大静脉及上矢状窦

【病例】男，31 岁。头痛、头昏 3d。

查体：血压 160/90mmHg。意识清楚，对答切题。头颅无异常，心肺听诊未见异常。腹部平软，肝脾未触及。脊柱四肢未见异常。神经系统：左侧肢体活动受限，肌力Ⅰ～Ⅱ级。膝腱反射亢进，左侧巴氏征（+），奥本海姆氏征（+）。

头颅 CT 显示右侧丘脑可见异常血管影，并见高密度出血灶破入脑室系统，同侧内囊后受压、截断。

头颅 CT/MRI 显示右侧丘脑动静脉畸形出血破入脑室系统。

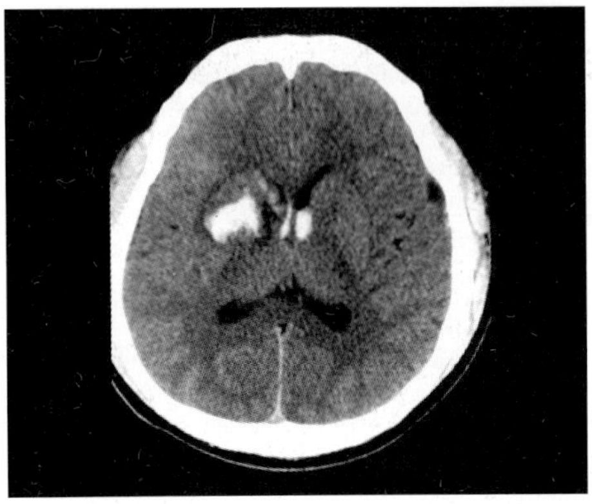

图 3-64　右侧丘脑出血破入脑室系统 CT 观

右侧丘脑异常血管影，并见高密度出血灶破入脑室系统，同侧内囊后受压、截断

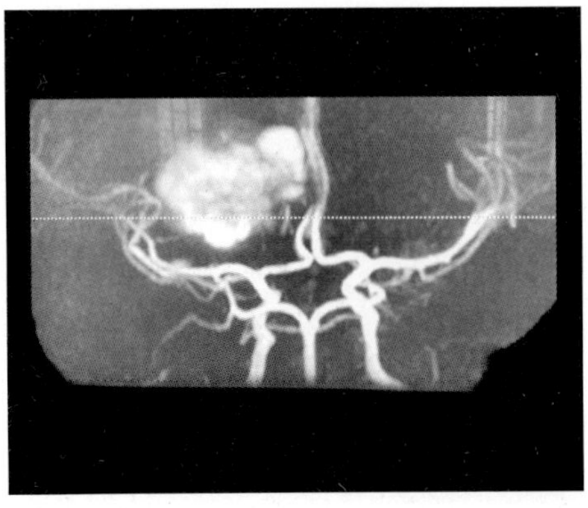

（一）

右侧丘脑异常血管影，并见高密度出血灶

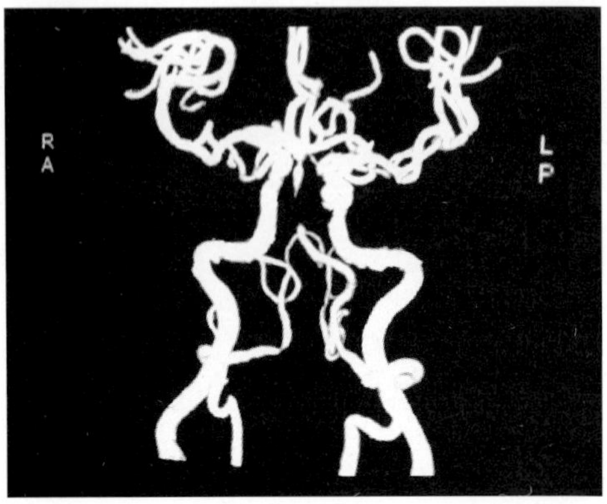

（二）

图 3-65　右侧丘脑出血破入脑室系统 MRA 观

右侧丘脑出血吸收，右侧大脑中动脉可见异常血管团影分布

二、烟雾病

烟雾病（moyamoya disease）又称多发性、进行性颅内动脉闭塞症，是指小儿颈内动脉虹吸段及大脑前，中动脉狭窄或闭塞和基底动脉区穿支动脉软膜和硬膜形成广泛的网状毛细血管性侧支循环为特征的血管性疾病。本病由日本学者提出，因脑底的异常网在脑血管造影上似“烟雾状”或“朦胧状”（日文 Moyamoya 意义）而得名，本病多发生于南亚地区，在欧美极少见。

【病因】目前尚不清楚，有先天、获得和先天加获得 3 种说法。部分病例发现与细菌、病毒、结核和血吸虫的感染有关，本病占蛛网膜下腔出血病因的 6.2%。

【临床表现】本病发病年龄呈双峰样，第一高峰为 10 岁内的儿童，第二高峰在 40~50 岁的成人。在儿童期，主要表现为脑缺血症状，如短暂性脑缺血发作（TIA）、缺血性脑卒中和脑血管性痴呆等，可反复发作，进行性加重。在成人期，主要表现为脑缺血症状，以蛛网膜下腔出血为主，可伴有头痛、昏迷、偏瘫及感觉障碍。

【影像学特点】

（1）全脑血管造影：主要表现为双侧颈内动脉末端（虹吸段），大脑前动脉和大脑中动脉起始段狭窄、闭塞，脑底部位有异常扩张血管网，有时可见假性和真性动脉瘤。

（2）CT 扫描：在本病中有 5 个表现。平扫时可见双侧大脑半球四大非特异改变：①脑萎缩，双侧大脑额叶、颞叶、顶叶呈脑沟、脑裂扩大及侧脑室扩大。②脑梗塞，由于双侧颈内动脉末端（虹吸段）大脑前、中动脉起始段狭窄，造成脑底动脉环上缺血，或闭塞。CT 可见基底节，大脑白质区额、颞部脑灰质有多发性、低密度缺血梗塞灶。同时可见出血灶，CT 值 50~68Hu，量大小不等，出血灶周围有水肿带，占位表现，血肿吸收时边缘模糊，有的表现为蛛网膜下腔出血，脑沟、脑池铸型高密度。③脑软化灶，CT 显示边缘轮廓清晰的低密度灶，CT 值 0~20Hu。其为脑梗塞和脑出血囊变后遗留的残迹。④双侧基底节区可见粗大的异常血管走行影，呈等密度的串珠状、蚯蚓状（图 3-66）。

增强扫描时，呈现串珠状表现为两点：①基底节区有异常血管网像，呈不规则的点状、线状、线网状血管影。②脑底动脉环，尤其是大脑前、中动脉近端充盈不良。

（3）MRI：主要有 3 个特征性改变：①患侧大脑中动脉血管流空减弱。②基底节区、下丘脑等区多个点状、结节状、条状低信号，为流空的侧支血管（图 3-67）。③灰质和白质的对比不清晰，可有梗塞后软化灶。在 MRI 能够显示出颈内动脉分叉处狭窄或阻塞性变化及烟雾血管，通过 MRA 能够确认儿童烟雾病，不需再行 CTA（血管造影）。但在成人中，MRA 诊断烟雾病需仔细考虑，因为成人烟雾病血管显影率低，可能是成人烟雾病病程长，烟雾血管不如儿童明显及成人 MRA 图像质量因动脉硬化及湍流不如儿童 MRA 图像质量的缘故。

【诊断及鉴别诊断】诊断主要依靠脑血管造影及 MRA，多螺旋 CT 平扫加脑血管增强扫描（CTA）静脉期、动脉期的表现确诊。在儿童期，MRA 就可确诊且无危险，成人需用脑血管造影诊断。

鉴别诊断：动静脉畸形或动脉瘤引起的蛛网下腔出血。

【病例】女，34 岁。发作性、搏动性头痛伴右眼睛胀痛 20 余年。CT 显示双侧基底节区可见多个粗大血管走行影。左侧颞枕叶可见脑沟回状钙化。

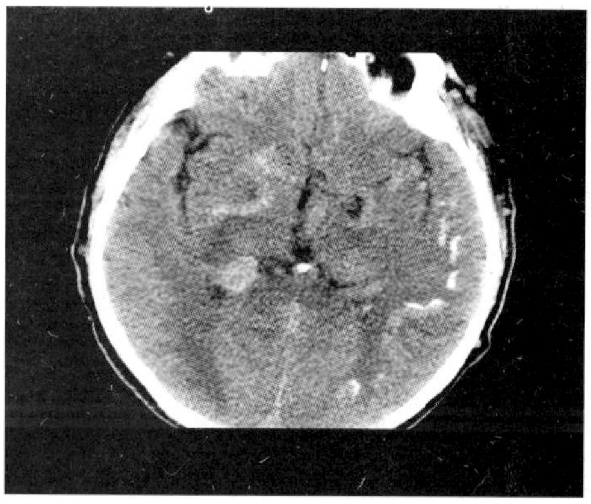

图 3-66　Moyamoya CT 观

女，34 岁。CT 显示双侧基底节区可见多个粗大血管走行影。左侧颞枕叶可见脑沟回状钙化

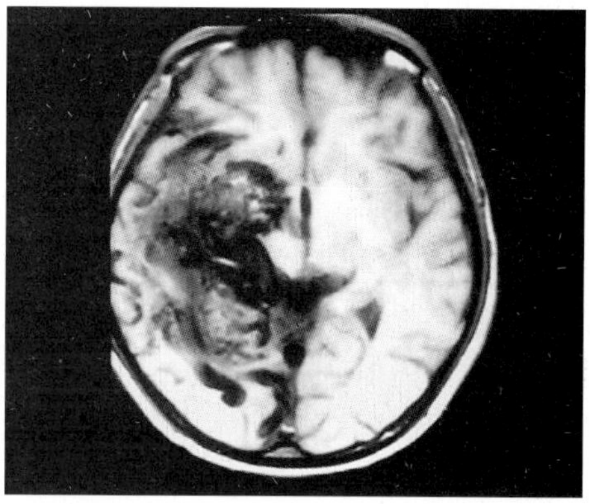

（一）

同一病例。MRI 轴位 T1 加权像可见右枕部靠中线有异常的“血管流空效应”

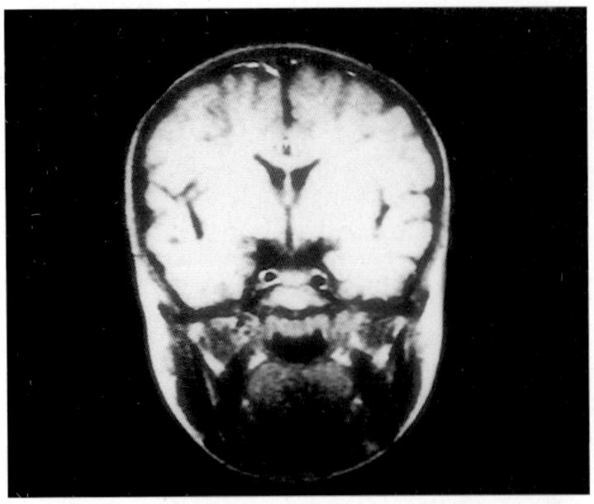

（二）

图 3-67　Moyamoya 病导致脑萎缩 MRI 观

同一病例。MRI 旁正中矢状位 T1 加权像仍见异常的“血管流空效应”

（感谢西安市中心医院影像中心原副主任高德宏副主任医师提供照片）

三、Galen 大脑大静脉动脉瘤畸形

Galen 大脑大静脉动脉瘤畸形（cerebral vein of Galen aneurysmal malformations）是一种血管畸形，自 1937 年 Jaeger 首先描述和治疗本病，许多学者相继进行了研究和报道，但到目前为止，本病的命名仍未统一，有大脑大静脉瘤（aneurysm of vein of Galen）、大脑大静脉畸形（malformation of vein of Galen）等，在 CT 和 MR 以及 DSA 问世之前，对此病认识较浅，病例罕见报道。目前随着 CTA、MRA 技术开展，本病的报道逐渐增多。

【病因】Galen 大脑大静脉瘤样畸形可分为先天性和后天性 2 种，前者为真性 Galen 静脉动脉瘤中央静脉（the median vein of proseucephalon）扩张所致。在胎儿正常发育过程中，该静脉于胚胎第 8 周（体长 40mm）时消失。后者为后天性，为动脉畸形伴有 Galen 静脉动脉样扩张，为假性 Galen 静脉动脉瘤样畸形，静脉扩张是继发或输出静脉栓塞所致。

【病理改变】由于血管畸形或动静脉瘘，造成 Galen 静脉长期在高压的动脉血流冲击下，使静脉壁动脉化而形成动脉瘤样改变，故有人认为 Galen 静脉动脉瘤样改变不单是一种病，而是一系列血流动力学改变的结果。无论是先天性还是后天性因素，引起本病的两个基本机制是动静脉短路造成高血流冲击以及硬膜静脉窦的闭塞。

【临床表现】本病临床表现分为 3 个年龄组：

（1）新生儿组：以严重的充血性心力衰竭为主要症状，病儿可有发绀，头颅可闻及血管杂音，预后极差，常在出生后数天内死亡。

（2）婴儿组：以脑积水、抽搐为主要症状。

（3）儿童及成人组：以蛛网膜下腔出血、头痛、智力障碍和神经缺失（视力减退 Pannaud 综合征、共济失调、偏瘫）为主要症状。

【影像学特点】本病的诊断，可通过 CT、MRI 和全脑血管造影（DSA）来确诊。

（1）CT 扫描：在第 3 脑室后部和四叠体池有圆形肿块影，密度较灰质略高，有时可有周边部高密度影，也可以伴有广泛点状钙化，提示脑室周围白质软化及钙化。增强后，肿块影更加清楚，直径可达 3~4cm，可见扩张的带血动脉，特别是在三维重建时，可显示皮层、脑内、室管膜下的静脉扩张（图 3-68）。

（2）MRI：多方位成像，其特征性血管流空效应，可见扩大的硬膜静脉窦、异常镰窦，横窦缺如、狭窄，引流静脉入上矢状窦、皮层静脉、海绵窦及眼静脉，胼胝体异常，脑室扩大。

（3）全脑血管造影：动脉期可见供血动脉来自脉络膜后动脉（主要为外侧支，内侧支）、脉络膜前动脉、大脑前动脉、大脑中动脉。静脉可见正常脑引流静脉系统、大脑静脉系统及深静脉系统。其中深静脉系统前部入海绵窦，后部入基底静脉，回流入硬膜窦；静脉窦扩大、狭窄及缺如（图 3-69）。

【诊断与鉴别诊断】Galen 静脉动脉瘤样改变，诊断主要依靠 CT、MRI 及 DSA 全脑血管造影确诊。

鉴别诊断：

（1）第3脑室后部肿瘤，如室管膜瘤，患儿有头痛、视力减退、脑积水等。结合CT、MRI平扫，增强扫描可诊断。

（2）松果体或生殖细胞瘤，患儿有头痛、恶心、性早熟等改变。结合CT、MRI检查诊断。

【病例】男，2.8岁。因头痛、恶心、呕吐频频2周。CT发现第3脑室及四叠体池附近有一3cm×4cm大小的等密度肿块影，同时可见双侧侧脑室继发性脑积水。增强扫描后可见畸形的大脑大静脉及供血血管均有强化。

诊断：大脑大静脉瘤。

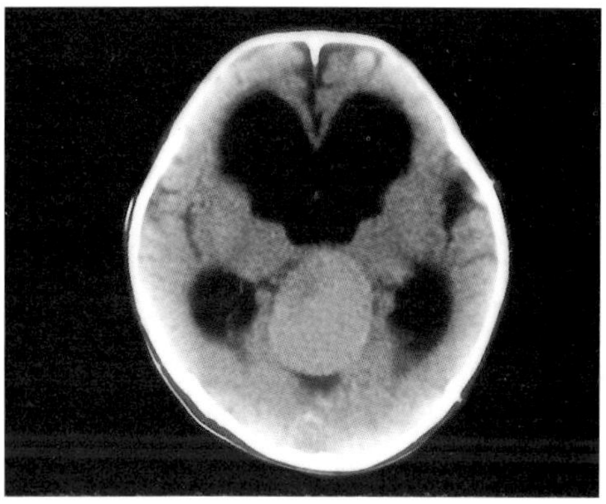

（一）

男，2.8岁。因头痛、恶心、呕吐频频2周。CT平扫发现第3脑室及四叠体池附近有一3cm×4cm大小的肿块影为等密度，同时可见双侧侧脑室继发性脑积水

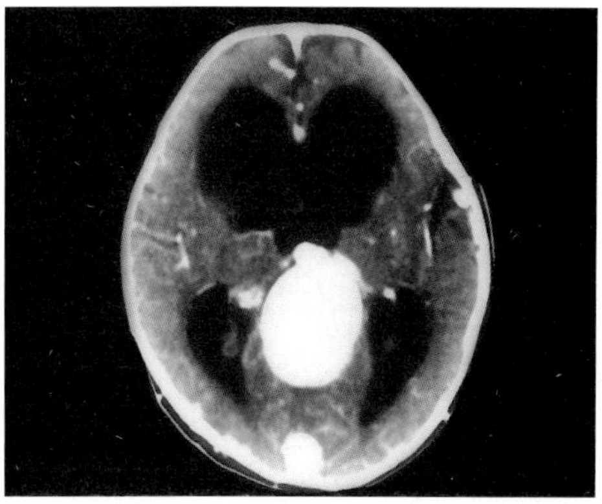

（二）

图3-68 大脑大静脉瘤CT观

同一病例。增强扫描后可见畸形的大脑大静脉及供血血管均有强化

【病例】男，8岁。因头痛，意识障碍，抽搐3个月。

查体：精神神经智力较同龄儿差，神经系统生理反射存在，病理反射存在，右侧腱反射亢进。

CT显示四叠体池、大脑大静脉区内可见一卵圆形高密度影，双侧外囊区有沙粒状钙化点。脑沟增宽，脑池扩大，额骨骨板增厚。

MRI显示T1和T2加权像均显示在大脑大静脉部位有2cm×2.5cm×1.5cm类圆形低信号灶，边缘清。在病灶周围的脑干、两侧丘脑、颞深部和右侧基底节区有丰富的迂曲小血管呈条状低信号。

全脑血管造影显示大脑大静脉扩张，迂曲及短路血管丰富，如网状。DSA显示栓塞前大脑大静脉呈动脉瘤样改变。供血动脉为超选择造影。经部分栓塞后，颈内动脉造影显示大脑大静脉的供血量减少，侧支供血动脉血流增加。

诊断：大脑大静脉瘤。

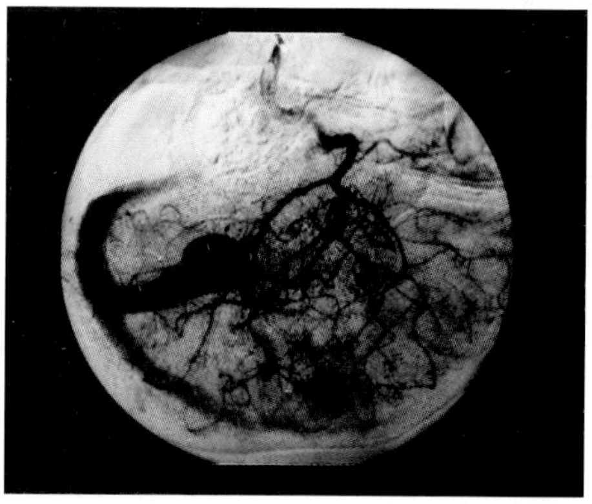

（一）

男，8岁。CT显示四叠体池、大脑大静脉区内可见一卵圆形高密度影，双侧外囊区有沙粒状钙化点。脑沟增宽，脑池扩大，额骨骨板增厚。MRI显示T1和T2加权像均显示在大脑大静脉部位有2cm×2.5cm×1.5cm类圆形低信号灶，边缘清。在病灶周围的脑干、两侧丘脑、颞深部和右侧基底节区有丰富的迂曲小血管呈条状低信号。全脑血管造影显示大脑大静脉扩张。迂曲及短路血管丰富，如网状

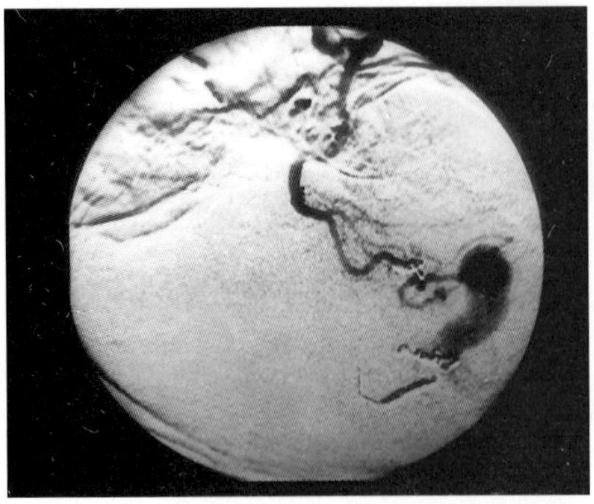

（二）

同一病例。DSA 显示栓塞前大脑大静脉呈动脉瘤样改变。供血动脉为超选择造影

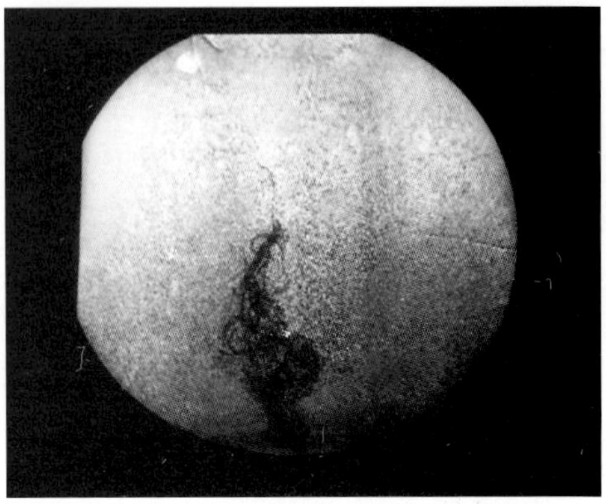

（三）

图 3-69　Galen 大脑大静脉瘤 MRI 观

同一病例。DSA 显示经部分栓塞后，颈内动脉造影显示大脑大静脉的供血量减少，侧支供血动脉血流增加

第四章

视力障碍

本章节是以小儿眼部疾病为主的内容。共同的临床表现为视力障碍，包括视物不清、斜视、失明等，遵循循证医学原则，疾病分类按眼科症状、体征分。

第一节　白瞳症

白瞳症（leukoplast of pupil），是指小儿在多种眼部疾病，眼科角膜裂隙镜检查时表现为瞳孔区呈白色、粉白色、黄白色的反光，为一种常见的眼科临床症状和体征。单眼或双眼均可发生。本节一组疾病影像学检查共同表现为白瞳症，主要包括视网膜母细胞瘤、Coat's 病、永存原始玻璃体增生症、先天性白内障。

一、视网膜母细胞瘤

视网膜母细胞瘤（retinoblastoma），是指发生于眼部的先天性恶性肿瘤。在婴幼儿中为常见的肿瘤之一，其发病率约占儿童恶性肿瘤的 2%。大约 89% 发生于 3 岁以前。单眼或双眼均可发生。单眼发病占 60%~82%，常为患者本人的视网膜母细胞发生突变所致，为非遗传性。新近的文献资料表明本病均有遗传性。在新发现的本病中，有的文献报道双眼发病者，约 6% 为家族性、遗传性，94% 为散发性，18%~40% 病例为常染色体显性遗传。少数患者发病与位于第 13 号染色体长臂上第 1 区 4 带中间（13q14）缺失有关。现认为视网膜母细胞瘤的发生是视网膜母细胞基因的缺失或失活而导致细胞恶变的结果。

视网膜母细胞瘤发病率，据文献报道以南美洲海地籍及其后裔发生率较高。我国新疆王丽华报道一组维吾尔族病例，视网膜母细胞瘤的发病率明显高于其他民族。

【病理改变】 肉眼所见瘤组织呈灰白色，质脆，似脑组织，间以棕灰色坏死出血，偶见白色钙化颗粒。根据其生长方式，分为内生性（肿瘤向玻璃体内生长）和外生性（肿瘤沿视网膜下间隙及脉络膜方向生长）。镜检瘤细胞丰富，呈圆形或椭圆形，胞浆较少，排列紧密，间质较少。又可分为未分化组和分化组。未分化的肿瘤细胞较小，细胞大小较一致，染色质较细。少数有腺样排列倾向，无典型的菊形团结构。恶性程度高。分化较好时，可见典型的菊形团结构。部分接近正常组织，恶性度低。

【临床表现】 最常见症状为瞳孔区黄白反光（白瞳症），有的小儿并发青光眼。可有眼压增高、眼球充血、疼痛、哭闹、失明，一向很乖巧的孩子易激惹等等，才被家人发现视物不清，于傍晚症状加重。视力减退，斜视。并发青光眼时，眼球充血疼痛。临床上根据发病及浸润部位分为四期，即眼内期、青光眼期、眼外期、眶外期。

【影像学特点】

（1）X线平片：早期见眼球内肿瘤有钙化。晚期可见眶壁破坏，视神经孔扩大。

（2）B超：分为眼内型（图4-1~图4-3）、眼外型、混合型。

眼内型：可探及眼球玻璃体内，基底起自眼环，为圆形或不规则形低回声肿块，占据玻璃体后部，或整个玻璃体。肿瘤为不均匀的强回声。常伴有钙化斑点形成的强回声及后方声影。肿块较大或渗出时可引起视网膜剥离的较强隆起光带。在本病超声诊断的准确率可达80%~85%。

眼外型：肿瘤侵及眼球壁而增厚，眶内出现不规则低回声团块，视神经增粗>4mm。

混合型：合并出现上述两种声像图显示。彩色多普勒显示粗大搏动性高速血流，肿瘤内彩色信号与视网膜中央动脉相连通。脉冲与多普勒频谱呈高速高阻型改变（RI>0.7）。

（3）CT扫描：诊断本病的敏感性和特异性较超声高。根据累及的范围分为3期（图4-4~图4-7）。

第1期：眼内期，眼球内有圆形或椭圆形软组织肿块影，密度不匀，境界尚清，局部眼环内的巩膜和脉络膜增厚。玻璃体内肿块钙化，钙化为斑片状或斑点状，这是诊断本病的重要依据，视网膜母细胞瘤发生钙化几率为70%~95%。随着肿瘤增大，眼内容物增加，眼压升高并发青光眼时，眼球轻度增大。

第2期：眼外期，肿瘤穿破眼球壁，在眶内有不规则形软组织肿块，视神经受侵犯表现为视神经增粗。

第3期：眶外期，肿瘤沿视神经侵入颅内，向鞍上区发展，形成哑铃状的眶颅联合肿块。同时视神经管扩大是此期重要征象。增强扫描可见肿瘤有强化改变。多螺旋CT扫描可获取大量信息资料，最大密度投影图（MIP）、三维重建图、MPR重建图可冠状位、矢状位显示肿瘤位于眼眶内的位置和周围眼眶、视神经管骨性组织有否侵犯破坏。

（4）MRI：是CT扫描的补充。尤其显示冠状、矢状面在T1加权像肿瘤呈中-低信号，T2加权像呈中-等信号。显示肿瘤的原发部位，以及毗邻器官转移，浸润灶的观察优于CT，例如视网膜母细胞瘤沿视神经鞘的蛛网膜扩散，MRI的敏感性较CT高。MRI增强可显示肿瘤明显强化。颅内转移可以显示出鞍上池及其周围软脑膜有病理性的强化。但肿瘤内的钙化灶为局限性低信号，不如多螺旋CT显示钙化清晰分辨。

【诊断与鉴别诊断】 诊断要点，小儿有白瞳症、视力障碍。影像学检查发现眼球内有实质性肿块伴有钙化。

鉴别诊断：

（1）Coat's病：单眼发病，好发年龄5~10岁，为视网膜毛细血管扩张渗出所致的眼球内良性病变，影像学检查视网膜渗出脱离，表现为视网膜下积液的各种形态。

（2）转移性眼内炎：多继发于小儿全身感染病后眼部感染、玻璃体积脓，瞳孔出现黄白色反光，结合病史可鉴别。

（3）早产儿视网膜病变综合征：早产儿，出生低体重，常有在保温箱内过度吸入高浓度氧的病史，晚期可出现白瞳症，常为双眼发病。

（4）永存原始玻璃体增生症（PHPV）：儿童，单眼发病，为发育期原始玻璃体的残留物，可伴有小眼球、玻璃体密度增高，无钙化，B超和MRI见玻璃体内锥形肿块，前连晶状体后部，后与视盘相连。

（5）先天性白内障：双眼发病，仅表现晶状体浑浊，玻璃体无变化。患儿多有早产、出生窒息，缺血缺氧性脑病史，查体发现双眼球颤动。

【病例】 女，2岁3个月。家人发现右眼猫眼黄色闪光。B超显示右眼球内不规则锐边状肿块伴部分强回声钙化斑及后方声影。

术后病理：视网膜母细胞瘤。

诊断：视网膜母细胞瘤（眼内型）。

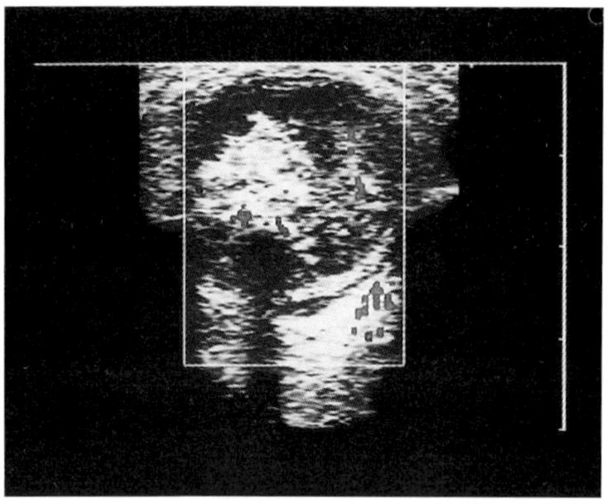

图 4-1 视网膜母细胞瘤 B 超观

女，2 岁 3 个月。B 超显示右眼球内不规则锐边状肿块伴部分强回声钙化斑及后方声影

【病例】男，2 岁 6 个月。B 超显示双眼球多发性肿块伴视网膜脱离（箭头所指）。

术后病理：视网膜母细胞瘤。

诊断：视网膜母细胞瘤（双侧眼内型）。

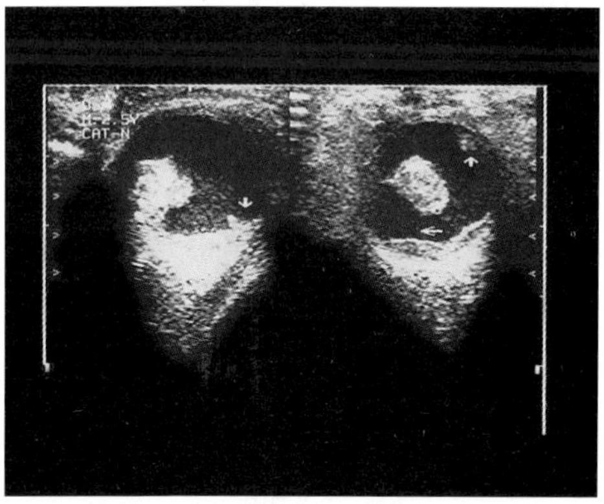

图 4-2 视网膜母细胞瘤 B 超观

男，2 岁 6 个月。B 超显示双眼球多发性肿块伴视网膜脱离（箭头所指）

【病例】女，10 个月，B 超显示双眼视网膜母细胞瘤左图为右眼球内强回声团块伴声影（箭头 2 所示），并发白内障及晶状体后纤维增生（箭头 1 所示）。右图为左眼球后极颞侧部隆起性初发视网膜母细胞瘤回声（箭头所指）。

术后病理：视网膜母细胞瘤。

诊断：视网膜母细胞瘤（双侧眼内型）。

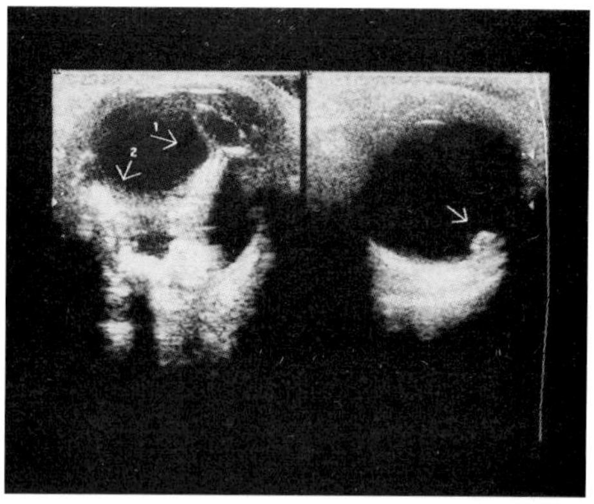

图 4-3 视网膜母细胞瘤 B 超观

女，10 个月。B 超显示双眼视网膜母细胞瘤左图为右眼球内强回声团块伴声影（箭头 2 所示），并发白内障及晶状体后纤维增生（箭头 1 所示）。右图为左眼球后极颞侧部隆起性初发视网膜母细胞瘤回声（箭头所指）

【病例】男，3 岁。左眼视网膜母细胞瘤眼球摘除术后 1 年。右眼出现白瞳症，斜视 1 周。CT 显示后眼球内软组织肿块并有不规则高密度钙化。

术后病理：视网膜母细胞瘤。

诊断：双眼视网膜母细胞瘤（眼内型）。

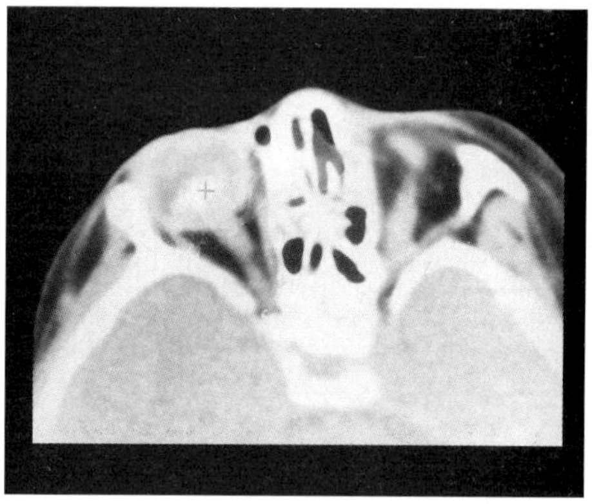

图 4-4 双眼视网膜母细胞瘤 CT 观

男，3 岁。CT 显示后眼球内软组织肿块并有不规则高密度钙化

【病例】男，4 岁。白瞳症合并青光眼。CT 显示左眼球形态增大，眼球内后 2/3 为软组织肿块占据，并可见斑片状高密度钙化灶。

术后病理：视网膜母细胞瘤。

诊断：左眼视网膜母细胞瘤（白瞳症合并青光眼）。

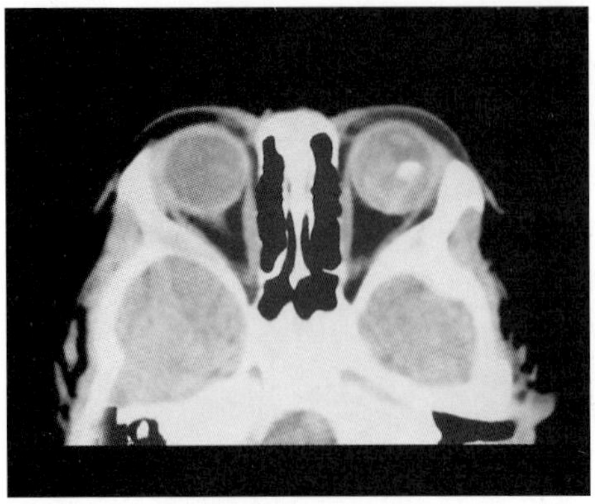

图 4-5　视网膜母细胞瘤 CT 观

男，4 岁。白瞳症合并青光眼。CT 显示左眼球形态增大，眼球内后 2/3 为软组织肿块占据，并可见斑片状高密度钙化灶

【病例】女，3 岁。视物不清 3 周。查体：白瞳症（+），眼压增高。眼底视网膜可见黄白色反光隆起。CT 可见眼球后内方大片高密度影。

手术后病理：视网膜母细胞瘤。

诊断：视网膜母细胞瘤（眼内型）。

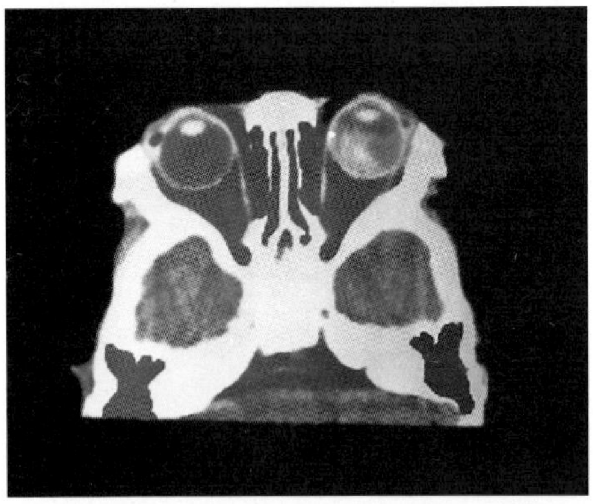

图 4-6　视网膜母细胞瘤 CT 观

女，3 岁。CT 可见眼球后内方大片高密度影

【病例】男，2 岁。右眼目赤 1d 伴哭闹，睡眠差。

查体：右眼球结合膜呈睫状充血。眼压增高。眼底视网膜有黄白色隆起，视物不清。

CT 冠状位扫描显示右眼鼻侧 2~4 点钟位有不规则形高密度影，沿鼻侧，呈外缘整齐，内缘锯齿状分布。骨窗显示眼眶骨皮质光滑，骨质密度均匀。肿块未累及骨组织。

手术病理证实：视网膜母细胞瘤。

诊断：视网膜母细胞瘤（眼内型）。

转归：从手术切除标本的残端，仍检出肿瘤细胞。手术后接受 10 次放疗。

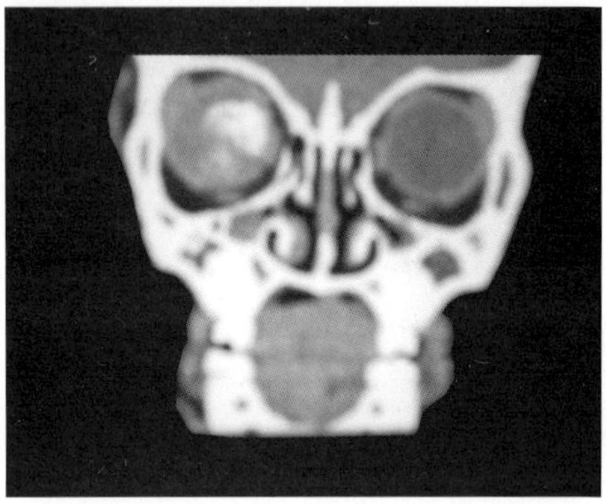

（一）

男，2 岁。CT 冠状位扫描显示右眼鼻侧 2~4 点钟位有不规则形高密度影。沿鼻侧呈外缘整齐，内缘为锯齿状分布

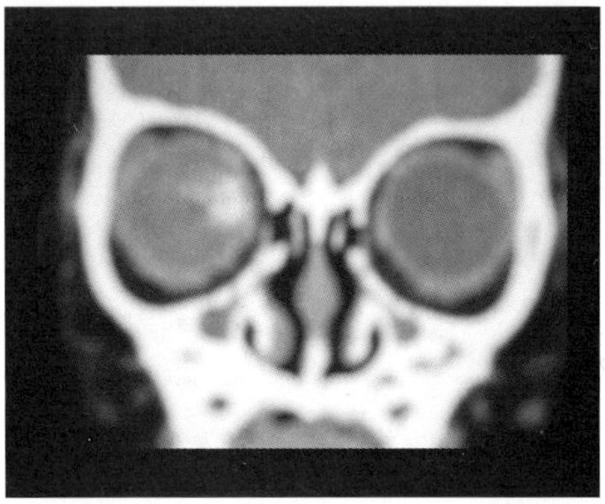

（二）

同一病例。CT 冠状位下一层面，仍见病灶显示

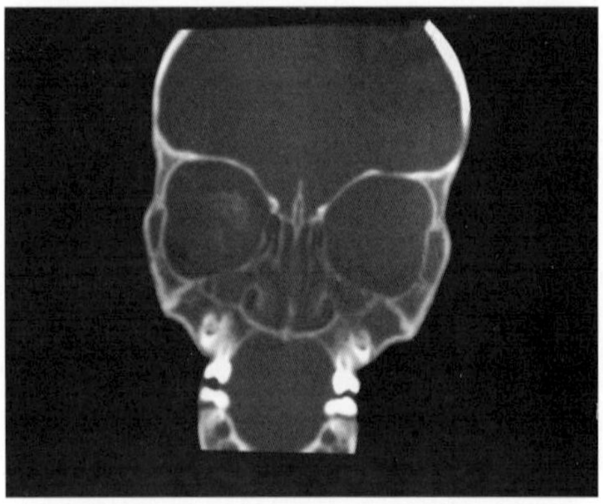

（三）

图 4-7　视网膜母细胞瘤 CT 观

同一病例。CT 冠状位，多幅骨窗图片显示眼眶骨皮质光滑，骨质密度均匀。肿块未累及骨组织

二、Coat's 病

Coat's 病（coat's disease），是指发生于单侧视网膜血管异常和渗出性疾病。又名视网膜毛细血管扩张症（retinal telangiectasis），多见于男性儿童，常为单侧发病。本病病因不明，可能与先天异常有关。

1908 年，Coats 首先描述本病。1912 年，Leber 报道了本病眼底视网膜多发性血管瘤伴视网膜变性。1955 年，Reese 阐述了前两者描述有相似之处，基本表现为 Leber 粟粒性血管瘤，继发性、进行性血管周围渗出和视网膜剥脱。Reese 建议采用以 Coat's 病来描述本病。本病为非遗传性疾病，不伴有其他脏器异常。76% 见于男性，95% 为单眼发病。

【病理改变】视网膜毛细血管扩张引起脂肪蛋白渗出积聚，病变多在视网膜外层，呈局限性黄白色斑块，在视网膜内弥散存在，病变继续发展，少数可导致视网膜部分或全部脱离，继发性虹膜睫状体炎，并发性白内障或继发性青光眼而失明。

【临床表现】好发年龄 5~10 岁，男性较多，常单侧发病，症状有视力减退、斜视，瞳孔区呈现黄白色反光（白瞳症）。眼底检查：视网膜毛细血管扩张，视网膜有大片黄白色脂类渗出及胆固醇结晶。眼底荧光血管造影可显示大片毛细血管扩张及渗漏的特征性征象。

【影像学特点】

（1）X 线平片：无特殊。

（2）B 超：早期探及局限性球壁非均匀性增厚，多位于颞上极或后极部。晚期为球内视网膜呈“V”形或“Y”形脱离，网膜下类脂体结晶形成细密点状强回声分布，其后运动活跃并自发性流动感。患眼眼轴稍短于对侧健眼轴长径（图 4-8）。

彩色多普勒可在脱离的视网膜上见到血流信息。脉冲多普勒频谱与视网膜中央动脉相似，血流指数为低阻壁（RI ≤ 0.7）。

（3）CT 扫描：平扫可见患侧眼球无增大。眼球内玻璃体后方有均匀一致的梭形、新月形软组织密度影，轮廓、境界清楚。增生的软组织影可侵及整个视网膜。病灶内无钙化，增强扫描后无强化（图 4-9）。

（4）MRI：显示常比 CT 清晰。视网膜下积液形态可呈半月形、“V”字形及其他形状，T1 和 T2 加权像上的信号改变与积液中蛋白含量有关，蛋白含量高时 T1 加权像呈高信号，T2 加权像呈中等或高信号。当蛋白含量低时，T1 加权像呈低信号，T2 加权像为高信号。Gd-DTPA 增强扫描病灶无明显强化。

【诊断与鉴别诊断】诊断要点，男，5~10 岁，单眼发病多发。B 超、CT 和 MRI 显示视网膜下渗出及视网膜脱离，增强扫描无强化。

鉴别诊断：

（1）视网膜母细胞瘤：多为 3 岁以前发病，单侧或双侧发病，白瞳症，以眼球内肿块合并钙化为主要特征性表现，眼球可轻度增大，晚期肿瘤向眼内或颅内侵犯，增强扫描有强化。

（2）转移性眼内炎：多继发于小儿全身感染病后致眼部感染，玻璃体积脓，呈现黄白色反光，结合病史可鉴别。

（3）早产儿视网膜病变综合征：早产儿，体重轻，常有温箱里过度吸入高浓度氧的病史，晚期可出现白瞳症，常为双眼发病。

（4）永存原始玻璃体增生症：多见儿童，单眼发病，为发育期原始玻璃体的残留物，可伴有小眼球，玻璃体密度增高，无钙化，B 超和 MRI 见玻璃体内锥形肿块，前连晶体后部，后与视盘相连。

（5）先天性白内障：双眼发病，仅表现晶状体浑浊，玻璃体无变化。患儿眼球发作性震颤，双眼反复发作性挤眼，视物不清。

【病例】男，5 岁 6 个月。因“视物不清”3 个月，B 超显示后眼玻璃体内视网膜呈“Y”字形隆起，见视网膜中央动脉——视网膜血流信号，其下腔类脂体结晶形成的细密点状回声呈自发性流动感（箭头所指）。

诊断：Coat's 病。

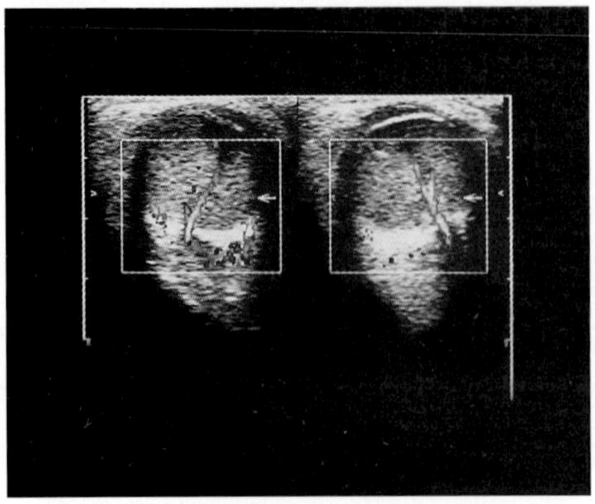

图 4-8　Coat's 病 B 超观

男，5 岁 6 个月。B 超显示后眼玻璃体内视网膜呈"Y"字形隆起，见视网膜中央动脉——视网膜血流信号，其下腔类脂体结晶形成的细密点状回声呈自发性流动感（箭头所指）

【病例】男，14 岁。左眼视力下降 2 年。CT 显示左眼球后见呈"V"字形软组织密度影，境界清晰，密度均匀，无钙化。

诊断：Coat's 病。

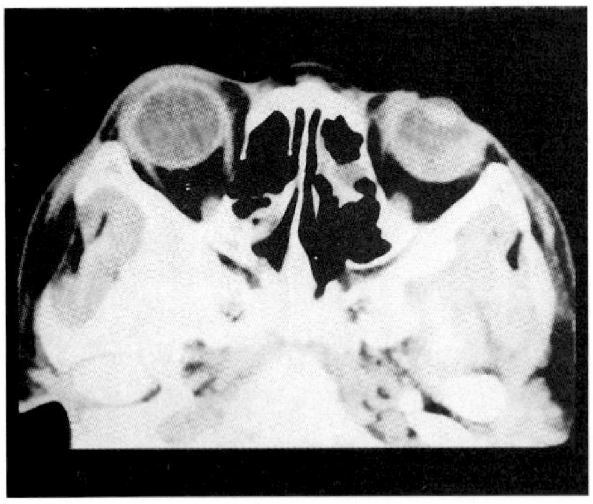

图 4-9　Coat's 病 CT 观

男，14 岁。CT 显示左眼球后见呈"V"字形软组织密度影，境界清晰，密度均匀，无钙化

三、永存原始玻璃体增生症

永存原始玻璃体增生症（persistent hyperplastic primary vitreous, PHPV）是指小儿出生后胚胎期原始玻璃体未消失，且继续增生所致的一种玻璃体先天异常。

【病理改变】肉眼所见：在晶状体后原始玻璃体内有增殖形成纤维膜，在纤维组织中含有残留的玻璃体动脉，其向前黏附于晶状体后囊，甚至穿破后囊进入晶状体之中，后连于视盘。镜检：玻璃体内增殖纤维膜中检出发育不全的小动脉。有时可见陈旧性出血。

【临床表现】多见于婴幼儿或儿童。90% 为单眼发病。瞳孔区发白，视力障碍。眼底检查：瞳孔区晶状体后方有一片致密的白色纤维膜上常伴有新生血管。

【影像学特点】

（1）X 线平片：无特殊。

（2）B 超：眼轴径较健侧眼缩短，晶状体后至玻璃体内呈漏斗状较强回声带连接于后极部（视盘处）（图 4-10、图 4-11）。

彩色多普勒显示条索状强回声中测得红色血流信号为玻璃体动脉，脉冲多普勒频谱（RI>0.7）。

（3）CT 扫描：平扫可见眼睑及眶内有软组织密度块影，密度不匀，边缘境界尚清，很少有钙化（图 4-15）。增强扫描后肿瘤呈均匀一致的强化。在多螺旋 CT 血管增强扫描后（CTA），以 MPR 技术进行图像后处理，冠状像、矢状像显示眼眶内软组织肿块与结节影与眼眶内其他组织关系显示清楚。在冠状像肿块影位于眼球内具体位置显示明确。

（4）MRI：小眼球，玻璃体内锥形肿块，其前连晶状体后部，后与视神经起始部相连，T1、T2 加权像呈中等信号，中央信号较低，周围信号略高。Gd-DTPA 增强扫描可强化。

【诊断与鉴别诊断】诊断要点，小儿单眼发病，临床表现视力障碍。CT 显示小眼球畸形以及玻璃体密度增高。B 超及 MRI 见玻璃体内锥形肿块，前连晶状体后于视盘相连。

鉴别诊断：

（1）先天性白内障：双眼发病，晶状体浑浊，玻璃体无异常。

（2）早产儿视网膜病变：早产儿，体重轻，双眼发病，眼球正常，或小眼球。有温箱内高浓度吸氧史。CT 显示视网膜附近有高—等—低密度混杂影。但很少见钙化。

（3）视网膜母细胞瘤：单眼或双眼发病，眼球内肿块并钙化为主要特征，B超、CT及MRI检查即可鉴别。

【病例】男，5岁。左眼视力下降3年。B超显示晶状体后至玻璃体内呈漏斗状强回声带，连接眼球后极（箭头所示）。右眼轴径小于左眼。

诊断：左眼永存原始玻璃体增生症。

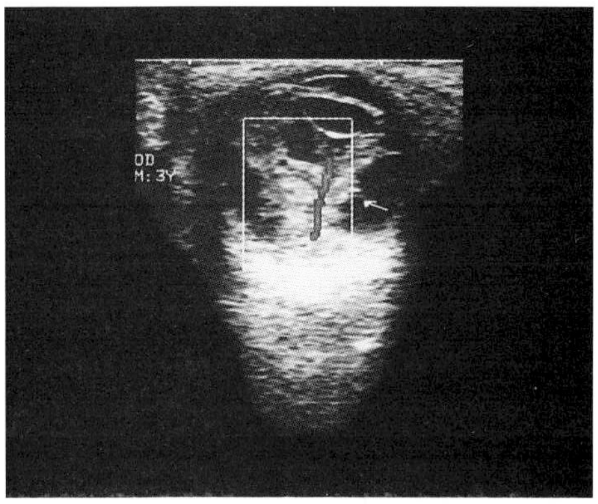

图4–10　左眼永存原始玻璃体增生症B超观

男，5岁。左眼视力下降3年。B超显示晶状体后至玻璃体内呈漏斗状强回声带，连接眼球后极（箭头所示）。右眼轴径小于左眼

【病例】男，3岁。B超探及右眼玻璃体内，呈“T”字形的强回声。其中间部可见玻璃体动脉血流信号（箭头所指）。

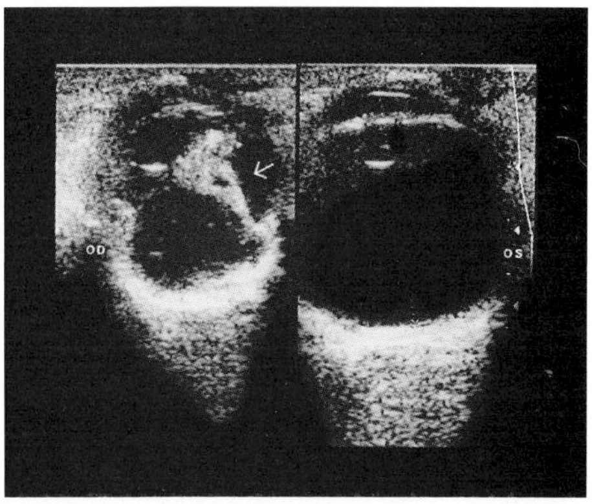

图4–11　永存原始玻璃体增生症B超观

男，3岁。B超探及右眼玻璃体内，呈“T”字形的强回声。其中间部可见玻璃体动脉血流信号（箭头所指）

【病例】男，5岁。右眼视力下降3年。CT显示右侧眼球的外形变小，前房变浅，晶体小而扁平。

诊断：右眼永存原始玻璃体增生症。

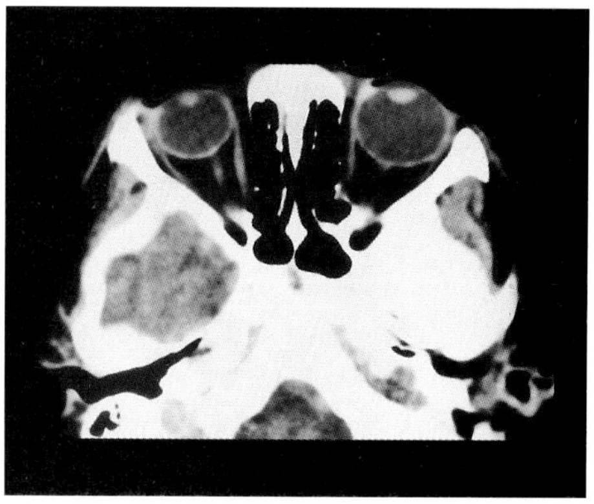

图4–12　永存原始玻璃体增生症CT观

男，5岁。CT显示右侧眼球的外形变小，前房变浅，晶体小而扁平

四、先天性白内障

先天性白内障（congenital cataract），是指小儿出生后或第1年发生的晶状体部分或全部混浊。也称婴幼儿白内障。

【发病机制】先天性白内障是胎儿发育过程中，晶体发育性障碍的结果。大约有1/3的先天性的白内障与遗传因素有关，1/3与环境因素有关（妊娠期头3个月母体受病毒感染，或营养代谢失调，大家公认与风疹病毒、巨细胞病毒感染有关），另外1/3为散发性，病因不明。

【临床表现】患儿出生或出生1年内眼球瞳孔区出现白瞳症，多为双眼发病，轻重不等，少数也可单眼发病，可伴有斜视，眼球震颤，双眼反复发作性挤眼，视物不清等。

【影像学特点】B超：核性白内障可见晶体中央部分弱光点均匀分布，周围呈无回声光带环绕。前/后极性白内障，发生在晶体前/后极部以半月状形较强回声为主，伴中间部（核部）暗区显示。双眼对称性晶体全混浊时，晶体周边两侧线性连续，回声模糊，后极部透声性差。其他类型白内障根据晶体混浊的部位、范围及程度均具有相应病理改变下的光点强弱和分布等声像图改变（图4–13、图4–14）。

【病例】女，10岁。自幼视物不清，家人曾多次发现患儿双眼频繁眨眼。B超显示晶状体中央部非均匀较强回声区（箭头所示）。

诊断：双眼先天性白内障。

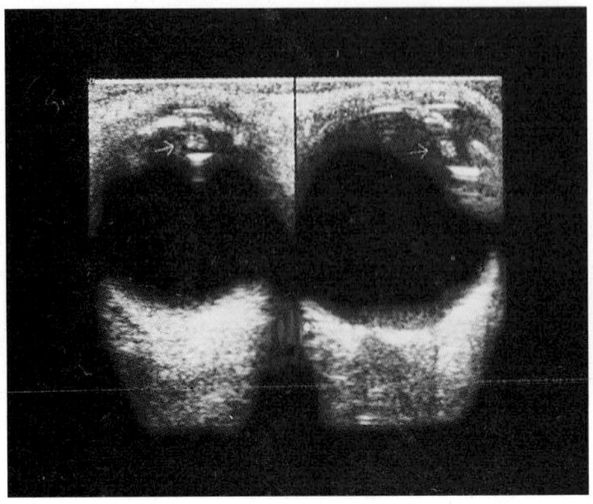

图4-13　双眼先天性白内障B超观

女，10岁。B超显示晶状体中央部非均匀较强回声区（箭头所示）

【病例】男，7岁。视物不清6年余，角膜裂隙镜检：双眼前、后极性白内障。B超显示晶状体后极部为主的强回声表现（箭头所示）。

诊断：双眼先天性白内障。

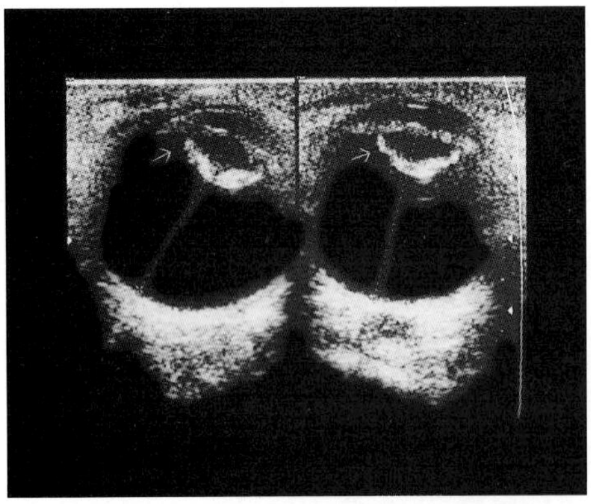

图4-14　先天性白内障B超观

男，7岁。B超显示晶状体后极部为主的强回声表现（箭头所示）

第二节　眼眶部肿瘤

一、血管瘤

血管瘤（hemangioma），是指发生于小儿眼部的一种良性瘤，由发育未成熟的毛细血管窦或血管网组成。

毛细血管瘤：较少见，起自眼眶或眼眶邻近组织，好发于婴幼儿，以出生后6~10个月增大最明显，以后可逐渐消退，故亦称婴幼儿血管瘤。

【病理改变】毛细血管瘤是由增生的毛细血管构成，靠渗透营养，一般无包膜，生长缓慢。病变可呈灶性或广泛分布于眼眶及眼眶邻近组织，在皮肤或黏膜可见暗红或紫红色斑（亦称草莓样血管痣）。

【临床表现】患儿常有患侧眼球突出，眼睑和结膜水肿，皮肤有草莓样血管痣，哭闹时或低头时加重。

【影像学特点】

（1）X线：无特殊。

（2）B超：边界清楚，形态不规则，内回声强弱不等，分布不匀。

（3）CT扫描：平扫可见眼睑及眶内有软组织密度块影，密度不匀，边缘境界尚清，很少有钙化（图4-15）。增强扫描后肿瘤呈均匀一致的强化。在多螺旋CT血管增强扫描后（CTA），以MPR技术进行图像后处理，冠状像、矢状像显示眼眶内软组织肿块与结节影与眼眶内其他组织关系显示清楚。在冠状像肿块影位于眼球内具体位置显示明确。矢状像肿块影距离眼眶壁的深度均可表示出来。

（4）MRI：各个方位显示T1加权像呈中等信号，T2加权像呈高信号。Gd-DTPA增强扫描后肿瘤明显强化改变。

【诊断与鉴别诊断】婴幼儿皮肤黏膜检出有草莓样血管痣，眼睑及眼眶内有软组织肿块。CT或MRI显示眼睑和眼眶内软组织肿块影，呈长T1、长T2信号。增强扫描后明显强化。即可诊断，无需鉴别诊断。

【病例】男，2岁。右眼眶鼻侧皮肤肿胀发蓝，哭闹时明显，眼球向前向外突出。CT显示右眼眶鼻侧皮下及眼眶内有不规则形软组织肿块影，右眼球受压变形并移位，视神经亦受压移位。

临床诊断：眼眶毛细血管瘤。

手术切除后病理：眼眶毛细血管瘤。

最后诊断：眼眶毛细血管瘤。

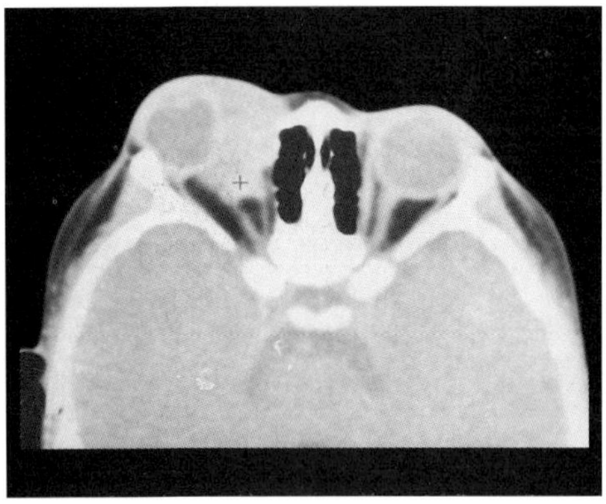

图 4-15　眼眶毛细血管瘤

男，2 岁。CT 显示右眼眶鼻侧皮下及眼眶内有不规则形软组织肿块影，右眼球受压变形并移位，视神经亦受压移位

二、海绵状血管瘤

发病年龄见于 10 岁以上的儿童与青少年较多，女多于男。呈缓慢生长进行性增大，通常位于肌锥以内，也可侵犯肌锥外。

【病理改变】当毛细血管瘤的区别仅在于血管腔的大小。海绵状血管瘤由扩张的血窦构成，窦腔大小不等，其间有薄的间隔，类似海绵。

【临床表现】慢性、无痛性、进行性的眼球突出，低头时加重。视力减退，眼球运动障碍，眼底改变可见视乳头水肿及视神经萎缩。

【影像学特点】

（1）X 线检查：肿瘤较大时，眼眶内容积扩大，骨壁有时可见骨质变薄骨吸收，有骨硬化缘。

（2）B 超：可探及眼眶内有圆形、椭圆形肿块的回声。边界清楚，包膜光滑完整，具有压缩性及后壁透声性好。肿瘤含血管内皮细胞和纤维组织多时，表现为栅栏状强回声；若肿瘤含血液成分多时，则呈低回声或无回声区（图 4-16、图 4-17）。

彩色多普勒：显示血流速度极慢，甚至有血窦，但测不到血流，采用高频探头有时可检出斑点状或树枝状低速血流。

彩色能量血管造影：可以高度敏感地显示血管瘤内特征性血湖交错结构。如眶内巨大血管瘤则显示丰富的血流信号。

（3）CT 扫描：平扫可见肌锥内有圆形或椭圆形软组织肿块影，其边缘境界清楚，密度均匀或不均匀。增强扫描后肿瘤有明显强化，当延迟扫描时可见强化更显著（图 4-18）。在多螺旋 CT 血管增强扫描后（CTA），以 MPR 技术进行图像后处理，冠状像、矢状像显示眼眶内明显强化的软组织肿块与眼眶内其他组织关系显示清楚。在冠状像肿块影位于眼球内具体位置显示明确。矢状像肿块影距离眼眶壁的深度均可表示出来。

（4）MRI：T1 加权像呈中等信号，T2 加权像呈高信号，瘤区有时可见管状结构，信号表现不一。Gd-DTPA 增强扫描肿瘤有明显强化。

【诊断与鉴别诊断】诊断要点，小儿有无痛性、进行性眼球突出。B 超、CT、多螺旋 CT、MRI 可见眼眶内有圆形或椭圆形软组织肿块影，增强扫描明显强化。

鉴别诊断：

（1）淋巴管瘤：为眼眶内有分叶状多房状肿块，密度不均，境界不清，肌锥内外同时受累。增强扫描肿块边缘强化，中间不强化。

（2）横纹肌肉瘤：儿童眼球突出进行性加重，类似于眶内蜂窝织炎。早期肿瘤多位于肌锥外眼眶内上部。形状不规则，境界尚清。短期蔓延整个眼眶，累及鼻副窦进入颅内。增强扫描均呈不均匀强化。

（3）炎性假瘤：成年人多见，小儿少见。眼球突出，运动受限，眶内不规则肿块，常有眼球增厚，眼外肌肿胀，球后结构模糊不清。

（4）视神经纤维瘤：眶内眼球后局限性软组织肿块影。术前鉴别较困难，常需组织病理学鉴别。

【病例】女，3岁。左眼球突出，视力较差。B超显示左眼球后类圆形肿物压迫视神经，使其中央动脉弯曲变形（箭头所示）。

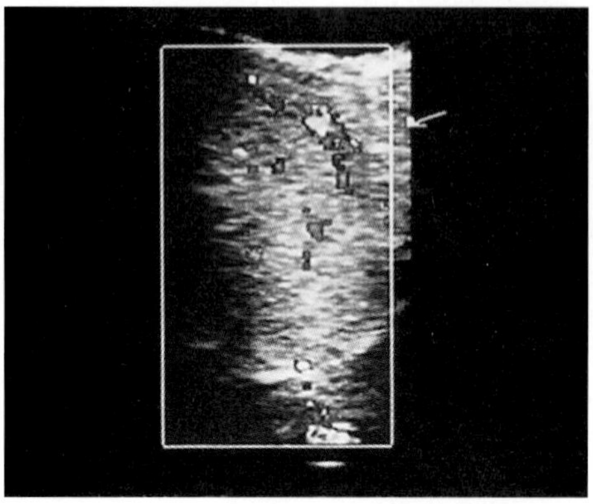

图4-16　眼眶海绵状血管瘤B超观

女，3岁。B超显示左眼球后类圆形肿物压迫视神经，使其中央动脉弯曲变形（箭头所示）

【病例】男，2岁。左眼球突出，哭喊时加重。B超显示左眼球后鼻侧较大椭圆形肿物（箭头所示），其内显示部分血湖及星点状静脉低速血流信号。

诊断：眼眶内海绵状血管瘤。

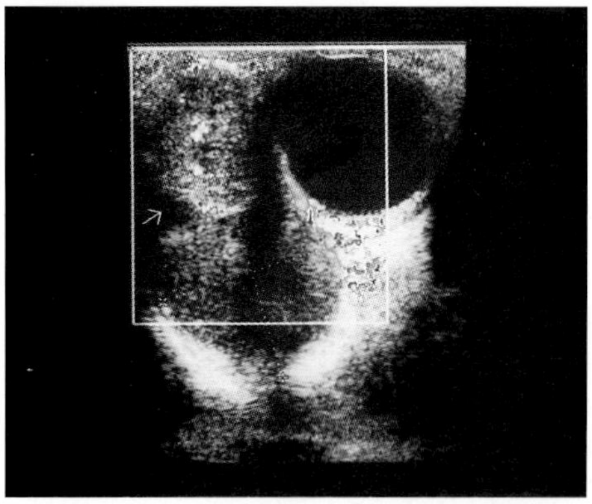

图4-17　眼眶海绵状血管瘤B超观

男，2岁。B超显示左眼球后鼻侧较大椭圆形肿物（箭头所示），其内显示部分血湖及星点状静脉低速血流信号

【病例】女，4岁。左侧眼球突出3个月，眼球运动受限。CT显示左眼的眶内，眼球鼻侧有椭圆形软组织密度肿块，眼球被推挤向外下移位，术后手术病理证实：海绵状血管瘤。

出院诊断：海绵状血管瘤。

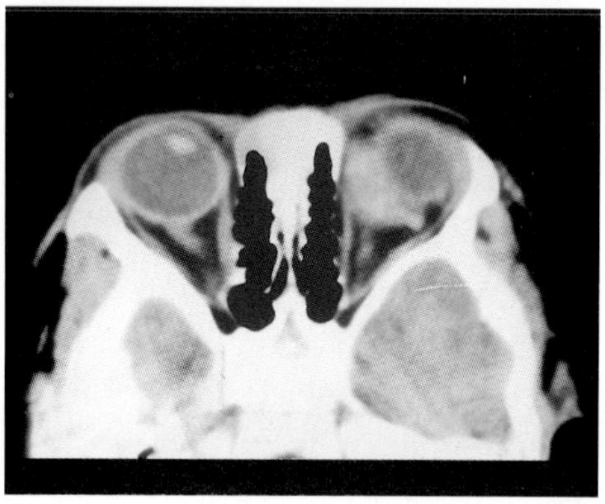

图4-18　眼眶海绵状血管瘤CT观

女，4岁。CT显示左眼的眶内，眼球鼻侧有椭圆形软组织密度肿块，眼球被推挤向外下移位

三、眼眶神经纤维瘤

神经纤维瘤病（von recklinghausen's disease），是一种小儿先天性疾病，可伴有家族遗传史，为常染色体显性遗传。往往在脑、脊神经和周围神经形成多发性肿瘤，称为多发性神经纤维瘤病。发生于眼眶和眶周组织的肿瘤可有视神经胶质瘤、视神经脑膜瘤、视神经纤维瘤、神经纤维肉瘤和神经鞘瘤等。常伴有眶骨发育不良，蝶骨大翼发育不全，眼睑及眶周组织增厚及眼外肌增厚，眼眶扩大等多种异常，常为双侧性。本病若单独发生在眼某一部位，如眼眶，称为神经纤维瘤。

【病理改变】肉眼所见：肿瘤呈白色结节状。剖面：瘤内为致密的白色条索纤维。镜下：肿瘤由增生的神经鞘膜细胞和纤维母细胞构成，排列紧密，外形呈小豆状，并散布于神经纤维之间，伴多量网状纤维和胶原纤维及疏松的黏液样变质。

【临床表现】多见于幼儿，女童较多。症状为眼球突出，眼球移位，视力障碍。

【影像学特点】单发于眶内，不伴其他异常的神经纤维瘤，影像学表现无特殊。

（1）X线平片：早期无改变。肿瘤增大时可见眼眶扩大，局部骨质受压变薄，无骨质破坏。

（2）B 超：可探及眶内有弧立性的占位病变。形态呈不规则或类圆形，边界清楚但不圆滑（缺乏包膜）。内部回声较弱且主要分布在肿瘤前部，因肿瘤含有许多纤维组织，使声衰减显著而不能显示其后界。

彩色多普勒：显示血流较多者属供血丰富的肿瘤。

（3）CT 扫描：平扫眼球后梭形或椭圆形软组织密度肿块影，密度均匀，边缘光整。视神经受压或包绕，增强后均匀强化。若肿瘤较大时压迫骨质引起的眶骨变形，骨质缺损，但无骨质破坏。钙化罕见（图 4-19）。多螺旋 CT 扫描后 MPR 处理图像，冠状位、矢状位显示眶内肿块与视神经、眶壁、眼球后脂肪间隙、视神经管、颅内视交叉关系。骨窗多方位显示肿瘤挤压周围骨组织改变。

（4）MRI：T1 加权像呈等信号或略低信号，在质子加权像上为高信号，长 T2 加权像为稍低信号。Gd-DTPA 增强后肿瘤明显强化。

【病例】女，3 岁。左眼球突出半年。CT 显示左眼球后有椭圆形软组织肿块，境界清楚，视神经显示不清，视神经管扩大。

手术病理为神经纤维瘤。

诊断：神经纤维瘤。

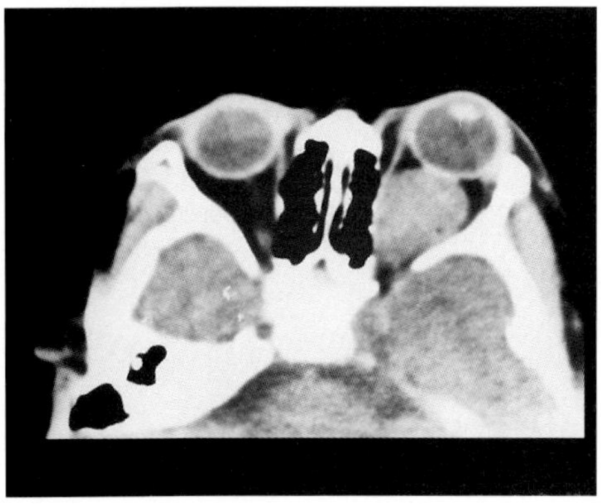

图 4-19　左眼眶球后神经纤维瘤 CT 观

女，3 岁。CT 显示左眼球后有椭圆形软组织肿块，境界清楚，视神经显示不清，视神经管扩大

【诊断与鉴别诊断】诊断要点，单发于眼球后椭圆形或梭形软组织密度的肿块影，密度均匀，境界清楚，增强扫描后明显强化。

鉴别诊断：

与血管瘤、视神经胶质瘤、视神经脑膜瘤的影像鉴别困难。仔细询问病史，详细进行临床及影像学检查有助鉴别，最后诊断依靠组织病理学的改变。

第三节　眼眶部横纹肌肉瘤

眼眶横纹肌肉瘤（orbital rhabdomyosarcoma），为儿童期最常见的原发性的恶性眶内肿瘤。75% 在 10 岁以前发病。好发年龄：儿童及青少年。平均发病年龄 7.5 岁，男多于女。发病较急，进展快，恶性程度高，预后差。发病部位：多见于头颈、眼及泌尿生殖系统。常发生全身转移而死亡。

【病因】本病为一种病因不明的肿瘤，为一种罕见的来自中胚层、未分化的间充质细胞或胚胎肌肉组织的恶性肿瘤。

【病理改变】横纹肌肉瘤，确诊必须依靠病理诊断及分型。肉眼所见：肿瘤无包膜，可有假包膜。剖面可见：瘤组织呈粉红色，如鱼肉状，质软。镜检：组织病理学分为 3 型，①多形性横纹肌肉瘤。②胚胎性横纹肌肉瘤，其发病约占横纹肌肉瘤的 50%~60%。这种肿瘤具有高侵袭性、高复发率、低生存率的软组织肿瘤。③腺泡状横纹肌肉瘤。小儿眼眶以胚胎性横纹肌肉瘤多见。可见肿瘤细胞分化较差，大多为圆形、椭圆形细胞，少数呈长梭形。胞浆不清楚，少数细胞的胞浆鲜红染，或有纵纹及横纹分化。核深染，核分裂多见，且围绕在血管周围。

【临床表现】突然出现单侧性眼球突出，多向下、向外发展，伴有疼痛及流泪。眼球运动受限，眼睑肿胀。病情进展很快，短期内临床症状明显加重，临床上常可误诊为眶蜂窝织炎。临床表现：主要为无痛性肿块，及压迫症状。

【影像学改变】影像学诊断：主要采用B超/CT/MRI检查。为术前评估，了解肿瘤原发灶、侵袭周边毗邻器官及寻找骨、淋巴结等远处转移灶。

（1）X线平片：眼眶密度增高，眼眶扩大，骨质有破坏。

（2）B超：眼眶内出现低回声或无回声区，光点非均匀分布，伴部分暗区，边界不规则缺乏完整的包膜，透声性较好。眶内组织受压、移位或变性，亦可破坏骨板而侵犯邻近器官（图4-20）。

彩色多普勒：显示肿瘤周围及内部丰富血流信号，由周边延伸至瘤体内部呈分布状改变，可检测到高速或阻型动脉血流频谱。

（3）CT扫描：平扫肿瘤多位于眼眶的后上方。可见眶内上部有不规则形境界尚清的软组织肿块影。呈均匀的等密度或混杂密度，增强扫描肿块呈均匀或不均匀强化。随着病情发展，常侵及肌锥内外，眶周蔓延。侵犯眶壁造成骨质破坏，侵犯鼻副窦及颅内，向全身转移。多螺旋CT扫描后MPR处理图像，冠状位、矢状位显示眶内肿块与视神经、眶壁、眼球后脂肪间隙、视神经管、颅内视交叉关系。骨窗多方位显示肿瘤挤压周围骨组织改变。

（4）MRI：肿瘤在T1加权像呈稍低信号，肌锥内正常解剖结构分界不清或充满软组织肿块影，T2加权像呈稍高信号，并可清楚显示肿瘤毗邻扩散的范围。Gd-DTPA增强扫描时可见肿瘤明显强化。

【诊断与鉴别诊断】诊断要点，儿童突眼进行性加重，影像学检查见眼眶内肿块侵入肌锥内外，并向眶周蔓延。

鉴别诊断：

（1）眶蜂窝织炎：为眶内软组织的急性化脓性炎症。常见病因为鼻副窦炎及外伤等引起，有高热、头痛、突眼、眼睑红肿等，眶内正常结构之间界限不清，眼内直肌增粗，视神经向外移位。结合临床病史，体征及影像学检查予以鉴别。

（2）恶性淋巴瘤：小儿少见，多见于成人，多发生于全身淋巴系统的病变，仅少部分发生于眼部。表现为眶内弥漫性占位病变。CT、MRI显示肿瘤外观呈铸型样软组织肿块影，很少出现眶周的骨质破坏。

（3）白血病眼眶浸润（绿色瘤）：儿童白血病，有发热、贫血，皮肤黏膜出血，肝脾肿大，病变进展快，可见双眼同时或先后发病，高度突眼，眼睑肿胀。CT、MRI显示眶内有结节状肿块影，眶壁有骨质破坏。结合病史、血液，及骨髓检查可帮助鉴别。

1. 左眼眶内横纹肌肉瘤

【病例】男，10岁。左眼眶肿胀3月余。B超显示左侧眼眶内低回声为主的不规则乏包膜肿物，其间血流丰富呈低阻型频谱。

诊断：左眼眶横纹肌肉瘤。

病理活检：左眼眶横纹肌肉瘤。

诊断：左眼眶横纹肌肉瘤。

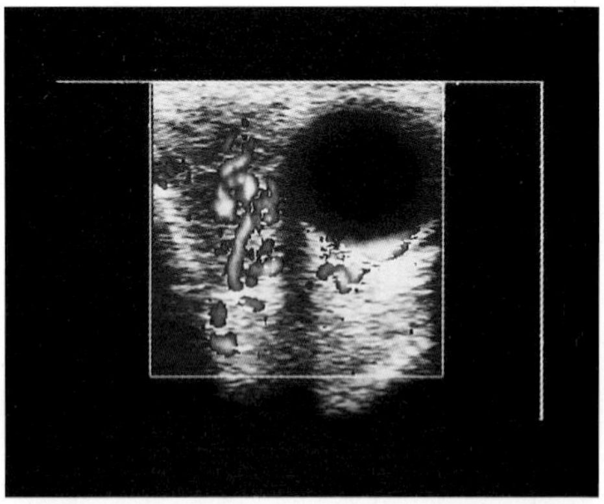

图4-20　左眼眶内横纹肌肉瘤B超观

男，10岁。B超显示左侧眼眶内低回声为主的不规则乏包膜肿物，其间血流丰富呈低阻型频谱

2. 左眼内眦横纹肌肉瘤

【病例】女，16岁。2012年7月（15岁）发现左额发际有蚕豆大小包块，可移动，无压痛，肤色正常。逐渐增大，波及左眼球向外突起，同时发现左枕部亦有包块。

当地医院用青霉素治疗 20d 无效。逐渐出现左眼视力减退、失明。2012 年 9 月 26 日以“左额、左枕包块性质待定”入院。入院后对包块进行病理活检，术后病理又请交大医学院一附院病理科会诊。诊为左眼内眦横纹肌肉瘤。经放疗、脱水、降颅压治疗后，头颅包块明显缩小，遂出院。出院后 10d 右侧乳房 4′ 和 10′ 点钟位可扪及肿块，质硬，无压痛，且不断增大，再次入院。

初步诊断：左眼内眦横纹肌肉瘤（左额、左枕，T4NxM1 Ⅳ期）。

第 1 次 CT 扫描：头颅于左额叶见一大小约为 6.5cm × 6.4cm × 8.5 cm 团状稍高密度影，形状尚规则，边界欠清，周围可见带状水肿影，病灶密度不均匀，其内可见多个囊状低密度影，左侧侧脑室前角及胼胝体受压，中线结构略向右侧偏移，邻近脑沟变浅。左额顶及左枕顶部颅板外可见软组织密度影向外突出，相邻骨质变薄，可见骨质破坏影。左眼外可见软组织密度影向外突出，左侧外眶可见片状低密度影。

胸廓对称，肋骨及胸壁软组织未见异常。肺窗示双肺上叶、右肺中叶外侧段及右肺下叶可见小结节样略高密度影，边界清，余双肺纹理清晰，走行自然，肺野透光度良好，双肺门不大。纵隔窗示纵隔无偏移，心影及大血管形态正常，纵隔内未见肿块及肿大淋巴结。无胸腔积液及胸膜肥厚。

诊断：

（1）左眼内眦横纹肌肉瘤并左额叶、额顶骨、左枕顶骨、左侧眶骨及周围转移，建议 MRI 增强扫描。

（2）双肺小结节影，考虑横纹肌肉瘤转移。

第 2 次 CT 扫描：原系“左眼内眦横纹肌肉瘤术后并多发转移”，放疗后复查，于左额顶、枕部叶见一大小约为高低不等混杂密度影，该处颅骨薄厚不均，部分呈溶骨样缺如，皮下软组织肿胀，其周围可见带状水肿影，病灶密度不均匀，其内可见多个囊状低密度影，左侧侧脑室前角及胼胝体受压，中线结构居中，邻近脑沟变浅。左眼外可见软组织密度影向外突出，左侧眼内眦、外眶可见片状低密度影，左侧筛窦外壁呈溶骨样破坏。双侧上颌窦及筛窦黏膜增厚。

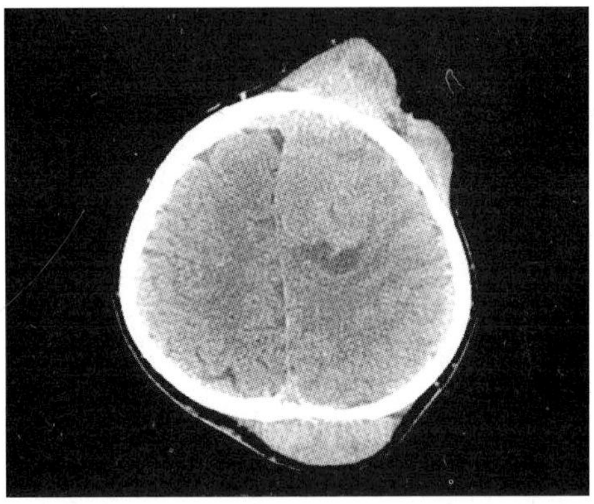

（一）

女，16 岁。CT 显示左额叶见一大小约为 6.5 cm × 6.4 cm × 8.5 cm 团状稍高密度影，形状尚规则，边界欠清，周围可见带状水肿影，病灶密度不均匀，其内可见多个囊状低密度影，左侧侧脑室前角及胼胝体受压，中线结构略向右侧偏移，邻近脑沟变浅。左额顶及左枕顶部颅板外可见软组织密度影向外突出，相邻骨质变薄，可见骨质破坏影。左眼外可见软组织密度影向外突出，左侧外眶可见片状低密度影

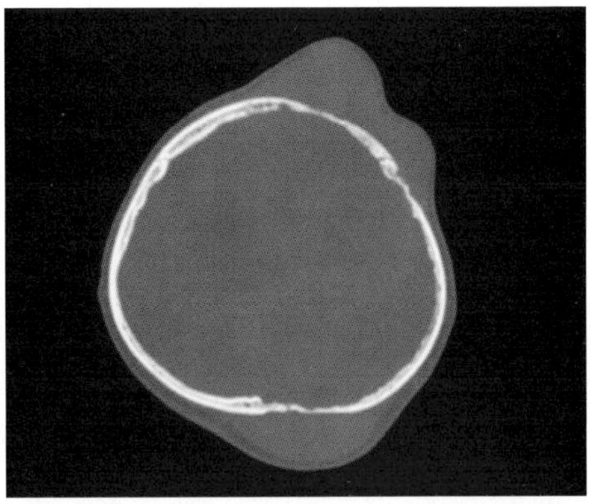

（二）

同一病例。CT 骨窗显示左额顶及左枕顶部颅板外可见软组织密度影向外突出，相邻骨质变薄，骨质呈溶骨样破坏，左眼外眶可见片状低密度影

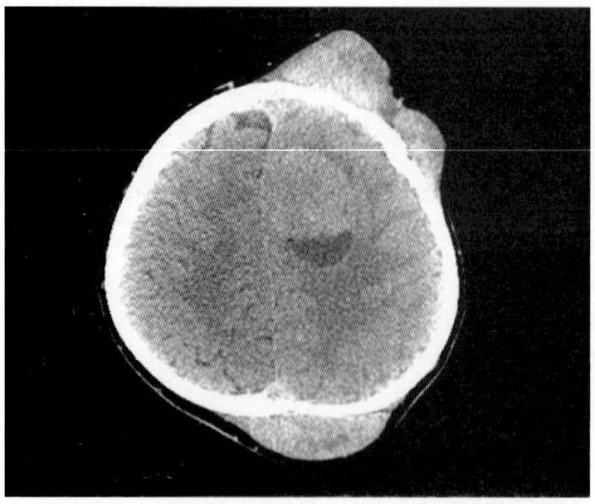

（三）

同一病例。CT显示左额叶仍见团状稍高密度影，边界欠清，瘤周可见带状水肿影，病灶密度不均匀，其内可见多个囊状低密度影，中线结构略向右侧偏移，邻近脑沟变浅。左额顶及左枕顶部颅板外可见软组织密度影向外突出，相邻骨质变薄，可见骨质破坏影

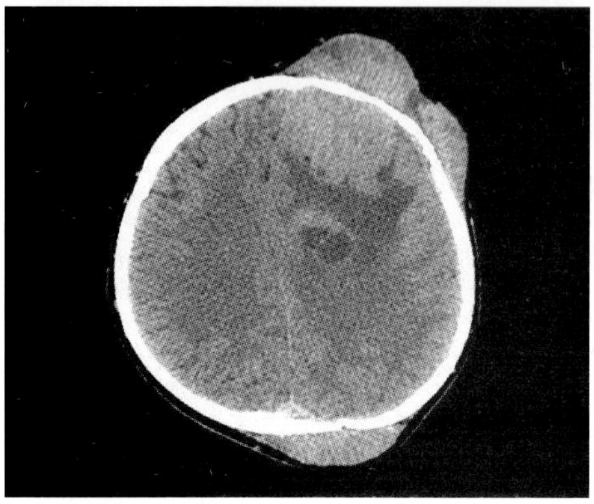

（四）

同一病例。CT下一层显示左额叶团状稍高密度影，范围较前增大，边界欠清，瘤周可见带状水肿影范围增大

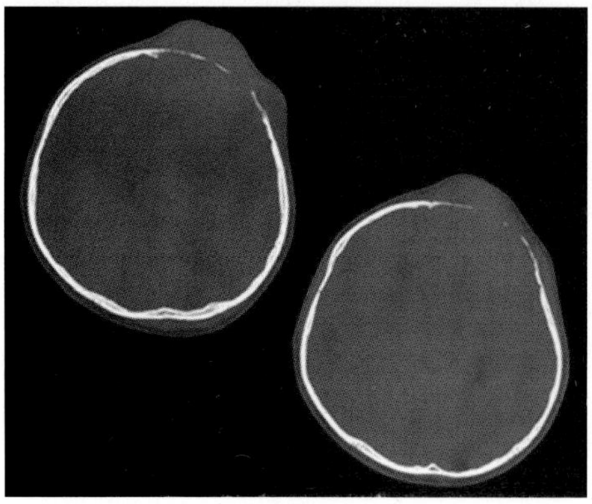

（五）

同一病例。CT骨窗下一层面显示左额顶及左枕顶部颅板外可见软组织密度影向外突出，相邻骨质变薄，可见骨质大范围溶骨性破坏影

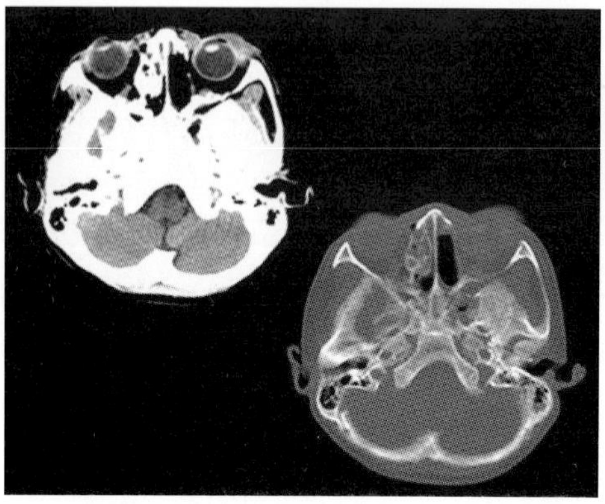

（六）

同一病例。CT显示左眼外可见肿瘤原发灶软组织密度影向外突出，左侧外眶可见片状低密度影

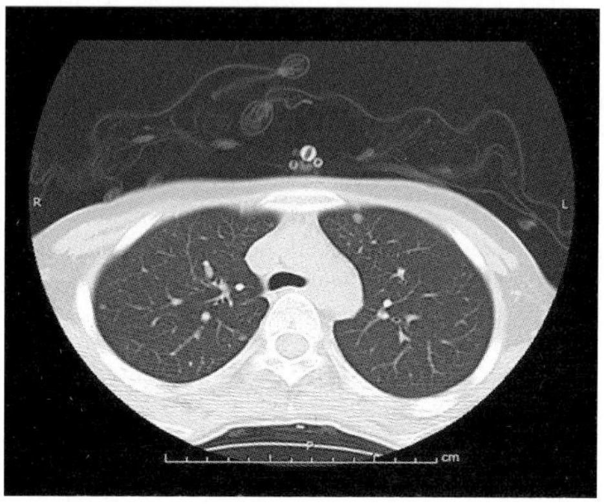

（七）

同一病例。CT显示：两肺上叶前段近胸膜下多发结节影

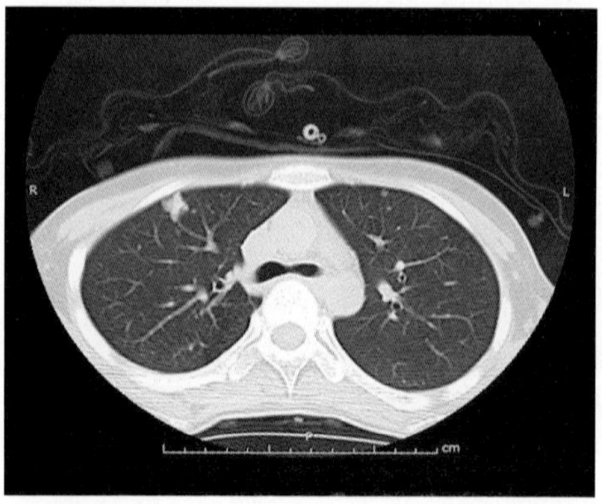

（八）

同一病例。CT显示两肺上叶前段近胸膜下多发结节影

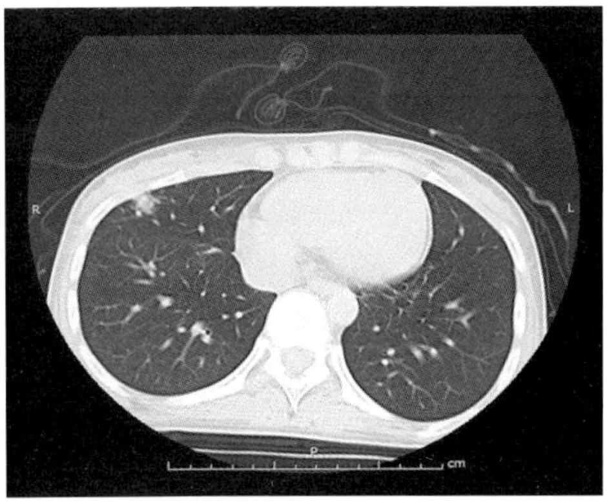

（九）

图 4-21 左眼内眦横纹肌肉瘤并颅骨、周围软组织转移 CT 观

同一病例。CT 显示右肺中叶叶内侧段近胸膜下多发结节影

胸廓对称，右侧平乳头水平乳房内可见两个囊性包块，边缘轮廓清楚，密度均匀，大小分别约 3.1cm × 1.8cm × 4.0cm 与 1.2cm × 1.0cm × 2.2cm，CT 值 20Hu。肋骨未见异常。肺窗显示双肺上叶、右肺中叶外侧段及右肺下叶可见小结节样略高密度影较前增多，余双肺纹理清晰，走行自然，肺野透光度良好，双肺门不大。纵隔窗显示纵隔无偏移，心影及大血管形态正常，纵隔内见肿大淋巴结。无胸腔积液及胸膜肥厚。片内所见肝内胆管增宽。

第 3 次腹部 CT 扫描：原系“左眼内眦横纹肌肉瘤术后并颅骨、颅内转移”，复查对比 2012 年 9 月 26 日 CT 片及所有影像学检查。

诊断：

（1）左眼内眦原发灶波及左侧筛窦外壁、左额顶叶，恶性病变较前范围缩小，颅骨溶骨性骨破坏较前略有好转，皮下软组织肿胀较前明显减轻。

（2）双肺小结节影较前增多，考虑左眼内眦横纹肌肉瘤术后并肺内转移。

（3）右侧平乳头水平乳房内囊性肿块，考虑胸壁转移。

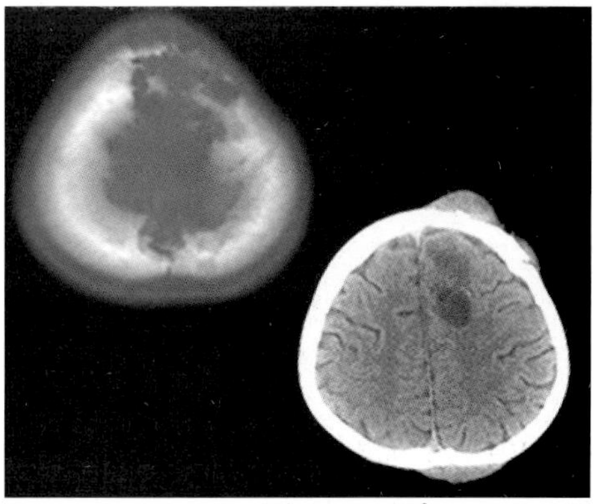

（一）

同一病例。CT 显示左眼内眦原发灶波及左侧筛窦外壁、左额顶叶，恶性病变较前范围缩小，颅骨溶骨性骨破坏较前略有好转，皮下软组织肿胀较前明显减轻

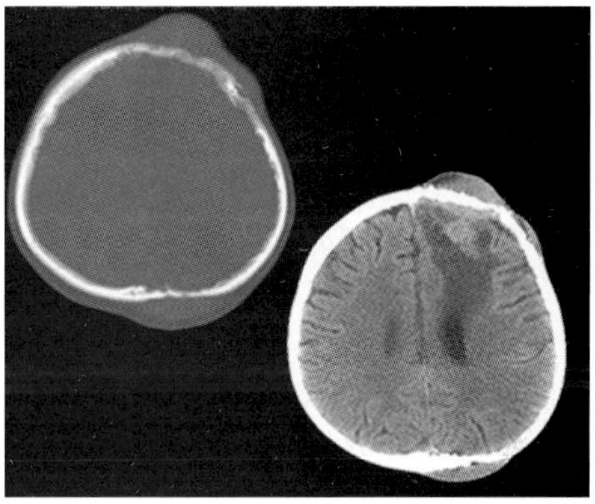

（二）

同一病例。CT 显示左眼内眦原发灶波及左侧筛窦外壁、左额顶叶，恶性病变较前范围缩小，颅骨溶骨性骨破坏较前略有好转，皮下软组织肿胀较前明显减轻

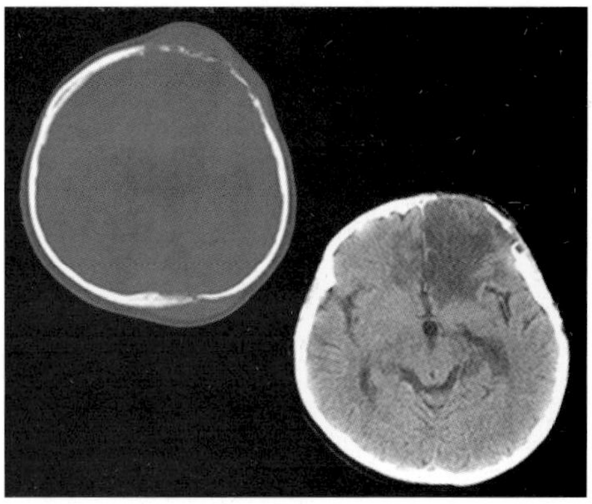

（三）

同一病例。CT 显示左眼内眦原发灶波及左侧筛窦外壁、左额顶叶，恶性病变较前范围缩小，颅骨溶骨性骨破坏较前略有好转，皮下软组织肿胀较前明显减轻

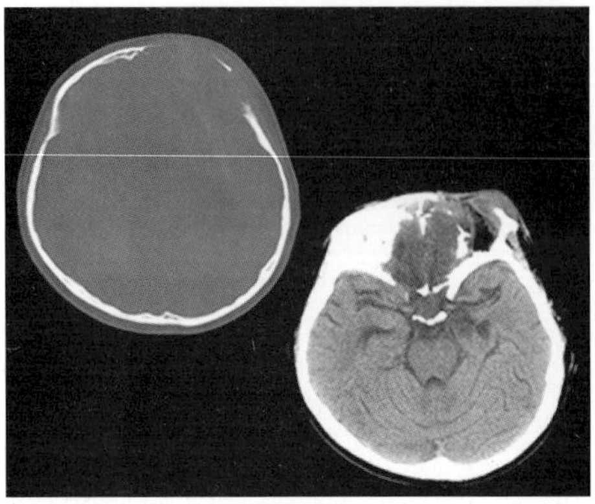

（四）

同一病例。CT显示左眼内眦原发灶波及左侧筛窦外壁、左额顶叶，恶性病变较前范围缩小，颅骨溶骨性骨破坏较前略有好转，皮下软组织肿胀较前明显减轻

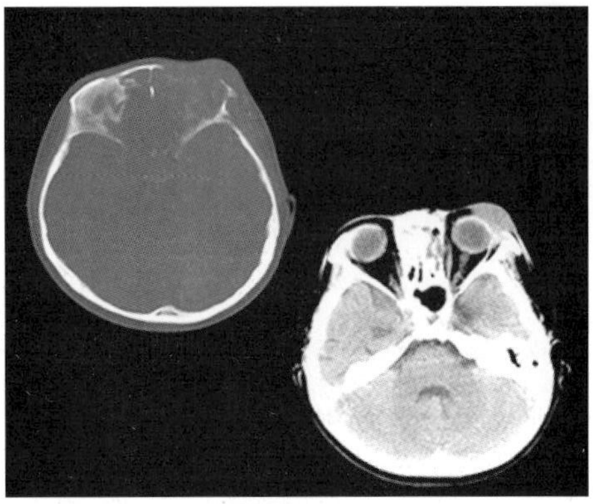

（五）

同一病例。CT显示左眼内眦原发灶波及左侧筛窦外壁、左额顶叶，恶性病变较前范围缩小，颅骨溶骨性骨破坏较前略有好转，皮下软组织肿胀较前明显减轻

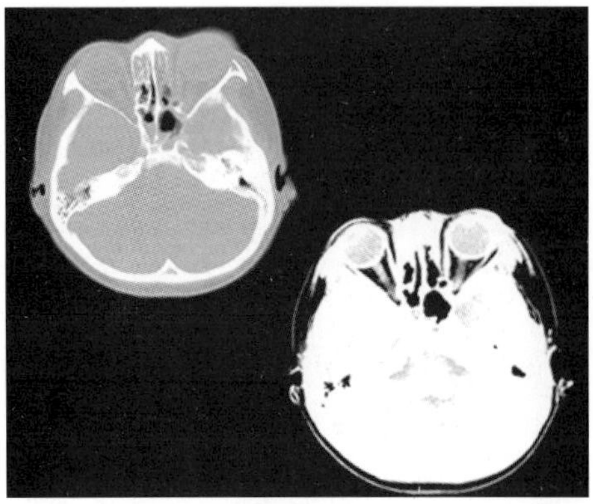

（六）

同一病例。CT显示左眼内眦原发灶波及左侧筛窦外壁、左额顶叶，恶性病变较前范围缩小，颅骨溶骨性骨破坏较前略有好转，皮下软组织肿胀较前明显减轻

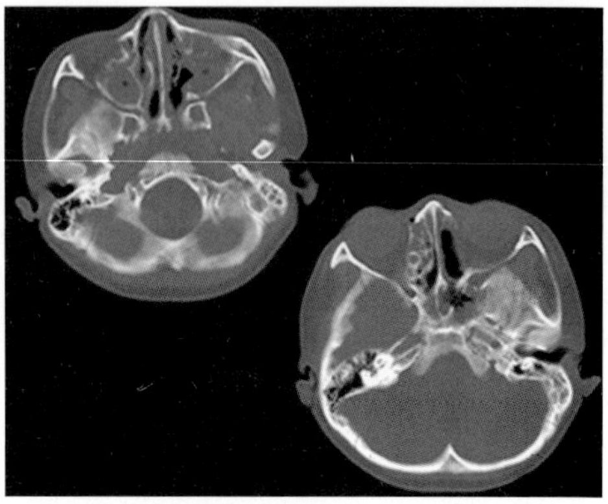

（七）

同一病例。CT显示左眼内眦原发灶波及左侧筛窦外壁、左额顶叶，恶性病变较前范围缩小，颅骨溶骨性骨破坏较前略有好转，皮下软组织肿胀较前明显减轻

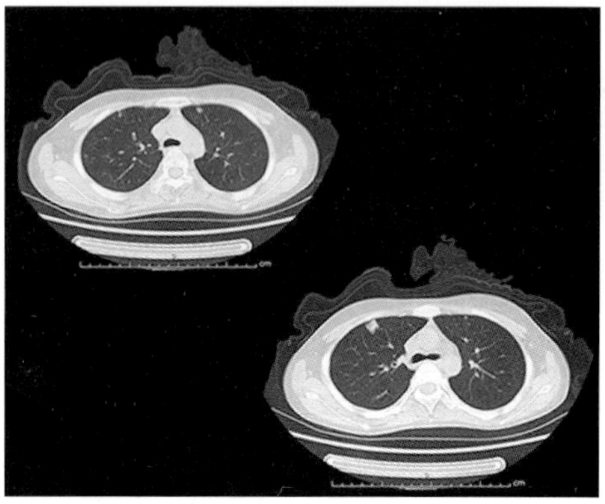

（八）

同一病例。CT显示两肺近胸膜下多发结节影形态增大

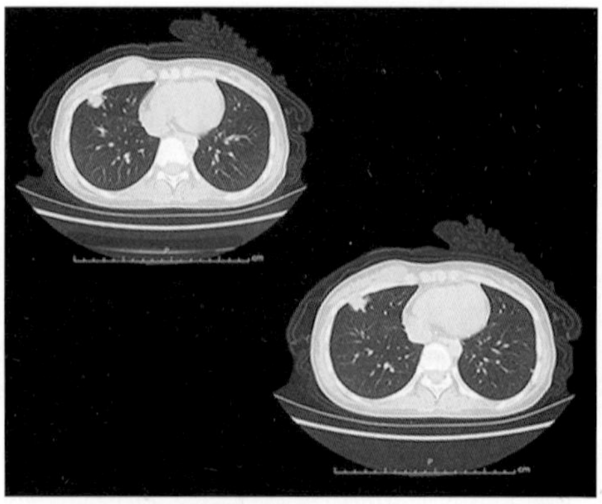

（九）

图4-22　左眼内眦横纹肌肉瘤并骨、周围软组织转移经放疗后CT观

同一病例。CT显示两肺近胸膜下多发结节影形态增大

MRI 检查：双额叶以左额为著，可见范围广泛混杂异常信号影，呈膨胀性生长，占位表现明显，其内可见多发囊实性占位，部分融合，相应区域颅骨骨质破坏，病变向脑外呈丘形及结节样疝出，并向眶部及上颌窦蔓延，压迫左侧眼球，灶周水肿明显，病变累及胼胝体及左侧基底节区、丘脑、左侧侧脑室。增强扫描后病变实性部分明显异常强化，囊性部分呈环形异常强化，并可见壁结节。中线结构明显右侧偏移。双额以左额为著，脑膜可见弧带样及结节样异常强化。左侧枕顶部皮下可见等稍长 T2 丘形占位性病变，境界较清晰，增强扫描后边缘呈高信号影，内部可见线样稍高信号，相应颅骨骨质破坏。双侧上颌窦、筛窦、额窦及蝶窦黏膜增厚，双侧乳突蜂房可见斑片状长 T2 异常信号影。

MRI 诊断：左眼内眦横纹肌肉瘤。

（1）双额以左额为著，左枕顶、颅骨骨质多发转移。

（2）副鼻窦炎，双侧乳突蜂房炎性改变。

第 4 次腹部 CT 扫描：原系“左眼内眦横纹肌肉瘤术后并多发转移”，放疗后复查。

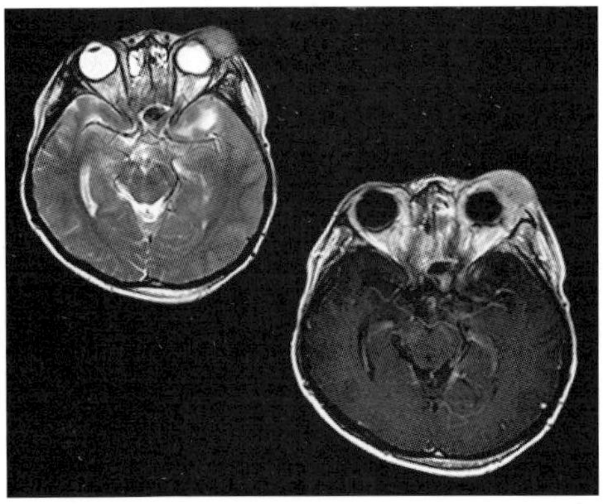

（一）

同一病例。左眼内眦肿瘤原发灶明显强化

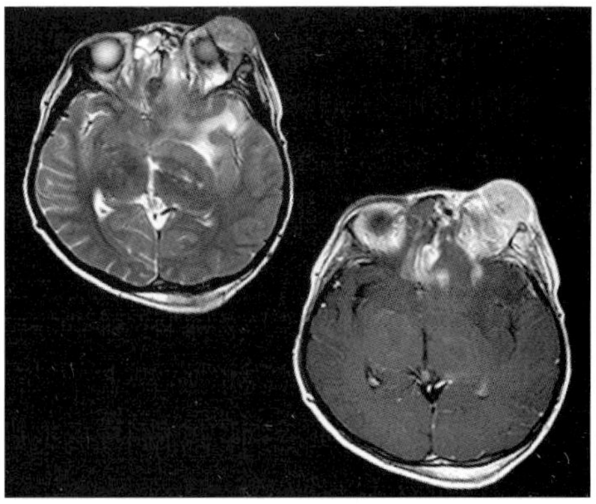

（二）

同一病例。左眼内眦肿瘤原发灶明显强化，并向颅内、颅骨转移

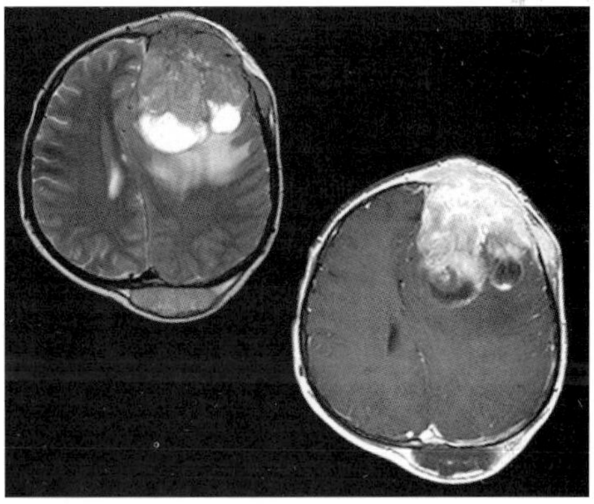

（三）

同一病例。左眼内眦肿瘤原发灶明显强化，并向颅内、颅骨、左枕后转移

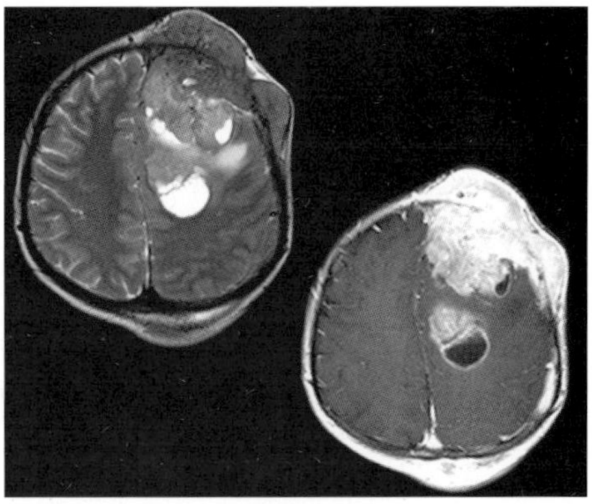

（四）

同一病例。左眼内眦肿瘤原发灶明显强化，并向颅内、颅骨、左枕后转移

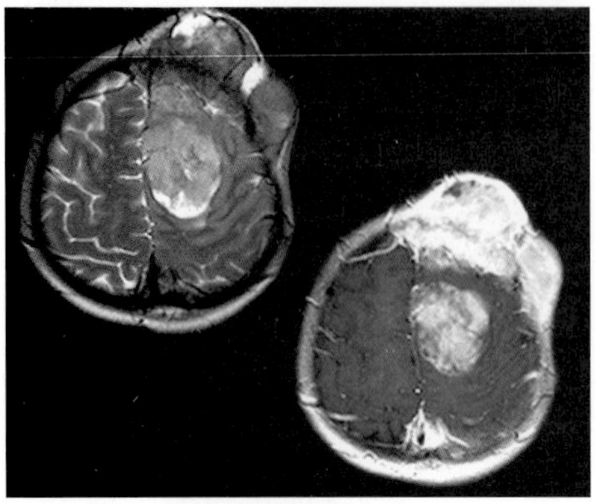

（五）

同一病例。左眼内眦肿瘤原发灶明显强化，并向颅内、颅骨、左枕后转移

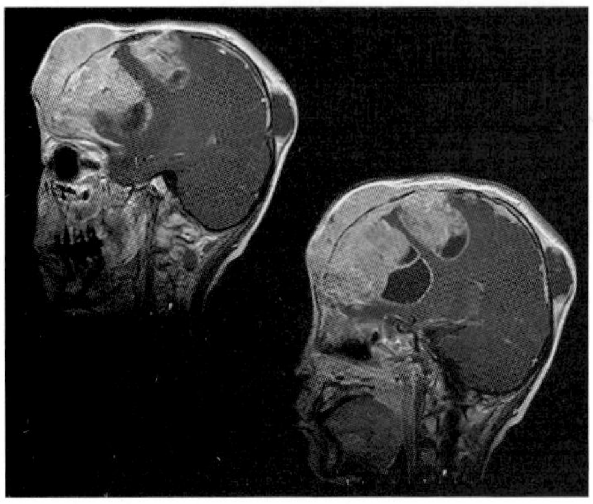

（六）

同一病例。MRI 矢状位显示左眼内眦肿瘤原发灶明显强化，并向颅内、颅骨、左枕后转移

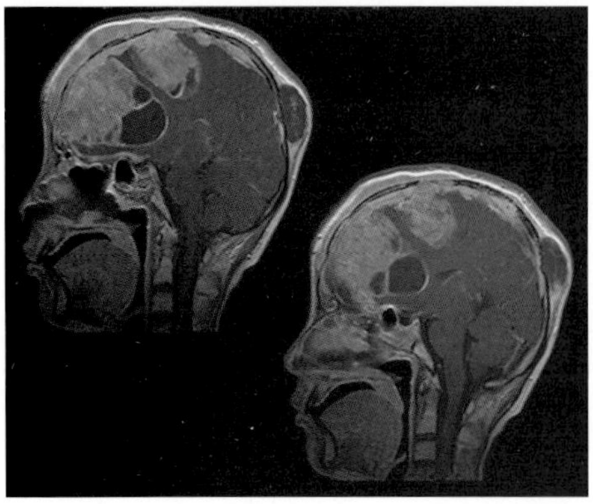

（七）

同一病例。MRI 冠状位显示左眼内眦肿瘤原发灶明显强化，并向颅内、颅骨、左后枕顶部转移

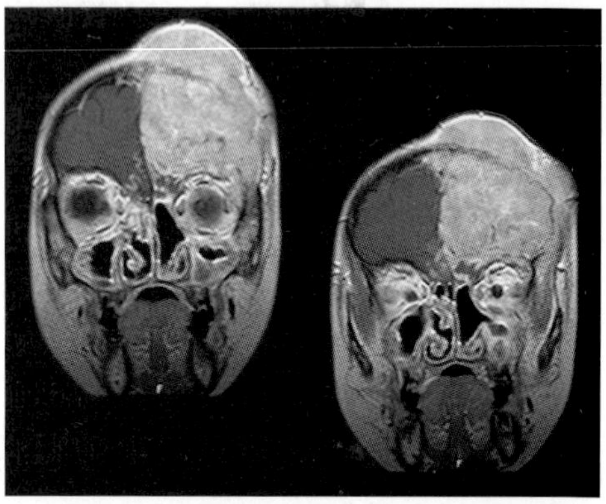

（八）

同一病例。MRI 冠状位显示左眼内眦肿瘤原发灶明显强化，并向颅内、颅骨、左后枕顶部转移

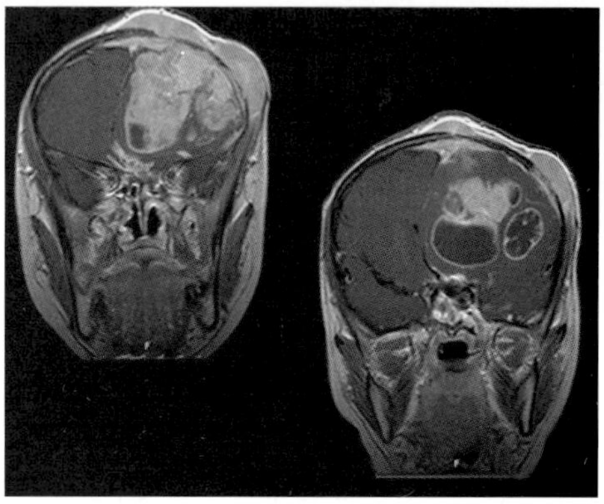

（九）

图 4-23　左眼内眦横纹肌肉瘤平扫 + 增强扫描 MRI 观

同一病例。MRI 冠状位显示左眼内眦肿瘤原发灶明显强化，并向颅内、颅骨、左后枕顶部转移

胰腺头部体积不规则增大，大小约为 2.5cm × 2.4cm，病灶与周围正常胰腺组织分界欠清，增强扫描病灶呈不规则强化，胰周围组织界面不清楚，胆总管、胰管扩张，肝内及肝门区胆管明显扩张，腹膜后未见明显肿大淋巴结。

右侧胸壁仍见软组织肿块影，最大横径 2.9cm。

原系“左眼内眦横纹肌肉瘤术后并多发转移”放疗后复查：

（1）此次胰头部占位性病变，多考虑转移瘤。

（2）胆总管、胰管、肝内及肝门区胆管扩张。

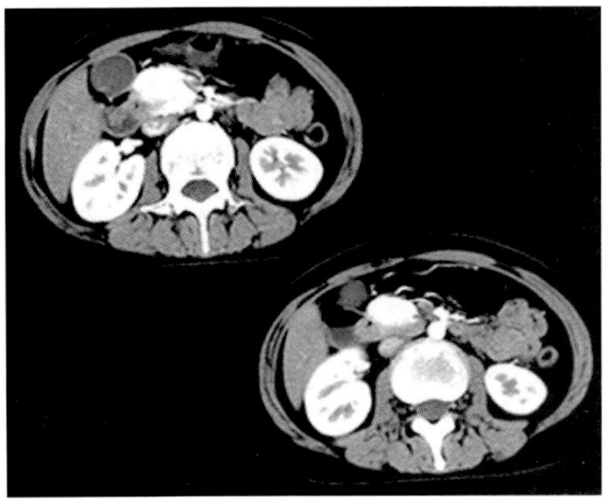

（一）

同一病例。CT 增强扫描动脉期显示胰腺头部体积不规则增大，大小约为 2.5cm × 2.4cm，病灶与周围正常胰腺组织分界欠清，呈不规则强化，胰周围组织界面不清楚，胆总管、胰管扩张，肝内及肝门区胆管明显扩张，腹膜后未见明显肿大淋巴结

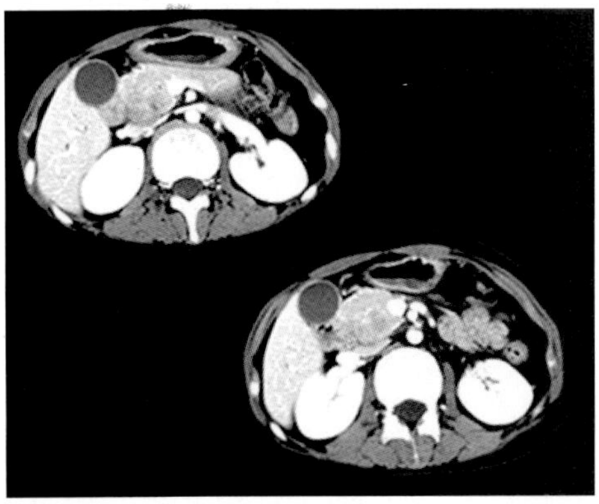

（二）

同一病例。CT 增强扫描静脉期显示胰腺头部体积不规则增大，大小约为 2.5cm × 2.4cm，病灶与周围正常胰腺组织分界欠清，呈不规则强化，胰周围组织界面不清楚，胆总管、胰管扩张，肝内及肝门区胆管明显扩张，腹膜后未见明显肿大淋巴结

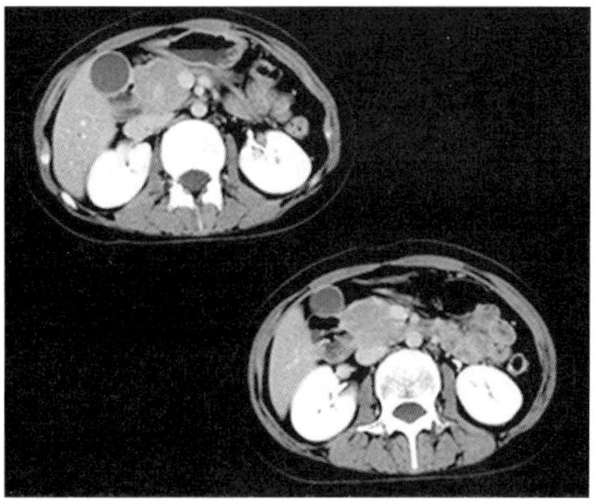

（三）

图 4-24　左眼内眦横纹肌肉瘤增强扫描 CT 观

同一病例。CT 增强扫描延迟期显示胰腺头部体积不规则增大，大小约为 2.5cm × 2.4cm，病灶与周围正常胰腺组织分界欠清，呈不规则强化，胰周围组织界面不清楚，胆总管、胰管扩张，肝内及肝门区胆管明显扩张，腹膜后未见明显肿大淋巴结

【病例】男，20 岁。右颊部肿胀、齿槽肿痛半年。病理活检：右颊部胚胎型横纹肌肉瘤。术后行 MRI 复查。

原系“右颊部胚胎型横纹肌肉瘤 MRI”复查右颊侧以翼腭窝为著，可见分叶状软组织块影，较大层面大小约为 5.1cm × 3.9cm，呈膨胀性改变，弥散显著受限，累及右侧咬肌、颞肌及翼内肌，右侧上颌窦窦壁、同侧筛板及颞骨、颧弓骨质破坏，病变突入眶内，右侧眼球突出。双侧颈动脉鞘区可见多发结节样软组织信号影，以右侧为著，大小分别约为 1.8cm × 1.5cm 及 1.9cm × 1.4cm。右侧乳突蜂房可见斑片状长 T2 异常信号。

双侧大脑半球对称，灰白质对比正常，未见局灶性信号异常，各脑室、脑池大小形态正常，中线结构居中，幕下小脑、脑干无异常，矢状面扫描示垂体大小形态正常。

“右颊部胚胎型横纹肌肉瘤”术后复查：

（1）系“右颊部胚胎型横纹肌肉瘤”

术后状态，右颊侧以翼腭窝为著软组织块影，累及右侧咬肌、颞肌及翼内肌，右侧上颌窦窦壁、同侧筛板及颞骨、颧弓骨质破坏。

（2）双侧颈动脉鞘区结节样软组织信号影，多系淋巴转移，以右侧为著。

（3）颅内未见明显异常，必要时增强扫描。

诊断：右颊部胚胎型横纹肌肉瘤术后并多发转移（T3N1M1）III 期。

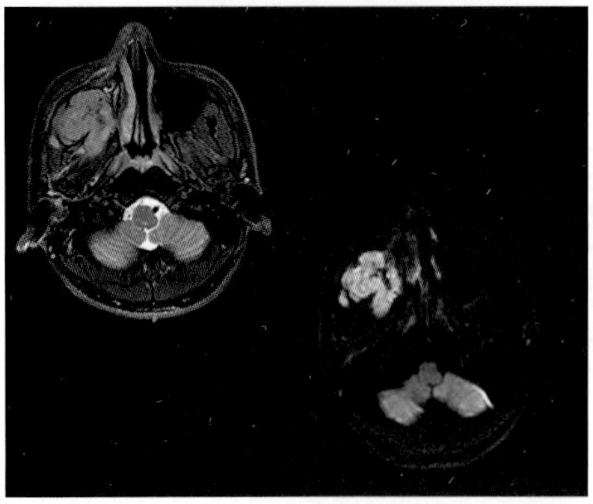

（一）

男，20 岁。MRI 显示可见分叶状软组织块影，较大层面大小约为 5.1cm × 3.9cm， 呈膨胀性改变，弥散显著受限，累及右侧咬肌、颞肌及翼内肌，右侧上颌窦窦壁、同侧筛板及颞骨、颧弓骨质破坏，病变突入眶内，右侧眼球突出。双侧颈动脉鞘区可见多发结节样软组织信号影，以右侧为著，大小分别约为 1.8cm × 1.5cm 及 1.9cm × 1.4cm

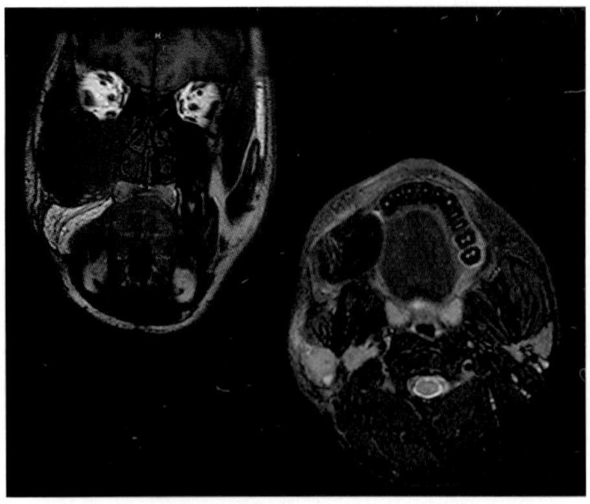

（二）

同一病例。MRI 显示未压脂程序显示脂肪高信号波及右侧齿槽、牙齿

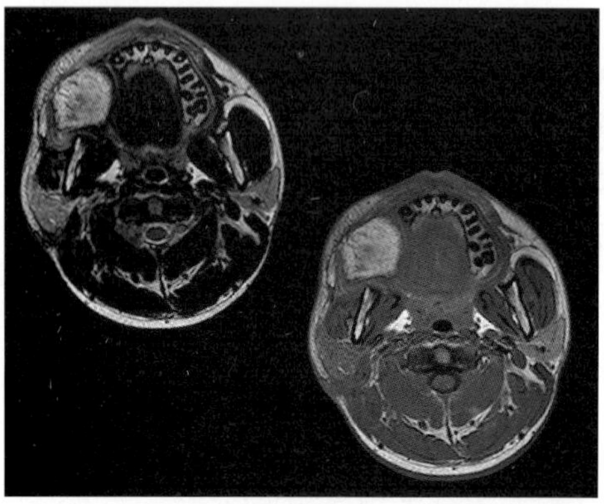

（三）

同一病例。MRI 显示未压脂程序病灶周围显示脂肪高信号，范围波及右侧齿槽、牙齿

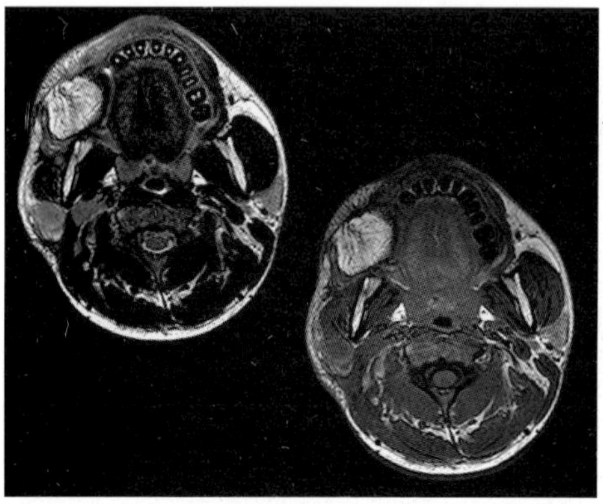

（四）

同一病例。MRI 显示未压脂程序病灶周围显示脂肪高信号，范围波及右侧齿槽、牙齿

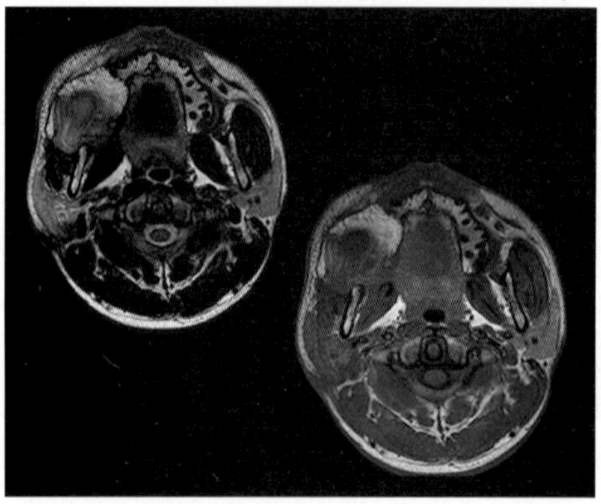

（五）

同一病例。MRI 显示未压脂程序病灶周围显示脂肪高信号，范围波及右侧齿槽、牙齿完全显示病灶等信号，病灶及右侧齿槽、牙齿

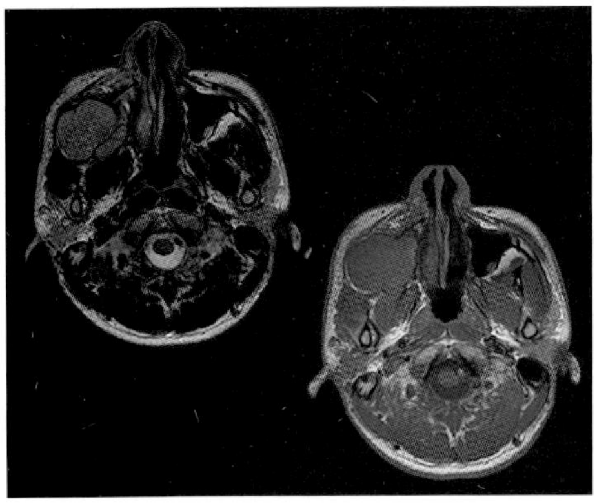

（六）

同一病例。MRI 显示压脂程序后病灶周围显示脂肪等信号，范围波及右侧齿槽、牙齿，右侧上颌窦

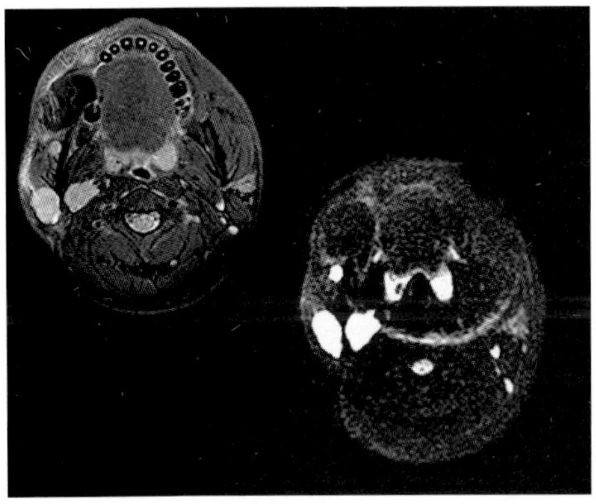

（七）

同一病例。MRI 显示压脂程序、弥散加权后病灶周围显示脂肪等信号，范围波及右侧齿槽、颈后淋巴结肿大

系“右颊部胚胎型横纹肌肉瘤术后”胸部 CT 复查：胸廓对称，肋骨及胸壁软组织未见异常。肺窗显示双肺纹理清晰，走行自然，肺野透光度良好，左肺上叶舌段可见小结节样高密度影，边界清，双肺门不大。纵隔窗显示纵隔无偏移，心影及大血管形态正常，纵隔内未见肿块及肿大淋巴结。无胸腔积液及胸膜肥厚。

诊断：左肺上叶舌段小结节影，肺内转移瘤不能除外。

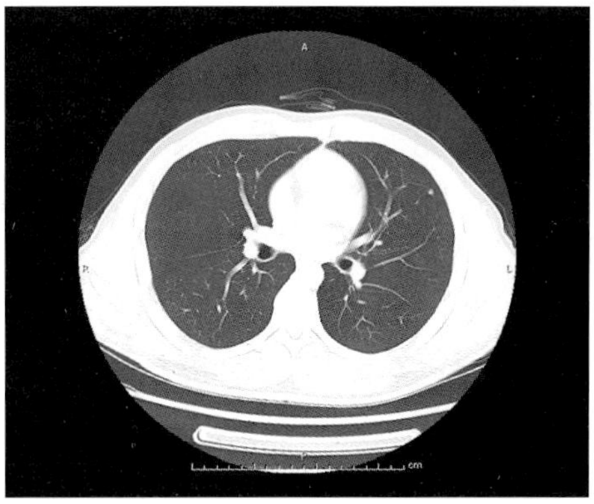

（八）

图 4-25　右颊部胚胎型横纹肌肉瘤病理活检术后复查 CT 观

同一病例。CT 显示：左肺上叶舌段可见小结节样高密度影，边界清

第四节　Marfan's 综合征眼部表现

Marfan's 综合征（Marfan's syndrome），又称蜘蛛指（趾）（arachnodactyly）。其发病率 1∶10000。无性别差异。本病于 1896 年由 Marfan 首先报道，描述其临床特征为指（趾）细长，身材瘦高，而后陆续发现这组病人肌肉发育不良，韧带松弛。80% 的病例有视力障碍。30% 有主动脉扩张，主动脉夹层瘤，常有猝死报道。

【病因】本病为常染色体显性遗传病，多呈家族性发病。其家族中兄弟或父母均患本症。散发病例约占 15%~30%，为新近基因突变所致。

本病的染色体异常，主要位于 15 号染色体长臂上的原纤维蛋白突变，导致全身结缔组织结构发生异常。

【临床表现】患儿智力正常。生后即可见异常，表现为：

（1）骨骼：新生儿身材瘦高，指（趾）细长，头尖，高颚弓，脸瘦长。婴幼儿、年长儿骨骼异常更明显。上臂指间距大于身长。下部量大于上部量。握拳屈指大拇指于尺侧外露（Steinberg征）。

（2）眼科：有蓝巩膜，晶状体异位，虹膜震颤，瞳孔因缺少扩张肌呈持续性收缩状态，呈小瞳孔，且向鼻侧偏移，用阿托品亦无法扩瞳。还有小的球形晶状体，白内障、近视、青光眼、视网膜变性、脱离。

（3）心脏：可见各种先天性心脏病。80%~100%的年长儿有主动脉根部扩张二尖瓣脱垂。

（4）肺部：有自发性气胸或肺大泡、肺囊肿等。

【眼科检查】

（1）眼科裂隙灯检出各种晶状体异常、畸形、脱位、瞳孔缩小、虹膜震颤、白内障等。

（2）眼底镜检：视网膜色素变性、视网膜脱离。

【影像学特点】

（1）X线骨片：手掌指骨、足骨、四肢长管状骨细长。骨皮质薄。脊柱后突或侧弯畸形。

（2）超声心动图：早期可发现患儿心脏并发症。文献报告80%~100%的年长儿有进行性主动脉根部扩张，而临床查体有或无异常体征。

（3）眼部B超：显示双眼晶状体对称性向鼻侧方移位，亦可出现半脱位晶状体和脱入前房或玻璃体腔中的晶状体回声。可继发晶状体混浊和（或）视网膜脱离现象。

【诊断与鉴别诊断】 根据临床表现、家族史调查。骨骼畸形常见，其次眼部表现，年长儿心脏受累等诊断。

鉴别诊断：

（1）高胱氨酸尿病：骨骼异常，智力低下，眼部B超图显示晶状体向下方脱位。氰化硝普盐试验阳性。

（2）眼外伤性晶状体移位或脱位。

（3）特发性二尖瓣脱垂症，无骨骼畸形，仅表现心脏异常，超声心动图显示二尖瓣形态、位置异常。彩色多普勒显示血流异常回声。

第五节 甲状腺机能亢进致眼病表现

甲状腺疾病在儿科少见，当甲状腺机能亢进时，体内甲状腺激素分泌增多，导致眼内直肌肌腹增宽，最大径约4.4mm，左眼直肌肌腹最大径约3.1mm。挤压眼球向前突出明显，临床查体可见单眼，或双眼突出。行CT扫描，于轴位测量双眼瞳距及垂直间距。

【病例】女，10岁。因心慌、右眼突起就医。经内分泌化验检查支持“甲亢”，现CT扫描测眼距及眼内直肌肌腹。

CT扫描：双侧眼眶及眼球对称，大小形态正常，球内玻璃体、晶状体密度正常，眼球壁均匀光滑，球后脂肪呈均匀低密度，眼外肌无明显增粗，泪腺无增大，视神经走行正常，密度均匀，边界清楚，眶尖及眶周结构未见明显异常。

经MPR重建图像观察：右眼内直肌肌腹增宽，最大径约4.4mm，左眼直肌肌腹最大径约3.1mm；轴位测量双眼瞳距及垂直间距，右眼约18.73mm，左眼17.07mm。

诊断：甲状腺机能亢进致右眼球轻度突出伴右侧眼内直肌肌腹增宽。

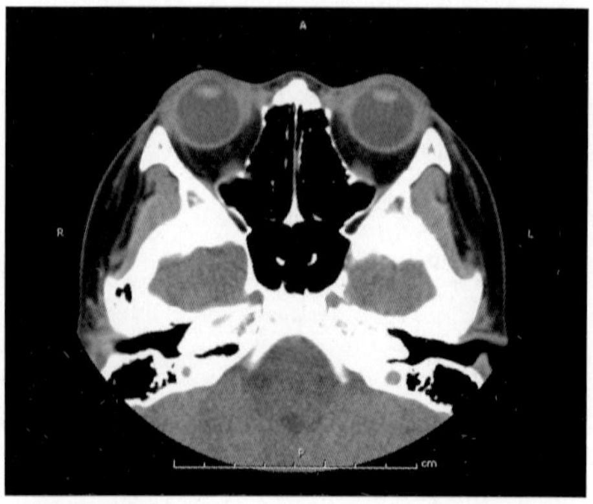

图4-26 甲亢眼突CT观

女，10岁。经MPR重建图像观察：右眼内直肌肌腹增宽，最大径约4.4mm；左眼最大径约3.1mm；轴位测量双眼瞳距及垂直间距，右眼约18.73mm；左眼17.07mm

第六节　骨纤维异样增殖症眼眶部表现

骨纤维异样增殖症（fibrous dysplasia of bone）又称骨纤维结构不良。病因不明。在学龄期、青春期临床表现明显。本文仅讲发生于颅面骨表现。临床特征有一侧颅面，眼眶畸形，眼球突出。颅面部 X 线平片、头颅 CT 检查：显示病变区呈斑片状骨硬化。

【影像学特征】

（1）X 线平片：可见病变区域有不规则形、斑片状骨硬化灶影（图 4–27）。

（2）CT 扫描：冠状位、轴位像均见多发的骨硬化灶（图 4–28，图 4–29）。

【诊断与鉴别诊断】诊断要点，患儿有一侧颅面骨畸形，眼球突出，头痛、鼻塞等。头颅 X 线平片、CT 扫描骨窗可见病变区有斑片状骨硬化。

鉴别诊断：

（1）甲状腺机能亢进：患儿有多汗、烦躁，双眼外突，甲状腺肿大，基础代谢率增加。CT 显示甲状腺弥漫性肿大。双侧眼球突出。

（2）嗜伊红肉芽肿：也可见颅面骨畸形，眼突、发热、反复感染。病理活检可见大量嗜酸性染色朗格汉斯组织细胞。

（3）骨瘤：一侧颅骨局限性隆起，CT 显示颅骨外板皮质光滑，密度均匀的骨组织。病理活检为成熟的骨结构。

【病例】男，16 岁。一侧颅面、眼眶部畸形，眼球突出。头颅 X 线（正位）平片显示右侧颅面、眼眶病变区有斑片状骨硬化。术后病理活检：可见大量纤维组织，纤维细胞浸润，间以新生骨小梁及骨样增生。

诊断：骨纤维异样增殖症术后改变。

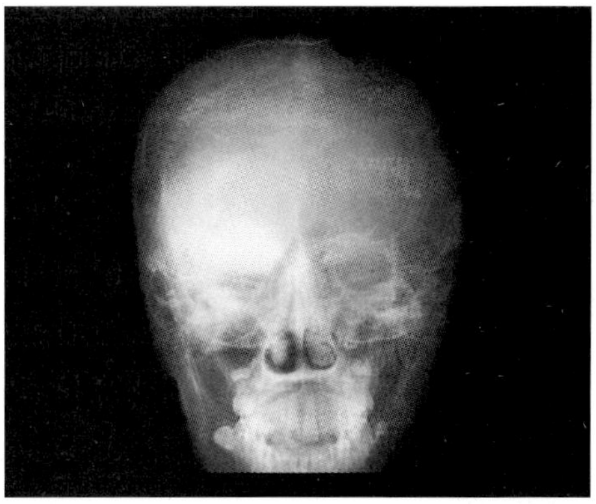

（一）

男，16 岁。头颅 X 线（正位）平片显示右侧颅面、眼眶病变区有斑片状骨硬化

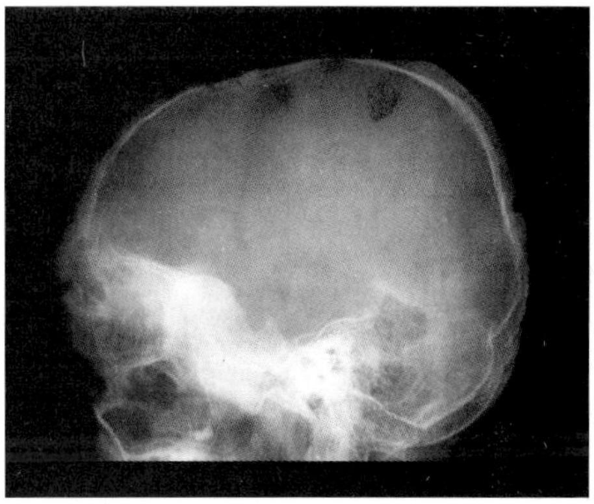

（二）

图 4–27　右眼眶部骨纤维异常增殖症 X 线平片观

同一病例。（侧位）平片显示同上

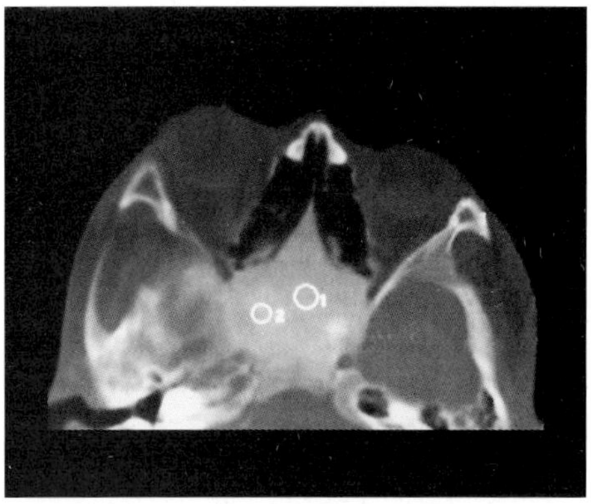

（一）

同一病例。术前头颅 CT 扫描骨窗显示右眼眶变小，眼球向前突出，与左侧眼球不在一个水平面上

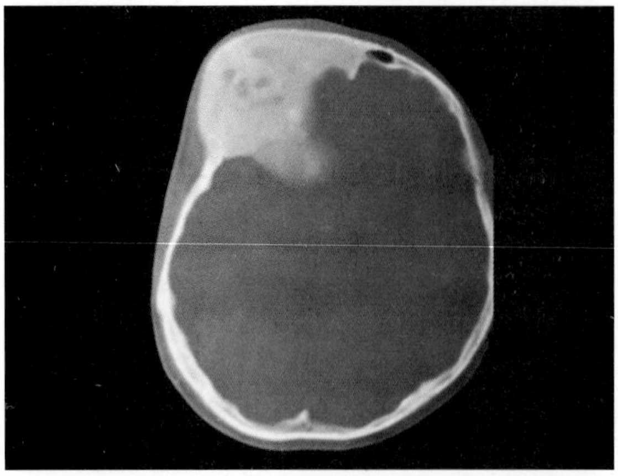

（二）

同一病例。术前CT扫描显示右侧眼眶、额骨大片高密度骨硬化区手术切除骨硬化区

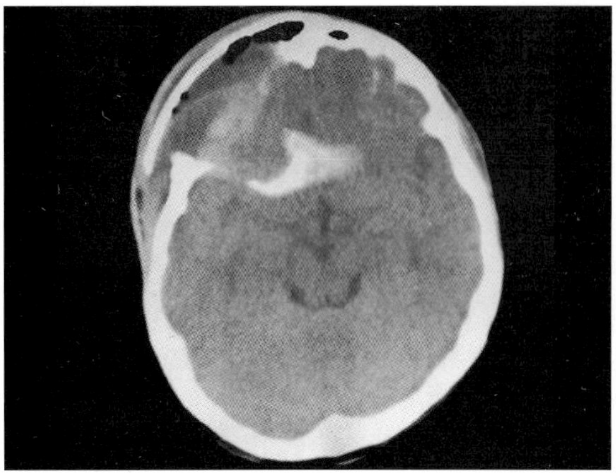

（三）

图 4-28 右眼眶部骨纤维异常增殖症 CT 观

同一病例。术后复查CT，骨窗显示右侧额、颞眼眶部分骨硬化区去除

【病例】女，9岁。家人发现颜面不对称，右眼眶隆起2d。CT扫描显示右眼眶壁、蝶骨大翼有大片状骨质密度增高，边缘界限清晰。右眼眶和颅骨仍见骨质密度增高，并挤压同侧筛窦、碟窦的窦腔变窄，窦腔内气化明显较对侧变差。

诊断：眼眶骨纤维异常增殖症。

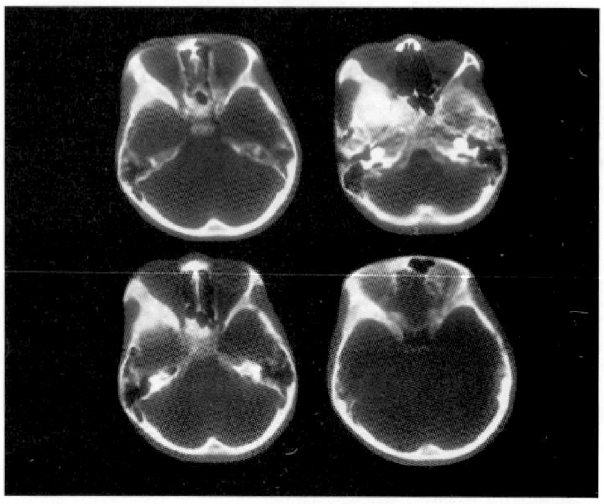

（一）

女，9岁。CT显示右眼眶壁、蝶骨大翼有大片状骨质密度增高，边缘界限清晰

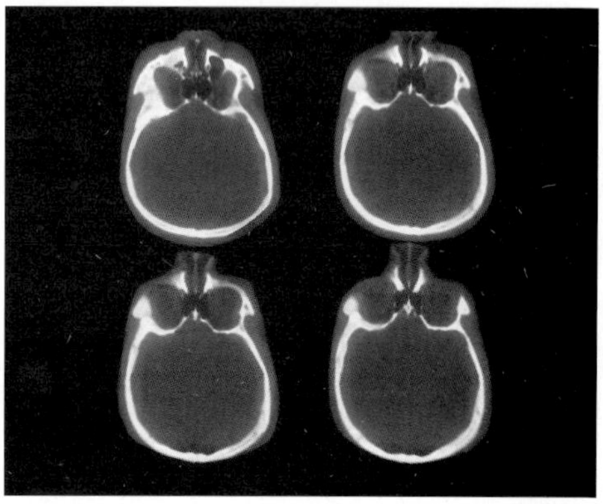

（二）

同一病例。CT显示右眼眶和颅骨仍见骨质密度增高，并挤压同侧筛窦、碟窦的窦腔变窄，窦腔内气化明显较对侧变差

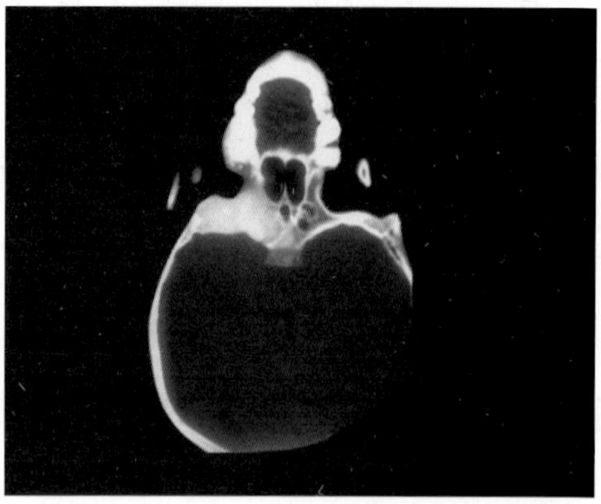

（三）

图 4-29 眼眶部骨纤维异常增殖症 CT 观

同一病例。CT显示右侧蝶骨大翼、颅骨仍见骨质密度增高，厚度增加

第五章

斜　颈

第一节　斜颈概述

斜颈（wryneck），是指小儿颈部扭曲，或歪斜。头偏向一侧伴枕部旋向肩部，下颌旋向对侧抬高。在小儿颈部椎体、肌肉、韧带先天发育或损伤中共有的，特征性临床症状表现——斜颈。

【病因及发病机理】包括骨性斜颈、肌性斜颈、眼性斜颈、外伤性斜颈、习惯性斜颈、神经性斜颈等。

颈椎体先天融合，是指颈椎两节相连的上下椎体骨性融合在一起，较罕见的骨发育畸形。由于胚胎发育在4周前遭受异常导致椎体骨发育异常。有的人则在其他综合征中伴随颈椎体发育异常。在胚胎的第3周，颈段的脊椎骨在中线处发生融合，然后接着又在头、尾侧发生不规则状的相融合。

在妊娠的第4周脊柱开始发育，生骨节的细胞围绕着脊髓和脊索，形成了有节段性的间充质的脊柱。呈节段性起源是椎体发育的特点，随着时间的延长，也会逐渐发育成熟和完整。

如果不同于节段性起源，或者生骨节段发生不对称的相融合时，最终可发生半椎体，如果发生节段间对称性的发育异常，可导致椎体的形态和数目的异常。

（1）骨性斜颈：①先天性寰枢椎畸形。②颈部脊髓膜膨出。③ Chiari 畸形。

（2）肌性斜颈较多见，约占所有斜颈患儿的80%以上。包括：①新生儿娩出胸锁乳突肌血肿机化。②婴儿期良性阵发性斜颈。③扭转痉挛多见。主要由一侧胸锁乳突肌挛缩、肿大引起，新生儿生后不久便可发现，小儿斜颈，位于胸锁乳突肌的中下段，患侧可触及到一梭形的硬块，与周围肌肉组织无关联，推之可移动，质地软硬程度不一。最大者可以达到1.5cm×1.5cm以上，近年来其发病率出现增多趋势。

（3）感染后斜颈：①上呼吸道感染后，包括病毒致咽后壁脓肿。②颈椎椎间盘钙化。③颈椎结核。④后颅凹肿瘤。

（4）外伤性斜颈：①头颈部损伤所致寰枢椎、齿状突、寰枢横突等骨折。②寰枢椎脱位等。

【临床表现】主要症状为患儿抬头时斜颈。肌性斜颈可沿胸锁乳突肌触及质地中等结节。患儿颈部旋转活动正常。其他斜颈患儿旋转活动受限，当旋转屈、伸颈时疼痛加重，患儿手托头，拒绝他人检查。神经系统症状 有四肢无力，体征有感觉运动障碍。

【影像学检查方法选择】斜颈的检查，除物理检查作出神经性或肌性之定位外，应根据患儿病情选择适当影像学检查方法：

（1）X线平片：作为初筛，拍摄正、侧位片，观察颈椎椎体序列生理弯曲、椎体形态、骨质密度。观察寰枢椎、齿状突应拍摄张口位，可清晰显示周围关系。

（2）CT扫描：平扫观察颈椎椎管内，硬膜囊形态、密度。测量椎管内矢状径，寰椎与齿状突左右间距的径线，寰椎前弓与齿状突前间隙径线。椎体周围肌肉间隙内有无软组织肿胀，密度改变，有无钙化、小死骨形成。骨窗显示颈椎骨性结构完整，皮质光滑，密度均匀。故在小儿颈部疾病中首选顺序为①颈部创伤。②颈椎结核。③颈椎骨性先天畸形。④颈椎椎间盘钙化。次选椎管内疾病。

高挡螺旋CT扫描后，可将图像改薄0.125~0.6mm。获取的信息量更丰富，图像后处理、三维重建或MPR（冠状、矢状）显示病变颈椎所在部位，并按照临床习惯向临床医师标示出。这种方法成为发现、检出颈椎椎体疾病的重要方法。扫描时，不必将病人检查体位搬动，进行冠状位、矢状位、斜位等等的任意三维成像。并进行骨窗、软组织双窗观察。尽管多螺旋CT计算机软件系统配置有了很大的改进，但对于椎管内形态、病变性质判断仍然不如MRI检查。

（3）MRI：由于多方位成像，对颅底、椎管内、椎体周围软组织间隙病变显示清晰。无骨伪影，尤其Chiari Ⅱ型显示是CT扫描无法相比。MRI检查作为X平片、CT扫描的延伸互补。故在颈椎先天畸形、肿瘤、脊髓损伤等疾病中显示椎管是首选。

一、骨结构发育畸形致斜颈

【病例】男，12岁。出生后家人发现患儿头颈歪斜、左侧圆背。颈椎侧位片显示C2~3~4椎体，棘突呈骨性融合。

诊断：C2~3~4椎体先天发育畸形致斜颈。

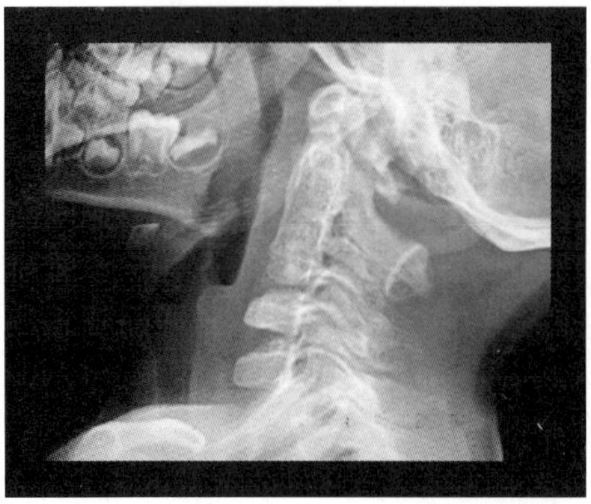

图5-1　颈椎体先天性发育畸形X线平片侧位观

男，12岁。颈椎侧位片显示C2~3~4椎体，棘突呈骨性融合

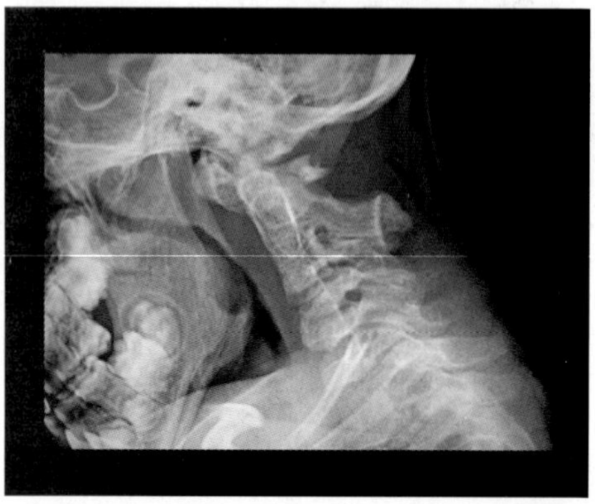

图5-2　颈椎体先天性发育畸形X线平片过屈侧位观

同一病例。仍见C2~3~4椎体，棘突呈骨性融合

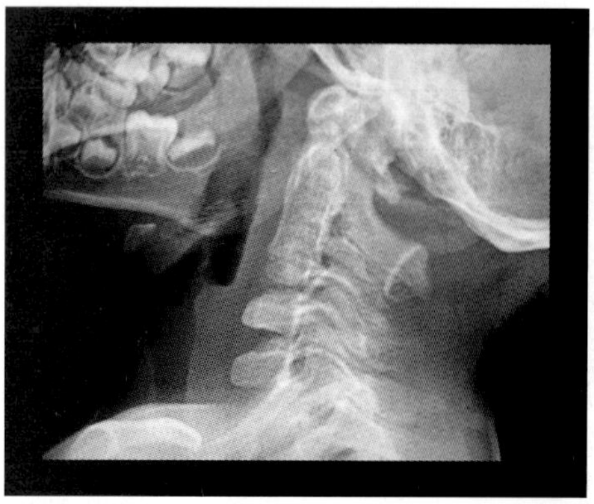

图5-3　颈椎体先天性发育畸形X线平片过伸侧位观

同一病例。仰头过伸侧位仍见C2~3~4椎体，棘突呈骨性融合

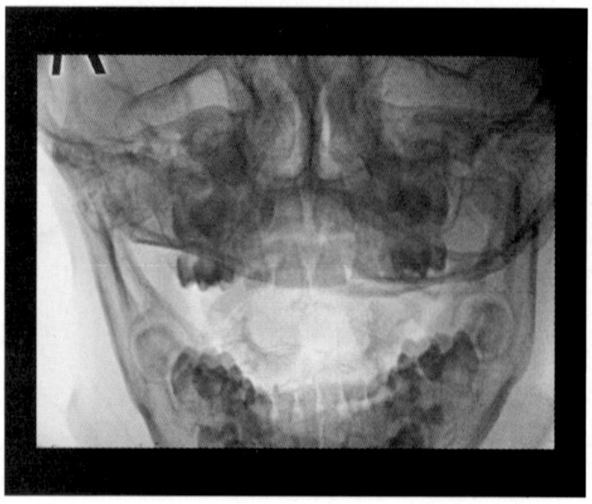

图5-4　颈椎体先天性发育畸形X线平片张口位观

同一病例。张口位显示齿状突骨性结构及形态均有畸形

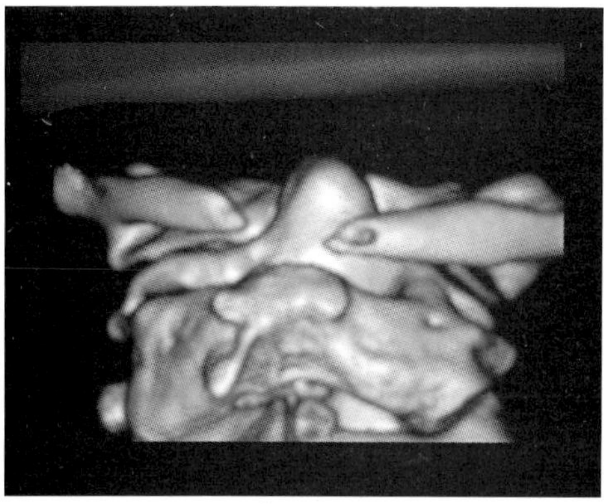

图 5-5　颈椎体先天性发育畸形 CT 三维重建冠状位观

同一病例。CT 正位冠状剖面仍见 C2~3~4 椎体，棘突呈骨性融合

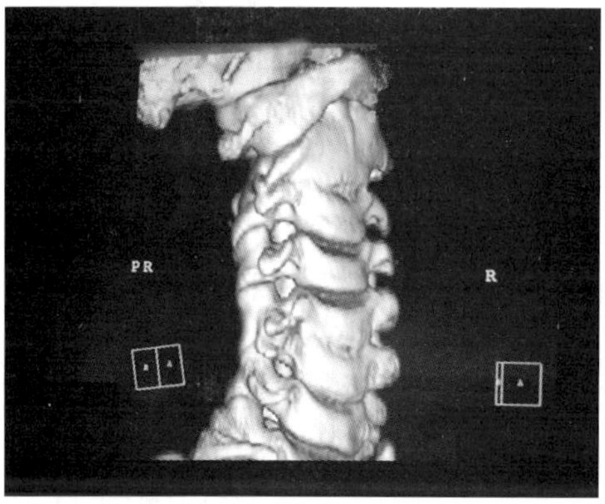

图 5-6　颈椎体先天性发育畸形 CT 三维重建左前斜位观

同一病例。仍见 C2~3~4 椎体，棘突呈骨性融合

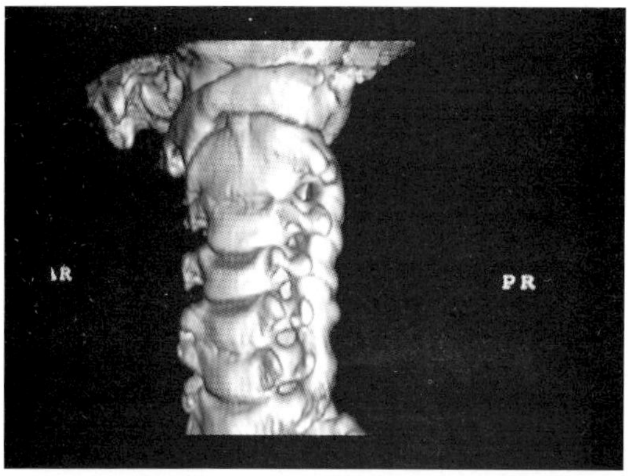

图 5-7　颈椎体先天性发育畸形 CT 三维重建右前斜位观

同一病例。仍见 C2~3~4 椎体，棘突呈骨性融合

【病例】女，13 岁。自幼斜颈、颈部疼痛不适 3 个月。

MRI 冠状位显示 C2~3 椎体形态扁小，C4~5 椎体左右宽窄不一，逐渐左侧增宽变大，脊柱序列外凸，成角畸形。同水平面脊髓腔增宽。

诊断：骨发育不良致斜颈。

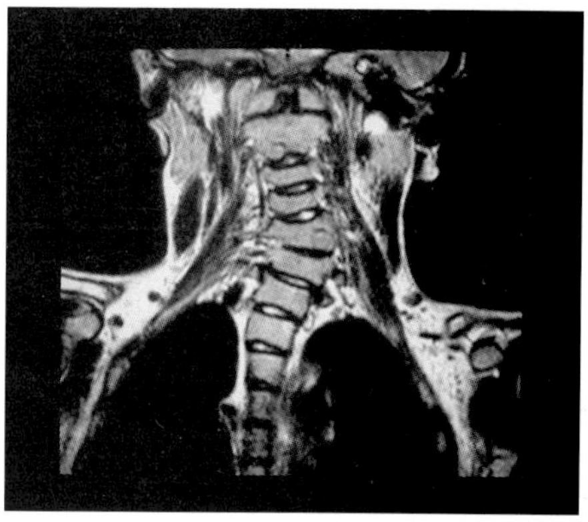

（一）

女，13 岁。MRI 冠状位显示 C2~3 椎体形态扁小，C4~5 椎体左右宽窄不一，逐渐左侧增宽变大，脊柱序列外凸，成角畸形

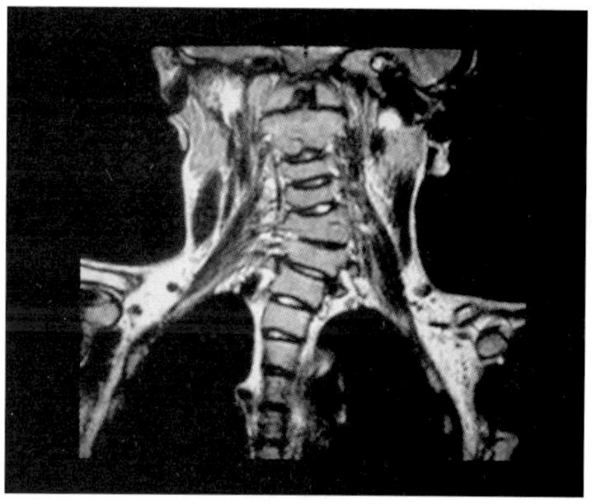

（二）

图 5-8　颈部椎体发育畸形 MRI 观

同一病例。MRI 矢状位显示 C2~3 椎体形态扁小，C4~5 椎体左右宽窄不一，脊柱序列外凸，轻度成角畸形。脊髓腔于 C4~5 平面增宽

【病例】男，5 岁。自幼颈肩部偏斜，无外伤。活动无受限。

体征：一般情况好，颈项部活动无受限，肩背活动无疼痛，无上肢放射性麻、痛、无力。左侧肩胛骨高起。

临床诊断：左侧高肩胛症畸形。

定位片显示颈椎生理曲度变直，诸椎体形态及密度未见异常，椎间隙大小正常，轴位见椎管及双侧侧隐窝未见狭窄，硬脊膜未见受压，黄韧带无明显增厚。椎管内未见异

常密度影。

三维重建，颈椎生理曲度变直，C4~5~6椎体畸形，C4~5~6棘突未闭合，左颈部可见C5~6~7过长的横突斜向左第2后肋。

胸廓对称，左侧肩胛骨短而宽，上缘高出锁骨，所见肋骨及胸壁软组织未见异常。肺窗显示双肺纹理粗多，呈片絮状改变，肺野透光度良好，双肺未见异常实变影，双肺门不大。纵隔窗显示纵隔无偏移，心影及大血管形态正常，纵隔内未见肿块及肿大淋巴结。无胸腔积液及胸膜肥厚。

三维重建显示左侧肩胛骨短而宽，上缘高出锁骨。左颈部可见C5~6~7过长的横突斜向左第2后肋。

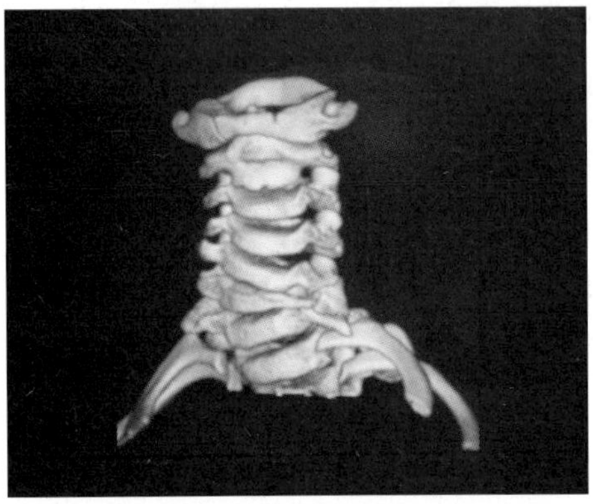

（一）

男，5岁。三维重建图像前后位，颈椎生理曲度变直，C4~5~6椎体畸形，C4~5~6棘突未闭合，左颈部可见C5~6~7过长的横突斜向左第2后肋

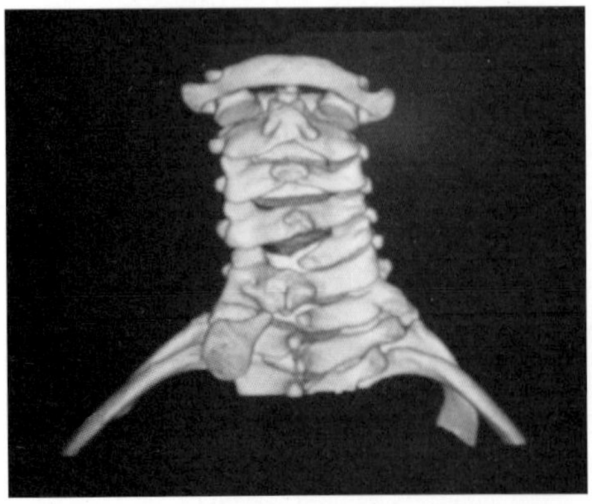

（二）

同一病例。三维重建图像后前位，C4~5~6椎体畸形，C4~5~6棘突未闭合，左颈部可见C5~6~7过长的横突斜向左第2后肋

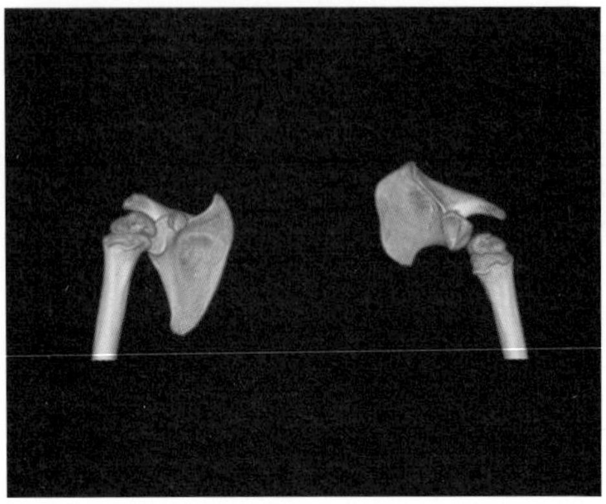

（三）

图5-9　神经管闭合异常致左高肩胛症综合征

同一病例。三维重建图像后前位，左侧肩胛骨推挤向上移位

诊断：神经管闭合异常致左高肩胛症综合征（C4~5~6椎体、棘突先天发育畸形，左高肩胛骨）。

二、寰枢椎周围软组织

前结节有前纵韧带，左、右头长肌越过。后结节为左、右头小直肌附着。寰枢椎侧块到齿状突有齿状突韧带附着。枢椎棘突长而大，颅底、头颈部诸多肌肉均附着于此。故临床上小儿上颈部、寰枢椎受损伤后，累及软组织最常见症状为斜颈。

三、寰枢椎运动特点

寰枢椎的运动，以横突做寰枢旋转运动的支点，自身围绕枢椎的齿状突旋转，十分灵活地维持头颈上下屈曲，左右旋转。

四、寰枢椎的椎孔内CT测量意义

寰椎的椎孔内径较宽大，前1/3为齿状突所占据。后2/3的部分，脊髓仅占其中的1/2。齿状突距寰椎前弓后缘2~4mm。齿状突距寰枢两侧的侧块内间距平均3.2~4.5mm。正常情况下，小儿寰枢椎由于双侧肌肉、韧带牵拉，张力均等。寰枢椎左、右间距相等。这种平衡被破坏，即可显示出寰枢椎骨折或半脱位。CT显示较X线平片无组织重叠，可矢状、冠状后处理图像，部分容积效应干扰少，以骨窗观察更有临床意义。

第二节　颈部软组织先天发育畸形

颈部先天发育畸形，是指胚胎发育残留的囊性肿块，包括甲状舌骨囊肿与鳃裂囊肿。发病率低，男女无差异。

一、甲状舌骨囊肿

甲状舌骨囊肿，是指胚胎发育的甲状舌骨导管退化不全。在舌骨的上下方形成囊性肿块。位于颈中线囊性肿块，边缘光滑。质地中等，无压痛。可随吞咽上下活动。

【病例】男，12 岁。发现颏下囊肿 10 年余，逐渐增大。于颈部甲状软骨右前方软组织内可见一大小约 3.3cm × 2.1cm 包块影，边界清晰，其内密度均匀，CT 值约 18Hu，气管居中，甲状腺无增大，双侧对称，颈部肌肉组织无异常。

诊断：术前考虑甲状舌骨囊肿。

转归：本例患者手术切除，术后病理：甲状舌骨囊肿。

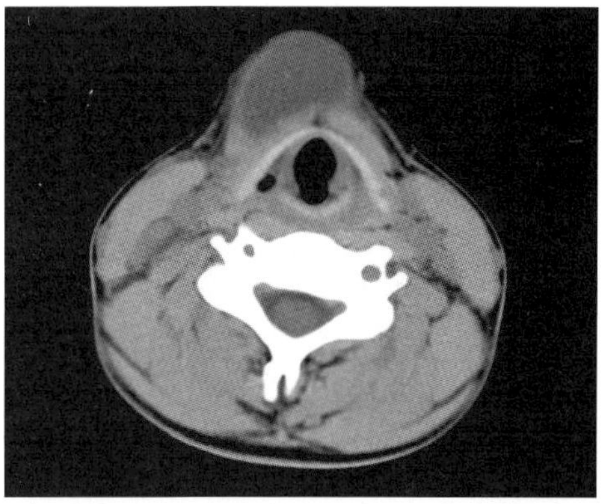

（一）

男，12 岁。颈部甲状软骨右前方软组织内可见一大小约 3.3cm×2.1cm 包块影，边界清晰，其内密度均匀，CT 值约 18Hu，气管居中，甲状腺无增大，双侧对称，颈部肌肉组织无异常

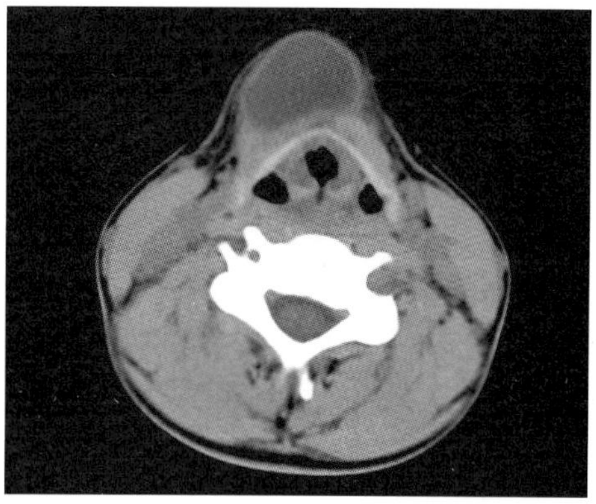

（二）

同一病例。CT 显示甲状软骨右前方软组织内仍见低密度包块影，边界清晰，密度均匀

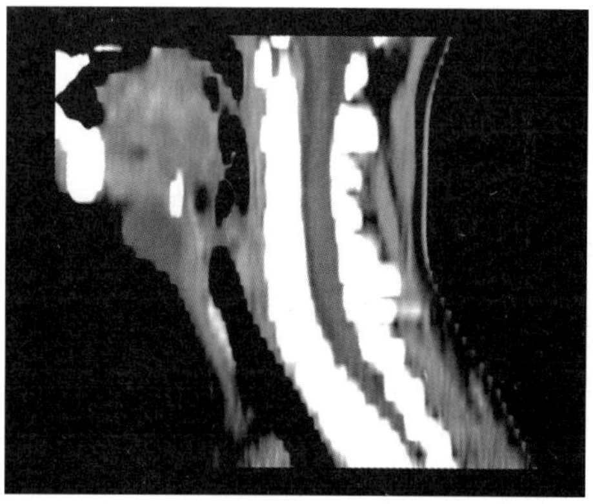

（三）

图 5-10　甲状舌骨囊肿 CT 观

同一病例。CT 显示矢状位甲状软骨前方仍见低密度包块影，边界清晰，密度均匀

【病理改变】肉眼所见：肿块包膜完整，剖面可见囊壁较厚，内含黏液。镜检：囊壁为纤维结缔组织。囊壁内衬复层鳞状上皮，或柱状上皮。

【影像学检查】

（1）B 超可探及颈前中线液性暗区回声，肿块大小不一。

（2）CT 扫描：平扫在颈前舌骨上下区域有类圆形低密度影，边缘光滑，密度均匀。增强扫描后仅见囊壁强化，囊内无强化。

【病例】男，14 岁。甲状舌骨囊肿术后 2 年，1 年前切口部溢液，进食后明显。择期手术，术后恢复尚好。

查体：颈前正中偏上方，有一 3.0cm 横行切口，周围皮肤无红肿。切口左端皮肤破溃。有淡黄色清亮液体渗出，无触痛。颈部浅淋巴结未及。

其他诊断：甲状舌骨瘘管。

临床诊断：甲状舌骨囊肿术后。

MRI 显示于颈部甲状软骨前方软组织欠光整，其内可见条状长 T1、长 T2 异常信号，边界尚清，余颈部软组织结构对称，无异常肿块影，气管居中，甲状腺无增大，双侧对称，颈部肌肉组织无异常。

MRI 诊断：颈部甲状软骨前方软组织内条状异常信号影，结合临床考虑系甲状舌骨囊肿术后瘘管形成。

转归：经择期手术，术后恢复尚好。原伤口未见渗液。

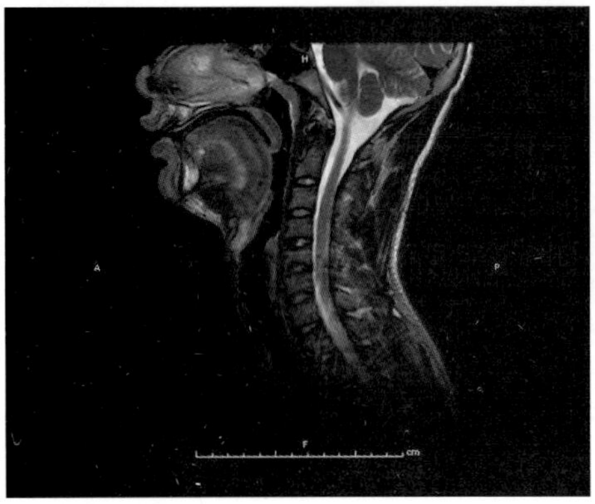

（一）

男，14 岁。MRI 显示颈部甲状软骨前方软组织欠光整，其内可见条状长 T1、长 T2 异常信号，边界尚清

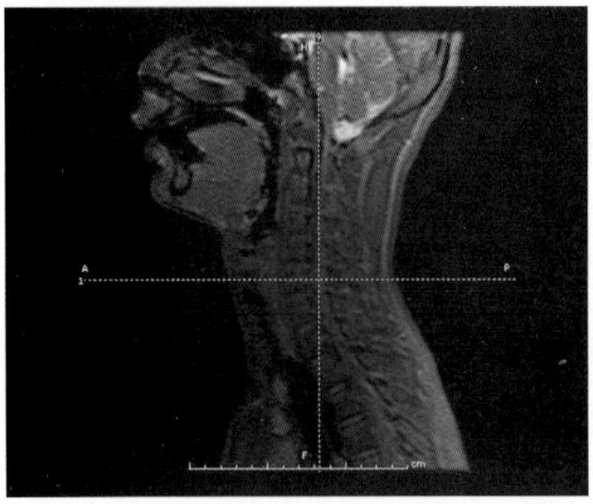

（二）

同一病例。MRI 显示颈部甲状软骨前方软组织欠光整，其内可见条状长 T1、长 T2 异常信号，边界尚清

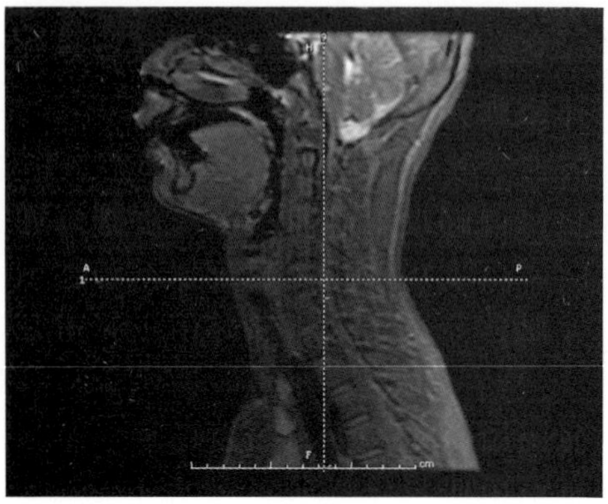

（三）

图 5-11　甲状舌骨囊肿术后瘘管形成 MRI 观

同一病例。MRI 显示颈部甲状软骨前方软组织欠光整，其内可见条状长 T1、长 T2 异常信号，边界尚清

二、鳃裂囊肿

鳃裂囊肿，是一种颈部先天性发育异常的疾病。发病部位，在颈前上区，胸锁乳突肌前缘发生的囊性肿块。

【病因】通常在胎儿时期，第 1~3 对鳃弓发育异常而形成鳃裂囊肿。

【临床表现】部分小儿于出生后即可发现颈前上区有杏核大小包块，相当一部分患者在成年后因局部感染或者局部突然增大而就诊。临床上鳃裂囊肿以第 2 鳃裂来源的为最常见。

【诊断与鉴别诊断】诊断要点，出生不久在颈前上区可触及囊性肿块。质地柔软，无压痛。肿块穿刺，可抽取出草黄色液体及胆固醇晶体。无需进行鉴别诊断。

治疗：手术完整地将鳃裂囊肿剥离，并可切除。

第三节　胸锁乳突肌血肿

胸锁乳突肌血肿 (hematoma of sternocleidomastoid muscle)，是指新生儿出生时，由于第 2 产程延长，胎儿的颈部在软产道内卡压造成胸锁乳突肌损伤。

【病因】胸锁乳突肌血肿，多发生于胎儿娩出时，特别是巨大儿头位分娩困难。或在子宫颈口开全，胎儿娩出时颈部伸长导致一侧胸锁乳突肌撕裂、积血，血肿持续存在于肌肉筋膜间隙内。结果胸锁乳突肌内压增加，内压持续增高，肌肉损害加重，造成局部缺血。新生儿肌肉发育较差，小儿颈部肌纤维纤细，肌肉周围的间质较多，血肿机化后瘢痕收缩，表现出颈部胸锁乳突肌下方有硬肿块，斜颈。

【病理改变】肉眼所见，早期胸锁乳突肌血肿为一软组织肿块，无包膜。剖面可见软性纤维瘤状。镜检可见含有致密的纤维组织，少量出血及含铁血黄素的残迹。晚期镜检，肌肉组织被纤维组织所代替，肌细胞凋亡。

【临床表现】新生儿娩出不久可发现，睡眠时头位不正，轻度斜颈，一侧胸锁乳突肌走行区域的近端肿胀、皮肤紧张。局部可扪及质地柔软的肿块。

【影像学特征】

（1）X 线平片：软组织密度显示较差，分辨不清。

（2）CT 扫描：显示患侧胸锁乳突肌肿胀明显，沿胸锁乳突肌有一混杂密度的血肿影，CT 值 48~54Hu（图 5-12）。损伤局部肌间隙模糊不清。

【诊断与鉴别诊断】诊断要点，新生儿有娩出第 2 产程延长。娩出后持续的睡眠姿势不正。颈部可扪及软组织肿块。CT 扫描沿胸锁乳突肌近端有混杂的血肿影。

鉴别诊断：一般病史清楚，颈部可扪及软组织肿块。CT 扫描沿胸锁乳突肌近端有混杂的血肿影。无须鉴别。

（1）先天性肌性斜颈，由于一侧胸锁乳突肌挛缩造成头偏向一侧的斜颈。

（2）先天性寰枢椎体脱位、畸形，也可造成头偏向一侧的斜颈。X 线平片、CT 扫描均可检出上颈部骨骼异常。

（3）急性上呼吸道感染后致斜颈，多见于学龄期儿童，或年长儿，新生儿少见。

【病例】男，出生 3d。家人发现新生儿睡眠时头总偏向一侧。

查体：头偏斜，右侧颈部可触及枣核大小的结节，质地中等，可活动。

CT 显示右侧颈前区气管旁，有一混杂密度的软组织肿块影。边缘境界模糊不清。CT 值 48~54Hu。气管被血肿推压向左侧移位。

诊断：新生儿右侧胸锁乳突肌血肿。

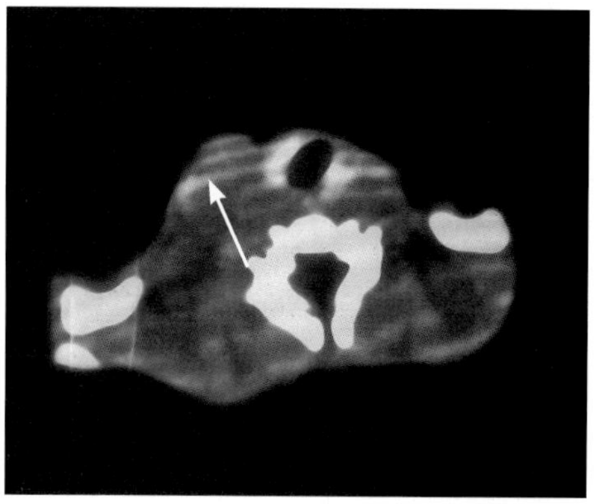

（一）

男、出生 3d。CT 显示右侧颈前区气管旁，有一混杂密度的软组织肿块影。边缘境界模糊不清。CT 值 48~54Hu

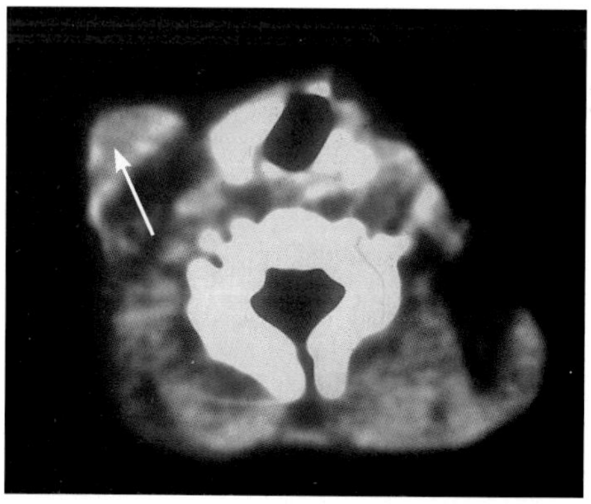

（二）

图 5-12　胸锁乳突肌血肿 CT 观

同一病例。CT 下一层面仍可见局部混杂密度影

第四节　阵发性良性斜颈

小儿阵发性良性斜颈 (paroxysmal torticollis in child)，是指由于原因不明，或急性上呼吸道感染时，感染后出现斜颈。临床特征为头摆不正，偏向一侧，呈间歇性发作。发作

期间持续数分钟至数周。右直立体位明显。低头玩耍时体位有变化则无异常。发作间歇，头颈部的 CT、MRI 及各种影像学的检查均未见异常。

【影像学检查】 包括 X 线平片、CT、MRI 等影像资料显示无异常。

【诊断与鉴别诊断】诊断要点，患病的婴幼儿有发作性斜颈，斜颈发作时持续的时间较短，发作的间隙，患儿无斜颈，且起居如常。

鉴别诊断：

（1）胃复安中毒：患儿因恶心、呕吐，有服用药物史。用药 20min~2h 后，可出现阵发性斜颈和颈部强直。神经系统检查无异常。经治疗后，随药物在体内排泄，3~8h 后斜颈症状消失。

（2）扭转痉挛或秽语 - 抽动症痉挛：多见学龄期儿童，在发作性斜颈，四肢抽动时，意识清楚，多语，多伴有癔症色彩，偶尔在斜颈发作时伴喉头部痰鸣。手指抽搐，如助产士手。当精神紧张，发作频繁时，有睡眠障碍。一旦进入睡眠状态，或使用镇静剂后肌张力减低。头颅、颈部的 X 线平片、CT、MRI 检查均正常。肌电图正常。

第五节　Chiari 畸形颈部表现

Chiari 畸形，又称小脑扁桃体下移畸形。是颅枕颈结合部少见的一种后脑发育畸形。1896 年由 Chiari 首先报告的一种畸形。临床症状因畸形的部位所在而异。

【病因】本病为后脑先天性的发育异常。病变基础为小脑扁桃体下疝到颈椎管内，致使延髓、桥脑和第 4 脑室均向下延伸。常伴有脊髓空洞、脑积水和颅颈部及脊柱、脊髓畸形。

【病理改变】Chiari 根据病理解剖畸形部位，将畸形分为 4 型。

Ⅰ型：小脑扁桃体下移畸形，伴延髓部分下疝，无脑积水；

Ⅱ型：小脑扁桃体伴第 4 脑室部分或全部疝入，同时伴有脊髓病变、脊髓空洞症；

Ⅲ型：小脑、第 4 脑室均疝入颈椎椎管内，并伴有脑积水、脑膜膨出症；

Ⅳ型：小脑发育不全，第 4 脑室扩张，后颅凹脑沟回、脑池增宽加深。

【临床表现】Ⅲ型、Ⅳ型由于严重的畸形多于婴幼儿期夭折。Ⅰ型主要在青春发育期或成人后出现症状。表现为颈项部疼痛，僵硬不适，尿急、尿频和进行性下肢痉挛。Ⅱ型自幼仅 10% 的患儿有症状，小儿爱哭闹、呼吸暂停、喘鸣、头围进行性增大。下疝的脑组织压迫枕骨大孔区，出现后组颅神经症状和小脑症状，另外伴有脊髓空洞症时亦出现相应症状。病人可表现为头痛，肢体无力、麻木，颈部活动障碍，肌张力高，双手握力检查较差。后组颅神经麻痹，感觉障碍以及共济失调。

查体：头围较同龄正常儿增大，超过 2 个平均标准差（2SD）。囟门增宽、前囟膨出、落日眼、眼球震颤、后头变短。颈项强直，脑膜刺激征（ + 或 ± ），下肢僵硬、痉挛，要高度怀疑本病。

【影像学检查】

（1）X 线平片：颅颈交界区断层最有意义，表现为颅底陷入、寰枢关节脱位、寰椎枕骨化和颈椎融合顶颅颈交界区畸形。如果没有断层设备可用平片代替。

（2）CT 扫描：Ⅰ型：椎管或脑池造影（CTM），颈髓后方可见下疝的扁桃体呈舌形低密度影，延迟扫描可见脊髓呈腊肠空洞形成。Ⅱ型：CTM 同样显示小脑扁桃体下疝。另外额、顶和枕骨内板有多个小凹陷，内耳道变短，一半以上患者有大脑镰发育不良。四叠体、丘脑沟消失，中脑延伸到小脑半球之间。脑室系统畸形包括第 3 脑室、侧脑室扩大，第 4 脑室变小或消失，枕大池消失。Ⅲ型：颅底凹陷、枕大孔扩大、颈椎畸形，第 4 脑室受压，脑（脊）膜膨出，延髓、桥脑、小脑半球进入椎管内。

（3）MRI 检查：Ⅰ型小脑扁桃体位于枕大孔连线 5mm 以下，下端扁平舌状，枕骨大孔前后径 40mm 左右，第 4 脑室轻度下移，延髓、上颈髓下移，延髓腹侧受压，枕大池狭小，脊髓变得冗长，枕大孔前后径为 43mm，小脑扁桃体及下蚓部进入椎管内。约 1/3 并脊髓空洞。Ⅲ型枕大孔扩大，脑（脊）膨出，延髓、脑桥、小脑蚓部和小脑半球进入椎管，第 4 脑室受压，脑室扩大。

【诊断与鉴别诊断】诊断要点，头痛，肢体无力、麻木，颈部活动障碍，颈项僵硬，肌张力逐渐增高，双手握力较差呈爪样手。后组脑神经麻痹，感觉障碍以及共济失调。和影像学检查诊断并不困难。

鉴别诊断：Ⅰ型应与颅颈交界区正常所见鉴别。正常小脑扁桃体位于枕骨大孔下 3mm。若为 3~5mm 之间为临界值，但小脑扁桃体下端浑圆。Ⅱ型需与颅内肿瘤和颈椎管内肿瘤鉴别，后者 MRI 增强显示肿瘤明显强化。

（1）CT 扫描：幕上可见双侧侧脑室、第 3 脑室扩张明显。多螺旋 CT 扫描后，图像重建处理成冠状位、矢状位后观察，可见小脑扁桃体下移畸形的大小、范围，以及与周围组织关系。遗憾的是脊髓空洞显示不及 MRI 清晰。

（2）MRI 检查：矢状位可以清楚显示小脑扁桃体下移畸形的大小、范围以及与周围组织关系。尤其对脊髓空洞、脊髓脊膜膨出、脊髓纵裂等一系列畸形显示清晰、可靠。以此对疾病分型（图 5–13 ~ 图 5–15）。

【诊断与鉴别诊断】诊断要点，小儿自幼即有易哭闹、喘鸣发作，后头外形短、头围增大、落日眼、眼球震颤、颈项僵硬，轻者仅有头痛、头昏，初为发作性，逐渐前症加重。MRI 可显示各种畸形。无需鉴别诊断。

【病例】女，6 岁。发作性头痛头昏 6 个月，站立、行走时加重，平卧前症缓解。MRI 矢状位 T1 加权像显示小脑扁桃体陷入枕骨大孔 3mm，进入椎管内。

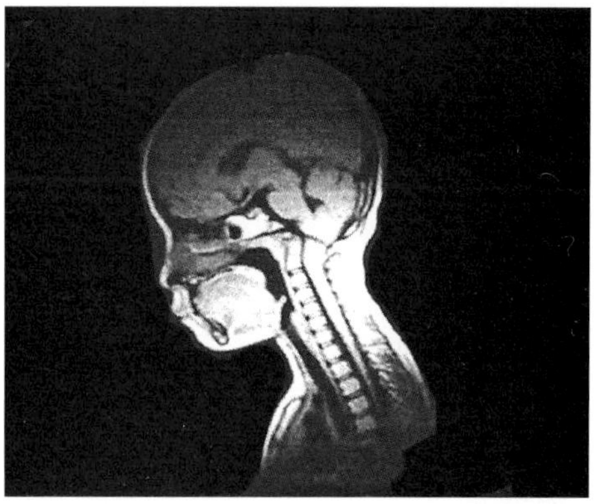

（一）

女，6 岁。MRI 显示 矢状位 T1 加权像小脑扁桃体陷入枕骨大孔 3mm，伸入椎管内

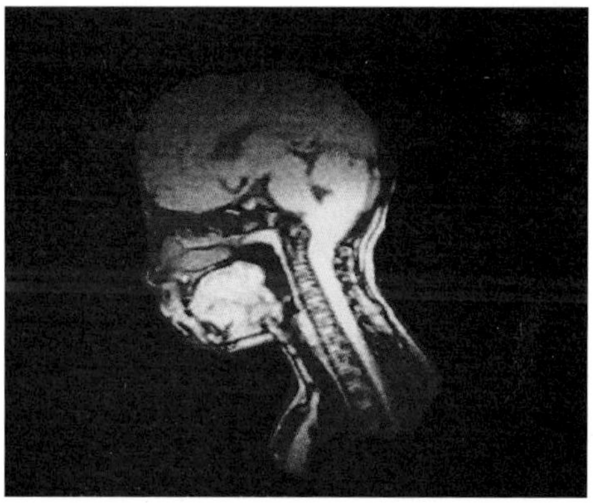

（二）

图 5–13　Chiari Ⅰ 型 MRI 观

同一病例。MRI T2 加权像显示小脑扁桃体仍为下陷入椎管

【病例】男，28 岁。进行性肢体僵硬、痉挛、行走困难 20 年余。

查体：四肢肌张力增高，双手呈爪状。双拇 – 食指对指不灵活。脑膜刺激征（ + ），病理体征（ + ）。MRI 矢状位 T1 加权像显示小脑扁桃体有下移畸形，陷入枕骨大孔下，进入椎管内，髓内可见腊肠样改变。

诊断：Chiari Ⅱ型畸形伴脊髓空洞症。

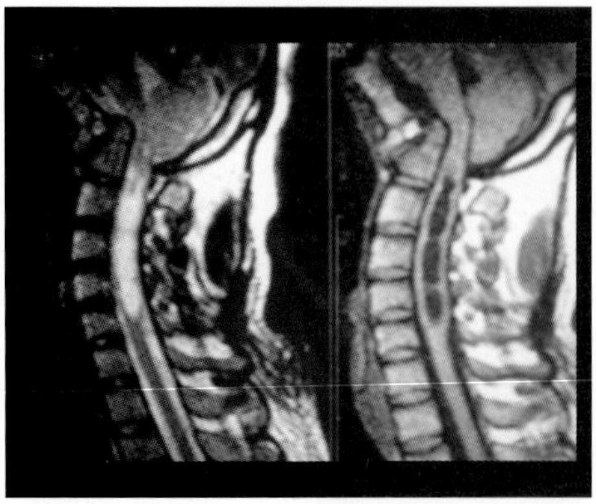

（一）

男，28 岁。MRI 矢状位 T1/T2 加权像显示小脑扁桃体仍有下移畸形，陷入枕骨大孔下，进入椎管内，髓内可见腊肠样改变

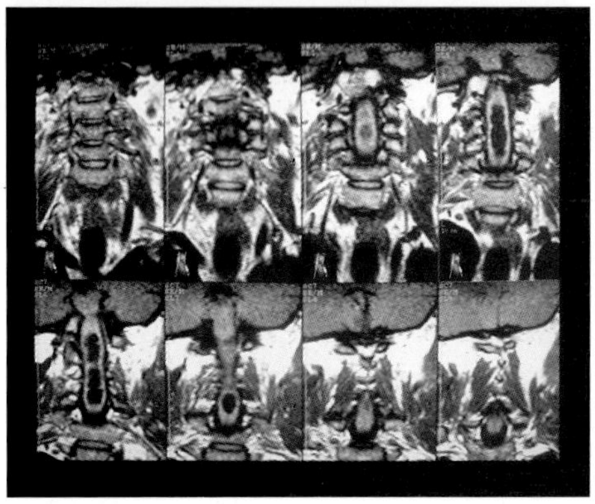

（二）

图 5-14　Chiari Ⅱ型畸形并脊髓空洞症 MRI 矢状位观

同一病例。MRI 冠状位 T1 加权像显示小脑扁桃体仍有下移畸形，陷入枕骨大孔下，进入椎管内。椎管内脊髓呈腊肠样改变

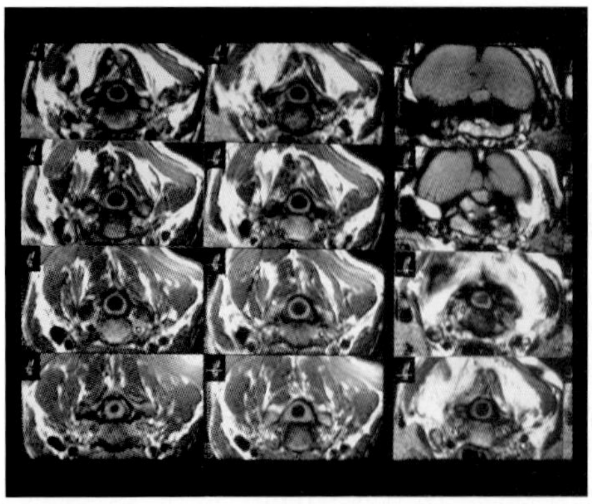

（一）

同一病例。MRI 冠状位 T1 加权像显示小脑扁桃体仍有下移畸形，陷入枕骨大孔下，进入椎管内。椎管内脊髓呈腊肠样改变

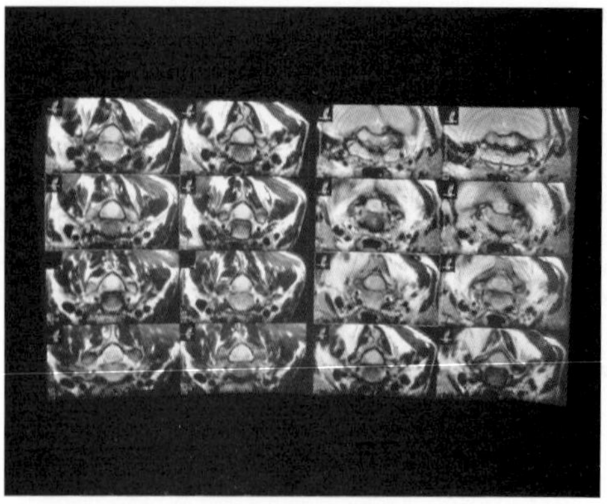

（二）

图 5-15　Chiari Ⅱ型畸形并脊髓空洞症 MRI 轴位观

同一病例。MRI 轴位 T2 加权像显示小脑扁桃体仍有下移畸形，陷入枕骨大孔下，进入椎管内。椎管内脊髓呈腊肠样改变

第六节　小儿颈椎钙化性椎间盘病

小儿颈椎钙化性椎间盘病（intervertebral disc calcification of neck in children），是指小儿各种影像检查显示颈椎间盘、软骨板呈钙化，本病的发病率从近年文献报道有增多趋势。男女发病无明显差异。临床特征：斜颈。颈部疼痛，活动受限。

【影像学特点】

（1）X 线平片：颈部正、侧位或断层摄片显示 C2~3~4 椎间隙有不规则形高密度钙化灶（图 5-16）。

（2）CT 扫描：矢状位定位图像显示颈部生理弯曲呈反曲（图 5-17）。轴位显示椎间盘层面或邻近上下软骨板有多形性的钙化灶，如类圆形、短棒形、薄片状，CT 值≥80Hu。骨窗显示椎间盘内钙化灶更清晰（图 5-18 ~ 图 5-20）。图像的三维重建处理：显示颈椎间盘钙化所在部位，由于 CT 组织对比密度分辨率高，信息量大，成为检出颈椎间盘钙化疾病的重要方法。

（3）MRI：在多方位成像中，矢状位显示病变部位椎间盘内 T1 加权像呈低信号或混杂信号。T2 加权像也呈低信号改变，由于钙化显示不及 CT 清晰（见图 5-19），在作出 MRI 诊断时，必须结合 X 线平片及颈部 CT 扫描。

【诊断与鉴别诊断】诊断要点，患儿有斜颈、颈部疼痛、不适。结合颈部 X 线平片、多螺旋 CT 扫描均可显示钙化即可诊断。

鉴别诊断：

（1）颈部外伤：有损伤病史，而颈部 X 线平片及 CT 无钙化灶。

（2）颈椎结核：起病缓慢，斜颈病程长，颈项部疼痛，椎旁肌肉痉挛。颈部 X 线平片、CT 显示椎前或椎旁、椎管内有软组织肿胀，内见有小死骨片。椎间隙变窄。骨质疏松。椎体松质骨区的骨质有溶骨样、虫蚀状骨破坏区。结合 PPD 强阳性、超敏 CPR 反应、血沉检查增快等，对本病不难诊断。

【病例】男，8 岁。转颈疼痛 1 周。X 线断层片显示 C3~4 椎间盘呈高密度钙化。

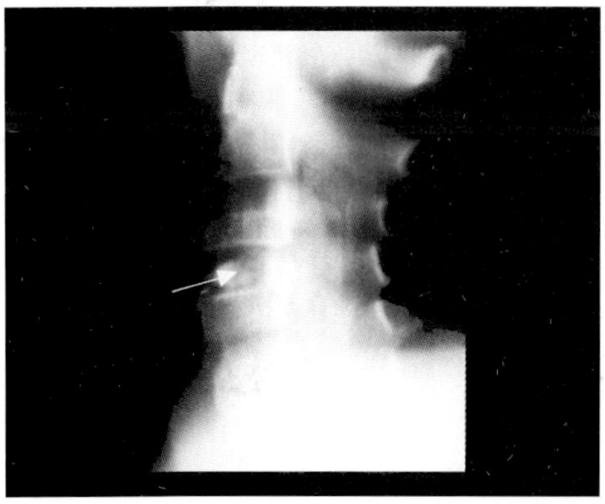

图 5-16 颈椎 3~4 钙化性椎间盘病 CT 观

男，8 岁。转颈疼痛 1 周。X 线断层片显示 C3~4 椎间盘呈高密度钙化

【病例】女，6 岁。斜颈伴活动受限 3d。2 周前曾有腹痛腹泻史。CT 侧位定位像显示 C2~3 椎间盘有点状钙化灶，且见该患儿颈椎弯曲呈反曲状。

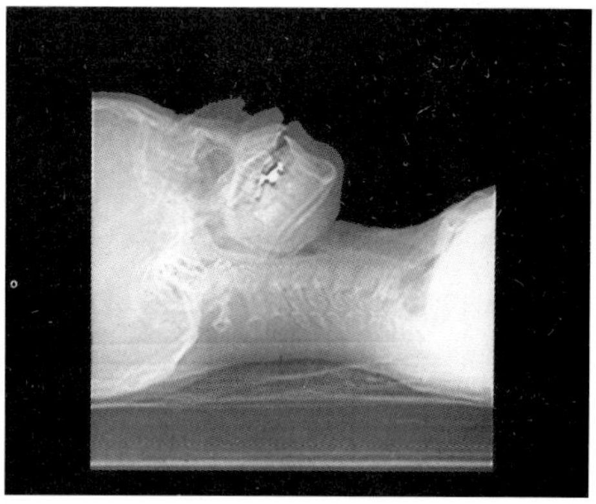

（一）

女，6 岁。CT 侧位定位像显示 C2~3 椎间盘有点状钙化，颈椎曲度呈反曲状

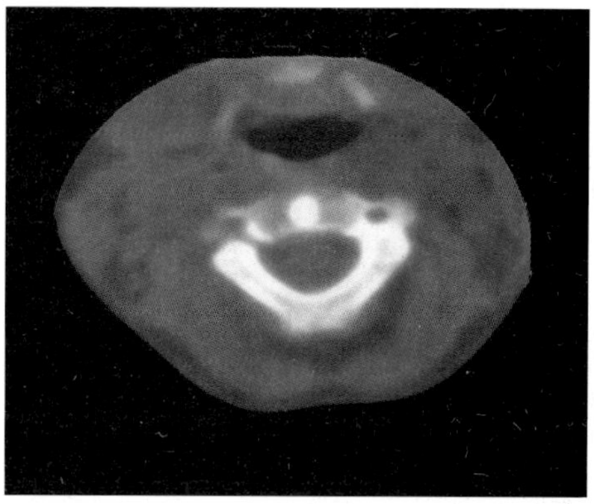

（二）

图 5-17 颈椎 2~3 钙化性椎间盘病 CT 观

同一病例。CT 骨窗显示 C2~3 椎间盘呈类圆形钙化灶

【病例】女，9 岁。颈部僵硬 6d。3 周前患上呼吸道感染。CT 矢状位显示 C5~6 椎间隙有条状高密度影。

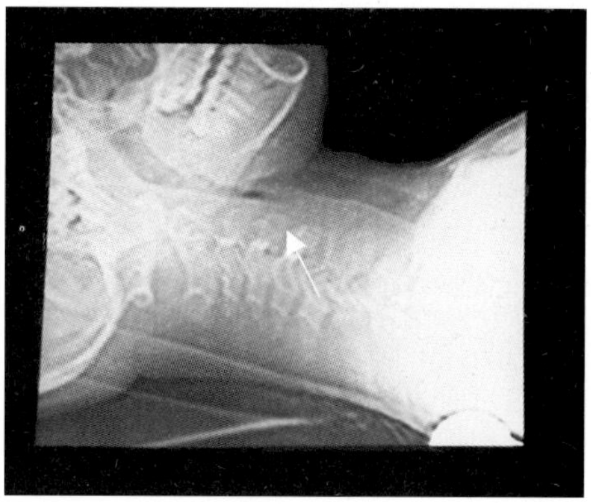

（一）

女，9 岁。CT 矢状位显示 C5~6 椎间隙有条状高密度影

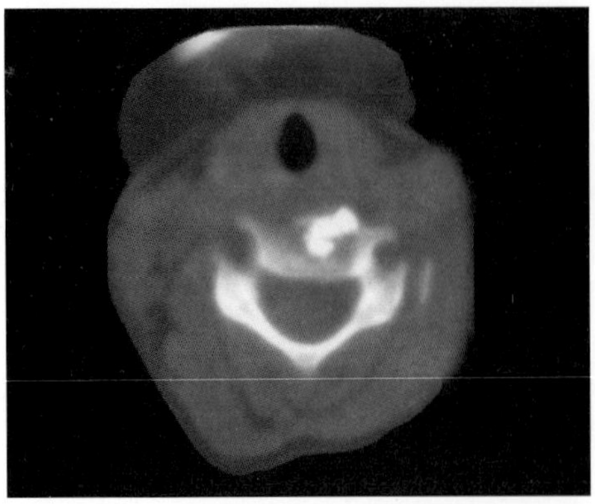

（二）

图 5-18　颈椎 5~6 钙化性椎间盘病 CT 观

同一病例。CT 横断层面可见椎间盘内不规则形钙化影

【病例】男，7 岁。斜颈 3 周，治疗不缓解。MRI 矢状位 T1 加权像可见 C3~4 椎间盘呈低信号。

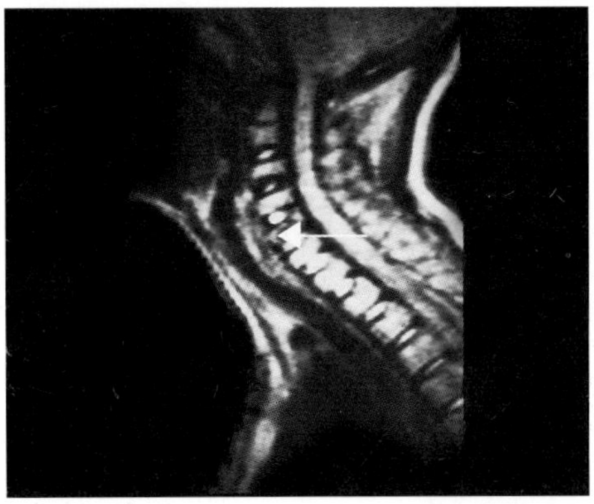

（一）

男，7 岁。MRI 矢状位 T1 加权像可见 C3~4 椎间盘呈低信号

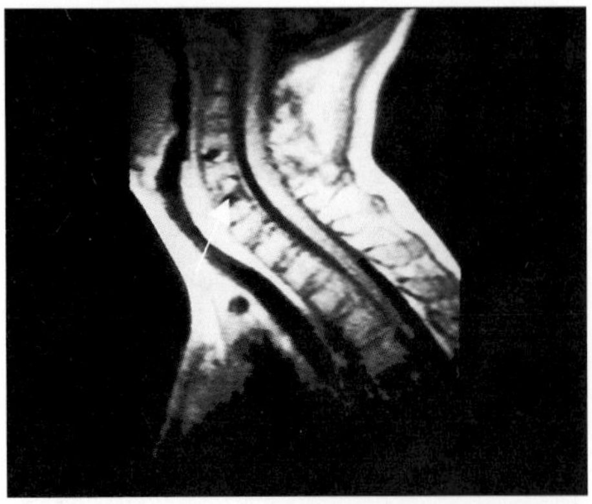

（二）

图 5-19　颈椎 3~4 钙化性椎间盘病 MRI 观

同一病例。同一层面 C3~4 椎间盘 T2 加权像仍呈低信号

【病例】女，7 岁。后颈疼痛不适 3 周。不发热、无腹泻、无外伤史。CT 三维重建像显示 C3~4 椎间盘有点状钙化灶，且见该患儿颈椎曲度呈反曲状。

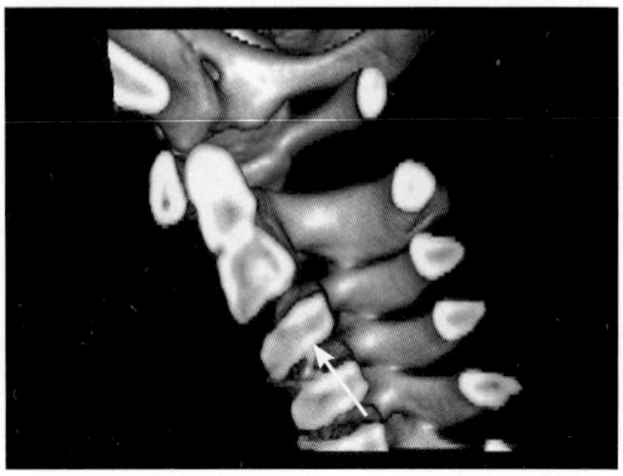

图 5-20　颈椎 2 ~3 钙化性椎间盘病 CT 三维观

女，7 岁。CT 三维重建像显示 C3~4 椎间盘有点状钙化灶，且颈椎曲度呈反曲状

第七节　小儿颈椎结核

小儿颈椎结核（tuberculosis of cervical spine in children）是指发生于小儿颈部椎体结核菌感染，其发病率仅占小儿脊柱结核的 3%~5%，寰枢椎骨关节结核的发病不到 1%。

【病理改变】小儿颈椎结核多由血行感染，发病部位位于椎体前缘骨质，或通过椎间盘血管波及椎间盘及上下骺软骨板，椎体的松质骨内形成结核肉芽肿，以增生为主的炎症，骨破坏区内有骨硬化。

【临床表现】患儿起病隐匿，有低热、多汗、盗汗、斜颈、颈部疼痛，转颈加重，颈项强直等。

（1）X 线平片：正、侧位显示咽后壁软组织肿胀，颈椎椎间隙变窄，病变区骨质疏松。

（2）CT 扫描：矢状位平扫软组织窗显示椎体前缘，气管前方软组织肿胀。椎体前缘肌肉间隙内广泛的软组织肿胀（图 5-21~图 5-24），可波及椎管内硬膜囊外，内有斑点状小死骨片，骨窗显示单个或多个椎体骨质密度减低，椎体中间的松质骨区或前 1/3 有溶骨样，虫蚀状或骨碎片破坏区，或破坏波及横突椎弓等椎体附件，破坏区内同时可见有骨硬化缘。

（3）MRI：轴位显示骨破坏 T1 加权像呈低信号，T2 加权像呈高信号，对椎管内硬膜外改变优于 CT，X 线平片显示骨质破坏不及 CT。

【诊断与鉴别诊断】诊断要点，患儿有低热、盗汗、颈部疼痛、斜颈。颈部 X 线平片、CT 显示咽后壁软组织肿胀，病变部位椎间隙变窄，骨质疏松，骨破坏，结合 PPD 试验、血沉增快进行诊断。

鉴别诊断：

（1）颈部外伤：患儿有损伤病史，椎体有骨折、软组织肿胀。

（2）颈椎钙化性椎间盘病：斜颈、颈部疼痛病程短。结合 X 线平片、CT 诊断（详见本章第六节）。

【病例】女，11 岁。斜颈伴转颈困难 2 周。CT 显示颈椎生理弯曲轻度变直。C3~6 椎体前缘软组织肿胀明显，并见椎体边缘及右侧横突有多个溶骨样骨破坏区，内有小死骨碎片，周边有骨硬化缘。

实验室检查：血沉 >40mm/h。PPD 试验强阳性，中央有水泡形成。

诊断：颈椎结核。

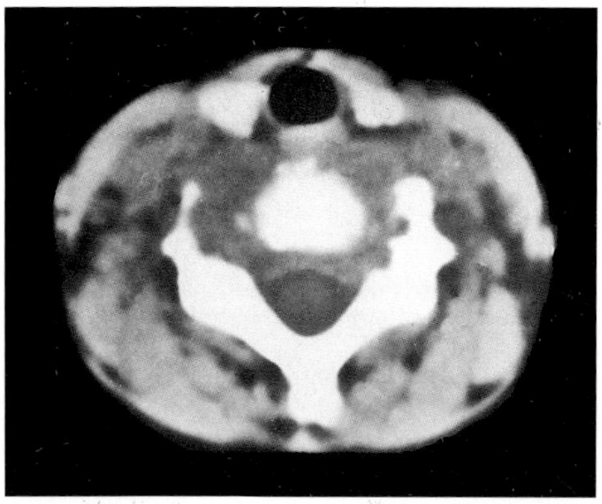

（一）

女，11 岁。CT 显示 C3~4 椎体前缘软组织肿胀明显

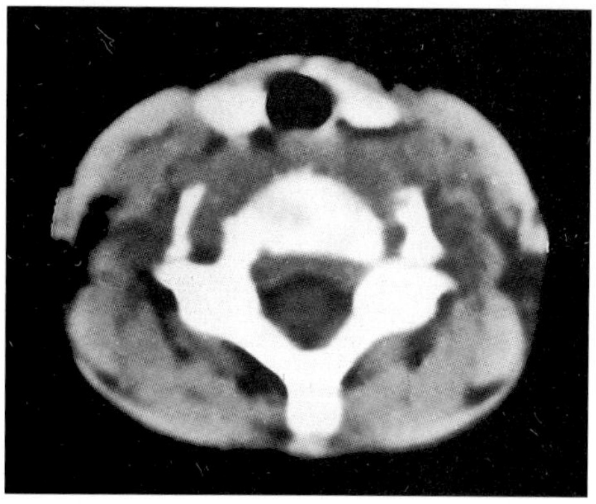

（二）

图 5-21　颈椎结核伴椎前软组织肿胀 CT 观

同一病例。CT 显示 C4~5 椎体，右侧横突有多个溶骨样骨破坏区，内有小死骨碎片，周边有骨硬化缘

【病例】男，8 岁。咽痛，颈部不适 1 个月。CT 软组织窗显示椎体前、椎管内有软组织肿胀，双侧横突前缘骨破坏。

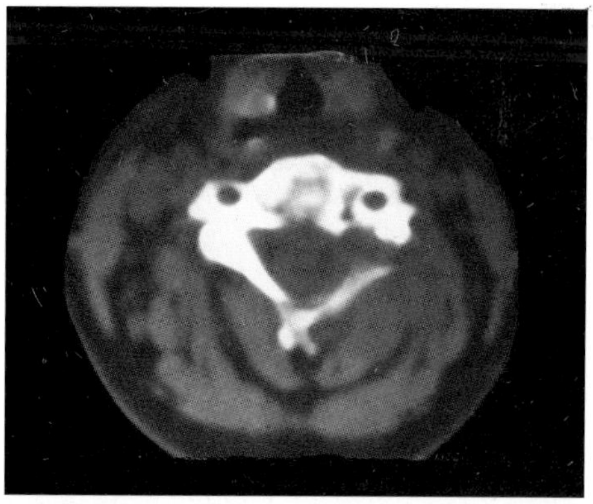

图 5-22　颈椎结核波及双侧横突前缘椎管内脓肿 CT 观

男，8 岁。CT 软组织窗显示椎体前、椎管内有软组织肿胀，双侧横突前缘骨破坏

【病例】男，14 岁。颈部疼痛 2 月余，CT 显示 C4 椎体中后缘骨质破坏，左椎弓呈溶骨样破坏，伴软组织肿胀。

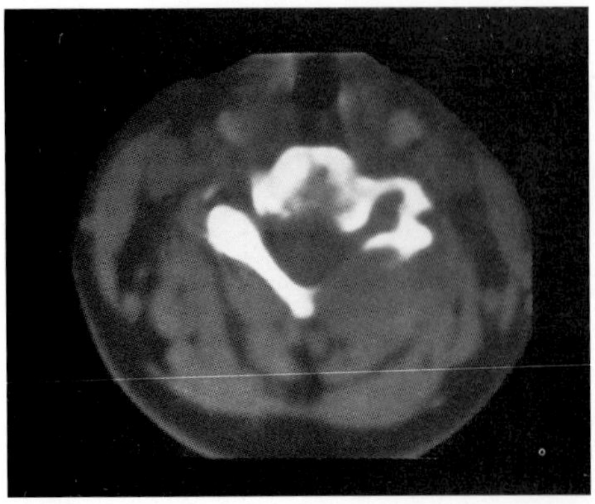

（一）

男，14 岁。CT 显示 C4 椎体中后缘骨质破坏，左椎弓呈溶骨样破坏，伴软组织肿胀

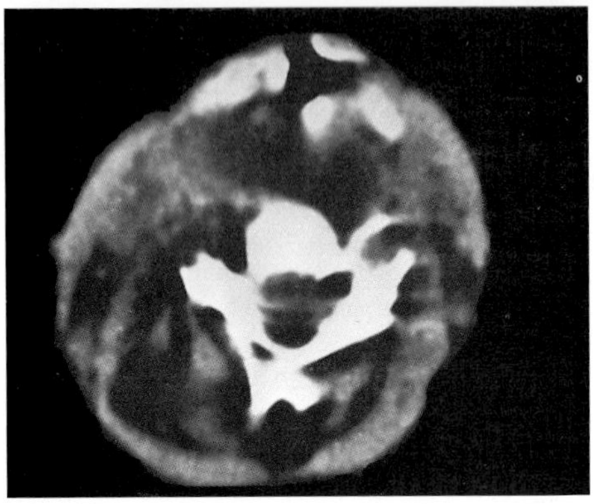

（二）

图 5-23　颈椎结核，C4 椎体骨质破坏 CT 观

同一病例。CT 显示 C4 左侧椎弓根部骨破坏，椎弓旁软组织中脓肿，椎体内有斑片状死骨片

【病例】男，7 岁。低热，吞咽不适，颈部疼痛 3 个月。CT 扫描定位像显示 C4~5 椎体前缘软组织肿胀。

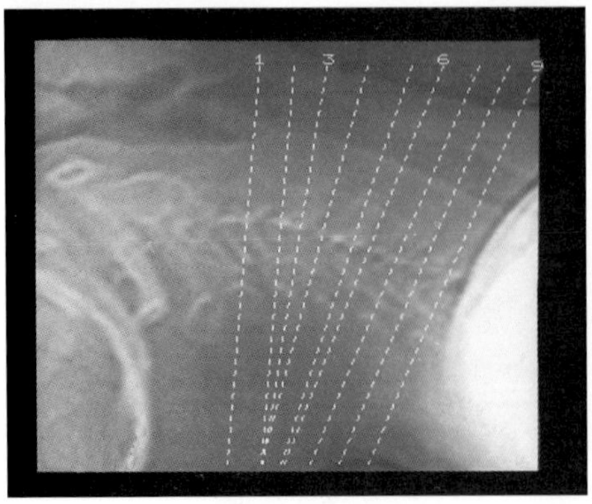

（一）

男，7 岁。CT 显示 C4~5 椎体前缘软组织肿胀

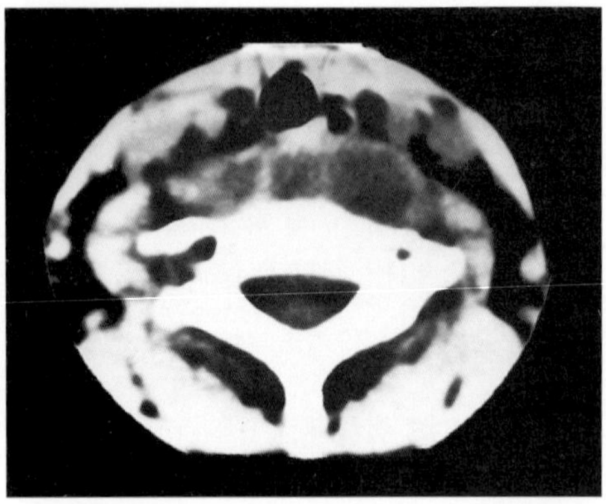

（二）

图 5-24　颈椎 4~5 结核 CT 观

同一病例。CT 示 C4~5 椎体前缘软组织肿胀影一直延伸到 C7 椎体

第八节　颈椎朗格汉斯细胞组织细胞增生症

颈椎朗格汉斯细胞组织细胞增生症（Langerhans' cell histiocytosis, LCH），是指发生于颈椎及附件的朗格汉斯细胞组织细胞增生症（Langerhans' cell histiocytosis），又称骨嗜酸性肉芽肿。本病原因不明。发病几乎可累及全身多个组织脏器。在我国儿童的发病率最新确切统计估计 1/200 万 ~1/20 万，发病年龄以 1~3 岁的婴幼儿多见，男发病多于女，男女之比约为 1.5~2∶1。

本组疾病首先由 Hand 于 1893 年描述。此后，Schuller 及 ChriStian 又报道相似病例。Otaaut 及 Ehrlich 报道年长儿及成人骨损害病例。临床习惯将发病年龄、症状、受累脏器而异分为勒 - 雪综合征、韩 - 薛 - 柯综合征、骨嗜酸细胞肉芽肿。这 3 组病例症状有关 X 线平片、病理检查有共性表现。1953 年国际学术会上明确为组织细胞增生症 X 症，1985 年又更名为朗格汉斯细胞组织细胞增生症。

【病理改变】组织细胞为单核 - 巨噬细胞系统中树突状细胞。在皮肤及组织内的 T 淋巴细胞中为正常成分。它不含溶菌酶，吞噬功能弱。在朗格汉斯细胞组织细胞增生症病例的皮疹刺破涂片检查中发现成堆的组织细胞。核圆形、卵圆形或肾形，胞浆为嗜酸性。电镜下可检出 Birbeck 颗粒或 X 小体。又单克隆抗体 DKT6/LENB 反应的表面抗原标志，可与抗 S-100 结合，检 CD1（T6 淋巴因子）。最后病理检查分 3 级：Ⅰ级组织细胞内电镜剪除 Birbeck 颗粒或病变细胞表面 CDIa 抗原阳性。Ⅱ级病变组织在光镜下具有组织细胞特点，ATP 酶染色阳性。S-100 蛋白阳性。Ⅲ级常规病理发现组织细胞浸润。

【临床表现】

（1）勒－雪综合征，仅见婴儿，有皮疹，内脏损害。

（2）韩－薛－柯综合征，又称慢性黄色瘤病，多见 3~4 岁小儿，颅骨缺损，皮疹。

（3）朗格汉斯细胞组织细胞增生症多见于 4~7 岁小儿，任何骨骼均可受累。80% 有骨骼破坏，受损部位依次为颅骨、股骨、骨盆、椎体、眼眶、下颚骨齿槽等。5 岁以上起病多见骨损害。50% 有皮疹，分布于发际、颈、躯干部，呈棕黄色或暗红色斑丘疹，继而成为血性结痂、脱屑。33% 有局限性或全身淋巴结肿大，22% 有肝脾肿大，10%~15% 肺部浸润。婴儿期多有发热，耳部溢脓等。

【实验室检查】发热期间出皮疹，刺破皮疹涂片检查，镜下可见成堆的泡沫样网状组织细胞。

【影像学特点】

（1）X 线胸部平片：显示两肺弥漫性斑片状，或小结节状、网状阴影。分布于中下肺野。有的可见厚壁空洞与薄壁肺大泡。晚期呈多囊性，蜂窝样肺，气胸罕见。

（2）骨 X 线平片：颅骨呈溶骨样、钱币样、点状的低密度缺损。椎体及长骨表现为膨胀性低密度，破坏区皮质变薄，呈蛋壳状，有时伴病理性骨折（图 5-25）。

（3）CT 扫描：平扫骨窗可见骨缺损，如椎体、附件皮质连续性中断，髓腔内膨胀性、扩张性、溶骨性低密度缺损。软组织窗显示局部软组织肿胀。

（4）MRI：可多方位成像，T1 和 T2 加权像，GR 等序列，显示脊柱多椎体形态异常，骨质信号改变。尤其对椎体、小关节附件周围异常信号的检出很有价值。

【病例】男，6 岁。外伤致斜颈、颈疼，活动受限 20d 住院手术。确诊“朗格汉斯细胞组织细胞增生症”5 年。全身多处组织器官受损害。此次“颈胸椎朗格汉斯细胞组织细胞增生症”行第 5 次手术。1 岁时因发热、皮疹，于右胫前区的皮疹活检，病理证实朗格汉斯细胞组织细胞增生症。本次 CT、MRI 显示颈胸多椎骨质破坏。头颅正位片见多发性溶骨性破坏。

诊断：朗格汉斯细胞组织细胞增生症。

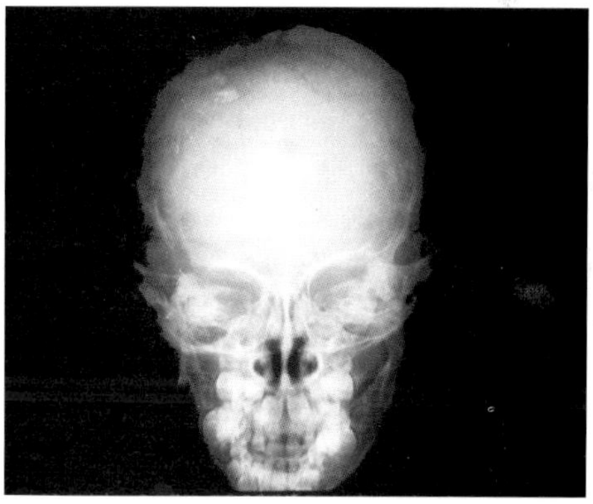

（一）

男，6 岁。X 线平片显示头颅正位片见多发性钱币样溶骨性破坏

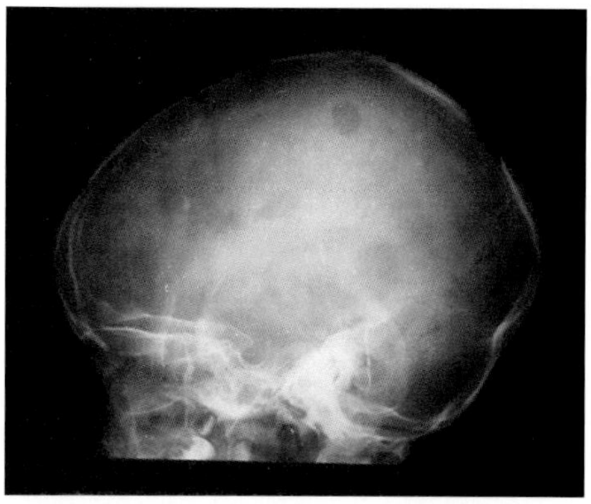

（二）

图 5-25　颈椎朗格汉斯细胞组织细胞增生症 X 线平片观

同一病例。头颅侧位片显示颅骨骨质多发性溶骨性破坏、缺损

【诊断与鉴别诊断】小儿首发有骨破坏，或曾有发热、皮疹、肝脾肿大。结合X线平片、CT扫描、皮疹穿刺涂片病理检查方可诊断。

鉴别诊断：

（1）脊柱结核：有长期低热、多汗、驼背、斜颈，局部压痛，患儿有结核接触史，骨片及CT显示病变部骨质疏松，椎间隙变窄，骨破坏，结合PPD试验，血沉检查不难排除。

（2）骨肉瘤：发热，患肢疼痛，活动障碍，X线骨片及CT显示骨膜反应，多发溶骨样破坏，软组织肿胀。

（3）慢性骨髓炎：患侧局部有长期流脓及有小死骨碎片流出。X线平片、CT显示骨破坏区髓腔密度增高。

第六章

咳 嗽

第一节 小儿胸部正常解剖

一、肺的分叶和分段

CT 能清晰显示近侧支气管和肺门的大血管，熟悉支气管和肺门正常解剖有助于在诊断中鉴别支气管异常和肺门疾病定位。

正常右肺分 3 叶 10 段，左肺分 2 叶 8 段。各段之间有叶间胸膜相隔。

二、胸膜解剖学基础以及 CT 表现

胸膜分为脏层胸膜和壁层胸膜，由单层间皮细胞组成，衬附于肺表面与胸壁内。两层胸膜在肺门处反折形成一个潜在的密闭的胸膜腔，内有分泌少量液体润滑胸膜。

正常生理状况下，胸膜腔内呈负压，内有少量液体减少呼吸时胸膜壁层与脏层间的摩擦。

（1）脏层胸膜：它是由支气管动脉和肺循环动脉双重血供。脏层胸膜上无淋巴孔结构，仅由脏层淋巴管与间皮细胞之间连结组织分隔。淋巴回流至附近组织淋巴结。

（2）壁层胸膜：血供由体循环毛细血管提供。淋巴回流由多分支状淋巴管及间皮下扩张的淋巴间隙提供。在淋巴间隙与胸膜腔之间由小孔相通，小孔周围的间皮细胞与

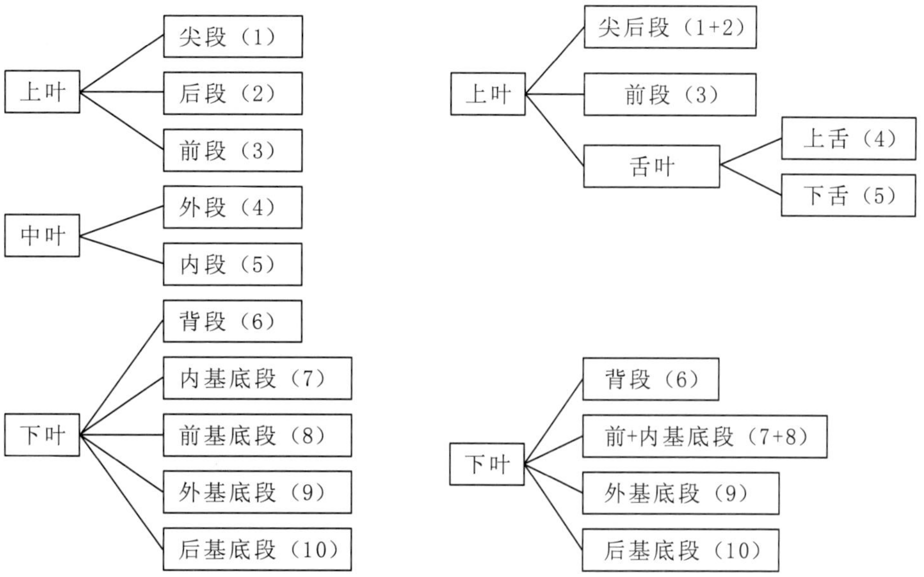

图 6-1 肺的分叶

胸膜腔内皮细胞相连。淋巴回流至附近组织淋巴结。壁层胸膜由肋间神经和膈神经支配。

(3)正常情况下壁层与脏层胸膜紧贴，在CT纵隔窗观察光滑与肺组织重叠。当有炎症及创伤渗出增加时，CT显示双侧胸壁侧后缘呈弧形低密度影，当金葡菌脓胸时，有纤维素性胸膜粘连，CT显示沿胸壁有包囊性积液，周边呈厚壁粗糙的略高密度影。

三、呼吸系统常用检查

1. 胸部X线检查

肺组织含气量多，组织对比度好，可显示正常肺组织与病变部位。高千伏摄片可使纵隔和肺组织内肿块显示清晰，胸壁软组织、胸廓骨组织变淡。组织的空间能提供丰富的信息。但组织重叠，对比密度较CT差。

2. 胸部CT检查

组织对比密度分辨率较X线胸片高10~20倍，现在多螺旋CT扫描后图像较前更好，更优良。横断成像无组织解剖结构的重叠，对胸片显示不清的胸膜、心膈角、纵隔病变能清晰显示。

3. 高分辨率CT技术(HRCT)

利用每两个断层之间近1~2mm的层距，层厚1~2mm薄层扫描技术，或多螺旋CT容积扫描后，拆薄层0.625mm，或重建后处理图像，局部病灶显示更清晰，用以观察肺内病灶的细微改变。

4. 多螺旋CT扫描技术

经高挡螺旋CT扫描后，根据临床、诊断的需要，在医师工作站进行MPR图像的局部冠状、矢状、轴位、斜位等等位置处理。仿内窥镜后处理，可观察到气管、支气管内黏膜改变，有无增生、隆起，以及管腔结节影。气管与管腔内结节影的细微关系分辨很清楚，例如食管闭锁积气、食管-气管间瘘管相通缺损。对肺内肿块性质、部位以及与纵隔大血管、淋巴结、气管关系也可分辨很清楚。

在肺部疾病诊断中，既要观察肺窗，又要看纵隔窗，必要时调骨窗，或者对局部微小病变采用高分辨CT扫描技术，综合判断分析，才能做出准确诊断。

四、胸部CT调窗技术应用

(1)肺窗的窗位-750Hu，窗宽+800Hu，主要观察肺部血管形态及分布。肺部病变，先天畸形的形态。

(2)纵隔窗的窗位±36Hu，窗宽360Hu。用于观察组织脏器、血管、气管的形态，及纵隔内肿瘤、淋巴结肿大，对气管挤压征象，胸膜、胸壁、胸椎、肋骨形态，肺内病灶的形态改变。

(3)骨窗：仅在胸部外伤或肿瘤中应用。窗位140~200Hu，窗宽1000Hu，观察骨组织形态，肿瘤骨转移而表现为溶骨样、虫嗜样、膨胀性、成骨样改变。

第二节　肺部先天畸形、先天变异

一、肺部的正常变异——奇叶

奇叶(azygos lobe)，也称奇静脉叶，是指小儿右肺上叶尖部的一种解剖变异。

【病因】胚胎早期，正常的奇静脉弓由纵隔胸膜内侧下降到右主支气管上方，后随肺发育由下而上，移行到肺尖内侧，最后固定在右侧纵隔肺根上方，汇入上腔静脉内。在此发育阶段，奇静脉弓移位受阻，出现奇静脉弓连同胸膜的脏壁层嵌入，或“切割”右上肺尖形成奇叶，或奇静脉叶。

【影像学特点】

(1)胸片：右上纵隔旁呈倒置逗点致密影，综合文献报告检出率，0.5%~1%。

(2)CT扫描：可见胸廓入口处右肺上叶内侧有弧形致密影切割上叶形成奇叶。出现率0.5%~5%。在CT增强扫描后，轴位、冠状、矢状重建图像静脉期显示清楚。

【病例】女，14岁。反应咳嗽、咳痰2年，气喘，发热1d。入院后胸部检查CT显示右肺上叶内侧有弧形致密影切割右肺上叶。

诊断：右肺奇叶。

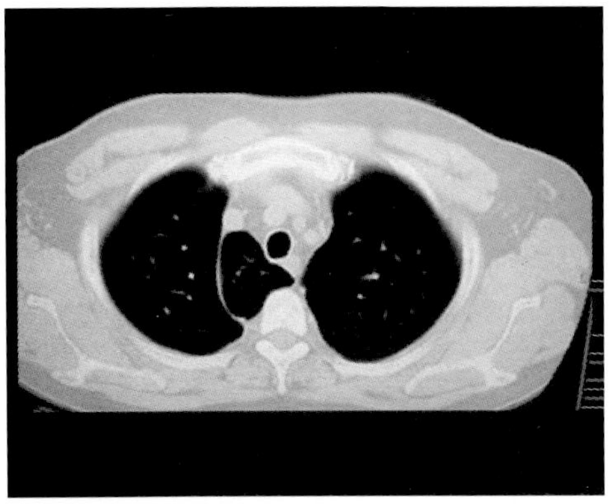

（一）

右肺上叶内侧有弧形致密影切割上叶形成奇叶

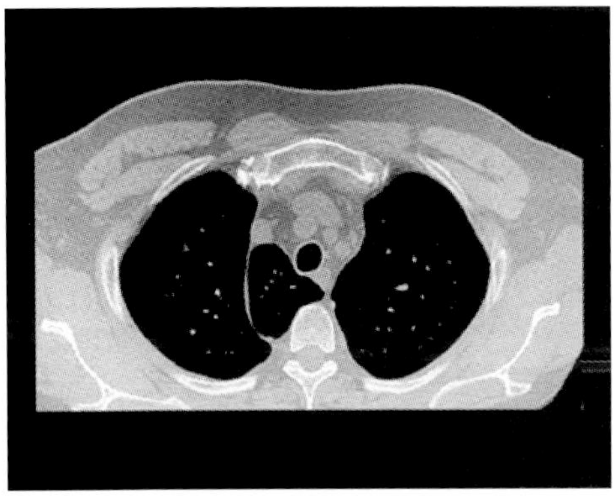

（二）

图6-2　奇叶CT观

CT下一层面显示右肺上叶内侧有弧形致密影切割上叶形成奇叶

【病例】男，12岁。行胸部CT检查。显示右肺上叶奇副叶纵隔窗可见奇静脉由此汇入上腔静脉。

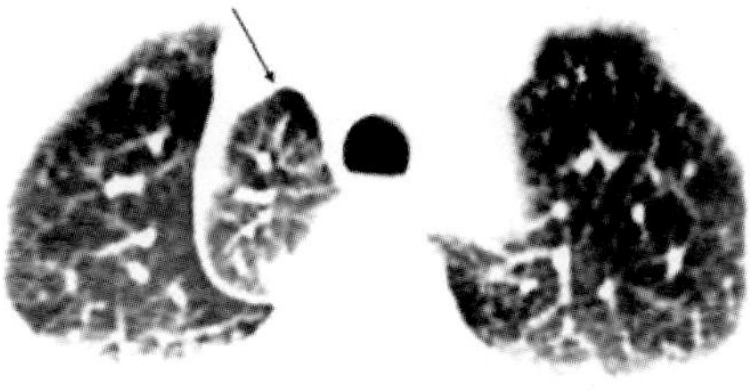

（一）

男，12岁。CT肺窗显示奇叶、奇副裂（箭头所示）

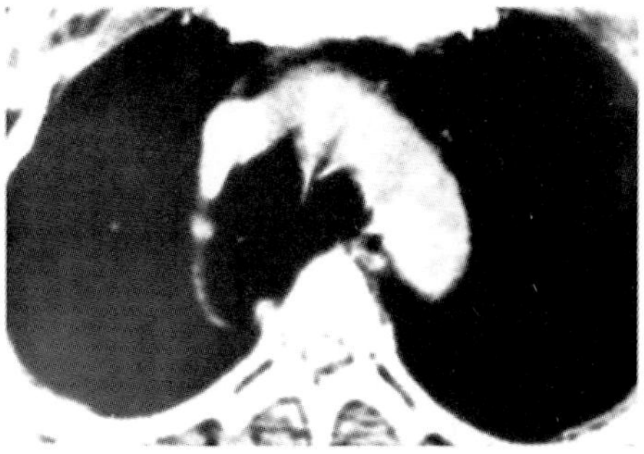

（二）

图6-3　右肺奇叶、奇副裂CT观

同一病例。CT纵隔窗显示奇静脉汇入上腔静脉

二、新生儿气胸

新生儿气胸（Pneumothorax in neonates），是指新生儿先天性肺大泡，于娩出过程胸部挤压造成肺大泡破裂致气胸。临床特征：娩出后有呼吸困难、呻吟、口吐泡沫、青紫。影像学特征：可见肺内大片透光影，其内无肺纹理显示。

【病例】男，2胎2产。35^{+1}周胎膜早破，在我院自然顺产娩出。体重2300g。娩出后无脐绕颈，羊水清亮，胎盘无异常，Apgar's评分10~10~10分。因胎膜早破1d，按"早产儿"收住新生儿科。生后肤色红润，颜面可见斑片状淤青。偶有呻吟，口吐少许泡沫。未开奶，未排大小便。乙肝疫苗接种，卡介苗未接种。父亲对鸡蛋过敏，父母无特殊遗传病史。

查体：体温36.1℃，脉搏160次/min，呼吸42次/min，血压66/46mmHg，体重2200g，身长46cm，头围30cm，胸围32cm。发育营养可。刺激反应可。前囟门2cm×2cm，平软。全身皮肤微红。口唇红润，口周发青紫。三凹征阴性。两肺呼吸音粗，未闻及干湿啰音。心率160次/min，律齐，各瓣膜听诊区未闻及病理性杂音。腹平软，肝脾未触及。新生儿神经反射：吸吮、吞咽、握持、拥抱反射不全。

胎龄评分：足底3.0分+皮肤2.0分+乳核1.0分+指甲2.0分+27=35周。

辅助检查:（2016年3月14日长安医院）经皮测氧饱和度测定95%。

（2016年3月14日长安医院）末梢血糖测定3.8mmol/L。

初步诊断：早产儿，低出生体重儿。

第1次床旁DR显示双肺野内、肺门两旁可见透光影，内无肺纹理显示。

诊断：新生儿气胸。

胸部CT扫描：可见双侧肺上中叶内、肺门两旁大片透光影区，内无肺纹理显示，并见受压之边缘，两侧肺组织受压范围左侧约30%，右侧50%。

诊断：新生儿气胸。

转归：经胸壁穿刺闭式引流，气胸改善。

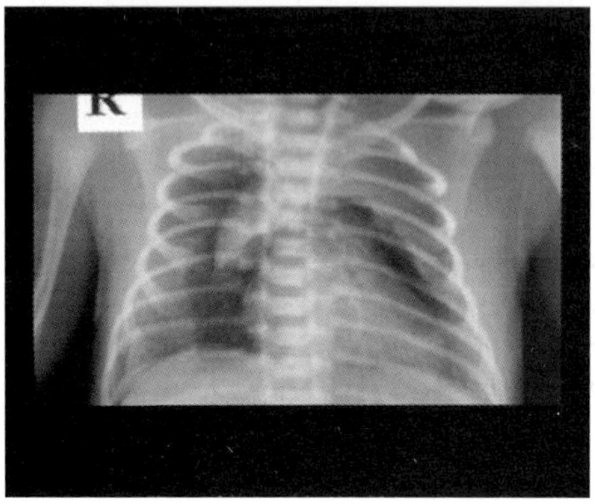

图6-4 新生儿气胸DR观

男，2胎2产。35^{+1}周。床旁DR显示双肺野内、肺门可见透光影，无肺纹理区

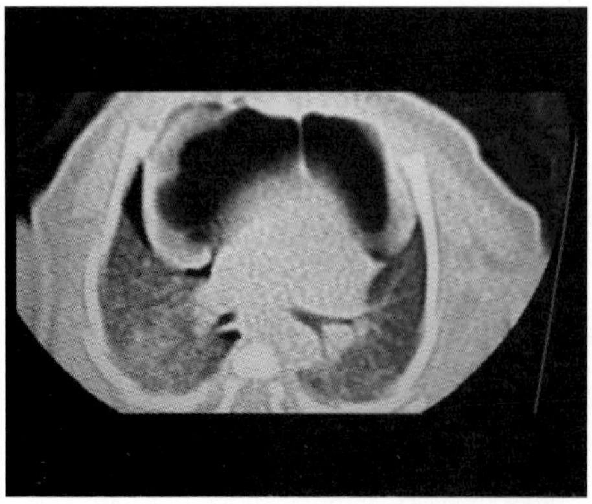

（一）

同一病例。胸部CT可见双侧肺上中叶内、肺门两旁大片透光影区，内无肺纹理显示，并见受压之边缘，两侧肺组织受压范围左侧约30%，右侧50%。胸腺组织亦有受压

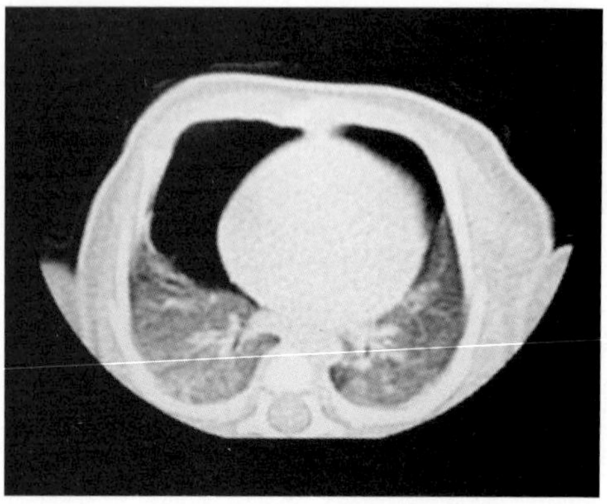

（二）

同一病例。胸部CT可见双侧肺上中叶内、肺门两旁大片透光影区，内无肺纹理显示，并见受压之边缘，两侧肺组织受压范围左侧约30%，右侧50%

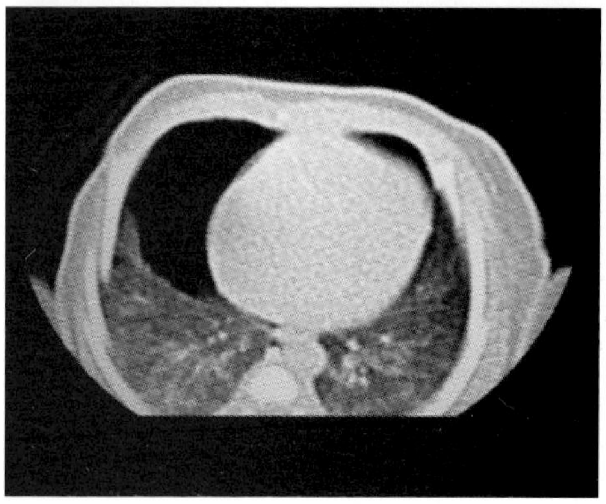

（三）

同一病例。胸部CT可见双侧肺上中叶内、肺门两旁大片透光影区，内无肺纹理显示，并见受压之边缘，两侧肺组织受压范围左侧约30%，右侧50%

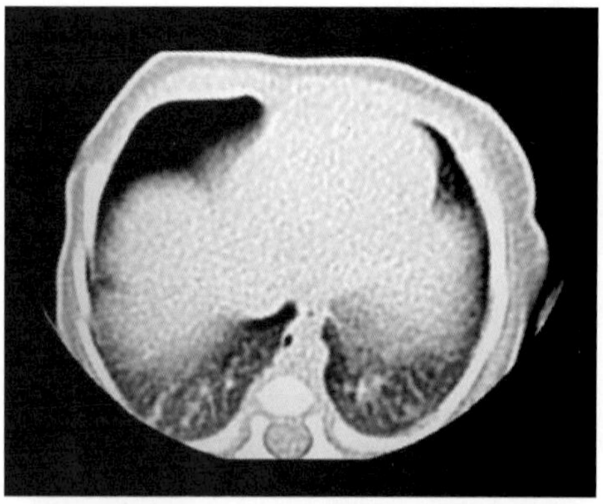

（四）

图6-5 新生儿气胸CT观

同一病例。胸部CT可见双侧肺上中叶内、肺门两旁大片透光影区，内无肺纹理显示，并见受压之边缘，两侧肺组织受压范围左侧约30%，右侧50%

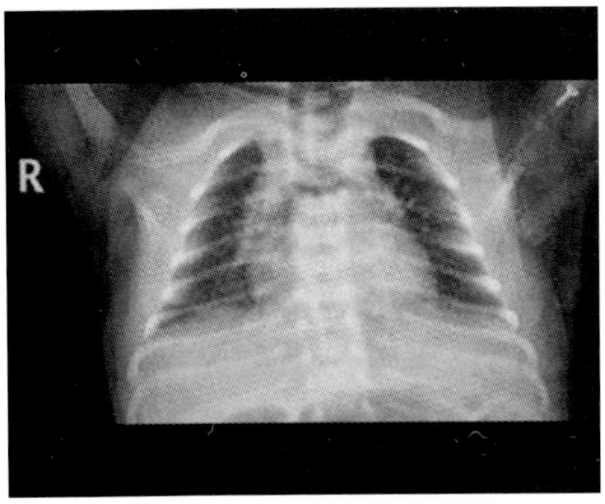

图 6-6　新生儿气胸 DR 复查观

同一病例。经治疗后肺野恢复正常

三、小婴儿间质性肺炎并肺大泡

【病例】男，1.9 个月。娩出后因气促、呼吸困难入住新生儿科抢救。CT 发现新生儿间质性肺炎并肺大泡治疗后第 1 次复查：两侧胸廓对称，所见骨质未见异常；两肺纹理增粗、增多、模糊，呈片絮状，磨砂玻璃样变，满肺散在可见大小不等薄壁含气囊性灶，两肺门未见增大、增浓；心影大小、形态如常，主动脉未见异常；纵隔居中，胸腺肥大，占据前上纵隔内。

诊断：小婴儿间质性肺炎并肺大泡较前无明显变化。

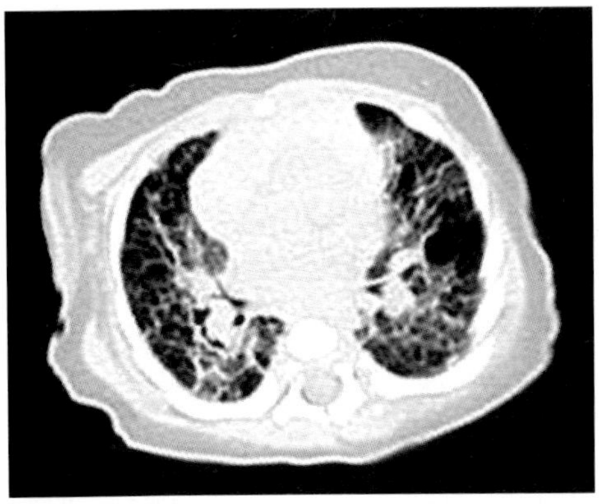

（一）

男，1.9 个月。CT 显示两肺纹理增粗、增多、模糊，呈片絮状，磨砂玻璃样变，满肺散在可见大小不等薄壁含气囊性灶

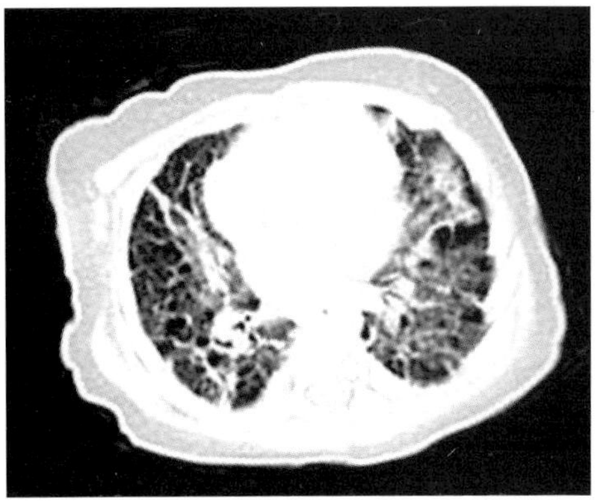

（二）

同一病例。CT 显示两肺纹理增粗、增多、模糊，呈片絮状，磨砂玻璃样变，满肺散在可见大小不等薄壁含气囊性灶

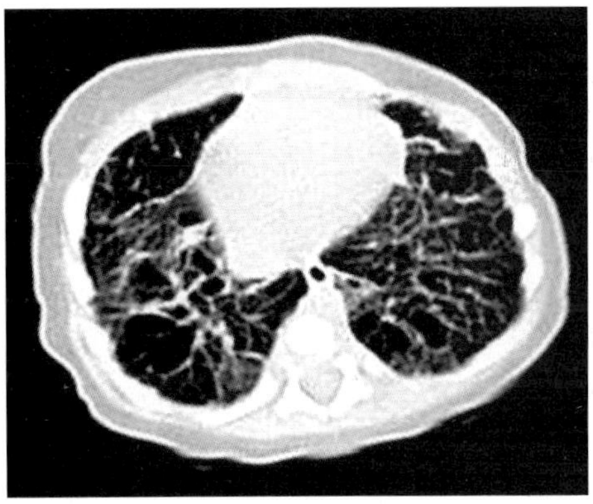

（三）

图 6-7　小婴儿间质性肺炎并肺大泡 CT 观

同一病例。CT 显示两肺纹理增粗、增多、模糊，呈片絮状，磨砂玻璃样变，满肺散在可见大小不等薄壁含气囊性灶

【病例】男，2.9 个月。诊断：新生儿间质性肺炎并肺大泡治疗后第 2 次复查。

新生儿间质性肺炎并肺大泡治疗后复查：与前片比较，两肺纹理增粗、增多、模糊，呈片絮状，磨砂玻璃样变，满肺散在可见大小不等薄壁含气囊性灶，纵隔居中，胸腺肥大，占据前上纵隔内。

诊断：小婴儿间质性肺炎并肺大泡较前无明显变化。

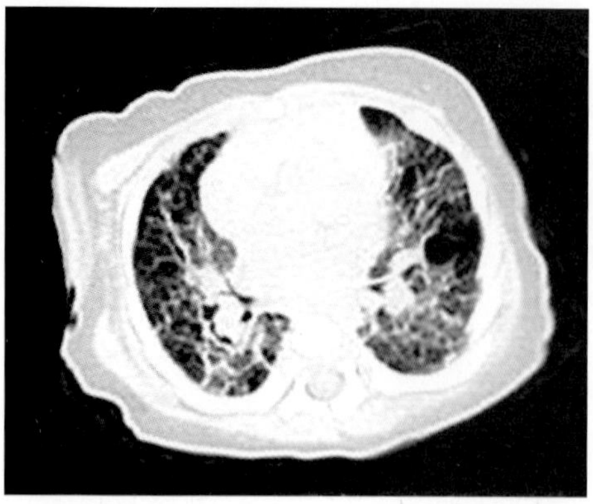

（一）

男，2.9个月。CT显示两肺纹理增粗、增多、模糊，呈片絮状，磨砂玻璃样变，满肺散在可见大小不等薄壁含气囊性灶

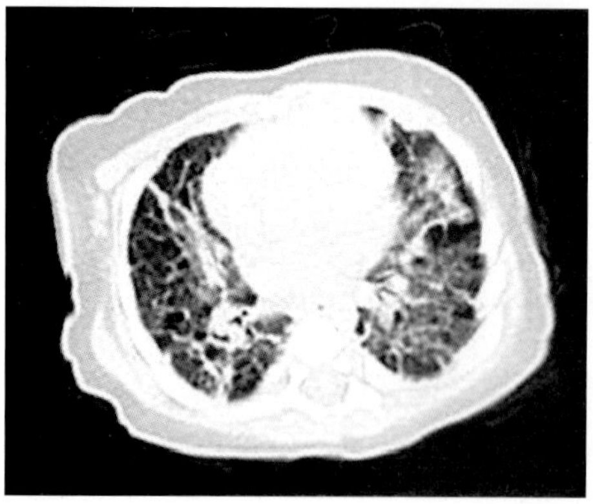

（二）

同一病例。CT显示两肺纹理增粗、增多、模糊，呈片絮状，磨砂玻璃样变，满肺散在可见大小不等薄壁含气囊性灶

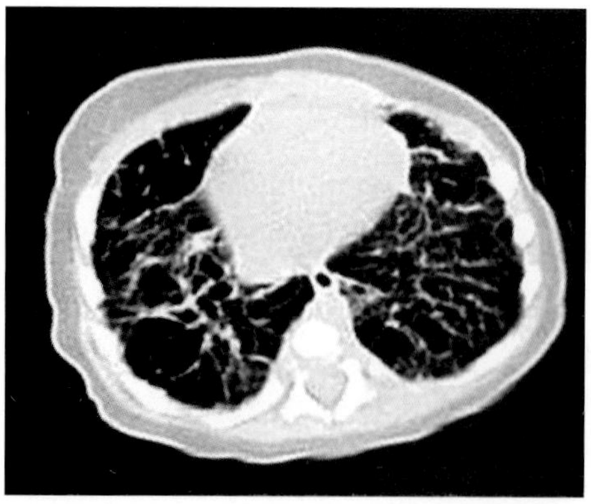

（三）

图6-8 小婴儿间质性肺炎并肺大泡CT观

同一病例。CT显示两肺纹理增粗、增多、模糊，呈片絮状，磨砂玻璃样变，满肺散在可见大小不等薄壁含气囊性灶

四、新生儿食管闭锁、食管气管瘘

新生儿食管闭锁（neonatal esophageal atresia），也称食管气管瘘，是指食管与气管两个中空的管腔内先天发育异常，形成异常通道。其发病率很低。常合并有心血管、泌尿系统畸形。足月新生儿食管长度约10cm，管腔内径0.5cm。临床表现：生后口腔泡沫多，开奶后甚至进食奶由鼻腔溢出、呛咳。

【病例】男，出生1h。系1胎1产，胎龄40周。因“头盆不称”剖宫产娩出。羊水量多，羊水Ⅱ°污染。生后无窒息，胎盘无异常。Apgar's评分10~10~10。生后未开奶，未排胎便。出生即有喘气粗，口吐泡沫，以“高危儿”收住院。

查体：体温36.6℃，脉搏156次/min，呼吸64次/min，体重3200g，身长52cm，头围36cm，胸围33cm。神志清，反应可。全身皮肤红润，无红斑及出血点。头颅无畸形。前囟1.0cm×1.0cm，平软。双外耳无异常。口周无发绀，口腔内吐大量泡沫。颈软。胸廓无畸形。心率156次/min。律齐，各瓣膜未闻及病理性杂音。双肺呼吸音清，未闻及干湿性啰音。腹平软，肝脾肋下未触及。脐带未脱落，脐窝干燥，无分泌物。神经系：肌张力正常，原始反射存在。

急诊处理：口腔内吐大量泡沫，经多次吸痰后泡沫不断。下胃管进入10cm，有阻力，重新进入22cm，抽出大量空气。

急诊行胸部CT扫描：食管闭锁近端盲袋样积气，食管－气管瘘口位于气管隆突稍上方。食管与气管相距9.8mm。两肺纹理增重、模糊，双肺下叶可见小片絮影。

诊断：考虑①食管闭锁、食管－气管瘘Ⅱ型。②新生儿肺炎。

转归：影像检查确诊后，即转入交大二附院小儿外科行手术矫正。术后现健在。

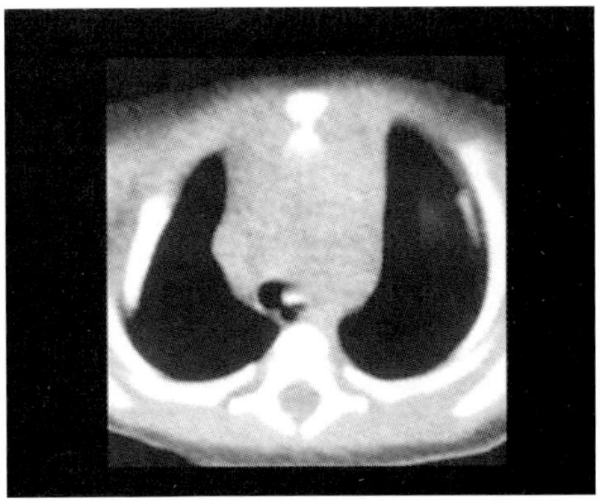

（一）

男，出生1h。CT显示食管闭锁近端盲端积气，食管－气管瘘口位于气管隆突稍上方

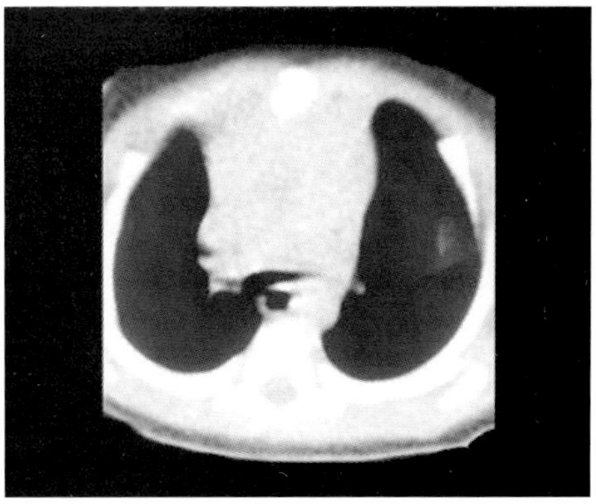

（二）

同一病例。胸部CT扫描下一层仍见食管闭锁近端盲端积气，食管－气管瘘口位于气管隆突稍上方

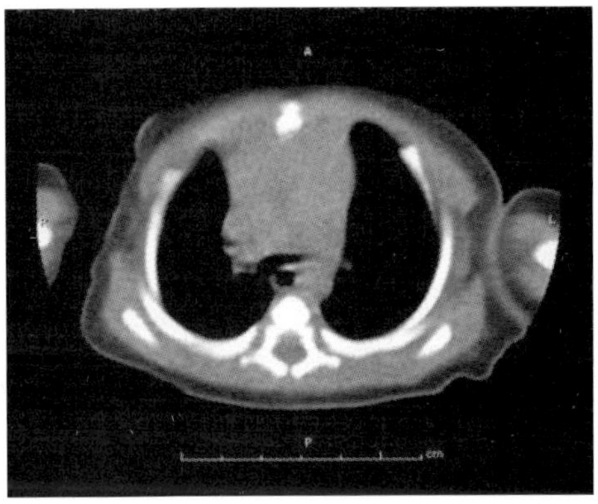

（二）

图6–9　食管闭锁、食管－气管瘘Ⅱ型CT观

同一病例。CT显示食管闭锁近端盲端积气，食管－气管瘘口位于气管隆突稍上方

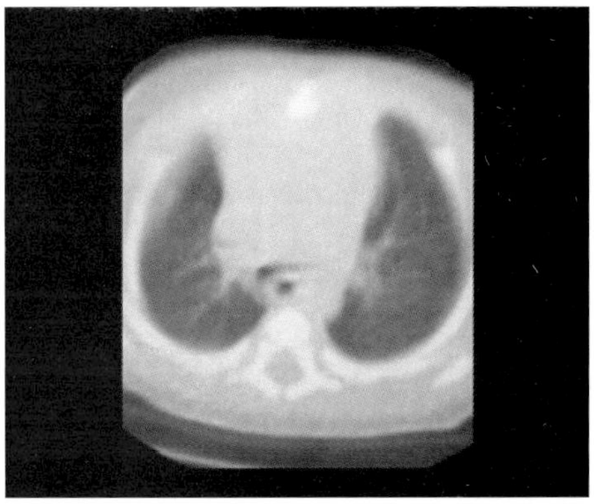

（三）

同一病例。胸部CT扫描肺窗：两肺纹理增重、模糊，双肺下叶可见小片絮影

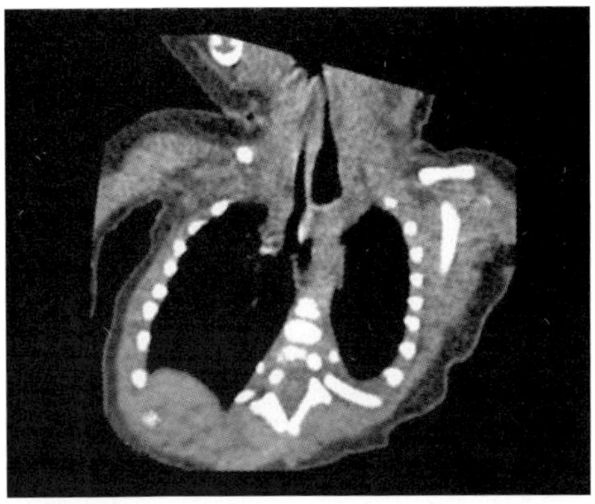

（一）

男，出生1h。胸部CT扫描：食管闭锁近端盲端积气，食管－气管瘘口位于气管隆突稍上方

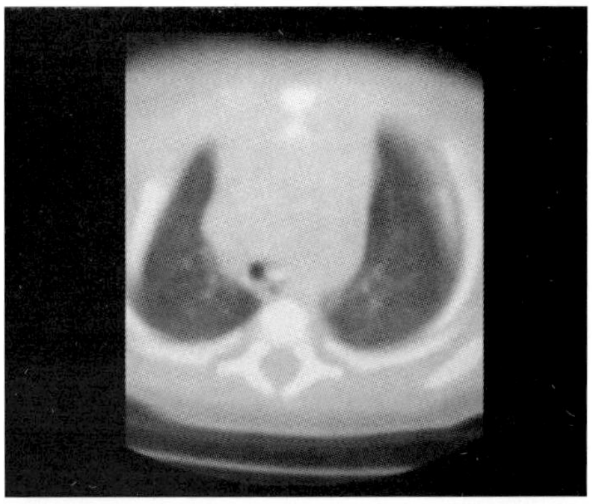

（四）

图6–10　新生儿食管－气管瘘Ⅱ型CT观

同一病例。胸部CT扫描肺窗下一层面仍见两肺纹理增重、模糊，双肺下叶可见小片絮影

【病例】 女，出生1d。频繁口吐泡沫半天。洗胃插管有阻力，进入10cm后有反折。娩出破水时，可见羊水量大，清亮。

临床诊断：食管闭锁、食管气管瘘。

胸部CT显示胸廓入口处至胸4椎体水平可见一囊袋状扩张，其下端截断、闭锁。气管向右移位。左支气管起始端与囊袋状扩张有细线样相通。肺窗显示两肺大片云雾样渗出，内有支气管充气征。

CT诊断：①食管闭锁、食管－气管瘘。②新生儿肺炎。

食管造影：插管有阻力，进入10cm可见管端反折。注入72%泛影葡胺1ml，于口腔潴留，瞬间随吞咽进入胸4椎体水平囊袋内。点片后，抽取注入造影剂，拔管。

最后诊断：①食管闭锁、食管－气管瘘。②新生儿肺炎。

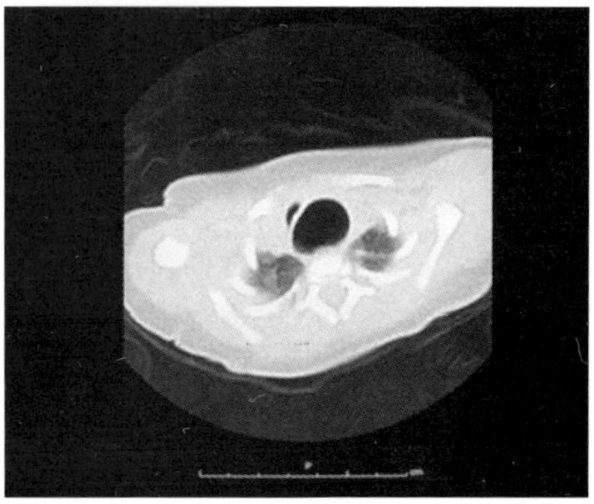

（一）

女，出生1d。胸部CT肺窗显示胸廓入口处至胸4椎体水平可见一囊袋状扩张，其下端截断、闭锁。气管向右前移位

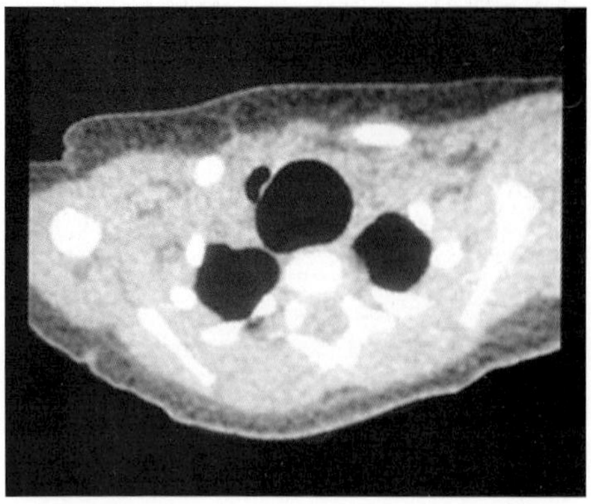

（二）

同一病例。胸部CT纵隔窗显示胸廓入口处至胸4椎体水平可见一囊袋状扩张，其下端截断、闭锁。气管向右前移位

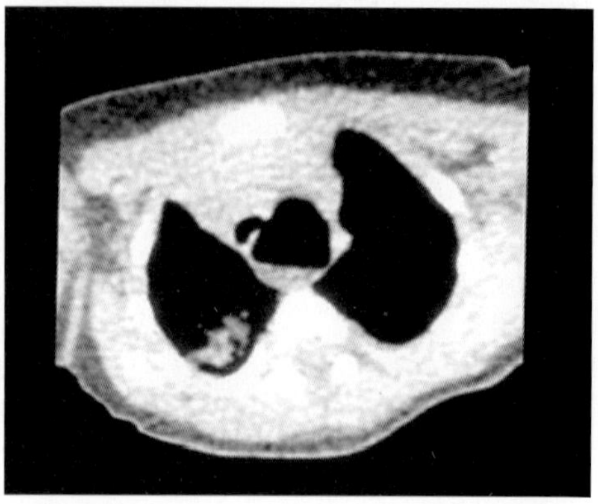

（三）

同一病例。胸部CT纵隔窗显示胸廓入口处至胸4椎体水平可见一囊袋状扩张，其下端截断、闭锁。气管向右前移位并见食管－气管相通瘘管

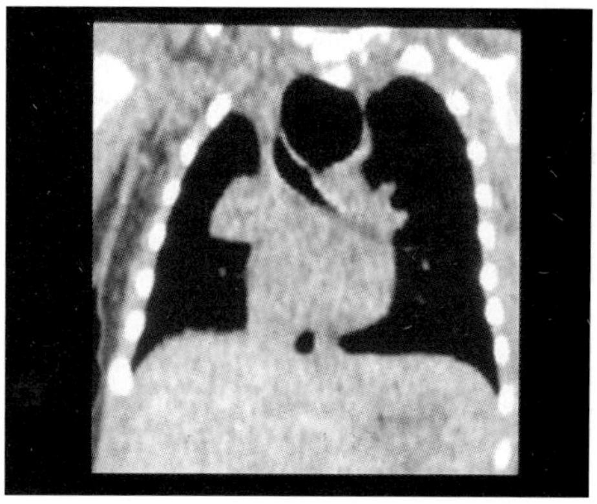

（四）

同一病例。胸部CT纵隔窗显示胸廓入口处至胸4椎体水平可见一囊袋状扩张，其下端截断、闭锁。左支气管起始端与囊袋状扩张有细线样相通

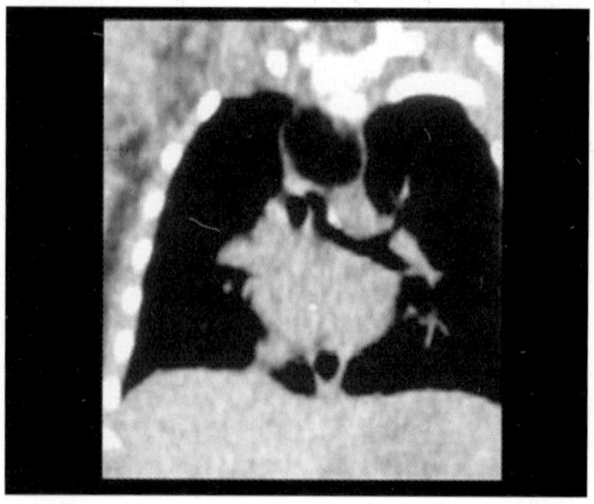

（五）

同一病例。胸部CT纵隔窗显示胸廓入口处至胸4椎体水平可见一囊袋状扩张，其下端截断、闭锁。左支气管起始端与囊袋状扩张有细线样相通

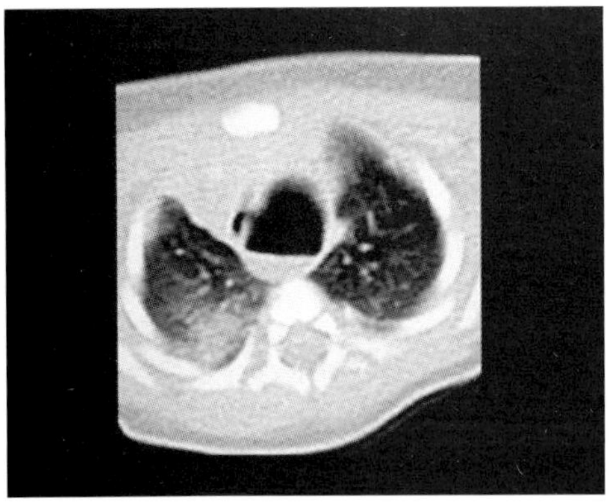

（六）

同一病例。胸部 CT 肺窗显示胸廓入口处至胸 4 椎体水平可见一囊袋状扩张，其下端截断、闭锁。气管向右前移位并见食管－气管相通瘘管。肺内可见渗出影

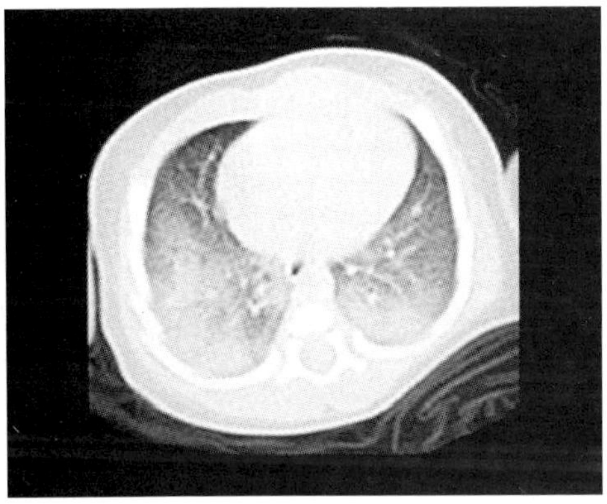

（七）

图 6–11　食管闭锁、食管－气管瘘 CT 观

同一病例。胸部 CT 肺窗显示肺内可见大片云雾样渗出影

五、新生儿呼吸窘迫综合征

新生儿呼吸窘迫综合征（respiratory distress syndrome of newborn, RDSN），也称新生儿肺透明膜病，是指早产儿、出生低体重儿、刮宫产儿，或有窒息史、孕母有糖尿病、妊娠高血压综合征等。于生后 6~12h 内出现进行性呼吸困难。

【病因】由于早产儿肺泡内缺乏Ⅱ型肺泡细胞产生的表面活性物质（PS）。表面活性物质（PS）在胎龄 20~24 周时出现，35 周后迅速增加。① 早产：小于 35 周的早产儿Ⅱ型细胞发育未成熟，生成不足。② 缺氧、酸中毒、低温：均能抑制早产儿生后 PS 的合成。③ 糖尿病孕妇的胎儿：其胎儿胰岛细胞增生，而胰岛素具有拮抗肾上腺皮质激素的作用，延迟胎肺成熟。④ 剖宫产：因其缺乏正常子宫收缩，刺激肾上腺皮质激素增加，促进肺成熟，PS 相对较少。⑤ 通气失常：可影响 PS 的合成。⑥ 肺部感染：Ⅱ型细胞遭破坏，PS 产量减少。

【临床表现】面色灰白或青紫，四肢松弛，进行性呼吸困难、呼气性呻吟及吸气性三凹征。心率先快后慢，心音由强转弱，胸骨左缘可听到收缩期杂音。呼吸频率 60~100 次 /min 或更快，呼吸节律不规则，间有暂停，两肺呼吸音减低，早期肺部啰音

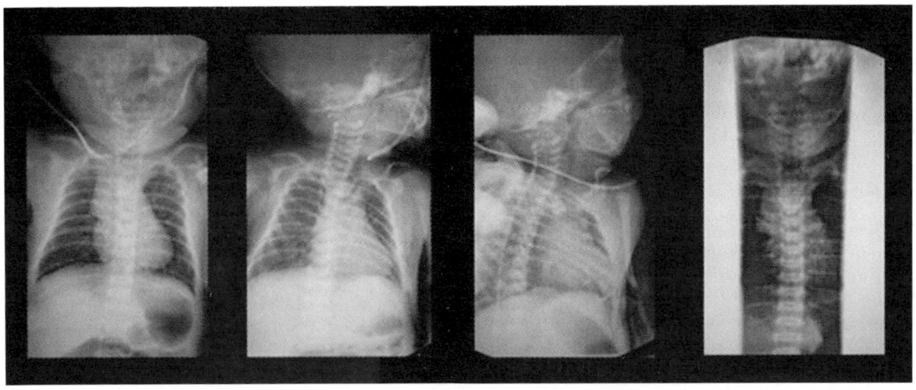

图 6–12　食管闭锁食管造影

插管有阻力，进入 10cm 可见管端反折。注入 72% 泛影葡胺 1ml，于口腔潴留，瞬间随吞咽进入胸 4 椎体水平囊袋内。正位、双斜位、窄窗正位摄片

常不明显，以后可听到细湿啰音，叩诊可出现浊音。肝脏可增大。

【实验室检查】

（1）羊水泡沫试验：抽取胃液振荡试验均呈阴性。

（2）羊水卵磷脂和鞘磷脂（L/S）< 2 : 1。

（3）血气分析：pH 值、PaO_2、HCO_3 降低而 PCO_2、BE 增高，呈代谢性酸中毒。

（4）血钾早期常增高，恢复期利尿后可降低。

【影像学检查】肺部 X 线检查：早期两肺野的肺泡内由于缺少表面活性物质，萎陷广泛渗出，两肺呈“白肺”，伴少量“支气管充气征”。

治疗后 1~2h 患儿临床症状改善，两肺野透光度增加，“白肺”范围缩小。

【病例】男，早产儿，生后 4h 出现呼吸困难，周身青紫。第 1 次床头摄片：可见双肺野弥漫性渗出性改变，呈“白肺”。

诊断：新生儿呼吸窘迫综合征。

经用呼吸机、气管插管，在导管套管内滴入表面活性物质（PS）制剂 100~200mg/（kg·次）混悬于 4ml 生理盐水中，位于 4 个不同体位（仰卧，右、左侧卧，再仰卧），用药后 1~2h 临床症状明显好转，再次床头片复查。

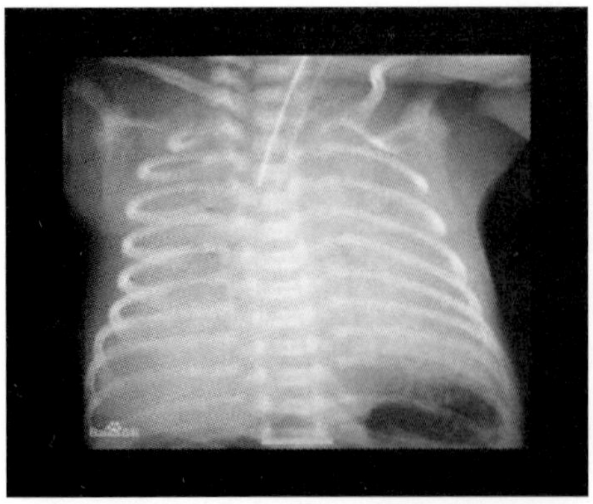

图 6-13　RDSN 治疗前 DR 观

治疗前可见双肺野弥漫性渗出性改变，呈“白肺”

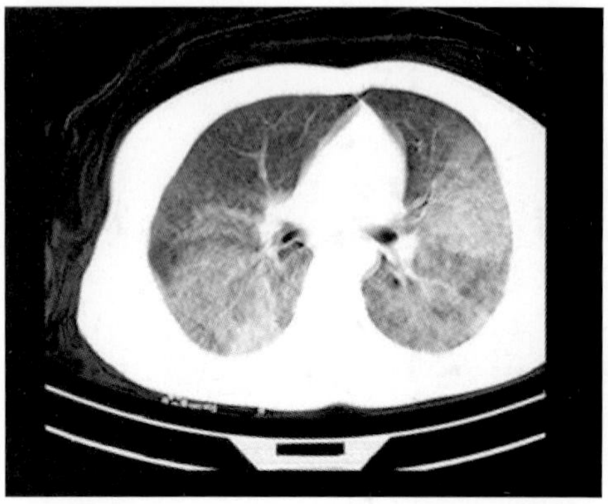

图 6-14　RDSN 治疗前 CT 观

治疗前可见双肺野弥漫性渗出性改变，呈“白肺”，内有少量支气管充气征

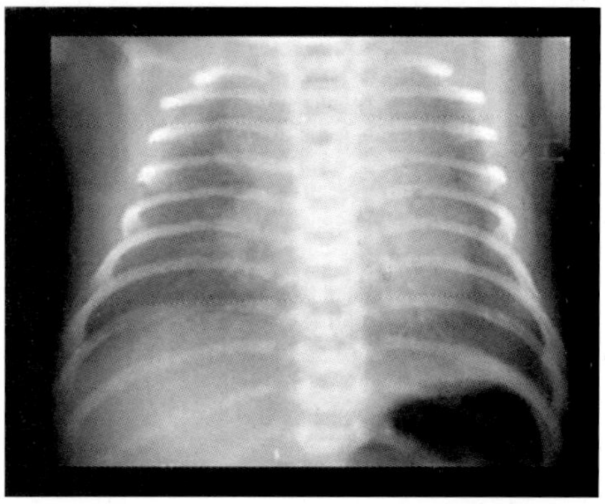

图 6-15　RDSN 治疗后 DR 观

治疗后可见双肺野渗出性部分透光度增加，“白肺”改善

【病例】女，出生 1d。早产儿、低体重儿。32 周娩出，体重 2700g。呼吸困难，口吐白沫，呻吟。拍床头片显示双肺中下野透光度减低，呈“白肺”，可见支气管充气征。

诊断：新生儿呼吸窘迫综合征，新生儿肺炎。

诊断明确后，即刻行气管插管，滴入猪肺活性肺泡成熟因子。治疗后 2h，呼吸恢复平稳，口吐白沫，呻吟逐渐好转。

复查拍床头片显示与 2h 前对比，仅右肺中下野透光度减低，余肺透光度增加。

诊断：新生儿呼吸窘迫综合征复查，与 2h 前对比明显好转。

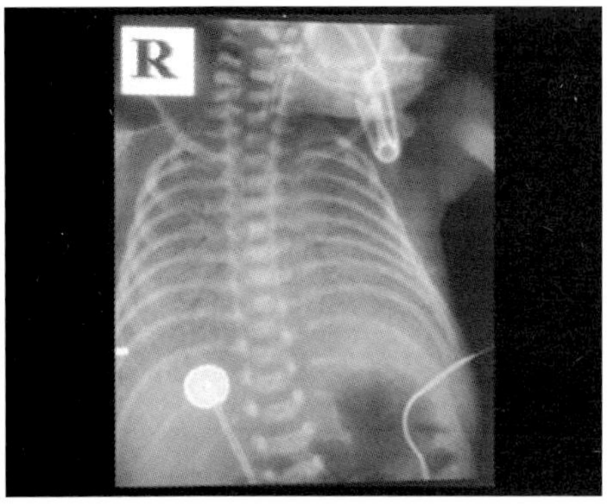

（一）

女，出生1d。早产儿、低体重儿。32周娩出。拍床头片显示双肺中下野透光度减低，呈“白肺”

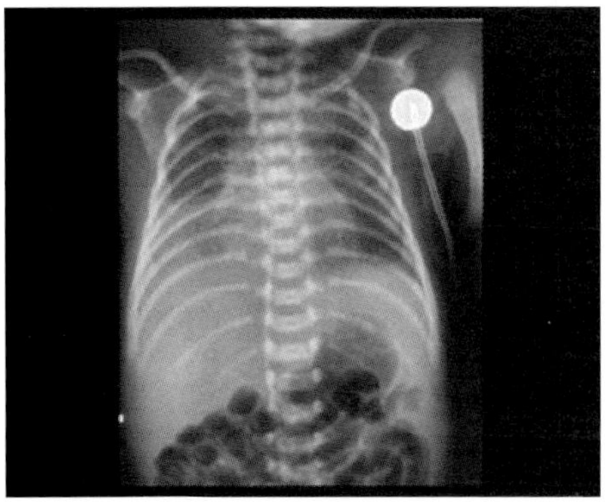

（二）

图6-16　新生儿呼吸窘迫综合征复查DR观

同一病例。经气管插管滴入猪肺活性肺泡成熟因子治疗2h后复查显示仅右肺中下野透光度减低，余肺透光度增加

【病例】男，生后54min，出现“呻吟，持续吐沫30min”，由外院转入NICU。

该患儿系4胎2产。娩出后体重1400g，身长41cm，头围28cm，胸围25cm。评估胎龄：30周+1。

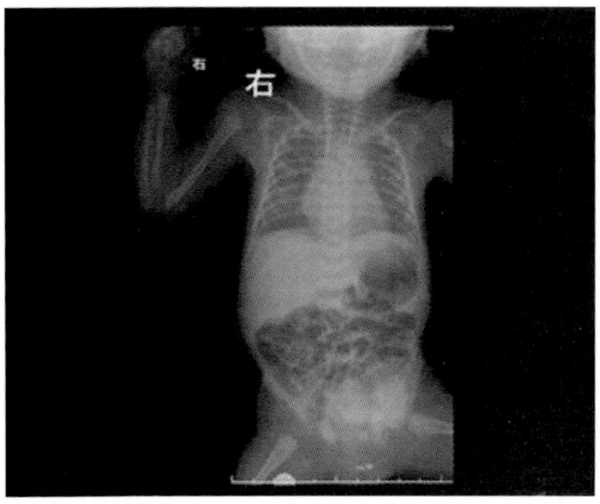

（一）

男，生后54min。胸片：两肺纹理增多、增粗

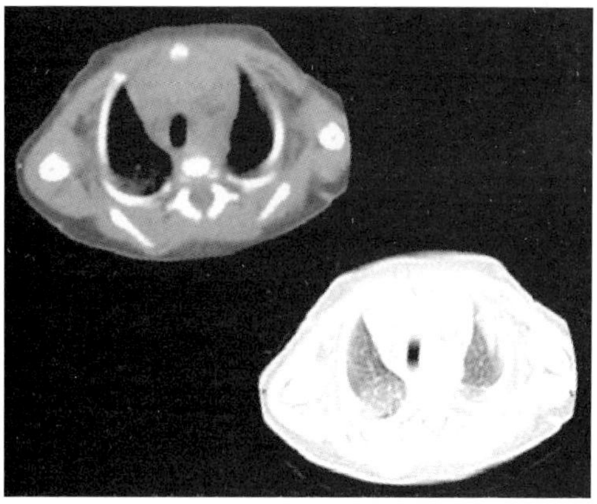

（二）

同一病例。胸部CT显示两肺纹理增多、增粗，双肺背部可见片状云雾样渗出

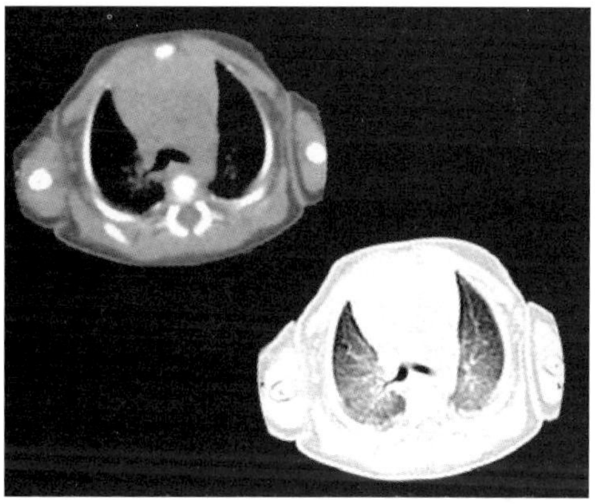

（三）

同一病例。胸部CT显示两肺纹理增多、增粗，双肺背部可见片状云雾样渗出

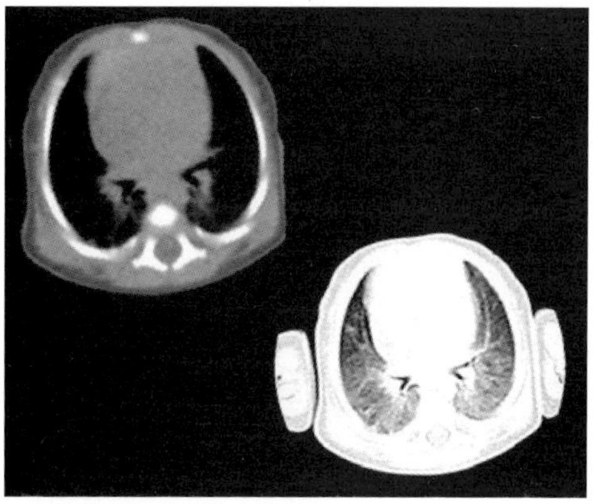

（四）

同一病例。胸部CT显示两肺纹理增多、增粗，双肺背部可见片状云雾样渗出

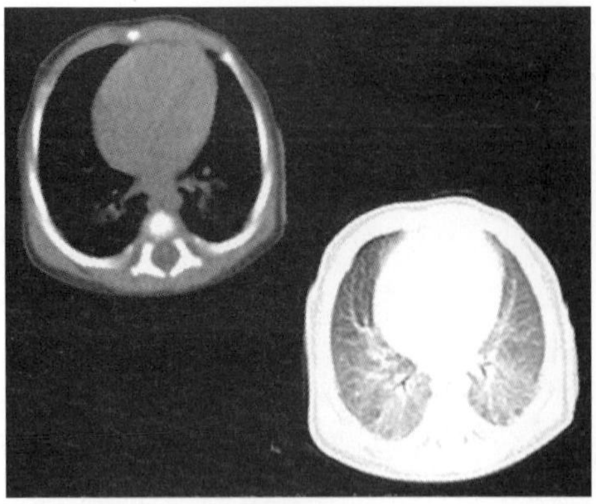

（五）

同一病例。胸部 CT 显示两肺纹理增多、增粗，双肺背部可见片状云雾样渗出

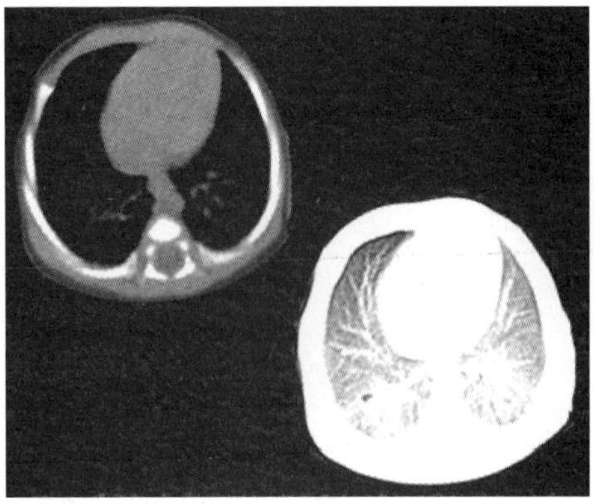

（六）

同一病例。胸部 CT 显示两肺纹理增多、增粗，双肺背部可见片状云雾样渗出

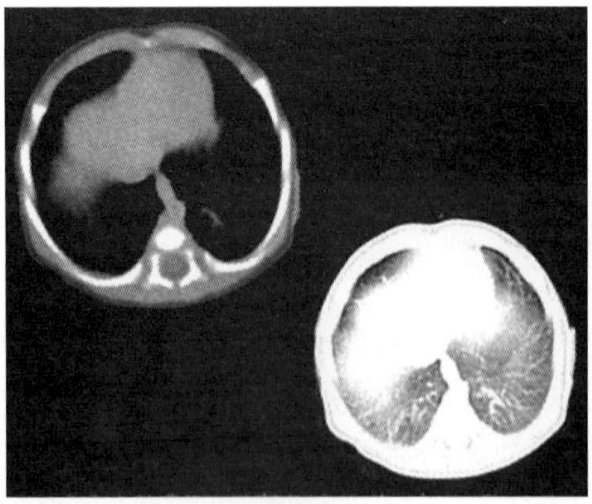

（七）

图 6-17　新生儿呼吸窘迫综合征复查 DR 观

同一病例。胸部 CT 显示两肺纹理增多、增粗，双肺背部可见片状云雾样渗出

六、先天性肺囊腺瘤

先天性肺囊腺瘤（congenital cystic adenomatoid of lung）是一种罕见的肺发育异常。1949 年由 Chin 和 Tang 首次报道。是由肺发育不良或异常，呈局部或全部腺瘤样畸形。多见于男性。病变多发生于妊娠后 50d 到第 10~24 周。病理损害累及所有肺叶，以右下叶多见。

【临床表现】有 3 种类型：①死产或围产期死胎。②新生儿期有进行性呼吸窘迫、发绀、肺气肿。多数病人在新生儿时期死亡。③少数存活至儿童期出现症状，多有发热、胸痛、咳嗽，因肺部感染 X 线检查时被发现。部分伴胸壁发育畸形。

【影像学检查】

（1）孕期超声检查，在孕 18 周即可作出诊断。

（2）胸部 X 线片 / 胸部 CT 显示肺内散在软组织影，其境界清。周边有条索状及结节状影，内含散在不规则透亮区，甚者纵隔及心脏移位。

【鉴别诊断】

（1）新生儿与食管裂孔疝鉴别。

（2）较大儿童与肺隔离症、肺炎后肺气肿相鉴别。

【病例】男，出生 1d。其母于 28 周孕检时 B 超探及左肺有实质性稍强回声。持续至生前，每次孕检复查 B 超无明显变化。

生后行胸部 CT 检查：肺窗显示左肺上叶尖后段紧贴胸膜可见一实质性软组织密度影，外缘光整，内缘不规则，内无支气管充气征。左肺上叶纵隔旁可见三角形致密影。右侧胸膜增厚。

诊断：左肺上叶尖后段实质性软组织密度影，左肺上叶纵隔旁三角形致密影，考虑：先天性肺囊腺瘤畸形。

转归：本例患儿于 2016 年 7 月 23 日在广州儿童医院手术切除。

术后病理：先天性肺囊腺瘤畸形。

术后 2 个月来院复查。

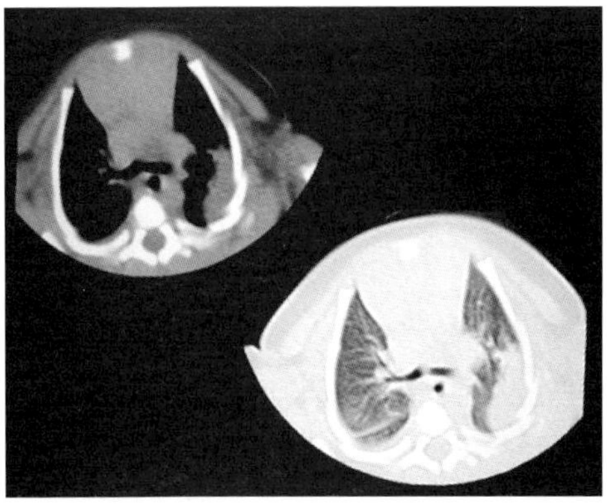

图 6-18　先天性肺囊腺瘤术前 CT 观

男，出生 1d。CT（纵隔窗、肺窗）显示左肺上叶尖后段紧贴胸膜、纵隔旁可见三角形致密影

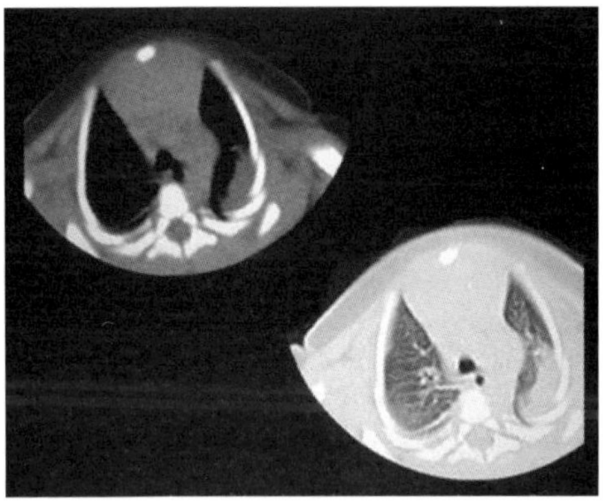

（一）

同一病例。CT（纵隔窗、肺窗）显示左肺上叶尖后段紧贴胸膜、纵隔旁可见三角形致密影

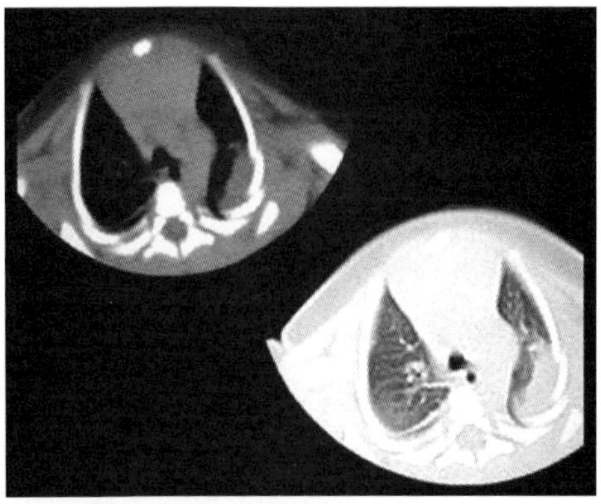

（二）

图 6-19　先天性肺囊腺瘤 CT 观

同一病例。CT（纵隔窗、肺窗）下一层面显示左肺上叶尖后段紧贴胸膜、纵隔旁可见三角形致密影

1 年后手术切除，术后 2 个月来院复查：左肺切除肺囊腺瘤后可见左肺下叶有索条形致密影，内有点状高密度金属夹影。周围肺组织透光性增加。

诊断：左肺肺囊腺瘤术后改变。代偿性肺气肿。

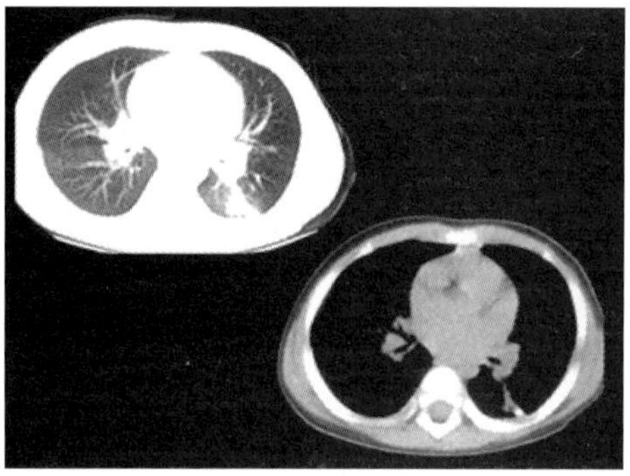

（一）

同一病例。CT 显示左肺下叶有索条形致密影，内有点状高密度影

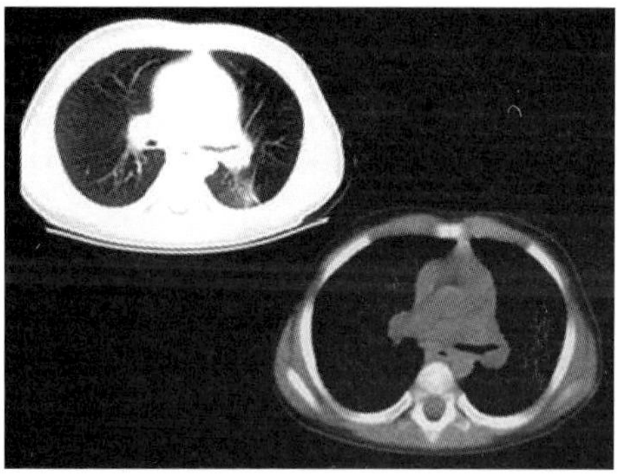

（二）

图 6-20　左肺肺囊腺瘤术后 CT 观

同一病例。CT 下一层显示左肺下叶有索条形致密影，内有点状高密度影

七、先天性肺囊肿

先天性肺囊肿（congenital pulmonary cysts），又称先天性支气管囊肿、先天性支气管肺囊肿。临床特征反复咳喘，喉部痰鸣，咳痰。X 线胸片及 CT 可见两肺下野、中内带有孤立或多发含气囊肿阴影。

本病 1925 年由 Kootz 首先报道，近年随着影像检查技术临床应用报道逐渐增多，但本病误诊率极高，可达 32%~38%。

【病因】本病于胚胎第 26~40d 时，支气管芽由主气管分化过程受挫而发育异常，造成管腔不通，远端支气管黏液腺潴留而形成囊肿。本病肺内病变 90% 为单发，5% 常伴其他脏器畸形。

【病理改变】大体所见，一侧或双侧肺下叶或舌叶单发或多发簇状含气、液性囊肿。大小不等。囊肿有 0.5~5cm，剖面含空气或黏液，壁薄。或与支气管相通。镜下可见囊肿壁薄，囊壁有黏液腺、软骨、弹力纤维和平滑肌。当反复感染时，囊壁增厚，有白细胞浸润。

【临床表现】本病无性别差异，自幼始即有咳嗽、发热、气急、喉部痰鸣。呈反复发作性，逢冬与感冒受凉时发作加剧。年长儿有咳痰，呈白色黏液痰。如感染则咯黄脓痰。查体：杵状指、朝天鼻，急性发作时，鼻翼扇动，口唇发绀，肺部叩诊脊柱两侧叩浊，听诊可闻及固定的中、小湿性啰音。

【实验室检查】当有急性感染时，外周血白细胞计数增加，分类以中性粒细胞超过 75%。淋巴细胞正常。如果有慢性炎症，则淋巴细胞增加。

【影像学特点】

（1）胸部平片：可见一侧或双侧肺下野、中内带有孤立性或多发的圆形、椭圆形蜂巢或粗网状低密度的囊肿阴影。边缘光滑、清晰。伴有感染则边缘模糊不清。

（2）CT 扫描：冠状位图像因为是高千伏成像，对囊肿显示较常规 X 线胸片更清晰。肺窗可见肺下野的中内带，多发性囊肿占据一肺段，如左肺舌叶呈蜂巢状或粗网样含气或有气液平，囊壁薄，边缘、境界光滑，当反复有感染时，囊壁增厚，囊肿周围肺纹理粗乱。如感染累及胸膜，在纵隔窗可观察到心膈胸膜或侧后壁胸膜局部有粘连、增厚。

【诊断与鉴别诊断】诊断要点，本病病程长，反复有咳、喘、咳痰史。胸片及 CT 扫描可见一侧或两肺下野、中内带有单个或多个含气或气液平的圆形囊肿。横断层面显示囊肿部位、大小、形态及伴随其他体征。

鉴别诊断：

（1）金葡菌肺炎伴发肺大泡：其多发于肺炎，肺底及肺外带胸膜下，呈单房或多房性，壁薄的低密度阴影。

（2）金葡菌肺炎伴发肺脓疡：除实验室病原菌鉴别，肺内脓疡壁厚空洞，周围常有浸润，多发，或伴脓胸。

【病例】女，13 岁。自幼咳喘、咯脓痰 10 多年。因股骨头骺滑脱病收入院。术前胸片、CT 发现左肺舌叶蜂窝状囊状影，呈厚壁囊肿，肺纹理模糊，胸膜局部性增厚、粘连。

诊断：先天性肺囊肿。

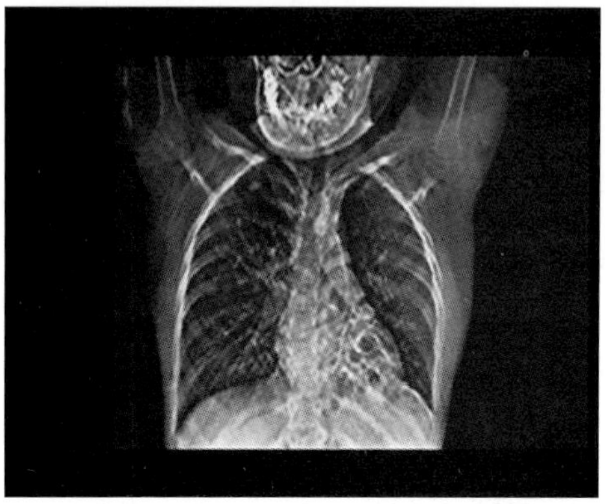

（一）

女，13 岁。术前胸片、CT 发现左肺下叶内基底段蜂窝状囊状影，呈厚壁囊肿，肺纹理模糊，胸膜局部性增厚、粘连

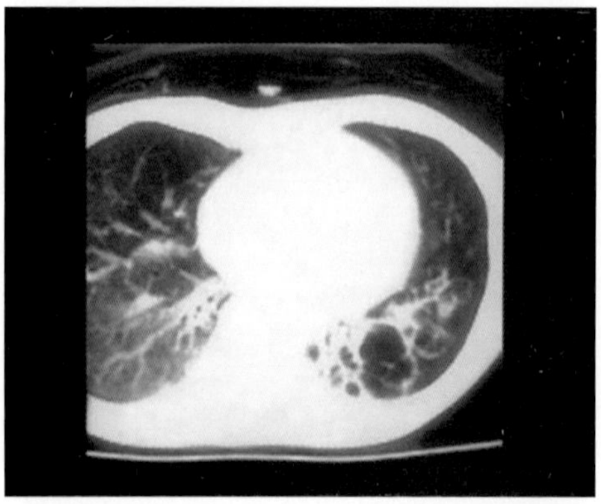

（二）

图 6-21　先天性肺囊肿、股骨头骺滑脱胸部 CT 观

同一病例。CT 显示左侧心膈角处呈现多个簇状分布囊肿影

【病例】 男，7岁。咳嗽6年，逢冬加重。胸部平片显示右肺门下有多个囊状影。CT显示右肺下叶背段可见大小不一厚壁囊性灶。

诊断：右肺下叶背段支气管囊肿。

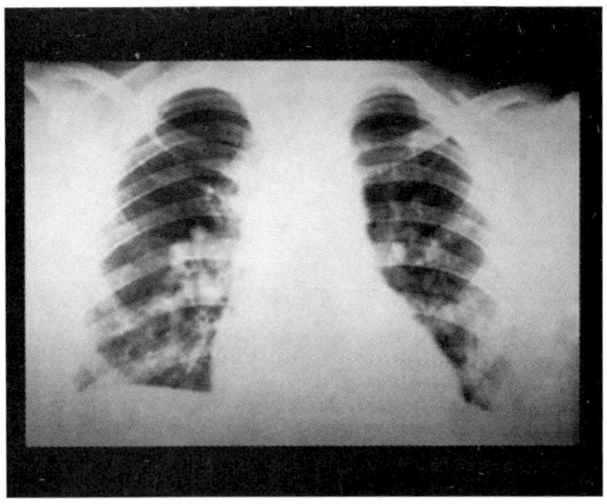

图6-22　双侧肺部先天性肺囊肿胸片观
男，7岁。胸部平片显示右肺门下有多个囊状影

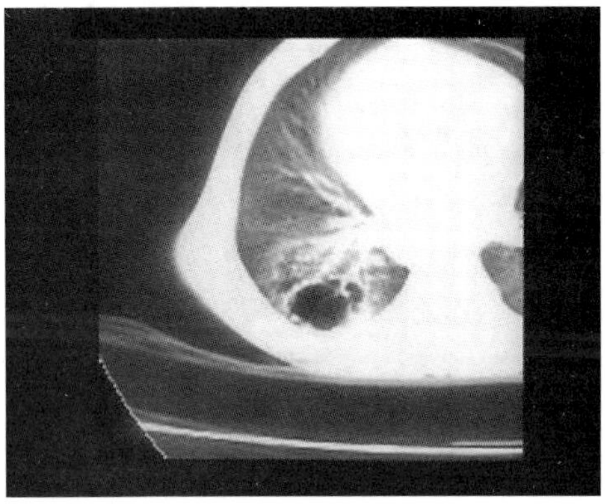

图6-23　右侧肺部先天性肺囊肿CT观
同一病例。CT肺窗显示右侧心膈角处呈多个大小不一囊状改变

八、先天性短食管、胸胃畸形

先天性短食管（congenital short esophagus），是指小儿由于食管在胚胎时期发育障碍，形成先天性食管短缩、胸胃畸形改变。

本病十分罕见。发病位于后纵隔。据文献报道，先天性食管畸形在250例中，先天性短食管仅占3例，约占本组病例1.2%。而先天性食管畸形的发病仅占同期小儿住院病例的0.95%。发病无性别之差。由于胸胃畸形位于后纵隔内，胸片检查偶尔发现异常，极易误诊为后纵隔肿瘤。

【病因】 胚胎性食管由原始前肠上一对顶褶下降，尾部的一皱褶上升发育而成。胚胎3周时，食管、气管共同起源于原始前肠。5~6周后，腹侧嵴形成气管，背侧嵴发育成食管。食管增长随肺和胸腔发育，伸长、增长，并将胃推入腹腔左后方。

当这一过程异常时，胃未能进入腹腔，同时出现转位异常，食管短，贲门位于后纵隔，正对着T6~7椎体，高于膈肌，形成先天性短食管、胃转位、胸胃畸形。

【病理改变】 胸腔胃无浆膜层。其血供方式来源于胸主动脉。

【临床表现】 典型症状为咳嗽，吞咽时气短，吞咽疼痛，进食很慢，吞咽困难，常有进食后反流史，或呕吐。有时小儿时期症状较轻，或不被家人注意。成年后逐渐出现上述症状。

【实验室检查】

（1）小儿可有末梢红细胞、血红蛋白降低。

（2）血锌降低。

【影像学特点】

（1）胸部平片：显示后纵隔内有软组织肿块影。其边缘、轮廓清楚，光滑，密度不均（见图6-24、图6-25）。

（2）食管造影检查：显示贲门位于膈顶之上，胃贲门角变大。食管在位于T6~7水平即为贲门，胸腔内可见充满造影剂的影，位置在胸腔的左侧或右侧。十二指肠球部及球后与胃相连（见图6-27）。

（3）CT扫描：纵隔窗显示后纵隔内，膈肌上下有一软组织肿块影。边缘、轮廓清晰、光滑。膈上肿块密度不均，靠前上壁有弧形低密度影，呈一轮新月形。无典型“胃泡”影（图6-26）。膈下位于肝肾间隙，继而向左侧转位，位于左上腹后显示肿块内为混杂的胃内容物影。多螺旋CT扫描，MPR处理图像后多方位观察胸腔异位肾与心脏、纵隔等关系。

【诊断与鉴别诊断】 诊断要点，患儿因咳嗽、纳食差、进食慢，胸透后，或拍胸片显示后纵隔肿块。食管造影检查为本病诊断的最佳影像手段之一。

鉴别诊断：

（1）食管裂孔疝：胸片发现后纵隔肿块。食管造影检查显示胃的位置正常，仅部分胃疝入胸腔内。

（2）后纵隔肿瘤（详见本章第五节的图文）。

先天性短食管、胸胃畸形诊断顺序：

（1）因咳嗽，拍胸片发现后纵隔肿块性质待定（图 6-24、图 6-25）。

（2）CT 平扫，纵隔窗显示后纵隔肿块位于膈肌上或者下。膈上部分呈类圆形，边缘光滑，密度不均。前上壁呈新月形低密度积气影。膈下部分位于肝肾之间旋即又转向左上腹（图 6-26）。CT 显示的胸、腹腔肿块仍不能确定病变性质。

（3）对患儿进行食管造影检查：显示贲门位于膈上，正对 T6~7 椎体。食管短不能达膈肌。胸胃的境界于右侧膈肌上、下之间。当进一步将患儿旋转位后可观察到胸腔短食管的范围（图 6-27）。

经上述的各种影像学检查，最终诊断：先天性短食管、右侧胸腔胃、腹腔内脏转位畸形。

【病例】女，6 岁。发热、咳嗽、纳食差 3d。胸片检查显示右后纵隔内有一巨大肿块影。追问病史，该患儿自幼儿始进食慢。

查体：发育营养较同龄儿差。心脏各瓣膜未闻及病理性杂音。两肺呼吸音粗，未闻及干湿性啰音。腹平软，肝脾肋下未触及。

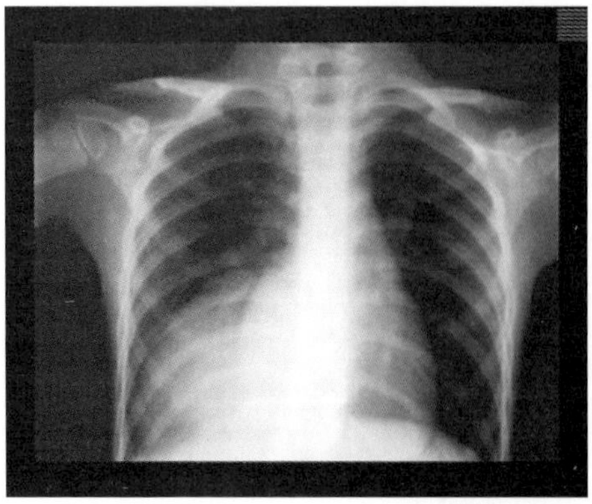

图 6-24　先天性短食管、胸胃畸形 X 线胸片后前位观

女，6 岁。胸片显示右后纵隔内有一巨大肿块影

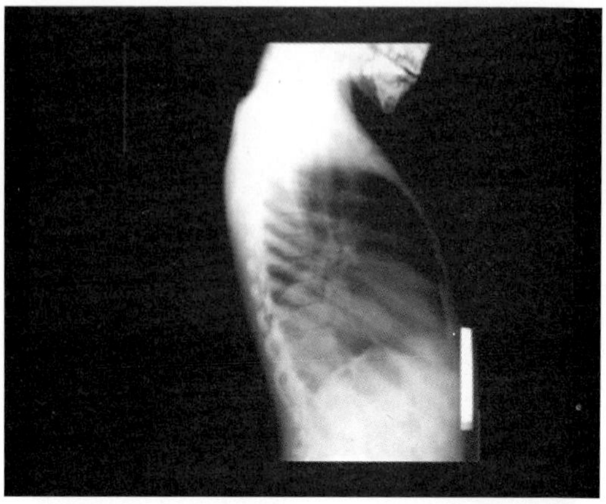

图 6-25　胸片侧位显示肿块位于后纵隔

同一病例。胸片显示右后纵隔内有一巨大肿块影

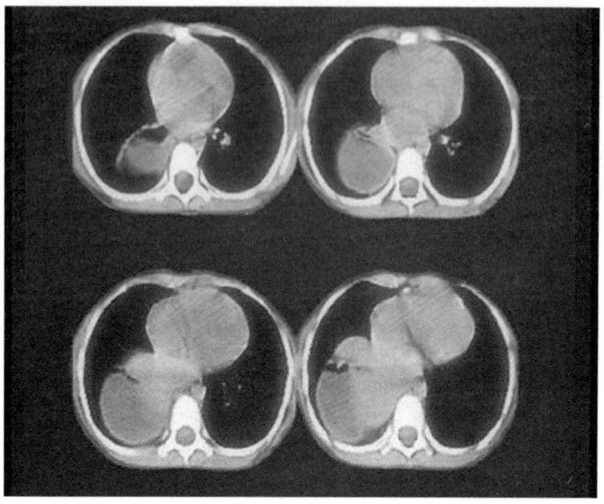

（一）

同一病例。CT 纵隔窗显示肿块位于膈肌上下

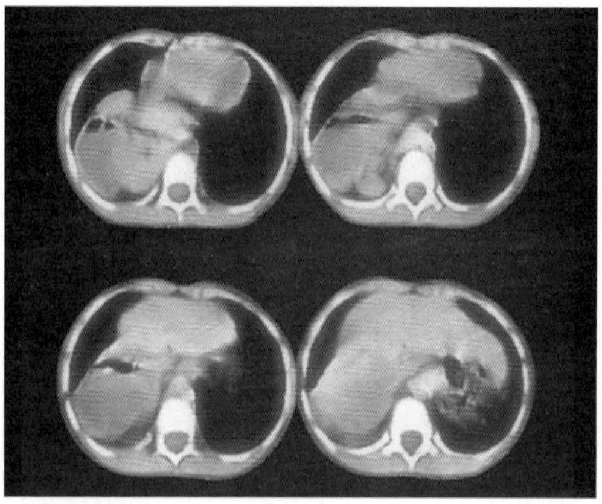

（二）

同一病例。CT 仍显示肿块内有弧形低密度影，CT 值 -89Hu

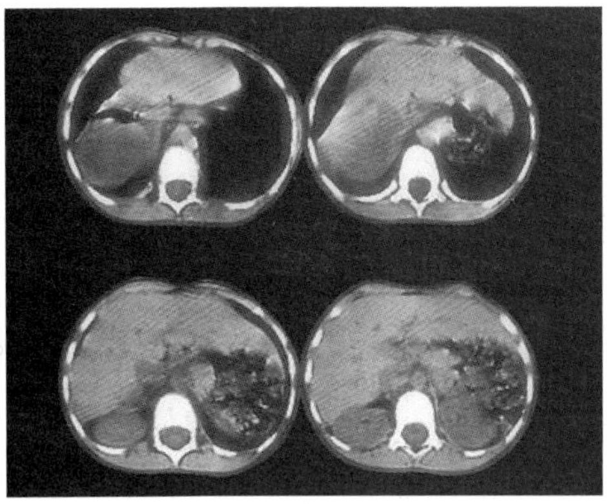

（三）

图 6-26　先天性短食管、胸胃畸形 CT 观

CT 下一层面显示肿块前上壁呈现“新月形”低密度影

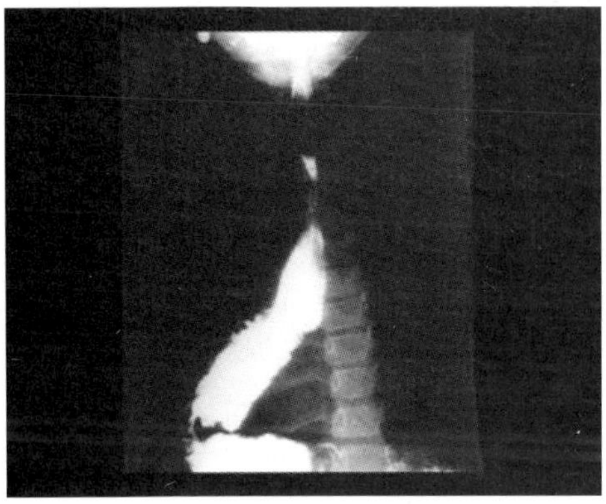

（一）

食管造影检查显示胸腔内肿块为短食管、胸胃畸形

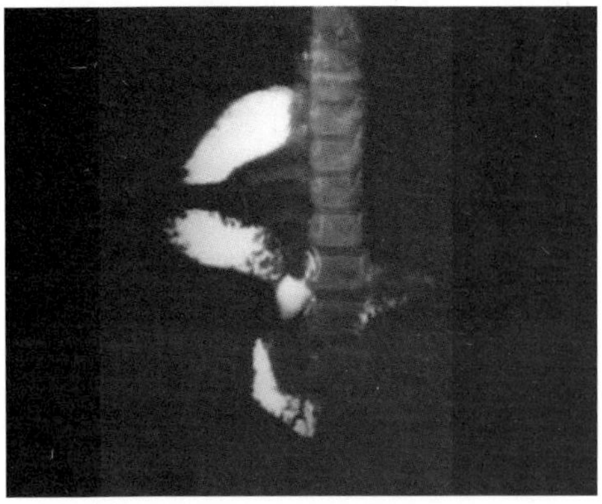

（二）

图 6-27　先天性短食管、胸胃畸形上消化道钡餐透视观

食管造影检查显示后，将患儿旋转至后前位观察，仍见胸腔内有短食管，且胸胃畸形

九、肺隔离症

肺隔离症（pulmonary sequestration），又称支气管肺隔离症，是指以病变部位供血血管发育异常为基础的胚胎发育缺陷造成的肺脏先天性畸形，其由异常体循环动脉供血的部分肺组织形成囊性肿块，这部分肺组织可与支气管相通，造成反复发作的局限性感染，不相通时则不会出现任何呼吸道症状。影像学特点：病灶存在体循环动脉供血。而本例发生于右侧肺，更为少见。隔离肺有典型的超声声像图特征：患侧肺叶呈偏高回声团块，边界清晰，呈叶状或三角形，多为单侧性病变，常见于肺下叶，位于胸腔或腹腔内，团块较大时可造成纵隔移位、心脏受压等。临床上，根据隔离肺有无合并其他异常，预后不同，无其他合并畸形的单纯隔离肺胎儿预后较好，甚至于产前逐渐缩小或消失。

【病因】在胚胎时期肺发育过程中，连接原始主动脉与原始肺的血管未退化，是一种由胚胎前原肠额外发育的气管和支气管肺芽接受体循环的血液供应而形成的无功能肺组织团块，从正常肺分离出来，一般不与支气管相通，故无功能。高压血流压迫部分肺，影响其发育，使其发生囊性变和纤维性变，形成肺隔离症。

【分型】隔离肺通常分为 2 型，叶内型和叶外型，叶内型为隔离肺组织与正常的肺组织被同一层胸膜包裹，叶外型为隔离肺组织有独立脏层胸膜包裹，根据叶外型隔离肺解剖学特点，称为副肺。胎儿大多数为叶外型隔离肺，发生率占先天性肺部畸形的 0.15% ~6.4%，且 90% 发生于左肺，叶内型，发育畸形肺与正常肺组织包裹在同一胸膜下，解剖关系密切，并与支气管相通，多有感染症状。临床上以叶内型常见。

叶外型有异常胸膜单独包裹，与正常肺组织隔离，一般无临床症状。

【临床表现】

（1）叶内型隔离症，呼吸道症状，有反复发作的肺部感染，咳嗽、咳痰，甚至咯血。

（2）叶外型隔离症，一般无临床症状。

仅在健康体检发现肺内异常肿块。

（3）心血管症状极少见，叶外型隔离症体循环供血，其他并发症，如膈疝、室缺、肺发育不全、脊柱畸形、食管畸形等。

【影像学特征】CT扫描于左肺下叶后基底段见囊性、实质性结节或肿块。边缘光滑，密度均匀，或不均。增强扫描后显示胸主动脉与肿块间供血动脉有同步强化影。CTA图像后处理显示由腹腔动脉发出分支血管供隔离症，血管呈抱球状深入隔离症内。

【诊断与鉴别诊断】诊断要点，CT增强扫描后显示肺内孤立肿块，由体循环供血。

鉴别诊断：

（1）支气管囊肿，患儿有自幼反复咳嗽、咳痰。一侧或双肺下叶近脊柱可见囊泡状或囊性肿块，边缘光滑。

（2）先天性肺内囊腺瘤样畸形是一种肺组织错构畸形，分为Ⅰ型、Ⅱ型及Ⅲ型，又分别称之为大囊型、中囊型及小囊型，其中先天性肺囊腺瘤Ⅰ型和Ⅱ型均可见患侧肺组织内大小不等的囊腔，新生儿期可见呼吸困难、气喘。CT显示肺内囊性肿块影。

（3）肠源性囊肿，近双肺下叶，脊柱旁孤立囊性肿块影。边缘光滑。

（4）周围型肺癌，双肺上叶前段、下叶后基底段可见结节或肿块影，表面不光滑，有粗细不等毛刺，与临近胸膜相连，肿块内密度不均。

【病例】男，53岁。健康体检发现左肺占位性疾病，无临床症状。

临床诊断：肺部占位 。

行胸部CT直接增强扫描：肺窗显示左肺下叶后基底段、胸主动脉左侧旁可见大小约为3.7cm × 1.8cm × 4.0cm不规则团状软组织密度影，其边界清，其内密度尚均匀，其内可见轻度强化，于降主动脉左侧缘可见呈喙突样、细线样血管强化，并与供血血管与肿块相通。

诊断：左肺下叶后基底段肺隔离症（叶外型隔离症）。

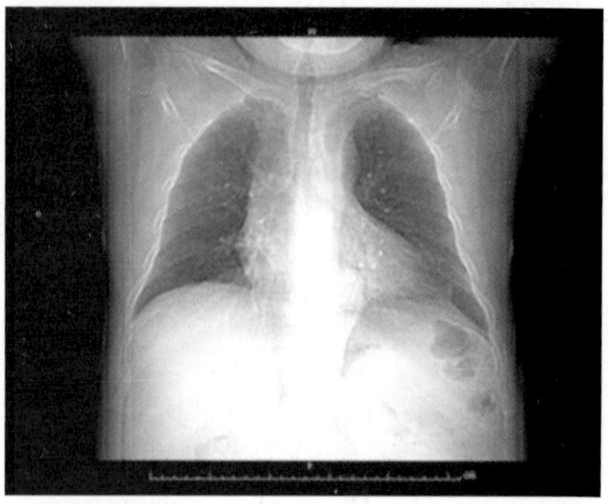

图6-28 隔离肺DR观

男，53岁。胸片显示脊柱左缘可见一实质性肿块影，边缘光滑

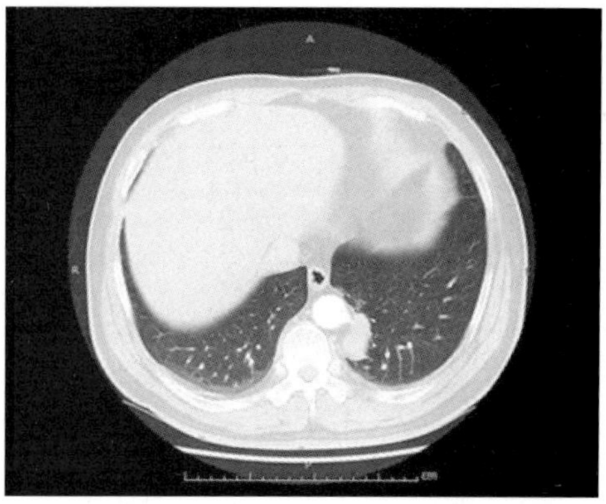

（一）

同一病例。CT肺窗显示左肺下叶后基底段、胸主动脉左侧旁可见不规则团状软组织密度影，其边界清，无细毛刺，密度均匀。大小约3.7cm × 1.8cm × 4.0cm

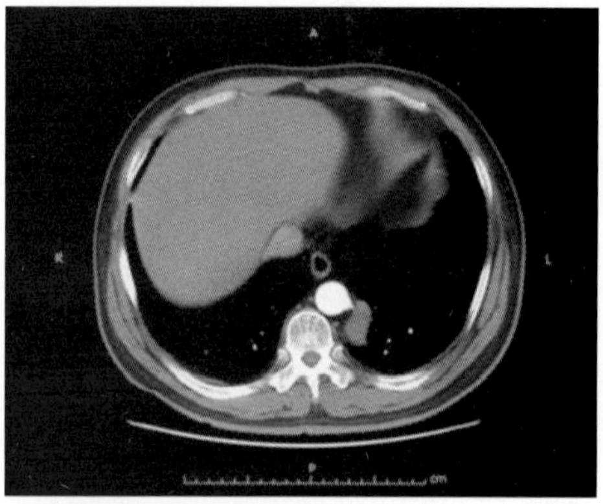

（二）

同一病例。CT纵隔窗显示左肺下叶后基底段、胸主动脉左侧旁仍见不规则团状软组织密度影，边界清，密度均匀。大小约3.7cm × 1.8cm × 4.0cm。其内可见轻度强化，于降主动脉左侧缘可见呈喙突样、细线样血管强化及供血血管与肿块相通

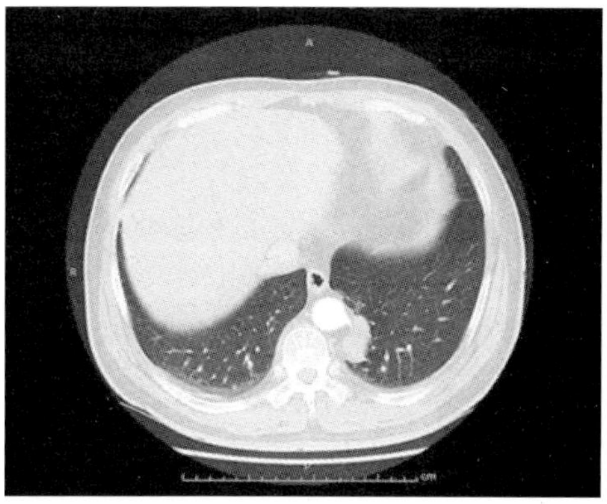

（三）

同一病例。CT肺窗显示左肺下叶后基底段、胸主动脉左侧旁仍见不规则团状软组织密度影，边界清，无细毛刺，密度尚均匀

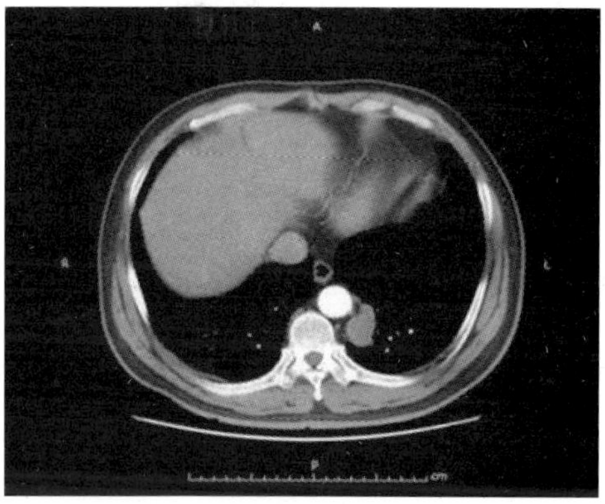

（四）

图 6-29　隔离肺 CT 直接增强扫描

同一病例。CT肺窗显示左肺下叶后基底段、胸主动脉左侧旁可见不规则团状软组织密度影，边界清，密度尚均匀。其内可见轻度强化，于降主动脉左侧缘可见呈喙突样、细线样血管强化及供血血管与肿块相通

【病例】女，22岁。咳嗽4d入院。住院后经抗感染1周后，肺内病灶无改善。

临床诊断：考虑肺隔离症并周围肺部感染。

行肺部血管CTA扫描。

CTA：左肺下叶后基底段可见团块状软组织影，边缘毛糙，内见片状气体影。周围供血血管呈“抱球状”强化，经三维重建、MIP、MPR图像后处理显示肺内病灶供血动脉来自腹主动脉发出腹腔干动脉。静脉回流于右肺下叶静脉。

支气管镜检显示左肺下叶后基底段支气管黏膜充血，局部取活检14块，送病理。

石蜡包埋病理镜检：左侧1×100倍，右侧1×50倍，镜下可见炎症细胞聚集。

诊断：左肺下叶肺隔离症（肺外型）并感染。

最后诊断：

（1）左肺下叶后基底段肺隔离症（叶外型），并局部肺部感染。

（2）供血动脉来自腹主动脉发出腹腔干分支血管。

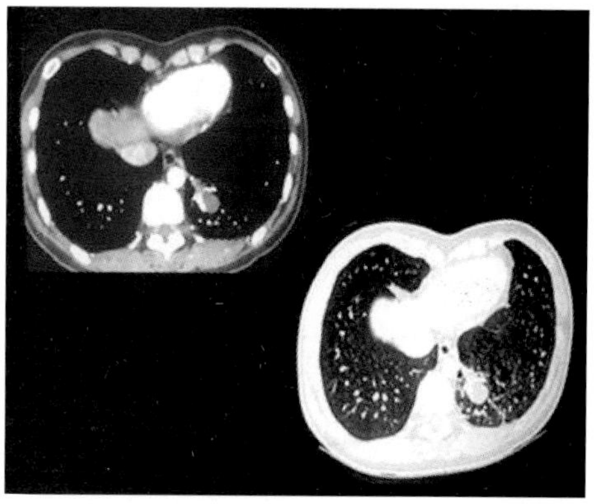

（一）

女，22岁。CTA显示左肺下叶后基底段可见团块状软组织影，边缘毛糙，内见片状气体影。周围供血血管呈“抱球状”强化

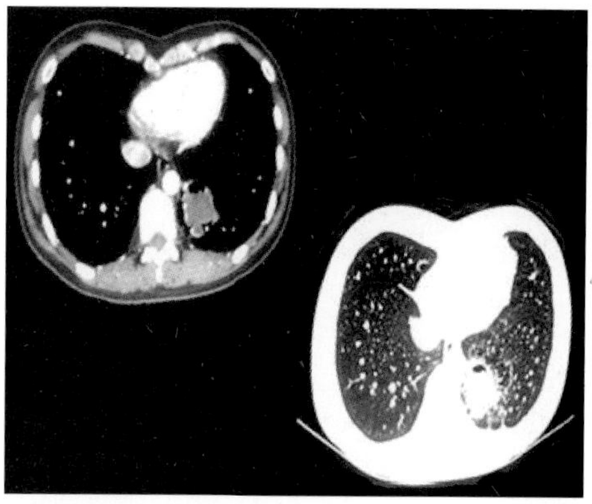

（二）

同一病例。CTA显示左肺下叶后基底段可见团块状软组织影，边缘毛糙，内见片状气体影。病灶周边强化

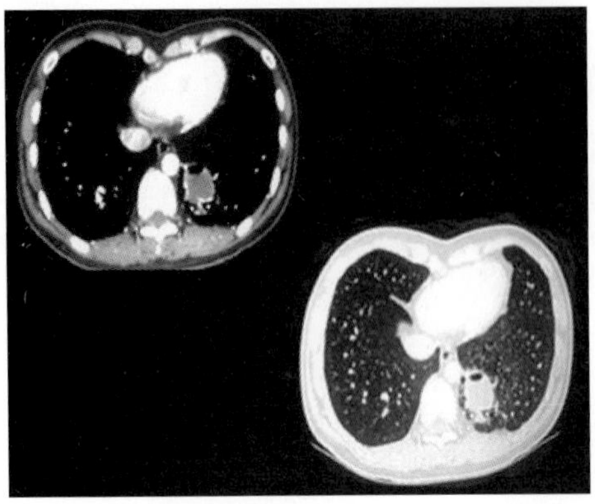

（三）

同一病例。CTA 显示左肺下叶后基底段可见团块状软组织影，边缘毛糙，内见片状气体影。病灶周边强化

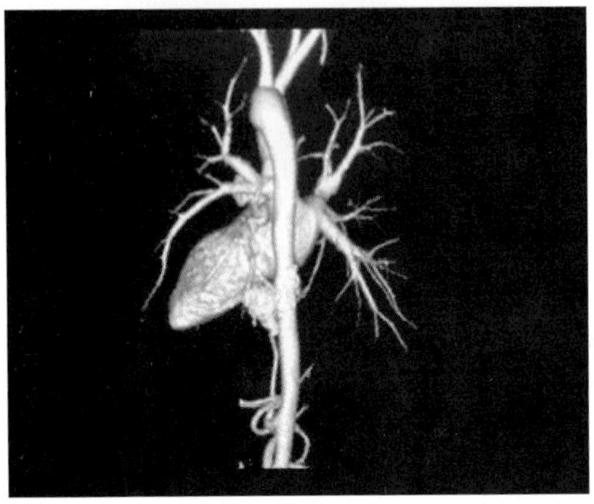

（四）

同一病例。经三维重建图像后处理显示肺内病灶供血动脉来自腹主动脉发出腹腔干动脉

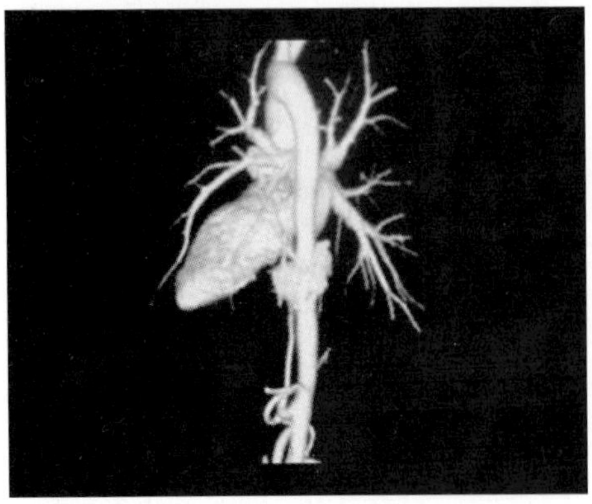

（五）

同一病例。经三维重建图像后处理显示肺内病灶供血动脉来自腹主动脉发出腹腔干动脉

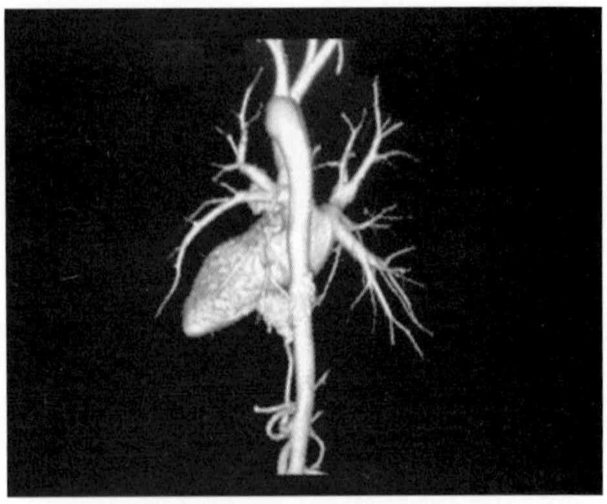

（六）

图 6–30　左肺下叶后基底段肺隔离症（叶外型）CTA 观

同一病例。经三维重建图像后处理显示肺内病灶供血动脉来自腹主动脉发出腹腔干动脉

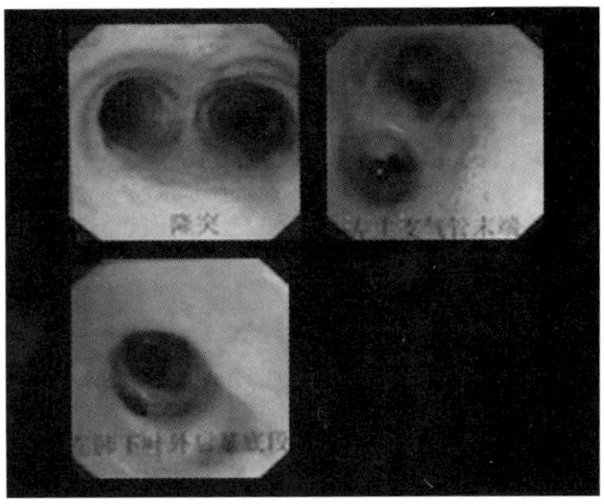

图 6–31　左肺下叶后基底段肺隔离症（叶外型）支气管镜检观

同一病例。支气管镜检显示左肺下叶后基底段支气管黏膜充血，局部取活检 14 块，送病理

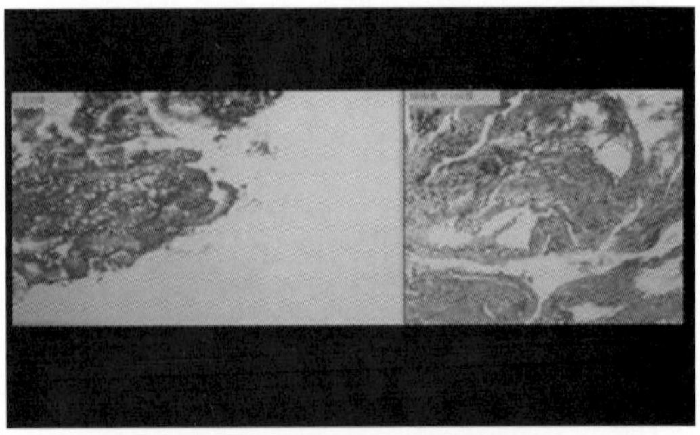

图 6–32　支气管镜检病理

石蜡包埋病理镜检：左侧 1×100 倍，右侧 1×50 倍，镜下可见炎症细胞聚集

诊断：左肺下叶肺隔离症（肺外型）并感染。

最后诊断：

（1）肺隔离症（叶外型）并局部肺部感染。

（2）供血动脉来自腹主动脉发出腹腔干分支血管。

第三节 炎症

一、金黄色葡萄球菌肺炎

金黄色葡萄球菌肺炎（staphylococcus aureus pneumonia），简称金葡菌肺炎，为常见的小儿肺部感染性病变。大多并发于金葡菌败血症，或起源于支气管感染。临床症状重，变化快，并发症多，死亡率高。与其他支气管肺炎合计占儿科住院病例的24.5%~65.2%。

【病因】金葡菌肺炎是由金黄色葡萄球菌（指凝固酶阳性）所致。随抗生素滥用，本病的感染者增多。它也是院内机会性细菌感染之一。对青霉素G耐药金葡菌感染者的药物治疗已成为全世界难题。

【病理改变】原发于细支气管和周围肺泡的化脓性炎。肉眼所见肺内广泛、胡桃大小的实变区。呈灰白或灰黄色小叶大小。两肺底部、背侧部或脊柱两旁可见多发性小脓肿。切面及支气管内能挤出稠厚的脓样液体。病变可累及胸膜或肺外其他脏器脓肿。镜检可见支气管管腔内有大量的中性粒细胞及脱落上皮细胞和浆液。支气管管腔及周围肺泡内毛细血管扩张充血、水肿和中性粒细胞浸润。正常肺组织常有代偿性肺气肿。

【临床表现】多见于1岁以内婴儿、幼儿及免疫力低下的年长儿。患儿有发热或无热、咳嗽、口吐白沫、面色苍白、哭闹、呼吸浅快、拒奶、腹泻、腹胀等全身中毒症状出现早。有的伴猩红热样皮疹。有的患儿有不规则的抗生素使用史。肺部听诊初期可闻及呼吸音低，散在的细小湿性啰音。病情进展，很快出现肺脓肿（气囊）、脓胸及脓气胸。查体可见患侧肋间饱满，胸部叩浊，呼吸音、语颤音降低或消失。

【实验室检查】

（1）白细胞计数增高，中性粒细胞分类增加。

（2）红细胞和血红蛋白减低，呈小细胞低色素性贫血。

（3）血沉增快。

（4）C-反应蛋白阳性。

（5）有时血培养可检出金黄色葡萄球菌，凝固酶试验阳性。

【影像学特点】

（1）胸部平片：胸部病灶较临床体征出现晚3~4d。早期仅表现肺部纹理增粗、增重及小片状浸润（图6-33）。临床症状好转时，可在两肺外带、下野散在分布云絮状、结节状密度增高影。其边缘模糊不清，心膈角及横膈面模糊不清。支气管分支透明征阳性，靠胸的边缘有肺大泡、气胸和纵隔积气。气管、纵隔向健侧移位。

（2）CT扫描：肺纹理增粗。平扫肺窗能清晰显示两肺各叶、段肺纹理增多、紊乱、点状、斑点样致密的模糊影，且见病灶中有大小不等圆形薄壁透光的肺气囊，或有或无液平面。有的可见较大的、壁不规则空洞影，有的大空洞周围有数个小空洞（图6-34），偶尔可见细小支气管与脓腔相通。如脓肿累及胸膜，可见有胸膜反应，有时可见脓气胸。纵隔窗显示胸膜局限性或广泛的粘连、增厚。

【诊断与鉴别诊断】诊断要点，小儿有发热、咳嗽，肺部听诊可闻及湿性啰音。X线胸片可见肺内有片絮状阴影。周围血象白细胞增高，分类中性粒细胞增高。

鉴别诊断：

（1）肺炎链球菌、流感嗜血杆菌或肺炎杆菌肺炎，其临床过程、症状、体征相类似。仅根据病原学检查进行鉴别。

（2）非典型肺炎，由军团菌、衣原体感染后，临床症状与体征与（1）相似，诊断与鉴别要结合实验室检查。

（3）原发综合征：起病缓慢，有不规

则发热或高热，食欲不振，消瘦、盗汗。疱疹性结膜炎，皮肤黏膜结节性红斑。咳嗽呈阵发性痉咳，血沉增快，结核菌素试验阳性。

（4）气管异物继发肺脓肿：小儿有异物吸入史，反复发热、咳嗽、气喘。年长儿有咯黄脓痰史。X线胸片多居右侧支气管，呈圆形阴影，周围模糊不清。如与支气管相通则有气液平。

（5）先天性肺囊肿：患儿自幼咳嗽，逢冬受凉加重。囊肿多位于中下肺野、内带。呈境界清晰的圆形或椭圆形阴影。CT显示蜂窝状多囊腔，大小不等，壁薄厚不均的透光囊腔。

【病例】男，72d。间断高热42d伴咳嗽、皮疹。X线胸片显示双肺纹理粗乱，散布小片絮状致密影。

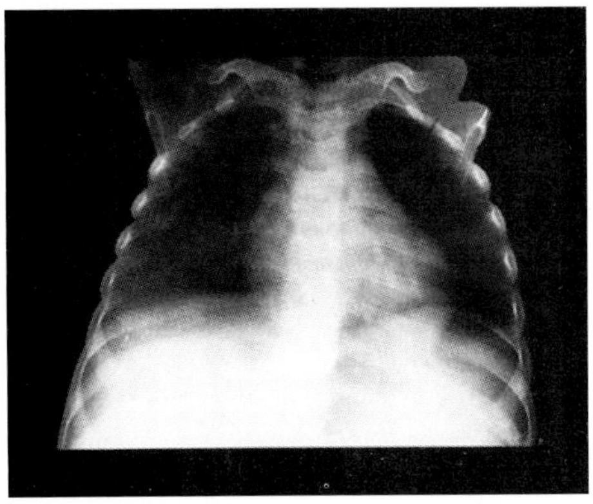

图6-33　金葡菌肺炎X线平片观

男，72d。X线胸片显示双肺纹理粗乱，散布小片絮状致密影

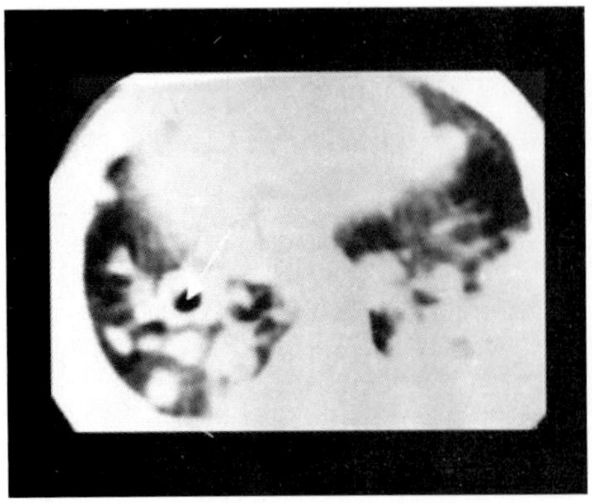

（一）

同一病例。CT显示两肺散在的片絮状影相互融合，右肺中叶内段有薄壁空洞伴气液平面

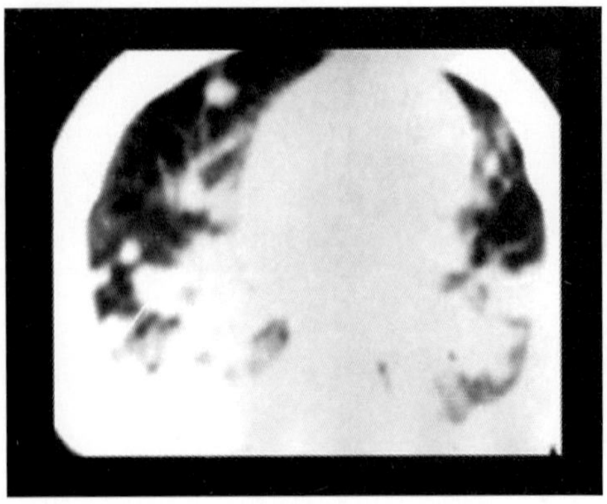

（二）

图6-34　金葡菌肺炎CT观

同一病例。近膈顶层面可见多个囊腔

二、化脓性胸膜炎

化脓性胸膜炎（purulent pleurisy），又称脓胸（empyema）。在小儿多为金黄色葡萄球菌肺炎的并发症。是婴幼儿中最常见的胸膜急性感染，并有胸膜腔积液，或积气。临床特征：发热、胸痛、呼吸困难、消瘦、营养不良。

【病因】最常见葡萄球菌、肺炎球菌（血清1型和3型），以及流感嗜血杆菌致肺内炎症。直接或经淋巴管侵袭胸膜发病。近年来，大量抗生素非规范性滥用，使葡萄球菌抗药性增加，由此金葡菌肺炎致脓胸或为本病的主要致病因素。

【病理改变】脓胸病变广泛，形成多个小脓腔。胸膜表面常布有一层较稠厚的脓性纤维渗出物。一侧或双侧、胸壁内侧、纵隔旁、肺叶间胸膜壁层增厚。也可形成脓气胸，或破入膈下，在肝顶形成脓腔。慢性脓胸可致胸廓畸形，脊柱侧凸。

Light RW将脓胸病理改变分3期：①渗出期：感染灶附近胸膜脏层渗出增加，为少～中等量胸水。渗出物镜检：主要为白细胞。生化检查正常。②纤维脓性期：胸水量增多，形成脓胸，主要为白细胞、细菌和细胞碎片。生化：pH值和葡萄糖降低，乳酸脱氢酶>1000IU/L。渗出的纤维蛋白沉积于病变区的脏、壁层胸膜，形成一层纤维膜。胸膜被分成两个或多个小腔。③机化期：纤维母细胞长入两层胸膜表面的渗出物内，形成无弹性的膜（也称纤维板）。

【临床表现】据我们一组资料观察。发病年龄1.5~10岁，平均5.58岁。男女之比1.0∶1.2。脓胸可发生于肺炎早期，或出现于肺炎症状好转时。婴幼儿有高热、咳嗽、呼吸困难。年长儿可有胸痛。发生脓气胸时，可有呼吸急促、鼻翼扇动、发绀、烦躁、持续咳嗽。慢性脓胸则有消瘦、体重不增、营养不良、食欲减退。查体：气管向健侧移位，患侧肋间饱满，语颤消失。叩诊大片浊音区。听诊患侧呼吸音低，或闻及湿性啰音。有脓气胸时，胸上部叩诊呈鼓音。病程有1~56周。多见于2~6周。

【实验室检查】

（1）白细胞计数增高，中性粒细胞增多。

（2）血沉快。

（3）C-反应蛋白阳性。

（4）胸穿涂片、血培养检出致病的细菌。

【影像学特点】

（1）胸部平片：后前位、侧位均显示一侧或双侧胸腔内致密影，其内肺纹理消失。肺内可有炎性或空洞病灶。脓气胸则显示气液平面。如包裹性脓胸，则有清晰锐利的边缘。

（2）CT扫描：

CT具有如下特征：①渗出期：少量胸腔积液，可见后肋膈窦呈新月状液性低密度影。密度均匀。CT值＜20Hu。有时为中等~大量积液，表现为梭形低密度影（图6-35~图6-37）。②纤维脓性期：显示有中等~大量胸水。或多腔型气/液胸，胸膜的脏、壁厚薄不均。并伴有肺压缩、萎陷、不张，有时可见将气管、纵隔向健侧推挤、移位。③机化期：呈包裹性气/液胸。可有包裹性积液。脏、壁层胸膜均呈带状增厚，伴层状钙化。有时并胸廓塌陷。

【诊断与鉴别诊断】诊断要点，根据发热、咳嗽、呼吸困难、胸痛、消瘦、营养不良、胸部查体、胸穿涂片、生化、胸片、CT扫描，不难诊断。

鉴别诊断：

（1）大叶性肺炎消散期：胸部病变部位叩浊，听诊闻及湿性啰音。X线胸片有云雾状密度不均呈片状影。部分可见肺纹理。

（2）结核性胸膜炎：发病年龄>3岁，有结核接触史。低热、盗汗、病程长、OT试验阳性。胸穿液为草绿色，稀薄。抗酸杆菌涂片检查偶尔阳性。

（3）心包积液：左侧脓胸与大量心包积液，叩诊心界扩大，听诊心音遥远，奇脉。胸片可见心影呈烧瓶样，CT扫描显示心包下有低密度的积液影。

【病例】男，2.8岁。发热、咳嗽、胸痛、气短8周。CT冠状位显示右侧胸膜腔内积气、积液。心脏被推移向左前胸壁。

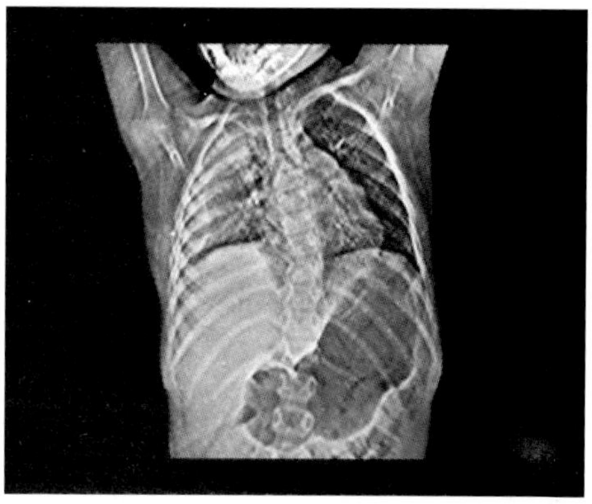

图6-35　脓胸渗出期 右侧胸膜腔大量积液伴纵隔移位CT观

男，2.8岁。CT显示右侧胸膜腔内积气、积液。心脏被推移向左前胸壁

【病例】女，6岁。咳嗽、胸痛1月余。CT纵隔窗显示右侧胸膜腔有等密度积液，周边有广泛纤维包裹形成。

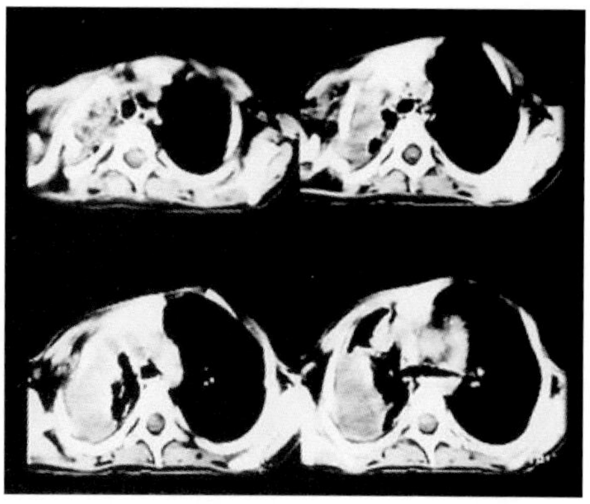

图6-36　脓胸机化期CT观

女，6岁。CT显示右侧胸膜腔有等密度积液，周边有广泛纤维包裹形成

【病例】男，6岁。咳嗽，右侧胸闷痛3个月。CT纵隔窗显示右侧胸膜壁近心膈角有弧形等密度包裹形成，边缘有高密度钙化。

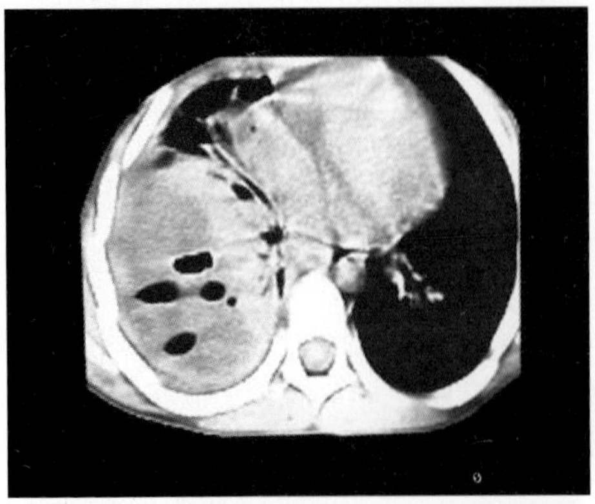

图 6-37 脓胸纤维机化 CT 观

男，6岁。CT显示右侧胸膜壁近心隔角有弧形等密度包裹形成，边缘有高密度钙化

三、支原体肺炎

支原体肺炎（mycoplasmal pneumonia），是指小儿呼吸道或肺外组织脏器受到支原体的感染后，发生的呼吸道或全身各脏器的炎症。

【流行病学】支原体肺炎，为全球温带地区发生的一种感染性疾病。据文献报道，西北欧的挪威、芬兰、瑞典等国每3~7年发生一次局域性流行。日本也4~7年出现一次流行。也有报道，常年不分季节的发病。但是，我国发病高峰在秋末冬初呼吸道疾病感染时高发。本病的潜伏期1~3周。可发生于任何年龄，小于5岁的学龄前儿童多见，近期文献报道和疾病统计调查中，小于1岁者发病约占17%，婴幼儿发病约占69.8%。在这些病例中表现为支原体肺炎的病例约占非细菌性肺炎的30%。刘春峰的支原体肺炎流行病学调查结果：肺支原体感染占肺炎患儿的13.9%~30%。其中5岁以上的儿童大于50%。

【病因】支原体，是介于细菌与病毒之间的一种微生物，无细胞壁。支原体抗原与人体某些组织有着部分共同抗原。

【发病机理】支原体肺炎的发病机理较为复杂，除支原体直接侵犯呼吸道黏膜的纤毛上皮细胞表面。在感染过程中，支原体在肺外器官感染时产生毒素，刺激机体产生自身免疫。还可以损害血管的内皮细胞，血管内有微小血栓形成。导致人体内的体液免疫、细胞免疫都受抑制。人体的免疫力降低后，使患者的带支原体状态、排支原体时间延长，临床上治疗时间要比一般细菌感染长。

【临床表现】

（1）支原体肺炎：病初有类似上呼吸道感染症状，如乏力、头痛、全身不适等。2~3d后出现发热，体温呈中等至高热，前症加重。有的小儿出现咽喉干痛、四肢酸疼。咳嗽，初为轻微咳嗽、单声咳，后转为阵发性痉挛性咳嗽，刺激性呛咳，但干咳少痰。在痉咳发作时，出现类似百日咳、副百日咳样咳嗽。年幼儿咳嗽伴颜面部皮肤黏膜、眼球结合膜呈现针尖样出血点。年长儿阵发性痉咳伴小便失禁。而且这种咳嗽症状持续时间长达3~4周。肺部物理检查叩诊、听诊一般无明显异常。婴幼儿支原体肺炎常有高热、喘憋、呼吸困难，甚至中毒性脑病的表现。

（2）肺外并发症：多见于上呼吸道感染症状出现10d左右，或以肺外症状为首发。

1）中枢神经系统：多见于年长儿，患儿起病后有嗜睡、倦烦交替、惊厥、昏迷、行走不稳、肢体无力。脑脊液常规、生化均检出异常。脑电图、脑地形图表现均异常。MRI显示脑膜、脑白质信号异常。约20%~30%的患儿有后遗症。

2）消化系统：患儿起病就有恶心、呕吐、腹部疼痛、肝脾肿大，肝功能检查酶学异常升高。文献报道支原体肺炎感染后并发急性胰腺炎。

3）心血管系统：患儿可出现心慌、胸闷，类似心肌炎的表现，心电图显示各种心律失常、心肌缺血性改变、心肌酶谱异常。

4）血液系统：可有皮疹、肉眼或镜检血尿。血小板减少性紫癜、过敏性紫癜、溶血性贫血、自身免疫性粒细胞减少、阵发性血红蛋白尿等疾病。

5）运动系统：有一过性游走性骨关节疼痛，多累及大、中负重关节。肌肉酸痛。一般预后较好，不留有后遗症。

6）泌尿系统：有一过性血尿或隐性血尿，类似急性肾小球肾炎的病理过程。国内文献报道累及泌尿系统发病率约占3.6%~16%。

贺明礼等，在对218例小儿非细菌性感染肺炎X线分析，发现肺支原体感染，以发热为首发症状时，而缺乏呼吸道症状、体征时，如果不借助影像学检查，如X线胸片、CT扫描以及血清学检查，很难检出支原体肺炎。

【实验室检查】

（1）血象：白细胞计数正常或稍高。

（2）血沉增快。

（3）网织红细胞在有急性溶血性贫血的病例中增多。

（4）Coomb's 试验：直接试验阳性。

（5）冷凝集试验，为非特异性诊断方法。病后10d左右出现阳性反应，持续2~3个月。滴定度1∶32（+）。

（6）特异性检查：支原体抗体检查。

①补体结合试验：病后1周抗体滴定度上升，1个月达高峰。主要是IgM抗体，1∶32以上有临床意义。②间接血凝试验：也为支原体IgM抗体。发病1周后出现，2~3周达高峰。1∶32以上有意义。③酶联免疫吸附试验：分别测定IgM、IgG抗体水平。④国外采用基因探针、单克隆抗体及聚合酶链、呼吸道分泌物中支原体检查及DNA检查。

【影像学检查】

（1）X线胸片：见双侧肺野内呈现云雾状、淡淡的浸润影，有的可表现为一叶，或肺段的渗出影，而且呈病灶有易变、游走性改变。有时可见到肺门淋巴结增大，以右侧气管旁，或气管前间隙为主（图6-38）。

（2）CT扫描：冠状位显示肺野内病变同X线胸片的表现。轴位肺窗可见肺野内呈大片云雾状致密影，周围肺纹理粗乱、模糊不清。病变部位易变，多累及整个肺叶或肺段（图6-39）。纵隔窗显示肺内病灶进胸膜（叶间胸膜）时，胸膜欠光滑。肺门、气管旁淋巴结增大，以右侧气管旁，范围小于1.5cm。淋巴结钙化少见。

【诊断与鉴别诊断】诊断要点，患儿有发热、咳嗽，尤其是阵发性痉咳。咳嗽持续时间长，一般抗生素治疗无效，拍胸片及CT扫描所见。支原体抗体测定1∶32增高，要考虑支原体肺炎。肺外支原体感染的并发症更要仔细分析，关键是感染期间支原体抗体滴定度1∶32上升。

鉴别诊断：

（1）百日咳、副百日咳：患儿出现阵发性痉咳，皮肤黏膜、眼球结合膜针尖状出血点。要与支原体肺炎鉴别。预防接种开展多年，本病已很少见。关键是支原体抗体滴定度1∶32升高。

（2）肺门原发综合征：小儿长期发热、体重不增、贫血、咳嗽，出现刺激性呛咳。与支原体肺炎鉴别。这些患儿胸片、CT扫描除显示肺内病灶外，主要有肺门、气管旁、气管前间隙淋巴结肿大。PPD试验阳性。

（3）纵隔内原发性肿瘤：恶性胸腺瘤、淋巴瘤、恶性畸胎瘤、白血病淋巴浸润等等，都有挤压上腔静脉、气管后，也可产生阵发性痉咳。X线胸片、CT扫描显示纵隔内有巨大肿块影，内有出血、坏死、囊变、钙化。肿块压迫气管变扁，气管内膜不光滑，有结节影突向管腔内。图片即可鉴别。

【病例】女，11岁。发热、咳嗽2周，加重3d。院外用青霉素、先锋霉素治疗无效。住院后查血沉50mm/h。经阿奇霉素治疗3d，体温恢复正常。首次X线胸片显示右肺中野、中内带有大片致密影。入院后经使用阿奇霉素治疗1周后，第2次复查胸片显示，病灶较前吸收好转。

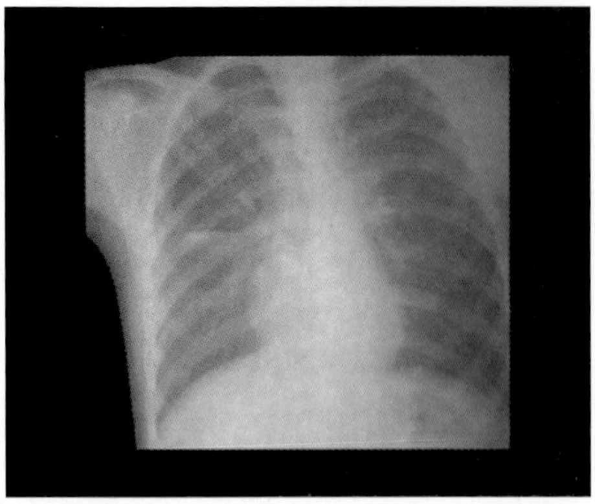

（一）

女，11 岁。首次胸片显示右肺中野、中内带有大片云雾状渗出影

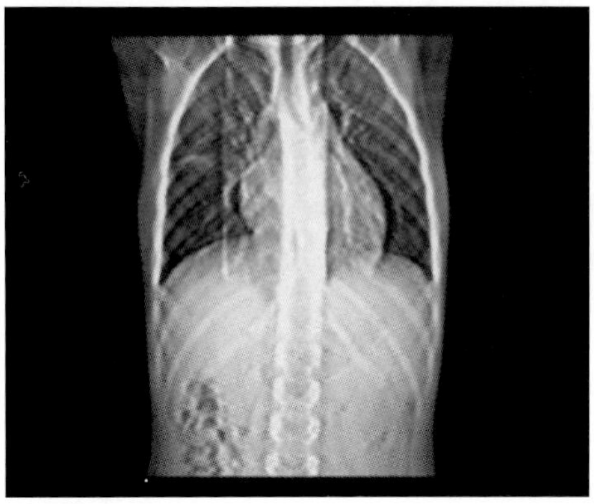

（二）

图 6-38　支原体肺炎 CT 观

同一病例。复查胸片显示病灶较前吸收好转

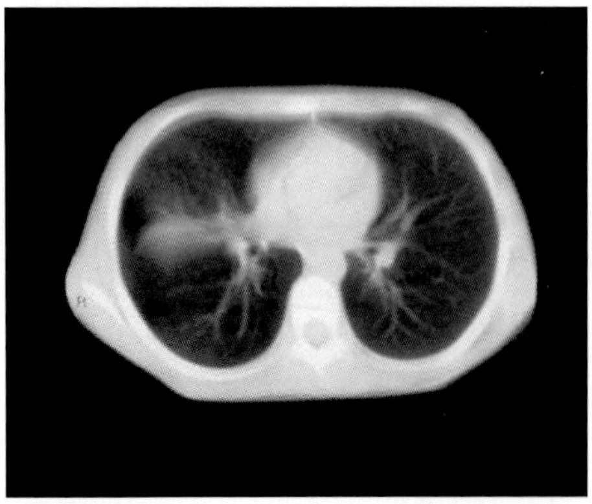

（一）

同一病例。CT 轴位肺窗可见右肺中叶外侧段少血管区域内有水平状、条索状、云雾状渗出影，周围肺纹理增多、紊乱

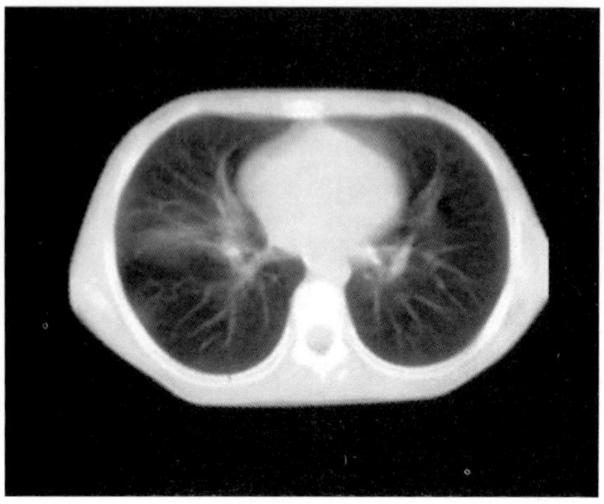

（二）

图 6-39　支原体肺炎 CT 胸部扫描观

同一病例。下一层面 CT 显示右肺中叶外侧段支气管内膜光滑。段支气管起始部、气管前间隙淋巴结无肿大

四、肺脓疡

肺脓疡（lung abscess），也称肺脓肿。是指肺实质内化脓性炎症灶，局限性坏死，液化、空洞形成。

【病因】

（1）主要继发于小儿肺炎、支气管肺炎之后，以金黄色葡萄球菌、肺炎球菌、厌氧菌感染多见。

（2）肺实质内肿瘤或支气管异物造成阻塞性肺不张、炎症所致。

（3）肺内寄生虫，例如肺吸虫、蛔虫幼虫、阿米巴感染后，近年来发病很低。

（4）白血病、其他肿瘤、血液系统疾病及艾滋病，免疫功能低下，造成机会性感染。

（5）邻近脏器感染波及肺组织，例如发生于膈下脓肿，或近膈顶的肝脓疡。

【病理改变】肉眼所见肺实质内阻塞性不张，有大叶、段的阻塞，不张细支气管内有痰栓。血管内有血栓形成。局部肺组织坏死液化，形成小脓肿。脓肿破入细支气管、支气管内时，脓液被咳出，脓腔塌陷、闭合。小脓肿有的融合成较大的脓腔。脓腔壁较厚，邻近细支气管壁变厚。镜检：较厚的脓腔壁，内层是炎症肉芽组织，外层由增生纤维组织构成。脓腔内可见坏死液化组织。偶尔可见细支气管壁增厚、囊性变。

【临床表现】可有急性起病，畏寒、持续高热、咳嗽、喘憋、胸痛、腹痛。有的则见低热、多汗、纳差、体重不增。

【实验室检查】

（1）急性期白细胞计数增高，分类：中性粒细胞为主。

（2）C- 反应蛋白，超敏反应蛋白（+）。

（3）急性感染期间红细胞计数、血红蛋白降低。

【影像学检查】

（1）DR 可见肺野内有类圆形气液平。病灶周缘肺纹理粗乱。

（2）CT 扫描：显示肺实质内脓腔多数为环形等密度影，小脓腔可融合成大腔，呈薄壁、内壁光滑，或不均匀，与支气管相通内有气液平，偶见内壁有壁结节。增强后可见壁强化。邻近胸膜粘连增厚。

【诊断与鉴别诊断】

（1）诊断要点：急起发病，患儿有发热、咳嗽、咯脓痰。胸片及 CT 显示肺内或近胸膜有环形灶，周缘肺纹理粗乱。

（2）鉴别诊断：

1）肺大泡：多发生于重症病毒性肺炎或金黄色葡萄球菌性肺炎后，胸片及 CT 显示肺内有薄壁单房性肺大泡，经治疗很快消失。

2）肺内转移瘤并空洞：有肿瘤原发病史。肺内多发结节影，大结节内可见壁薄厚不均，内有壁结节，含气影。

【病例】女，15 岁。发热、轻咳 2 周。X 线胸片显示右肺中叶有一片气液平病灶。CT 显示右肺下叶背段约有 10cm × 8cm × 7cm 大小的致密影，内可见半弧形 5cm × 3cm × 4cm 含气影。经过治疗后，复查 CT 下一层面显示右肺中叶病灶较前有所缩小，但未完全吸收。

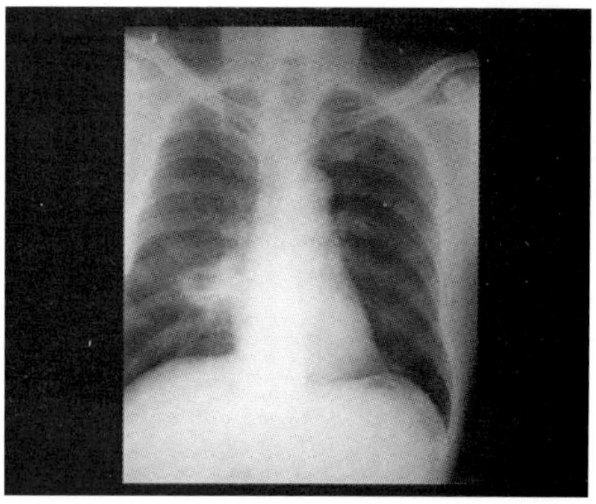

图 6-40　肺脓疡胸片观

女，15 岁。胸片显示右肺中叶有一片气液平病灶

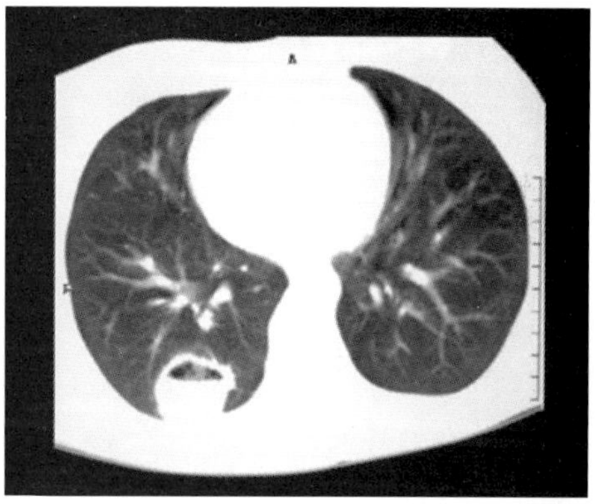

（一）

同一病例。CT 显示右肺下叶背段约有 10cm × 8cm × 7cm 大小的致密影，内可见半弧形 5cm × 3cm × 4cm 含气影

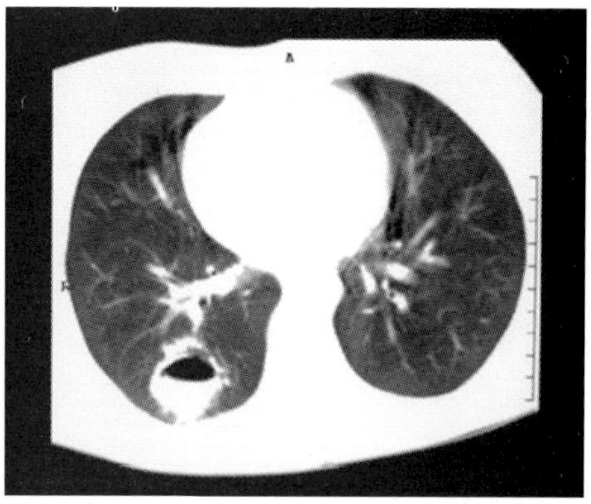

（二）

同一病例。CT 下一层面显示右肺下叶背段约有 10cm × 8cm × 7cm 大小的致密影，内可见半弧形 5cm × 3cm × 4cm 含气影

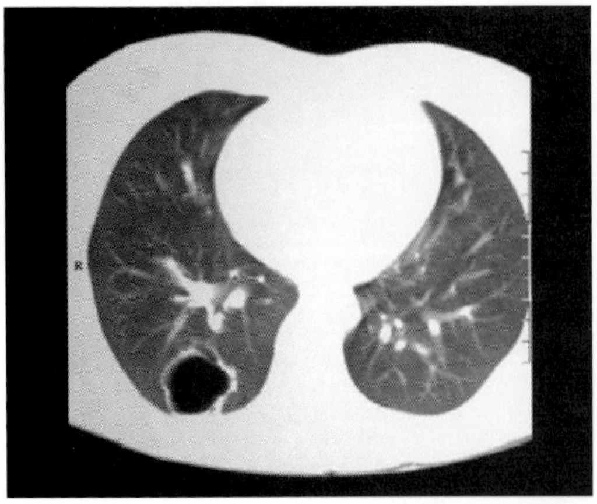

（三）

同一病例。经过治疗后CT横断面显示右肺中叶病灶有所缩小

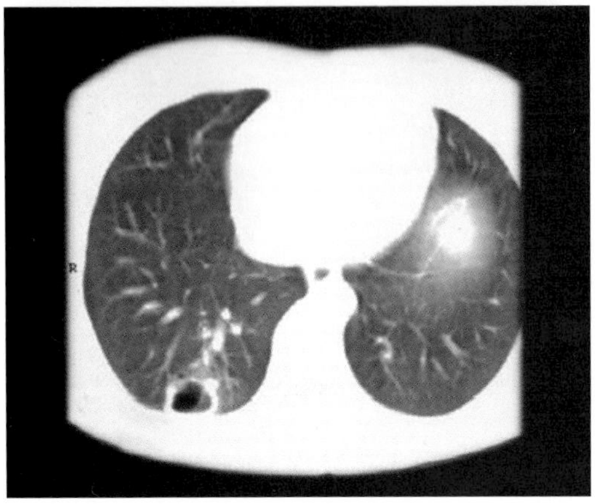

（四）

图 6-41　肺脓疡 CT 观

同一病例。经过治疗后，复查CT下一层面显示右肺中叶病灶较前有所缩小，但未完全吸收

五、支气管扩张

支气管扩张，是由于支气管及其周围肺组织慢性化脓性炎症，组织纤维化，导致支气管壁肌肉和弹力纤维层破坏，支气管管腔变形，囊性变，柱状改变，持久扩张。临床特征：慢性持久性咳嗽、咳痰，严重者有咯血。影像学特征：病变局部肺野支气管管壁增厚、僵硬，局部呈囊性变、柱状改变，并发感染时，周围肺纹理模糊，有云雾样渗出，可波及一叶，或多个肺叶。

【病例】男，13岁。3个月前患肺炎，治疗后时好时坏，间断发热，体温最高38.2℃。纳食差，挑食、乏力，咳嗽、喉部痰鸣。出生因硬腭裂行2次手术修补。

查体：神清，精神差，消瘦。咽充血，叩诊右侧肩胛下区浊音，两肺听诊呼吸音粗，可闻及痰鸣音。心脏未闻及病理性杂音。腹平软，肝脾未及。

CT显示：右下支气管呈囊状、柱状扩张，周围肺纹理增粗、模糊。

诊断：右下肺支气管扩张并感染。

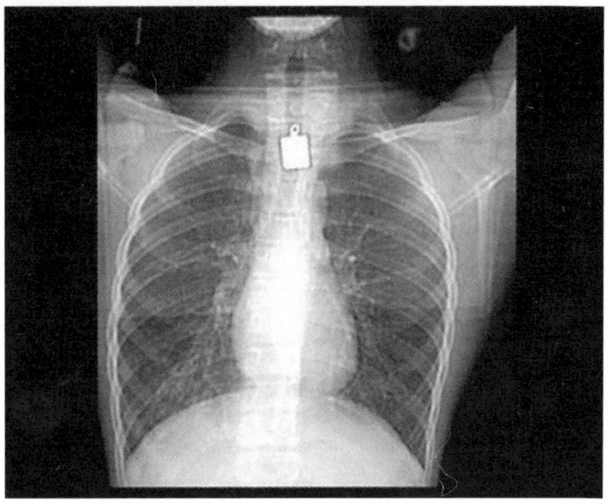

（一）

男，13岁。右下支气管呈囊状、柱状扩张，周围肺纹理增粗、模糊

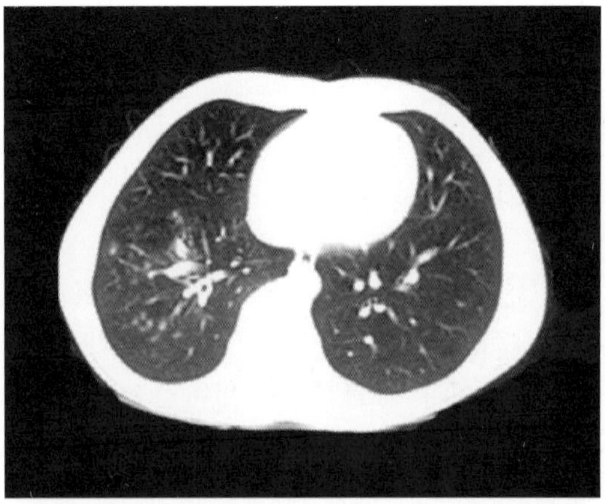

（二）

同一病例。CT显示右肺下叶支气管呈囊状、柱状扩张，印戒征，周围肺纹理增粗、模糊

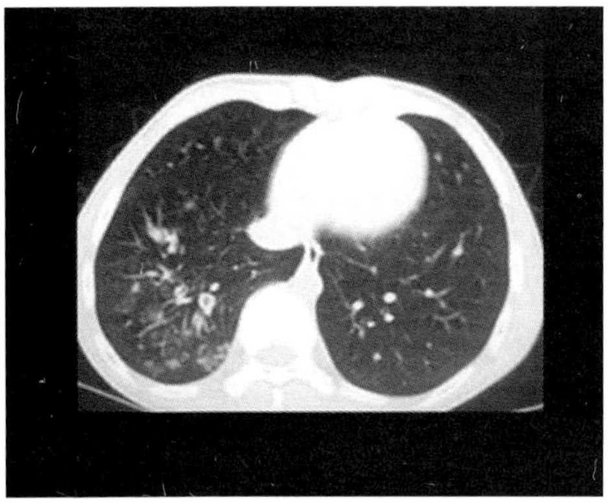

（三）

图 6-42　右下支气管扩张 CT 观

同一病例。CT 下一层仍显示右下支气管呈囊状、柱状扩张，周围肺纹理增粗、模糊

第四节　特发性肺含铁血黄素沉着症

特发性肺含铁血黄素沉着症（idiopathic pulmonary hemosiderosis），为肺泡内反复出血致肺内含铁血黄素异常沉积。临床特征有反复咳嗽、气急、咳痰、痰中带血、贫血。痰或胃液中找到含铁巨噬细胞。X 线胸片显示肺部有弥漫性浸润病灶。本病病因不明，可有原发于肺部疾病，或继发于心脏或全身性血管疾病。小儿肺内原发多于继发性。80% 见于特发性。发病年龄，1~7 岁多见，尤其 3 岁以内多发。

【发病机理】仍在探索中，各种研究、学说很多，但无定论。大多数学者认为与自身免疫、遗传、环境等因素有关。抗原抗体选择性作用于肺泡壁的毛细血管床，发生扩张、扭曲、出血。但小儿未检出特殊的免疫异常。

【病理改变】大体所见，肺体积及重量增加。切面呈棕褐色。镜检：可见肺泡扩张，肺泡及间质内广泛的含铁血黄素颗粒沉积，及弥漫性间质纤维化。血管壁弹力纤维变性。

【临床表现】患儿有反复发作性咳嗽、气喘、呕吐，呕出物内有黏液带血、血丝或陈旧性血块。乏力、发热、面色苍白、发作性缺铁性贫血、心率增快、肝脾肿大，杵状指，偶可见黄疸。两肺底、脊柱旁可闻及中小细湿啰音。

【实验室检查】

（1）呕出物、痰内或清晨空腹抽取胃液作普鲁士蓝反应阳性，即为含铁血黄素细胞，为本病确诊的可靠试验诊断方法。

（2）周围血象：红细胞、血红蛋白减低。呈小细胞低血红蛋白性贫血。

（3）病变活动时，网织红细胞可增加。

【影像学特点】本病肺部表现为非特异性。

（1）胸部平片：发作期可见肺野中有肺纹理增粗、增多、模糊不清，有时呈毛玻璃样。也可见片絮状、网状、斑点状、粟粒状结节影，肺门淋巴结肿大。病程长可见肺内广泛的纤维化、肺不张、肺气肿等征象。

（2）CT 扫描：平扫肺窗可见肺野内各叶以双侧下叶为著，有不规则形，大小不等结节状、片絮状影，有的为磨砂玻璃样影（图 6-43）。HRCT 可提高空间分辨清晰度，能显示肺小叶水平的微细结构，可见毛玻璃样阴影，粗细不等的网织影，细小结节影，也可见到肺纤维化伴肺血管影稀疏，局部含气增加。

【诊断与鉴别诊断】诊断要点：

（1）患儿有反复发作性咳嗽、咳痰、气喘、贫血。

（2）呕吐物、胃内抽取物检出含铁血黄素细胞。

（3）胸片及 CT 扫描肺内广泛浸润病灶。

鉴别诊断：

（1）急性粟粒性肺结核：发热、咳嗽、气喘，PPD 试验阳性。两肺均匀地分布，大小均匀，以双肺下野、内带多见，密度接近较淡的粟粒状影。

（2）肺炎：病变呈叶、段分布，单侧肺野为片状、云雾样渗出，实变区，抗炎治疗有效。

（3）支气管扩张：两肺下肺纹理增多、粗乱，局灶性呈囊状、柱状改变。

（4）朗格汉斯细胞组织细胞增生症：X线平片显示两肺野广泛分布大小不等结节影，常伴淋巴结、肝脾肿大，骨骼可见穿凿样、溶骨样破坏（详见第五章第八节）。

【病例】男，10岁。反复咳嗽、气喘、贫血4年。胃液内找出含铁血黄素巨噬细胞。CT肺窗显示两肺纹理增粗，间有大小不等结节影，及毛玻璃样阴影。

诊断：肺含铁血黄素沉积症。

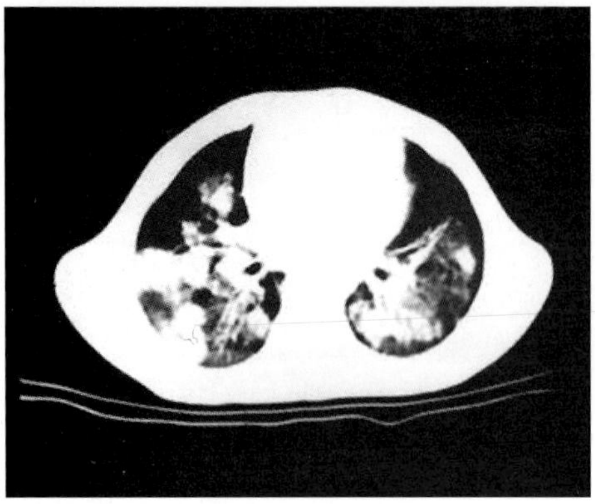

图6-43 肺含铁血黄素沉积症CT观
男，10岁。CT肺窗显示两肺纹理增粗，间有大小不等结节影及毛玻璃样阴影

第五节 小儿肺内－纵隔内肿瘤

小儿纵隔肿瘤（children of mediastinal tumor），是指儿童期原发于纵隔的肿瘤。发病率在我国罕见。据文献报告上海新华医院及北京儿童医院统计1年仅发现3~7例。其中恶性纵隔肿瘤为34%~41%。另有资料分析良性占51.2%，恶性占48.8%。纵隔肿瘤，不论性质如何，就其位置而言，对小儿生命威胁很大。

一、纵隔肿瘤的好发部位分类

（1）前纵隔：畸胎瘤、胸腺瘤、甲状腺瘤、淋巴瘤或白血病等占肿瘤发病的30%。

（2）中纵隔：多见淋巴结肿大、淋巴样囊肿或支气管源性囊肿，约占纵隔肿瘤的30%。

（3）后纵隔：约占纵隔肿瘤的40%，其中90%~95%为神经源性肿瘤，起源于交感神经节细胞。其他少见的，有骨母细胞瘤突向后纵隔。

二、纵隔肿瘤的临床表现

主要为肿瘤增大对纵隔内器官，尤其气管、支气管挤压症状。

（1）呼吸系统症状：小儿可有反复发作性咳嗽，呈阵发性痉咳（类似成人中心型肺癌产生的刺激性呛咳），或咳嗽呈突发性犬吠样咳嗽，声嘶哑，喉部痰喘鸣（肿瘤压迫喉返神经），每于晚间平卧时发作，常误诊为急性喉炎、支气管炎。短期治疗有改善，不久前症再现，或咳嗽症状久治不愈。平卧时气喘、胸闷、发绀、呼吸困难、端坐、直立，下床后前症骤然减轻。咳嗽、气短发作间隙小儿玩耍、活动如常。咳嗽发作时常伴烦躁、易激惹、多汗、睡眠中惊醒，有恐惧感。肺部听诊偶闻及干性啰音。

（2）心率增快、颜面浮肿等上腔静脉回流受阻表现，肝脏肿大，肝－颈反流征阳性。误诊心衰，短期治疗有效，不久前症重现。

三、纵隔肿瘤的影像学表现

据我院一组资料分析，所有肿瘤均因咳嗽反复发作。做胸透或拍胸片意外发现胸腔内占位。此时肿块很大。第1张胸片对本病诊断很关键。CT和MRI检查对纵隔肿瘤进一步定性、定部位，确诊仍靠病理学检查。

四、诊断与鉴别诊断

诊断要点，出现阵发性痉咳、气喘等症，CT及MRI、胸片检查显示要考虑本病。

鉴别诊断：

（1）肺部感染性疾病：如支原体肺炎、百日咳、副百日咳等均有阵发性痉咳，本组疾病胸片、CT扫描纵隔内无肿块，抗感染治疗临床症状有改善。

（2）胸内甲状腺肿瘤：有气管受压征，有的伴甲亢症状，胸片前纵隔有分叶状致密影，向一侧或双侧凸出，胸透下可见该肿块随吞咽有上下移动。I^{131}核素扫描能显示清楚。多螺旋CT扫描后重建图像显示胸腔内甲状腺走向、形态、密度与甲状腺相同。

（3）胸腺瘤（详见本章节）。

（4）白血病：约66%小儿白血病性淋巴瘤出现纵隔淋巴结肿大。骨髓血象及CT检查可鉴别。

（5）恶性淋巴瘤：文献报道恶性淋巴瘤的发病占儿童纵隔肿瘤的23%。病理可分为霍奇金病和非霍奇金病。前者肿块呈结节状、团块状，边缘有分叶，易侵入胸腺、肺门。肿瘤内密度不均匀。

（6）前纵隔脂肪瘤：多见于前纵隔的心膈角。肿瘤边缘光滑，密度减低。CT值 -100~-80Hu。

五、纵隔内肿瘤分类

首先要了解正常胸腺组织结构、形态。

1. 正常胸腺组织

【病例】男，75d。因“咳嗽1周”行胸部CT扫描。

CT显示前上纵隔内有一实质性软组织影，呈风帆状突向右上肺野。其边缘境界清楚，密度均匀。向后挤压支气管及大血管。

诊断：小儿正常胸腺组织。

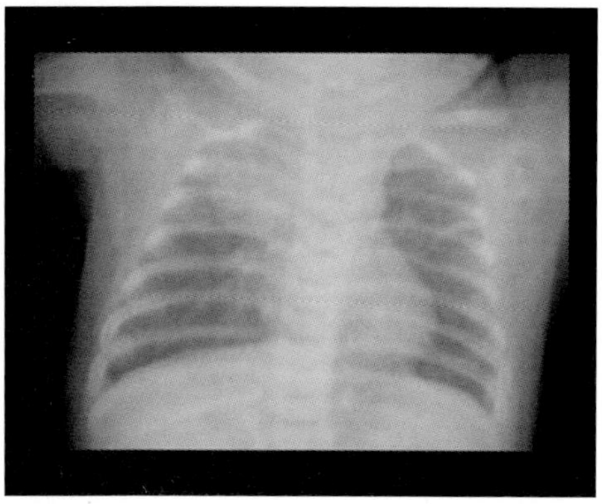

（一）

前上纵隔内有一实质性软组织影，呈风帆状突向右上肺野

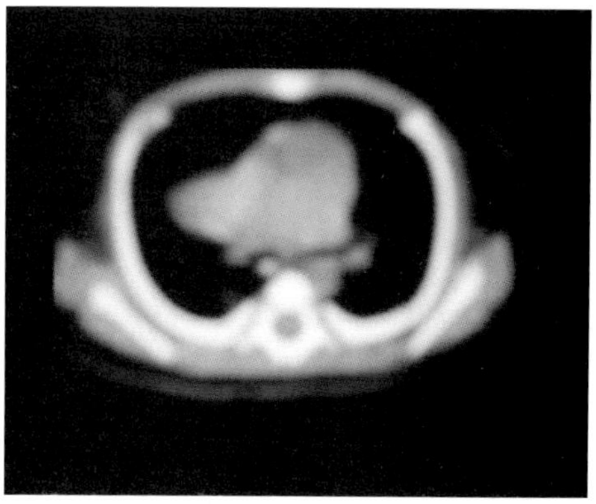

（二）

纵隔窗显示前上纵隔内有一实质性软组织影，呈风帆状突向右上肺野

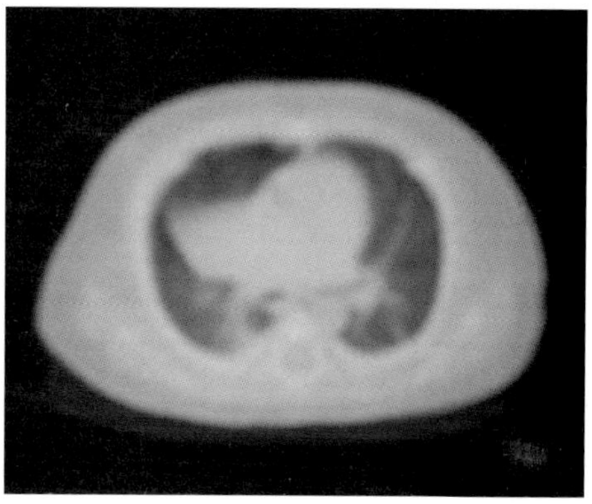

（三）

图6-44　小儿正常胸腺

肺窗显示前上纵隔内有一实质性软组织影，呈风帆状突向右上肺野

2. 恶性胸腺瘤

恶性胸腺瘤（malignant thymoma），是指发生于前上纵隔胸腺内的肿瘤。小儿罕见。术前临床表现与其他肿瘤相似。

【病理改变】肉眼所见，肿瘤呈不规则或椭圆形，质地中等偏硬。包膜不完整。切面有出血、坏死、囊变、钙化。镜检：主要为淋巴细胞和上皮细胞。细胞小而多，染色深，核极相紊乱，具备恶性肿瘤特点。

【临床表现】文献报告小儿胸腺瘤有伴发重症肌无力、低丙种球蛋白血症及红细胞生成不良，但罕见。大多数小儿胸腺瘤为恶性的。

【影像学特点】

（1）胸部平片：正位显示纵隔增宽，组

织重叠详细分辨显示欠清。可见一侧或双侧局限性隆起，纵隔内密度增高，肺门影增大。

（2）CT 扫描：定位图像（冠状位）可见前上纵隔增宽，有一侧或双侧分叶状软组织肿块。横断层面、纵隔窗（-36Hu，360Hu）显示肿块位于胸骨后、主动脉弓前，下抵肺门间隙，可见椭圆形或人字形，或圆形，或不规则形实质性肿块。其边缘、境界、轮廓部分光滑，有的可见包膜。肿块内密度不均，可见条索状出血、坏死，也可见到脂肪样变性。CT 值 48Hu（图 6-45）。文献报告 30% 病例有结节样钙化。肿瘤与周围相邻的器官的脂肪线消失。胸骨受挤压前移，主动脉弓受压变扁后移。且见气管黏膜下有结节样隆起，突向管腔内。肺窗（-750Hu，+800Hu）显示肿块附近肺组织有受压，纹理粗乱。

【诊断与鉴别诊断】诊断要点，本病多见于年长儿，胸腺瘤呼吸时无形态改变。肿块呈结节状突出，密度略低，CT 值低于 40Hu。增强扫描后仅见轻度强化。恶性变时与临近肺组织、心包界限不清。胸腺瘤术前确诊十分困难，仅能定囊性（良性）、实质性（恶性）或具体肿块部位。

鉴别诊断：

（1）小儿正常胸腺：8 岁前的小儿胸腺增大，属正常生理情况，胸部平片及 CT 均显示位于前上纵隔对称性呈“い”或对生叶状，其边缘光滑、无分叶、无结节样突起、密度均匀，对周围器官无推挤，8~12 岁后逐渐缩小，成人期则被等腰三角形低密度均匀一致脂肪组织取代。

（2）小儿急性感染或应激状态下胸腺肿大，密度均匀，边缘光滑，胸腺周围脂肪线清晰可见。如果难以鉴别可用强的松 [2mg/（kg·d）] 连服 5d 作诊断性治疗后，复查胸腺迅速缩小。

【病例】男，3 岁 8 个月。反复咳嗽，声嘶哑 2 年。浮肿、气短 20d。CT 检查 3 次，前 2 次因不能平卧、剧咳失败。第 3 次经纠正心衰、利尿、吸氧后，CT 显示前上纵隔有 10cm×12cm×15cm 巨大的实质性肿块。

转归：CT 诊断后，2 周后在唐都医院胸外科手术切除，术中顺利剥离后切除肿瘤，安返 ICU 病房。术后 5h 因“咳嗽”突然呼吸心跳骤停，抢救无效夭折。

术后病理：恶性胸腺瘤。

出院诊断：恶性胸腺瘤术后呼吸心跳骤停死亡。

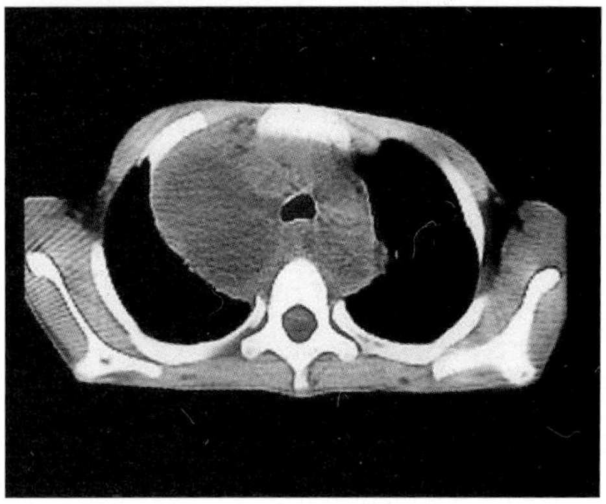

（一）

男，3 岁 8 个月。CT 显示前上纵隔有 10cm×12cm×15cm 巨大的实质性肿块

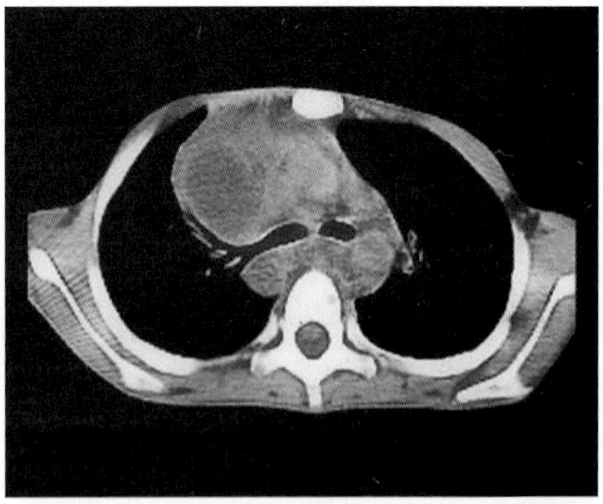

（二）

图 6-45　恶性胸腺瘤伴上腔静脉回流梗阻、急性喉炎 CT 观

同一病例。CT 显示肿块呈分叶状，界限不清，与大血管、心包粘连成片，密度不均，有出血、坏死、钙化。术后病理恶性胸腺瘤

3. 畸胎瘤

畸胎瘤（teratoma），也称生殖细胞瘤，为胚胎期始基发育时部分多极分化细胞异位发育而来。当肿瘤小，可无症状，文献报告无症状者达 36%~52%。但肿瘤增大气管受压，则有咳嗽、气喘、胸闷等症，胸透及胸片检出胸部异常肿块。

【病理改变】畸胎瘤可分为：

（1）囊性畸胎瘤，也称皮样囊肿。肉眼所见，呈类圆形囊块状，包膜完整，质地较软。剖面可见纤维囊壁较厚。囊内有毛发、牙齿和干酪碎屑。镜检：囊壁衬有鳞状上皮，并见皮肤附件、肌肉、皮脂腺、黏膜腺体等。

（2）实质性畸胎瘤：肉眼所见不规则形，包膜不完整，质地较硬。剖面为灰白色、鱼肉样，有皮肤、牙齿、骨、软骨、肌肉等组织，有出血、坏死、钙化及囊腔形成。镜检：主要见未分化的胚胎性组织成分，源于原始上皮细胞排列成腺泡、小管、乳头状或实体呈腺样癌，或结缔组织间质数量不等，细胞小而多，胞浆染色深，核大，极相紊乱。

【临床表现】这类肿瘤出生时即有，一般瘤体增大时压迫周围器官产生症状，引起注意和出现临床症状。

【影像学特点】

（1）胸部平片：正位显示前纵隔有巨大的占位性病变，呈实质性，内见斑点状钙化、骨组织。

（2）断层摄片可补充胸片定位不足。

（3）CT 扫描：可互补胸片组织结构重叠，组织对比密度显示清晰。横断层面纵隔窗可见肿瘤多发生在心包或大血管根部，向前纵隔生长，当肿瘤长得很大时，CT 表现为占据前纵隔巨大的、不规则性实质性肿块，为混杂密度区，肿瘤密度极不均匀，高密度的骨骼，有斑片状钙化，低密度囊变及更低密度的脂肪，边缘、界限尚清，部分层面与大血管、心膈有粘连。纵隔、气管均向健侧移位（图 6-46）。气管内黏膜光滑。气管旁淋巴结无肿大，增强扫描，肿块有部分强化，肺窗仅见前纵隔前下部两侧肺组织被挤压。

【诊断与鉴别诊断】诊断要点，患儿因肿块挤压产生呛咳、支气管感染等。查体：前上胸部叩诊呈浊音。听诊脊柱旁、患侧肩胛下区可闻及湿性啰音。X 线胸片显示前上纵隔胸腺附近有囊性，或实性肿块影。CT 显示囊性肿块外形呈类圆形，边缘光滑，或有蛋壳状钙化，局灶性粘连。内有单房或多房性低密度影。实性则突向一侧纵隔，肿瘤外形不规则，瘤体内密度不均匀的软组织肿块。内含脂肪、钙化、骨组织。边缘光滑或模糊不清。同时可见肿瘤挤压周围器官，气管内膜、淋巴结肿大。

鉴别诊断：见概述中诊断与鉴别诊断内容。

【病例】男，2 岁 7 个月。阵发性痉咳 6d。经抗感染治疗无效。CT 冠状位显示前纵隔左上方有实质性肿块。CT 轴位显示左前纵隔有 10cm × 13cm × 8cm 肿块，呈“保龄球”状，肿块的边缘界限欠清，密度不均，内有斑片状钙化。术中见肿瘤表面不光滑，为实质性，与周围组织粘连，手术后病理诊断，恶性畸胎瘤。

出院诊断：恶性畸胎瘤术后。

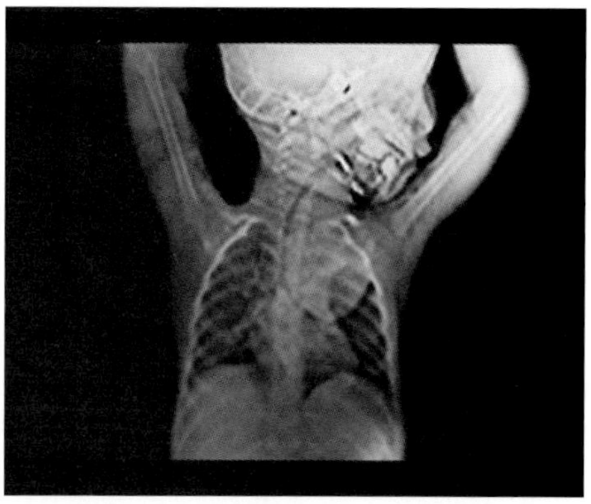

（一）

男，2 岁 7 个月。阵发性痉咳 6d。经抗感染治疗无效。CT 冠状位显示前纵隔左上方有实质性肿块

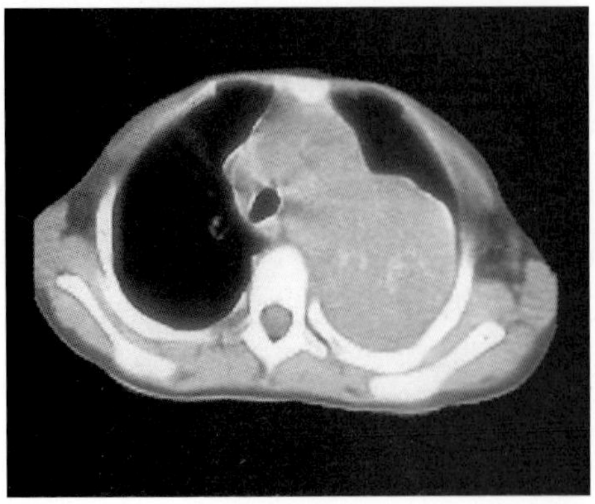

（二）

图 6-46　前纵隔恶性畸胎瘤伴急性支气管肺炎 CT 观

同一病例。CT 显示左前纵隔有 10cm × 13cm × 8cm 肿块，呈“保龄球”状，肿块的边缘界限欠清，密度不均，内有斑片状钙化。术中见肿瘤表面不光滑，为实质性，与周围组织粘连，手术病理诊断，恶性畸胎瘤

4. **急性淋巴细胞性白血病伴纵隔淋巴结肿大**

白血病（leukemia），为小儿时期常见的造血系统恶性增殖性疾病。白血病细胞不仅影响小儿骨髓及整个造血系统，并常侵犯到全身其他器官，产生一系列的临床表现。本病发病占小儿时期恶性肿瘤发病的首位。急性淋巴细胞性白血病发病（简称急淋）占全部白血病的 75%。在 T 细胞性急性淋巴细胞性白血病中，男性发病占 67.1%。由于急淋细胞浸润，66% 的病例有前纵隔肿大。可出现于急淋血象显示白血病之前。也可发生于经治疗后血象缓解 2 年后。

【病理改变】大体所见：前上纵隔肿大，与胸腺分界不清。包膜不完整。切面呈灰白色鱼肉样。镜检可见小而圆，染色深的淋巴细胞增生。胞浆丰富。

【临床表现】患儿可有发热、贫血、面色苍白、虚弱、厌食、嗜睡。或于病毒性呼吸道感染或发疹性疾病后出现咳嗽，每于夜间或平卧后加剧。伴喉部痰鸣，呼吸困难。

【实验室检查】

（1）末梢血可发现有异常白细胞。白细胞分类，可见到原始及幼稚白细胞。

（2）红细胞计数及血红蛋白均降低。

（3）血小板计数低于正常值，甚至低于 1.0×10^9/L。

（4）骨髓象：可见粒细胞系列有增生活跃。分类中原始早期幼稚细胞大于 50%，甚至骨髓象均为白血病细胞占据。

（5）相关染色体核型多有异常。

【影像学特点】

（1）X 线胸片：可见前上纵隔肿大，边缘不光滑，呈分叶状改变。

（2）CT 扫描：冠状位可见前上纵隔增宽。平扫纵隔窗观察，可见前上纵隔增宽的范围。边缘、轮廓欠清。呈分叶状，突向一侧肺野内的软组织肿块，并与胸腺广泛粘连，分界不清。肿块密度不均，内有斑片状、点状低密度影。肿块向前有轻挤压胸骨柄、肋骨。向后推压气管。

【诊断与鉴别诊断】诊断要点，本病有发热、贫血、出血、乏力、咳嗽、气喘、喉部痰鸣。发作性呼吸困难。尤以夜间、平卧时前症加重。血象及骨髓象均可检出白血病细胞。X 线胸片及 CT 扫描显示前上纵隔肿块。

鉴别诊断：与纵隔内其他肿瘤鉴别（详见本章节）。

【病例】女，13 岁。2 年前因发热 2 周，在当地做骨穿，诊断“急性淋巴细胞白血病”。化疗后，体温下降，全身症状好转。骨髓片经“天津血液病研究所”会诊：符合“急性淋巴细胞白血病”。本次因“发热、咳嗽、气短”，考虑急性淋巴细胞白血病复发。化疗前检查。化疗后复查显示与 2011 年 2 月 17 日等一系列胸部 CT 片比较，前上纵隔胸腺内肿块消失，三角形胸腺形态恢复正常，密度显示仍较高。胸廓对称，肺窗显示双肺纹理略增多，走行自然，肺野透光度良好，双肺未见异常实变影，双肺门不大。纵隔窗显示纵隔无偏移，心影及大血管形态正常，纵隔内未见肿块及肿大淋巴结。右侧后胸腔可见薄层弧形水样低密度影。所见肝实质密度呈均匀、弥漫性减低。

诊断：“急性淋巴细胞性白血病”化疗后状态：

（1）前上纵隔胸腺内肿块消失。

（2）右侧少量胸腔积液，较前片无明显变化。

（3）脂肪肝，建议肝功能检查。

诊断：急淋性白血病复发前上纵隔内淋巴结肿大。

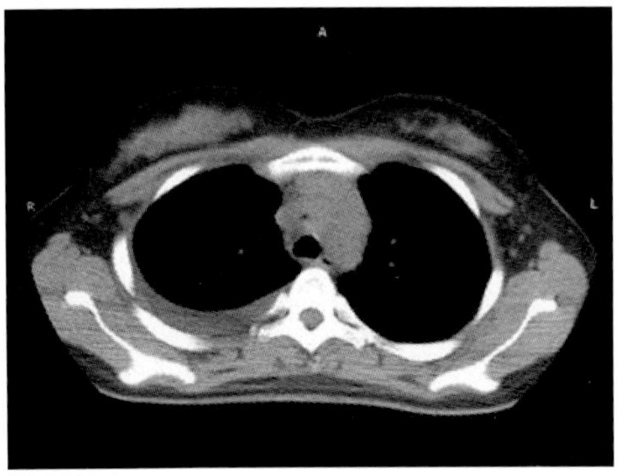

（一）

女，13岁。CT显示前上纵隔－胸腺内肿块增大，密度较高，与周围血管融合

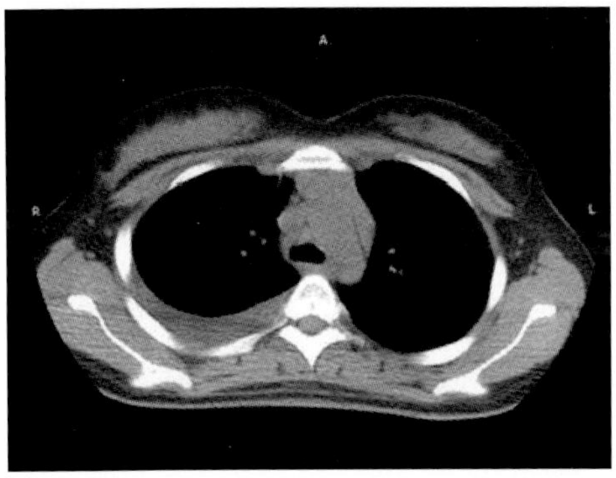

（二）

同一病例。CT显示前上纵隔－胸腺内肿块增大，密度较高，与周围血管融合

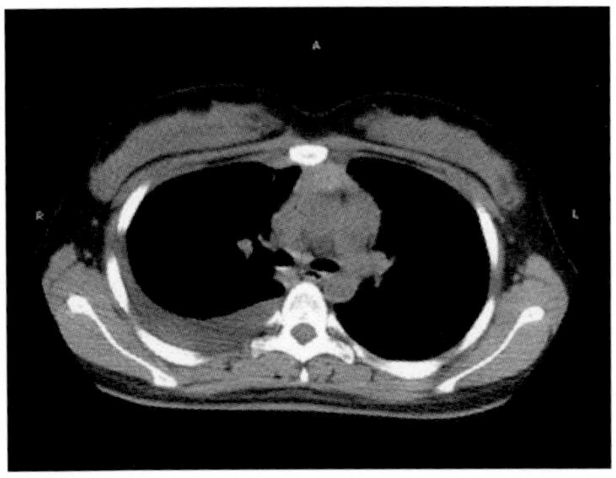

（三）

同一病例。CT仍显示前上纵隔－胸腺内肿块增大，密度较高

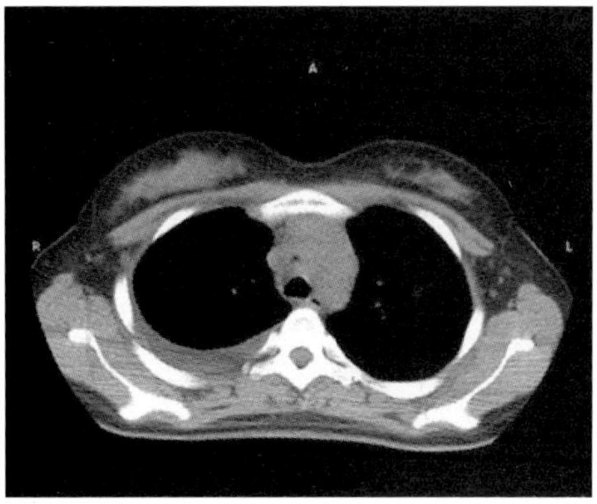

（四）

图6-47 急淋性白血病复发前上纵隔内淋巴结肿大

同一病例。CT仍显示前上纵隔－胸腺内肿块增大，密度较高

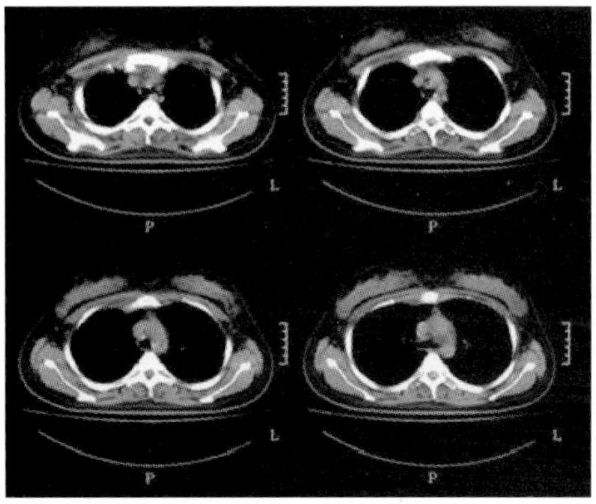

图6-48 急淋性白血病化疗后CT观

同一病例。CT显示前上纵隔淋巴结肿大回缩、变小

【病例】男，8岁。因“发热10d”外地医院检查高白细胞血症，未分类，可见大量幼稚细胞。骨穿可见异常淋巴细胞，怀疑“白血病”转入我院。

查体：精神欠佳，皮疹未见，浅淋巴结颈浅可触及，黄豆大，质软，无压痛。心肺未闻及异常。腹平软，肝脏肋下未及。脾脏可触及，质中等，触痛阴性。脊柱四肢关节未见异常。外阴双侧睾丸未见异常。神经系统检查：生理反射存在，病理体征未引出。

血常规：（2015年11月12日）红细胞3.55×10^{12}/L，血红蛋白73g/L，血小板计数73×10^{9}/L，高白细胞血症，未分类，可见大量幼稚细胞。

血常规：（2015年11月13日）白细胞

986×10^9/L，红细胞 3.09×10^{12}/L，血红蛋白 78g/L，血小板计数 65×10^9/L。

骨穿：（2015 年 11 月 13 日）急性淋巴细胞白血病。

白血病免疫分型（2015 年 12 月 3 日长安医院）主要表达 CD1a（dim），CD2、CD4、CD5、CD7、CD10、CD38、cCD3、TdT。

提示：急性 T 淋巴细胞白血病 (T–ALL)。

骨穿血片：

（1）增生极度活跃。

（2）粒细胞极为减少。

（3）红细胞极为减少，成熟红细胞大小不一。

（4）淋巴细胞（系）明显增多，占有核细胞 93.9%；原淋、幼淋占 80.1%，以大原始、幼稚淋巴细胞为主。

（5）全片见巨核细胞 19 个，血小板减少。

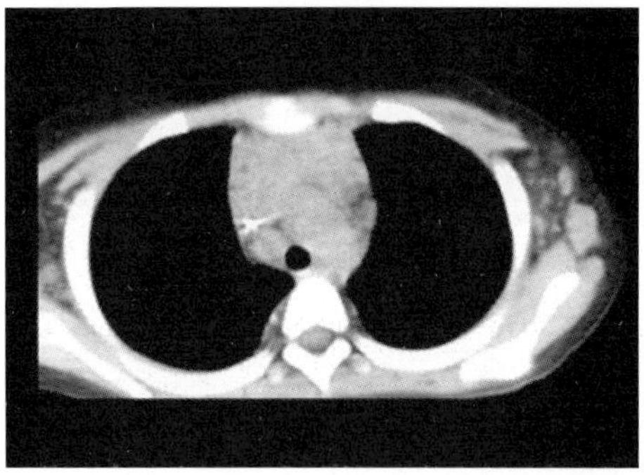

（一）

男，8 岁。CT 显示前上纵隔淋巴结增大相互融合，左侧腋窝淋巴结增大

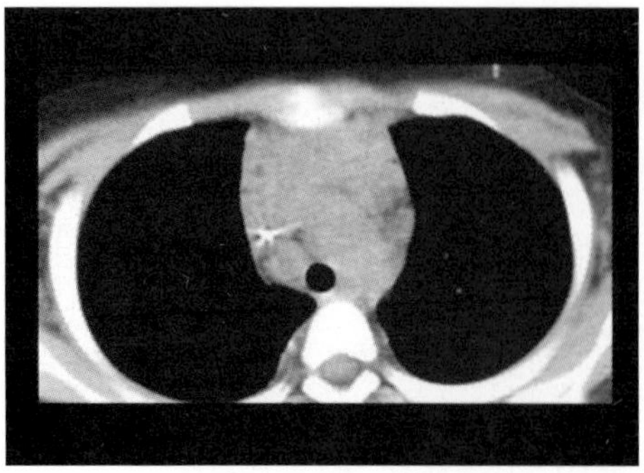

（二）

同一病例。CT 显示前上纵隔淋巴结增大相互融合

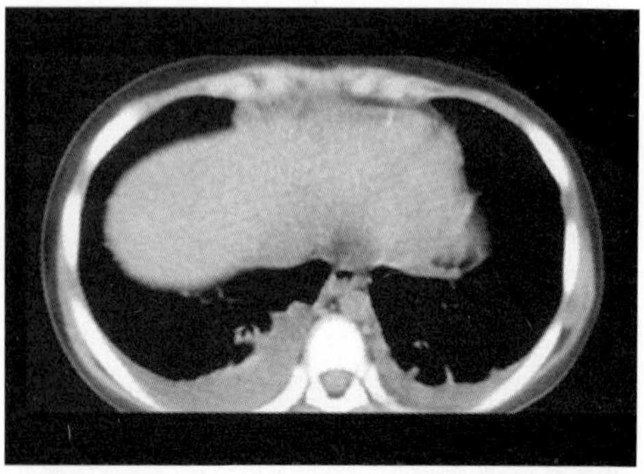

（三）

同一病例。CT 显示双侧胸膜积液

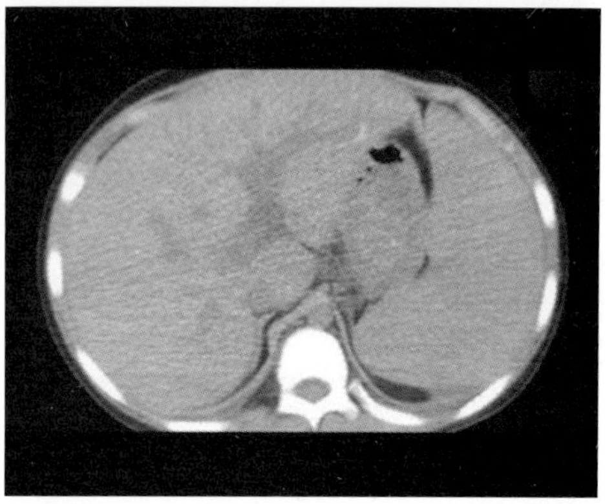

（四）

图 6–49 急性 T 淋巴细胞白血病 CT 观

同一病例。CT 显示脾脏肿大，占 10 个肋单元

（一）

低倍 10×10 淋巴细胞（系）明显增多，占有核细胞 93.9%；原淋、幼淋占 80.1%，以大原始、幼稚淋巴细胞为主

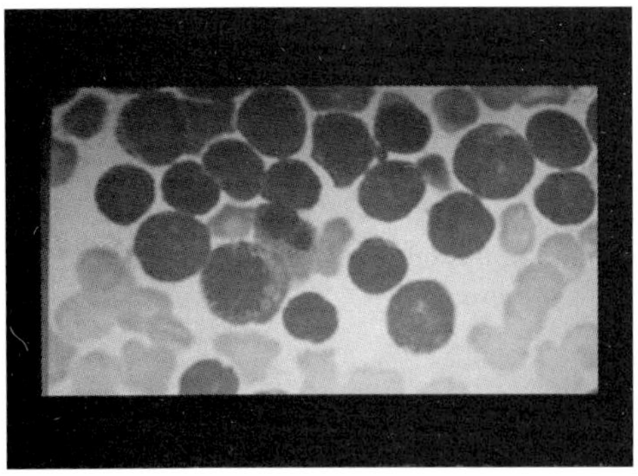

（二）

图 6-50　急性 T 淋巴细胞白血病骨穿涂片

低倍 10×100 淋巴细胞（系）明显增多，占有核细胞 93.9%；原淋、幼淋占 80.1%，以大原始、幼稚淋巴细胞为主

5. 后纵隔神经母细胞瘤

后纵隔神经母细胞瘤（neuroblastoma of posterior mediastinum），是指小儿后纵隔内发生的神经母细胞瘤。本病为后纵隔主要恶性肿瘤，据文献报告仅占神经母细胞瘤发病的 15%。多见 5 岁以下小儿，男多于女性。

【病理改变】详见第七章第三节。

【临床表现】患儿有发热、贫血、生长发育迟滞，因反复咳嗽，喉部痰鸣，呼吸困难。做胸透或拍胸片偶可发现纵隔肿块。

【影像学特点】

（1）胸部平片：可见纵隔内有巨大的实质性肿块，边缘、界限不清，瘤内有斑片状钙化（图 6-51）。

（2）胸部 CT 扫描：纵隔窗可见后纵隔内有实质性、不规则性肿块影，其边缘、境界、轮廓清晰，瘤内密度不均，CT 值 27~80Hu，可见多形性、多发性钙化、出血、坏死及囊变。肿块挤压肺组织，纹理粗乱，向前挤压包裹大血管，气管变形。向后脊柱、肋骨亦见受压（图 6-52）。

（3）X 线平片显示骨转移表现：肱骨、胫骨上端有葱皮样骨膜反应性增生，或溶骨样破坏，或病理性骨折等改变（图 6-53）。

【诊断与鉴别诊断】诊断要点，小儿有发热、贫血、咳嗽，胸片及 CT 扫描后纵隔实质性肿块，并有多发性、多形性钙化，考虑神经母细胞瘤。

鉴别诊断：

（1）神经节细胞瘤：有咳嗽的改变，胸片、CT 可见后纵隔肿块，但少见钙化。

（2）畸胎瘤：胸片可见多发钙化，但 CT 显示前纵隔而不是后纵隔。

（3）肠源性囊肿：反复咳嗽，发育、营养较差，贫血，胸片及 CT 可见后纵隔内囊性肿块，周边有钙化，伴胸椎椎体发育畸形。

【病例】女，2 岁 4 个月。发热、贫血、咳嗽 1 月，左肱骨上段疼痛。

胸片：可见右侧纵隔内有巨大的实质性肿块，其边缘不光整，内有斑片条状钙化。

X 线平片：肱骨外科颈下有层状骨膜反应及髓腔内呈溶骨样低密度。

CT 显示肿块来自后纵隔，为实质性，大小约有 10cm×15cm×5cm，右侧缘有半月形钙化灶。

诊断：后纵隔神经母细胞并左肱骨转移。

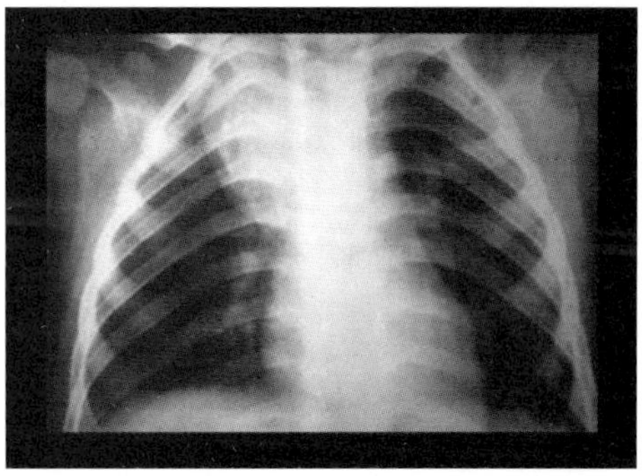

图 6-51　后纵隔神经母细胞瘤 X 线胸片观

女，2 岁 4 个月。胸片可见右侧纵隔内有巨大的实质性肿块，其边缘不光整，内有斑片条状钙化

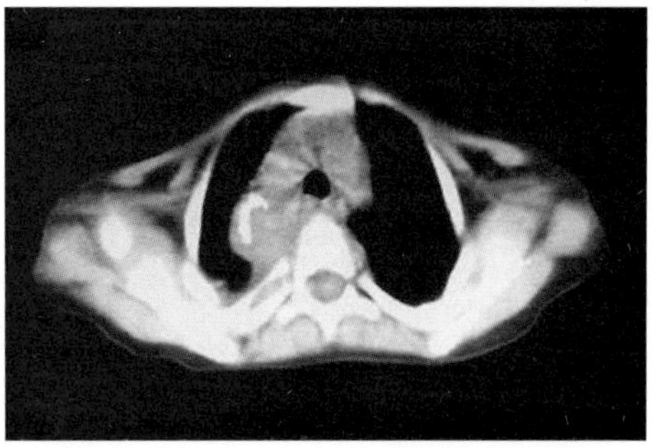

图 6-52　后纵隔神经母细胞瘤 CT 观

同一病例。CT 平扫可见肿块来自后纵隔，有 10cm×15cm×5cm 大小，为实质性，靠右侧边缘有半月形钙化灶

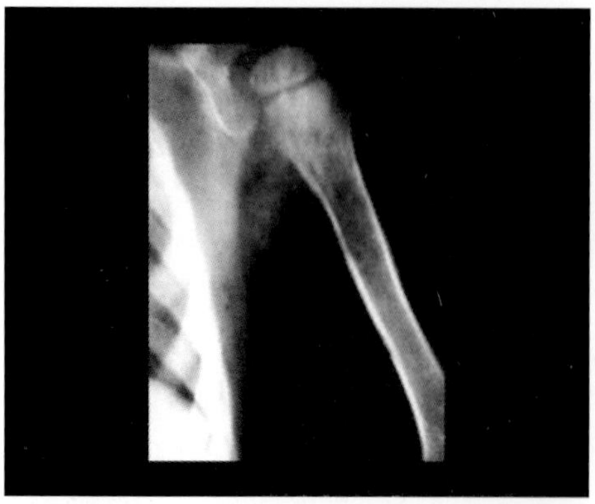

图 6-53　后纵隔神经母细胞瘤 X 线平片观

同一病例。X 线平片可见肱骨外科颈下有层状骨膜反应及髓腔内呈溶骨样低密度

（感谢交大第二附属医院放射科李润明教授提供本组照片）

6. 后纵隔神经纤维瘤

神经纤维瘤（neurofibroma）是指原发于后纵隔内神经干的实体性肿瘤。本病发生罕见。据文献资料报告：对 119 例纵隔肿瘤和类肿瘤作病种分析，神经源性肿瘤占 21 例（占 17.6%）。其中神经母细胞瘤 9 例，神经纤维瘤仅见 2 例。发病无明显性别差异。

【病理改变】大体所见：肿瘤体积较大，直径约 10~20cm，呈暗红色。滋养血管丰富。包膜完整，切面呈土黄色。手感细腻似泥沙样。镜检：可见细条状神经纤维细胞。间质内主要为发育成熟的血管内皮细胞。

【临床表现】患儿主要为肿瘤增大压迫气管、支气管，肺部感染，生长发育迟滞和长期低氧血症。查体：营养、发育较差。唇轻度发绀。鼻翼扇动。两肺呼吸音粗。手足指（趾）呈杵状指（趾）。

【影像学特点】

（1）X 线胸片：显示右后纵隔增大，边缘光滑，有轻度分叶。肿块密度增高。周围肺纹理模糊、紊乱（图 6-54）。

（2）CT 扫描：平扫纵隔窗显示脊柱旁呈圆形或哑铃形的实性肿块，与脊柱、后胸壁宽基粘连。肿瘤边缘、轮廓光整。壁呈蛋壳状钙化。肿瘤内密度均匀。CT 值 28~34Hu。对临近结构无浸润、包绕。肺窗可见肿瘤对周围肺组织有挤压改变。骨窗显示肿瘤对椎体侧缘有轻度小的弧形挤压切迹（图 6-55）。

（3）MRI：T1 加权像呈中等偏低信号。T2 加权像信号增高。Gd-DTPA 增强后 T1 加权像显示肿瘤强化。

【诊断与鉴别诊断】诊断要点，患儿自幼发育、营养差。常有发作性咳嗽、咳痰、气喘。胸片及 CT 显示后纵隔内肿块影。

鉴别诊断：详见本章。

【病例】男，12 岁。自幼咳、痰、喘。加重 2 个月。胸片显示右后纵隔内有 10cm × 20cm 大小的肿块影，其边缘光滑。侧位显示肿块与脊柱、后纵隔相重叠。CT 显示，后纵隔内、脊柱旁有圆形或哑铃状肿块影肿块与脊柱、后胸壁呈宽基粘连。边缘光滑。呈蛋壳状钙化。肿块内密度均匀。CT 值 28~34Hu。

术后病理：肿瘤肉眼剖面可见瘤内呈细腻的泥土色内容物。镜检：神经纤维瘤（血管瘤型）。

最后诊断：右后纵隔内神经纤维瘤（血管瘤型）。

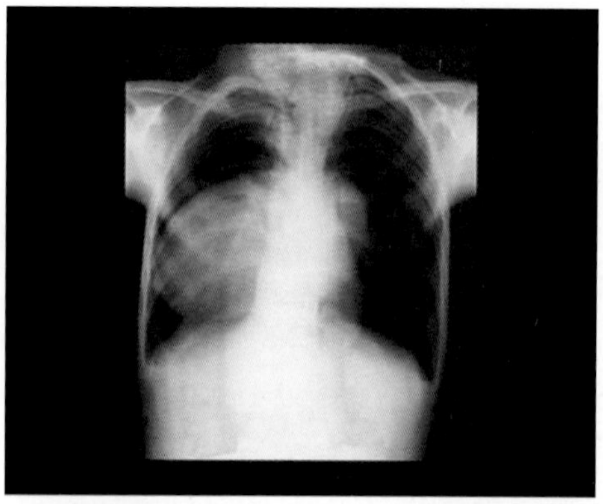

（一）

男，12 岁。自幼咳、痰、喘，加重 2 个月。胸片显示右后纵隔内有 10cm × 20cm 大小的肿块影，其边缘光滑

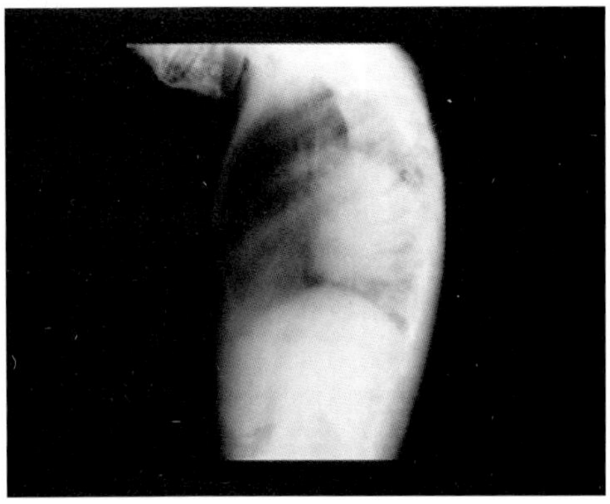

（二）

图 6-54　后纵隔神经纤维瘤（血管型）后前位胸片观

同一病例。胸片侧位显示肿块与脊柱、后纵隔相重叠

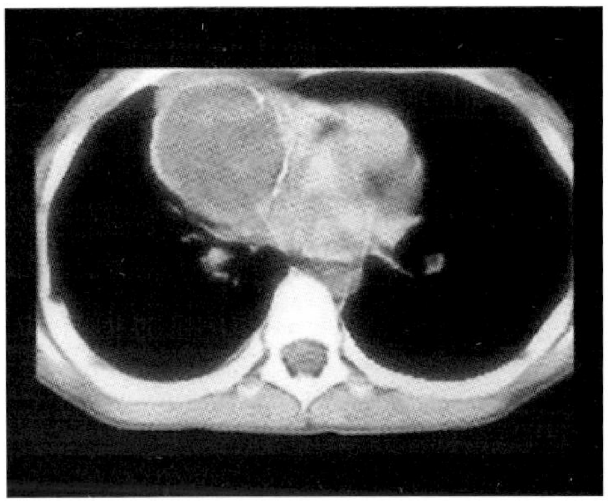

（一）

同一病例。CT 纵隔窗显示，后纵隔内、脊柱旁有圆形或哑铃状肿块影肿块与脊柱、后胸壁呈宽基粘连。边缘光滑。有蛋壳状钙化。肿块内密度均匀。CT 值 28~34Hu

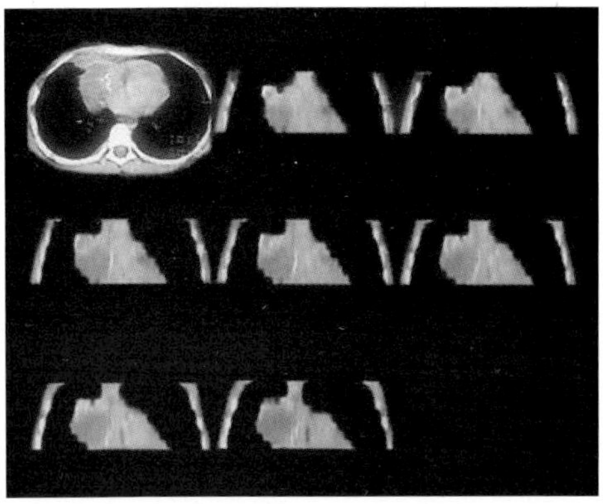

（二）

冠状重建显示肿瘤占据右侧胸腔大部分

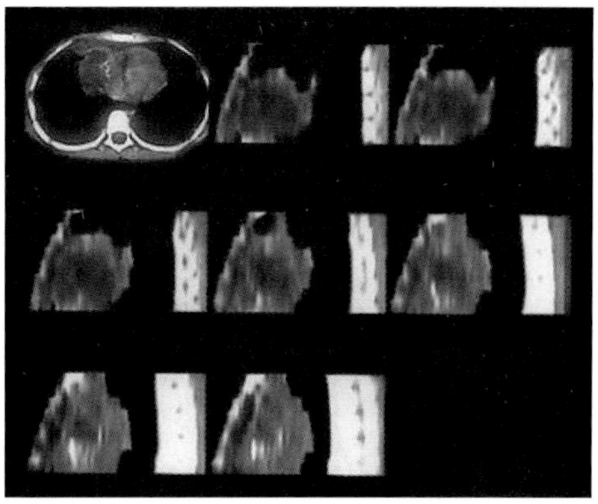

（三）

图 6-55　后纵隔神经纤维瘤（血管型）CT 观

矢状重建肿瘤挤压右侧支气管。术后病理证实神经纤维瘤（血管瘤型）

7. 淋巴瘤

淋巴瘤（lymphoma），是指原发于纵隔内的淋巴系统来源恶性肿瘤，文献报告本病的发生占全身淋巴组织的 23%，是继小儿白血病、神经系统肿瘤之后最常见的恶性肿瘤之一。

【病理改变】肉眼所见肿瘤为圆形、椭圆形不规则肿块，质地中等偏硬。薄膜不完整。切面有出血、坏死、囊变。经放疗、化疗治疗后的淋巴瘤可见钙化灶。镜检：病理的组织细胞学上分为两大类，即霍杰金氏病（HD）和非霍杰金氏淋巴瘤（NHL）。霍杰金氏病 (HD) 组织分型根据淋巴细胞和 Reed-sternberg(R-S) 细胞含量而异分为结节硬化型、混合细胞型、淋巴细胞消减型和淋巴细胞优势型 4 型。小儿以结节硬化型和淋巴细胞优势型最常见。NHL 的病例类型较多，常见有 T 细胞型、组织细胞型、混合细胞型和 B 细胞型。

【临床表现】长期发热，体温波动以中等热～高热，热型不定，体温 38~39.8℃。咳嗽、气喘，偶有咳痰。贫血。

查体：贫血貌，浅表淋巴结可及或触及不清，质地中等，可活动，无压痛。气管偏移。第 2、3 肋间叩诊呈浊音。肝脾肿大，质地中等。脊柱、四肢、关节无异常。

【实验室检查】

（1）白细胞计数增高。分类以淋巴细胞增高为主。

（2）红细胞计数减少，血红蛋白亦减少，为小细胞低色素性贫血。

（3）骨穿：提示红系呈增生性贫血。

（4）胸穿：胸水外观为血性，脱落细胞检查，可找到恶性淋巴瘤细胞。

【影像学特点】

（1）胸部平片：正位显示单侧或双侧纵隔呈弧形波浪状或分叶状结节隆起。双侧不对称。右侧气管旁线闭塞增宽，上腔静脉区密度增高。肺门影有增大。侧位可见胸骨后间隙内密度增高，与心血管的前缘及周围软组织均分辨不清。气管向后挤压移位、变窄。肺野可见多个结节状或片状实变影，范围 > 1cm。胸膜可见局灶性软组织增生、胸腔积液，单侧或双侧心包可见烧瓶状积液影。肋骨、胸骨有溶骨样破坏。

（2）CT扫描：淋巴瘤的诊断以CT检查为首选。如果病灶靠近胸壁、胸膜，可采用CT引导下穿刺活检，直接达到病理诊断。

根据病变累及范围CT直接体征可见：

1）纵隔内平扫显示淋巴结呈结节状增大，或融合成块状软组织影。可散布于一横突气管旁一个解剖区域或多个区域中淋巴肿大融合成片，或前、中、后纵隔内均见软组织肿块影，无法分辨组织器官。增强后淋巴结肿大仅表现为轻度强化。如进行放疗或化疗后的病例可见淋巴结肿大区域内有多发的坏死囊变区。

2）胸腺肿大，呈弥漫性增大，外形呈四边形，或有浅分叶状，或仅一侧边缘有结节状突起。密度不均，内有出血、坏死、缺血改变，有时可见大小不等囊性变影。增强后可见轻 – 中度强化影。

3）肺野内可见散在分布大小不等的致密结节影或小点状实变影。增强后显示肺内结节影强化不明显。

4）胸膜可见局灶性结节样不规则增厚的软组织影，同时可见低 – 等密度弧形胸腔积液、心包积液。心包膜亦可见有软组织影。

间接征象：肺外淋巴结肿大，如扫描计划线范围较大时可显示颈浅、腋下淋巴结肿大影。

淋巴瘤包绕，挤压大血管、心脏。在平扫时仅能显示上、中纵隔内巨大的肿块相互融合。增强扫描后大血管及心脏强化后可见淋巴结肿大将达血管分离移位。推挤气管及支气管变窄，呈细线状，或气管内膜有小的结节影，向管腔内隆突。甚至远端有渗出性炎症及阻塞性肺不张。

多层螺旋CT扫描后，图像处理中采用MPR可冠状、矢状位显示纵隔内肿块影外形，轮廓、边缘、肿块内密度，尤其是囊性变的范围较常见。比普通CT的资讯更丰富、直观。如对大血管、心脏、心包膜、胸骨推挤、包绕更清晰。

（3）MRI检查：纵隔内由于大血管及心脏腔内血管流空效应，淋巴结受累的显示较CT扫描清晰、明显，尤其在主 – 肺动脉窗，肺门区及隆突下淋巴结肿大。对前纵隔等观察冠状扫描成像时显示血管、支气管、心包包绕、移位一目了然。淋巴瘤信号特点、受累淋巴结T1加权像呈中等信号，T2加权像为高信号。但MRI对判断支气管受挤压程度不及CT扫描。

从影像学特点判断霍杰金氏病与非霍杰金氏病：前者多见纵隔内淋巴结、胸腺、肺实质和胸膜受累。后者不但可见到上述共性表现，同时可见浅表淋巴结受累及。确诊就要从组织病理学改变区别。

【诊断与鉴别诊断】诊断要点，患者有发热、贫血、肝脾肿大、浅表淋巴结肿大。骨穿、淋巴结病理活检、实验室检查及影像学特点考虑淋巴瘤。

鉴别诊断：

（1）白血病：本病为小儿常见的，其发病率和病死率在小儿为第1位的恶性肿瘤。影像学上难以区分淋巴瘤与白血病纵隔淋巴结浸润。可由实验室检查、骨穿、CT引导下穿刺结果分析。

（2）肺门原发综合征：我国儿童保健普及，规定出生、7岁均为接种卡介苗程序。但有的患儿无卡介苗接种史，即便是已接种卡介苗，但长期与结核病人密切接触，患儿有长期发热、多汗、消瘦、咳嗽、胸闷。血沉快，C-反应蛋白（-）。PPD呈强阳性。胸片及CT扫描显示纵隔内淋巴结肿大，内有细小的沙砾样钙化，多见右侧肺门肿大的淋巴结向内挤压支气管狭窄。增强扫描可见淋巴结中央有坏死液化影。有的病灶显示肺上叶前段局灶性炎症。经抗结核治疗有意义。

（3）结节病：可有长期发热、咳嗽、咳痰。X线胸片及CT扫描显示肺门对称性淋巴结肿大，如土豆状改变。本病中老年常见，小儿罕见。

（4）肺门转移瘤：可见乳腺、卵巢、胃、肝等肿瘤原发部位。很早发生肺内转移，可见肺门淋巴结肿大，但小儿罕见。

第六节　胸膜肿瘤——小儿恶性间皮细胞瘤

小儿恶性间皮细胞瘤（child of malignant pleural mesothelioma），是指小儿原发于脏层胸膜间皮细胞的一种恶性肿瘤。恶性间皮细胞瘤，可以起源于任何间皮组织，75%源于胸膜脏层。病理分类有局限性结节与弥漫性结节。本病多见于40岁成人男性。小儿与女性极为罕见。1972年Grundy曾经报道13例儿童恶性胸膜间皮瘤。

【病理改变】肉眼所见：患侧胸腔的壁层、脏层内呈胼胝样或充满大小不等的、弥漫性的结节状、绒毛样增厚、粘连，呈淡红色。剖面：增生的结节呈灰白色、肉红色的鱼肉样组织，并混有少量暗红色血性液体。肺表面有一层纤维包裹形成。肺组织完全被压缩，不能扩张。镜检：瘤组织来源于上皮样细胞。结节内有上皮组织，及无组织结构的纤维增生，或两者兼有。上皮细胞染色深、细胞核大、胞浆少。电镜下：细胞表面有少量绒毛突起，微饮泡，RER含量丰富，有中间丝、肌微丝和致密斑。

免疫组化染色：desmin、vimetin强阳性。CR、EMA、NST也呈强阳性。

【临床表现】小儿早期无明确的临床症状。多在胸部外伤后，出现患侧胸痛，呈进行性加重。咳嗽、气短、咳痰，痰中带血丝，呼吸困难逐渐增重，难以平卧，偶尔检出。

查体：面色灰暗。呼吸急促，鼻翼扇动。颈静脉怒张。胸廓不对称。患侧肋间隙饱满，呼吸运动减弱。气管、纵隔及心脏向对侧移位。叩诊呈实音。听诊呼吸音消失。心脏检查可见：心尖波动位于右侧锁骨中线内，叩诊心界向右侧移位。听诊心音有力，心率增快。肝脏肋缘下6cm。质地中等，表面光滑，无结节。

【影像学特点】

（1）X线胸片：后前位及仰卧位过度曝光摄片，显示两侧胸廓不对称。患侧肋间隙增宽。背侧肋骨抬高，肋缘膨隆。患侧肺野呈浓密的实变影，或沿胸膜面有多个结节状阴影，或反复发作性的大量胸腔积液，肋膈角变钝，或消失。且见患侧心缘界不清，纵隔、气管向健侧移位。健侧肺野清晰。肋膈角锐利（图6-56、图6-57）。

（2）CT显示：X线胸片难以显示的病变，可观察胸膜、叶间胸膜、胸腔内外的腹膜、肺实质的病变。平扫可见患侧胸膜广泛，不均匀的增厚，且有波浪状、结节样改变，呈软组织密度影。CT值20~34Hu。当有大量胸腔积液，增强扫描后可见结节影轻度强化。骨窗观察有时累及肋骨，发生局部有溶骨样、虫蚀状破坏。

【病例】女，3岁。外伤后左胸痛，加重10d。10d前由自行车上摔下致左侧胸疼痛，逐渐增重伴咳嗽、痰中带血、呼吸困难。在当地医院治疗无效。曾做胸穿4次，均未抽出液体。因呼吸困难加重，不能平卧，下肢水肿入住本院（西安市红会医院）。

胸片显示胸廓不对称。左侧肋间隙增宽。背侧肋骨抬高，肋缘膨隆。左侧肺野呈浓密的实变影，肋膈角变钝。纵隔、气管向健侧移位。

因“前述症状不缓解”。行胸部手术探查，术中可见左侧胸膜腔内充满弥漫性鱼肉样组织，行部分刮除。

术后病理证实，左侧胸膜弥漫性间皮瘤。

出院诊断：左侧胸膜弥漫性间皮瘤。

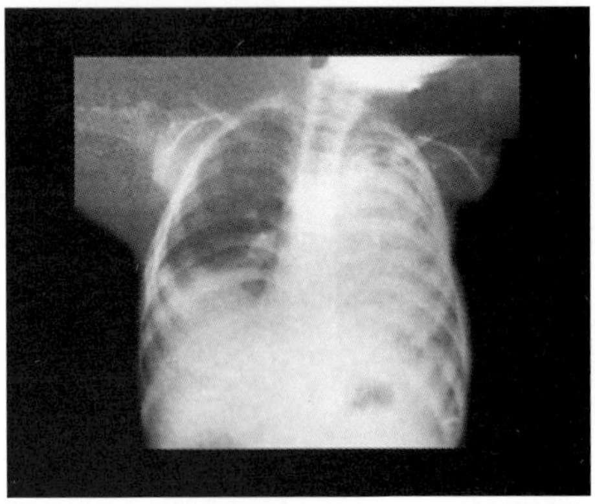

图 6–56　左侧胸膜细胞间皮瘤 X 线胸片后前位观

女，3 岁。胸片显示胸廓不对称。患侧肋间隙增宽。背侧肋骨抬高，肋缘膨隆。左侧肺野呈浓密的实变影，肋膈角变钝。纵隔、气管向健侧移位

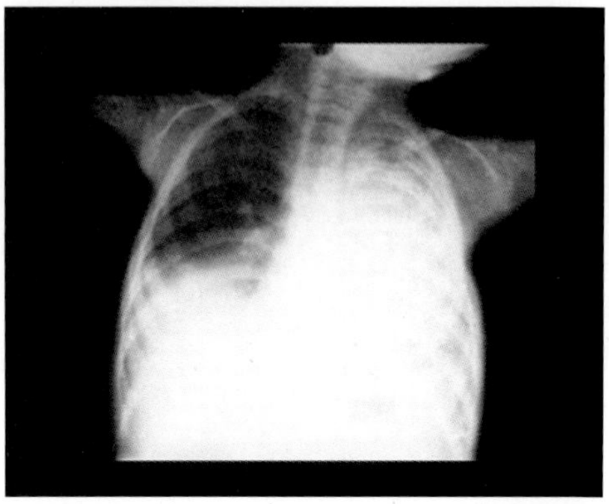

图 6–57　左侧胸膜细胞间皮瘤 X 线胸片高千伏观

同一病例。胸片显示左侧肺野呈广泛浓密的实变影，心缘界不清，纵隔、气管向健侧移位。健侧肺野清晰。肋膈角锐利

（感谢西安市红会医院影像诊断科时万潮副主任医师提供照片）

第七章

腹部肿块

第一节 腹部先天发育畸形

一、先天性胆总管囊肿

先天性胆总管囊肿（congenital choledochocyst），又称先天性胆总管囊状扩张症（congenital cystic dilatation of common bile duct）。为少见的胆总管先天畸形。多见未满周岁婴儿。女婴较男婴的患病率高。男与女之比为 1∶3~4。本病于 1723 年 Vater 首次报道。Caroli 在 1985 年详细描述了肝内胆管的囊状改变。Crit Tenden 1985 年收集文献报告 1500 例。这些病例中，2/3 来自日本。1999 年国内统计病例已有 2400 例报道。

【病因】本病确切病因不清。有关学说很多。10 年来随研究深入，多数学者认为本病为先天性胆道、胰胆管交界部先天发育异常。与各种病毒感染有关，近年来由此部位检出乙肝病毒、巨细胞病毒、腺病毒等病毒感染。还有局部神经丛、神经节分布异常等原因导致胆总管远端梗阻，胆汁淤积，管壁的弹力纤维破坏、变薄，产生畸形，结果成为胆总管囊状扩张。

【病理改变】大体所见：胆总管由上到下呈球形或梭形、囊状扩张。好发于胆总管的中上部。囊肿大小不一，表面不光滑，与周围脏器有粘连。直径 3~40cm。切面可见管壁薄厚不匀，最大径 2~100mm。囊内为深绿色黏稠的胆汁，有时伴泥沙样，或泥土样结石，有炎性分泌物时，管壁有溃疡面。肝脏呈灰绿色、棕绿色，质地较硬。镜检：囊壁仍见胆总管黏膜、肌层组织。黏膜上有坏死脱落的炎症细胞。肌层变得肥大，肌纤维增粗。结缔组织大量增生，偶可见弹性纤维和平滑肌束。60% 肝脏活检，为继发性胆汁性肝硬化，门静脉纤维化，胆道闭锁。

【临床表现】反复发作性或进行性黄疸，阵发性腹痛，腹部肿块 3 个基本症状、体征。仅 1/3 的病人有典型表现。75% 以黄疸、“白色粪便”、肝脾肿大多见。

查体：中上腹、右上腹可触及质地中等的囊性腹块。学步儿、年长儿以发作性中上腹疼痛，腹块多见。当有感染时，可有发热、恶心、呕吐等。术后小儿前症改善，黄疸消失，粪便由白色转为黄色，肝硬化逐渐逆转。

转归：文献有于成人期约平均 41 岁，可见胆总管癌的报告。

【实验室检查】

（1）白细胞计数、中性粒细胞，或淋巴细胞增多，急性期可见 C- 反应蛋白增高，超敏 C- 反应蛋白增高。

（2）红细胞、血红蛋白均降低呈低血红蛋白小细胞性贫血。

（3）肝功能、碱性磷酸酶（AKP）异常。胆红素增加。

（4）有肝硬化、腹水，可出现清蛋白 / 球蛋白（A/B）倒置。

【影像学特点】

（1）上消化道造影检查，可见十二指肠环扩大，侧位显示十二指肠降部向前移位。

（2）内窥镜逆行胰胆管造影，显示胆总管呈椭圆形囊状扩张。肝内胆管正常。

（3）腹部B超：探及肝外有一巨大的液性暗区回声。

（4）CT扫描：平扫可见肝门区与胰头之间有圆形或类圆形，巨大的囊性肿块。边缘、轮廓清晰，囊壁增厚，不光滑。囊内密度均匀，呈水样低密度影，CT值0~13Hu。囊内可见多房性、细网格样分隔（图7-1）。胆囊体积增大，壁增厚>3mm。肝脏增大，边缘圆钝，肝裂增宽，叶间比例失常。肝实质普遍密度增高，CT值92Hu。肝内胆管正常，胰腺勾突形态异常，而尾部形态、密度正常。

【诊断与鉴别诊断】诊断要点，患儿黄疸、腹痛、腹块，白细胞计数、分类中性粒细胞增高。肝功能及碱性磷酸酶异常。B超、CT检出右上腹巨大囊性腹块。

鉴别诊断：

（1）先天性肝内胆管扩张症（Caroli病），为常染色体隐性遗传病。多见男孩，有再发性右上腹疼痛、肝大、触痛、发热、黄疸、贫血、血清蛋白减低。CT显示肝内胆管扩张，尤其在肝门区胆管呈球状扩张时，要结合B超、MRI、经皮肝穿造影等检查进行诊断。

（2）患侧右肾上腺囊肿，多于偶尔间检出，小儿少见。CT特征：右肾上腺呈向外隆起畸形，近皮质下有类圆形低密度囊性肿块影，其边缘清晰，壁光滑，CT值呈水样密度。增强扫描后仅见囊壁强化，囊内于增强后始终未见强化。

（3）肠系膜囊肿，多见于7岁以下小儿，临床表现为腹胀、腹痛、腹部肿块，偶有呕吐发作。CT显示右上腹有低密度的囊性肿块，边缘光整，密度均匀。CT值呈水样密度或脂肪密度。结合临床病史、化验、B超及CT扫描不难诊断。但必要时手术病理证实。

【病例】男，1.5岁。间歇性黄疸、腹胀、白色粪便4个月。肝功能、AKP异常。腹部B超，右上腹有巨大液性暗区回声。首次行胆总管囊肿外引流术。术中见肝呈灰绿色，质地硬。病理活检报告：先天性胆总管囊肿伴胆汁性肝硬化。术后6个月前症再现，术前CT显示肝门下方有4.0cm×4.7cm×2.0cm囊肿，内有房性细间隔，CT值0~13Hu。囊壁增厚，胆囊形态大，壁增厚。二次行胆汁内引流矫正术。术中见肝脏已转红润，质地软。

诊断：先天性胆总管囊肿术后。

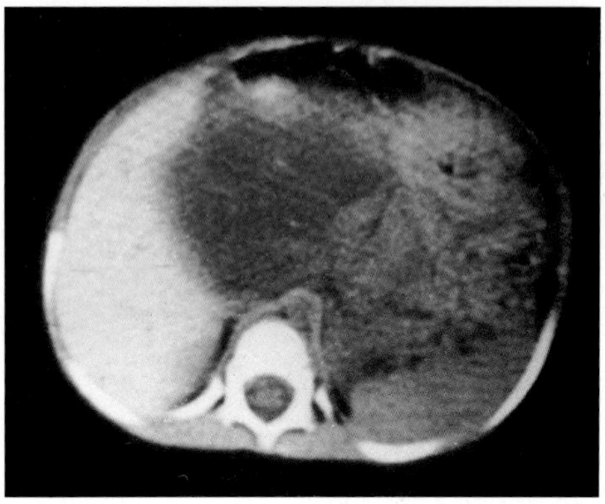

（一）

男，1.5岁。二次行胆汁内引流术前CT显示肝门下方有4.0cm×4.7cm×2.0cm囊肿，内有房性细间隔，CT值0~13Hu。囊壁增厚，胆囊形态大，壁增厚。肝脏密度稍高

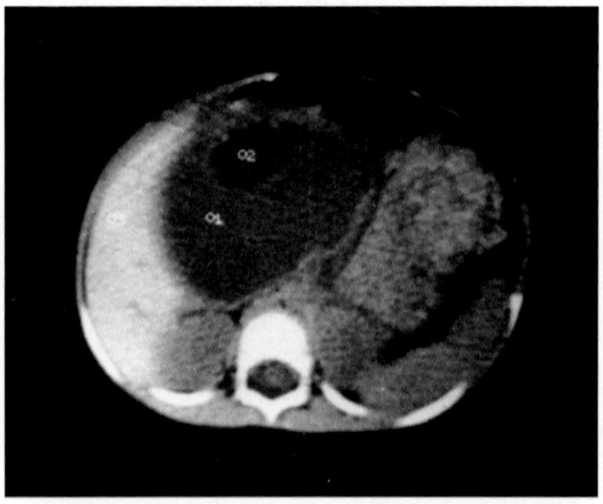

（二）

图7-1 先天性胆总管囊肿伴慢性胆囊炎、继发性胆汁性肝硬化CT观

同一病例。术前CT下一层仍显示肝门下方有4.0cm×4.7cm×2.0cm囊肿，内有房性细间隔，CT值0~13Hu。囊壁增厚，胆囊形态大，壁增厚

【病例】女，10 岁。右上腹肿块伴腹痛 7 年余。CT 显示右上腹巨大囊性肿块，边缘光滑，密度均匀，囊壁增厚 >3mm，囊肿最大径 >10cm。

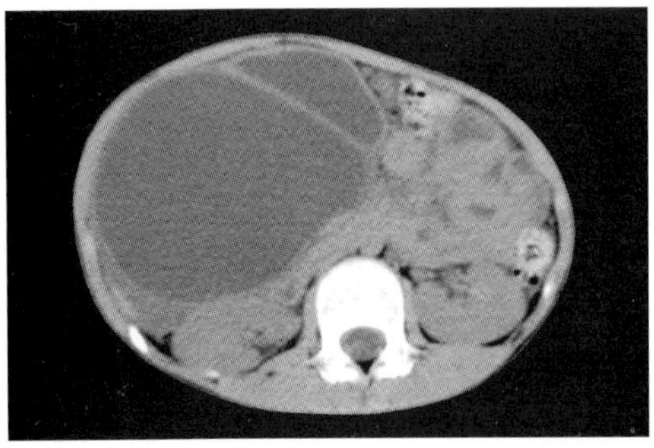

图 7-2　先天性胆总管囊肿伴慢性胆总管炎

CT 显示右上腹巨大囊性肿块，边缘光滑，密度均匀，囊壁增厚 >3mm，囊肿最大径 10cm

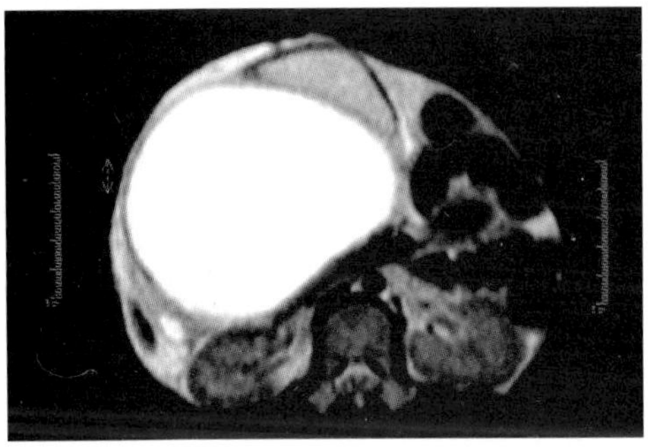

（一）

同一病例。MRCP 显示高度扩张胆总管呈高信号，边缘清晰，壁增厚。左前方肠管内无信号

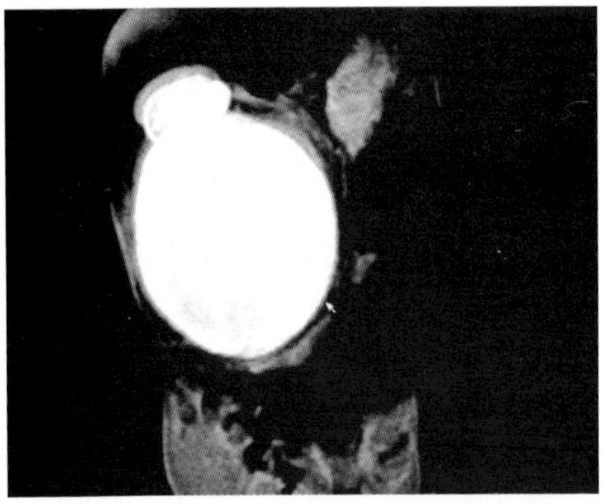

（二）

图 7-3　先天性胆总管囊肿伴慢性胆总管炎 MRCP 观

同一病例。MRCP 显示可见位于肝下缘增大的胆囊与高度扩张胆总管呈葫芦状的高信号，边缘清晰，壁增厚。左下方肠管内无信号

二、先天性肝内胆管扩张症

先天性肝内胆管扩张症（congenital dilatation of intrahepatic bile ducts），又称 Caroli 病，是指小儿肝实质内胆管先天发育异常所致肝内囊性扩张改变。本病为常染色体隐性遗传，多见女患者。Caroli 病，1985 年首先由 Caroli 报道。

【病因】不清楚，一般认为：①肝实质内迷走发育胆管致胚胎期肝内胆管、淋巴管发育障碍。②宫内肝胆系统感染，致肝内胆小管闭塞、扩张。

【病理改变】肉眼所见：肝脏体积增大，表面部光滑。剖面：肝内胆管呈单发或多发性、大小不等囊肿，或呈车轮状排列。囊壁菲薄，呈半透明状。囊腔内有无色、淡黄色、暗红色、咖啡色黏稠的浆液状胆汁。有的为稀薄的浆液，有的示墨绿色胆汁，并含泥沙样结石。镜检：囊壁结构为肝细胞及胆管上皮，周围有炎症细胞分布。

【临床表现】女孩多见。有发作性右上腹疼痛，肝脏增大，肝区压痛。叩击痛明显。持续性低热，偶有高热、黄疸常伴贫血。

【实验室检查】

（1）当有肝内胆管感染时，白细胞计数、分类中性粒细胞或淋巴细胞增高。

（2）红细胞计数、血红蛋白减低，呈小细胞低血红蛋白贫血。

（3）血清胆红素增高，黄疸指数增多。

（4）肝脏酶学升高。

（5）血清蛋白减低。

【影像学检查】

（1）上消化道造影检查非特异性表现：十二指肠环扩张，旋转到侧位可见十二指肠降部向前移位。

（2）腹部 B 超：探及肝脏形态增大，肝包膜下、肝内呈单房性、多房性液性暗区回声。肝门区门静脉迂曲增宽。

（3）CT 扫描：肝脏形态增大，边缘欠光滑，有切迹及分叶状改变。近肝包膜下、肝实质内呈车轴状、放射状分布的多个囊性灶，囊肿间有粗细不等纤维分隔。囊肿边缘境界清楚，囊与囊间有细小纤维分隔。胆总管、左右肝管不扩张。部分囊壁增厚，大于3mm。增强扫描后尽见囊壁轻度强化。肝门区结构被挤压移位。胆囊形态正常，壁光滑，密度均匀。

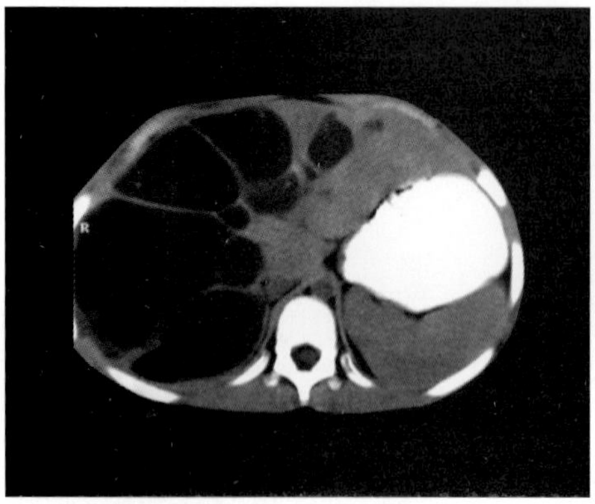

（一）

CT 显示近肝包膜下、肝实质内呈车轴分布的多个囊性灶，囊肿间有粗细不等纤维分隔

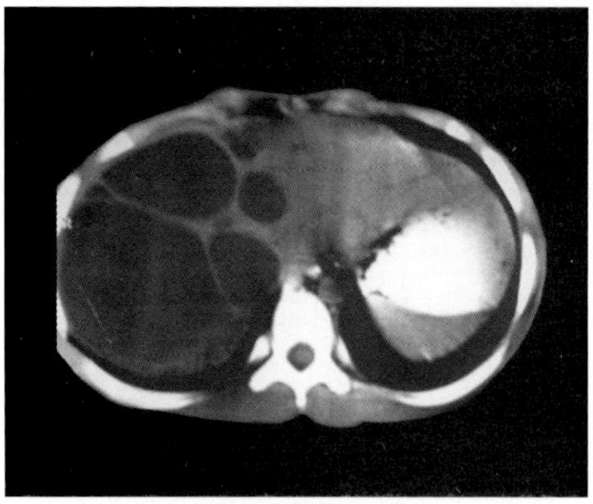

（二）

图 7-4　先天性肝内胆管扩张症 CT 观

CT 下一层面显示近肝包膜下、肝实质内呈车轴分布的囊性灶，囊肿间有粗细不等纤维分隔

三、先天性肾盂 – 输尿管结合部梗阻

先天性肾盂 – 输尿管结合部梗阻（congenital ureteropelvic obstruction），也称先天性肾盂 – 输尿管连接部梗阻（congenital ureteropelvie junction obstruction），是指小儿肾盂与输尿管之间有障碍物，造成先天性肾盂积水，妨碍尿液由肾盂流入输尿管。发病情况：本病多见男婴。男女之比为 5∶1。多见右肾。40% 有双肾报道。临床特征：腹胀，腹部肿块，排尿困难。

【病因】正常情况下，尿液排出是由肾盏近端环形肌松弛，远端环形肌和肾盂颈部纵行肌收缩，使肾盏腔变宽和缩短，其肾盏腔内呈负压状态。将尿液从肾乳头管吸入肾盏，并进入肾盂处。

当尿路发生梗阻时，肾盏内压力骤增，压力通过集合管波及肾小管、肾小囊，使肾小球有效滤过压降低，尿液在肾小管的流速减慢，肾小管对水钠的重吸收增加。在肾盂、输尿管黏膜下肌层内含有起搏细胞的特殊平滑肌。当有尿液刺激后，起搏细胞动作电位兴奋，产生跨膜电位差，肌细胞能将这种电位传递，引起管壁细胞产生蠕动，将尿液向下输送。本病中肌细胞间有大量胶原纤维，使起搏细胞兴奋被阻断，肌细胞间正常蠕动传递抑制。初期可引起肾盂肌层增生、肥厚，后可继发引起肾盂扩张，久则导致尿路梗阻。其他如输尿管外异常血管及纤维条索压迫，或管腔内胎儿皱襞不消失也可引起梗阻。

【临床表现】主要症状有腹胀、腹痛，新生儿时期尿少，排尿困难。尿液渗出性腹水，或发热、哭闹、消瘦、贫血。

查体：发育、营养较差。贫血貌。腹部膨隆，可触及腹部肿块，为囊性，表面光滑，无压痛，或有压痛。挤压时有尿液排出，但淋漓不尽。

【影像学特点】

（1）腹部 B 超：探及腹腔内巨大的低回声液性暗区。正常肾脏显示不清，肾盂、肾盏被牵拉扩张变形。

（2）静脉肾盂造影：可见患侧肾脏显示轮廓畸形，肾盂高度扩张，输尿管不显影。

（3）CT 扫描：当少量肾盂积液时平扫显示肾脏外形增大。边缘、轮廓光整。当大量肾盂积液时，肾脏增大畸形。肾实质由于肾盂呈球形高度扩张，被挤压变薄，或呈蛋壳状略高 – 等密度影（图 7–5）。肾盂、肾小盏内呈水样密度，CT 值 0~14Hu。

【诊断与鉴别诊断】诊断要点，小婴儿自幼即有腹胀、腹部肿块、尿少、排尿困难。结合腹部B超、CT扫描不难诊断。

鉴别诊断：

（1）后尿道瓣膜，新生儿期即有尿少，每天尿量少于200ml。排尿困难。腹胀、腹部肿块。B超探及患侧或双侧肾盂、输尿管积水，膀胱扩张，为下尿道梗阻。CT扫描可见肾脏大而畸形，甚至呈多囊状。肾盂、输尿管扩张，膀胱过度充盈。

（2）血友病腹腔巨大自发性血肿，挤压肾盂、输尿管，结合其他实验室检查及B超、CT，不难诊断。

【病例】男，50d。腹胀、腹块、尿少月余。CT显示右侧肾脏增大畸形，肾实质受压呈蛋壳状，肾盂扩张呈水样密度。手术病理证实：先天性肾盂－输尿管连接部梗阻。

转归：术后随访19年，前症消失，健康发育。

诊断：右侧肾盂－输尿管结合部梗阻并肾盂积水。

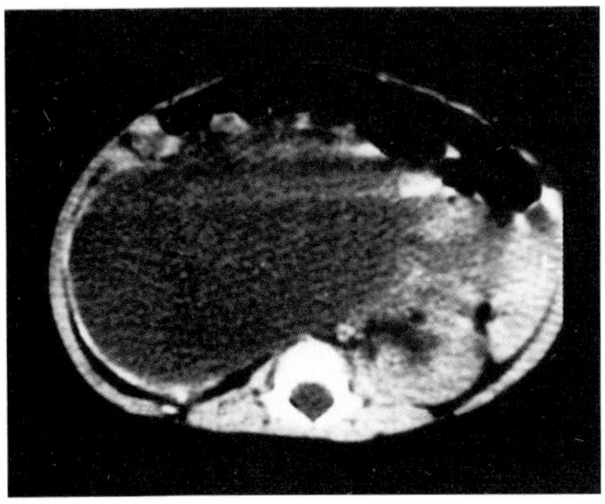

图7-5 先天性肾盂－输尿管结合部梗阻CT观

男，50d。CT显示右侧肾脏增大畸形，肾实质受压呈蛋壳状，肾盂扩张呈水样密度

（3）新生儿多囊肾，患儿出生不久可见腹胀、尿少、代谢性酸中毒、临床症状且呈进行性加重。CT扫描显示双侧肾脏大而畸形。肾实质无正常结构而见大小不等、密度不均的多囊影。肾盂、输尿管、膀胱形态正常。

（4）海绵肾，患儿可见贫血、肾功能减退。CT扫描显示肾脏形态扩大，边缘呈浅分叶状，肾实质内有多个大小不均、密度不一的囊变区。肾盂、输尿管、膀胱形态正常。

【病例】女，8岁。阵发性腹部疼痛1月余，转移性右下腹疼痛48h。腹部B超检出右侧肾盂积水，右输尿管被阻断。考虑为肾动脉挤压所致右侧肾盂积水。行静脉肾盂造影，右侧显示肾盂积水。

又行肾脏CTA图像后处理显示右侧肾盂积水、脊柱侧弯畸形。

转归：进行手术矫形。

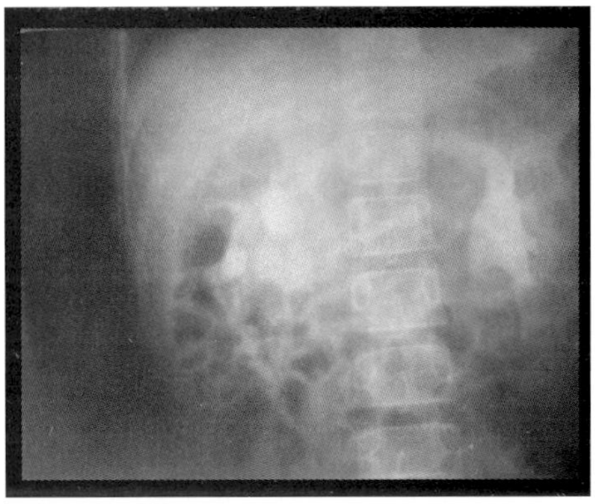

（一）

女，8岁。静脉肾盂造影后8min，左肾显示肾盂、肾小盏的形态正常。右侧肾盂及肾小盏呈散在的囊状扩张，右侧显示肾盂积水

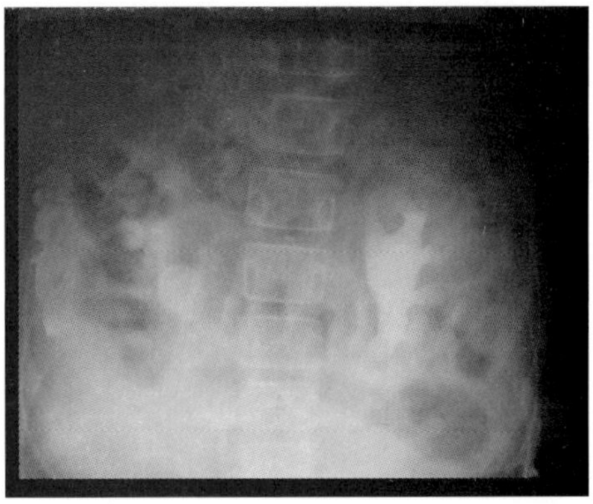

（二）

同一病例。15min后右侧的肾盂和肾小盏显示，而后者呈杯口状高密度影。右侧肾盂、肾小盏的囊性扩张较前者明显

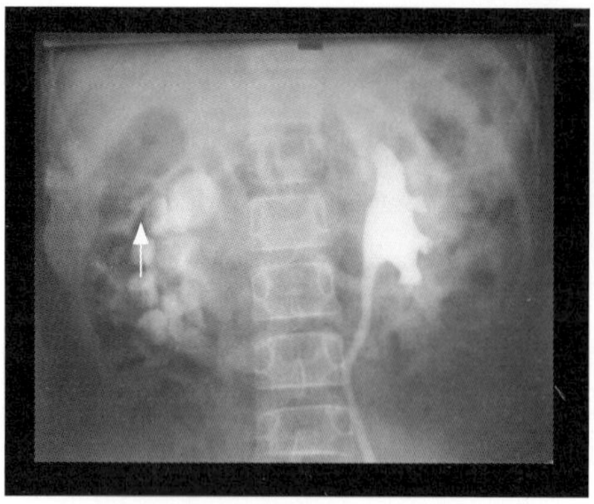

（三）

图 7-6　右侧肾盂积水静脉肾盂造影观

同一病例。50min 后右侧的肾盂、肾小盏及输尿管上端均显示。右侧肾盂、肾小盏呈囊性扩张较前更加明显，但输尿管的顶端未显示

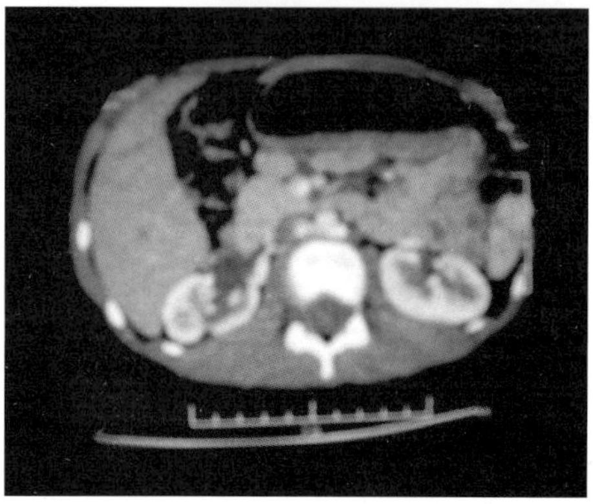

（一）

同一病例。CT 薄层轴位可见肾盂扩张变形，右侧肾动脉进入肾前被挤压成薄弧形

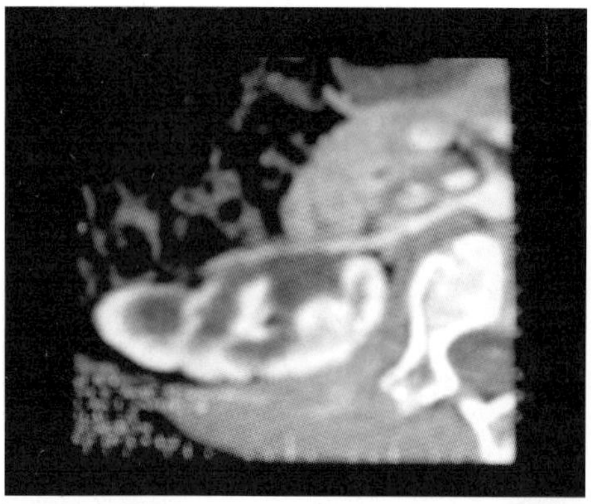

（二）

同一病例。CT 薄层轴位可见肾盂扩张变形，右侧肾动脉进入肾前被挤压成薄弧形

手术病理证实：右肾盂 - 输尿管结合部先天狭窄所致肾盂积水挤压右肾动脉。

最后诊断：

（1）右肾盂 - 输尿管结合部先天狭窄所致肾盂积水挤压右肾动脉。

（2）右肾盂 - 输尿管结合部发育畸形并脊柱侧弯畸形。

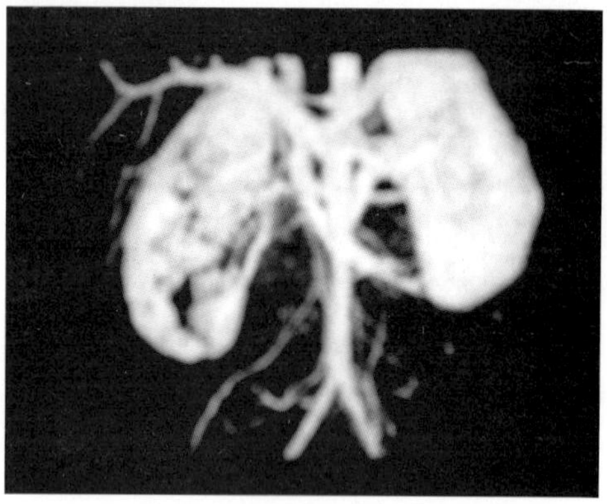

（三）

同一病例。经曲面侧位和重建轴位显示肾动脉起始于腹主动脉后经肾盂积水的内前上方走行，因此被扩张的积水部所挤压

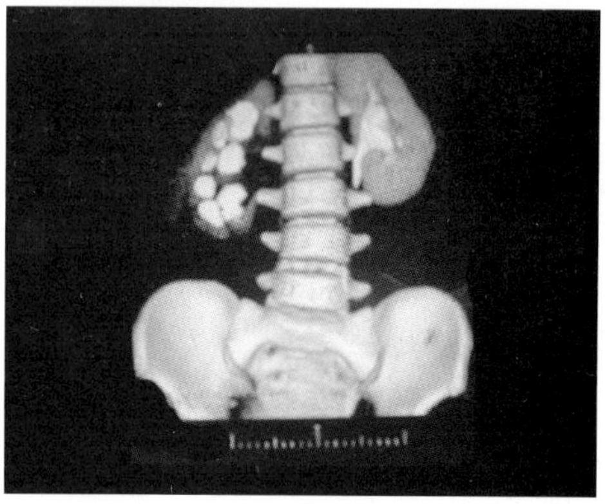

（四）

同一病例。CT 冠状位显示右侧肾盂内呈囊状扩张，扩张的边缘其境界尚清晰，密度均匀一致

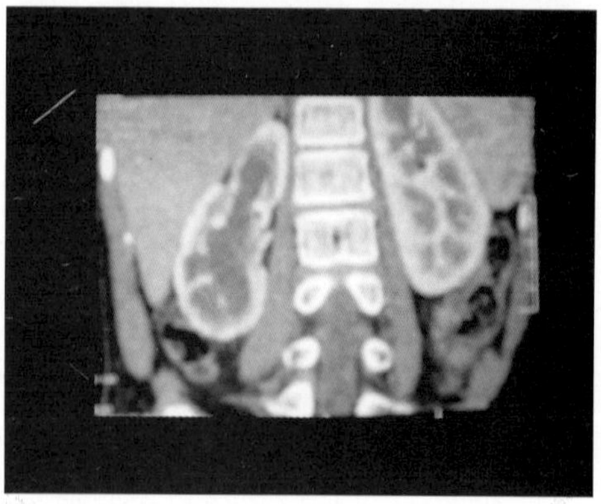

（五）

同一病例。CT 冠状位显示扩张的肾盂挤压肾实质，使肾实质由此而变薄。在肾门的内下缘处显示出肾动脉

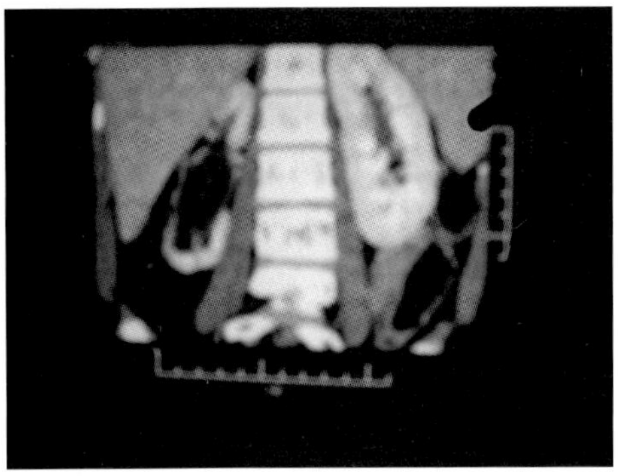

（六）

图 7–7　右侧肾盂积水增强扫描后 CT 观

同一病例。增强扫描后约 8min，可见左侧肾盂–输尿管内有造影剂排泄。右侧显示多个囊性扩张的肾盂而输尿管近端则不显影。椎体显示 L4~5 椎体的形态异常，该椎体的左右高低不对等。脊柱轻度向左侧弯曲倾斜

四、后尿道瓣膜症

后尿道瓣膜症（posterior urethral valves），是指位于精阜远端的瓣膜增生肥大，致使小儿近端尿道、膀胱、输尿管、肾盂积水扩张。为小儿少见的一种泌尿系统先天畸形。均为男婴发病。

【病理改变】大体所见：瓣膜为尿道黏膜皱襞肌性隆起，附着于精阜远端向下，向前到尿道前壁外括约肌部。瓣膜近端尿道扩张，粗似小肠。膀胱壁肥厚扩张。双侧输尿管畸形，主尿道狭窄，副尿道呈盲端。同时可见双侧肾脏形态畸形，肾盂、输尿管积水。

【临床表现】新生儿娩出后第 1d 便出现少尿、无尿。排尿淋漓。排尿困难。泌尿道有反复感染。腹部膨隆，可触及巨大的囊性腹部肿块。或腹腔穿刺为尿液性腹水。

【影像学特点】

（1）静脉肾盂造影：可见双侧肾盂、输尿管扩张。或造影剂由肾脏渗到腹膜腔。

（2）腹部 B 超：探及双侧肾盂、输尿管、膀胱扩张，液性暗区回声。

（3）CT 扫描：平扫显示双侧肾脏增大、畸形，呈花瓣状。肾实质受压薄如纸。肾盂、输尿管扩张（图 7–8），膀胱形态增大，壁增厚≥ 3mm。密度均匀，CT 值 0~14Hu。肠管被挤压。

【诊断与鉴别诊断】诊断要点，新生儿娩出后尿少，排尿困难，腹部肿块，皮肤干燥，哭闹。结合 B 超、CT 检查进行诊断。

鉴别诊断：

（1）双侧先天性肾盂–输尿管结合部梗阻，临床表现相似。本病男、女均有发病。B 超、CT 显示肾脏外形增大，肾盂扩张，输尿管、膀胱正常。

【病例】男，27d。生后尿少、腹胀、发热、皮肤干燥 1 周，挤压下腹部排尿嘀嗒淋漓不净。CT 显示双侧肾脏大而畸形，呈葡萄状低密度影。右、左肾仅能辨认部分肾实质。

诊断：后尿道瓣膜症。

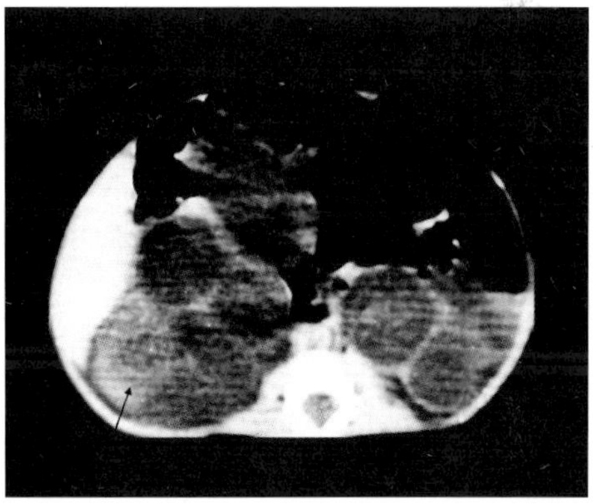

（一）

男，27d。CT 显示双侧肾脏大而畸形，呈葡萄状低密度影。右、左肾仅能辨认部分肾实质（箭头标记）

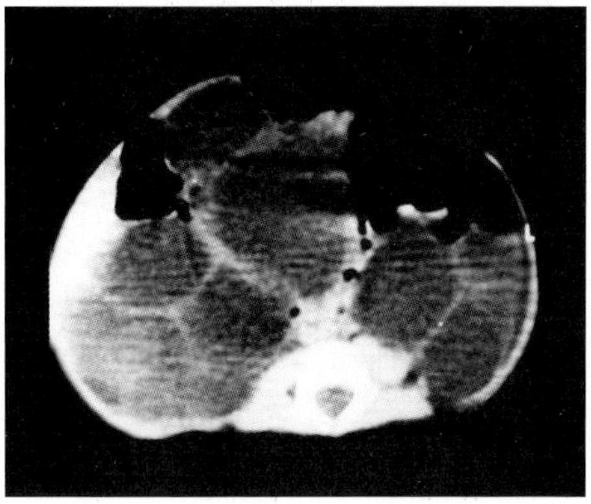

（二）

图 7–8　后尿道瓣膜症 CT 观

同一病例。下一层面 CT 显示右肾盂残存少许正常结构，左肾无正常肾组织，中间低密度影为扩张的膀胱，壁有增厚

（2）新生儿多囊肾，十分罕见。患儿出生不久，有肾功衰竭，代谢紊乱。B 超、CT 未检出正常肾脏，仅显示大而畸形，呈多囊状的腹块。尸检常发现多囊肾。

第二节　肾脏先天发育异常

肾脏先天发育异常，在临床－影像是较常见的，本章将常见与罕见的肾脏先天发育异常，按部位、发病率、检查方法分别讲述。检出肾脏异常要注意：有否泌尿、生殖系统以外异常，肾脏血管走行畸形，或脊柱发育异常。

一、多囊性肾发育不全

多囊性肾发育不全（polycystic renal hypoplasia），也称多房性肾囊性变（multicystic kidney），是指小儿一侧肾脏内多发囊性肿块，囊壁有致密包膜，肾组织发育不良，无功能。为一种少见的肾脏畸形。男女发病无性别差异。

【病因】不清楚。

【病理改变】大体所见：患侧肾脏呈分叶状，肾实质内为大小不等非交通的囊肿，囊肿间有厚壁，分隔之间无正常肾组织，一侧输尿管缺如。镜检：囊肿内被覆有立方形或扁平上皮。囊肿之间可见发育不成熟的肾小球、肾曲小管。

【临床表现】小婴儿因腹部肿块就医。学龄期儿童多无临床症状，因查体偶尔检出异常。

【影像学特点】

（1）B 超：探及患侧肾脏形态不规则，内有多个囊性的低回声肿块，并有强回声的分隔。

（2）CT 扫描：平扫显示患侧肾脏小而畸形呈梅花瓣状。肾内有大小不等低密度－略低密度囊变区。囊壁较厚，囊内有分隔（图 7–9）。据文献报告，罕见囊壁有钙化，钙化的形态有环形、星状、砂粒状。囊肿内密度均匀，CT 值 0~10Hu。增强扫描后可见囊肿壁有强化，CT 值 2~40Hu。多螺旋 CT 扫描后，图像后处理可以完全显示病灶。

【诊断与鉴别诊断】诊断要点，小婴儿因腹部肿块，学龄期儿童查体意外检出异常。肾脏呈花瓣状，内有厚壁的囊肿，囊肿间分隔清晰。

鉴别诊断：

（1）单纯性肾囊肿：发生于肾皮质下，呈圆形或类圆形单房性薄壁囊性肿块。边缘光滑锐利。有时囊壁有蛋壳状钙化，囊内密度均匀，无分隔。

（2）多囊肾：发病年龄较大，为常染色体显性遗传病。累及双侧，但不对称，单侧罕见。有高血压、血尿、肾功能障碍。肾脏大而畸形。内有多发大小不等囊肿、壁薄，囊肿有出血、钙化。囊肿间有正常肾组织。CT 检查肝、胰腺、脾脏等脏器有多发性囊性病变。

【病例】男，7 岁。发热 5d，以发热待查收住院。腹部 B 超发现右肾现有多囊状肿块，内有强回声分隔。

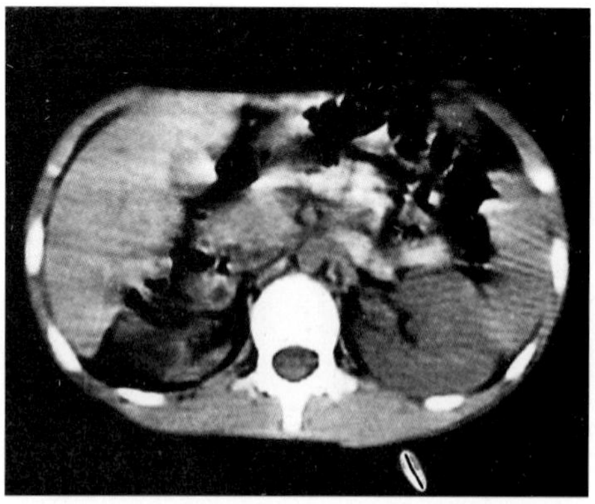

图 7–9　右侧多囊性肾发育不全 CT 观

男，7 岁。CT 显示右肾形态小而畸形，内有大小不等囊肿，囊壁较厚，肾实质小，密度增高，肾盂、肾小盏均显示不清

二、肾脏异位畸形

1. 胸腔异位肾

胸腔异位肾是指部分或全部肾脏穿过横

膈进入后纵隔。异位肾位于横膈的左侧后方，Bochdalek 孔内，横膈变薄似包膜包住肾脏，故肾脏不游离于胸腔内。肾的形态和集合系统正常，肾血管和输尿管通过 Bochdalek 孔，正常输尿管被拉长，但最终能正常进入膀胱。

胸腔异位肾的发病率低，罕见，占所有异位肾的 5%。左侧多见，左右之比为 1.5∶1。男女发病之比约 3∶1。多无症状，一般查体偶然发现。

主要检出方法：有胸部 CT 扫描、IVP 静脉肾盂造影而检出。

【病例】男，28 岁。因“车祸伤行胸片检查”发现左膈顶肿块，又行胸部 CT 检查发现左膈顶肿块影为胸腔异位肾脏。

诊断：胸腔肾。

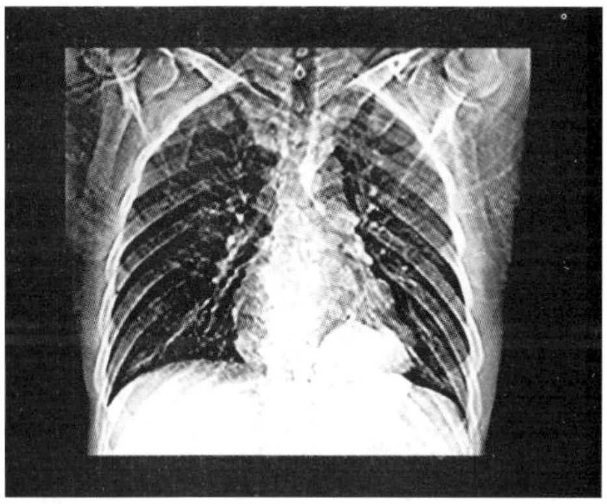

（一）

男，28 岁。胸部 CT 检查发现左膈顶上肿块影

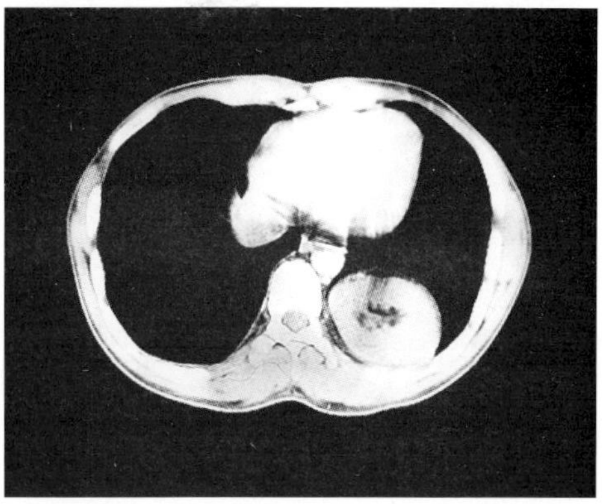

（二）

同一病例。CT 轴位显示左膈顶上肿块影为肾脏，有肾盂、肾小盏

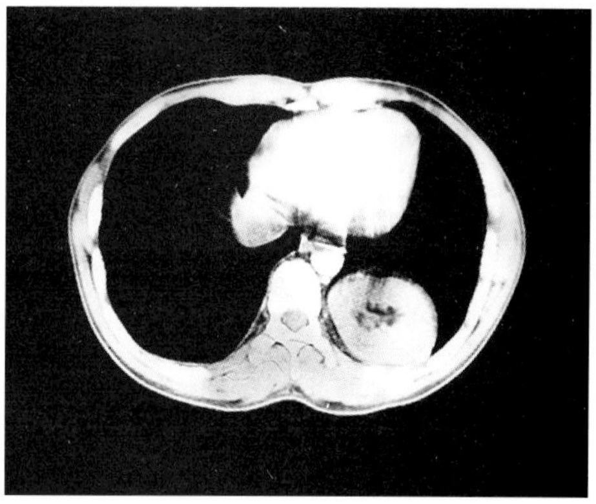

（三）

图 7-10　胸腔异位肾 CT 观

同一病例。CT 轴位下一层面显示左膈顶上肿块影为肾脏，有肾盂、肾小盏

2. 横过异位肾

又称交叉异位肾。是指一个肾脏越过中线到对侧，其输尿管仍由原位侧进入膀胱。大多数交叉异位肾无症状，如有症状则多见于中年。表现为定位不明确的下腹痛、脓尿、血尿和泌尿系感染。肾位置的异常，常有转位异常，肾门旋向背侧，出入肾门血管常因位置异常，可引起梗阻，出现肾积水和结石。

检出方法：

（1）静脉肾盂造影：可以确诊，不但了解肾脏位置，还可了解肾脏血供及功能。如需手术则应行肾动脉造影了解肾血管的畸形。绝大多数预后良好，有并发症时对症处理。

【病例】女，14 岁。腹部疼痛、腹块 1 月余。患儿自行触及右下腹近脐周有一实质性腹块。多次腹部 B 超检查不能确诊，家长要求 CT 扫描。CT 显示左肾形态、位置正常。肾周脂肪囊清晰。右肾窝无肾脏显示。椎体、大血管前方可见一实质性肿块影，为右肾移位横过影。

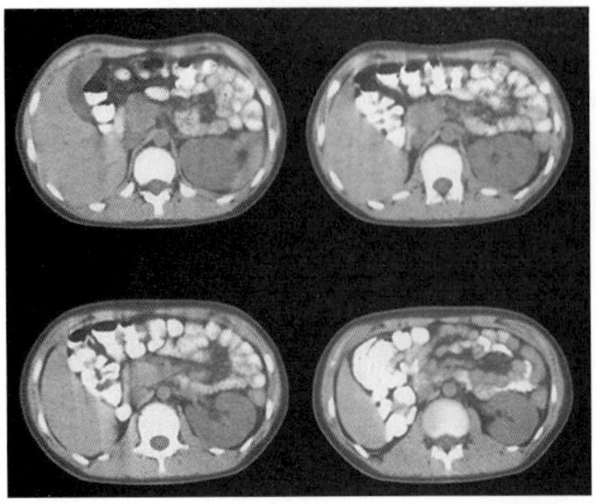

（一）

女，14 岁。CT 显示左肾形态、位置正常。肾周脂肪囊清晰。右肾窝无肾脏显示。椎体、大血管前方可见右肾移位横过异位肾影

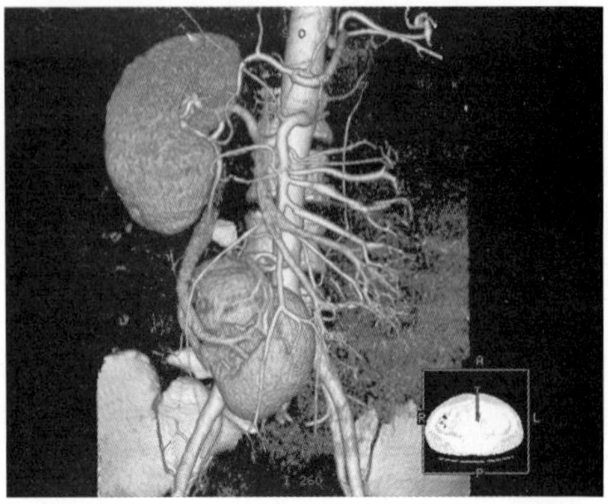

（一）

三维重建图像显示左肾跨过腹部大血管，与右肾上下排列

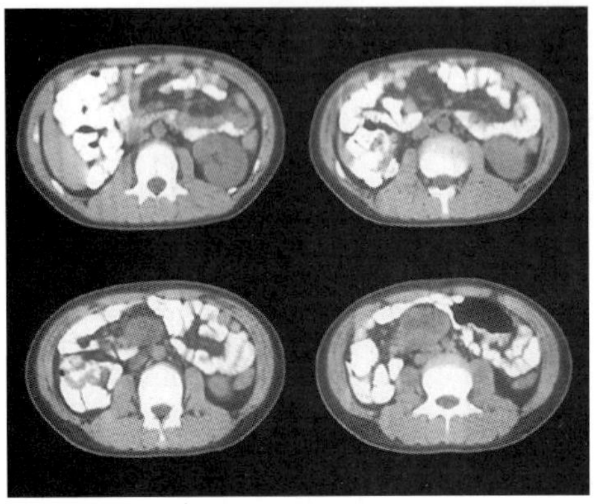

（二）

同一病例。CT 显示右肾窝无肾脏显示。椎体、大血管前方可见右肾移位横过异位肾影

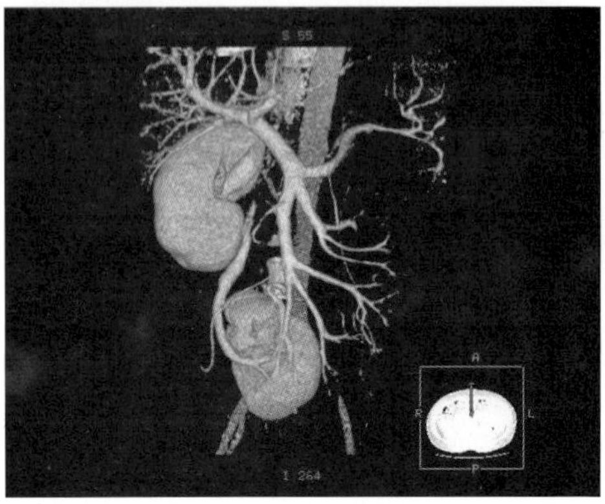

（二）

三维重建图像显示左肾跨过腹部大血管，与右肾上下排列及双侧肾脏大血管分布

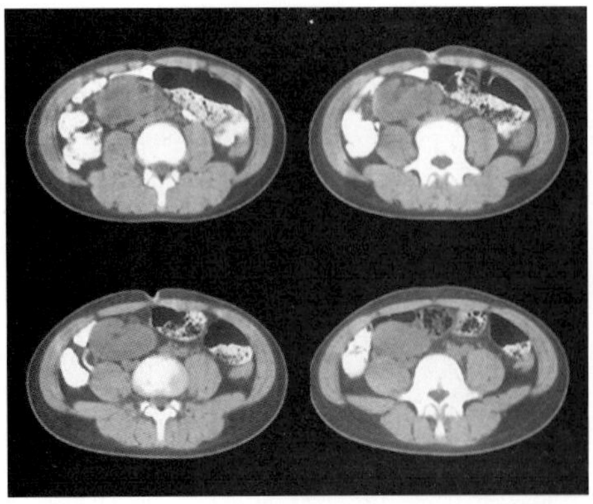

（三）

图 7-11　横过异位肾 CT 观

同一病例。CT 显示左肾形态、位置正常。肾周脂肪囊清晰。右肾窝无肾脏显示。椎体、大血管前方仍见右肾移位横过异位肾影

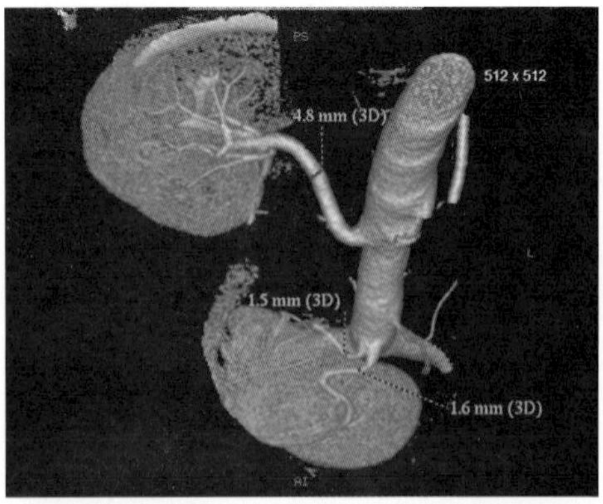

（三）

三维重建图像显示双侧肾脏供血血管分布

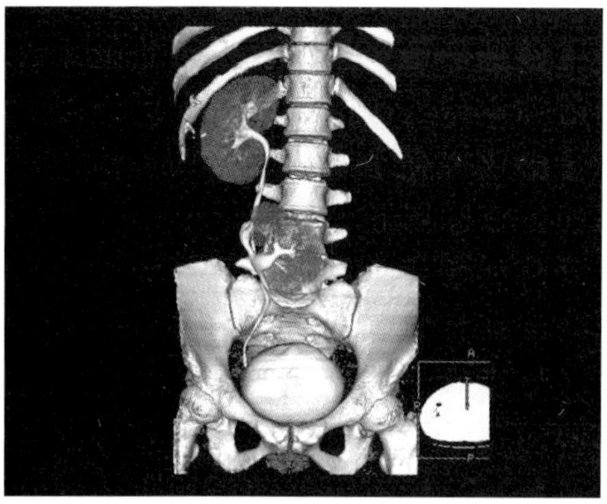

（四）

图 7–12　横过异位肾（交叉异位肾）CT 观

三维重建图像显示双侧肾脏输尿管分布、走行。分别下行，由右侧进入膀胱

（2）CT 扫描 + 三维重建图像后处理，也可了解肾脏位置，还可了解肾脏血供及排泌功能。

【病例】男，29 岁。1 周前 B 超体检发现左侧肾囊肿。右肾异位。要求 CT 检查。

临床诊断：左侧肾囊肿。

CT 扫描：双侧肾脏不对称，右肾位于下腹部骶髂关节水平，转位肾门向后，右肾实质内未见明显局灶性密度异常，左肾内可见直径约 5.7cm 囊性低密度影，边界清晰，其边缘可见斑点状高密度影，双侧肾盂、输尿管未见明显扩张，肾周脂肪囊清楚，肾旁结构未见明显异常。

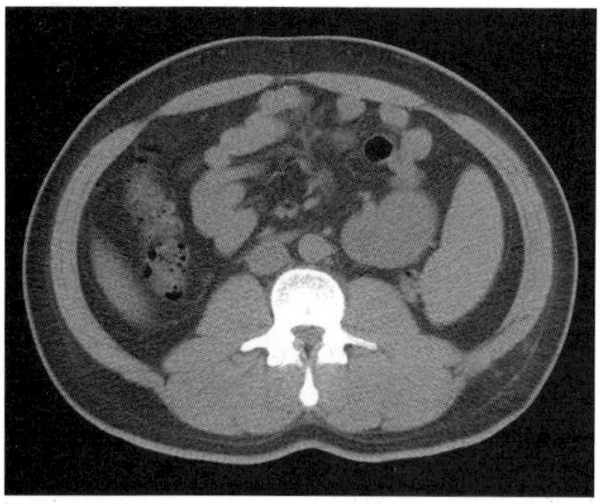

（一）

男，29 岁。CT 显示左肾内可见直径约 5.7cm 囊性低密度影，边界清晰，其边缘可见斑点状高密度影

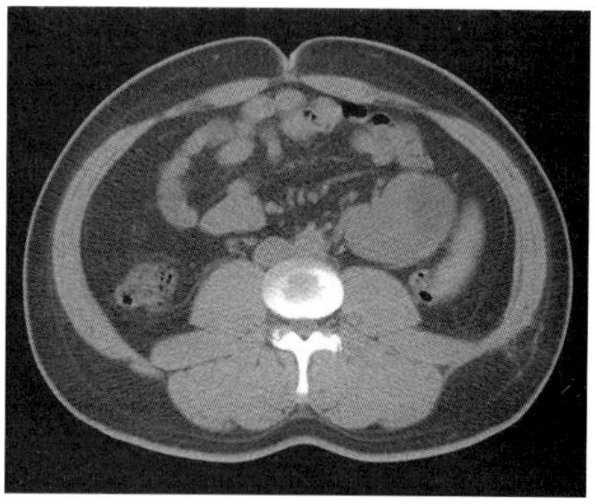

（二）

同一病例。CT 显示左肾内可见直径约 5.7cm 囊性低密度影，边界清晰

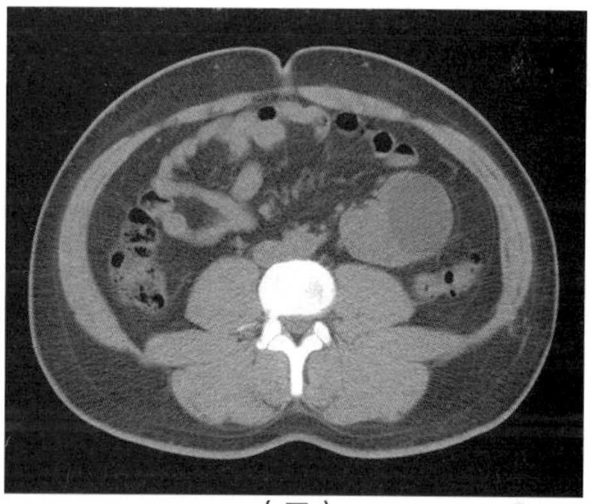

（三）

同一病例。CT 显示左肾内可见直径约 5.7cm 囊性低密度影，边界清晰。右肾正常位置，无肾脏显示

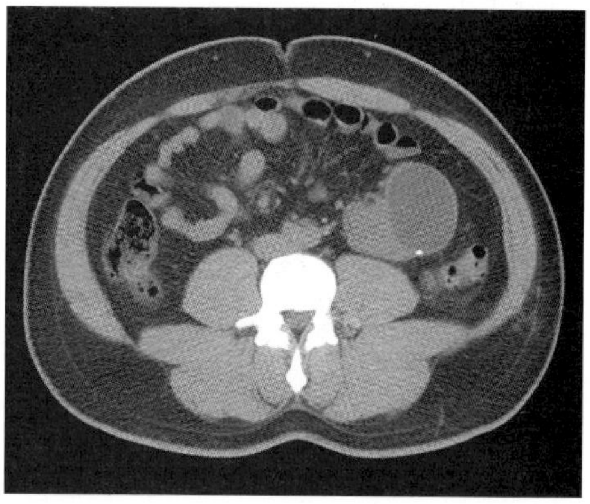

（四）

同一病例。CT 显示左肾内可见直径约 5.7cm 囊性低密度影，边界清晰。其边缘可见斑点状高密度影

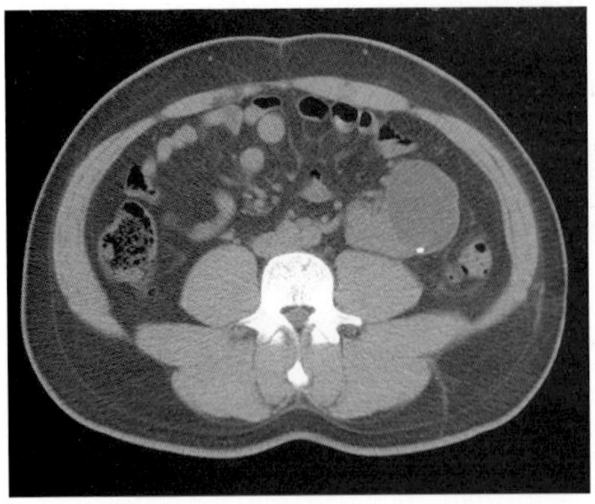

（五）

同一病例。CT显示左肾内可见直径约5.7cm囊性低密度影，边界清晰。其边缘可见斑点状高密度影

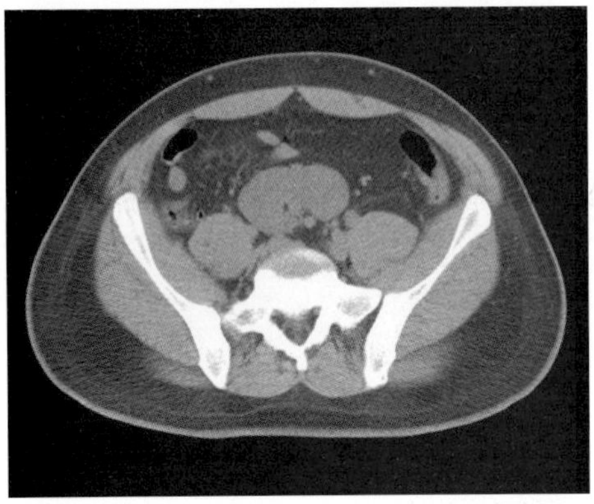

（六）

同一病例。CT显示右肾位于骶髂关节前方

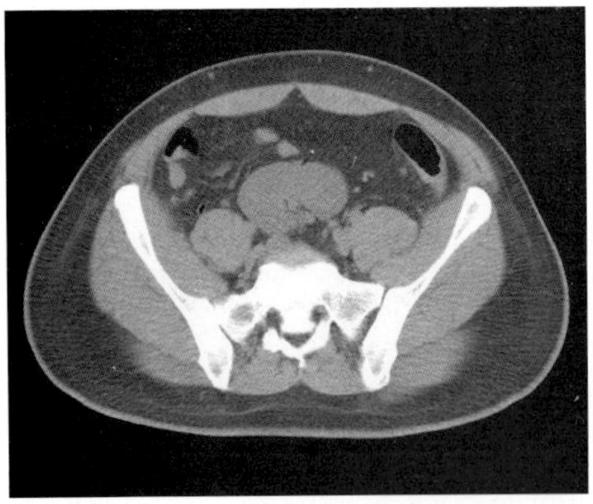

（七）

同一病例。CT显示右肾位于骶髂关节水平，肾门向后转位，右肾实质内未见明显局灶性密度异常

诊断：

（1）左肾囊肿，左肾结石。

（2）右肾异位（骶髂关节水平前右侧游离肾）。

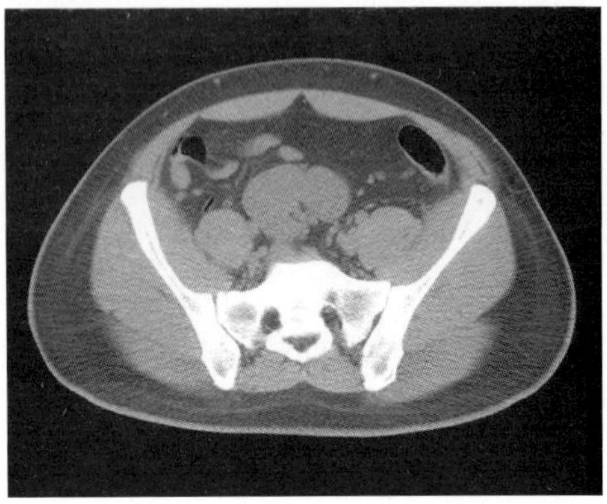

（八）

同一病例。CT显示右肾位于骶髂关节水平，肾门向后转位，右肾实质内未见明显局灶性密度异常

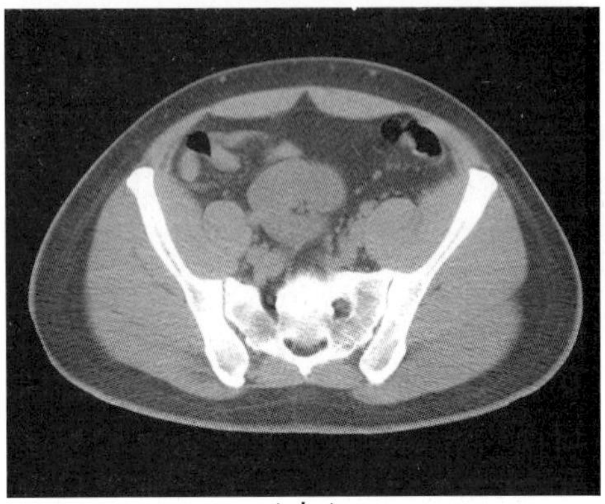

（九）

同一病例。CT显示右肾位于骶髂关节水平，肾门向后转位，右肾实质内未见明显局灶性密度异常

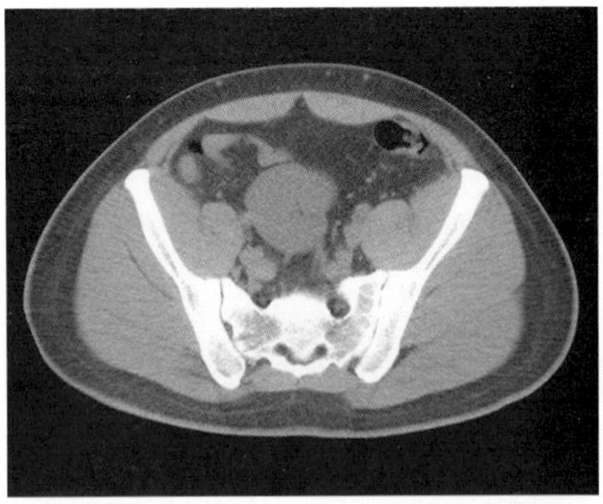

（十）

图7-13　左肾囊肿并结石、右游离肾异位CT观

同一病例。CT显示右肾位于骶髂关节水平，肾门向后转位，右肾实质内未见明显局灶性密度异常

3. 盆腔异位肾

盆腔异位肾，是指双侧肾脏或一侧肾脏位于盆腔。双侧肾脏、输尿管各自引流入膀胱。多缺乏临床症状，多于健康体检发现异常。

【病例】女，30 岁。因“血尿待查”行腹部扫描，发现左肾位置、形态、密度、走行正常，右肾位于盆腔，且肾门旋转向前。右侧输尿管迂曲。

诊断：右游离肾异位。

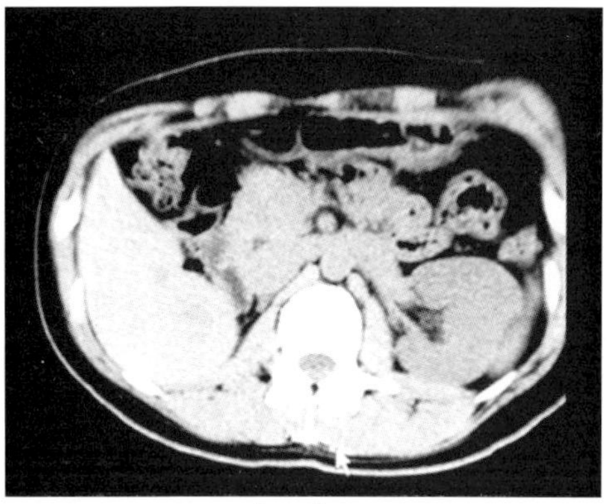

（一）

女，30 岁。CT 显示左肾位置、形态、密度、走行正常，右肾位置空虚

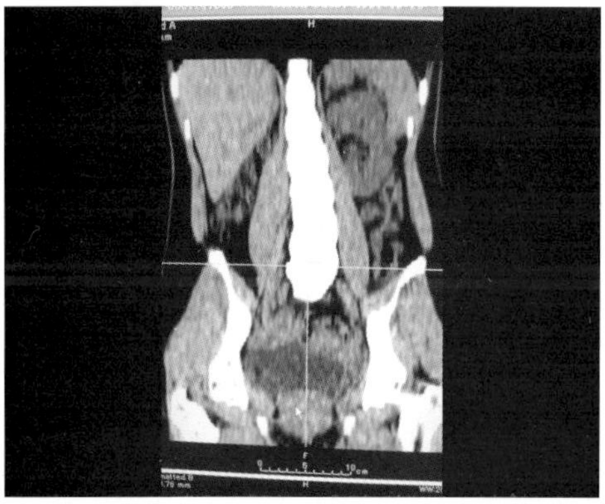

（二）

同一病例。CT 显示左肾位置、形态、密度、走行正常，右肾正常位缺如

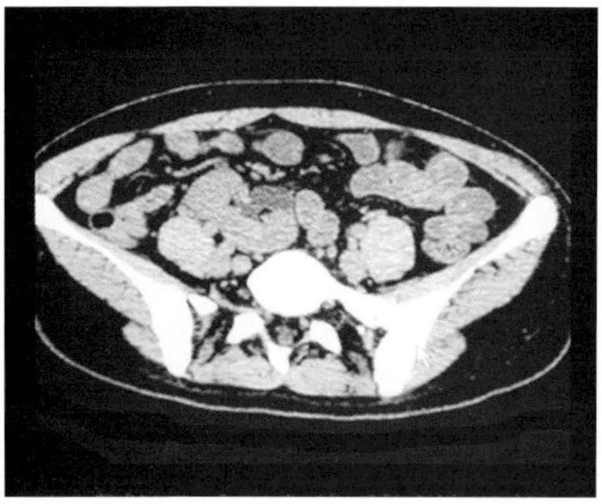

（三）

同一病例。CT 显示右肾位于盆腔，且肾门旋转向前。右侧输尿管迂曲

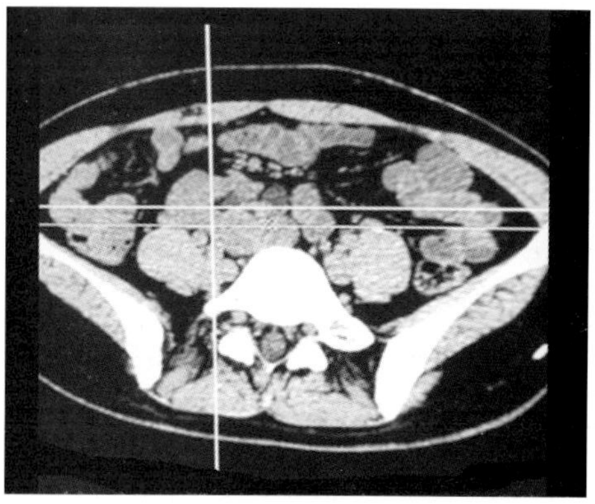

（四）

同一病例。CT 显示右肾位于盆腔，并肾门旋转向前。右侧输尿管迂曲

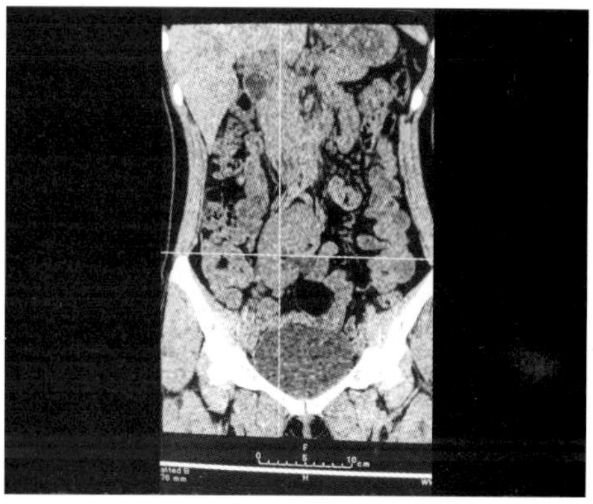

（五）

同一病例。CT 显示右肾位于盆腔，并肾门旋转向前。右侧输尿管迂曲

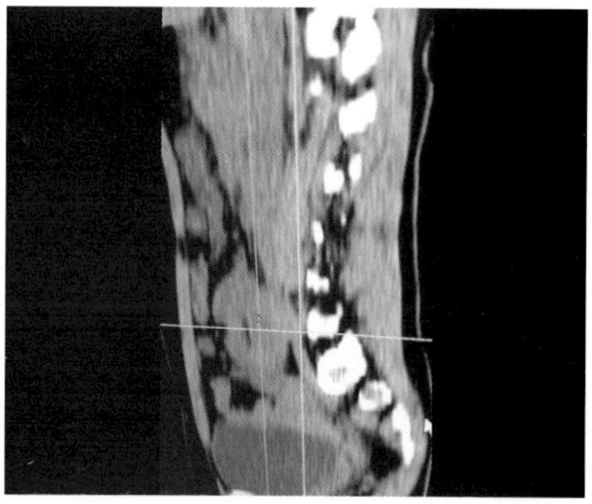

（六）

同一病例。CT 显示右肾位于盆腔，并肾门旋转向前。右侧输尿管迂曲

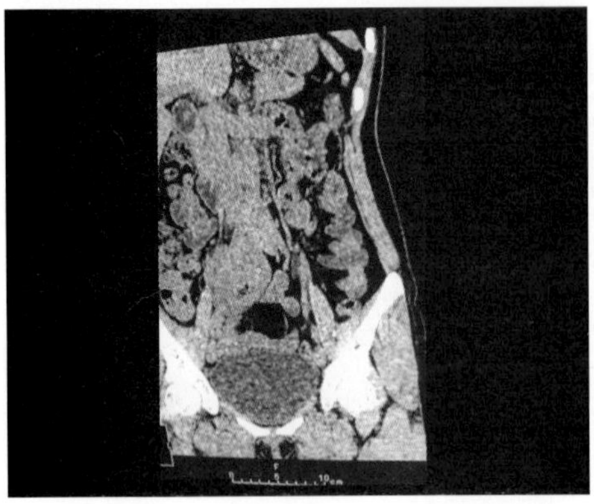

（七）

图 7-14 右游离肾异位 CT 观

同一病例。CT 显示右肾位于盆腔，并肾门旋转向前。右侧输尿管迂曲

三、先天性融合肾

先天性融合肾（congenital fused kidney），是指双侧肾组织的上极或下极，由于先天发育异常，肾实质于脊柱，或腹部大血管之前发生广泛或部分性融合。因肾脏融合的部位形态异常，根据融合肾的所在位置以及相邻脏器解剖位置的不同而分为：马蹄肾（亦称蹄铁肾）、S 形肾（也称乙状肾）、盘状肾（或称骶前盆腔融合肾）、块状肾（又称团状肾）。在各种先天性融合肾的畸形病例中以马蹄肾为多见，文献报道约占 90% 以上，而其他类型的则为罕见。

本组疾病为较常见的肾脏发育畸形。文献报告其发病率，在病理尸解中，1/800~1/300，以男性多见。在畸形的肾脏病例中，时常伴随有泌尿生殖系统、脊柱、神经系统或其他方面的畸形。

先天性融合肾一般无临床症状，常不易被检出，只是因出现其他症状时，偶被检出。

先天性融合肾的分类：①马蹄肾。② S 形肾（乙状肾）是指一侧肾脏的上极与对侧的肾脏的下极发生相互融合。其外形如 S 形或乙状样而得名。③盘状肾（骶前盆状肾）。④块状肾（团状肾）。是指双侧的肾实质在骨盆近中线发生广泛融合，呈现分叶的团块状。文献中报道亦有称为饼形肾。肾脏的融合部分位于骶骨的水平线处。双侧的肾盂位于前外侧，它们各自有独立完整的输尿管。

1. 马蹄肾

马蹄肾（horseshoe kidney），又称蹄铁肾，是指小儿双侧肾脏下极相互融合，形状如马蹄。是最常见的融合肾畸形，两肾下极由横越中线的实质性峡部或纤维性峡部连接。本症首先由 Decarpi 在 1521 年于尸检中发现，Botallo（1564 年）作了全面描述，Morgagni（1820 年）报道了第 1 例两侧肾脏的下极相融合成马蹄肾。本病的发生率，据文献报告，新生儿中为 1/500。多见男性。男女发病之比例为 4∶1。在 Turner's 综合征中本病的发生率高达 30%。而且马蹄肾中肾母细胞瘤较肾脏发育正常儿的患病率高 2~8 倍。肾癌的发生率也有增高趋势。

马蹄肾发生在胚胎早期是两侧肾脏胚胎在脐动脉之间被紧挤而融合的结果。任何年龄都可发现，约有半数病例，于 30~40 岁之间检出。

【病理改变】大体所见：双肾下极于脊柱前方，腹主动脉分为髂总动脉的分叉上方，下腔静脉前融合。镜检：融合的峡部为纤维组织和正常肾脏组织。

【临床表现】多偶尔发现异常。或因阵发性腹部疼痛、尿路感染、血尿、结石、肾盂积水检查发现异常。本病患儿中儿童期可表现为肾性高血压。还多伴有神经、心血管的其他畸形。

【影像学特点】

（1）腹部 B 超、静脉肾盂造影可发现双肾下极肾实质显影异常，呈马蹄状融合。

（2）CT 扫描：平扫显示清晰。双侧肾脏上极，形态正常。肾脏形态于 L2、3 椎体、腹部大血管前方，双侧肾脏下极相互融合形成峡部，为肾实质密度。肾盂形态拉长（图 7-15）。

【诊断与鉴别诊断】诊断要点，小儿腹痛、腹部肿块、血尿就诊。多数 B 超、CT 检查，偶检出肾下极异常。结合 B 超、CT 检查不难诊断。

鉴别诊断：

在小儿有消瘦、腹痛，腹部肿块要与腹膜后其他肿瘤鉴别，结合 B 超、CT 检查可进行排除性诊断。

【病例】男，15 岁。腹痛、腹块，间断性肉眼血尿 2 年。CT 显示双肾下极在腹部大血管、L3 椎体前方融合呈“马蹄状”。

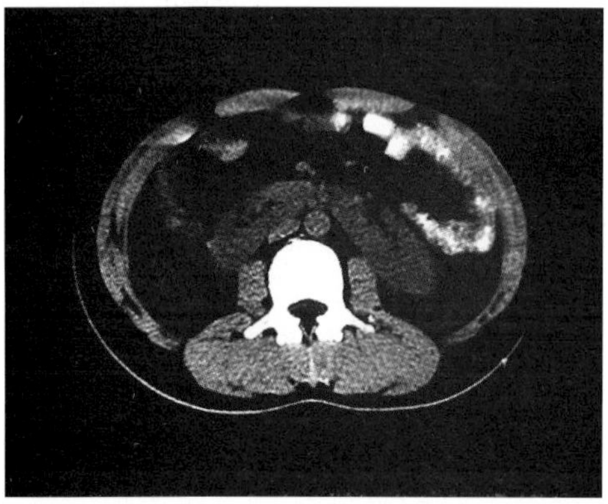

（一）

男，15 岁。CT 显示双肾下极在腹部大血管、L3 椎体前方融合呈“马蹄状”

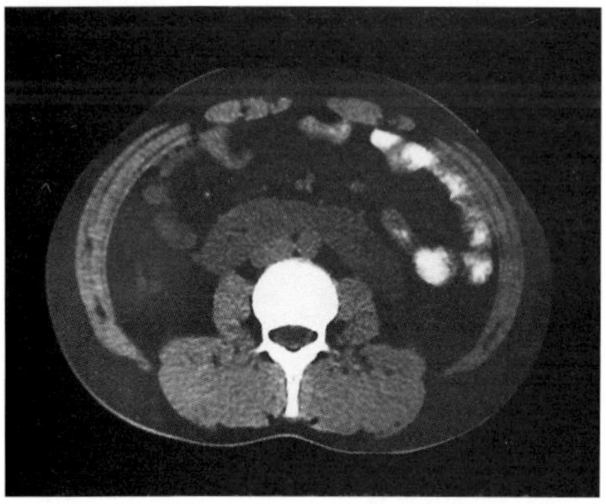

（二）

图 7–15　马蹄肾 CT 观

同一病例。CT 下一层面肾下极相互呈马蹄形融合

【病例】女，54 岁。直肠癌术后随访行 PET/CT 检查：双侧肾脏下极于 L3 水平呈马蹄状融合，肾实质内未见异常密度影，肾窦、肾门结构清晰，输尿管未见扩张积水，双侧肾内收集系统可见少许放射性核素滞留。

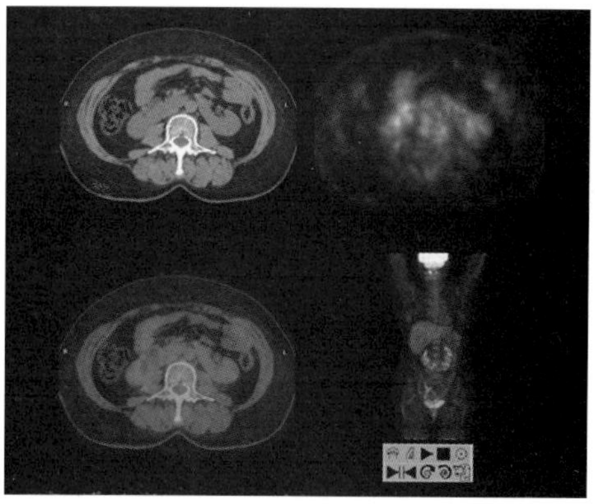

（一）

女，54 岁。PET/CT 显示双侧肾脏下极于 L3 水平呈马蹄状融合，双侧肾内收集系统可见少许放射性核素滞留

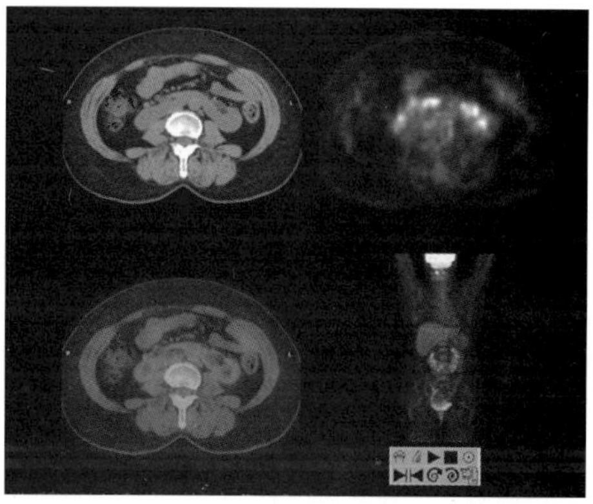

（二）

同一病例。PET/CT 显示双侧肾脏下极于 L3 水平呈马蹄状融合，双侧肾内收集系统可见少许放射性核素滞留

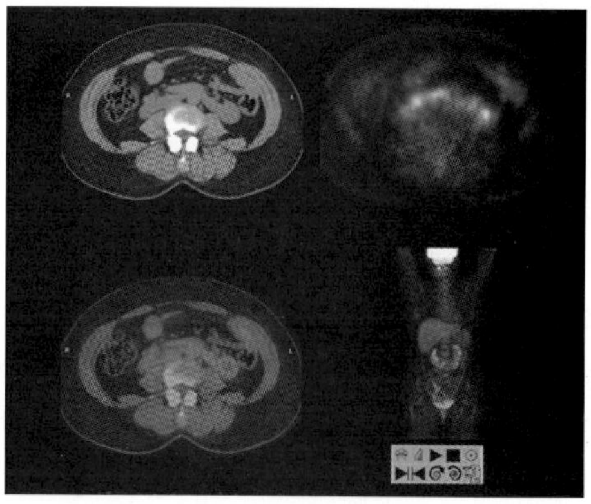

（三）

同一病例。PET/CT 显示双侧肾脏下极于 L3 水平呈马蹄状融合，双侧肾内收集系统可见少许放射性核素滞留

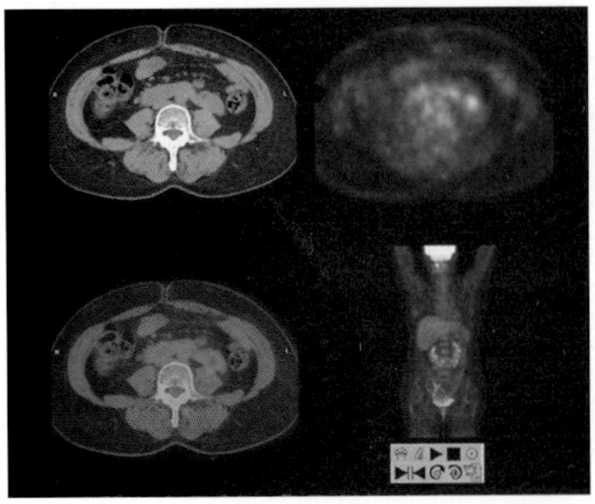

（四）

同一病例。PET/CT 显示双侧肾脏下极于 L3 水平呈马蹄状融合，双侧肾内收集系统可见少许放射性核素滞留

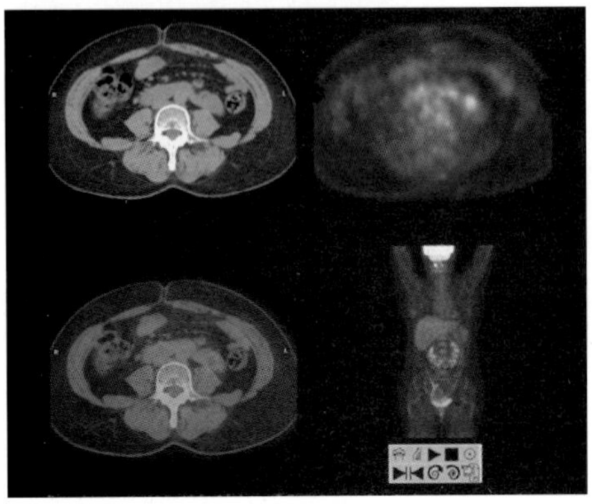

（五）

图 7–16　马蹄肾 PET/CT 观

同一病例。PET/CT 显示双侧肾脏下极于 L3 水平呈马蹄状融合，双侧肾内收集系统可见少许放射性核素滞留

【病例】女，36 岁。因“右下腹疼痛”就医。行下腹部增强 CT 扫描。意外发现肾脏异常。

查体：心肺未检出异常。腹平软，右下腹固定压痛，无肌紧张。

下腹部增强 CT 扫描：于 L3 椎体水平、腹主动脉前方可见双侧肾脏下极相互融合呈“马蹄状”。肾实质、皮质完全强化。

诊断：马蹄肾。

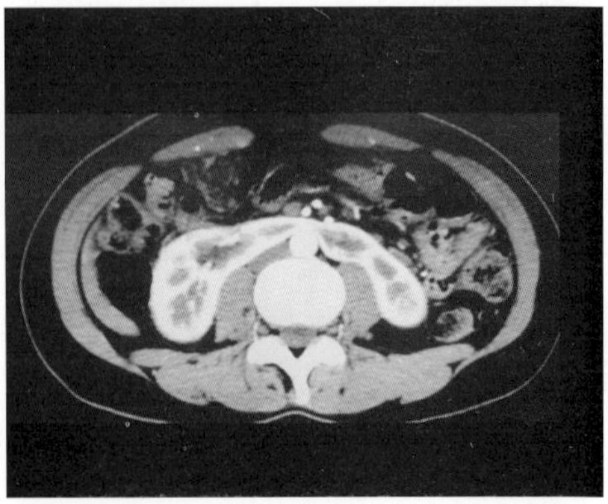

（一）

女，36 岁。下腹部增强 CT 扫描：于 L3 椎体水平、腹主动脉前方可见双侧肾脏下极相互融合呈“马蹄状”。肾实质、皮质完全强化

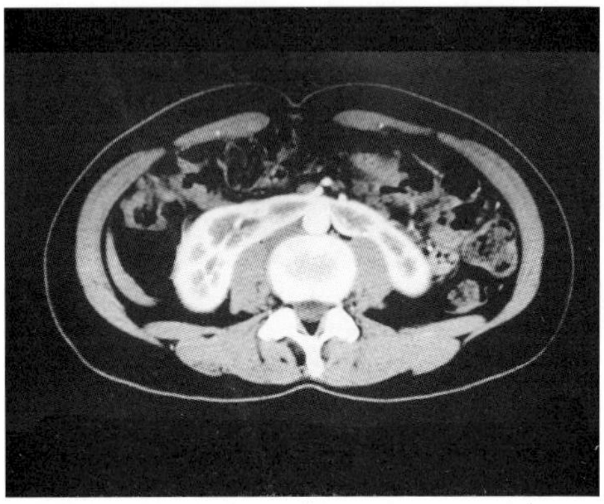

（二）

同一病例。增强 CT 扫描：于 L3 椎体水平、腹主动脉前方可见双侧肾脏下极相互融合呈“马蹄状”。肾实质、皮质完全强化

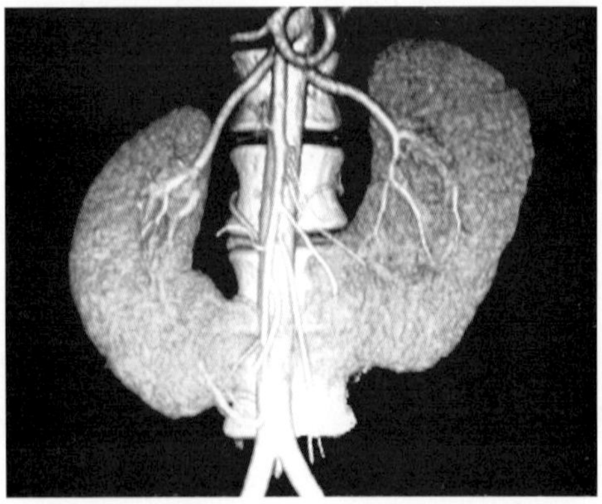

（三）

同一病例。增强 CT 图像三维重建显示于 L3 椎体水平、腹主动脉前方可见双侧肾脏下极相互融合呈“马蹄状”。肾实质、皮质完全强化

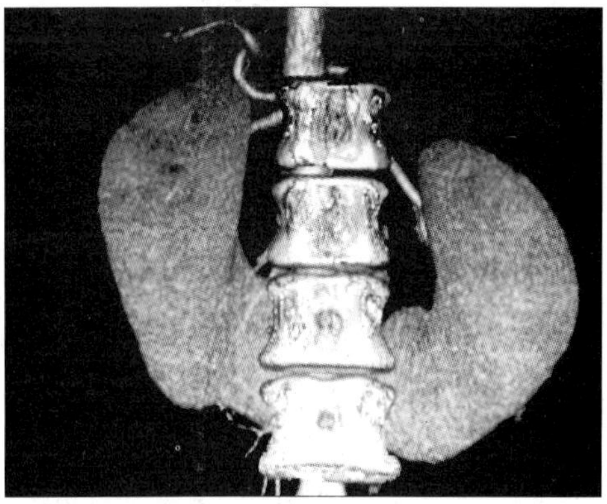

（四）

图 7–17　马蹄肾 CT 观

同一病例。增强 CT 图像三维重建显示旋转 180° 于 L3 椎体水平、腹主动脉前方可见双侧肾脏下极相互融合呈“马蹄状”。肾实质、皮质完全强化

2. 盘状肾（骶前盆腔融合肾）

盘状肾（骶前盆腔融合肾），是指肾脏的外形开口向前方，呈浅盘状。双肾上中极，或中下极的内缘在骶骨岬的水平线处发生融合。

【病理改变】大体所见：双肾位于骨盆内、骶骨岬的水平前方，中线处。肾脏上中极，或中下极的内缘互相融合成浅八字形，但仍然可见左肾位置高，右肾位置低。肾门分别向前或稍向外。肾包膜完整、光滑。剖面：肾实质、肾柱、肾盂、肾小盏集合系统形态正常。

【临床表现】偶尔检出，或因腰背部不适、酸痛、尿频、尿痛等泌尿系感染。肾盂积水，肾盂、尿路结石等而发现本病。

【实验室检查】

（1）血象：可无异常。或有轻度贫血，呈小细胞低血红蛋白性贫血。

（2）尿常规：于患急、慢性尿路感染时，可检出脓尿、尿隐血试验阳性。当肾盂、输尿管结石时可见肉眼血尿。

（3）肾功能：当一侧有肾盂积水，长期损害可致肾功能受损。

【影像学特点】

（1）静脉肾盂造影：显示盆腔内有肾脏的轮廓。双下极向中线，呈一字样的内收影，或呈近水平样或浅倒置八字排列。当有一侧肾盂积水时，可见一侧肾盂–输尿管扩张、积水。当有泌尿系统结石时，可见肾盂、肾小盏内有充盈缺损的结石影，或高密度的阳性结石影。

（2）B 超：可探及右肾位于盆腔内，其下界平于髂前上棘，形态规则，肾盂无分离。

左肾位于腹腔内脐水平的脊柱旁，形态规则，肾盂无带分离。双肾在脐下水平脊柱前方连为一体。双侧输尿管无扩张，膀胱充盈其内壁光滑，膀胱腔内无异常回声。

（3）CT 扫描：在正常肾脏位置（T12 椎体下缘至 L3 椎体上）未检出肾脏的形态。

根据腹部 B 超检查提示，以小骨盆入口处为准，向盆底扫描。显示肾脏位于骶骨（骶 1~2 水平）、髂内外动脉的前方，肾脏的外形呈浅八字形或盘状排列。仍可见左肾位置高而右肾低。肾脏的边缘轮廓清晰。双肾上中极的内缘互相融合成椭圆形的软组织密度影。最厚处约 3~5cm。肾实质密度均匀。肾盂、肾小盏的形态清晰可辨，但较正常发育的肾脏为小和浅。肾盂–输尿管无扩张，密度均匀。无阳性结石影。肾门的旋转的方向，左侧肾门向前方位于正中位，右侧的肾门向右外方较左侧旋转 45° 。肾周围脂肪囊较正常位置、形态的肾脏少而薄（图 7–19）。融合肾的后方大血管及周围脂肪间隙清晰。

【诊断与鉴别诊断】诊断要点，骶前盆腔融合肾，位于 1–2 骶椎体前方呈浅八字形软组织密度影。因其他疾病检查时，才被发现该病例。

鉴别诊断：

（1）淋巴瘤：小儿腹膜后淋巴瘤。患儿有长期发热、贫血、腹胀。查体：腹部深触，可及腹部肿块。CT 、B 超均显示腹膜后不规则形淋巴结肿大，并且互相发生融合。它们包绕着大血管。有时 CT 平扫难以鉴别。必要时可行 CTA、CT 或 B 超引导下的淋巴结穿刺活检，进行细胞学的检查。

（2）神经母细胞瘤：患儿也可见长期发热、进行性贫血、腹部有肿块。本病在早期有骨转移。骨穿刺常检出特征性的瘤细胞。

CT 、B 超显示腹膜后的肿块，当包绕大血管时难以分清。肿瘤具有出血、坏死、囊性变、多形性及钙化灶等特征。

（3）盆腔异位肾（骶前异位肾）：异位肾脏形态较小，因旋转不良肾盂常位于前方，90% 肾轴倾斜甚至呈水平位。输尿管短或仅轻度弯曲。

肾血管异常，主肾动脉源于主动脉远侧或其分叉处，伴一条或多条迷走血管。15%~45% 合并生殖器畸形，例如女性双角子宫、单角子宫并残角子宫、子宫阴道发育不全、双阴道等，男性隐睾、双尿道、尿道下裂等。输尿管绞痛是常见症状，易与急性阑尾炎混淆。可有肾积水、结石、肾性高血压等表现。有报告孤立性异位肾误当盆腔肿瘤切除造成严重后果。尸检发生率约 1/3000~1/2100，孤立异位肾为 1/22000，双侧异位肾罕见，男女无差异。但临床上女性多见，可能是女性多因泌尿系感染、腰痛行椎间盘扫描，从而检出率高。左侧多于右侧。

盆腔异位肾检出方法：

（1）静脉肾盂造影多可诊断。

（2）超声、CT 扫描、ECT、逆行肾盂造影等有助于诊断。

【病例】女，43 岁。因腰痛、发作性尿急、尿频 4 月余，怀疑急性尿路感染行腹部 B 超检查，发现骶前异位肾。又行腹部 CT 扫描显示、证实骶前异位肾。

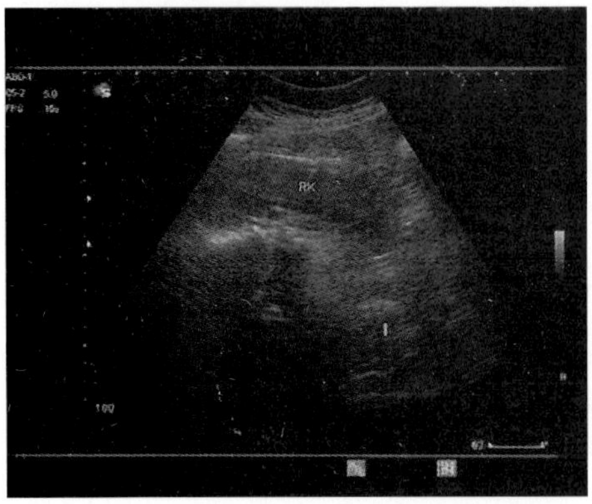

（一）

女，43 岁。腹部 B 超检查，发现骶前异位肾

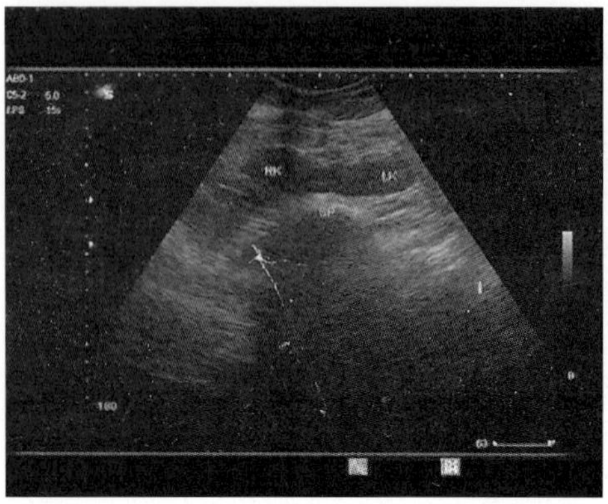

（二）

图 7-18　骶前异位肾 B 超观

同一病例。腹部 B 超检查，下一层面仍显示骶前异位肾

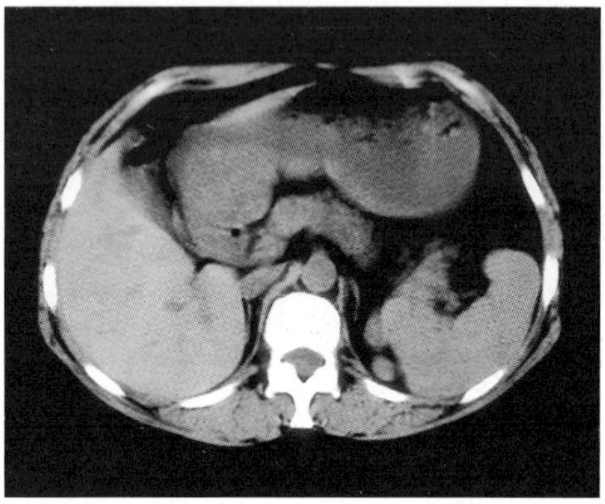

（一）

同一病例。在正常位置肾脏扫描（T12-L3），CT 图像中未检出肾脏形态

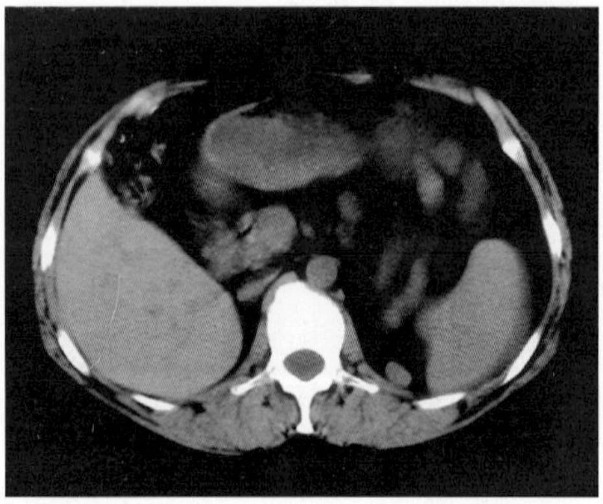

（二）

同一病例。CT 图像中下一层仍未检出肾脏的形态

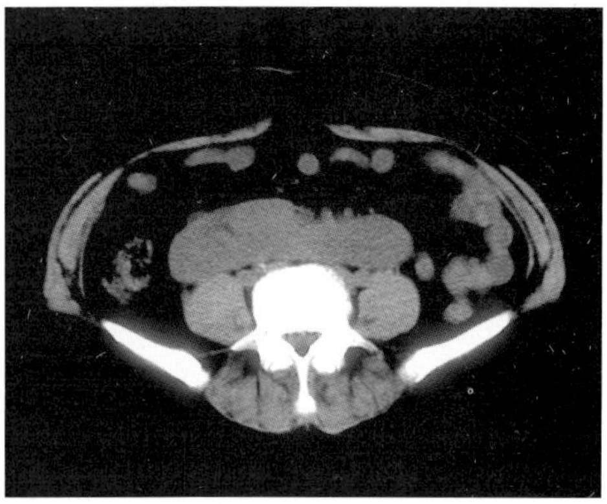

（三）

同一病例。根据腹部B超提示，以小骨盆上缘为准，重新进行CT扫描，显示双侧肾脏上中极位于骶骨、髂总血管前方内侧广泛融合，但仍显示左肾位置高右肾低

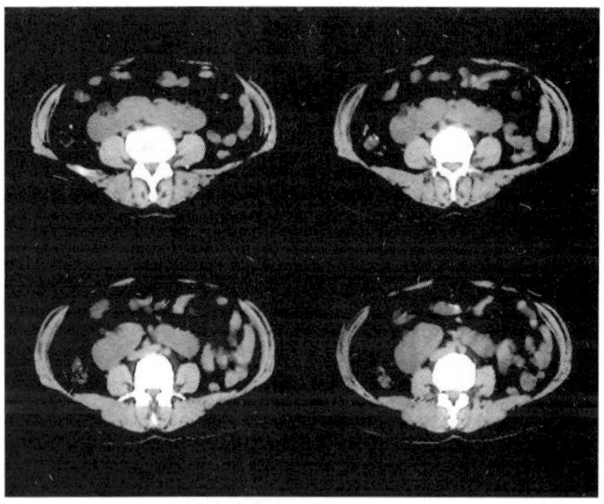

（四）

同一病例。4幅组合图显示双侧肾脏上中极位于骶骨、髂总血管前方内侧广泛融合，但仍显示左肾位置高右肾低

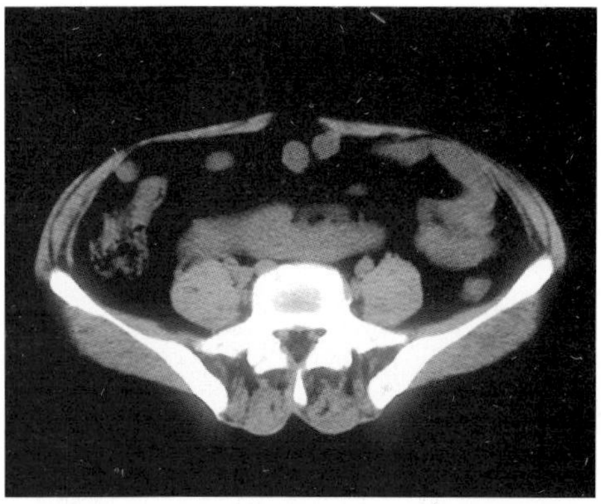

（五）

同一病例。显示双侧肾脏上中极位于骶骨、髂总血管前方内侧广泛融合，但仍显示左肾位置高右肾低

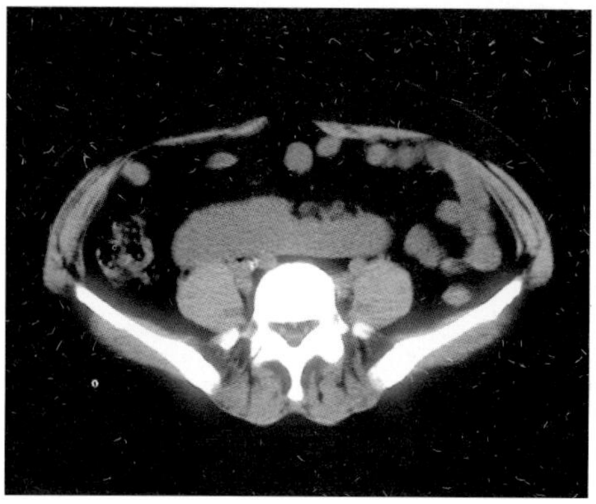

（六）

同一病例。于骶骨、髂总血管前方内侧广泛融合

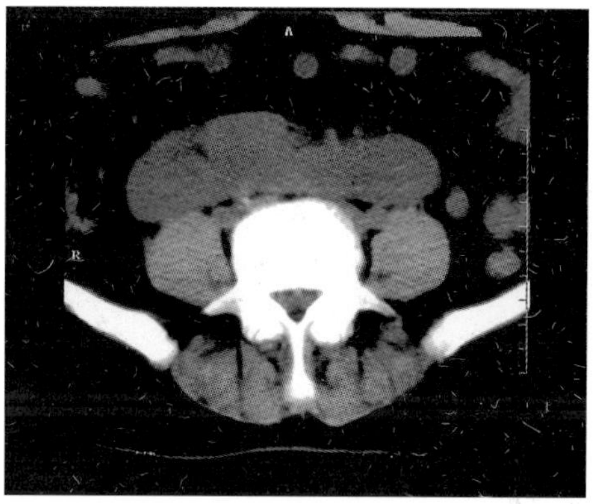

（七）

同一病例。于骶骨、髂总血管前方内侧广泛融合

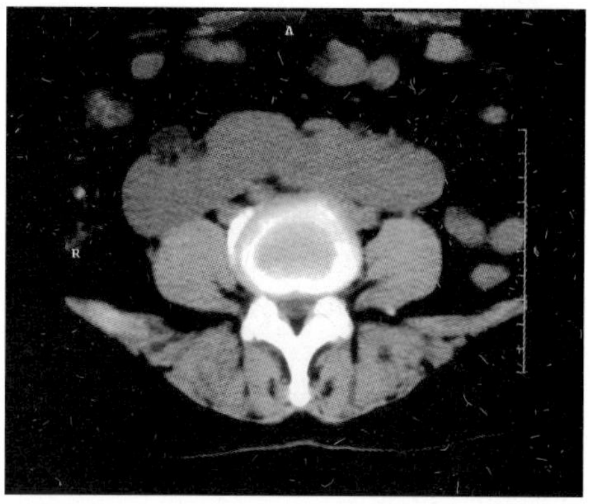

（八）

同一病例。于骶骨、髂总血管前方内侧广泛融合

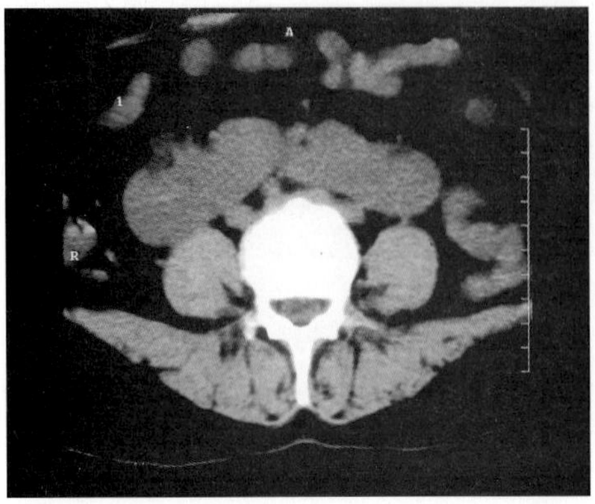

（九）

同一病例。于骶骨、髂总血管前方内侧广泛融合

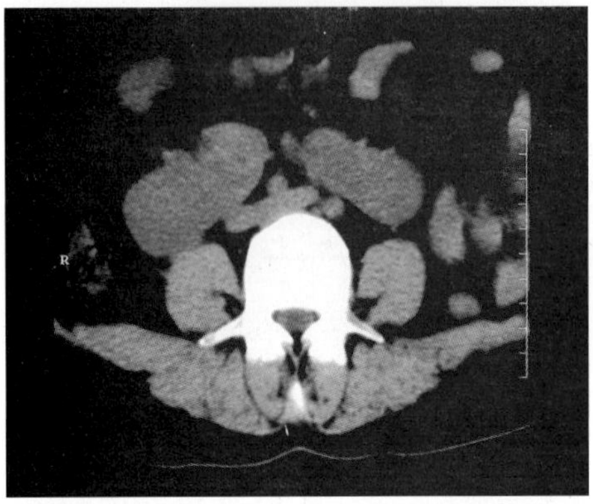

（十）

同一病例。于骶骨、髂总血管前方内侧广泛融合，中下极双侧肾脏又分开

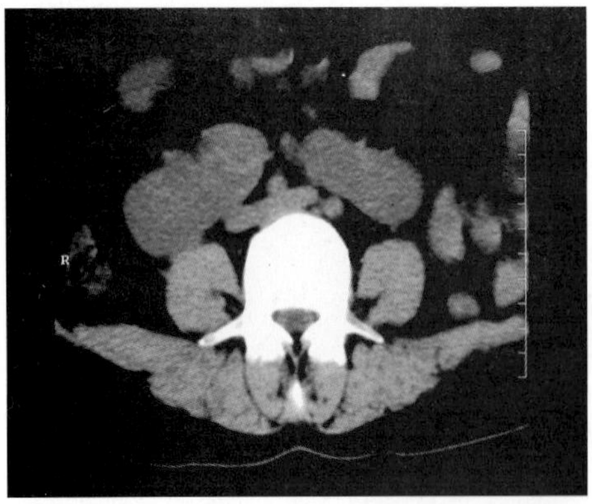

（十一）

图 7-19　骶前盆腔融合肾 CT 观

同一病例。于骶骨、髂总血管前方内侧广泛融合，中下极双侧肾脏又分开

四、孤立肾

孤立肾（solitary kidney），也称先天性单侧肾缺如（unilateral renal agenesis），是指小儿一侧肾脏不发育。

本病的发病情况：据文献报告，本病在活产新生儿发生约 1∶450~800。多见男性。本病有 40% 伴发泌尿生殖系统畸形，例如，男性一侧睾丸缺如，不发育。女性则有生殖系统多种畸形。30% 为骨骼畸形，10% 为心血管和胃肠道，合并脐尿管未闭合、脐尿管囊肿，100% 有中枢神经系统、呼吸系统异常。孤立肾小儿易患高血压、蛋白尿。

家族性孤立肾，一家族中多人发病，父亲为孤立肾患者，其两名异性子女亦患孤立肾。集中发病于一个家族中罕见。本组病例的遗传方式为常染色体显性。父亲为外显因子携带者，两个儿女均为发病者。本组病例在家族中对祖辈家系调查中：一级亲属（祖父、祖母）、二级亲属（叔、姑）均未检出异常。

孤立肾少见，患肾癌几率更少，一旦发生肾癌（透明细胞癌），在肿瘤原发部位表现不明显时，骨转移灶（左肱骨溶骨样破坏）发生早。

【病理改变】肉眼所见：孤立肾代偿性肥大。缺如肾多发生于左侧。镜检：仅见纤维结缔组织，无正常肾组织结构。

【临床表现】新生儿期脐带结扎时常发现仅有单一脐动脉。一般小儿多无症状。因其他疾病常检出一侧肾脏异常。

【实验室检查】

（1）尿常规，合并急性肾小球肾炎时，可检出红细胞、蛋白。

（2）合并范可尼综合征时，血清电解质紊乱、低钾、高氯、尿糖阳性。

【影像学特点】

（1）腹部 B 超：一侧探及无正常肾脏回声。

（2）静脉肾盂造影：一侧肾脏不显影。

（3）CT 扫描：平扫软组织窗观察显示孤立肾形态增大，轮廓清晰。边缘光滑。肾实质密度均匀。肾盂、肾小盏均显示正常。缺如肾仅为形态很小的软组织肿块影。无正常肾脏形态（图 7–22、图 7–23）。如合并代谢性疾病则孤立肾形态变小、固缩（图 7–24）。

【诊断与鉴别诊断】小儿检出孤立肾不难。小儿偶尔发现肾脏一侧缺如，当外伤时有孤立肾挫伤出血，或肿瘤时，一定要鉴别清楚，切不可盲目将孤立肾切除。

鉴别诊断：

异位肾：胸内肾、盆腔肾，结合影像学检查可排除。

1. 孤立肾

【病例】男，59 岁。消瘦、低热 2 月余，怀疑腹腔肿瘤，行 PET/CT 检查，发现左侧孤立肾。

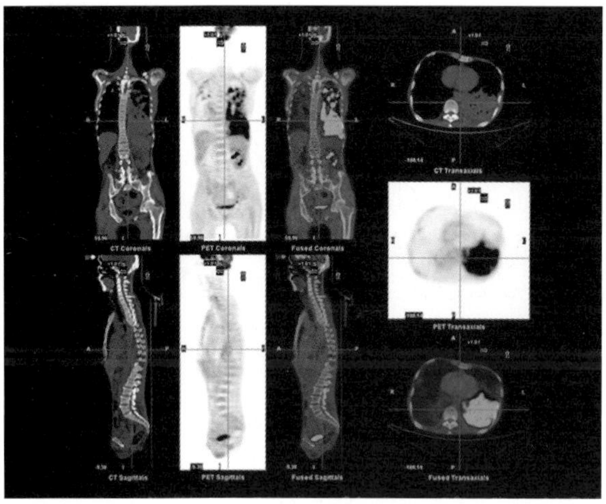

（一）

男，59 岁。PET/CT 多图融合像，可见右肾缺如。左肾形态增大，放射性核素轻度浓聚

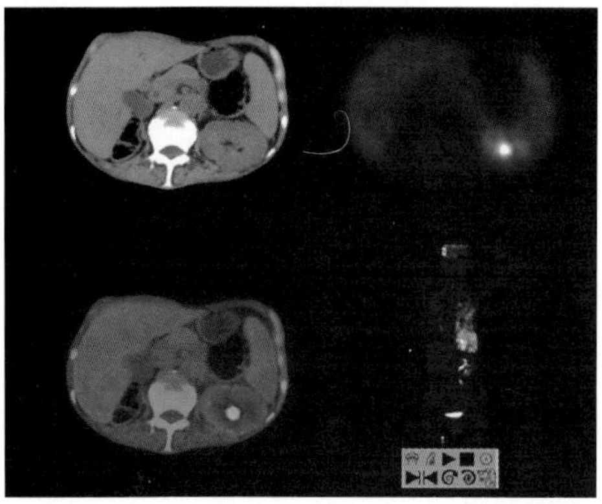

（二）

同一病例。PET/CT 多图融合像，显示左侧肾脏形态增大，放射性核素轻度浓聚。右肾缺如

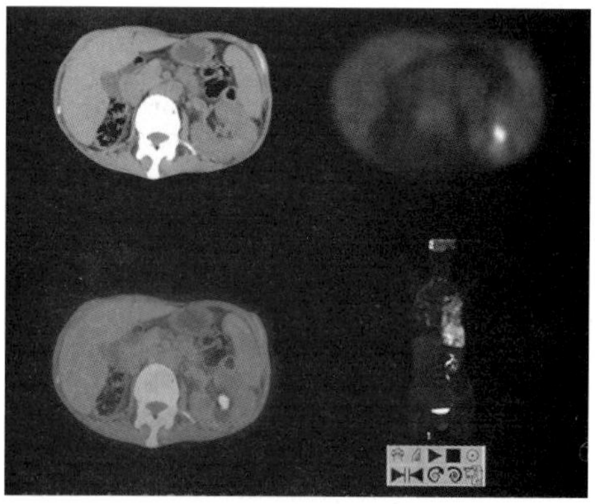

（三）

同一病例。PET/CT 多图融合像，显示左侧肾脏形态增大，放射性核素轻度浓聚。右肾缺如

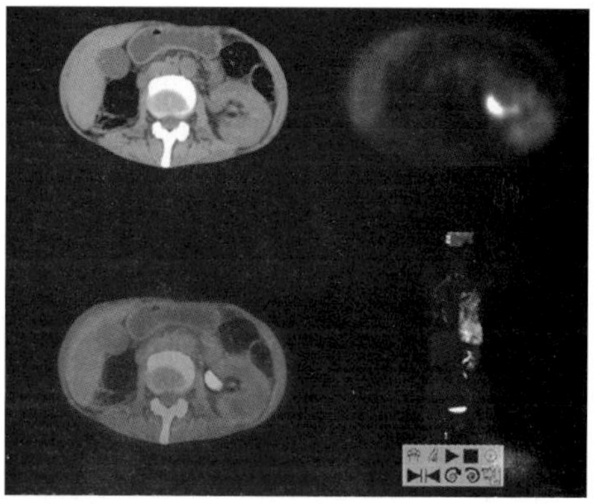

（四）

同一病例。PET/CT 多图融合像，显示左侧肾脏形态增大，放射性核素轻度浓聚。右肾缺如

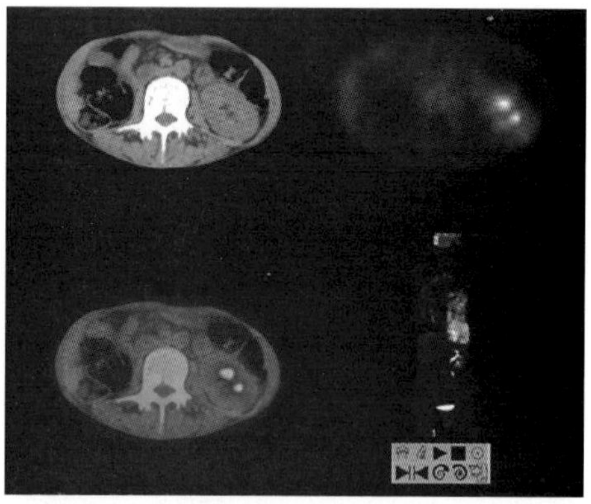

（五）

图 7–20　左侧孤立肾 PET/CT 观

同一病例。PET/CT 多图融合像，显示左侧肾脏形态增大，放射性核素轻度浓聚。右肾缺如

2. 家族性孤立肾

【病例】女，13 岁。其父、弟发现孤立肾。体检筛查 B 超又发现右肾缺如，要

求复查。

查体：一般情况可，血压130/80mmHg，全身皮肤巩膜无黄染，腹平软，肝脾肋下未及，全腹无压痛阳性。

本家族中先证者为男婴，母于孕7个月孕检时，B超发现宫内胎儿左侧孤立肾。娩出后随访B超、CT扫描确诊左侧孤立肾。根据先证者孤立肾，母亲产后行家族调查，对父母亲、姐姐筛查，发现其父、姐姐均为孤立肾。母亲为正常肾脏。6年随访中，未发现其他异常。本家族孤立肾为常染色体显性遗传。

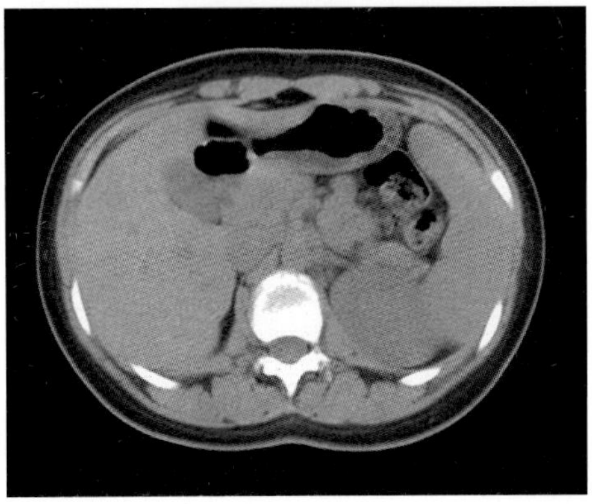

（一）

女，13岁。CT扫描：右肾未见明显显示，左肾形态增大，密度未见明显异常，皮髓质分辨清楚，肾实质内未见明显局灶性密度异常，左侧肾盂、输尿管未见明显扩张，肾周脂肪囊清楚，肾旁结构未见明显异常

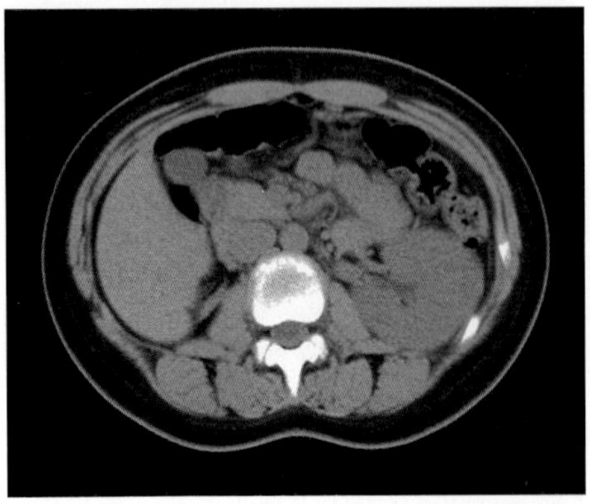

（二）

同一病例。CT扫描：右肾未见明显显示，左肾形态增大，密度未见明显异常，皮髓质分辨清楚，肾实质内未见明显局灶性密度异常，左侧肾盂、输尿管未见明显扩张，肾周脂肪囊清楚，肾旁结构未见明显异常

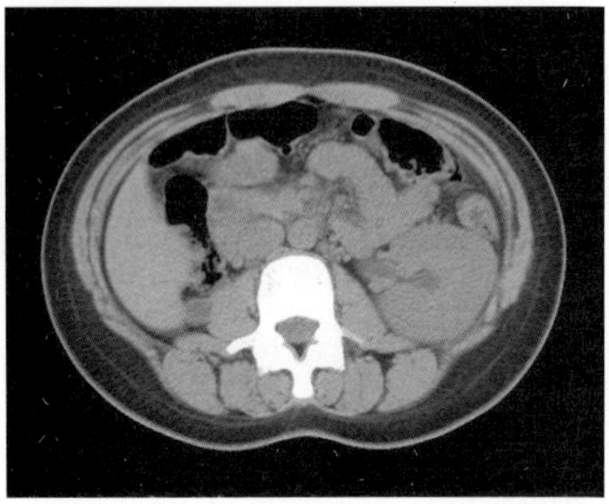

（三）

同一病例。CT扫描：右肾未见明显显示，左肾形态增大，密度未见明显异常，皮髓质分辨清楚，肾实质内未见明显局灶性密度异常，左侧肾盂、输尿管未见明显扩张，肾周脂肪囊清楚，肾旁结构未见明显异常

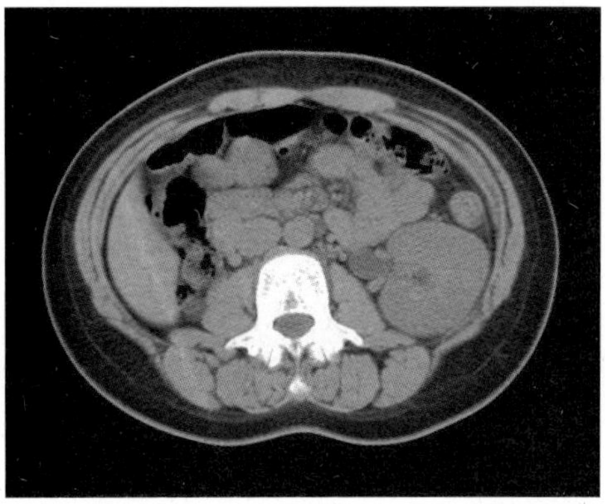

（四）

图7-21　家族性孤立肾CT观

同一病例。CT扫描：右肾未见明显显示，左肾形态增大，密度未见明显异常，皮髓质分辨清楚，肾实质内未见明显局灶性密度异常，左侧肾盂、输尿管未见明显扩张，肾周脂肪囊清楚，肾旁结构未见明显异常

临床诊断：家族性孤立肾。

扫描右肾未见明显显示，左肾形态增大，密度未见明显异常，皮髓质分辨清楚，肾实质内未见明显局灶性密度异常，左侧肾盂、输尿管未见明显扩张，肾周脂肪囊清楚，肾旁结构未见明显异常。

CT诊断：左侧孤立肾。

3. 孤立肾伴急性肾小球肾炎

【病例】男，9岁。浮肿、血尿、高血压2周。诊断为急性肾小球肾炎入住市儿童医院心肾科，B超发现左肾缺如。CT显示右肾形态增大，肾实质密度均匀。左肾缺如。

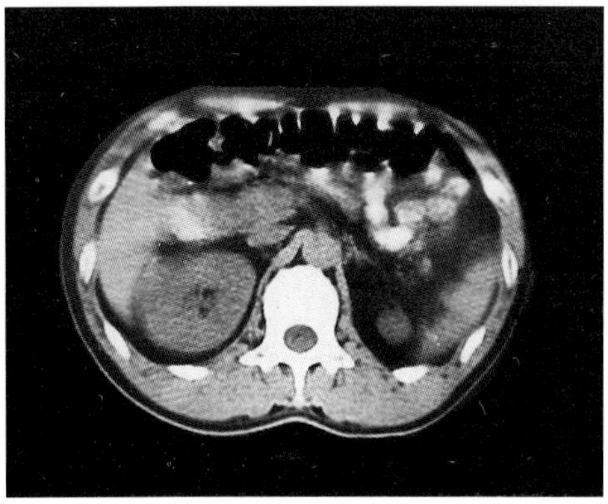

图 7-22 孤立肾伴急性肾小球肾炎 CT 观

男，9 岁。B 超发现左肾缺如。CT 显示右肾形态增大，肾头质密度均匀。左肾缺如

【病例】男，13 岁。血尿 2 个月。B 超检出孤立肾。CT 扫描显示右侧肾脏缺如，左侧肾脏形态大，肾实质密度正常。

诊断：左侧孤立肾。

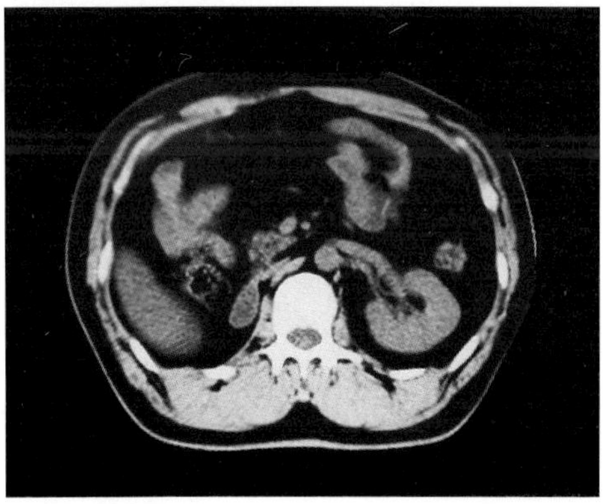

图 7-23 左侧孤立肾 CT 观

男，13 岁。B 超检出孤立肾。CT 显示右侧肾脏缺如，左侧肾脏形态大

4. 孤立肾伴范可尼综合征

【病例】女，12 岁。浮肿，贫血 2 年，临床治疗无效。查体：发育、营养差，贫血貌。尿糖及尿蛋白（+）。血钾低，高氯性酸中毒。尿素氮增高。

临床诊断：孤立肾伴范克尼综合征。

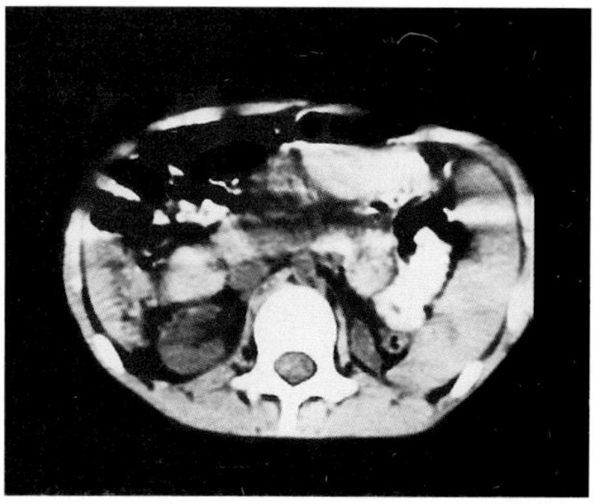

图 7-24 孤立肾伴范可尼综合征 CT 观

女，13 岁。CT 显示右肾形态小，呈固缩状，肾实质密度均匀增高，肾盂显示正常。左肾缺如仅见梭形软组织密度小肿物

5. 孤立肾合并脐尿管囊肿

【病例】女，13 岁。交大二附院 B 超检出孤立肾合并脐尿管囊肿。要求复查证实，行腹部 CT 检查。于 1 年前月经初潮，无痛经史。

查体：血压 130/80mmHg，一般情况可，全身皮肤巩膜无黄染，腹平软，肝脾肋下未及，全腹无压痛阳性。

临床诊断：孤立肾。

腹部 CT 扫描示：右肾区未见肾脏显示，左肾形态增大，密度未见明显异常，皮髓质分辨清楚，肾实质内未见明显局灶性密度异常，左侧肾盂、输尿管未见明显扩张，肾周脂肪囊清楚，肾旁结构未见明显异常。重建图像轴位 / 矢状位脐窝部呈等密度影，且见增宽，内部有线样管腔走行，与其相连前腹壁下可见低密度囊性灶，表面光滑，密度均匀，囊性灶部分闭锁呈肌性条索影，与膀胱前上方有牵连。膀胱充盈良好，膀胱壁光滑、均匀，子宫大小形态正常，宫腔内膜厚度正常，呈均匀等密度，子宫直肠窝内见两个低密度囊性灶，边缘轮廓清楚，最大径 2.7cm，盆壁结构正常，盆腔内未见肿大淋巴结。

CT 诊断：

（1）左侧孤立肾。

（2）脐窝等密度影，前腹壁下低密度囊性灶，腹腔条索状肌性，与膀胱前上方有牵连。考虑脐尿管囊肿。

最后CT诊断：左侧孤立肾并脐尿管囊肿。

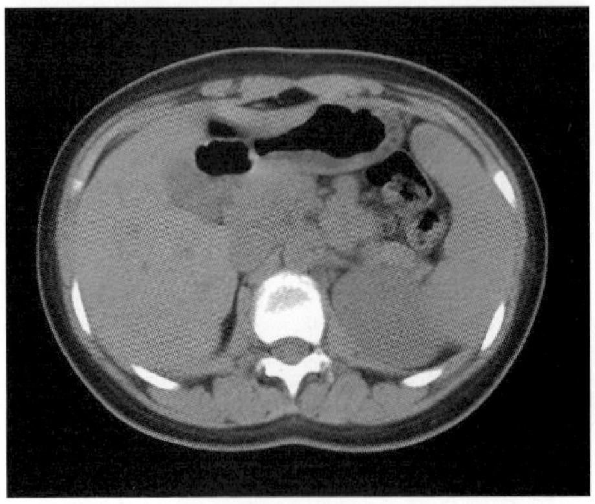

（一）

女，13岁。CT显示左侧肾脏形态

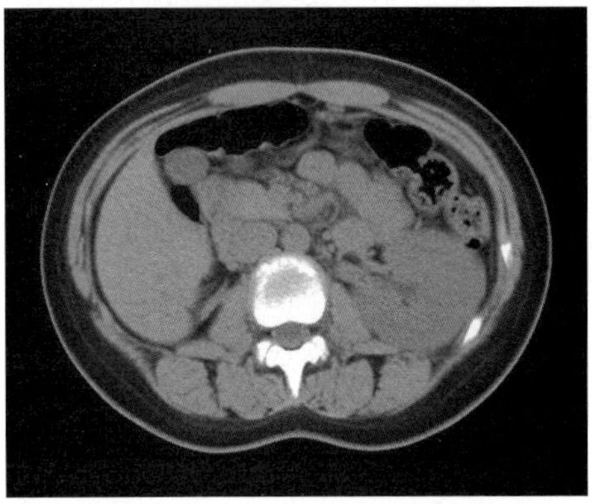

（二）

同一病例。CT显示左侧肾脏形态

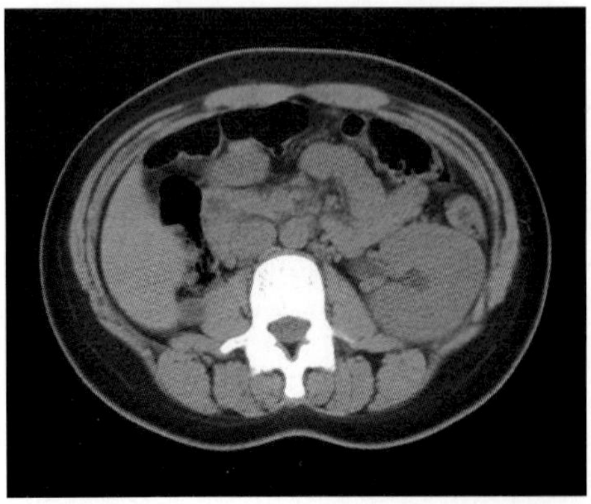

（三）

同一病例。CT显示左侧肾脏形态，右肾区可见低密度囊性小肿块

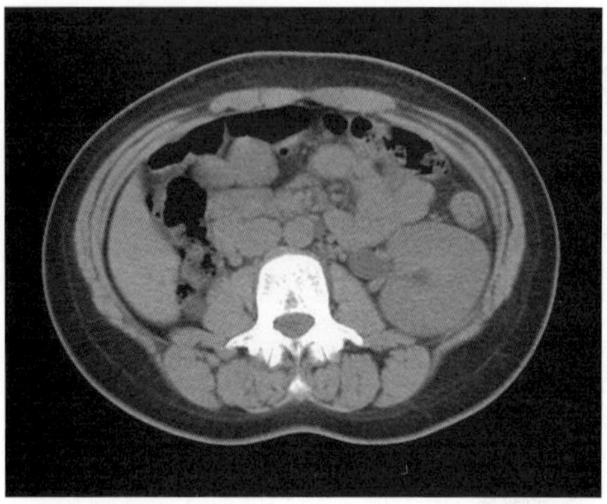

（四）

同一病例。CT显示左侧肾脏形态，右肾区可见低密度囊性小肿块

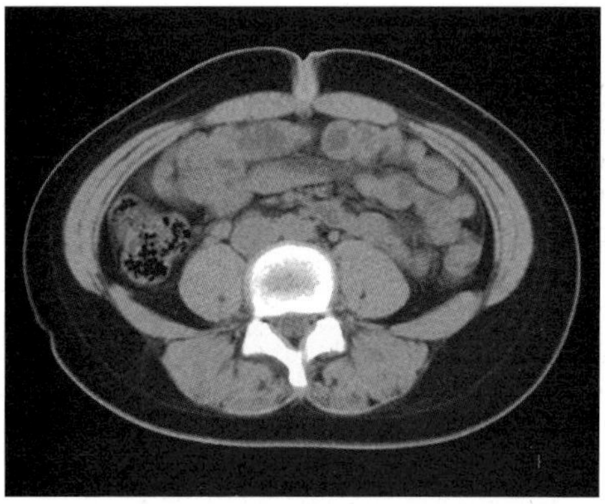

（五）

同一病例。CT显示脐尿管

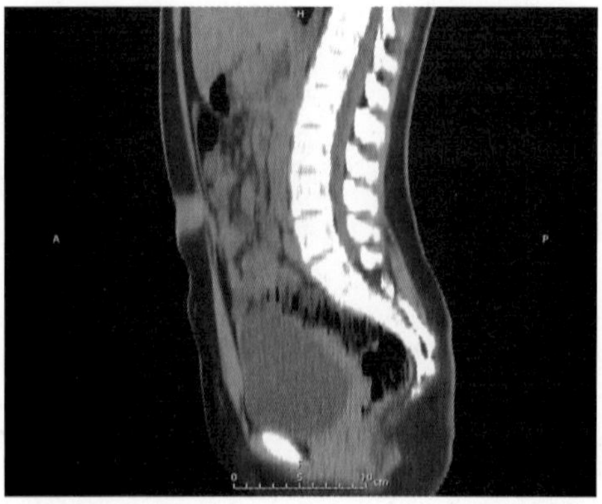

（六）

同一病例。CT显示脐尿管与腹腔内有一肌性组织相通

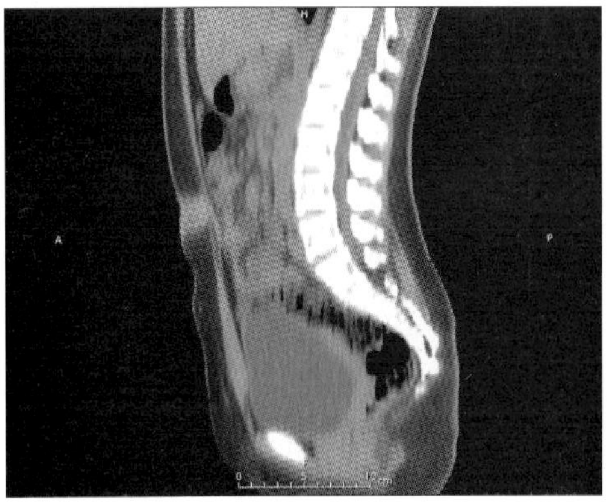

（七）

同一病例。CT 显示脐尿管与腹腔内有一肌性组织相通

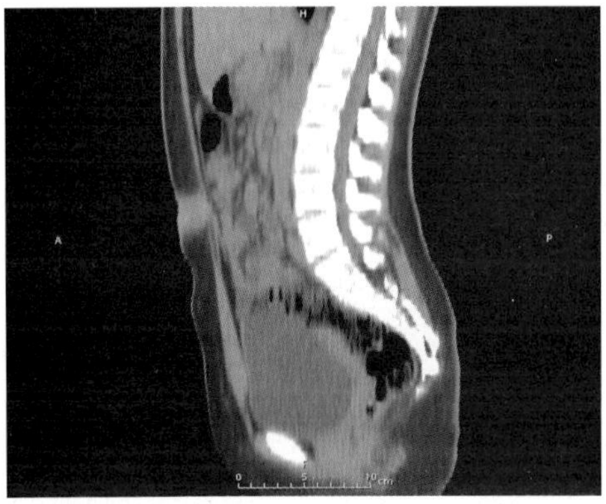

（八）

图 7-25　左侧孤立肾并脐尿管囊肿

同一病例。CT 显示脐尿管与腹腔内有一肌性组织相通

6. 左侧孤立肾患肾癌并左肱骨转移

孤立肾合并肾癌，笔者于 17 年前接诊 1 例，男，51 岁。因“左肱骨中段溶骨样破坏”，在骨破坏区行 CT 引导下穿刺活检，手术病理证实骨转移瘤来自肾癌（透明细胞癌），又行肾脏 CT 平扫 + 增强扫描显示左肾孤立肾，在肿瘤原发部位仅为包膜略有突起，肾实质皮质期、髓质期呈小灶性增强明显。

诊断：左侧孤立肾患肾癌并左肱骨转移、病理性骨折。

五、左侧重复肾盂、重复肾且部分融合伴旋转异常

重复肾盂，是指一侧肾脏的肾盂重复显示。双肾位置如常，右肾大小、形态正常。左侧肾体积大，可见上下两个肾盂，肾门结构重复，且畸形侧肾门可见完整肾皮质环绕，上段肾体积较大，下段肾体积较小，两者隔有较厚皮质，且均旋转异常，肾盂位于肾实质外侧方，双肾包膜完整、连续，肾实质内未见异常信号灶，右侧肾窦、肾门结构清晰，双侧肾盂及上段输尿管未见明显扩张积水，肾周脂肪间隙存在，肾筋膜无肥厚。腹膜后其他结构未见明显异常。

诊断：左侧重复肾盂，重复肾且部分融合伴旋转异常。

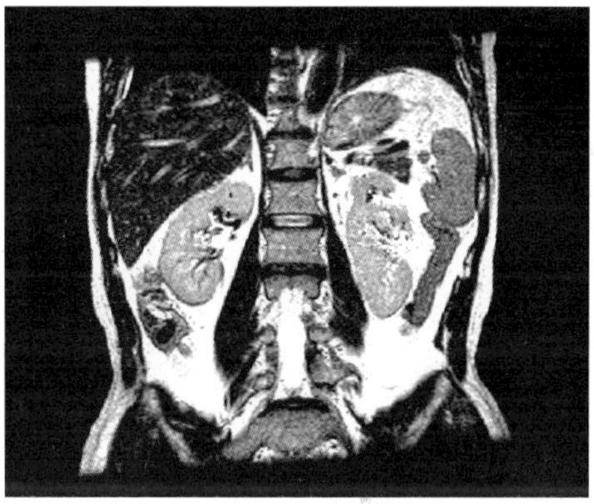

（一）

冠状像左侧重复肾盂，重复肾且部分融合伴旋转异常

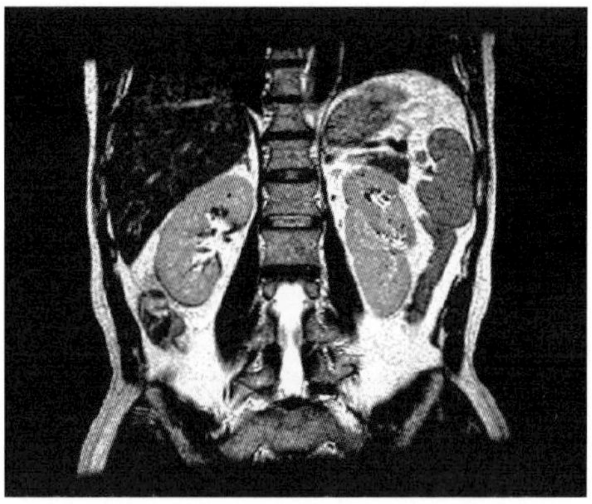

（二）

冠状像左侧重复肾盂，重复肾且部分融合伴旋转异常

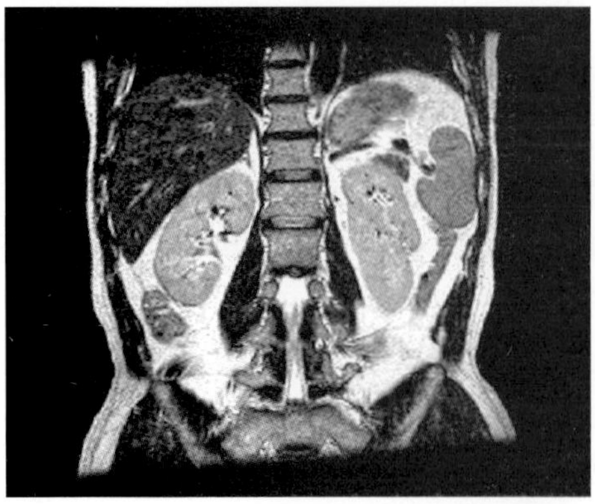

（三）

冠状像左侧重复肾盂，两个肾盂共有一个输尿管

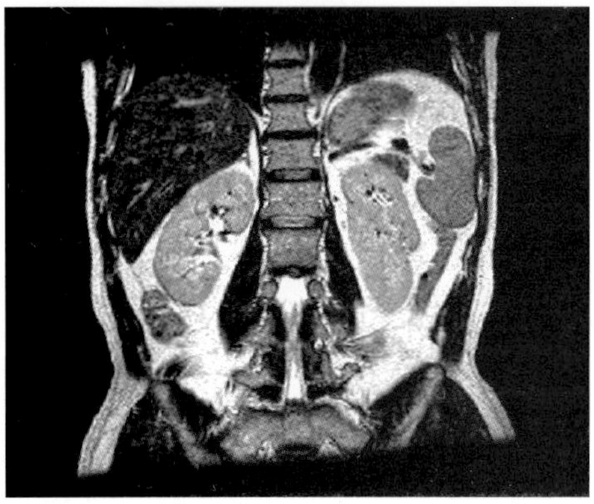

（四）

冠状像左侧重复肾盂，重复肾盂相对，外侧略低信号，内侧肾脏与右侧肾脏略高信号。两个肾盂共有一个输尿管

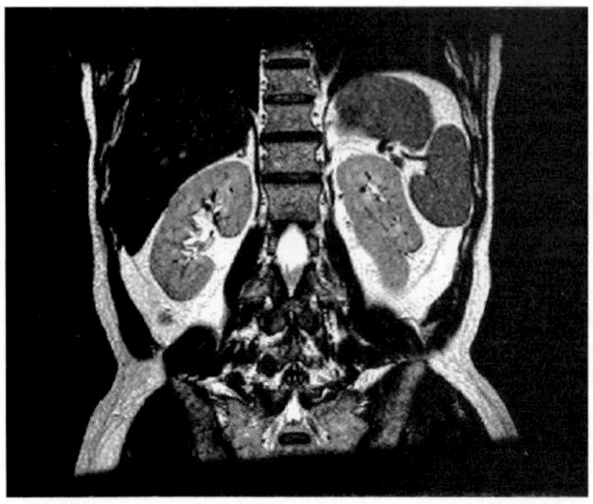

（五）

冠状像左侧重复肾盂，其位置相对，外侧略低信号，内侧肾脏与右侧肾脏略高信号。两个肾盂共有一个输尿管

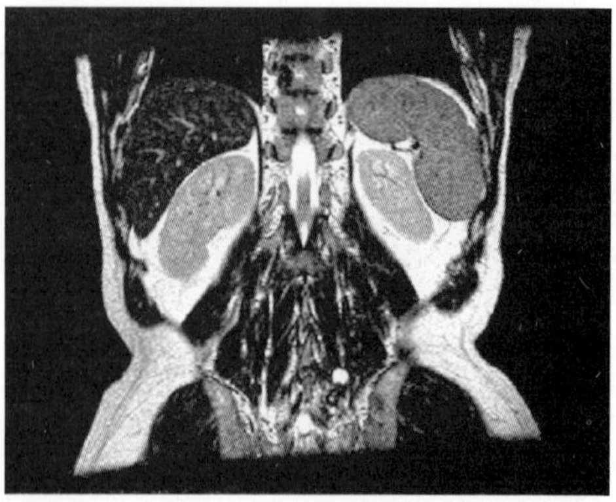

（六）

冠状像左侧重复肾盂，外侧略低信号肾脏形态大，内侧肾脏与右侧肾脏略高信号，形态较小。两个肾盂共有一个输尿管

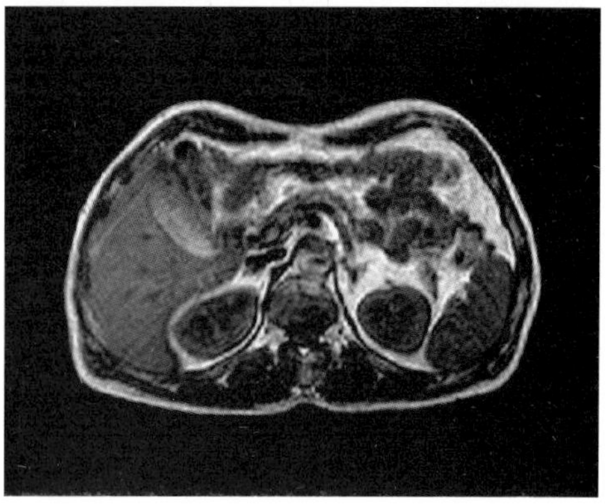

（七）

轴位像观察左侧重复肾盂，外侧略低信号肾脏形态大，内侧肾脏与右侧肾脏略高信号，形态较小。两个肾盂共有一个输尿管

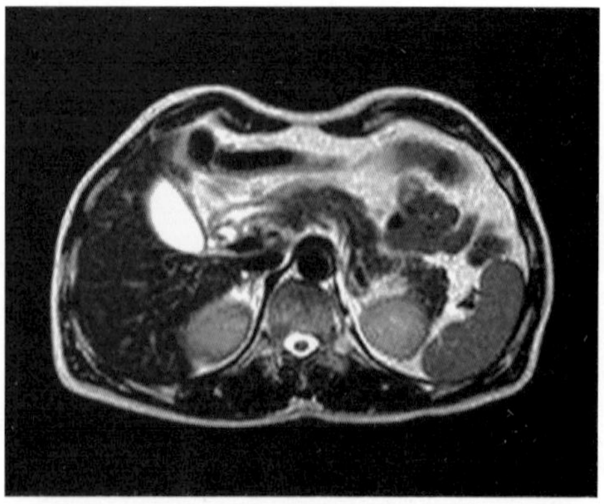

（八）

图 7-26　左侧重复肾盂，重复肾且部分融合伴旋转异常

轴位像观察左侧重复肾盂，外侧略低信号肾脏形态大，内侧肾脏与右侧肾脏略高信号，形态较小。两个肾盂共有一个输尿管

第三节　腹部肿瘤

小儿原发腹部肿瘤发病率相对较低、罕见，但肿瘤临床表现复杂，极易误诊。当检出时，多为肿瘤的中晚期。

临床表现：腹部肿块、贫血、消瘦、多汗、腹泻、不全肠梗阻，或腹部外转移症状、突然失明。查体：腹部压痛。触及腹块，质地硬，活动度差。影像学特征：可见肝、肾、腹膜后实质脏器肿大，有软组织肿块影。边缘轮廓不规整，肿块内密度不均匀。挤压毗邻脏器，邻近淋巴结肿大，或很早出现转移，或以转移症状就医，进而发现肿瘤原发灶。

小儿肿瘤，以白血病多见，分型为小儿多见之急淋，经过正规规范治疗后，缓解率较高，10 年以上生存率不止一人，但仍有复发，随缓解率增高，相应脑膜白血病增加。

肾母细胞瘤 5 年生存率由 60 年代 30% 提高到 85%。神经母细胞瘤从 25% 上升至 50%，霍奇金淋巴瘤从 25% 上升至 60%。

一、肝母细胞瘤

肝母细胞瘤（hepatob1astoma），是指小儿时期原发于肝脏的恶性肿瘤。为小儿腹部最常见的恶性肿瘤之一。约占小儿肝脏肿瘤的 80%。发病情况，多见于 3 岁以内小儿，男性多于女性，也可发生于同胞之间。临床特征：腹胀，肝脏肿大，质地中等偏硬，贫血。化验：甲胎球蛋白阳性。

【病理改变】本病常易侵犯右叶。大体所见：肿块呈单发巨块型、类圆形或大分叶状。瘤体直径 6~17cm。半数以上有包膜。镜检：来源于上皮结构或间质与上皮细胞混合组织。瘤细胞呈胚胎型肝细胞。细胞小，核大，深染，极相排列紊乱。

【临床表现】主要为右上腹肿块、腹胀或肝脏肿大等为首发症状。早期有食欲减退、消瘦、贫血。晚期则出现黄疸、腹水、发热、恶液质。查体：腹部膨隆，上腹部或右上腹可触及肝脏肿大，肋缘下 3cm。表面光滑或凹凸不平。边缘钝。质地中等偏硬。可推移，无压痛。晚期则有腹壁静脉怒张，腹水征阳性。我们一组 7 例，其中 2 例为一家亲兄弟同患肝脏母细胞瘤，其兄于 1 岁 7 个月手术切除，已存活 13 年。弟于 2 岁 10 个月因肝母细胞瘤夭折。提示本病可能具有遗传倾向。

【实验室检查】

（1）红细胞、血红蛋白减低呈小细胞低血红蛋白性贫血。

（2）80% 病例甲胎球蛋白（AFP）阳性。

（3）肝功能正常。有时转氨酶异常。碱性磷酸酶增高。

（4）血清胆红素增高。

【影像学特点】

（1）腹部 B 超，可见肝内占位性病变。表现为实质性强回声光团，回声不均匀（图 7-27）。

（2）CT 扫描：平扫可见肝脏肿大，形态失常。边缘变圆钝。叶间比例失调，占位部分增大。肝内多见右叶呈单发，巨块形，实质性肿块影（图 7-28、图 7-29）。左叶、方叶亦可发生。肿块呈等或略低密度影。肿块的边缘、轮廓模糊不清。密度不均，有混杂密度。部分有细小，或点状，或龟裂状高密度影。CT 值 28~58Hu。如果肿块内有出血、坏死，有时 CT 图片可见较低密度的斑片状，不规则形裂隙状出血坏死灶。50% 的病例见肿块内钙化灶。增强扫描时，动脉早期可显示不规则、分布不匀的强化。随着扫描时间延迟、推移，造影剂又很快流出，其余肝实质强化时，病灶呈低密度。强化同时，可见部分或完整的包膜强化。当有经血转移时，门静脉或下腔静脉内瘤栓表现为斑片状或斑点状低密度影。

肿瘤挤压周围脏器征象：肝门形态显示异常，或肝门结构上抬、变窄。下腔静脉受压变扁或显示不清。肾脏及肾上腺形态受压时失去正常形态。或肝门结构被推挤下移。

【诊断与鉴别诊断】诊断要点，小儿腹胀，腹部肿块，肝脏肿大，B 超或 CT 显示肝内巨大的实质性肿块，伴出血、坏死等。

AFP 阳性，应考虑本病诊断。CT 在本病影像检查中，为首选、必查项目。为手术切除提供可靠依据。又为术后随访，提出客观的评价。

鉴别诊断：

（1）遗传代谢性疾病：如糖原累积病，黏多糖累积病。患儿有特殊丑陋面貌，肝脏肿大，质地中等，无压痛。前者糖耐量试验阳性。后者尿黏多糖排泄阳性。肝母细胞瘤除 AFP 阳性，其他均阴性。故可排除。

（2）肝内转移瘤：发生于肝脏毗邻脏器，如肾母细胞瘤、肝转移（详见本章第三节，肾母细胞瘤）。

【病例】 男，3 岁。右上腹肿块 10d。查体：面色红润，肝脏肿大肋缘下 6cm。质地硬。表面不光滑。AFP 强阳性。B 超：肝内可探及实质性强回声光团。CT 显示肝左、方叶有 11cm × 15cm × 17cm，与 7.3cm × 3.5cm × 6cm 的两个巨大肿块。边缘界限不清，密度不均。

术中见肝左、方叶质硬。肿块与周围脏器无粘连，无淋巴结肿大。作左叶切除。

术后病理检查：肝母细胞瘤（上皮细胞型）。

转归：术后 7 个月死亡。

最后诊断：肝母细胞瘤（上皮细胞型）。

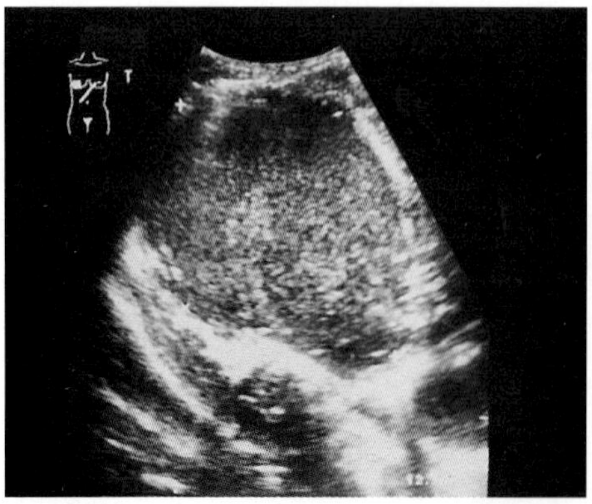

图 7-27　肝母细胞瘤 B 超观

男，3 岁。B 超：肝内可探及实质性强回声光团

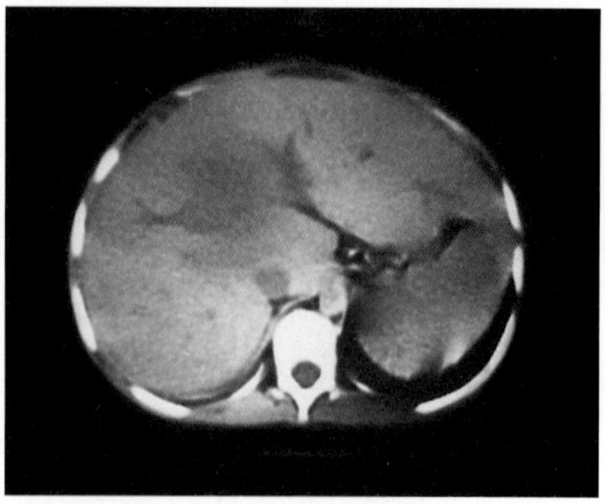

图 7-28　肝母细胞瘤 CT 观

同一病例。CT 显示肝左、方叶有 11cm × 15cm × 17cm，与 7.3cm × 3.5cm × 6cm 的两个巨大肿块。边缘界限不清，密度不均

（3）肝脏海绵状血管瘤：小儿罕见，肝脏肿大。质地柔软。CT 平扫可见肝内不规则低密度影。增强后造影剂有慢进迟出，延迟扫描造影逐渐弥散的特点。

【转归】 手术切除是最有效方法。仅 30% 病例能做切除。术后存活率 35%。文献报告，本病 10 年后可有第 2 次胚胎源性肿瘤的高发。

【病例】 女，8 个月。触及右上腹腹块 1d，消瘦 20d。

查体：右上腹肋下可及“小儿拳头”大小肿块。质地硬。表面不光滑。CT 显示肝脏右叶后段有 8cm × 8cm × 7.4cm 大小的等密度肿块影。边界欠清，密度不均。肿块内呈裂隙状低密度缺血、坏死，及斑点状钙化。肝门结构被挤压变形。术中切除 14cm × 10cm × 8cm 大小肿块，质地硬，剖面呈鱼肉样组织。连同肿块切缘邻近 4 / 5 肝组织。

术后病理检查：肝母细胞瘤（上皮细胞型）。

术后因“发热，进行性黄疸加重”，于术后第 4d 剖腹探查，发现胆总管狭窄，重新处理胆总管时，发现肝脏已恢复正常大小。术后 7 年随访健存。

最后诊断：肝母细胞瘤（上皮细胞型）。

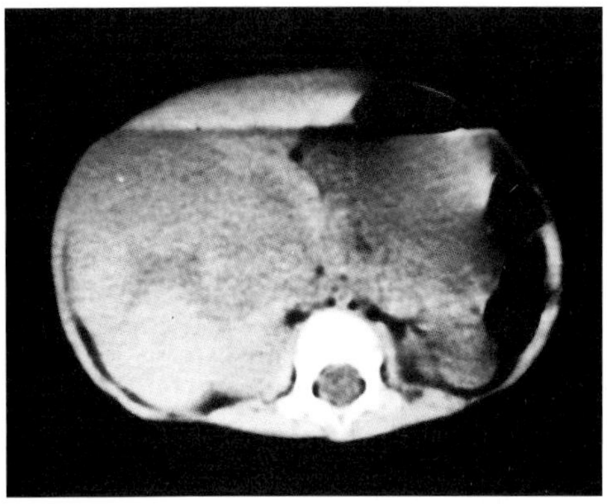

图 7-29　肝母细胞瘤 CT 观

女，8 个月。CT 显示肝脏右叶后段有 8cm×8cm×7.4cm 大小的等密度肿块影。边界欠清，密度不均。肿块内呈裂隙状低密度缺血，坏死及斑点状钙化。肝门结构被挤压变形

【病例】男，14 岁。腹胀、腹痛 2 个月，加重 1 周。

查体：中上腹可及腹块，质地硬，压痛明显。不易推动。大小约 7cm×8cm×5cm。

CT 显示肝脏形态增大，边缘欠光滑。肝右叶前段有一低密度灶影，边缘模糊。其大小约 10cm×15cm。

诊断：肝母细胞瘤。

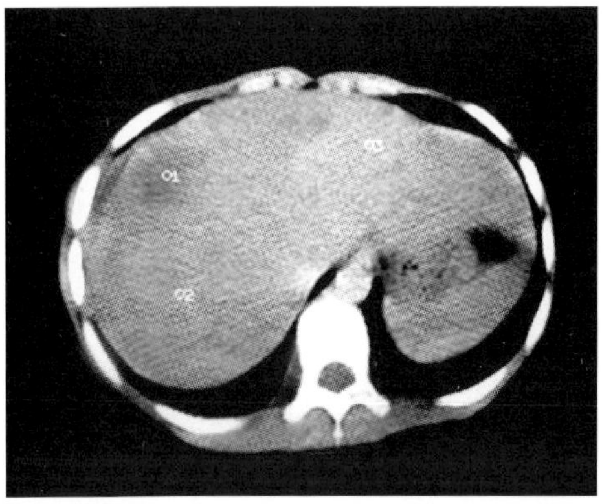

（一）

男，14 岁。CT 显示肝脏形态增大，边缘欠光滑。肝右叶前段有一低密度灶影，边缘模糊，大小约 10cm×15cm

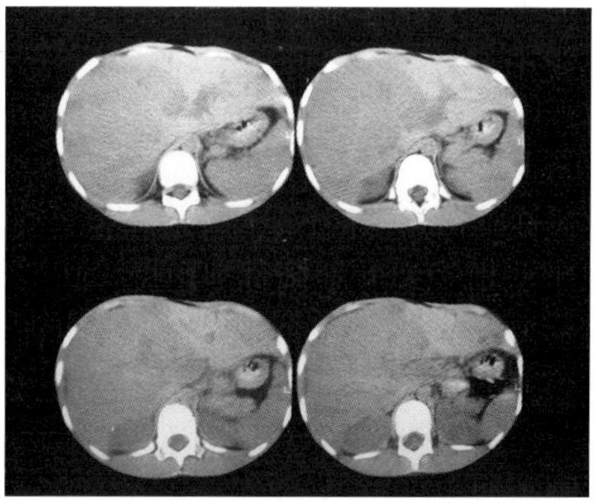

（二）

图 7-30　肝母细胞瘤 CT 观

同一病例。CT 显示肝脏形态增大，边缘欠光滑。肝内肿块占据右叶前段、方叶、尾叶低密度灶影

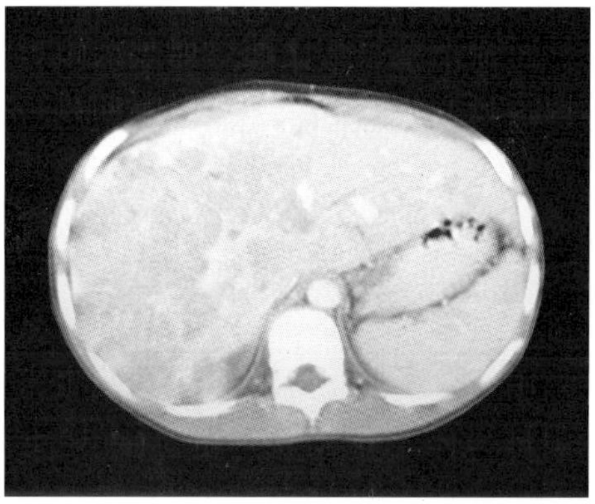

（一）

同一病例。CT 显示动脉期肝内肿块占据右叶前段、方叶、尾叶低密度灶影迅速强化，于密度增高的背景下可见多发结节有强化

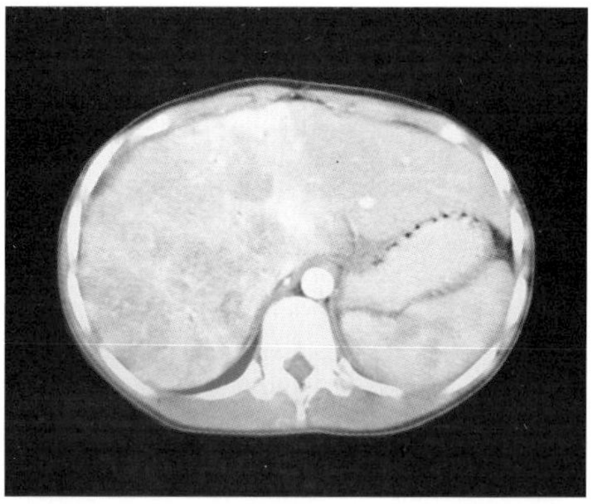

（二）

图 7-31　肝母细胞瘤 CT 增强扫描动脉期观

同一病例。CT 显示动脉晚期肝内肿块占据右叶前段、方叶、尾叶低密度灶影迅速强化后，于密度增高的背景下可见多发结节有强化的结节造影剂淡化

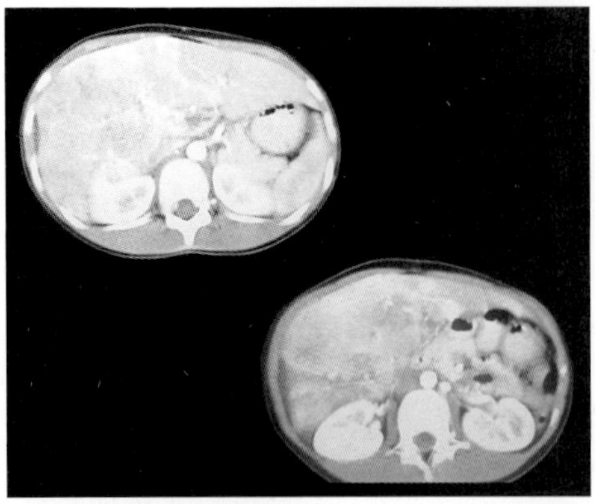

图 7-32　肝母细胞瘤 CT 增强扫描静脉期观

同一病例。CT 显示静脉期肝内肿块占据右叶前段、方叶、尾叶造影剂快速褪去，显示低密度灶，边缘模糊

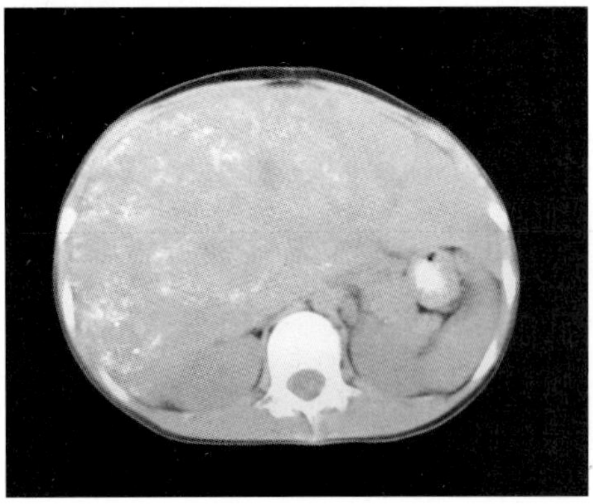

图 7-33　肝母细胞瘤 CT 增强扫描延迟期观

同一病例。CT 显示延迟期肝内肿块占据右叶前段、方叶、尾叶的造影剂快速褪去，恢复低密度影，边缘模糊及斑驳的造影剂

二、肾母细胞瘤

肾母细胞瘤（nephroblastoma），又称威尔姆斯瘤（Wilms 瘤）。是指发生于小儿肾脏内的恶性肿瘤。发病情况：多见于 7 岁以下小儿。占泌尿系统肿瘤的 80%。50% 于 2 岁前发病。75% 见于 4 岁以内。高发病年龄为 2~3 岁。男女发病率接近。临床特征：腹部肿块、高血压、发热、血尿。10% 的病例就诊时已有转移。据美国报道的病例中，33% 发现 11 号染色体有部分缺失，或合并其他畸形。

【病因】原始的后肾胚基不能发育分化成为正常肾组织，而呈不正常增殖。

【病理改变】大体所见：肾脏外形异常。包膜完整。切面：肿瘤为灰白色，鱼肉样。有黄色或棕色出血、梗塞、囊变。边缘尚清楚。50% 坏死区周围有线样钙化。镜检：可见上皮、间质及原始胚芽组织密集。核小染色深，核呈偏心性，含空泡，并有嗜酸胞浆，可见异常核分裂象。

【临床表现】75% 的小儿以腹部肿块就诊。腹块位于上腹的季肋部或腰部。病变部触之表面光滑，质地中等。腹块无压痛，无粘连，可推移活动。当腹块增大时，小儿有腹胀、消瘦、贫血。25%~60% 有高血压，为增大的肿块压迫肾动脉所致。25% 表现为无痛性血尿，肉眼血尿少见。以隐性血尿多见。镜检：红细胞多见。

【实验室检查】

（1）晚期可见红细胞、血红蛋白减低，呈小细胞低血红蛋白性贫血。

（2）尿常规，约 30% 的病例为隐性血尿，镜检有红细胞。

【影像学特点】

（1）静脉肾盂造影，可见患侧肾脏不显影，或 / 和肾内有肿块挤压。肾盂、肾小盏被挤压、拉长、移位、变形。

（2）腹部 B 超：各个切面探及上腹部有巨大肿块，肾脏形态增大，轮廓不整齐，向外凸起。肾内瘤体部分无正常肾结构，直径大于 8cm。瘤体部分有包膜，肿块内回声不均。肾周组织，血管受压、移位（图 7-34）。

（3）CT 扫描：平扫软组织窗可见肿瘤起源于肾脏位置，患侧肾脏外形增大、畸形。边缘不光整，有结节样突起。肿块占据部分或整个肾脏，直径 >8cm。肿瘤的形态呈类圆形或圆形或椭圆形。边缘境界清晰。瘤体内密度不均，呈等 - 低密度或更低密度影。形状为裂隙状坏死、囊变。文献报告 7% 的病例肿块内有脂肪样密度，CT 值 -10~-40Hu。约 5%~12% 的病例，在坏死囊变区周边可见细线样、龟裂状略高 - 高密度，CT 值 60~82Hu。肿瘤对周围器官有推挤，对腹腔大血管无包绕（图 7-35~ 图 7-37）。增强扫描后，瘤体内强化不均。坏死囊变区不强化。即使强化也较正常肾脏密度低。肿瘤转移：常见血道转移，增强后可见下腔静脉，肾静脉内有瘤栓。静脉外形增粗。其次，肝内转移，肝脏形态异常。各叶可见多发，低密度，大小不等，圆形、类圆形密度影，CT 值 17~30Hu。

【诊断与鉴别诊断】诊断要点，患儿主要有腹块、高血压、血尿等临床表现。结合腹部 B 超、CT 扫描以及静脉肾盂造影所见进行诊断。

鉴别诊断：

（1）急性肾小球肾炎：患儿有浮肿、高血压、血尿，很少触及腹块。CT 显示双侧肾脏形态增大，密度均匀。

（2）腹膜后神经母细胞瘤：来自肾上腺或交感链，为肾外不规则形实质性肿块。呈混杂密度。75%~86% 瘤体内有多形、多发性钙化。肿瘤常见腹膜后淋巴结及骨转移（详见本章第三节中的神经母细胞瘤）。

（3）一侧肾脓肿：长期发热、贫血、脓尿。尿常规：脓球（+++）。尿培养有细菌生长。CT 显示患侧肾脏肿大，包膜完整，为均匀一致低密度。增强后仅见包膜强化，肾实质强化不明显。经抗感染治疗好转（详见第八章第二节中的肾脓肿）。

【病例】男，3 岁。左上腹扪及腹块 3d。患儿俯卧位，B 超纵切探及左肾形态增大。轮廓不整，肾内瘤体部分无正常肾结构，回声不均。肾周组织，血管受压移位。

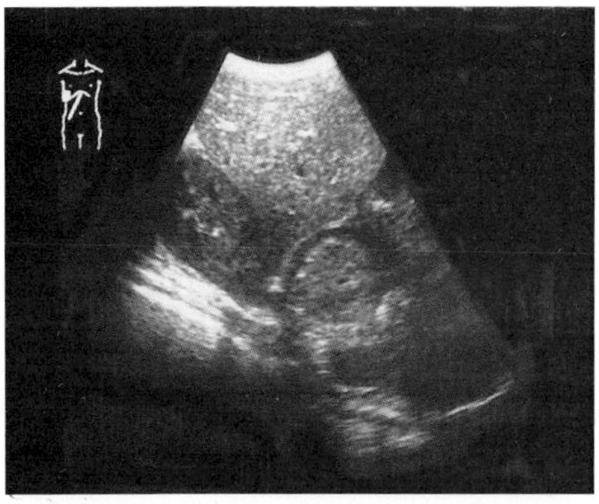

图 7-34 肾母细胞瘤 B 超观

男，3 岁。B 超纵切探及左肾形态增大。轮廓不整，肾内瘤体部分无正常肾结构，回声不均。肾周组织，血管受压移位

【病例】女，6 岁。高血压、血尿 1 周。按急性肾小球肾炎治疗后血尿消失，血压下降又复升。CT 显示左肾形态增大、畸形，有结节样突起。肾内密度不均，肾盂、肾小盏显示不清楚。

手术切除左肾。术后病理：左肾肾母细胞瘤。

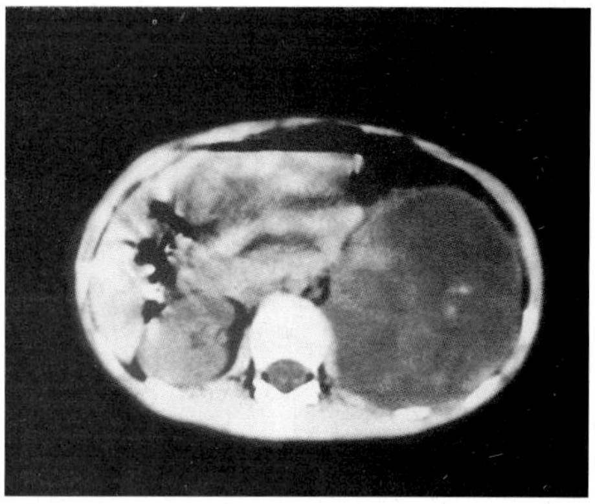

图 7-35 肾母细胞瘤 CT 观

女，6 岁。CT 显示左肾形态增大、畸形，有结节样突起。肾内密度不均，肾盂、肾小盏显示不清楚

【病例】男，2 岁 3 个月。发热、腹块 2 周，贫血、消瘦 2 月。按贫血治疗无效。腹部 B 超探及右上腹巨大的肿块，约 9.5cm × 7.4cm × 8.9cm。有包膜。肿块内回声不均。CT 显示右侧肾脏形态增大，瘤体内密度不均，有低密度影。肝脏变形，肝实质内有大小不等，多发低密度结节影。

转归：诊断后 2 个月放弃治疗夭折。

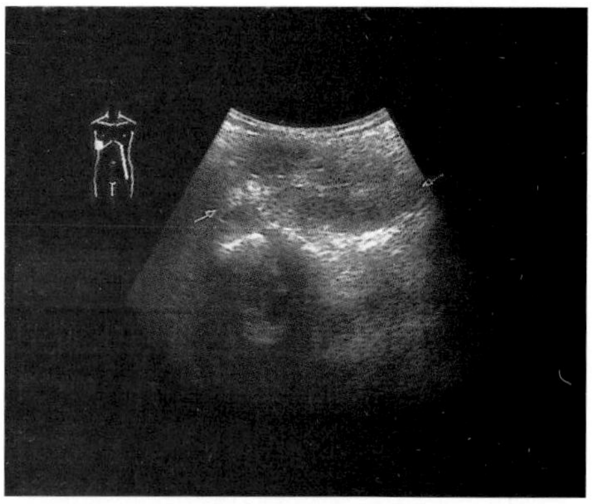

图 7-36 肾母细胞瘤伴肝内转移 B 超观

男，2 岁 3 个月。腹部 B 超探及右上腹巨大的肿块，约 9.5cm × 7.4cm × 8.9cm。有包膜。肿块内回声不均

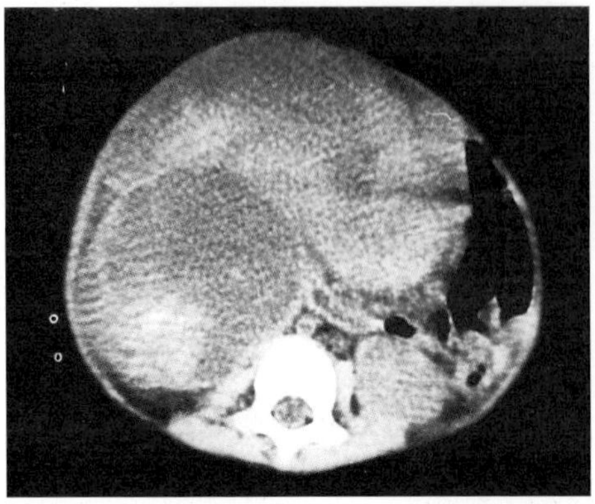

（一）

同一病例。CT显示右侧肾脏形态增大，瘤体内密度不均，有低密度影。肝脏变形，肝实质内有大小不等，多发低密度结节影

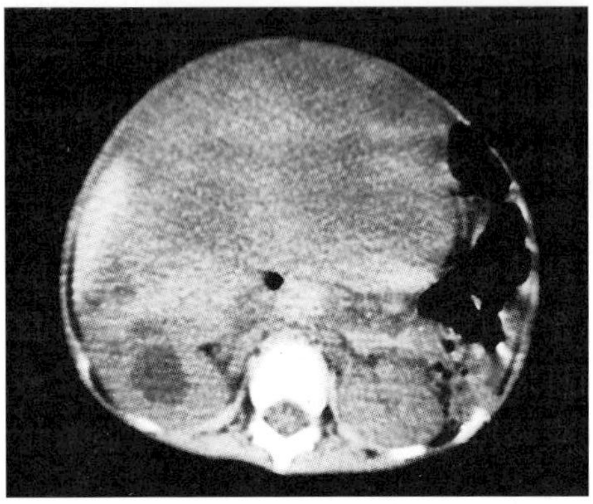

（二）

图7-37　肾母细胞瘤伴肝内转移CT观

同一病例。CT显示右侧肾脏被压，瘤体内密度不均，有低密度影。肝脏变形，肝实质内有大小不等，多发低密度结节影

【病例】女，4岁。患儿于睡眠中，其母意外扪及腹部有一肿块，质地较硬。

在西京医院腹部B超探及右肾形态增大畸形，回声不均匀。

B超诊断：右肾肾母细胞瘤。

术前腹部CT：右肾形态增大畸形，肾包膜隆起，肾实质内密度不均匀，可见内有坏死灶。

术中所见：在西安市中心医院手术切除，依次打开腹腔，可见肾上极有质地较硬肿块，最大径大小约10cm。表面静脉血管增粗，肿块与周围组织无粘连。肾门处有2枚淋巴结，最大径1.5cm。游离切除右侧肾脏。

术后病理：右肾肾母细胞瘤（上皮样型），并皮质、肾门淋巴结浸润（2/6）。

免疫组化：CX（+），Vim（+），CK8（+），Desmin（-），SMA少部分（+），S-100（-），EMA（+）。

转归：术后经随访4年，现健在。

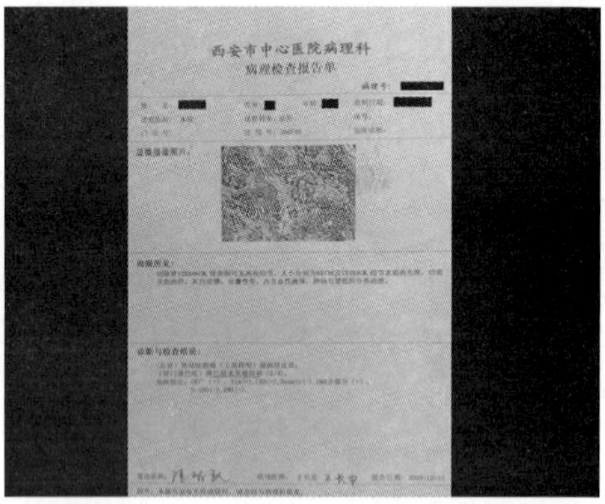

西安市中心医院病理科

病理检查报告单

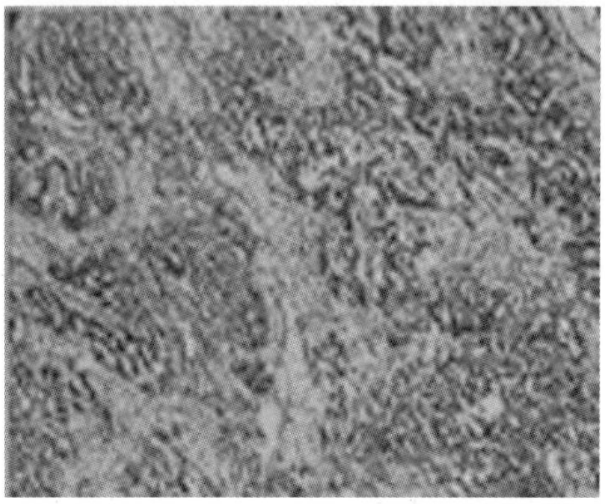

图7-38　右肾肾母细胞瘤镜检

1×50倍，镜下可见肿瘤细胞密集，细胞染色深，细胞质少

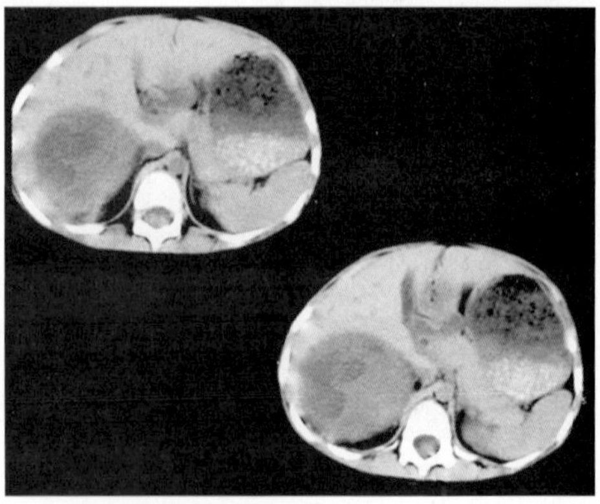

（一）

女，4岁。CT显示右肾上极形态增大畸形，肾包膜隆起，肾实质内密度不均匀，可见内有坏死灶

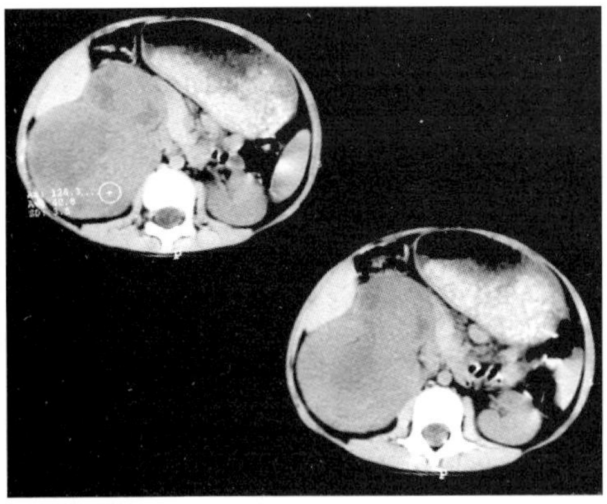

（二）

同一病例。CT 显示右肾上极形态增大畸形，肾包膜隆起，肾实质内密度不均匀，可见内有坏死灶

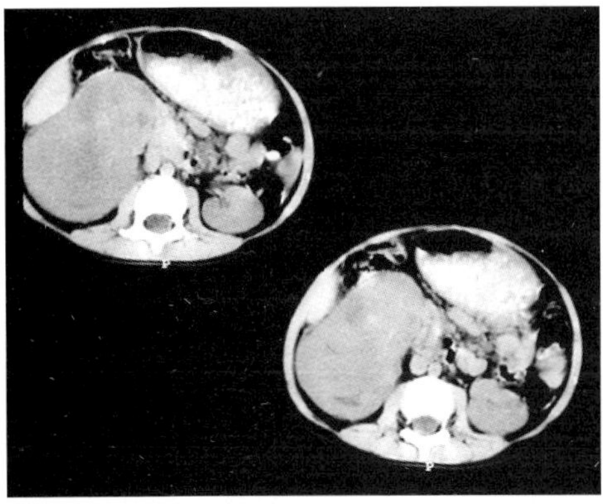

（三）

同一病例。CT 显示右肾上极形态增大畸形，肾包膜隆起，肾实质内密度不均匀，内有坏死灶。内缘突起部分挤压胰腺

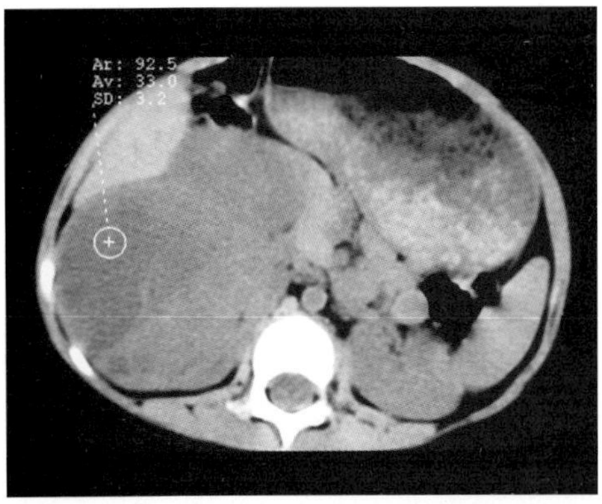

（四）

同一病例。CT 显示右肾上极形态增大畸形，肾实质内密度不均匀，坏死灶范围增大，挤压胰腺变形

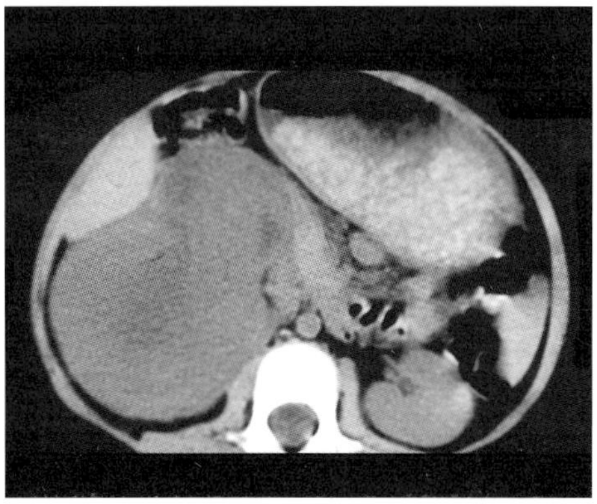

（五）

图 7–39　右肾肾母细胞瘤术前（上皮样型）CT 观

同一病例。CT 显示右肾上极形态增大畸形，内有低密度坏死灶

三、神经母细胞瘤

神经母细胞瘤（neuroblastoma），也称成神经细胞瘤。是儿童时期常见的恶性肿瘤。其发病情况仅次于小儿急性白血病和颅内肿瘤。占腹部恶性肿瘤第二位。在小儿颅内转移瘤中占第一位。本病可发生于交感神经链上的任何部位，或肾上腺髓质。75% 发生于腹部，75% 好发于左侧肾上腺。15% 发生于胸腔纵隔内，5% 发生于眼部，5% 发生于全身其他部位。本病多见男性。70% 于 5 岁前发病。70%~73% 的病例在确诊时已有转移。以骨、淋巴结、肝、颅内多见。临床特征：主要以无痛性腹块、发热、贫血为首发症状。

【病理改变】神经母细胞瘤为实体性肿瘤。大体所见：呈灰紫色、暗红色多结节状。质地硬较脆。包膜不完整。切开肿块时，带沙砾样声。切面为灰红色，鱼肉样。有出血、坏死、钙化。镜检：瘤细胞呈菊花瓣样或车轮状排列，细胞丰富，胞浆少。核圆形或卵圆形。染色深，且见出血、坏死、钙盐沉积。

【临床表现】据我们一组资料 42 例分析以及复习文献报告。主要表现依次如下：

（1）腹部无痛性肿块（79%），进行性贫血（75%），不规则发热（69%），体重减轻，骨痛（31%）。

（2）肿瘤压迫及转移症状：消瘦，食

欲不振，肝脾肿大，以肝大为主。腹部疼痛（67%），呈持续性或间歇性。或固定或无定处，阵发性加剧。疼痛部位以中上腹，脐周围。腹胀（56%）、恶心、呕吐、排便困难或腹泻。

（3）其他少见症状：眼睑、四肢浮肿。失明、眼球突出、心慌、气短。

【实验室检查】

（1）红细胞、血红蛋白于病后迅速减低，呈低血红蛋白性贫血。甚至呈极度贫血。

（2）白细胞 3.3×10^9~19.9×10^9/L。

（3）尿常规：红细胞、尿蛋白阳性。

（4）偶有血沉增快。

（5）骨穿涂片，50% 可见散在或聚集成菊花团样肿瘤细胞。

（6）儿茶酚胺排泄检查：VMA，或 HVA 增高。

【影像学特点】

（1）腹部平片：显示中上腹有软组织肿块占位，钙化显示不清（图 7–40）。

（2）消化道造影检查：钡剂灌肠，可见腹腔内有软组织肿块占位。侧位显示肿块于腹膜后，将肠腔、脏器向前挤压（图 7–41）。

（3）腹部 B 超：探及腹膜后回声增强的光团。肿块内回声暗淡不均，大多数界限不清（图 7–42）。

腹部彩色多普勒：探及肿块内血流丰富。有时因肠胀气探及不清。

（4）CT 扫描：

1）肿瘤的直接征象：可见腹膜后间隙内有不规则形，实质性软组织肿块影。可来自左侧脾肾间隙、右侧肝肾间隙。或从左到右跨越中线，或从右到左过中线。肿块内呈条索状，线条形，斑点、斑块状，环形或环套环状多发、多形性钙化灶。CT 值 68~72Hu。肿块内可见多种形态坏死，CT 值 16~23Hu。或仅有软组织肿块，既无钙化，又无出血（图 7–43~ 图 7–50）。

2）肿瘤的间接征象：挤压毗邻脏器，肝脏变形，肝门结构上抬。脾脏如一叶扁舟。肾脏下移，降低 2~3cm。肾小盏、肾盂、肾门受压变形。

腹膜后淋巴结肿大，可见孤立淋巴结肿大，或全部或部分包绕腹主动脉、下腔静脉，淋巴结融合成片。

头颅 CT 扫描：软组织窗可见颅骨内板下、视交叉、矩状裂等硬膜下，脑实质内广泛出血，出血量可达 34ml。骨窗观察：颅骨外板骨膜呈日射状或骨针状反应性增生。

【诊断与鉴别诊断】诊断要点，患儿腹部肿块、发热、贫血。骨髓穿刺可见特征性肿瘤细胞。要结合各种影像检查，CT 扫描显示腹膜后实质性肿块，有多发、多形性钙化、坏死，诊断不困难。

鉴别诊断：

（1）肾母细胞瘤：腹部肿块，高血压，发热、贫血、血尿。CT 显示患儿的肾脏增大、畸形，密度不均，钙化少见。增强后仅有包膜强化。

（2）肝母细胞瘤：肝脏肿大，肝内呈巨块型等密度 – 略低密度占位，内有坏死，钙化少见。AFP（+++）。

（3）腹膜后巨大畸胎瘤：腹部肿块、腹胀，小儿发育、营养较差，排便困难。CT 显示腹膜后间隙内有圆形或类圆形巨大肿块，含有液体、脂肪、软组织及钙化灶或牙齿样骨组织，增强仅有壁强化。有时鉴别较困难，结合具体病例分析，不难诊断。

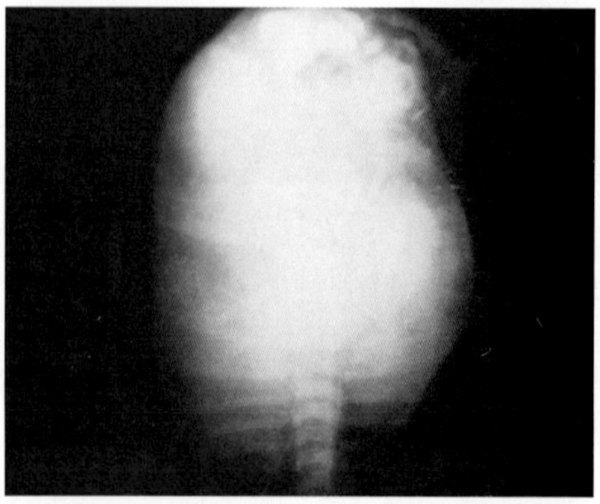

图 7–40　腹膜后神经母细胞瘤腹部平片观
显示腹腔内有一软组织占位，肠管被挤压

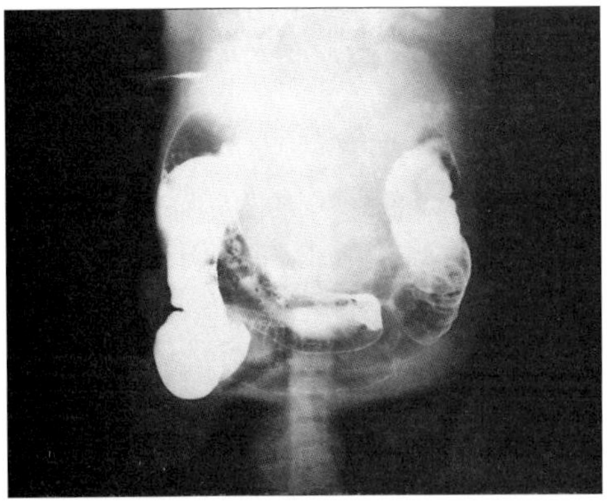

（一）

所示腹腔内软组织肿块，肠道被推挤向四周

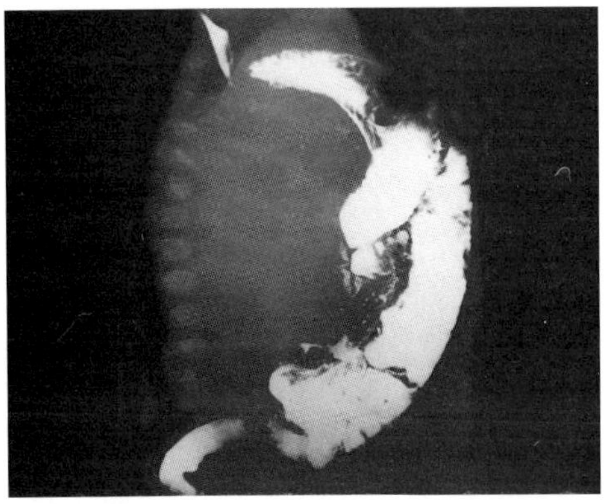

（二）

图 7-41　腹膜后神经母细胞瘤钡剂灌肠后腹部平片观

将患儿旋转到侧位，显示肿瘤来自腹膜后，将充盈的肠腔向前推压

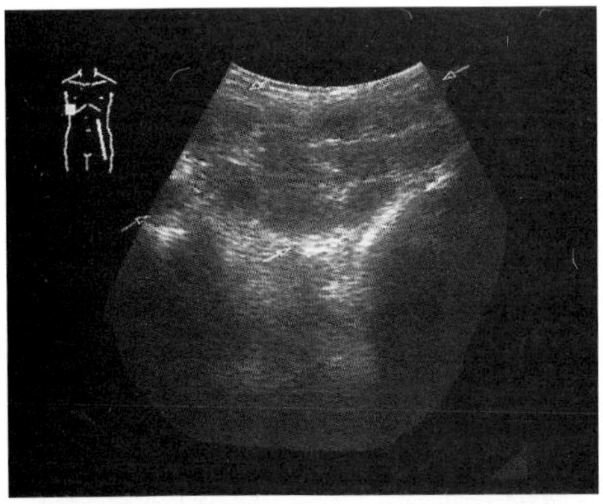

图 7-42　神经母细胞瘤腹部 B 超观

女，5 岁。腹部 B 超侧斜位，探及腹膜后回声强弱不等

【病例】女，5 岁 6 个月。发热、贫血、多汗 2 个月。腹块 3d。第 3 次腹部 CT 发现腹膜后不规则肿块，内可见坏死、钙化。右肾受压下移。腹部探查，手术病理证实：神经母细胞瘤伴腹膜后淋巴结转移。

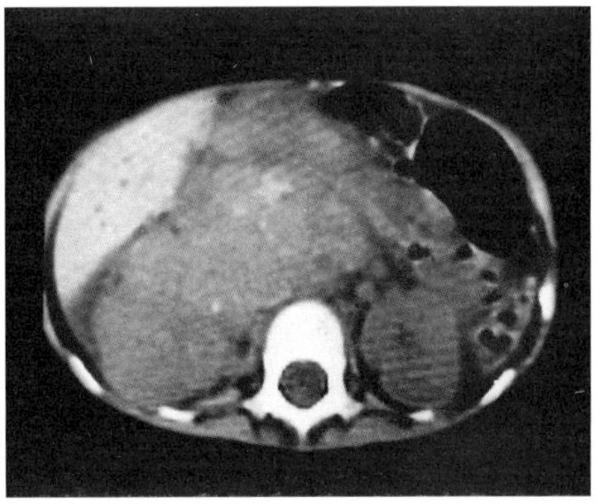

图 7-43　神经母细胞瘤腹膜后淋巴结转移 CT 观

女，5 岁 6 个月。第 3 次腹部 CT 发现后腹膜后不规则肿块，内可见坏死、钙化。右肾受压下移

【病例】男，4 岁 10 个月。外伤撞击腹部 2h。查体：中上腹偏左可及不规则形肿块，质硬，无压痛。CT 显示腹膜后肿块，内有钙化。

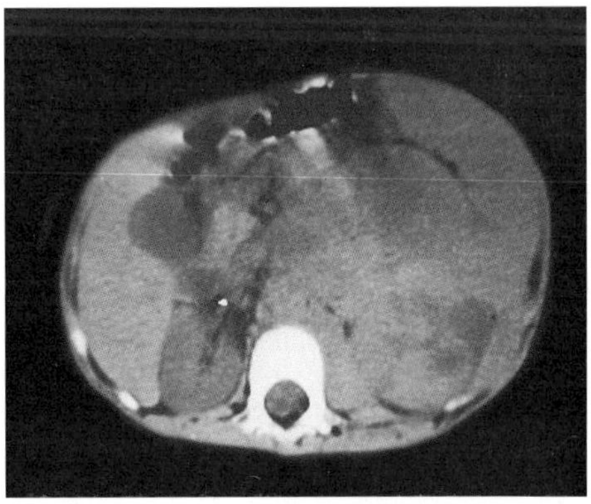

图 7-44　神经母细胞瘤 CT 观

男，4 岁 10 个月。CT 扫描可见左侧肾前间隙有一等密度的软组织肿块影，内可见钙化影，肿块包绕腹腔大血管，向外后方挤压同侧肾脏

【病例】女，5 岁。发热、贫血、心慌 2 个月，腹块 2d。初因血沉快、心电图检出心肌缺血，误诊心肌炎。又触及腹块 2d。骨髓穿刺：检出神经母细胞瘤细胞。

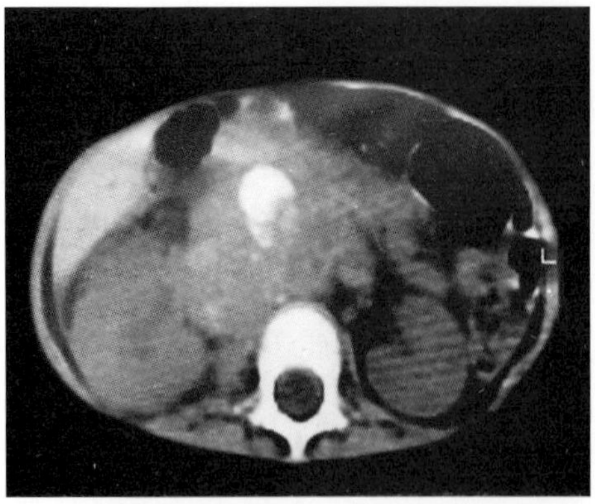

图 7–45　神经母细胞瘤 CT 观

女，5 岁。CT 显示右肾前方不规则软组织肿块，内有不规则形钙化。腹主动脉、下腔静脉与肿块及增大的淋巴结融合成片腹膜后巨大的腹块

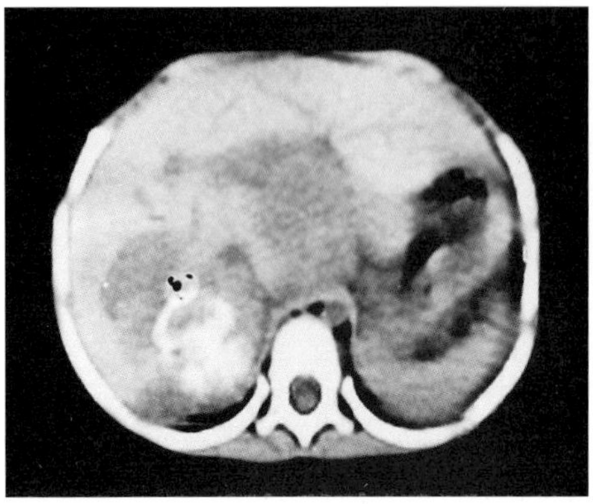

图 7–46　神经母细胞瘤 CT 观

男，3 岁 2 个月。发烧，纳食差，贫血 3 月余。CT 显示肝肾间隙有一混杂密度影。将肝脏挤压变形

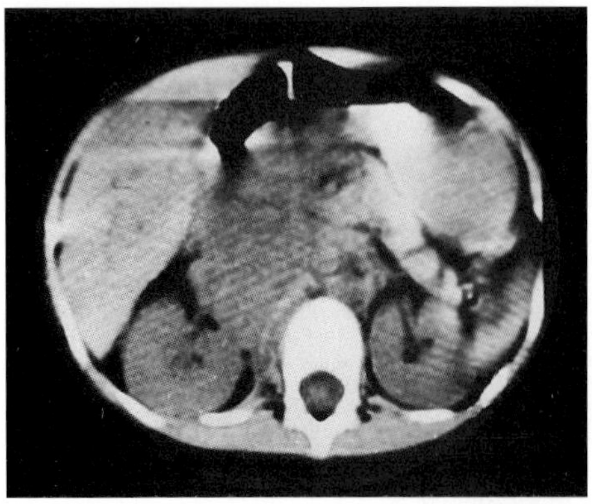

图 7–47　神经母细胞瘤 CT 观

男，4 岁 8 个月。发烧 4d，浮肿、尿少 20d。CT 显示椎体前方有不规则肿块影，内有多形性钙化

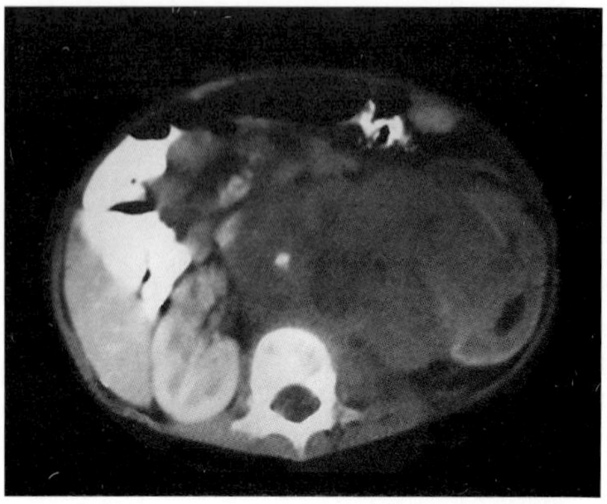

图 7–48　神经母细胞瘤 CT 观

男，2 岁 9 个月。贫血、发热、间断水样便 2 周。CT 显示腹膜后肝 – 肾间隙有不规则软组织肿块，既无坏死，又无钙化。骨穿可见肿瘤细胞

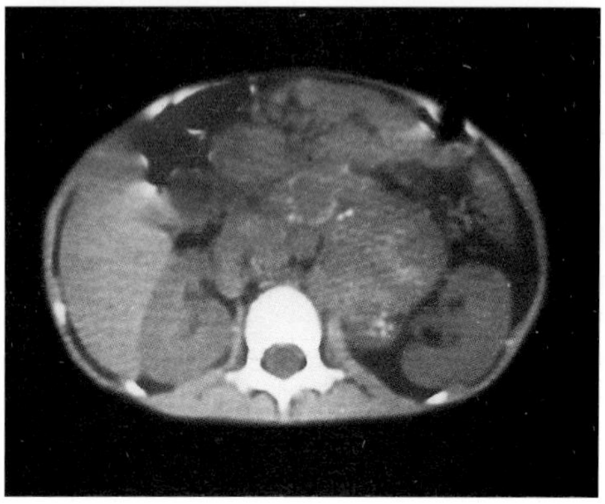

（一）

女，1 岁 7 个月。发热、贫血、腹部肿块 1 月余。平扫 CT 显示脊柱前方、左侧肾上极有巨大肿块，内有低密度坏死

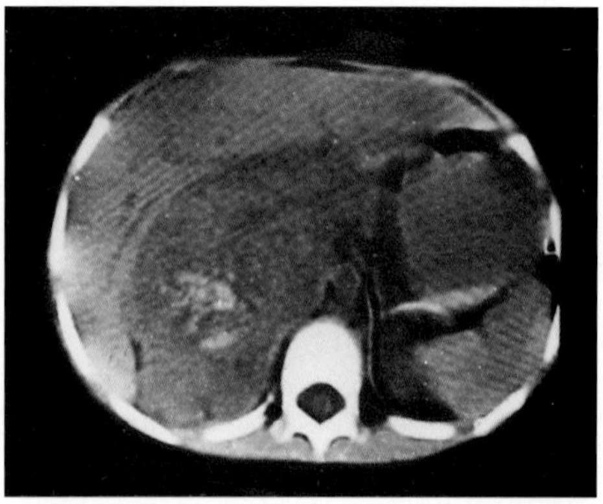

（二）

图 7–49　神经母细胞瘤伴多发性骨、腹膜后淋巴结、胸腔转移 CT 观

同一病例。增强扫描，肿瘤无强化。腹主动脉、肠系膜上动脉、下腔静脉均有强化，但大血管被推挤分离。右侧肾脏明显强化。CT 定位下穿刺活检：可见不典型菊花样肿瘤细胞

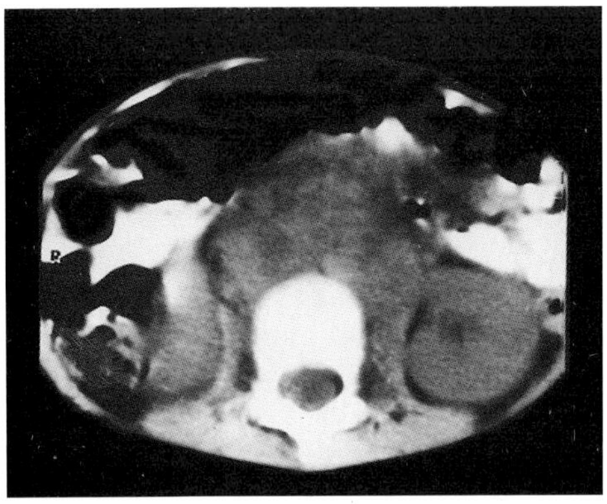

图 7-50　腹膜后神母细胞瘤 CT 观

男，3 岁个月。CT 显示于腹膜后间隙内不规则形软组织肿块影，内有钙化影。将右侧肾脏挤压。经临床骨髓穿刺，检出特征性神经母细胞瘤的细胞

四、腹膜后畸胎瘤

腹膜后畸胎瘤（retroperitoneal teratoma），是指发生于小儿腹膜后间隙内的先天性肿瘤。除此之外，卵巢、睾丸、骶尾部也好发。发病情况：女性多见，男女之比为 1∶2。73% 的病例于 2 岁前起病。临床特征：腹部肿块、腹胀、排便困难。青春发育期，可有腹痛、腹部肿块、痛经。

【病理改变】大体所见：瘤体有包膜。良性则完整，有较厚的囊壁。恶性则包膜、囊壁均不完整。切面：分化成熟，瘤体内有毛发、牙齿等。镜检：良性可见表皮、皮脂腺、肌肉、神经组织等。恶性者，切面呈鱼肉样，或灰白色。坏死，出血较多。镜检：为组织分化不成熟的胚胎样组织。

【临床表现】腹部肿块，初为无痛性。由于腹膜后畸胎瘤位置深在，发病隐匿，就诊时患儿腹部肿块巨大。肿瘤压迫引起排便障碍、尿潴留、腹胀、腹痛、大小便困难。患儿一般发育、营养较差。腹部不对称膨隆。腹壁静脉曲张。偶尔可触及腹部肿块，其边缘、境界不清。表面光滑或有柔韧感。实体性则有结节感，质地较硬，有压痛。

【影像学特点】

（1）腹部平片可显示肿块的位置，以及对其他脏器推挤、压迫征象。

（2）胃肠道造影、静脉肾盂造影：显示肿块对周围脏器呈外压征象（图 7-51）。

（3）腹部 B 超：探及肝 - 肾间隙后，或盆腔内骶骨前方有囊性、实质性回声的光团，其回声强弱不等。

（4）CT 扫描：显示腹膜后间隙内有圆形，或类圆形巨大肿块，内含液体、脂肪、软组织、钙化灶。毛发球常悬浮于脂肪和 / 或液体的表面，呈“漂浮征”。有时肿瘤周边呈“蛋壳状”钙化。恶性者则有出血、坏死、囊化。增强扫描时可见实体部分包膜有壳样钙化。周围器官被挤压变形（图 7-53、图 7-54）。恶性者可见腹膜后、盆腔的髂内外动脉周围，腹股沟淋巴结肿大、转移。

【诊断与鉴别诊断】诊断要点，下腹部肿块、腹胀、便秘、排便困难等。B 超及 CT 显示腹膜后巨大肿块。密度不均。结合临床病史，应考虑本病诊断。

鉴别诊断：

（1）肾母细胞：患儿有腹块、高血压、发热等症。CT 扫描肿瘤发生于肾实质内的坏死、出血，肾脏外形肿大。不难与畸胎瘤鉴别。

（2）神经母细胞瘤：发热、贫血、腹块，进行性恶液质。CT 显示腹膜后肿块，有多形性、多发性钙化。常见早期转移。

【病例】男，2 岁 4 个月。腹胀、腹块 10 月余。腹部平片可见肠道充气明显，并被推挤。左侧腹腔有一占位性病变，内可见不规则钙化。侧位平片显示腹腔肿块位于脊柱前方，内斑点状钙化。手术病理证实畸胎瘤。

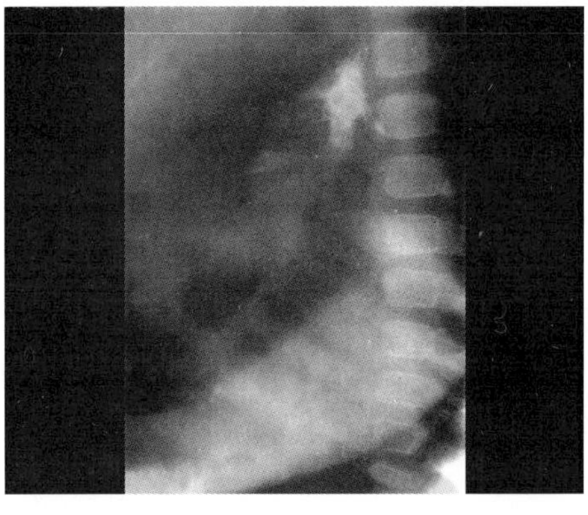

图 7-51　腹膜后畸胎瘤腹部前后位平片观

男，2 岁 4 个月。腹胀、腹块 10 月余。腹部平片可见肠道充气明显，并被推挤。左侧腹腔有一占位性病变，内可见不规则钙化

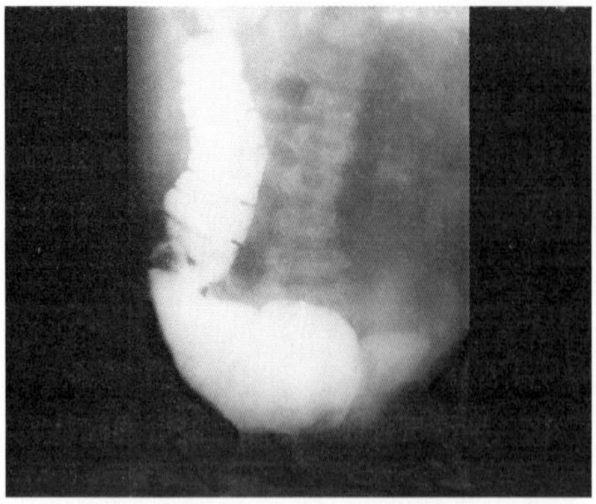

图 7-52　腹膜后畸胎瘤腹部侧位平片观

同一病例。侧位平片显示腹腔肿块位于脊柱前方，内斑点状钙化。手术病理证实畸胎瘤

【病例】男，3 岁。腹胀、腹部肿块 2 个月。CT 显示右侧腹膜后间隙有一囊性腹块影，内有斑片状钙化，低密度脂肪及软组织肿块。

诊断：腹膜后畸胎瘤。

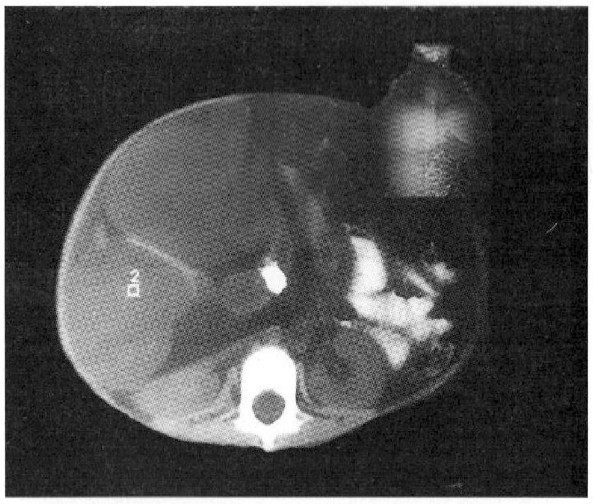

图 7-53　腹膜后畸胎瘤腹部 CT 观

男，3 岁。CT 显示右侧腹膜后间隙有一囊性肿块影，密度不均，内有斑片状高密度钙化，低密度脂肪以及软组织的肿块

【病例】女，12 岁。腹胀、左下腹不适半年。CT 显示子宫左侧有一囊性肿块，内有脂肪、斑片状、条索状钙化。手术病理证实：畸胎瘤。

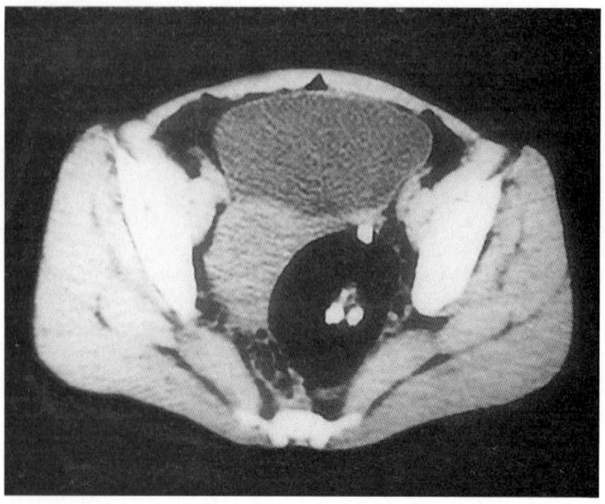

图 7-54　骶骨前方腹膜后畸胎瘤 CT 观

女，12 岁。CT 显示子宫左侧有一囊性肿块，内有脂肪、斑片状、条索状钙化密度影。

【病例】女，17 岁。今晨无明显诱因感右侧腹部疼痛，伴恶心呕吐，呕吐一次为胃内容物。无发热、腹泻。

查体：血压 130/80mmHg，一般情况可，全身皮肤巩膜无黄染，肝脾肋下未及，右侧腹部压痛阳性。下腹部可触及直径约 12cm 大小包块，质硬，无压痛。

临床诊断：腹痛待查。

CT 显示右下腹部可见一类圆形混杂密度囊性肿块影，大小约 14cm × 9cm × 13cm，边界清晰，与周围组织分界清晰。其内可见脂肪、软组织、钙化影，CT 值 -32~821Hu。双侧肾脏形态较小，位于脊柱两侧，所见肾包膜完整，肾盂、肾实质正常，肾周脂肪囊形态、密度正常；肠壁未见明显增厚，盆腔内未见明显肿大淋巴结。

诊断：右下腹部畸胎瘤。

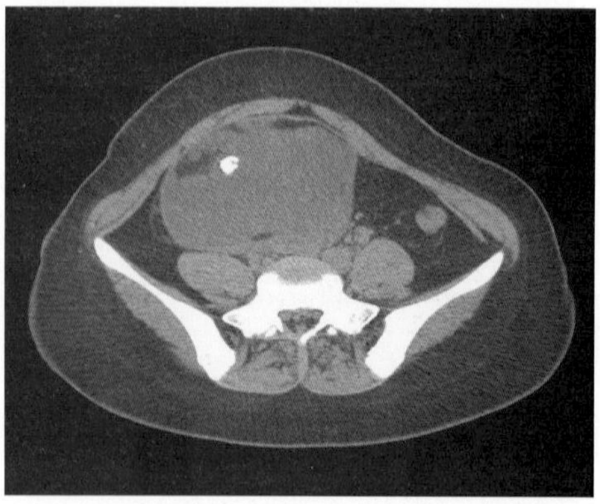

（一）

女，17 岁。CT 显示右下腹部可见一类圆形混杂密度影，边界清晰，与周围组织分界清晰

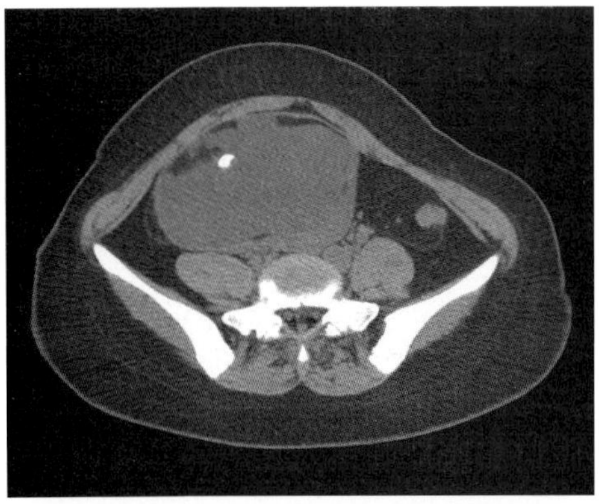

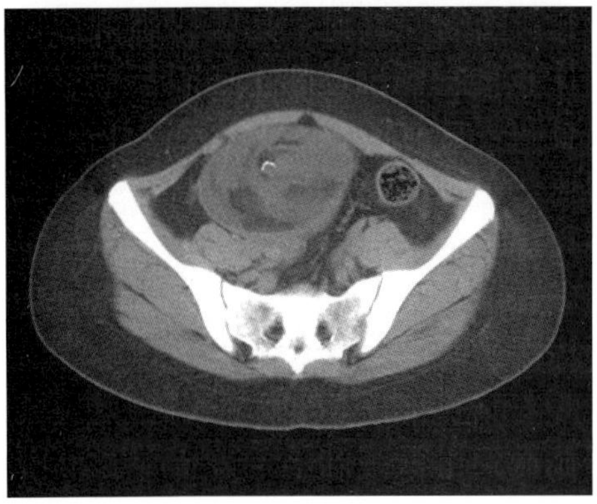

（二）

同一病例。CT 显示右下腹部可见一类圆形混杂密度影，边界清晰，与周围组织分界清晰。其内可见脂肪、软组织、钙化影

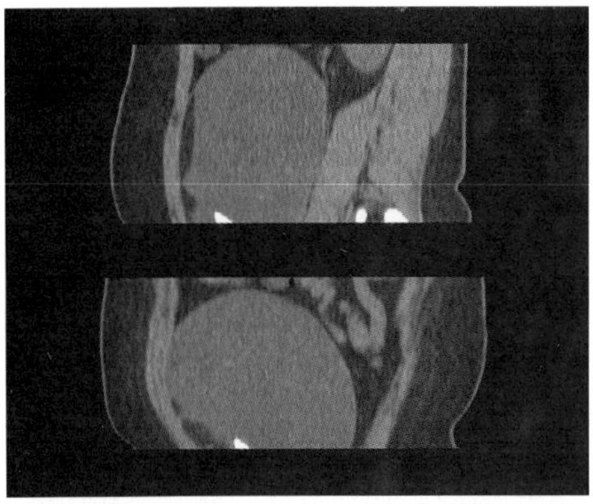

（三）

同一病例。CT 显示右下腹部可见一类圆形混杂密度影，其大小约 14cm × 9cm × 13cm，其内可见脂肪、软组织、钙化影，CT 值 –32~821Hu

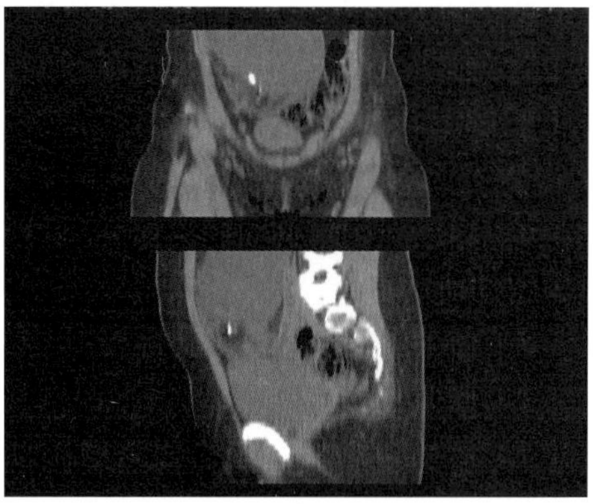

（四）

图 7–55　右下腹部畸胎瘤 CT 观

同一病例。CT 显示右下腹部可见一类圆形混杂密度影，其内前下缘可见脂肪、软组织、钙化影，CT 值 –32~821Hu

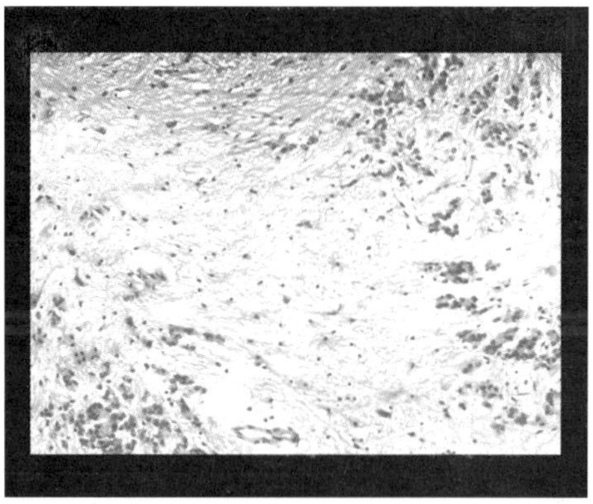

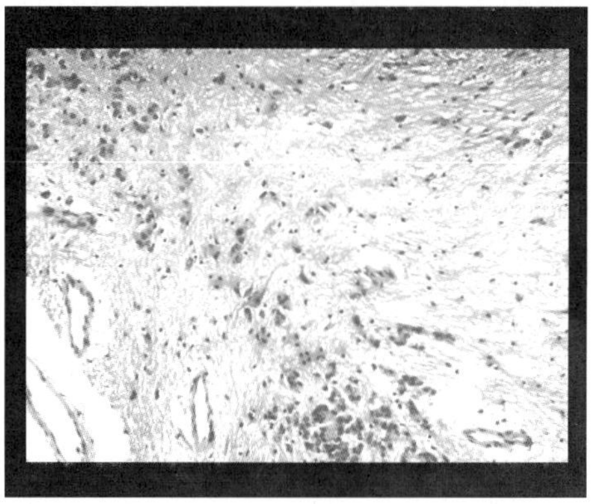

图 7–56　右下腹畸胎瘤术后病理

镜检：可见外胚叶组织成分，完整成熟血管，散在骨组织及鳞状上皮

五、腹膜后膀胱横纹肌肉瘤

腹膜后膀胱横纹肌肉瘤，为小儿罕见的高度恶性的肿瘤，发病率占小儿所有恶性肿瘤的约3%。是术后易复发的腹部肿瘤。本病好发于头颈（眼眶、颈部软组织、鼻咽、上颌、面颊、中耳），女性多见头颈的眼眶、四肢。原发于泌尿生殖系统的横纹肌肉瘤占小儿所有肿瘤病例的发病约1/4（膀胱、前列腺、睾丸、精索、阴道），也是小儿盆腔内最常见的恶性肿瘤（石木兰，《肿瘤影像学》，2003，896-897）男性多见于泌尿生殖系统的横纹肌肉瘤。少见四肢、躯干。

临床特征，多见5岁左右男性。反复发作性腹部疼痛，初为隐痛，后为固定性、阵发性疼痛，偶可扪及腹块。

影像学特点，术前B超、CT、MRI可检出腹腔肿块，对腹块定位，即伴随腹膜后淋巴结肿大，定性必须要做病理诊断，但在病理诊断中也时常有误诊。

【病理改变】为小儿腹部肿瘤中高度恶性、明显侵袭性，复发率高，早期肿瘤即可沿血行、淋巴转移到肺、骨、肝、肾、胰腺等脏器。

病理分型的类型复杂，组织细胞学有多个亚型，胚胎型、葡萄簇型、梭状细胞型、腺泡型和未分化型。病理类型多与病程预后有关。其中葡萄簇型预后较好。仅占所有病例的5%。

葡萄簇型，肉眼所见：腹腔内、大网膜上呈葡萄大小灰白色，息肉样结节，有的呈水样质软的息肉样团块。游离、悬浮于腹腔内，无粘连，质地柔软、光滑。瘤体缘于腹腔、盆腔脏器，呈球形约12cm×10cm×8cm，亦呈灰白色，表面光滑。瘤体基底部有短蒂与膀胱壁相连，蒂直径约2.0cm，牵拉瘤体与膀胱。剖面：断蒂后，瘤蒂内可见1mm直径血管2根。瘤内呈灰白色实体，有纵横交叉的网格，网格内有大小不等椭圆形结节。

镜检：结节由未分化的梭形细胞和小圆形细胞构成，与胚胎早期（7~10周）的优质横纹肌母细胞相似。梭形细胞细长，两端纤细，胞浆少，染色质深且丰富，核分裂象可见，黏液基质丰富。当组织细胞对形态的鉴别难以做出诊断时，进行组织免疫学检查，确定组织来源归属于胚胎神经、肌肉。

【临床表现】以反复发作性腹部疼痛，初可以忍受，无须处理能自行缓解，以后持续性腹疼，难以缓解，偶尔可及腹块。有时以转移症状为主，常有患儿贫血、恶心、呕吐、腹胀、腹部疼痛、消化不良、便秘、大小便困难、咳嗽等等非特异性症状。

【影像学特点】

（1）腹部透视：可见腹部肠胀气、气液平，偶尔发现腹块。

（2）腹部B超：可探及腹腔内有多发性实质性肿块回声，其内有密集细小低回声，内有条索状光带，及点状血流信号。

（3）CT扫描：平扫显示腹腔内有等密度、类圆形、实质性肿块影，边缘境界清晰，密度均匀。增强后瘤体有强化。肿瘤与周围脏器粘连。

（4）MRI肿瘤在T1加权像呈等－稍低信号，T2加权像瘤体实质部分信号增强。增强延迟后肿瘤完全强化。

（5）PET/CT图像显示肿瘤原发病灶的复发及转移灶内有18F-FDG均为放射性核素高摄取（SUV值5.6~7.6），并可显示腹膜后淋巴结肿大、转移，肠管及脏器粘连，部分肠管内过度充气。双侧输尿管被粘连，上端肾盂、输尿管扩张，远端不全梗阻。

【诊断与鉴别诊断】诊断要点，患儿有腹痛、腹块，且症状进行性加重，各种影像学检查提示腹部肿块占位。确诊仍需手术病理证实。

鉴别诊断：

（1）结核性腹膜炎：患儿有结核病接触史。出现长期低热、盗汗、消瘦、贫血、体重不增、发育迟滞、排便异常，大便外形呈细小颗粒状，干结。浅表淋巴结肿大、肝脾增大。血沉快，PPD（＋＋＋）。各种影像学检查呈饼状腹膜。

（2）恶性淋巴瘤腹部浸润，小儿少见，多见成人。CT 显示腹膜后淋巴结肿大、融合，大血管不清晰。组织穿刺病检证实。

（3）白血病腹部浸润：患儿急性白血病有发热、贫血、皮肤黏膜出血、肝脾肿大，病情有时进展很快。CT 显示肝脾肿大、腹部肿块。确诊仍要血液及骨穿刺检查。

（4）腹膜后神经母细胞瘤：多见 5 岁以下小儿，有发热、贫血、消瘦，进行性恶液质，有时腹部可触及腹块。CT 显示腹膜后、肾上腺区巨大占位，内有多形性钙化灶影。本病骨转移发生早，骨髓活检在比较早期可见特征性肿瘤细胞。

【病例】男，12 岁。2 年前因下腹部疼痛、腹胀 5d，在当地医院 B 超检出膀胱后有一实质性肿块回声。

CT 扫描：发现膀胱右后旁有一等密度实质性肿块影。

因前症不缓解，在当地医院行剖腹探查手术。打开腹腔后，发现大网膜、肝脏、肠系膜布满大小不等的葡萄样结节，用手触及有滑腻感。于膀胱右后缘可见一实质性肿块，边缘尚清楚，质地较硬。

术后石蜡包埋病理切片在北京协和医院、儿研所、天津肿瘤医院病理会诊。

免疫组化检查：

Vimentin（+++），HHF 35++~+++，Myogenin ++~+++，S-10（-），CD117（-），Calretinin（-）。

特染：Masson，三色：呈局灶性弱阳性，AB：基质阳性。

最后确诊：腹膜后膀胱横纹肌肉瘤。

转归：经放疗、化疗 16 周期。前症略有好转。此次，又因腹痛、腹胀、排便困难入院。进行肿瘤全身 PET/CT 评估。

PET/CT 显示，腹腔如饼状肠腔脏器广泛粘连，内有多个放射性核素高摄取结节，腹壁后肠管胀气，双侧肾盂明显扩张，右侧输尿管远端变细，左侧输尿管近段被截断。

诊断：腹膜后横纹肌肉瘤放化疗后复发并腹膜、腹腔内转移、肠管、输尿管不全梗阻。

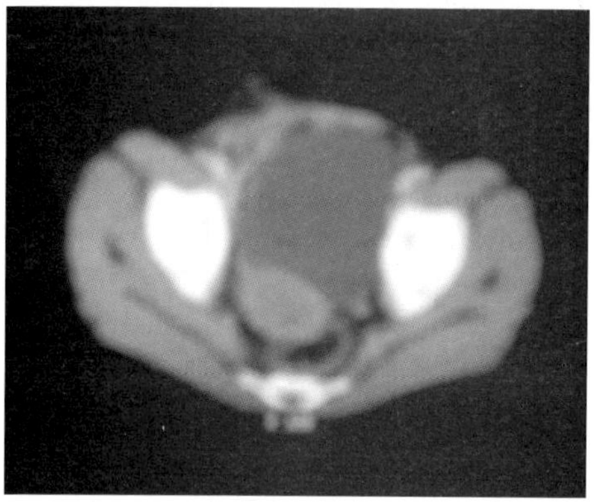

（一）

男，12 岁。CT 显示膀胱右后方有一等密度实质性肿块影

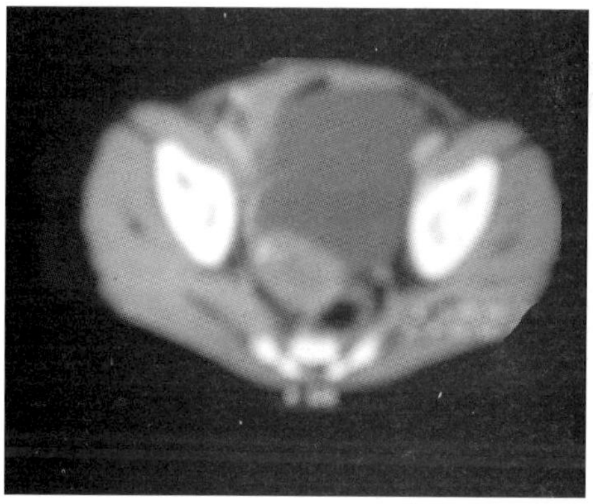

（二）

同一病例。CT 显示膀胱右后旁有一等密度实质性肿块影

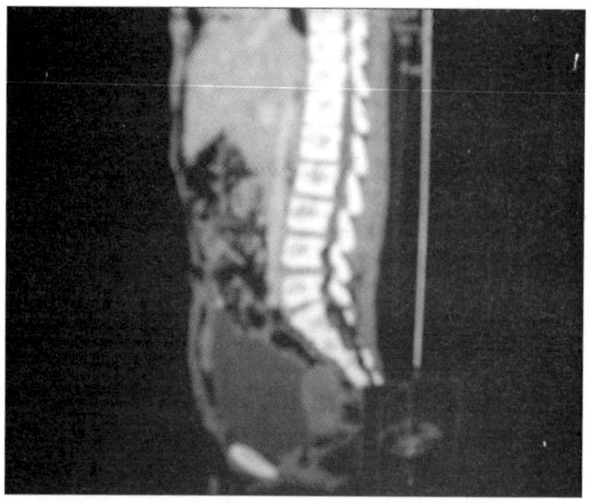

（三）

同一病例。CT 重建图像显示膀胱后缘有一等密度实质性肿块影

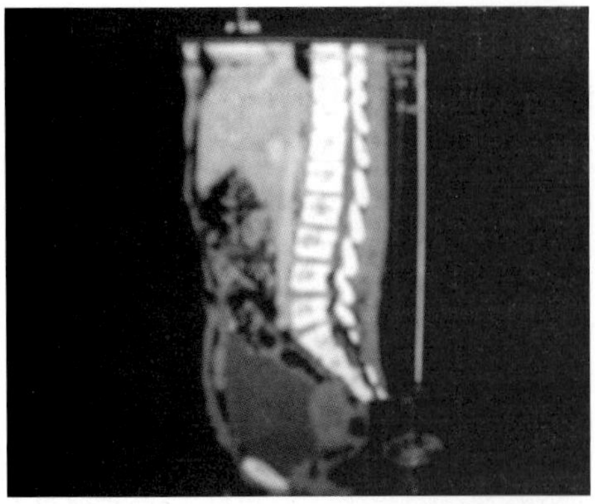

（四）

同一病例。CT 重建图像显示膀胱后缘有一等密度实质性肿块影

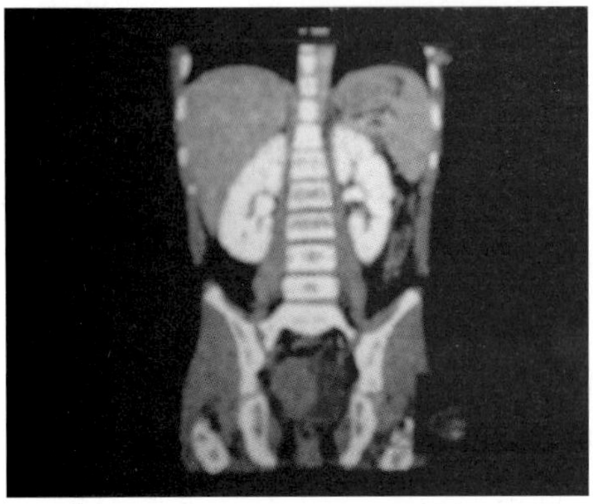

（五）

同一病例。CT 重建图像显示膀胱右缘有一等密度实质性肿块影

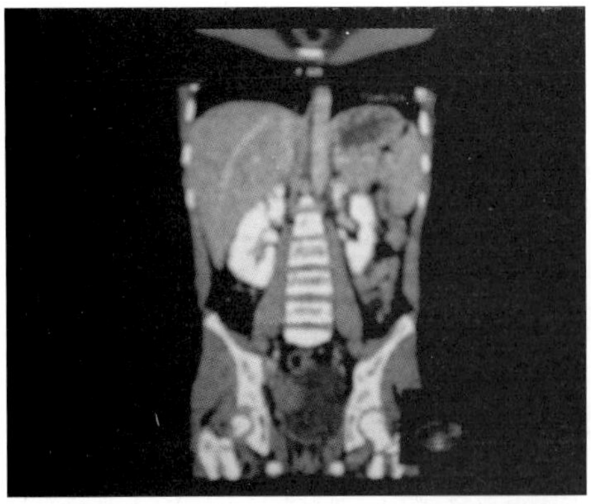

（六）

图 7–57　腹膜后横纹肌肉瘤 CT 观

同一病例。CT 重建图像显示膀胱右缘有一等密度实质性肿块影

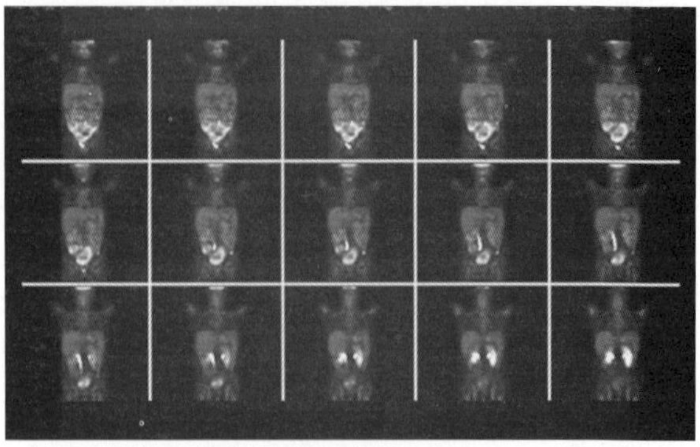

（一）

同一病例。PET/CT 显示膀胱右缘有一实质性肿块影，放射性核素浓聚。左侧输尿管近段被截断

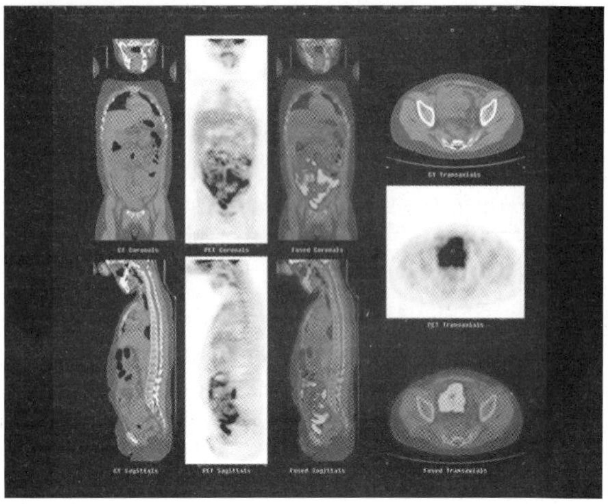

（二）

同一病例。PET/CT 显示膀胱右缘有一实质性肿块影，放射性核素浓聚

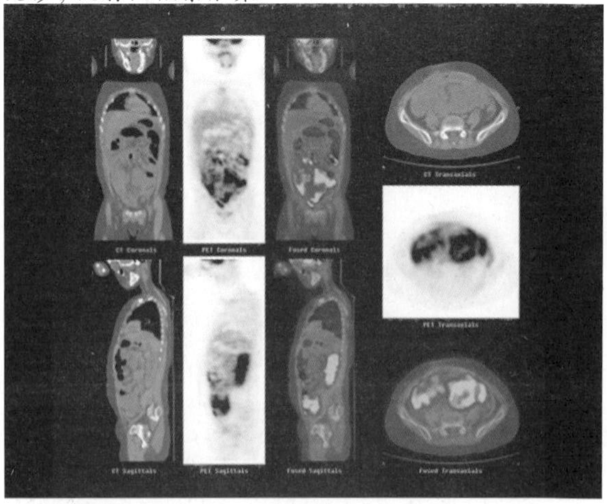

（三）

同一病例。PET/CT 显示膀胱右缘有一实质性肿块影，放射性核素浓聚，腹腔如饼状肠腔脏器广泛粘连，内有多个放射性核素高摄取结节，腹壁后肠管胀气，双侧肾盂明显扩张，右侧输尿管远端变细，左侧输尿管近段被截断

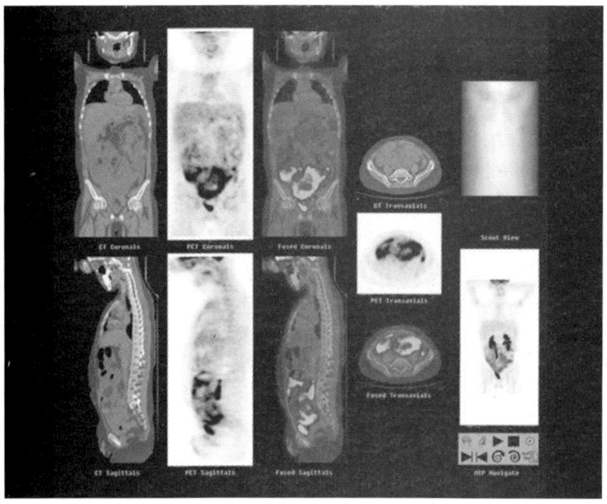

（四）

同一病例。PET/CT 显示膀胱右缘有一实质性肿块影，放射性核素浓聚，腹腔如饼状肠腔脏器广泛粘连，内有多个放射性核素高摄取结节，腹壁后肠管胀气，双侧肾盂明显扩张，右侧输尿管远端变细，左侧输尿管近段被截断

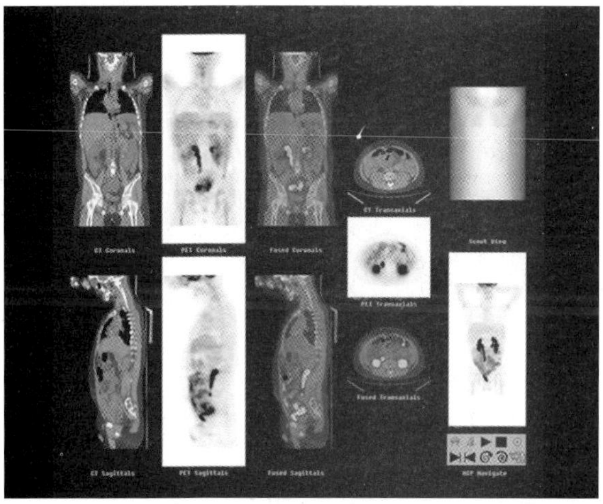

（五）

同一病例。PET/CT 显示膀胱右缘有一实质性肿块影，放射性核素浓聚

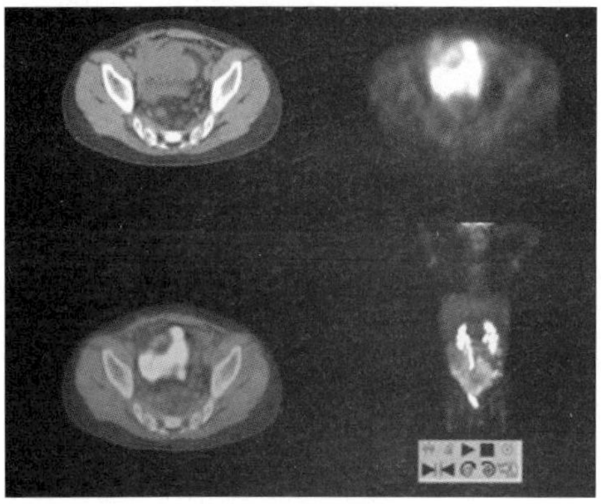

（六）

同一病例。PET/CT 显示膀胱右缘有一实质性肿块影，放射性核素浓聚，邻近肠管、腹膜也有核素摄取

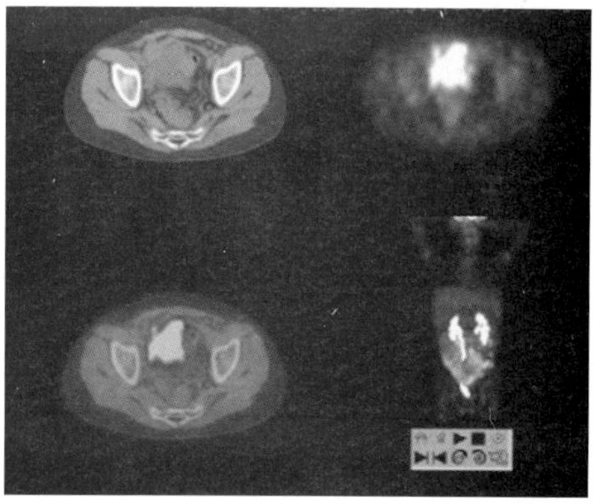

（七）

同一病例。PET/CT 显示膀胱右缘有一实质性肿块影，放射性核素浓聚，邻近肠管、腹膜也有核素摄取

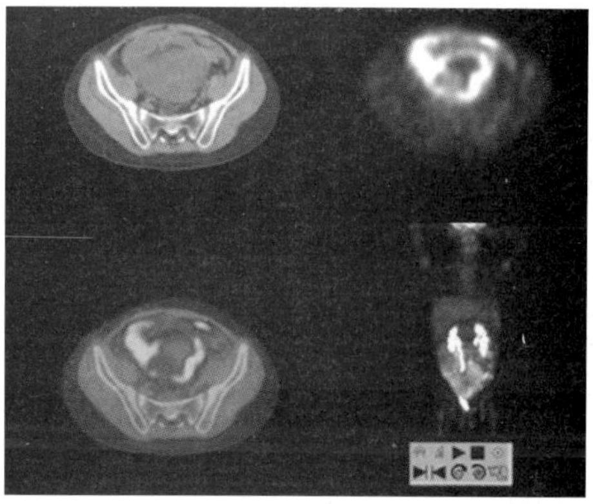

（八）

同一病例。PET/CT 显示膀胱右缘有一实质性肿块影，放射性核素浓聚，邻近肠管、腹膜也有核素摄取

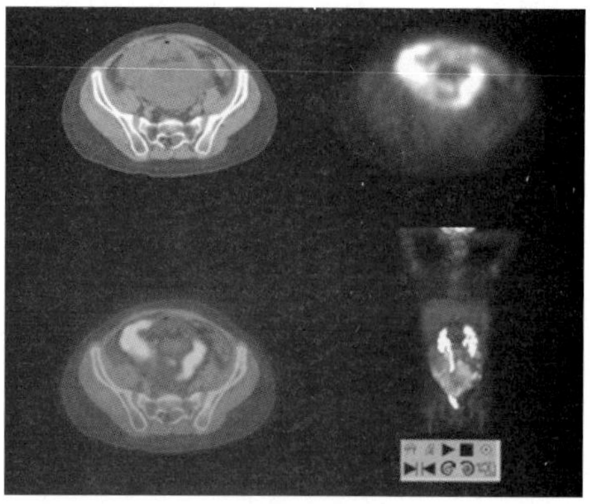

（九）

同一病例。PET/CT 显示膀胱右缘有一实质性肿块影，放射性核素浓聚，邻近肠管、腹膜也有核素摄取

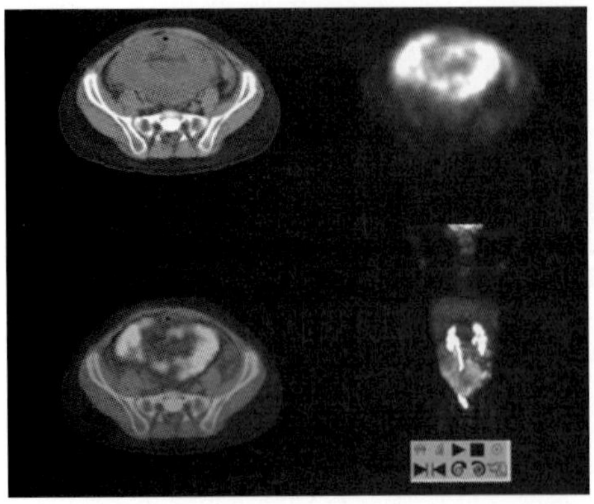

（十）

同一病例。PET/CT 显示膀胱右缘有一实质性肿块影，放射性核素浓聚，邻近肠管、腹膜也有核素摄取

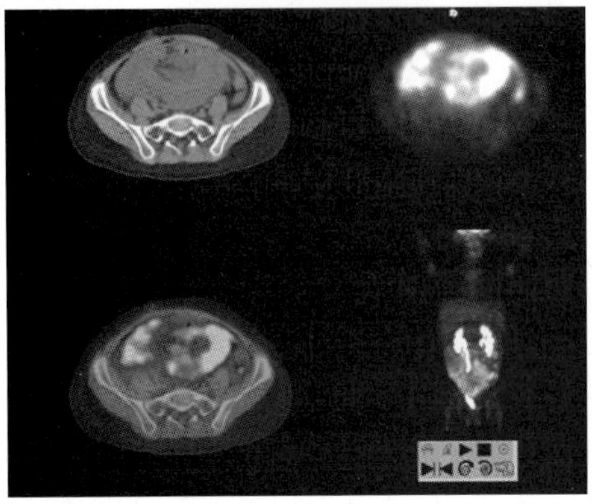

（十一）

同一病例。PET/CT 显示膀胱右缘有一实质性肿块影，放射性核素浓聚，腹腔如饼状肠腔脏器广泛粘连，内有多个放射性核素高摄取结节，腹壁后肠管胀气，双侧肾盂明显扩张，右侧输尿管远端变细，左侧输尿管近段被截断

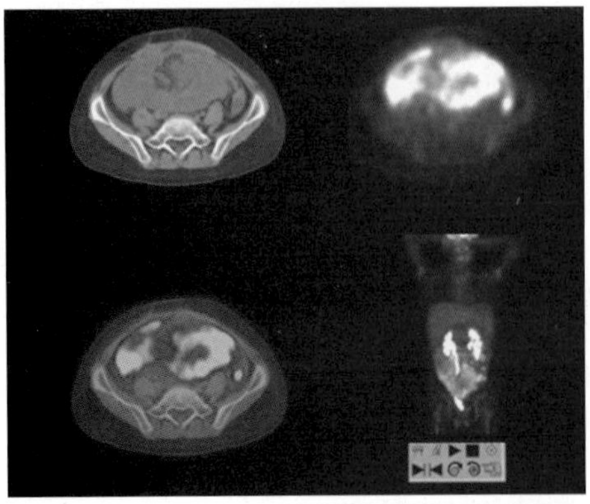

（十二）

同一病例。PET/CT 显示腹腔如饼状肠腔脏器广泛粘连，内有多个放射性核素高摄取结节，腹壁后肠管胀气，双侧肾盂明显扩张，右侧输尿管远端变细，左侧输尿管近段被截断

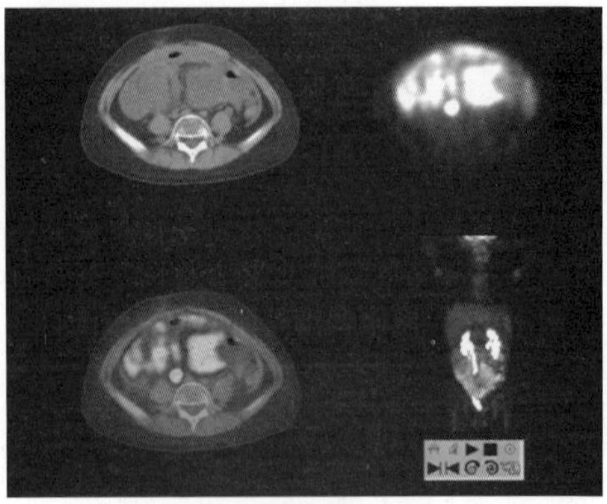

（十三）

同一病例。PET/CT 显示腹腔如饼状肠腔脏器广泛粘连，内有多个放射性核素高摄取结节，腹壁后肠管胀气，双侧肾盂明显扩张，右侧输尿管远端变细，左侧输尿管近段被截断

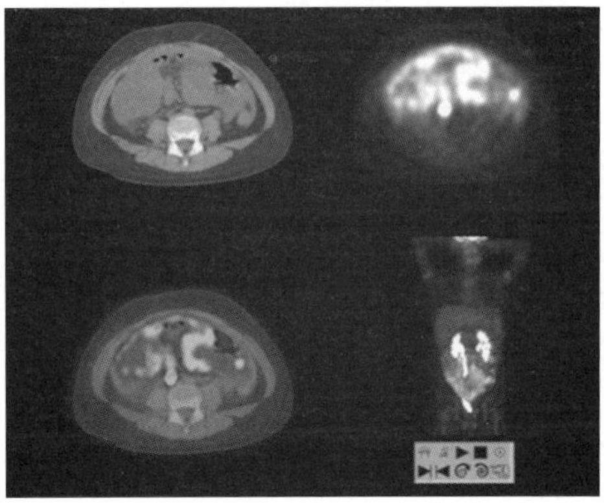

（十四）

同一病例。PET/CT 显示腹腔如饼状肠腔脏器广泛粘连，内有多个放射性核素高摄取结节，腹壁后肠管胀气，双侧肾盂明显扩张，右侧输尿管远端变细，左侧输尿管近段被截断

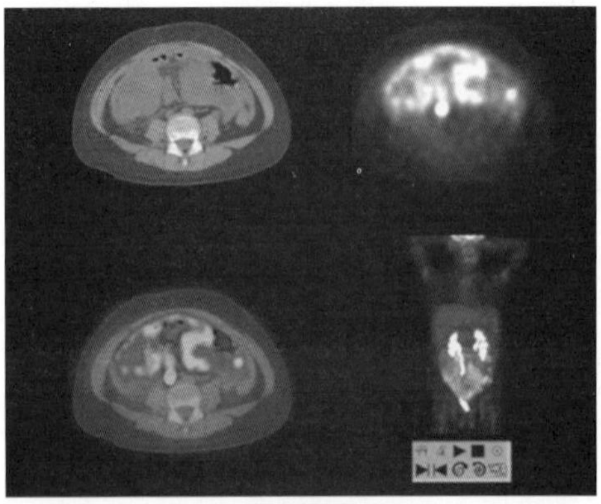

（十五）

图 7–58　腹膜后横纹肌肉瘤 PET/CT 观

同一病例。PET/CT 显示腹腔如饼状肠腔脏器广泛粘连，内有多个放射性核素高摄取结节，腹壁后肠管胀气，双侧肾盂明显扩张，右侧输尿管远端变细，左侧输尿管近段被截断

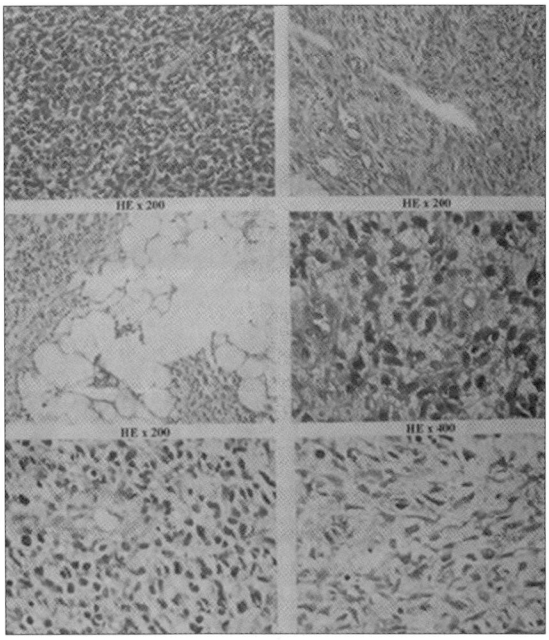

图 7-59　腹膜后横纹肌肉瘤病理图片

石蜡包埋病理片经北京肿瘤医院、天津肿瘤医院、北京儿童医院、北京儿研所会诊：腹膜后横纹肌肉瘤

六、白血病盆腔淋巴结肿大

急性淋巴细胞白血病复发并腹盆腔巨大肿块。

【病例】女，16 岁。3 年前（13 岁）因持续发热，贫血半月余，在当地医院以骨穿检查，诊断为急性淋巴细胞白血病，经 2 个周期化疗缓解。又经解放军 304 医院血液病研究所鉴定结果同前。近期胸闷、气短。尿急尿频，腹痛、腹胀、排便困难，自行可扪及腹部包块，2 周前来院就诊，进行胸腹部 CT 联扫后评估，可见前上纵隔内、胸廓内盆腔淋巴结肿大融合成块。边缘轮廓清晰，呈等密度影。

胸部 CT 扫描：胸廓对称，肋骨及胸壁软组织未见异常。肺窗示双肺纹理清晰，走行自然，肺野透光度良好，右肺中叶内侧段近纵隔胸膜可见片状致密影及多发纤维条索影，余肺未见异常密度影，双肺门不大。纵隔窗示右胸背部可见弧形水样密度影，可见心影及大血管轻度受压，纵隔内可见多发肿大淋巴结，部分融合成团，右侧内乳淋巴结增大，长径约 1.5cm，前上纵隔呈等密度肿块影，CT 值 23Hu，大小约 3.3cm × 2.0cm，其后缘脂肪间隙消失。

诊断：

（1）右肺中叶内侧段渗出性改变。

（2）右侧中量胸腔积液。

（3）纵隔内胸腺、淋巴结肿大，结合病史考虑白血病浸润，建议病理检查。

在 B 超引导下穿刺活检，病理结果：急性淋巴细胞性白血病复发。随即，根据患者组织细胞学，进行化疗 3 周期。

原系“急性淋巴细胞性白血病”化疗后第 1 次复查：

与 2011 年 2 月 17 日等一系列胸部 CT 片比较，前上纵隔胸腺内肿块消失，三角形胸腺形态恢复正常，密度显示仍较高。

胸廓对称，肺窗显示双肺纹理略增多，走行自然，肺野透光度良好，双肺未见异常实变影，双肺门不大。纵隔窗显示纵隔无偏移，心影及大血管形态正常，纵隔内未见肿块及肿大淋巴结。右侧后胸腔可见薄层弧形水样低密度影。所见肝实质密度呈均匀、弥漫性减低。

诊断：“急性淋巴细胞性白血病”化疗后状态。

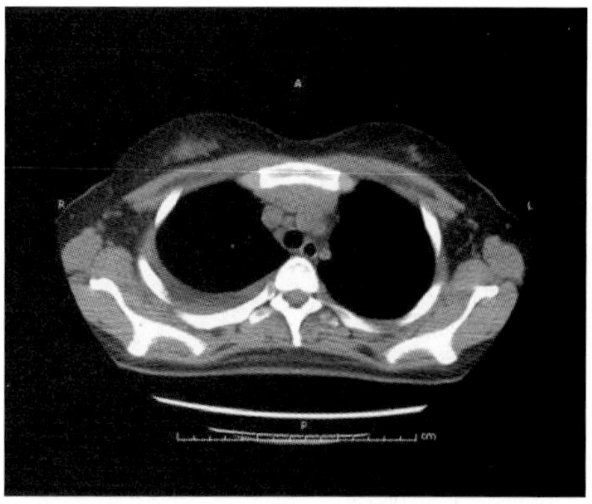

（一）

女，16 岁。CT 显示纵隔内可见多发肿大淋巴结，部分融合成团，右侧内乳淋巴结增大，长径约 1.5cm，前上纵隔呈等密度肿块影，CT 值 23Hu，大小约 3.3cm × 2.0cm，其后缘脂肪间隙消失

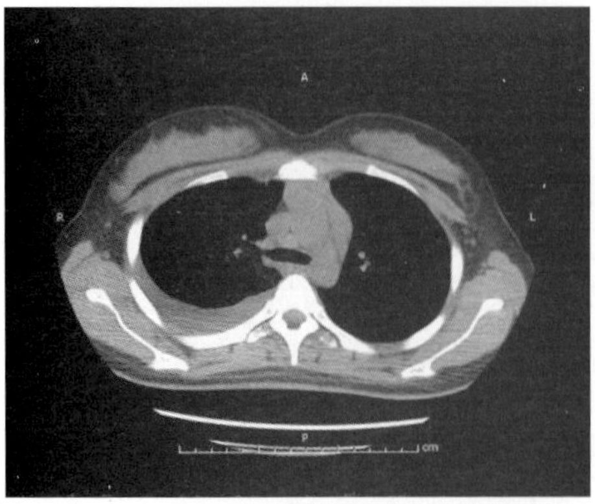

（二）

同一病例。CT显示纵隔内可见多发肿大淋巴结，部分融合成团，右侧内乳淋巴结增大，长径约1.5cm。前上纵隔呈等密度肿块影，CT值23Hu，约3.3cm×2.0cm，其后缘脂肪间隙消失

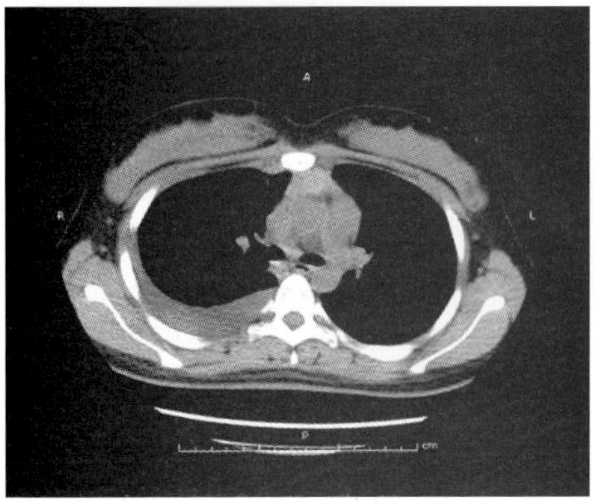

（三）

同一病例。CT显示纵隔内有多发肿大淋巴结，部分融合成团，右侧内乳淋巴结增大，长径约1.5cm。前上纵隔呈等密度肿块影，CT值23Hu，约3.3cm×2.0cm，其后缘脂肪间隙消失

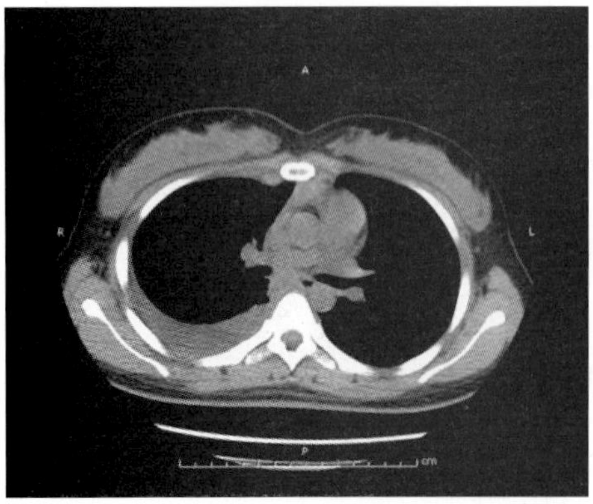

（四）

图7-60　急淋性白血病复发前上纵隔内、腹膜后淋巴结肿大CT观

同一病例。CT显示纵隔内有多发肿大淋巴结，部分融合成团，右侧内乳淋巴结增大，长径约1.5cm。前上纵隔呈等密度肿块影，CT值23Hu，约3.3cm×2.0cm，其后缘脂肪间隙消失

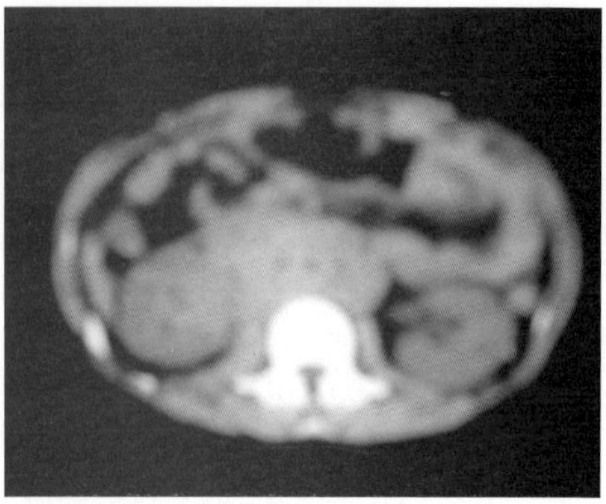

（一）

同一病例。右侧肾皮髓质分辨模糊，集合系统显示欠清晰。腹膜后明显肿大淋巴结

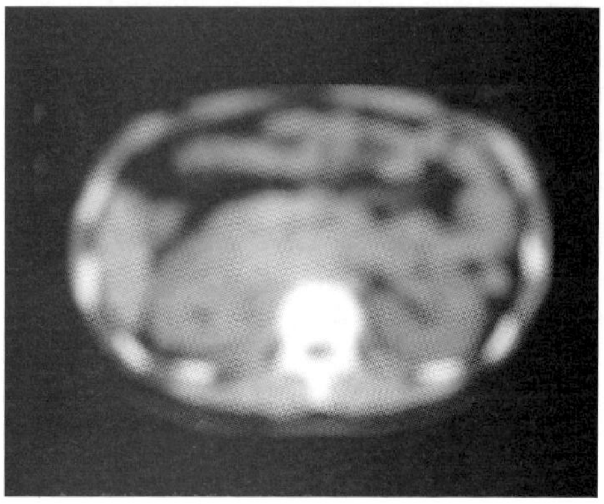

（二）

同一病例。右侧肾脏皮髓质分辨模糊，集合系统显示欠清晰。腹膜后明显肿大淋巴结

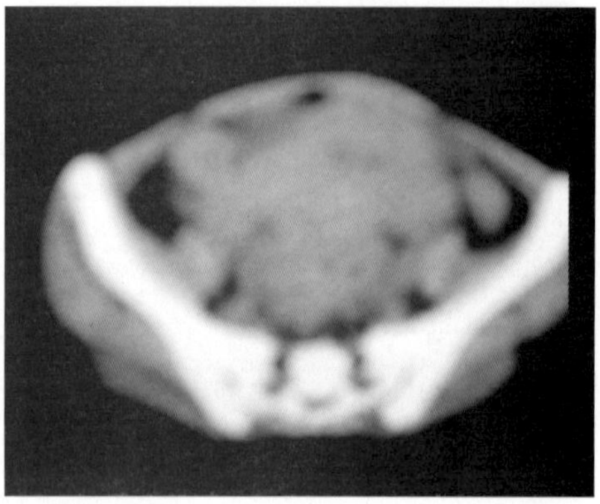

（三）

同一病例。CT显示盆腔内多个明显肿大淋巴结融合成团

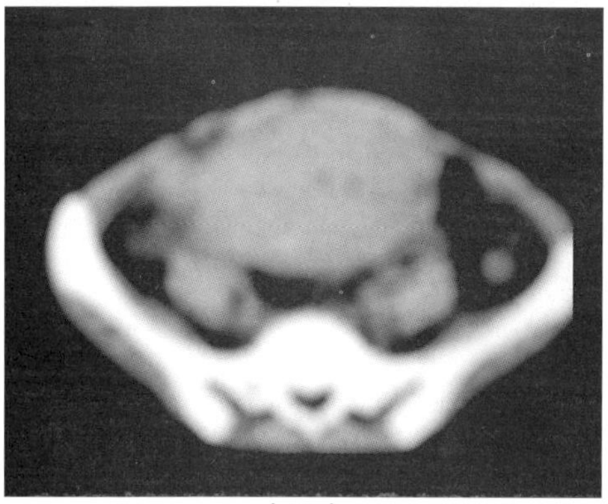

（四）

同一病例。CT 显示盆腔内多个明显肿大淋巴结融合成团

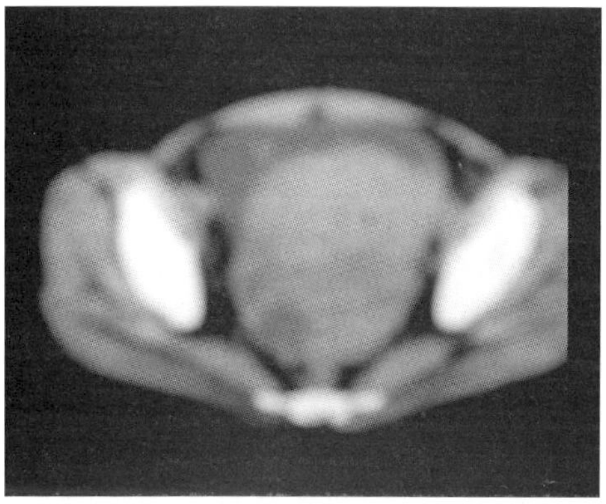

（五）

同一病例。CT 显示盆腔内多个明显肿大淋巴结融合成团

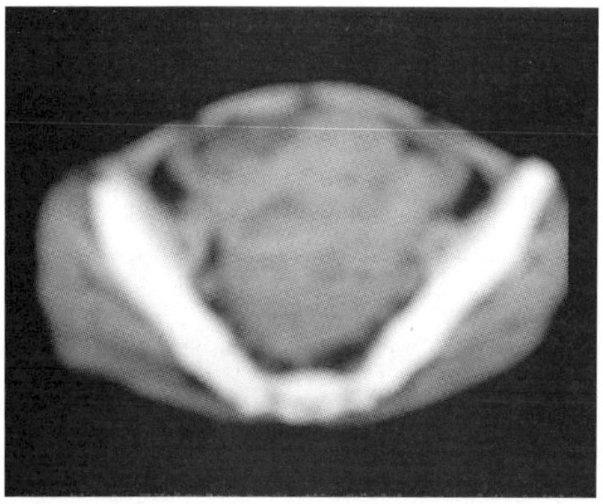

（六）

同一病例。CT 显示盆腔内多个明显肿大淋巴结融合成团

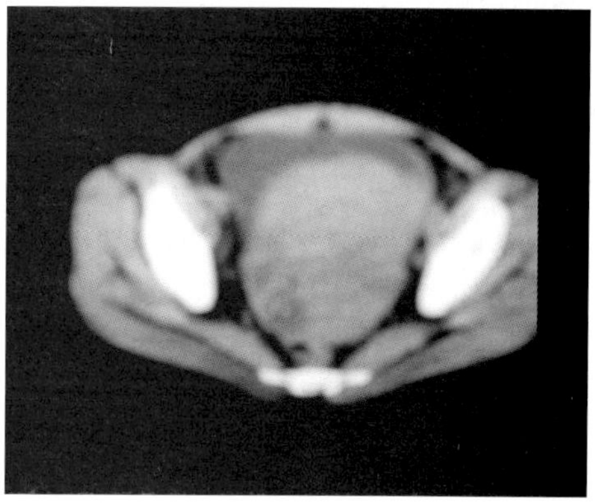

（七）

图 7-61　急性淋巴细胞白血病复发腹膜后淋巴结肿大 CT 观

同一病例。CT 显示盆腔内多个明显肿大淋巴结融合成团

（1）前上纵隔胸腺内肿块消失。

（2）右侧少量胸腔积液，较前片无明显变化。

（3）脂肪肝。

急淋性白血病化疗后第 2 次复查：扫描显示双侧肾脏对称，位于脊柱两侧，大小正常，左侧皮髓质分辨清楚，肾实质内未见明显局灶性密度异常，右侧皮髓质分辨模糊，集合系统显示欠清晰，双侧肾盂、输尿管未见明显扩张，肾周脂肪囊清楚，肾旁结构未见明显异常。腹膜后明显肿大淋巴结，较患者自带原片比较明显缩小。右侧皮髓质分辨模糊，集合系统显示欠清晰。腹膜后淋巴结肿大，较前缩小。

诊断：急淋性白血病复发前上纵隔内、腹膜后淋巴结肿大。

复发后经第 3 周期化疗复查：

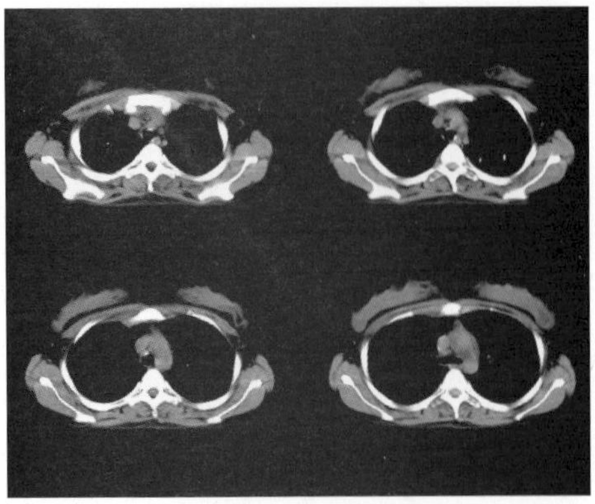

(一)

同一病例。CT显示前上纵隔淋巴结增大消失

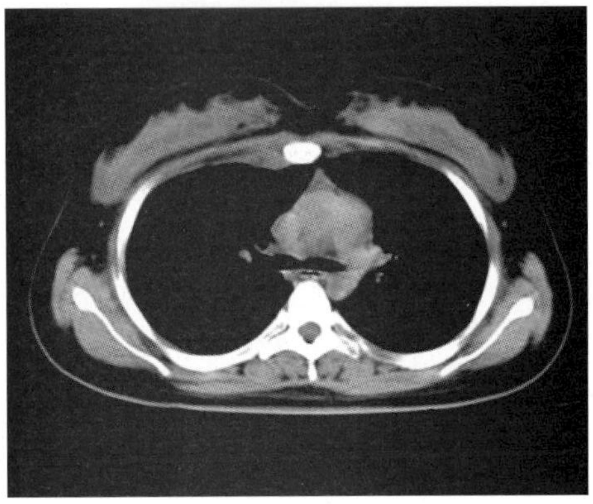

(二)

同一病例。CT显示前上纵隔淋巴结增大消失

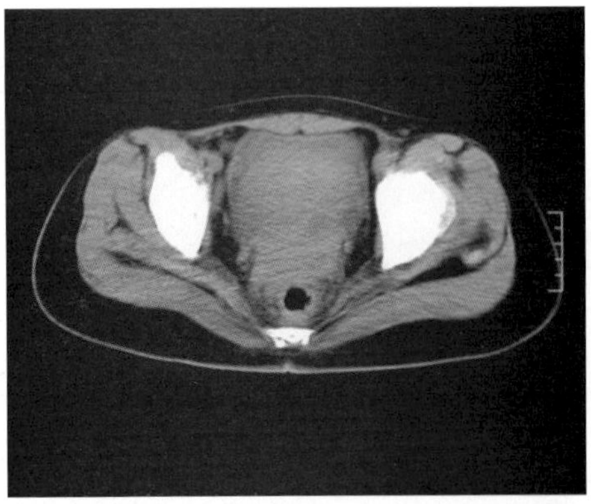

(三)

图 7-62　急淋性白血病复发前上纵隔内、腹膜后淋巴结肿大 CT 观

同一病例。CT显示盆腔内淋巴结增大较前略有缩小

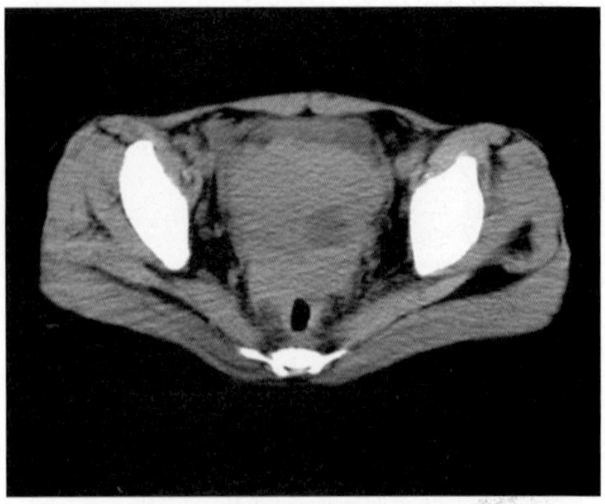

图 7-63　急淋性白血病复发腹膜后淋巴结肿大 CT 观

同一病例。CT显示盆腔内淋巴结增大较前略有缩小

【病例】男，8 岁。发热、贫血 10d，在当地医院血常规检查白细胞超多，不易分类。前来我院就医。

外地医院（榆林市第一院）化验：红细胞 3.33×10^{12}/L，血红蛋白 73g/L，血小板计数 79×10^{9}/L，高白细胞血症，白细胞未分类，可见大量幼稚细胞。

我院（长安医院）血常规：白细胞 985×10^{9}/L，红细胞 3.09×10^{12}/L，血红蛋白 73g/L，血小板计数 65×10^{9}/L。

骨髓穿刺活检：急性淋巴细胞白血病。

白血病免疫分型：主要表达 CD1a（dim）、CD2、CD4、CD5、CD7、CD10、CD38、CDb3、TdT，提示急性 T 淋巴细胞白血病（T-ALL）。

诊断：急性淋巴细胞白血病。

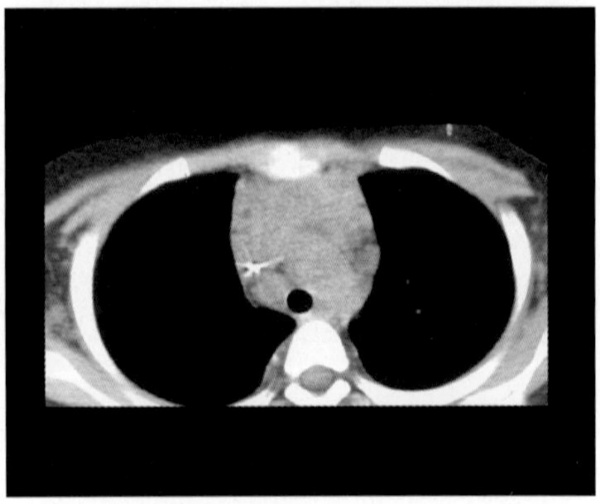

(一)

男，8 岁。胸部 CT 显示前上纵隔增宽

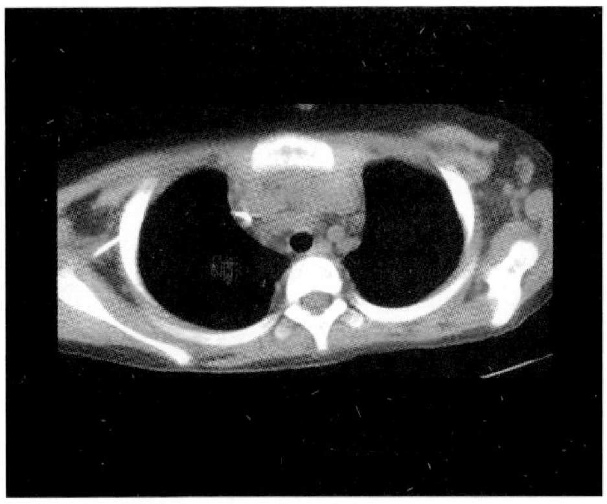

（二）

同一病例。CT显示前上纵隔、血管前间隙弥漫性肿胀，多个淋巴结增生融合成片

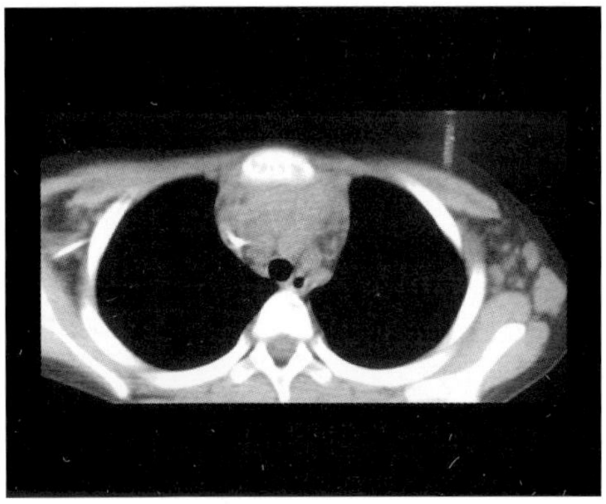

（三）

同一病例。CT显示前上纵隔、血管前间隙弥漫性肿胀，多个淋巴结增生融合成片。双侧腋窝可见大小不等淋巴结聚集

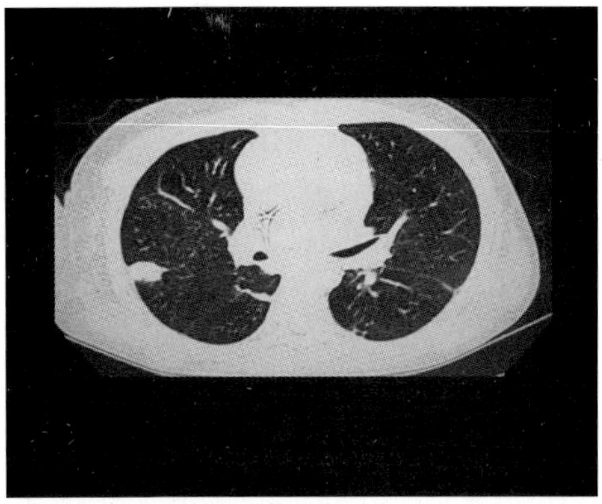

（四）

同一病例。CT肺窗可见右侧叶间胸膜增厚，有液体积聚

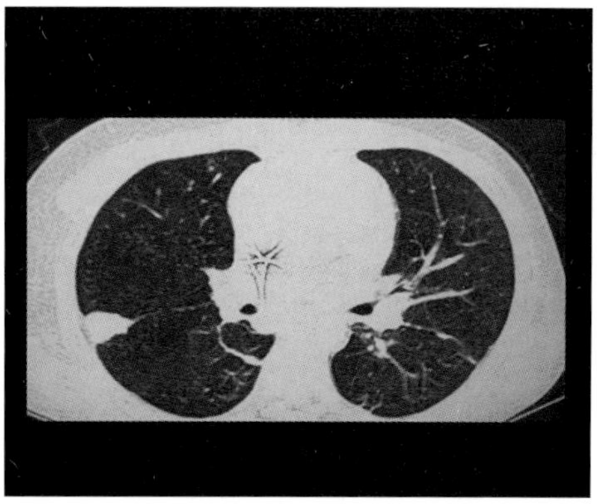

（五）

同一病例。CT肺窗下一层可见右侧叶间胸膜增厚，有液体积聚

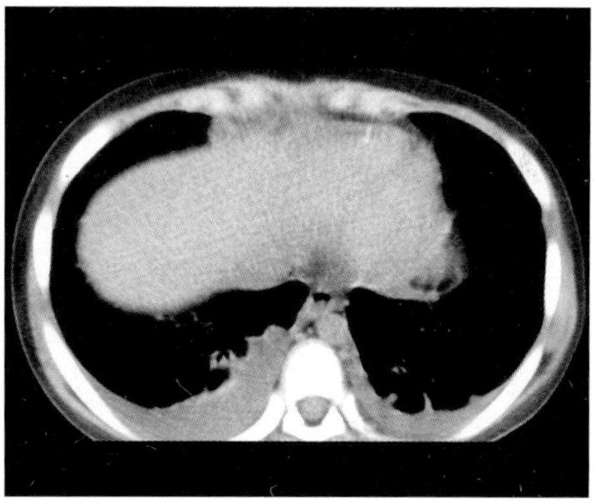

（六）

同一病例。双侧侧后壁胸膜腔呈窄带积液影

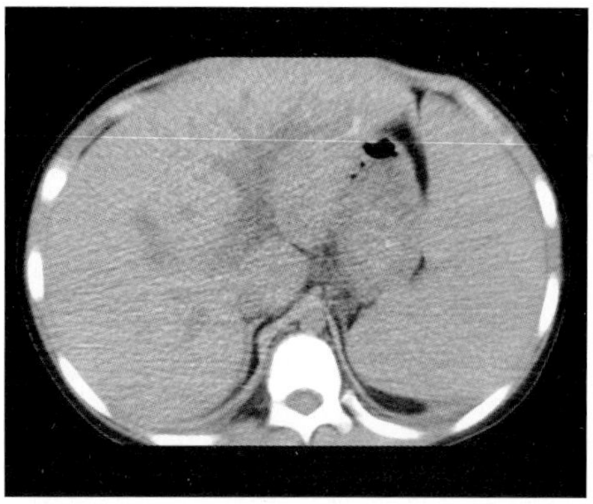

（七）

图 7-64　急性淋巴细胞白血病 CT 观

同一病例。CT显示脾脏形态增大，厚径增宽占9个肋单元

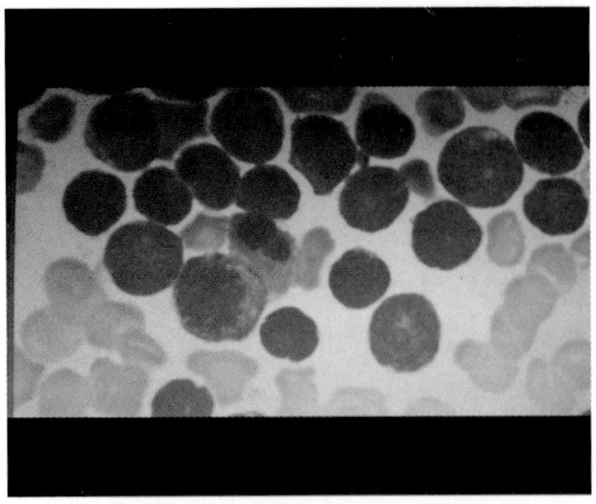

图 7-65 急性淋巴细胞白血病

骨穿：骨髓涂片可见满视野异常增生淋巴细胞白血病细胞

七、腹膜后血管黏液脂肪母细胞瘤

腹膜后血管黏液脂肪肉瘤，也称腹膜后血管黏液脂肪母细胞瘤。好发于会阴及盆腔的恶性肿瘤。术后易于复发。病理特征，镜检：血管无分支，血管壁常有平滑肌。无脂肪母细胞。

【病例】男，12 岁。3 岁时，因肛门右侧包块，排便困难，行手术切除。

术后初次病理诊断：脂肪瘤。7 个月后在原术区局部又一实质性肿块，且质地较前变硬，手术切除范围增大。

术后病理：血管黏液脂肪肉瘤，反复复发多次，经放疗后病情暂时缓解，近期局部又有包块隆起，排便困难，腹胀，家人怀疑术后复发前来复诊。

原系骶尾部血管黏液脂肪肉瘤术后放疗后复查，现片显示骶尾部前方可见一大小约 13.5cm × 11.7cm × 15cm 长椭圆形软组织块影，边界似有包膜，其内可见不规则条片状等、低密度影，肿块向前挤压膀胱向右前上方移位，膀胱充盈较好，壁光滑无增厚，双侧出现肾盂、输尿管扩张积水，以左侧为著，左半结肠明显扩张，肿块向后侵犯右侧臀大肌，致周围结构模糊不清，左侧臀大肌可见钙化影，前列腺及双侧精囊腺显示欠清，余肝脏大小、形态正常，肝内密度均匀，未见局灶性密度异常，肝内血管走行正常，肝内外胆管无扩张，脾不大，胆囊体积不大，其内密度尚均匀，胰腺大小形态及密度正常。腹膜后未见明显肿大淋巴结。

诊断：

（1）系骶尾部血管黏液脂肪肉瘤术后放疗后复发并右肺转移，建议定期复查。

（2）双侧肾盂、输尿管扩张积水，以左侧为著。

转归：本例患者术后经 17 年随访，现肿瘤原发灶复发，患儿已就业。但常有便秘，排便困难，下腹部胀痛发作。

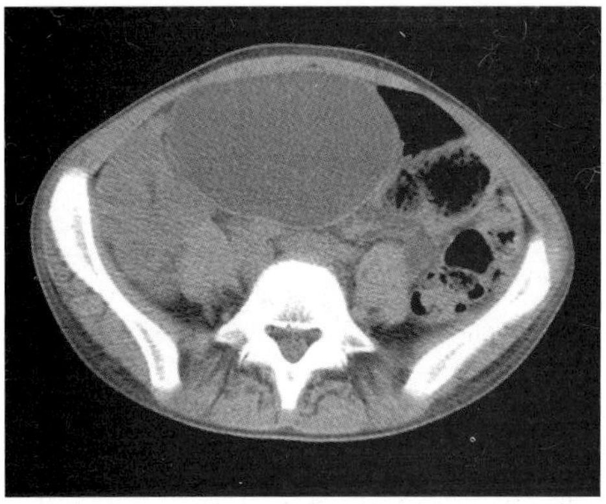

（一）

男，12 岁。骶尾部前方可见一大小约 13.5cm × 11.7cm × 15cm 长椭圆形软组织块影，边界似有包膜，其内可见不规则条片状等、低密度影，肿块向前挤压膀胱向右前上方移位，左半结肠明显扩张

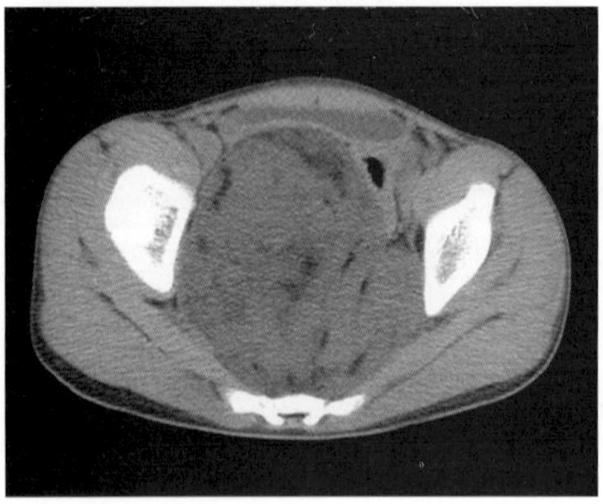

（二）

同一病例。肿块向后侵犯右侧臀大肌，致周围结构模糊不清，左侧臀大肌可见钙化影

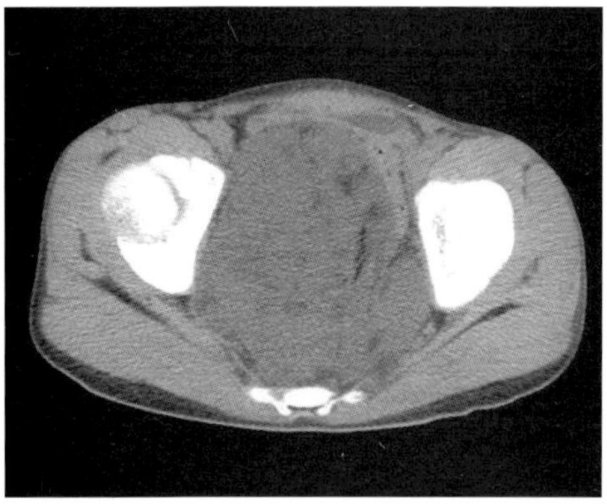

（三）

同一病例。左半结肠明显扩张，肿块向后侵犯右侧臀大肌，致周围结构模糊不清

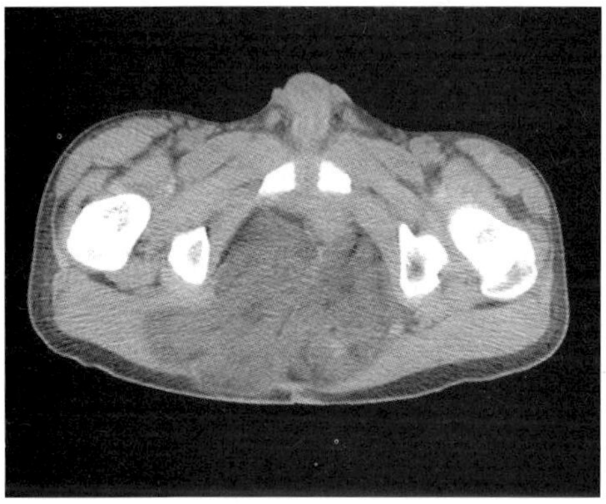

（四）

同一病例。肿块向后侵犯右侧臀大肌，致周围结构模糊不清

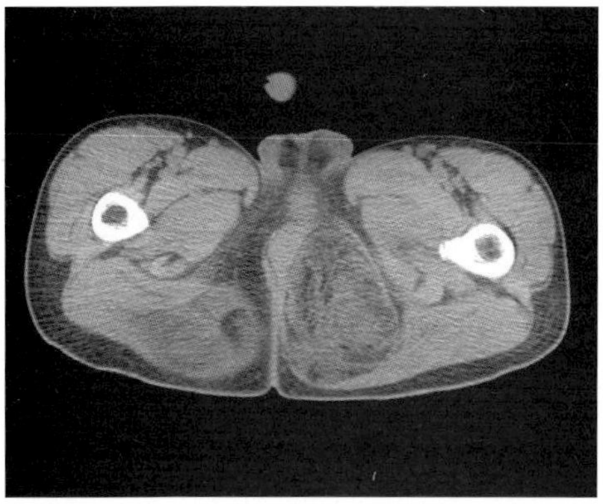

（五）

图 7-66　血管黏液脂肪肉瘤

同一病例。肿块向后侵犯右侧臀大肌，致周围结构模糊不清，左侧臀大肌可见术后解剖结构紊乱

八、脾脏海绵状血管瘤

脾脏海绵状血管瘤，是指发生在小儿脾脏内的先天性的血管畸形瘤，为一种良性肿瘤。尸检统计资料海绵状血管瘤的发生率为0.14%~0.16%。本病在婴幼儿、儿童中多见于皮肤黏膜下，或深层肌肉中。内脏发生的海绵状血管瘤。发生于肝脏内多见，脾脏罕见。病理改变，血管瘤为不成熟的毛细血管团结构。临床症状隐匿，为非特异性上消化道症状，偶尔扪及腹部肿块或有脾功能亢进，脾破裂自发性出血等。

【病理改变】大体可见脾脏肿大。质地软硬不等。包膜完整。脾脏表面凹凸不平。剖面可见脾脏实质内呈大小不等的结节状、蜂窝状的囊腔与间隙。囊腔内充满了暗红色，或褐色，或淡黄色的混浊液体。结节间界限不清，可有相互间融合。镜检：可见多个扩张的薄壁血管腔或血窦。血管内充满大量红细胞。管壁内衬单层扁平上皮。有时可见坏死、渗出附着。在血管和血窦之间有疏松的纤维分隔。管腔之间残留有少量的脾组织。有的病理切片中可见扩张的血管中有血栓形成或红色玻璃样变的机化组织。

【临床表现】临床表现和起病方式相差悬殊。大多数患儿临床症状不明显，并缺少特异性症状。据文献报道分述如下：①血液系统表现：患儿可出现反复发作性的皮肤淤点、淤斑、鼻出血等脾功能亢进症状。②自行扪及左上腹包块。③非特异性消化道症状，包括上腹部不适，疼痛、恶心、呕吐、食欲减退、大便次数增多。④其他症状有胸闷不适。⑤极少数以脾破裂、急腹症为首发症状。查体：①脾脏肿大，左季肋区下可及范围有1.5~7cm。绝大部分脾表面光滑。边缘锐利。质地中等，有柔韧感。有的患儿脾脏表面触及结节感。脾区叩击痛（+），在剑突下或左季肋区均有叩击痛（+），无肌紧张或反跳痛。②脾破裂，腹腔自发性出血时，可触及腹部压痛、反跳痛。腹部穿刺可抽出不凝血。

【实验室检查】

（1）慢性脾功能亢进者血象表现：红细胞、血红蛋白、血小板计数均减低。

（2）脾破裂呈急性失血性贫血，红细胞，血红蛋白均降低。

（3）绝大部分患儿血象及脾功能正常。

【影像学特点】

（1）B超：测脾脏的径线增大。脾脏内回声不均匀。可探及大小不等，回声不均的强光团为主。边缘规则，界限清楚的回声结节。结节可遍及全脾，或仅限于脾脏上极、中下极，或脾门部。部分病例表现为脾内包块，呈网络状回声。在包块周围间有大小不等的无回声区及低回声区。少数表现为包块的边缘回声稍强、清晰，内部则回声低，不均匀。包块呈小管状。

彩色多普勒：显示脾内结节，或包块内大多数有血流信号。多普勒频谱大多数测得静脉血流。少数则无血流信号。

（2）CT检查：冠状位即可显示左侧季肋区内脾脏肿大。轴位像可见脾脏肿大超过8~10个肋单元。边缘圆钝，不光滑，呈结节状隆起。平扫可见脾脏内有广泛、多发的圆形、类圆形，如蜂巢状大小不等，界限清楚，密度均匀的低密度灶影，CT值26~40Hu。部分病例可见低密度灶影内夹杂有沙粒状、蛋壳状、斑点状的细小钙化影。增强扫描后可见小的病灶内有即刻强化，呈等－稍高强化密度影。大的病灶内延迟扫描后，观察图像可见具有类似肝脏血管瘤的强化特征，造影剂呈慢进慢出。病灶强化改变随时间推移，由周边不规则强化，逐渐弥散进入病灶中心，增强的范围逐渐扩大，最后整个病灶完全弥合，呈均匀一致的等密度影，CT值56~60Hu，部分病灶仅见增强后呈轻度强化，CT值30~40Hu。延迟扫描3min仍无明显强化改变。多层螺旋CT扫描后图像经MPR冠状位、矢状位显示血管瘤位于脾脏的具体位置以及与脾包膜的关系。

【诊断与鉴别诊断】诊断要点，小儿有腹部不适、腹部疼痛、腹部肿块。反复鼻出血，皮肤黏膜淤点。化验有红细胞、血红蛋白、血小板均降低，出血时血象呈小细胞低血红蛋白贫血。查体：剑突下、左季肋区触痛，脾脏肿大、质韧，脾区轻叩击痛。B超探及脾大，脾内有强回声。彩色多普勒显示脾内强回声灶内为静脉血流信号。CT显示平扫为均质低密度灶影。部分可见有多形钙化。增强后呈轻~中度强化。大病灶延迟扫描后有慢进慢出的特征。

鉴别诊断：

（1）脾囊肿：多见于学龄期、青春发育期。B超探及脾内强回声灶。彩色多普勒显示病灶内无血流信号。CT平扫可见脾内多发的类圆形、圆形的低密度灶影。增强后无强化改变，同时可见肝、肾等脏器内多发囊肿。

（2）脾脓肿：有发热、皮疹、肝脾肿大。白细胞增高，中性粒细胞增高。有时血培养可检出致病菌。B超也可探及脾内强回声。彩色多普勒频谱无血流信号。CT显示脾大，脾实质内有低密度灶影。病灶周围呈晕轮样改变。增强后仅见脓肿壁强化。

（3）粒细胞白血病、恶性组织细胞增生症、恶性淋巴瘤等脾内浸润灶。可见腹膜后淋巴结肿大，甚或与大血管融合成片。

（4）脾脏转移瘤等。有发热、贫血、肝脾肿大，末梢血片、骨穿、浅表淋巴结、皮肤淤斑活检可找异常细胞。大多数患儿血清乳酸脱氢酶升高。CT平扫可见脾内单发、多发性低密度影。边缘欠清。密度不均。常伴脾门或腹膜后淋巴结肿大。

第八章

腹部疼痛

第一节　先天性疾病所致腹部疼痛

血友病（hemophilia），为发生于小儿的一组先天性遗传性凝血因子缺乏，致全身反复出血性疾病。包括血友病甲、乙、丙3种类型，以甲型多见。为性联隐性遗传，女性为致病基因携带，男性隔代发病，也有基因发生突变新发病者。实验室检查：血浆中因子Ⅷ（抗血友病球蛋白）促凝血活酶（Ⅷ：C）终身缺乏或减少。

【病因】血友病发生的根本原因，为凝血因子Ⅷ的基因缺陷，活性减低。该基因是人类最大基因之一。在基因分布图上，位于X染色体上。其促凝活性部分（Ⅷ：C）的遗传基因位点在X染色体长臂第2区5~8带。80%患者有家族史。无家族史者为新近基因突变所致。

【临床表现】主要表现为皮肤黏膜，关节内反复性出血。发病年龄，出血发作频率、程度与血中因子Ⅷ：C缺陷程度成正比。在患病的新生儿、婴幼儿中起病越早，病情越重。多见于皮下血肿、淤斑。新、老血肿交替不断。关节内出血常发生于膝、踝、髋、肘等大关节。反复发作可致关节畸形、功能丧失、强直。严重症者轻微外伤或自发性腹腔血肿、消化道出血、尿血或颅内出血。

【实验室检查】

（1）急性出血时红细胞、血红蛋白降低呈小细胞低血红蛋白性贫血。甚至呈极度贫血。

（2）凝血因子Ⅷ定量减低。因子Ⅷ：C活性降低10%~25%。

（3）部分凝血活酶时间延长。

【影像学特点】

（1）X线平片：为非特异性表现，仅见软组织肿胀，血肿钙化。

（2）CT扫描：平扫软组织窗显示头颅、腹腔内自发出血部位，出血量以及毗邻脏器被挤压（图8-1、图8-2）。颅内出血与其他病因所致表现相同（见第二章第五节）。腹腔内大出血，关节腔内积血，密度不均。软组织肿胀明显。慢性期可见关节骨结构畸形，间隙狭窄，关节面不光滑，粘连，骨质疏松，活动障碍。

【诊断与鉴别诊断】诊断要点，患儿自幼就有反复的、自发性的“出血家族史，因子Ⅷ：C水平10%~25%。”

鉴别诊断：

（1）血小板减少性紫癜或血小板功能异常：皮肤黏膜自发性瘀点为主要症状。前者血小板计数减少，后者血小板功能不良，出血时间延长，凝血时间正常。

（2）假性血管性血友病：本病为常染色体显性遗传，男女均有发病。自幼有鼻衄、皮肤淤斑。出血时间延长，血小板黏附试验降低，阿司匹林试验阳性，束臂试验阳性。

（1）、（2）两者在影像学上无特异性

表现。要结合临床和实验室检查分析。

一、血友病（甲）致腹腔自发性血肿

【病例】男，4 岁。于玩耍中突感中上腹部疼痛，5h 后转移至右下腹，伴里急后重，下坠感明显。曾排柏油样便、血尿 1d。初收入儿内科，后拟诊：急性阑尾炎，转入儿外科。在术前备皮时，追问病史：本例患者于 1.5 岁因反复皮下血肿，出血不止，在西安市儿童医院血液科诊断：血友病甲型。

查体：精神烦躁，面色苍白，呈极重度贫血貌。腹部膨隆，中下腹偏右压痛明显，肌紧张，结肠充气试验（+）、腰大肌试验（+）。未触及明确腹部包块。右侧髂腰肌肿胀，局部轻压痛。

实验室检查：红细胞计数 80×10^{12}/L，血红蛋白 2.8g/L。

凝血试验：第 8 因子 17%。

腹部 CT：可见肠系膜上动脉旁、直肠膀胱陷窝内分别有两个巨大血肿。挤压周围脏器、左侧肾门，致使同侧肾盂扩张，输尿管上端积水。直肠变扁。右侧髂腰肌内可见椭圆低密度血肿。

转归：明确诊断后，及时输入全血及血清 8 因子后，出血停止，全身症状好转。

最后诊断：血友病甲型致腹盆腔内、右侧髂腰肌内自发性大血肿并同侧肾盂扩张，输尿管上端积水、直肠受压。

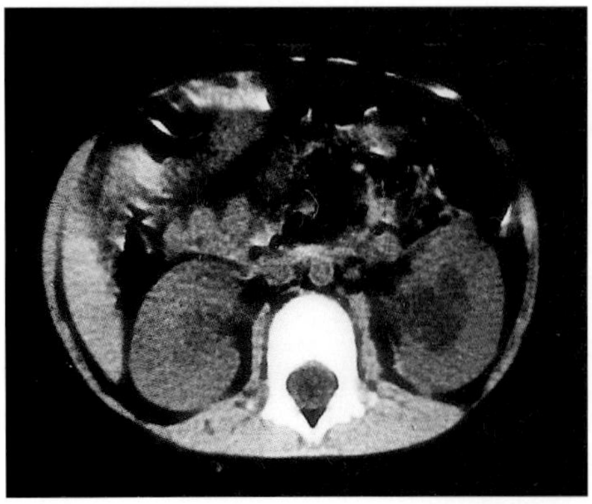

（一）

男，4 岁。腹部 CT 显示肠系膜上动脉部、直肠膀胱陷窝内有一巨大血肿，挤压四周脏器，造成双侧肾盂积水

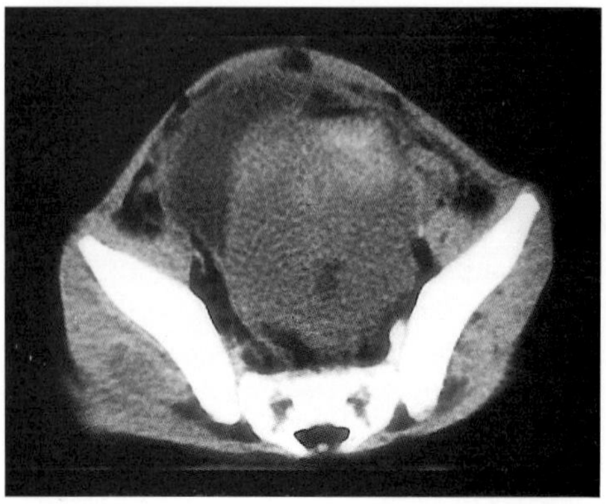

（二）

图 8-1　血友病（甲）致腹腔自发巨大血肿 CT 观

同一病例。CT 下一层面仍显示腹膜后、盆腔内有巨大血肿压迫直肠变扁

二、血友病（甲）致右髂腰肌血肿

【病例】男，24 岁。突然右下腹疼痛 1h 伴右髋部疼痛 3d 就诊。

查体：精神欠佳，急性病面貌。皮肤黏膜未见淤斑、出血点。浅表淋巴结未及。心肺听诊未见异常。腹部平软。右侧腰背肌饱满，肝脾肋下未触及。右下腹压痛明显，右侧肾区下缘叩击痛（+）。

外院查血象：白细胞 1.8×10^9/L。

既往史：反复皮下出血，曾多次输血后，出血停止。12 年前确诊为血友病（甲）。

B 超：探及右肾下缘外方有一片低回声区，大小约 15.5cm × 5.2cm。

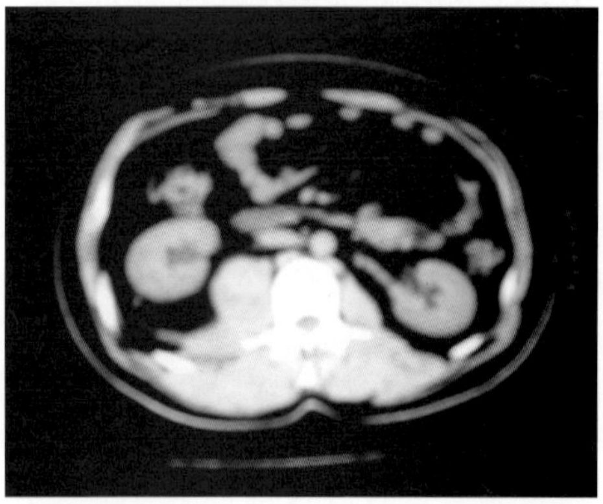

（一）

男，24 岁。CT 显示右侧肾后筋膜增厚，腰大肌肿胀，边缘模糊，密度不均，内可见混杂密度影，同侧髂腰肌肿胀，与肿大的腰大肌融合成一片

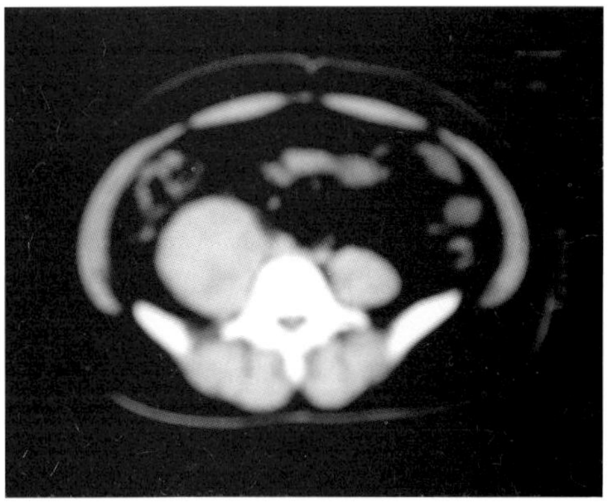

（二）

同一病例。CT下一层面显示右侧肾后筋膜增厚，腰大肌肿胀，边缘模糊，密度不均，内可见混杂密度影

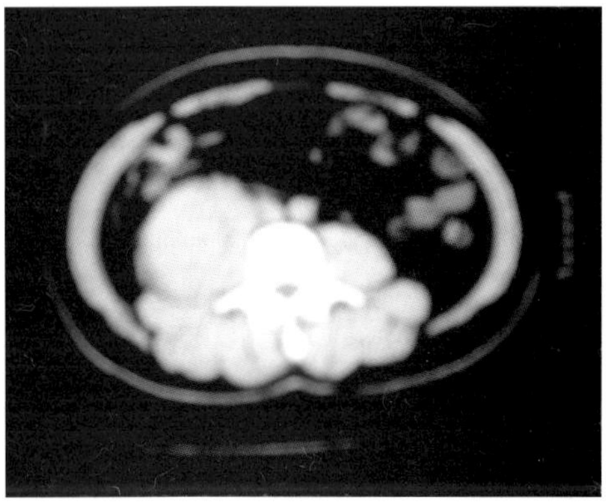

（三）

同一病例。CT下一层面显示右侧肾后筋膜增厚，腰大肌肿胀，边缘模糊，密度不均，内可见混杂密度影，同侧髂腰肌肿胀，与肿大的腰大肌融合成一片

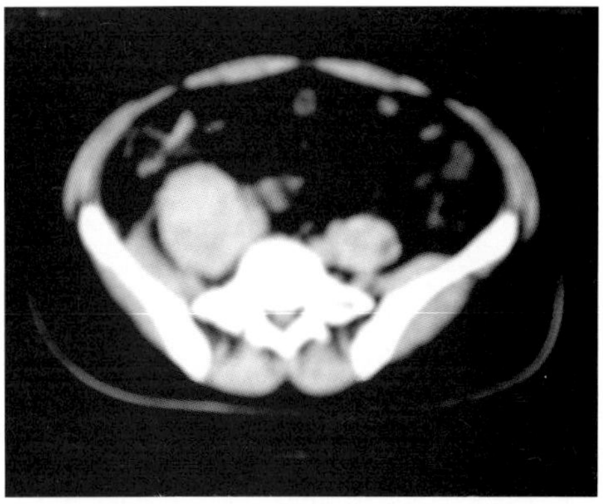

（四）

图 8–2 血友病（甲）致右侧腰大肌大血肿 CT 观

同一病例。CT下一层面显示髂腰肌肿胀，边缘模糊，密度不均，内可见混杂密度影，同侧髂腰肌肿胀，与肿大的腰大肌融合成一片

CT 显示右侧肾后筋膜增厚，腰大肌肿胀，边缘模糊，密度不均，内可见混杂密度影，同侧髂腰肌肿胀，与肿大的腰大肌融合成一片。

诊断：血友病（甲）伴自发性右侧腰大肌、髂腰肌大血肿，波及右肾后筋膜。

转归：经输入 8 因子治疗后好转。

三、新生儿先天性回肠闭锁并完全性高位肠梗阻

新生儿先天性回肠闭锁并完全性高位肠梗阻，是指回肠阶段性闭锁的先天发育异常，合并完全性高位肠梗阻。本病围产期腹部 B 超检查，胎儿肠腔有肠内容物往返运动。提示异常所在部位。

【病例 1】男，生后 3d。患儿系 1 胎 1 产。孕 40 周 $^{+4}$，因“活跃期停滞”剖宫产娩出。娩出后羊水Ⅰ° 污染，脐绕颈 1 周。生后无窒息，Apgar’s 评分 10~10~10 分。生后开奶即出现恶心、呕吐频 2d。呕吐物为淡绿色液体。排便差，排出大便呈黄豆颗粒样大便，夹有陶土色变，约 10g/ 次。无发热、腹泻，无咳嗽、呼吸困难。

查体：精神尚可，皮肤黏膜轻度黄染。前囟门轻度凹陷。口腔黏膜略干燥。胸廓无畸形，两肺呼吸音粗，未闻及干、湿性啰音。心脏听诊：心率 146 次 /min，律齐，无传导性杂音。腹部膨隆，腹胀明显，肠鸣音活跃，肝脾触及不清。脊柱四肢未见异常。神经系统检查：原始反射存在。无病理体征引出。

我院腹部 B 超：肝胆胰脾未见异常。由于肠胀气明显，肠道回声探及不清。

产前检查（2012 年 08 月 10 日 西安高新医院）宫内胎儿 B 超显示结肠内径 18~22mm，可见肠内容物往返运动。

肝功：总胆红素 221.3μmmol/L，间接胆红素 210.8μmmol/L，总胆汁酸 41.2μmmol/L。

临床诊断：①先天性巨结肠。②肠梗阻。

其他诊断：呕吐原因待查：①先天性胆道闭锁。②肠梗阻。

鉴别诊断：

（1）先天性回肠闭锁：生后第1d末、第2d出现呕吐。量多，呈胎粪样，带臭味。呕吐呈进行性加重。腹部站立位X线平片：显示有肠形影、气液平面，余肠段及结肠不充气，本例患者宫内胎儿B超显示，故不能排除。

（2）先天性巨结肠：生后无胎粪排出，或胎粪性便秘。呕吐、全腹胀。呕吐不含胆汁，或粪便样液体。本例患者宫内胎儿B超显示，故不能排除。

转归：第4d病程日，本例患儿前症不缓解，转入西安市儿童医院，经小儿外科手术探查：先天性回肠闭锁。手术切除回肠闭锁肠段，经术后随访现已6个月，现母乳喂养，已添加辅食，排便正常。生长发育正常。

最后诊断：新生儿先天性回肠闭锁并完全性高位肠梗阻。

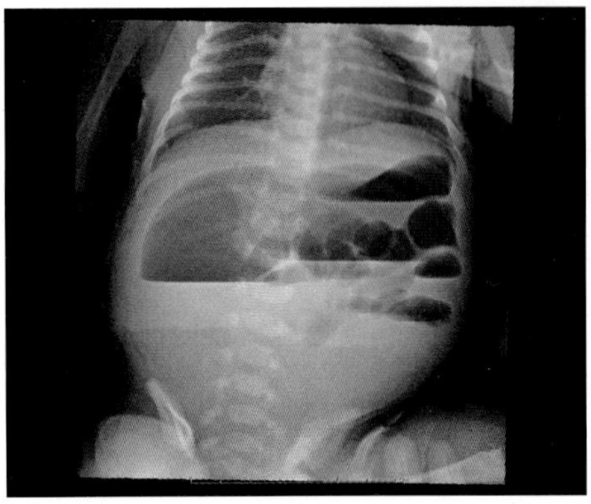

图8-3　新生儿先天性回肠闭锁并完全性高位肠梗阻DR观

男，生后3d。DR（站立位腹部平片）显示腹部肠管明显扩张积气，同时可见有多个大小不等气液平面，呈阶梯状排列

四、先天性巨结肠

它是由于直肠或结肠远端的肠管发生持续的痉挛，以至粪便淤滞在近端的结肠，使该段的结肠肥厚、扩张。此病为儿科中常见的消化道的畸形，其发病率为1/5000~1/2000，男女之比例约（3~4）：1，有遗传倾向。

【临床表现】凡新生儿出生后，如果胎粪排出延迟或不排胎粪，同时伴腹胀、呕吐，则应考虑到本病。在婴幼儿期有长期便秘、腹胀的病史。小儿生长发育、营养较差。

【影像学检查】

（1）X线检查：①立位腹部平片显示低位远端结肠变细梗阻；近端的结肠发生扩张，盆腔内无气体出现。②钡剂灌肠显示出痉挛的肠段和其上方扩张的肠管，有病变的结肠排钡剂的能力差，肠黏膜呈现锯齿状征象。

（2）直肠、肛门测压检查：目的为测定直肠、肛门括约肌的反射压力变化，患儿病变部位的压力增高。小于2周的新生儿不能用此方法进行检查。

（3）直肠黏膜肌肉活检。

（4）多螺旋CT：结肠充气后，对病变部位扫描，进行MPR冠状、矢状位重建图像，可以显示结肠狭窄变细的结肠段。仿内窥镜技术可显示病变部位。

【诊断与鉴别诊断】诊断要点，新生儿期即有胎粪排出延迟，排便困难，便秘、腹胀。

（1）新生儿期。

1）胎粪阻塞综合征（胎粪便秘）：经灌肠后排出，即可行正常的排便以后不复发，这是因为胎粪发生浓缩造成的。

2）先天性肠闭锁：做腹部立位平片见下腹部无气，钡剂灌肠造影便可确诊。

3）新生儿坏死性小肠结肠炎：多见于早产儿、窒息、缺氧、感染等，有便血现象。X线平片显示肠壁有气囊肿和门静脉积气。

（2）婴儿、儿童期。

1）继发性巨结肠：有先天性肛门狭窄，手术以后造成瘢痕收缩压迫局部所致。

2）特发性巨结肠：新生儿时曾有无粪便排出病史，2~3岁便出现典型症状，排便前常有腹部的疼痛。肛门触诊发现直肠扩张淤积粪便，肛门的括约肌紧张而直肠肛门测压正常。

3）功能性便秘：排便次数减少，排便时感觉费力；粪块质硬似圆球状，便后自觉有排不净的感觉，要除外器质性病变。

第二节　腹部炎症

一、膈下脓肿

膈下脓肿（subphrenic abscess），是指位于横膈之下，肝顶之上空间内的细菌感染。小儿腹腔上部被肝脏分为肝上区与肝下区。肝上区位于膈与肝的上面之间，又被镰状韧带及冠状韧带分为右上前、右上后及左上间隙。临床上最多见右上后间隙即膈下脓肿。临床特征：高热、寒战，右下胸背及右上腹疼痛。当脓肿穿破膈肌，进入肺脏可引起咳嗽、气喘。疾病初期血培养可检出致病细菌。

【病因】小儿体表有皮肤破损时，感染处理不当致金黄色葡萄球菌感染，或金葡菌肺炎，脓胸波及邻近脏器。

【病理改变】金葡菌致病特征：多脏器、多器官内大体所见小脓肿。镜检可见中央为坏死脓细胞和葡萄球菌，周边有纤维组织围成脓肿壁。

【临床表现】发热，有长期低热，或弛张热。体温 37.5~40℃。发热时伴寒战、出皮疹，热退后有多汗、咳嗽、气喘、胸背部疼痛、阵发性腹部疼痛。查体：贫血貌，营养较差。右下胸及肝区叩击痛，肝脏肿大。患儿在病前数周曾有皮肤损伤，或感染史。

【实验室检查】

（1）白细胞和中性粒细胞增高。

（2）血沉增快。

（3）C- 反应蛋白阳性、超敏反应蛋白阳性。

（4）疾病初期，血培养可检出金黄色葡萄球菌。凝固酶试验阳性。

【影像学特点】

（1）胸部平片或透视：右侧膈肌抬高，活动受限。肋膈角内模糊不清或有少量液平。

（2）CT 扫描：采用薄层扫描技术，随机对感兴趣区域放大观察。能对解剖形态、区域，病理上显示膈下脓肿位置，表现及其邻近器官有受累及。可见右侧膈肌下，肝顶上缘右上前或右上后间隙内有类圆形，密度均匀的低密度影。其边缘、轮廓、境界模糊不清，周围有晕轮样改变。CT 值 10Hu。毗邻膈肌及胸膜有反应性低密度弧形积液影（图 8-4）。

【病例】男，4 岁 6 个月。高热、寒战、咳嗽、胸腹痛 1 周。3 周前左中指破损，曾有化脓未介意。CT 显示右膈下、肝上前区有 1.2cm × 0.8cm × 0.5cm 大小类圆形低密度影，CT 值 10Hu。周边呈月晕状。手术清除化脓灶，术后病理结果：膈下脓肿。

诊断：膈下脓肿。

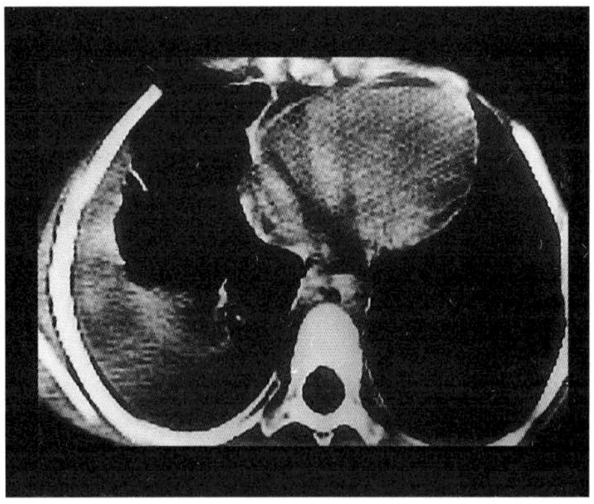

（一）

男，4 岁 6 个月。CT 显示右膈下，肝上前区有 1.2cm × 0.8cm × 0.5cm 大小类圆形低密度影，CT 值 10Hu

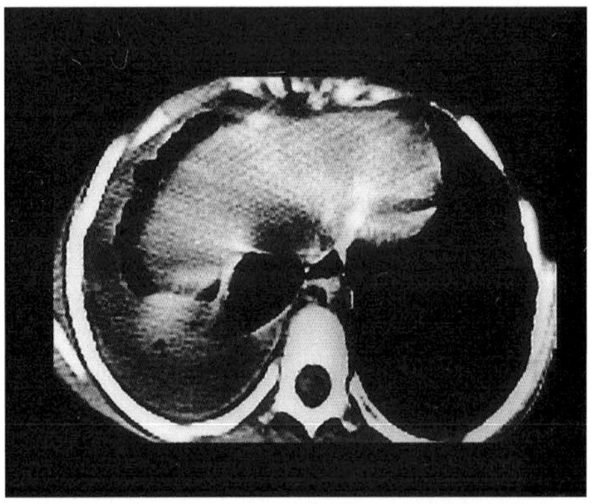

（二）

图 8-4　膈下脓肿 CT 观

同一病例。CT 显示下一层面仍可见晕轮状低密度影

【诊断与鉴别诊断】诊断要点，患儿有发热、畏寒、咳嗽、胸腹疼痛。病前曾有皮

肤破损，应高度怀疑本病。

鉴别诊断：

结合病史及实验室检查，要排除其他化脓性细菌感染。

二、小儿胆囊炎

小儿胆囊炎（cholecystitis in children）是指小儿因先天性畸形，或小儿溶血性贫血、或后天性肝胆系统炎症过程中累及胆囊，所致胆囊慢性、增殖性炎症改变。小儿胆囊炎少见，伴结石者更罕见。发病情况，据文献报告，1985年前北京儿童医院25年共收治66例。男多于女，男女之比为29∶1。发病年龄3~14岁的约占71%。文献报道1987年我国胆囊炎、胆石症共13342例中小于20岁者20例，仅占0.17%。国外Glean1954年统计6222例胆囊炎，小于15岁的儿童仅占13例，发病率约为0.21%。

临床特征：常发生于全身性疾病，包括感染、肠道寄生虫、溶血性贫血，或者先天性胆总管囊肿等。CT显示胆囊形态增大、胆囊壁增厚。

【病因】主要为胆汁潴留、细菌感染与胆红素代谢紊乱。常伴发急性、全身性、感染性疾病，包括肠道大肠埃希菌、沙门菌、链球菌性败血症、伤寒等经血、淋巴或邻近器官入侵。肠道、胆道内寄生虫，如蛔虫病、肺吸虫病等，溶血性贫血，如遗传性球形红细胞增多症，反复发生溶血。肝内胆管或胆总管囊性扩张先天畸形。

【病理改变】肉眼所见：胆囊的体积增大，壁增厚。黏膜皱襞消失或呈小梁状增粗，不光滑表面有纤维蛋白性渗出。胆囊管也有扩张。镜下：黏膜上皮完整，有时可见增生、萎缩。急性期有充血、水肿，波及胆囊壁各层，白细胞、淋巴细胞浸润。胆囊壁固有层偶见泡沫细胞。

【临床表现】有发热或长期低热，或急性高热。腹部疼痛。黄疸，呈间隙发作性。纳食差、腹胀、厌油腻等症少见。体重减轻。查体：营养、发育较差。面色苍黄，右上腹有时可触及腹部肿块，压痛明显，肝脾轻中度肿大。

【实验室检查】

（1）血象：在急性炎症期间白细胞总数、中性粒细胞增多，偶见核左移及中毒颗粒。

（2）红细胞计数及血红蛋白降低。呈小细胞低血红蛋白性贫血。

（3）周围血、细胞涂片可见大小不等的球形红细胞。

（4）如果发生急性溶血，网织红细胞增高。

（5）红细胞渗透脆性试验阳性。

（6）胆汁引流可培养出细菌、检出寄生虫。

（7）有的患儿急性炎症期间肝功能酶学与胆红素异常。

【影像学特点】

（1）B超：探及胆囊形态各径线增大，壁增厚，黏膜不光滑的光团回声。

（2）多螺旋CT扫描：平扫软组织窗观察：胆囊位于肝门解剖结构层面的胆囊窝，形态正常时为椭圆形，新生儿胆囊长径1.5cm。儿童期长径7.5cm，横径3.5cm。胆囊壁增厚，厚度超过2mm。胆囊内显示黏膜光滑。呈均匀一致水样密度，CT值0~20Hu。平扫胆总管显示不清，当增强扫描时，胆总管平均横径宽4mm。当小儿胆囊炎症时，由于炎症细胞浸润，胆汁滞留、淤积，CT图像可显示胆囊形态增大，最常见的是胆囊壁增厚，超过正常值，≥3mm（图8-5）。厚壁外与周围组织间隙的界限模糊不清，可见低密度的晕轮。增强扫描时，胆囊壁有轻度强化，胆总管扩张，胆总管壁亦见到强化改变。

【诊断与鉴别诊断】诊断要点，小儿有反复发热、腹部疼痛、黄疸，中上腹触及腹块，结合化验、B超、CT检查，考虑胆囊炎诊断。

鉴别诊断：

（1）小儿急腹症：如肠穿孔、阑尾炎穿孔等，患儿有高热、腹痛、压痛固定、腹穿有脓性渗出物，结合化验、B超、腹部平片、

CT 扫描不难诊断。

（2）传染性肝炎：发热、厌油腻、黄疸、腹部疼痛、肝脾肿大。白细胞总数及分类正常，或轻度增高。肝功能异常。B 超及 CT 显示胆囊正常。

【病例】男，3.8 岁。反复发作性黄疸、腹痛、腹块 1 年余。红细胞渗透压试验阳性，网织红细胞 5%。

临床诊断：溶血性贫血。

CT 显示胆囊形态增大，壁增厚。胆囊密度均匀。

诊断：溶血性贫血致慢性胆囊炎。

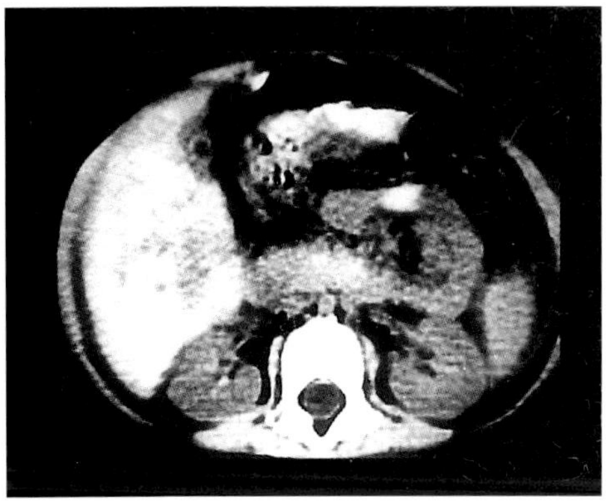

图 8–5　溶血性贫血致慢性胆囊炎 CT 观

男，3.8 岁。CT 显示胆囊形态增大，长径增加，壁增厚。胆囊密度均匀

三、小儿胆囊炎、肠系膜淋巴结增大

CT 表现：肠系膜根部、肝门、胰头周围及腹膜后区多发淋巴结肿大，部分融合成块并有小斑点状钙化，相邻血管受到挤压而被推移，增强后可见单环或多环状强化，环壁规整，其内为低密度的液化坏死区。腹腔动脉、肠系膜上动脉及下腔动脉被肿块所包绕，但血管的结构清晰，无侵犯的征象。有的显示轻度钙化，有的呈斑块状钙化。一例伴淋巴结肿大以至于压迫局部肝组织，使得受压的胆管发生扩张。有一例脾脏出现低密度化，而周边有轻度强化，小肠、结肠发生结核病变，表现为肠壁增厚水肿，增强后有分层征象，肠周围有渗出性改变（图 8–6）。

肠系膜结核的病理改变为肉芽肿性淋巴结炎、干酪样坏死、淋巴结脓肿及钙化，且多种病变同时并存。CT 的表现因人而异。炎性肉芽肿期时淋巴结密度均匀，无液化坏死，轻度强化。干酪样坏死及脓肿形成期时表现以淋巴结为中心的低密度无强化坏死灶，环壁规整，其厚度可达 2~4mm，有一定张力，颇具显影性。淋巴结的钙化系结核的后遗症，表现为斑片及结节状高密度影像，其境界不清。

鉴别诊断：淋巴瘤，为无痛性软组织团块，无液化、坏死、轻度的强化。常伴肝脾肿大，周围血象涂片可见较多量幼稚的淋巴细胞，中老年人多见。

【病例】女，15 岁。发作性头痛、头昏，意识障碍 1 周。以糖尿病酮症酸中毒、高脂血症急诊收住院抢救。

查体：血压 106/70mmHg，意识淡漠、精神欠佳、心肺未见异常，上腹部压痛（+），无肌紧张及反跳痛。

急诊化验：随机空腹血糖 20.8mmol/L。

腹部 CT 扫描：胆囊呈磁胆，完全高密度钙化。肠系膜上动脉附近淋巴结增大。

诊断：2 型糖尿病并酮症酸中毒、高脂血症、胆石症。

转归：住院后经纠正酮症酸中毒、高脂血症，患者病情好转，自动出院。

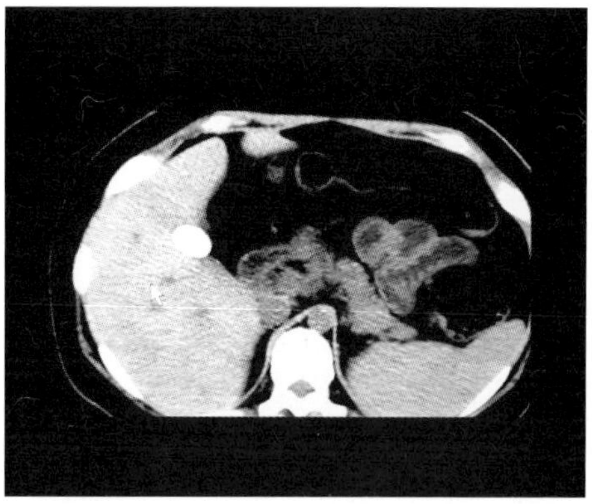

（一）

女，15 岁。CT 显示胆囊呈磁胆，完全高密度钙化

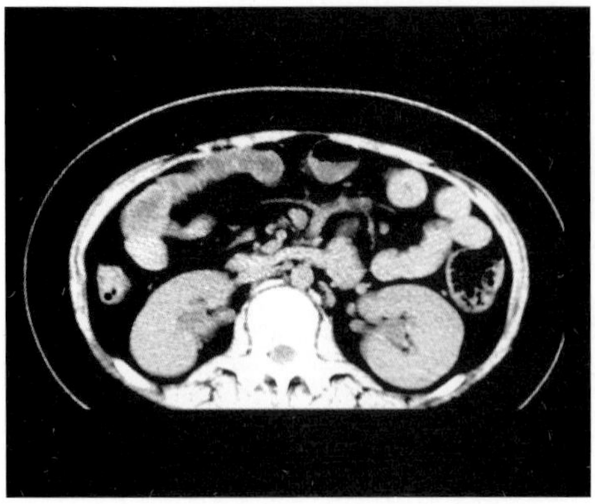

（二）

图 8-6 小儿 2 型糖尿病 CT 观

同一病例。CT 显示肠系膜上动脉附近淋巴结增大

四、慢性胰腺炎

慢性胰腺炎（chronic pancreatitis）是指患儿胰腺反复发作性炎症改变。临床特征：有腹部疼痛或无，导致胰腺外分泌功能改变。影像学急性发作期可见胰腺弥漫性肿胀，间歇期可见胰腺弥漫性钙化，胰管扩张。

【病因】小儿胆道先天畸形，如先天性胆总管囊肿、甲旁亢、胰腺的结石、钙化、纤维化致外分泌引流不畅。

【病理改变】肉眼所见胰腺呈阶段性增生，表面有钙化。切面胰腺管扩张，部分胰液潴留形成假性囊肿。镜下：胰腺组织内有大量淋巴细胞浸润。在假性囊肿或扩张导管处可见管壁周围纤维组织增生，胰腺的腺泡及胰岛细胞被纤维组织增生分隔。

【实验室检查】

（1）急性期白细胞计数升高。

（2）红细胞压积增高。

（3）血清淀粉酶增高。

（4）血钙降低。

（5）血糖增高。

（6）甘油三酯增高。

（7）尿淀粉酶于急性期第 1d 升高。

（8）尿钙增高；有腹泻患者，粪常规中可见大量脂肪球。

【临床表现】患儿有发作性腹痛，或剧烈腹痛，或隐隐作痛。腹胀、纳食差。便溏，或粥样便，大便外观油腻。患儿大便次数多，消瘦、体重不增。

查体：腹平软，或呈舟状腹，皮下脂肪菲薄。中上腹有压痛，无腹块触及。

【影像学检查】

（1）B 超：无腹部胀气时，可探及胰腺形态、回声异常。有钙化、假性囊肿、胰腺管扩张。

（2）CT 扫描：胃肠准备要服用 1%~4% 泛影葡胺，将十二指肠轮廓显示，在造影剂背景下显示胰腺头颈部更清晰。可见胰腺形态异常，边缘不规整，有结节样隆起，走行不自然，内有钙化、假性囊肿。计算机后处理图像，冠状、矢状位观察，显示胰腺病变更详细（图 8-7、图 8-8）。

【病例】女，17 岁。反复发作性腹痛 2 年余，加重 1 周。

查体：精神一般，未见皮疹。浅表淋巴结可及。心肺未见异常。腹平软，中上腹偏左轻压痛，无肌紧张。肝脾肋下未触及。脊柱四肢关节未见异常。

诊断：腹痛待查。

最后诊断：慢性胰腺炎并钙化、假性囊肿形成。

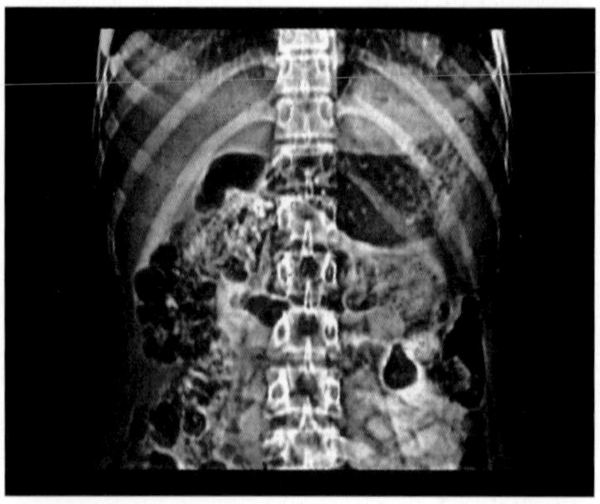

（一）

女，17 岁。CT 显示中上腹可见细小钙化点

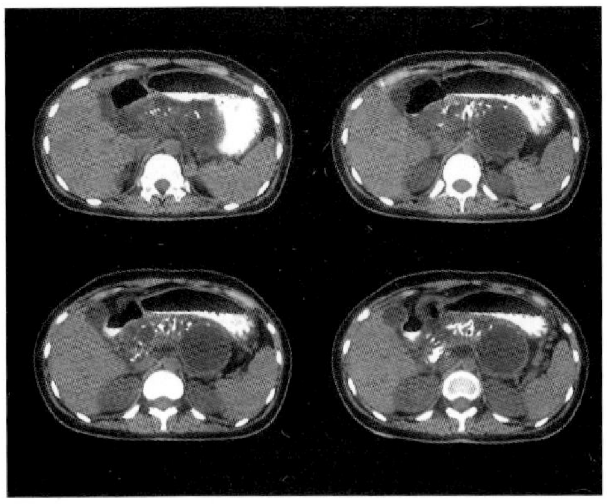

（二）

同一病例。CT 显示胰腺形态增大畸形，可见胰腺头、颈、体部有多个细小沙粒样钙化点。体部可见大小不等厚壁囊性灶

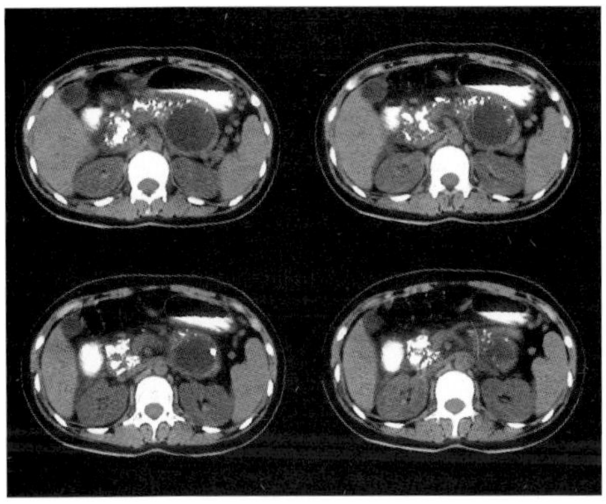

（三）

图 8–7　慢性胰腺炎 CT 观

同一病例。CT 下一层面仍显示胰腺形态增大畸形，可见胰腺头颈体部有多个细小沙粒样钙化点。体部可见大小不等厚壁囊性灶

【病例】女，16 岁。因“发作性腹痛 3h，时常大便次数增多”就医。

查体：精神一般，腹平软，腹壁脂肪丰富。中上腹压痛，无肌紧张，无腹部包块。肝脾肋下未触及。

腹部 CT：胰腺头颈部形态增大，边缘不规则，可见斑片状钙化。胰腺体尾部胰管扩张明显。肝脏密度弥漫性减低，低于同层面脾脏密度。

诊断：

（1）慢性胰腺炎。

（2）脂肪肝。

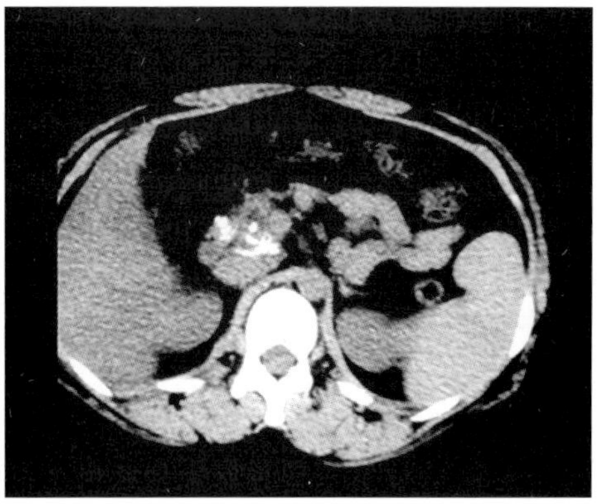

（一）

女，16 岁。CT 显示胰腺形态增大畸形，可见胰腺头颈部有多个成片状粗大钙化点

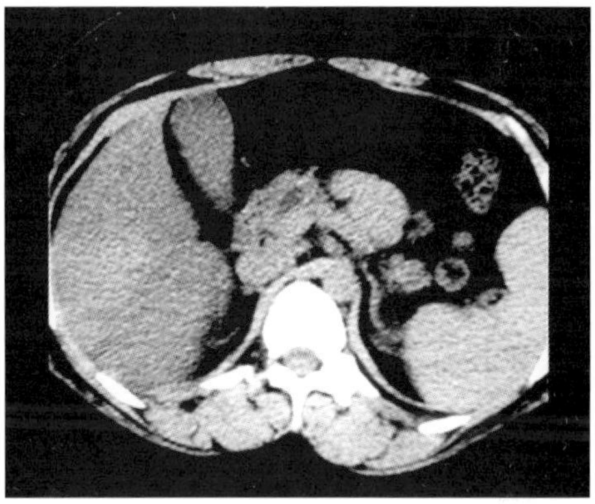

（二）

同一病例。CT 显示胰腺头颈部胰腺管扩张。肝脏密度弥漫性减低，低于同层面脾脏密度

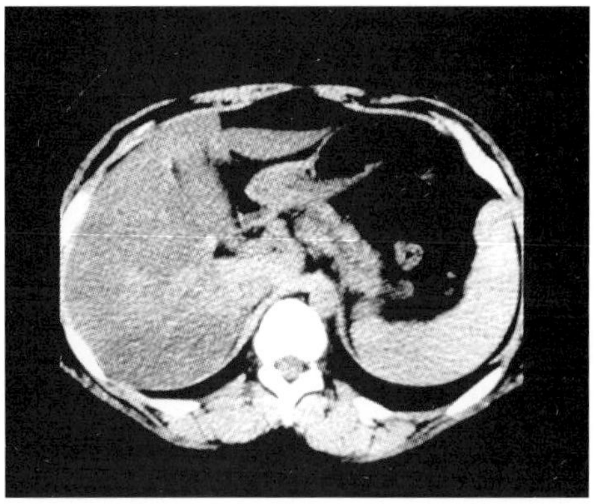

（三）

同一病例。CT 显示胰腺体部胰腺管扩张明显。肝脏密度弥漫性减低，低于同层面脾脏密度

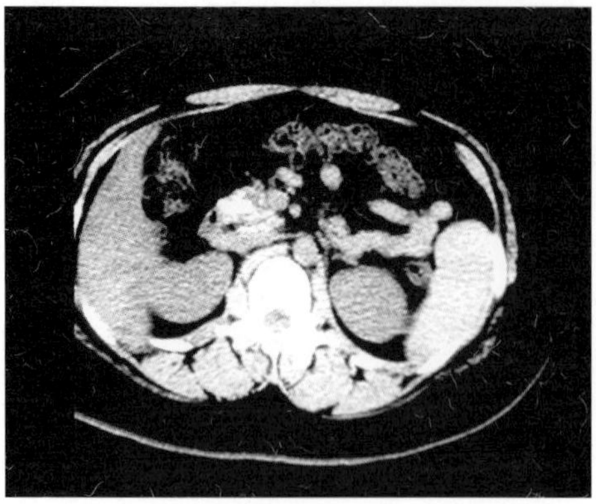

（四）

同一病例。CT 显示胰腺形态增大畸形，可见胰腺头颈有多个成片状粗大钙化点

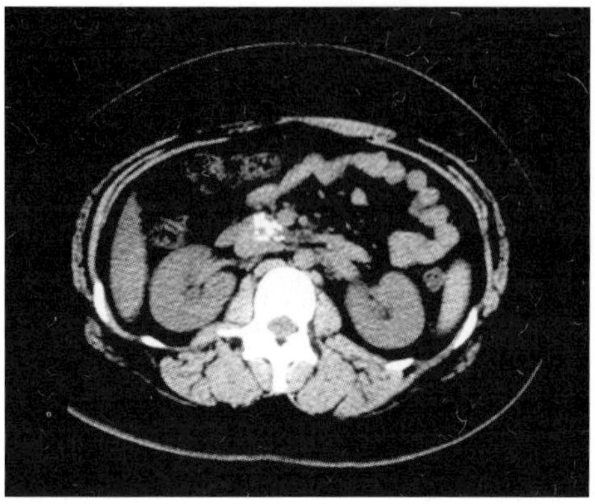

（五）

图 8-8　慢性胰腺炎 CT 观

同一病例。CT 显示胰腺形态增大畸形，可见胰腺头颈有多个成片状粗大钙化点

五、肾脓肿

肾脓肿（renal abscess），也称脓肾，是指小儿肾盂、肾实质急、慢性化脓性炎症。本病的发病情况，婴幼儿中以女性多见，在 7~11 岁学龄期的女性中发病为男性的 10 倍。临床特征：婴幼儿以全身中毒症状为主。年长儿则以发热，腰部疼痛，反复发作性肉眼血、脓尿为主。

【小儿泌尿系统解剖生理特点】婴幼儿输尿管长而弯曲。管壁肌肉弹力纤维发育差。幼女尿道短，仅长 3~8cm，会阴部易受污染，感染机会多。在小儿泌尿系先天畸形、尿路梗阻、肾小球肾炎、尿路结石、尿潴留、尿液反流等等原因极易引起肾实质感染。

【病因】在女性 75%~90% 由大肠埃希杆菌感染。其次为克雷白菌、变形杆菌。病毒或支原体感染少见。大肠埃希杆菌与泌尿系统上皮细胞表面 PI 抗原特异性结合，即使无膀胱、输尿管反流，也可产生类似上行性肾盂肾炎的表现，且有反复发作的病史。

【病理改变】肉眼所见：肾脏呈局灶性或弥漫性肿大。表面有稍凸起的黄白色脓肿。病灶、周围充血。切面可见肾盂黏膜充血、水肿，有脓性渗出，可见从肾乳头尖端向皮质走行的黄色条纹状及小脓肿。镜检：肾盂间质、肾小管内均见炎症细胞浸润，及坏死的脓细胞。

【临床表现】急性期：婴幼儿有畏寒、发热、惊厥、哭闹、面色苍白、脓尿、血尿，或白天遗尿。年长儿畏寒、高热、尿频、尿急、尿痛、脓尿、血尿。慢性期：起病隐匿，小儿有乏力、消瘦，长期低热、贫血、纳食差，体重不增，腹部疼痛。

【实验室检查】

（1）白细胞计数及中性粒细胞增高。急性感染期间偶见细胞内中毒颗粒。

（2）红细胞计数、血红蛋白减少，呈轻-中度贫血。

（3）尿常规：白细胞计数增多，红细胞（++），隐血（+），蛋白（++）。

（4）血沉增快。

（5）C- 反应蛋白阳性。

（6）尿液直接涂片查菌阳性 > 10.5/ml。

（7）疾病发作初期，进行中段尿培养，可检出致病菌。

【影像学特点】

（1）B 超：探及肾脏形态增大，有强回声的光团。

（2）静脉肾盂造影：年长儿及合作幼儿中检出先天性泌尿系统畸形、结石、梗阻、肿瘤等，伴有肾盂积水，造影剂排泌减慢。

（3）CT 扫描：平扫可见患侧肾脏形态增大。肾实质内密度较正常肾实质减低，减低区为局灶性或患侧肾脏受累，常累及整个肾脏，其边缘、境界模糊不清，由于渗出、水肿，肾盂、肾盏被挤压，形态显示不清。

增强扫描后，正常肾脏迅速强化，而患侧肾脏皮质期呈肾皮质周边轮廓有强化，或部分强化，或密度增高，CT 值仅提高 5~10Hu。这是由于炎症累及肾小管排泌功能，髓质期、延迟期肾实质强化时间减慢。与小脓肿相互融合时，CT 显示①肾实质内有密度不匀肿块，其边缘有强化。②大片坏死液化囊变区，区域的周边有强化，囊变区内含气液平（图 8-9~图 8-11）。

（4）MRI：文献报告急性期肾脏形态增大，皮、髓质界限不清。轴位可见 T1 加权呈低信号，T2 加权为高信号，如脓肿内有坏死囊变，含气，T1 加权图和 T2 加权呈混杂信号。

【诊断与鉴别诊断】诊断要点，患儿有反复、发作性脓尿、贫血、消瘦、面色苍白，结合临床化验，B 超、CT 检查做出诊断。

鉴别诊断：

肾母细胞瘤：腹部肿块，贫血，患儿偶有血尿。CT 显示肾脏外形增大，密度不均，有出血、坏死、囊变及偶见钙化。化验尿常规检查仅有血尿，尿培养无细菌生长。

【病例】女，12 岁。低热、腰痛 4 月余。尿常规：红细胞（++），脓球（+++），隐血（+），蛋白（+）。多次中段尿培养：大肠埃希菌。CT 平扫：左肾增大，边缘模糊。肾实质密度减低，肾盂、肾小盏受压变形，如裂隙状。CT 增强后患侧肾脏仅有皮质期肾包膜及皮质强化，肾盂强化迟缓。

诊断：左肾脓肿。

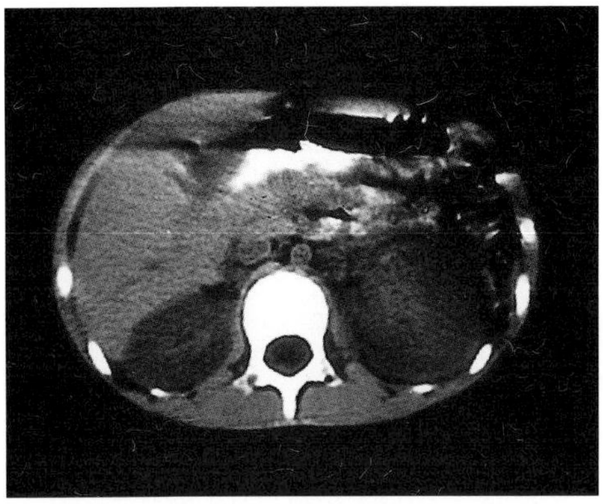

图 8-9　左肾脓肿 CT 观

女，12 岁。CT 平扫：左肾增大，边缘模糊。肾实质密度减低，肾盂、肾小盏受压变形，如裂隙状

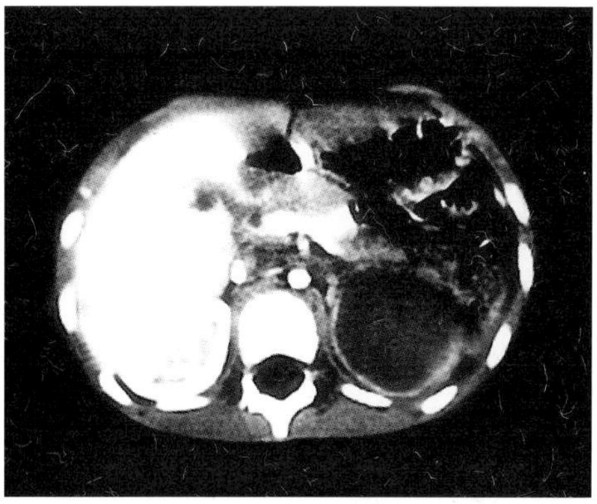

图 8-10　右肾脓肿 CT 观

同一病例。CT 增强后患侧肾脏仅有皮质期肾包膜及皮质强化，肾实质强化迟缓

【病例】女，10 岁。反复发作性畏寒、发热、贫血、腰痛 3 个月。尿常规检出脓球（+++）。CT 显示右肾形态增大，密度均减低，CT 值 21Hu。肾盂、肾小盏显示模糊不清。

诊断：右肾脓肿。

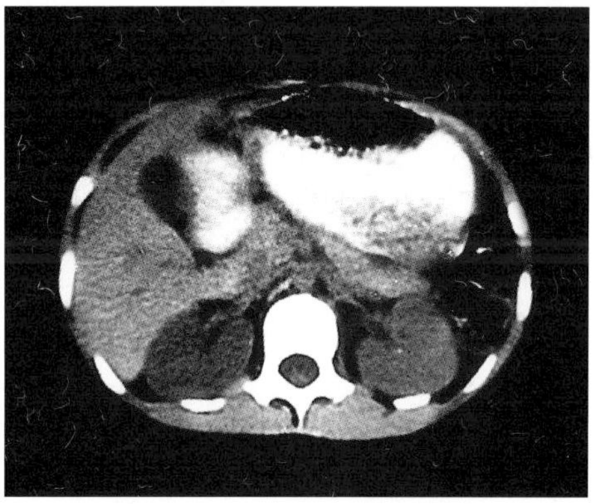

图 8-11　右肾脓肿 CT 观

女，10 岁。CT 显示右肾形态增大，密度均减低，CT 值 21Hu。肾盂、肾小盏显示模糊不清

六、急性阑尾炎并阑尾周围脓肿

急性阑尾炎并阑尾周围脓肿，是指青少年，由于免疫器官发育成熟，当患急性化脓性阑尾炎，局部免疫应答反应，大网膜包裹炎症局部，形成一种炎症反应。但小婴儿由于大网膜短，当有急性阑尾炎时，不易形成阑尾周围脓肿。

【病例】男，16 岁。转移性右下腹疼痛 8d。急诊手术切除。术中可见化脓增粗的阑尾周围，腹腔有渗液。在腹腔镜引导下行阑尾周围脓肿引流，清理渗出积液，逐层关腹。

查体：精神欠佳，心肺听诊未见异常。腹部肌紧张，右下腹局限性压痛、反跳痛。

术后CT显示右下腹可见团块状影，周围模糊。

临床诊断：阑尾炎并阑尾周围脓肿。

CT诊断：阑尾炎并阑尾周围脓肿。

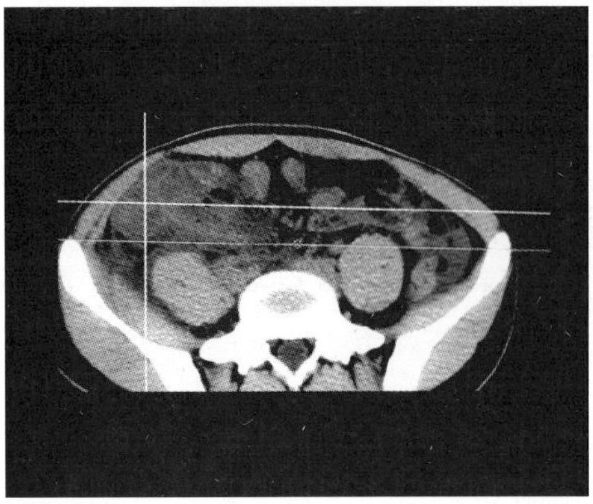

（一）

男，16岁。CT显示右下腹可见团块状影，周围渗出水肿，界限模糊不清

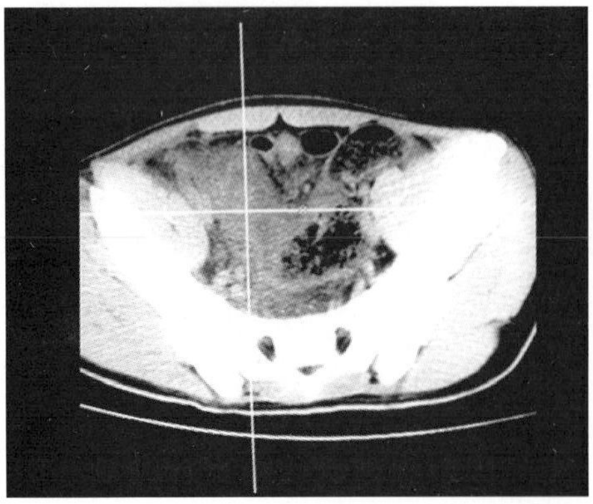

（二）

同一病例。CT显示右下腹可见团块状影，周围渗出水肿，界限模糊不清

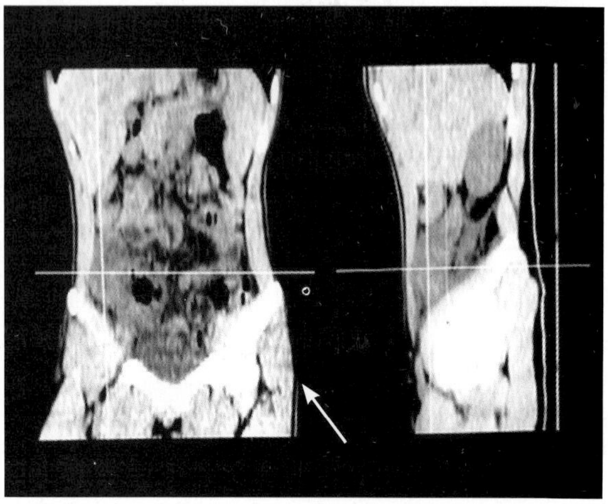

（三）

同一病例。CT重建后显示右下腹可见团块状影，周围渗出水肿，界限模糊不清

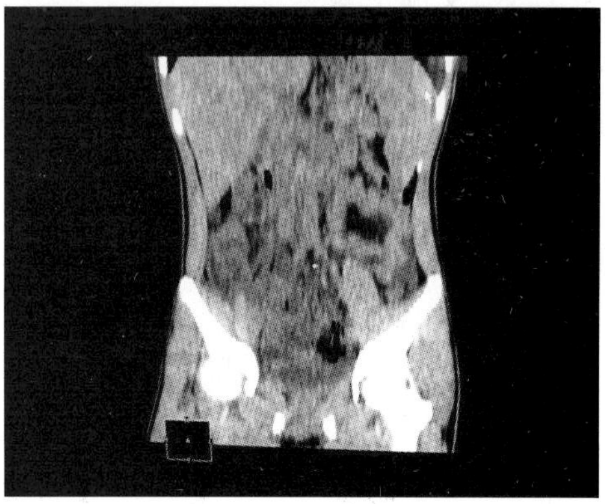

（四）

图8-12　急性阑尾炎并阑尾周围脓肿CT观

同一病例。CT显示右下腹可见团块状影，周围渗出水肿，界限模糊不清

【病例】女，19岁。因右下腹疼痛，在外院行“急性阑尾炎手术切除1周，术后发热，右下腹疼痛不缓解”转入我院治疗。

查体：精神欠佳，右下腹可见手术切口痕，尚未拆线，伤口无充血，无渗出，局部压痛，深压痛明显。

CT显示右下腹阑尾区肠管结构紊乱，可见一包块，周围有低密度渗出，盆腔有低密度积液影。

诊断：急性阑尾炎术后并阑尾周围脓肿，盆腔积液。

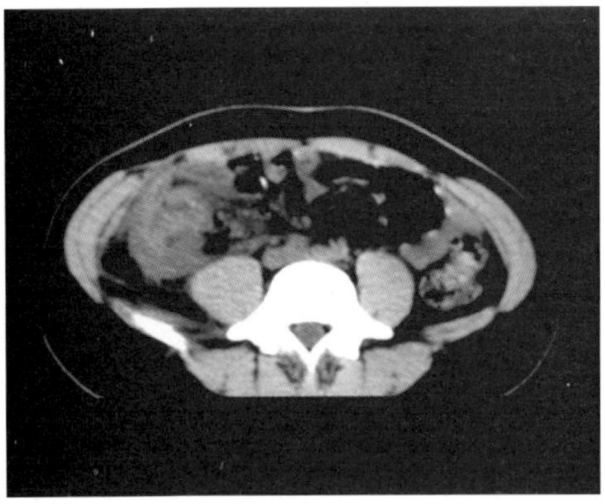

（一）

女，19岁。CT显示右下腹阑尾区肠管结构紊乱，并见一包块，周围有低密度渗出，盆腔有低密度积液影

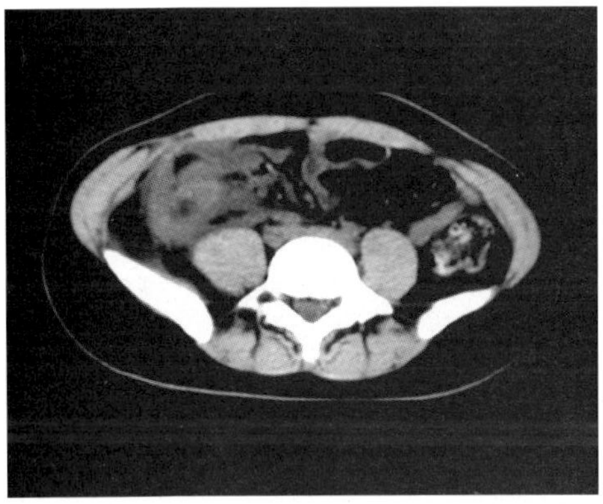

（二）

同一病例。CT显示右下腹阑尾区肠管结构紊乱，并见一包块，周围有低密度渗出，盆腔有低密度积液影

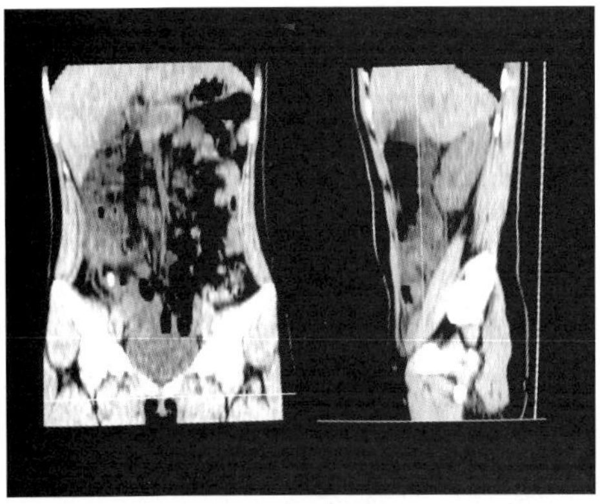

（三）

图 8-13　急性阑尾炎并阑尾周围脓肿 CT 观

同一病例。CT重建图像MPR冠状、矢状位仍显示右下腹阑尾区肠管结构紊乱，肠间隙模糊并见一包块，周围有低密度渗出，盆腔有低密度积液影

【病例】女，10岁。腹部疼痛伴腹块1周。腹部CT显示腹部稍膨隆。右下腹回盲部肠管结构欠清，可见一不规则含气、含液软组织包块，周围可见模糊渗出性改变。局部肠管扩张积液增多。盆腔内可见少量积液。

诊断：急性阑尾炎并阑尾周肿脓。

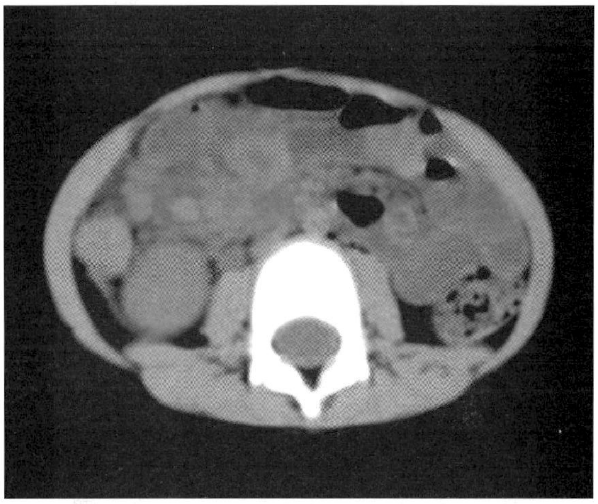

（一）

女，10岁。CT显示腹部稍膨隆。右下腹回盲部肠管结构欠清，可见一不规则含液、含气软组织包块，周围可见渗出性模糊改变。局部肠管淤胀，积液增多。盆腔内可见少量积液

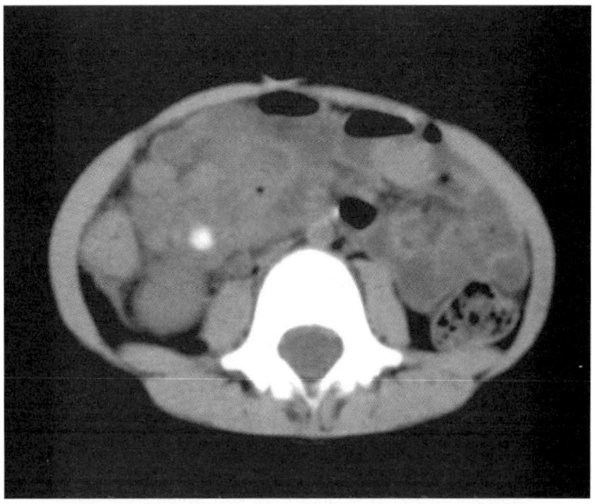

（二）

同一病例。CT显示腹部稍膨隆。右下腹回盲部肠管结构欠清，可见一不规则含液、含气软组织包块，周围可见渗出性模糊改变。局部肠管扩张，积液增多。盆腔内可见少量积液

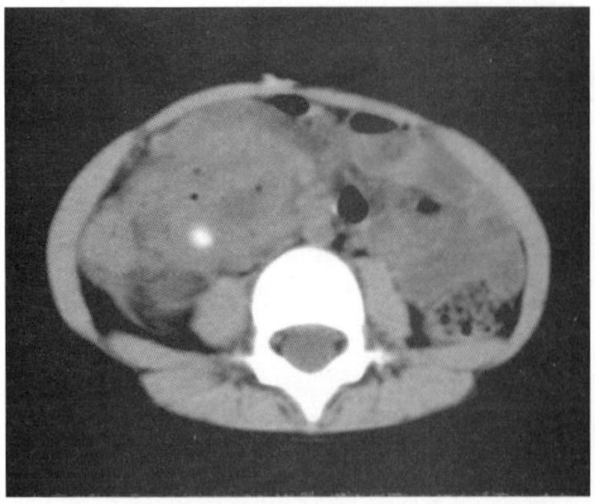

（三）

同一病例。CT 显示腹部稍膨隆。右下腹回盲部肠管结构欠清，可见一不规则含液、含气软组织包块，周围可见渗出性模糊改变。局部肠管扩张，积液增多。盆腔内可见少量积液

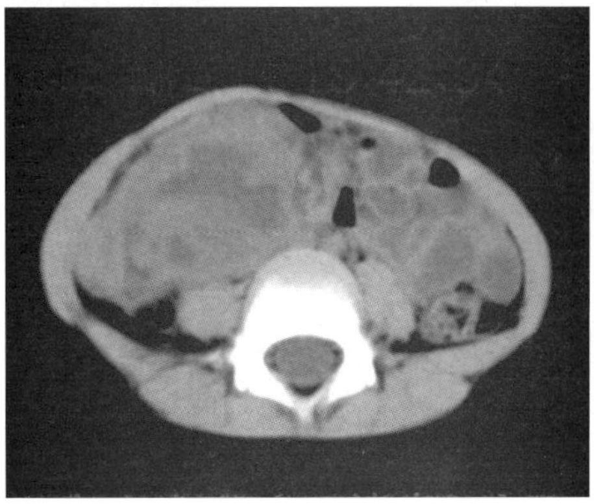

（四）

同一病例。CT 显示腹部稍膨隆。右下腹回盲部肠管结构欠清，可见一不规则含液、含气软组织包块，周围可见渗出性模糊改变。局部肠管扩张，积液增多。盆腔内可见少量积液

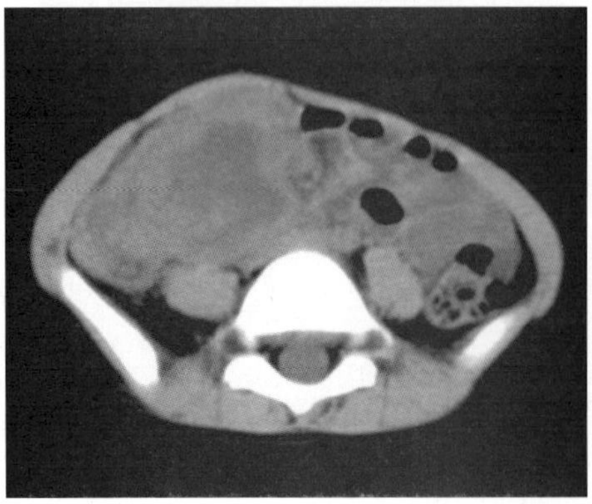

（五）

同一病例。CT 显示腹部稍膨隆。右下腹回盲部肠管结构欠清，可见一不规则含液、含气软组织包块，周围可见渗出性模糊改变。局部肠管扩张，积液增多。盆腔内可见少量积液

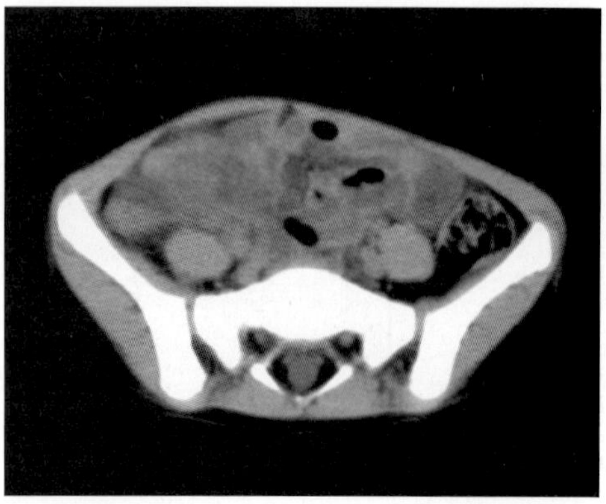

（六）

同一病例。CT 显示腹部稍膨隆。右下腹回盲部肠管结构欠清，可见一不规则含液、含气软组织包块，周围可见渗出性模糊改变。局部肠管扩张，积液增多。盆腔内可见少量积液

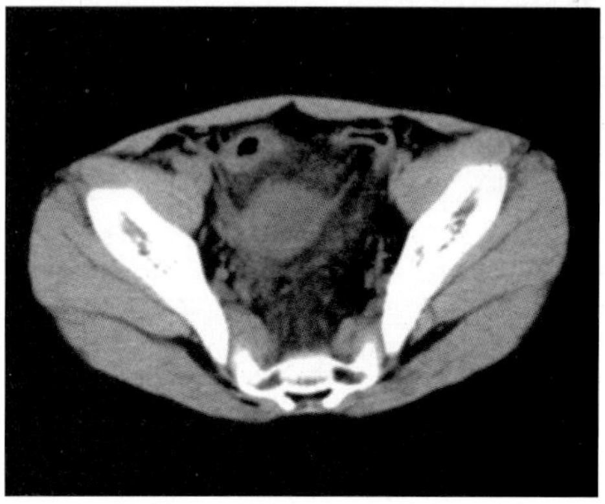

（七）

图 8-14　阑尾炎并阑尾周围脓肿形成 CT 观

同一病例。CT 显示腹部稍膨隆。右下腹回盲部肠管结构欠清，可见一不规则含液、含气软组织包块，周围可见渗出性模糊改变。局部肠管扩张，积液增多。盆腔内可见少量积液。子宫右缘及圆韧带模糊

【病例】男，4 岁。持续性右下腹疼痛 4d。查体：右下腹局限性压痛、反跳痛，周围肌紧张。CT 显示右下腹回盲部肠管结构欠清，可见一不规则软组织包块，周围可见渗出性模糊改变。局部肠管淤胀，积液增多。盆腔内可见少量积液。

诊断：急性阑尾炎并阑尾周围脓肿形成。

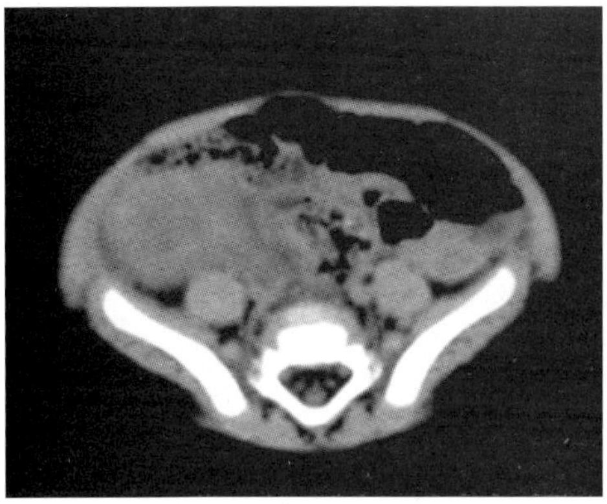

（一）

男，4 岁。CT 显示腹部稍膨隆。右下腹回盲部肠管结构欠清，可见一不规则软组织包块，周围可见渗出性模糊改变。局部肠管淤胀，积液增多。盆腔内可见少量积液

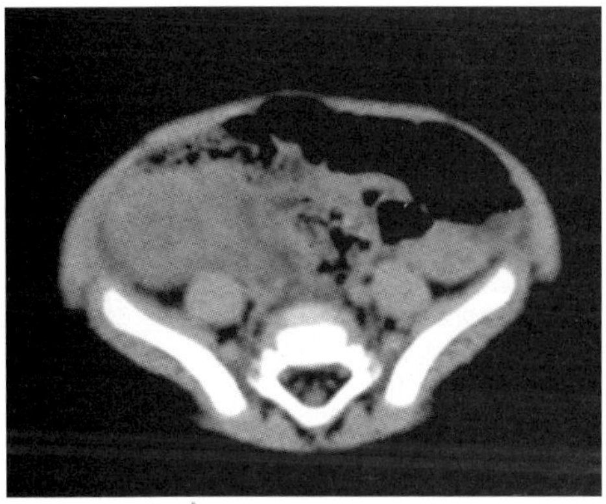

（二）

同一病例。CT 显示仍见一不规则软组织包块，周围渗出性模糊改变。局部肠管淤胀，积液增多。盆腔内可见少量积液

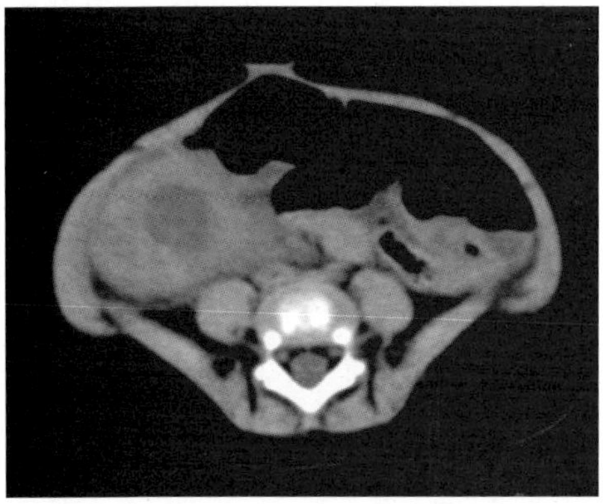

（三）

同一病例。CT 显示右下腹回盲部肠管结构欠清，可见一不规则软组织包块，周围可见渗出性模糊改变。局部肠管淤胀，积液增多。盆腔内可见少量积液

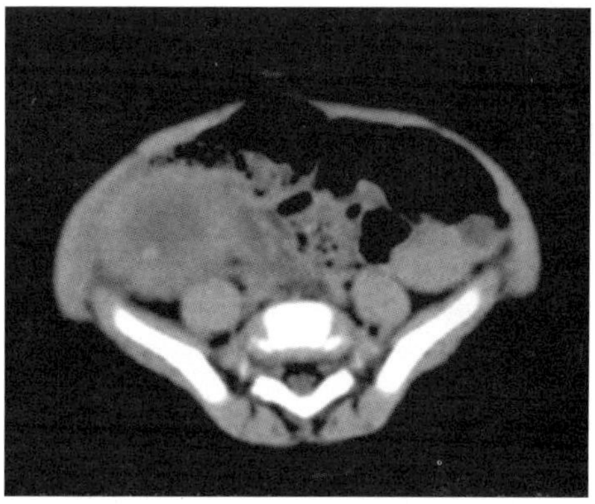

（四）

同一病例。CT 显示右下腹回盲部肠管结构欠清，可见一不规则软组织包块，周围可见渗出性模糊改变

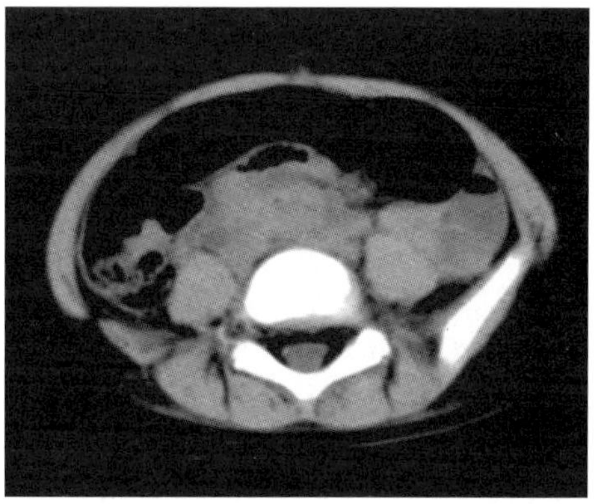

（五）

图 8–15　阑尾炎并阑尾周围脓肿形成 CT 观

同一病例。CT 显示周围可见渗出性模糊改变。局部肠管淤胀，积液增多

第三节　小儿脂肪肝

小儿脂肪肝（fatty liver in children），也称肝脏脂肪浸润。指小儿肝脏内脂肪合成、转运、代谢功能发生紊乱，致使大量的甘油三酯在肝细胞内沉积。本病为儿科临床不常见的体征，和／或并发症。但是近年来随着小儿肥胖症增多，引起大家关注。临床特征：小儿在贫血（中度以上）或其他疾病中肝脏轻中度肿大，边缘较钝。无压痛。质地中等偏硬。原发病因解除后，有些病例可恢复正常。

【病因】最常见于营养过剩的肥胖儿，

或营养不良，结核等慢性消耗性疾病，严重贫血，遗传代谢性疾病，或长期使用肾上腺皮质激素治疗的患儿。急性脂肪肝主要见于Reye' s综合征、缺氧、药物中毒等严重的并发症。

【病理改变】大体所见：肝脏体积增大，包膜紧张，呈黄色，边缘变钝，压之稍软。切面隆起，触之有油腻感，镜检：肝细胞变性或呈气球样圆形空泡，体积增大，或胞浆内有脂滴，将细胞核挤压靠边缘。

【临床表现】小儿脂肪肝很少单独发生，除前述的原发病临床表现外。查体：发现肝脏肿大，为轻中度增大。边缘较钝，无压痛。病程较长，肝脏质地偏中至稍硬。

【实验室检查】

（1）肝功能异常：表现在酶学、胆红素正常或异常。若伴有营养不良，可有血浆蛋白降低，清蛋白／球蛋白比值倒置。

（2）血脂测定甘油三酯异常。

（3）红细胞和血红蛋白降低。呈小细胞低血红蛋白性贫血。

【影像学特点】

（1）B超：显示肝脏的各径线增大。肝实质呈弥漫性、细点状回声，其强度随深度递减。肝内血管回声减弱。

（2）CT扫描：平扫冠状位显示肝脏形态、轮廓增大。横断层面可见肝脏由上至下边缘圆钝，肝实质弥漫性密度降低，低于同层面脾脏密度。肝内的胆管系统、血管在低密度背景下显示尤为清楚，在重症脂肪肝时，呈现弥漫的低密度背景下，肝内血管呈树枝状等密度或稍高密度影。呈CT反转征，仅平扫就可诊断。当肝内呈局灶性脂肪肝时，CT表现为肝脏之叶或段分布，呈斑片状、扇形、不规则形低密度影。其边缘、境界、轮廓面清晰（图8-16、图8-17）。进行对比增强扫描后，树枝状血管影明显强化，局灶性脂肪浸润轻度增强。局灶性脂肪肝多见近肝门区的左叶内侧。

【诊断与鉴别诊断】诊断要点，本病除伴随原发疾病外，肝脏肿大，边缘钝，质地柔软偏中等硬度，结合B超及CT显示常可诊断。

鉴别诊断：

（1）肝母细胞瘤：肝脏外形异常，肝实质内有混杂性密度肿块，边缘不清，增强后造影剂有快进快出很快强化的特点，甲胎球蛋白滴度升高。

（2）肝内血管瘤：肝实质内有团块状低密度，增强扫描后，造影剂由周边向中心弥散，延迟扫描后完全弥合。

（3）腹膜后肿瘤、神经母细胞瘤、肾母细胞等肝转移。肝实质内有不规则形结节影，境界欠清，结合原发肿瘤特征进行鉴别。

（4）肝脓肿：小儿长期有发热、贫血、消瘦、肝脾肿大，CT显示肝内巨大低密度肿块影，周边有低密度晕轮。增强后扫描仅见壁强化，脓肿内为均匀一致低密度影，无强化。

【病例】男，2岁。反复发热、腹胀、腹痛3个月。查体：面色苍白，肝脾肿大，质地偏中，化验红细胞 2.25×10^{12}/L。骨穿：符合感染性贫血。CT显示肝形态增大，脾脏肿大。

诊断：雅克什贫血（感染性贫血）。

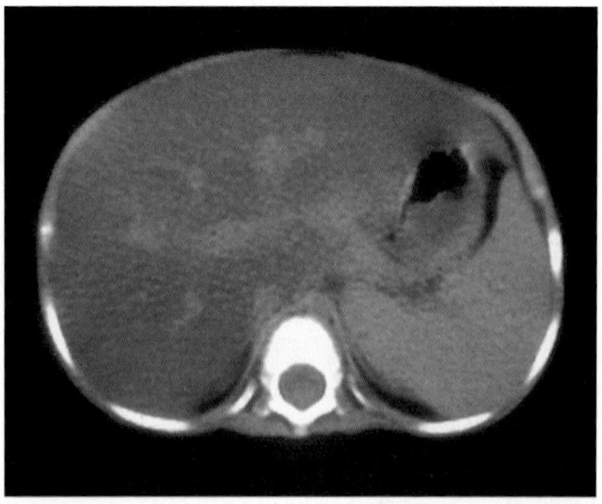

（一）

男，2岁。CT显示肝脾形态增大。肝实质弥漫性密度降低。低于同层面脾脏密度

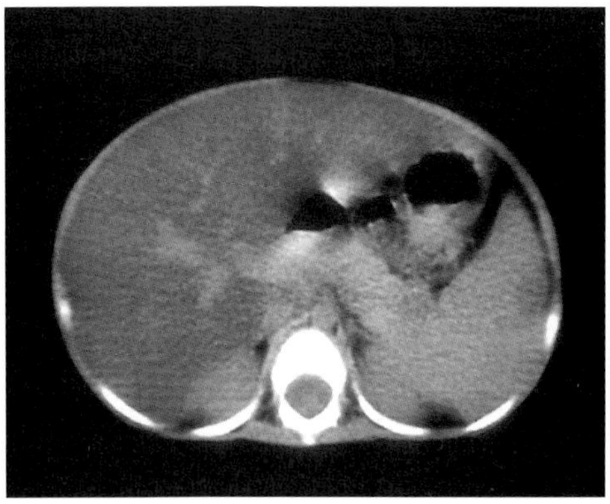

（二）

图 8-16　雅克什综合征伴脂肪肝 CT 观

同一病例。CT 显示下一层面仍见肝脏均匀一致低密度影。CT 值 -26~-8Hu。肝实质内血管清晰。脾脏密度增高

【病例】男，12 岁。自幼食欲极佳，不挑食，体胖，懒动。身高 124cm，体重 71kg。CT 显示肝质密度弥漫性降低，血管清晰，低于同层面脾脏密度，肝脾密度倒置。

诊断：肥胖症（重度）并脂肪肝。

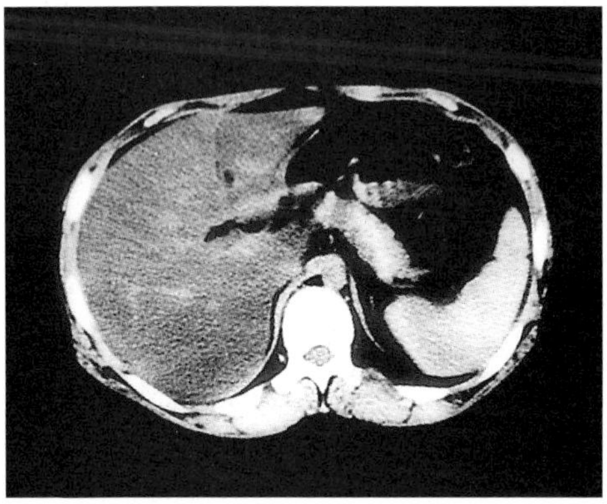

图 8-17　肥胖症伴脂肪肝 CT 观

男，12 岁。CT 显示肝质密度普遍降低，血管清晰。低于同层面脾脏密度

第四节　朗格汉斯细胞组织细胞增生症并肝脏损害、胸腺弥漫性增大

朗格汉斯细胞组织细胞增生症，也称组织细胞增 X 症、骨嗜伊红肉芽肿。本病首先由 Hand 于 1893 年报告。以后陆续报告增多。Otaant 报告年长儿及成人骨损害。本组病例的病理损害：从皮肤、黏膜、溶骨性骨破坏区内检出成堆的组织细胞。此细胞浆为嗜酸性染色。细胞核呈圆形、卵圆形或肾形。电镜下细胞内有 Biirbeek 颗粒或 X 小体。临床习惯将骨损害的病例称为骨嗜伊红肉芽肿。1953 年国际专业组织统称本病为组织细胞增 X 症，1985 年更名为朗格汉斯细胞组织细胞增生症。

本病原因不明，但通过免疫组化检查，发现有的患者出现肿瘤基因阳性，因此采用放化疗后病情缓解。朗格汉斯细胞组织细胞增生症的发病多见于 4~7 岁小儿，男性多于女性，男女之比约 1.50~2 : 1。全身任何骨骼均可受累及，包括颅骨、眼眶、下颌骨、颞骨、中轴骨椎体及附件、股骨、骨盆及手足短小骨。可伴随有浅表淋巴结、肝脾肿大、肺部浸润。婴儿期还可见到发热、耳部溢脓、颞骨破坏。

影像学特征：

（1）多部位皮肤黏膜、多脏器的病理损害。

（2）骨破坏，单骨或多骨损害，病灶局部有穿凿、溶骨样破坏，在疾病活动期无骨硬化缘，当疾病稳定期，骨破坏区可见骨硬化缘。

（3）多系统损害，包括胸腺、肝脏、淋巴结。

【病例】女，3.7 岁。9 个月前（2.8 岁，2008 年 10 月 25 日）因左耳溢液、耳前肿胀痛 3 月余，当地抗感染治疗无效，前来西京医院耳鼻喉科就医。

术前头颅 CT：左侧硬化型乳突，左颞部软组织占位，累及左颞骨、颧骨、蝶骨大翼、鼓窦区见软组织肿块。周边骨质呈溶骨样破坏。听骨链结构完整。鼓窦、鼓室扩大。右侧气化型乳突，听骨链结构完整。鼓室、鼓窦区含气良好。

MRI 显示颅内未见异常信号。颅底左颞骨、颧骨、蝶骨大翼、鼓窦区见软组织肿块内，混杂信号。

术中发现病灶范围于左颞骨、颅底骨病损广泛无法切除，仅取病理活检。

术后病检证实（病理号 200824826）：左颞部朗格汉斯细胞组织细胞增生症。

免疫组化：肿瘤细胞 CDIa（+），S-100（+），Vim（+），K1-67 增殖指数约 40%。

当时病理结果多病灶损害，尤其肿瘤细胞 CDIa（+）。

术后进行放疗 12 次 / 总量 14Gy/3 周。

放疗范围：左颞骨、颧骨、蝶骨大翼、腮腺区、左颈淋巴结引流区Ⅱ区。

放疗后耳前肿块基本消失。又进行化疗（醋酸泼尼松 40mg/m²）维持治疗 4 周后，第 5 周减量（醋酸泼尼松 30mg/m²）。在醋酸泼尼松减量期间加用长春新碱持续一段时间后，加用依托泊苷。

确诊：朗格汉斯细胞组织细胞增生症。7 个月后（3.5 岁，2009 年 5 月 19 日），来院复查。

查体：体温 36.9℃，脉搏 98 次 /min，呼吸 23 次 /min，血压 105/60mmHg。头颅无异常。双颈、颌下可及黄豆大淋巴结，质中，无压痛。左外耳道内可见黄白色干痂。扁桃体Ⅰ°。颈软。胸廓无畸形。两肺呼吸音粗，未闻及干、湿性啰音。心率 98 次 /min，律齐，各瓣膜未闻及病理性杂音。腹平软。肝肋下 2cm，质软、缘锐、无触及痛。脾脏肋缘下未及。

实验室检查：血常规：白细胞计数 6.2×10^9/L，红细胞计数 4.67×10^{12}/L，血小板计数 282×10^9/L，血红蛋白 108g/L。血沉 36mm/h。血清免疫球蛋白：总 IgE 299 正常值 <100IU/ml。外耳道分泌物细菌培养：未培养出革兰阳性细菌。

多次腹部 B 超：肝实质内多发结节性占位，血供丰富。

头颅 CT：骨破坏区未见明显增大。

腹部 CT：肝左外侧段大片低密度影。

在 B 超引导下对肝左叶穿刺活检。

穿刺病理结果：肝细胞混浊肿胀，汇管区慢性炎症细胞浸润，可见多量、成堆的朗格汉斯组织细胞，小胆管有受损。

确诊：朗格汉斯细胞组织细胞增生症，9 个月后（3.7 岁，2009 年 7 月 30 日）。进行 PET/CT 评估。

检查前查体：皮肤黏膜可见左下腹有牛乳 - 咖啡斑，面积 1.2cm × 1cm。双颈、左颌下可及黄豆大小浅淋巴结。质中、无压痛、活动度好。头颅：毛发可，细黄软。左颞部可触及骨性隆起。无压痛。外耳道无脓性分泌物。乳突无压痛。颈软。胸廓对称，挤压左前胸压痛明显。心界叩诊正常，听诊心率 112 次 /min。各瓣膜未闻及病理性杂音。腹平软。肝肋下 2cm，质软、缘锐。脾脏肋缘下未及。肝脾叩击痛（-）。脊柱四肢关节外形正常。左下肢胫前区有 3.4cm × 2.7cm 骨性隆起，表面不光滑，压痛。关节轻度叩击痛。左侧髋关节疼痛。

神经系统检查：脑膜刺激征（-）。步态行走不稳，不能走直线，步态摇曳。生理反射均欠活跃。病理体征：巴宾斯基征（-）、高登氏征（-）、欧本海姆氏征（-）。

检查前准备：清晨空腹，测身高 100cm，体重 13.2kg，血糖 3.9mmol/L。静脉注射 18F-FDG 3.5mCi。安静休息 40min 后上机检查。

头颅平片：正侧位显示左颞骨、颧骨仍有片状溶骨样破坏。骨破坏的边缘无骨硬化缘。

胸片：卧位、站立位均显示肺纹理增粗。

头颅 CT：同前。

PET/CT 检查：颅腔内双侧大脑半球结构对称，灰白质对比自然，脑室系统形态正常。幕下结构清晰。两侧大脑皮质各叶、基底节、丘脑和小脑放射性分布大致对称。左侧颞骨、颧骨、蝶骨大翼可见低密度溶骨样破坏，密度不均，散在分布碎骨片，无放射性核素摄取。左侧上颌窦腔内黏膜增厚，窦腔底有骨质密度增高，无放射性核素摄取。甲状腺左右两叶及峡部形态、密度、大小正常，无放射性核素异常分布；双侧胸廓结构不对称，左侧 < 右侧。两肺野内清晰，放射性核素分布未见明显异常。纵隔内未见异常。左室心肌部分显影。胸腺形态弥漫性增大，并见放射性核素明显浓聚（SUV 值 11）。肝脏形态如常，边缘光整，实质密度不均匀，肝脏放射性核素分布不均匀，肝右后叶、左外叶均见斑点状放射性核素浓聚（SUV 值 0.99~1.1），同层面 CT 呈低密度灶影，部分有融合，CT 值 12~24Hu，最大者大小约 1.1cm × 0.8cm × 2.5cm。胆囊形态大小正常，壁薄，腔内未见异常。胰腺形态密度正常，走行自然。脾脏约占 8 个肋单元，实质密度均匀，双侧肾上腺、肾脏形态密度正常，未见放射性核素浓聚。

骨窗显示：左第 2 肋骨弓呈膨胀性骨破坏，软组织肿胀向肺内突起，内有碎骨片渣。双侧髂骨、双侧股骨头骺均见多灶性穿凿样溶骨性破坏，并有放射性核素浓聚（SUV 值 2.7~3.2）。枕骨斜坡放射性核素轻度摄取。骨窗显示脊柱序列如常，生理曲度存在，诸椎体骨质结构完整，无放射性核素异常分布。全身其余各部位未见放射性核素异常分布区。

前述器官均无放射性核素异常浓聚。双侧肾内收集系统及膀胱内可见少许放射性核素滞留。右下腹肠腔内有散在性放射性核素轻度摄取（SUV 值 1.2）。子宫附件形态显示欠清，盆腔内无放射性核素异常摄取。

诊断意见：

（1）左颞部朗格汉斯细胞组织细胞增生症术后放化疗后，全身 PET/CT 显示胸腺、肝脏、枕骨斜坡、左侧第 2 肋弓、双侧髂骨、股骨头骺葡萄糖代谢增高，提示：内脏及多骨损害。

（2）左侧上颌窦炎，脾大。

鉴别诊断：

（1）淋巴母细胞性淋巴瘤：表现为多骨、多部位损害，呈溶骨样破坏，血片 + 骨髓片：可见异常淋巴细胞。

（2）多骨性骨髓炎，反复发作性患肢疼痛，肿胀，皮肤破溃，时有小死骨碎片流出。X 线平片：病灶骨皮质增厚，可见骨膜反应性增生，骨病灶内外有死骨片，软组织肿胀。

（3）多发性骨转移瘤：有肿瘤原发病史，例如小儿神经母细胞瘤、肾母细胞瘤可见多骨破坏，呈溶骨样或成骨样破坏无骨硬化缘，骨膜反应少见。

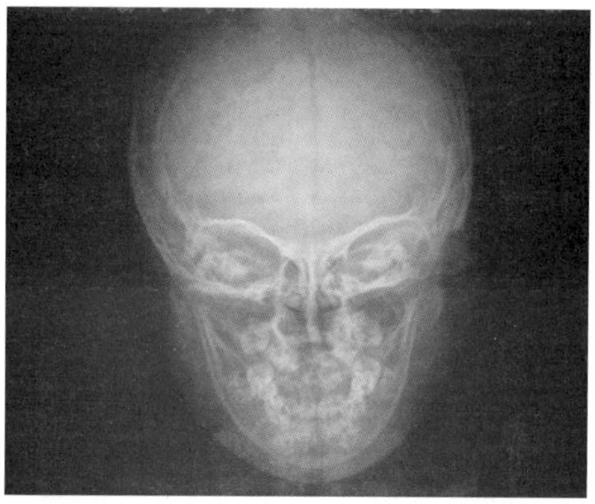

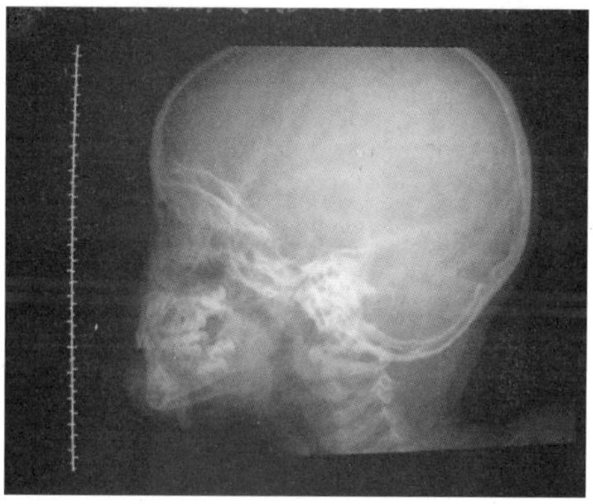

（一）

女，3 岁。头颅 DR 正侧位：显示左颞骨、颧骨仍有片状溶骨样破坏。骨破坏的边缘无骨硬化缘

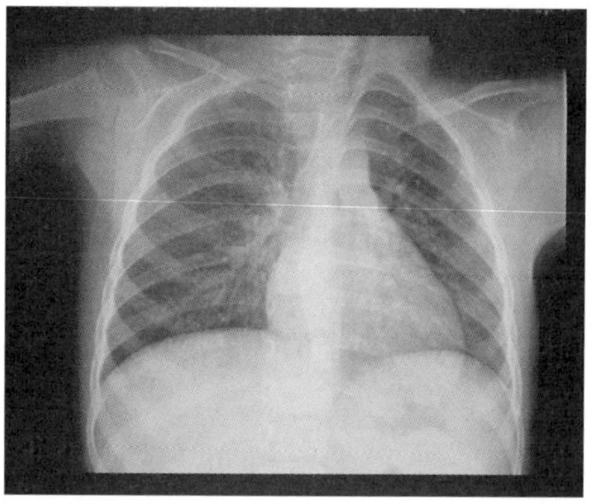

（二）

图 8–18　朗格汉斯细胞组织细胞增生症 DR 观

同一病例。DR 显示两肺纹理增粗

（4）多发性骨髓瘤：多见于中老年人，原发性骨肿瘤，可见多骨破坏，呈多灶性溶骨样破坏。病灶部位穿刺活检可见异常浆细胞，超过10%有诊断价值。

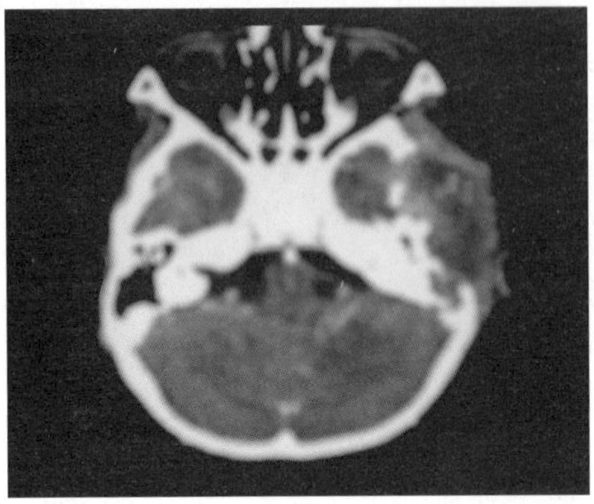

（一）

同一病例。CT显示左颞骨、岩锥、颧骨片状溶骨样破坏，周边无骨硬化缘。内可见软组织增生

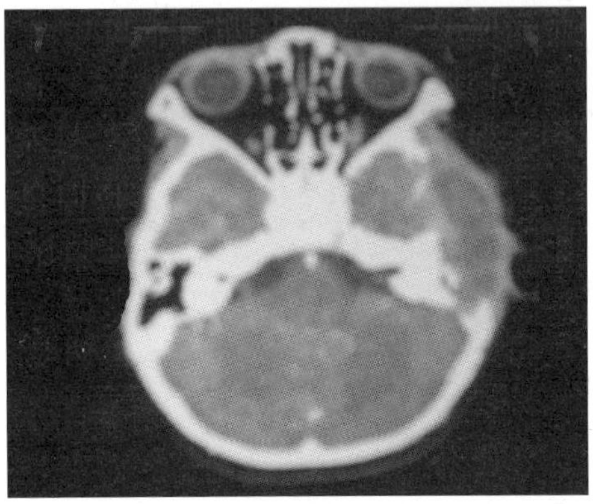

（二）

同一病例。CT显示左颞骨、岩锥、颧骨片状溶骨样破坏，周边无骨硬化缘。内可见软组织增生

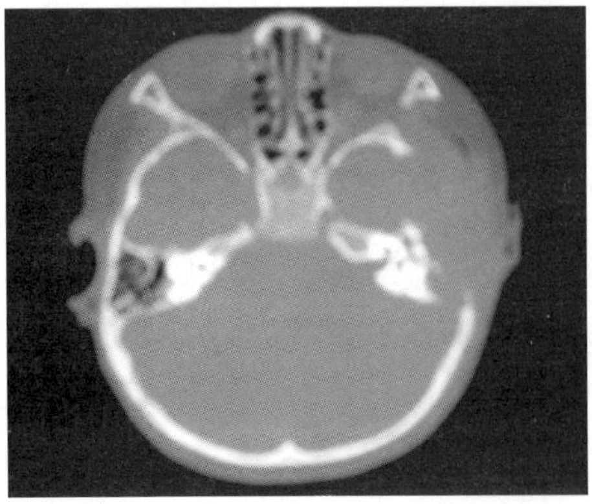

（三）

同一病例。CT显示左颞骨、岩锥、颧骨片状溶骨样破坏。内可见软组织增生

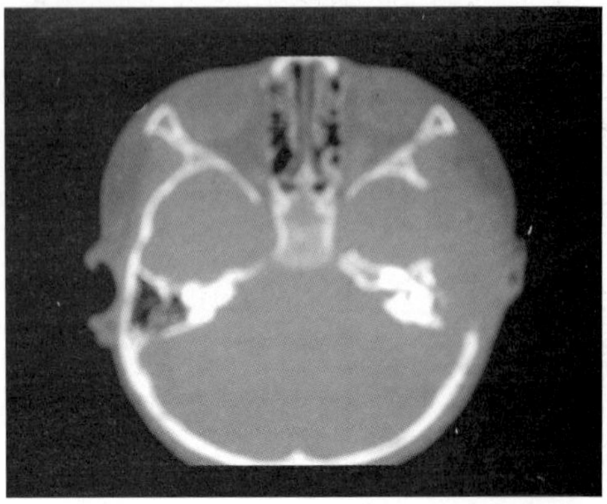

（四）

同一病例。CT显示左颞骨、岩锥、颧骨片状溶骨样破坏。内可见软组织增生

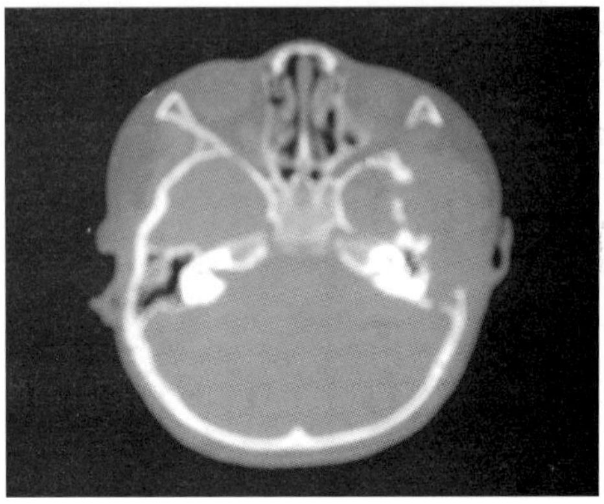

（五）

同一病例。CT显示左颞骨、岩锥、颧骨片状溶骨样破坏。内可见软组织增生

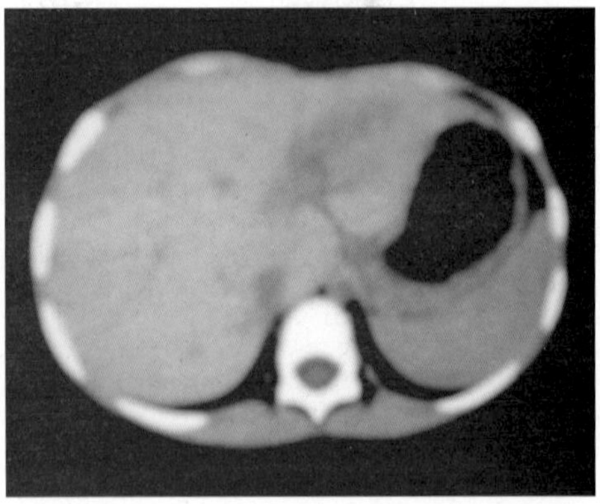

（六）

同一病例。CT显示肝左外侧段大片低密度影

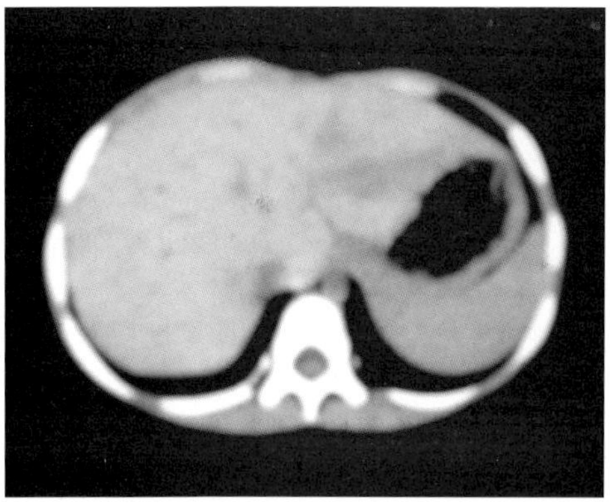

（七）

同一病例。CT 显示肝左外侧段大片低密度影

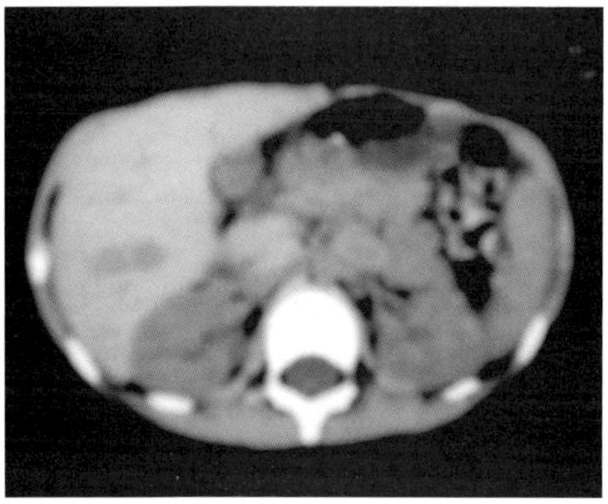

（八）

同一病例。CT 显示肝右叶后段大片低密度影

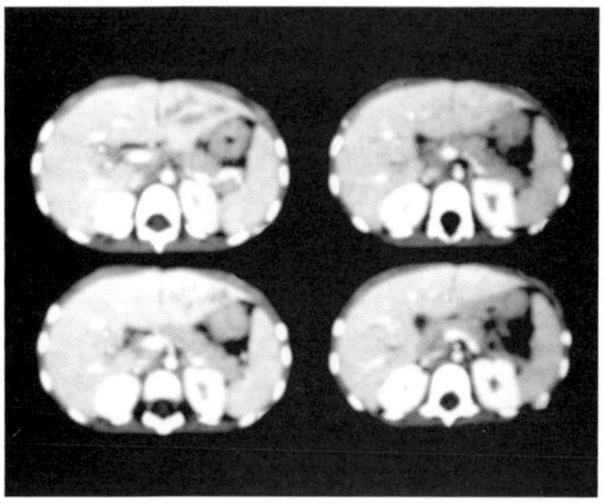

（九）

同一病例。CT 增强显示肝左外侧段大片低密度影无明显强化

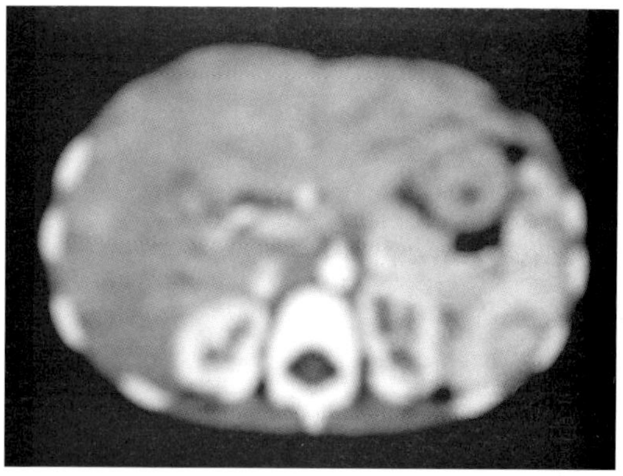

（十）

同一病例。CT 增强显示肝左外侧段大片低密度影无明显强化

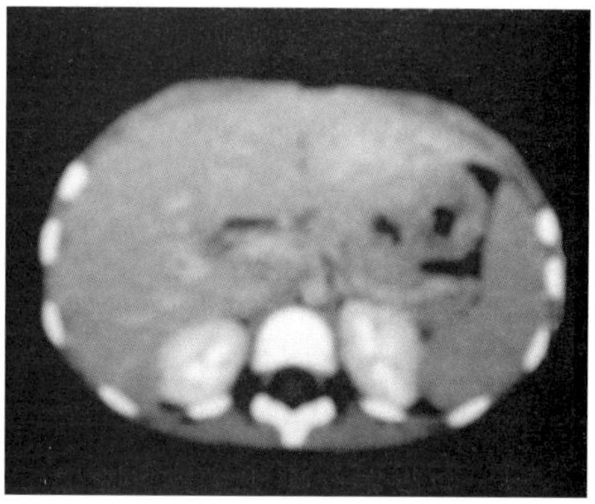

（十一）

图 8-19　朗格汉斯细胞组织细胞增生症 CT 观

同一病例。CT 增强显示肝右叶后段大片低密度影有强化

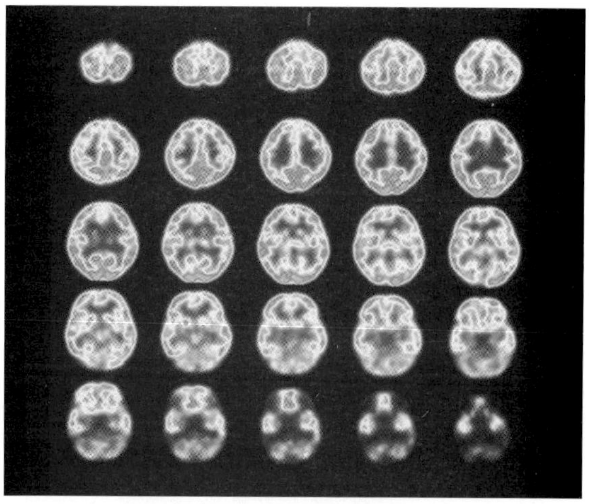

（一）

同一病例。PET/CT 头颅显示功能、形态正常

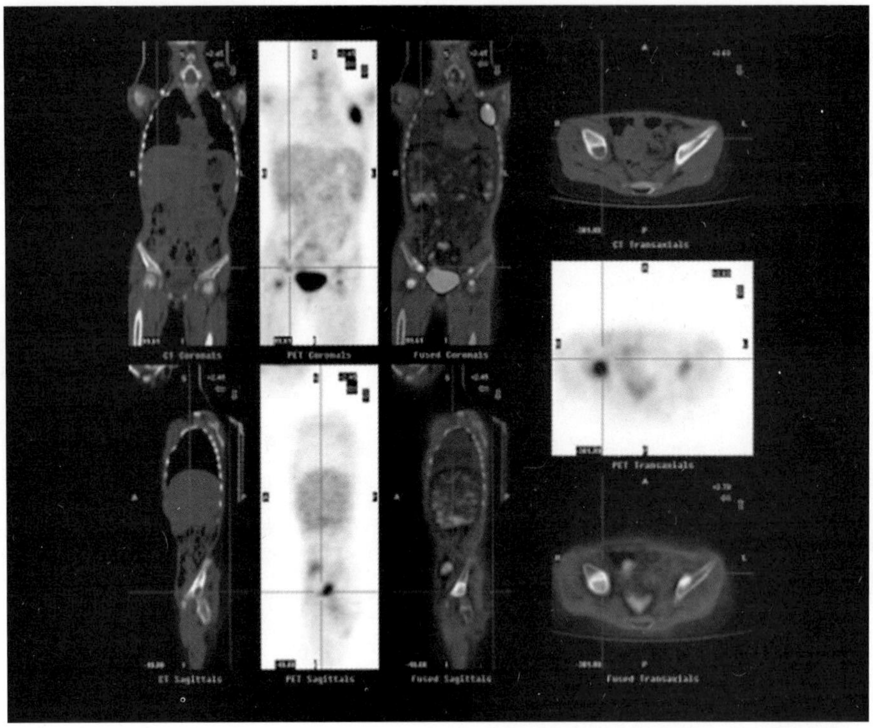

（二）

同一病例。PET/CT 显示左第 2 肋骨弓呈膨胀性骨破坏，软组织肿胀向肺内突起，内有碎骨片渣，双侧髂骨、双侧股骨头骺均见多灶性穿凿样溶骨性破坏，并有放射性核素浓聚（SUV 值 2.7~3.2）；枕骨斜坡放射性核素轻度摄取

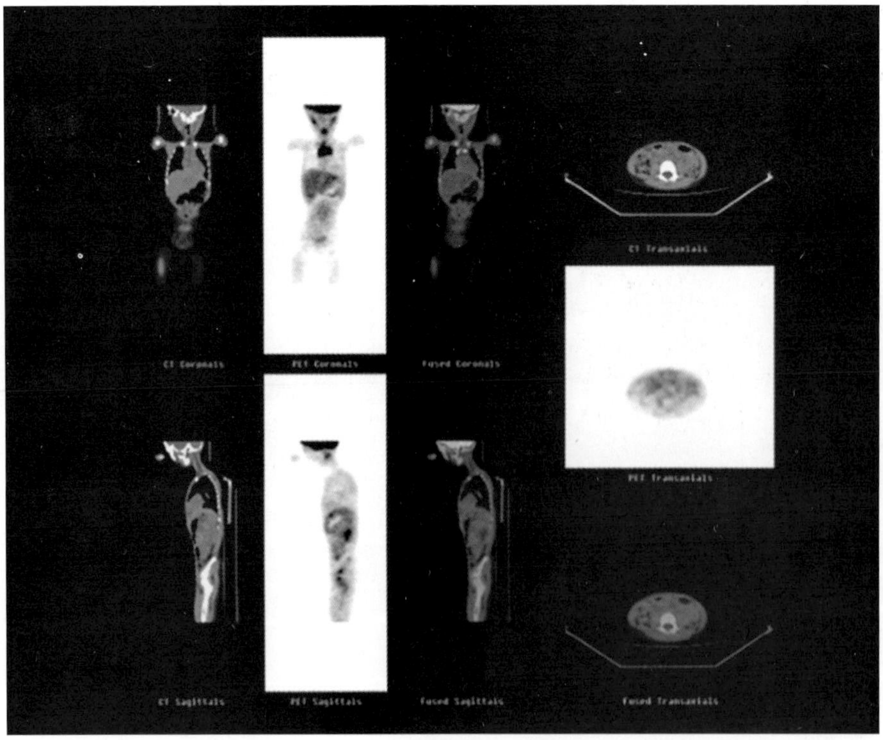

（三）

同一病例。PET/CT 显示胸腺形态弥漫性增大，并见放射性核素明显浓聚（SUV 值 11）

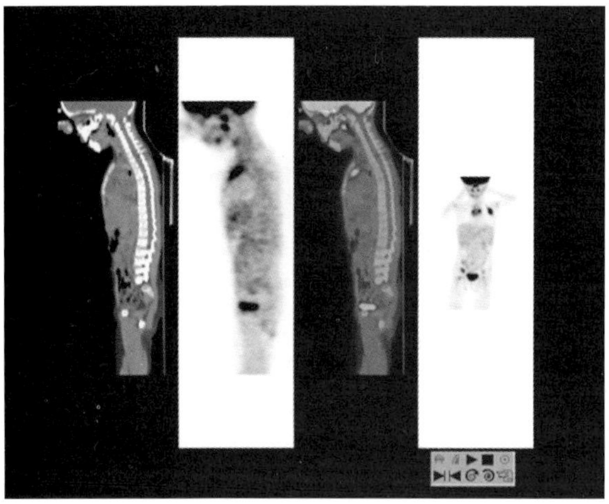

（四）

同一病例。PET/CT 显示胸腺形态弥漫性增大，并见放射性核素明显浓聚（SUV 值 11）。左第 2 肋骨弓呈膨胀性骨破坏，软组织肿胀向肺内突起，内有碎骨片渣

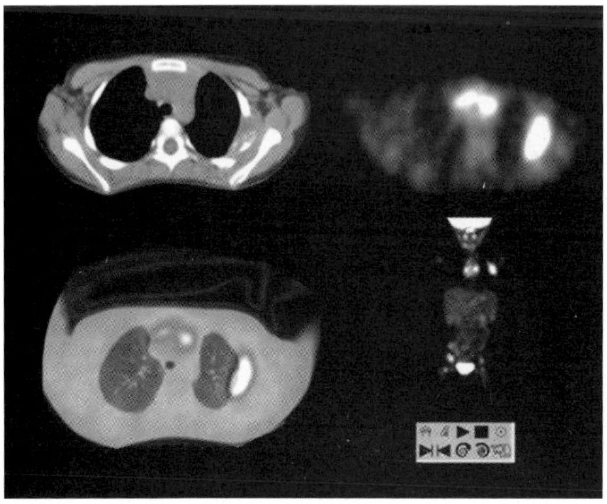

（五）

同一病例。PET/CT 显示胸腺形态弥漫性增大，并见放射性核素明显浓聚（SUV 值 11）。左第 2 肋骨弓呈膨胀性骨破坏，软组织肿胀向肺内突起，内有碎骨片渣

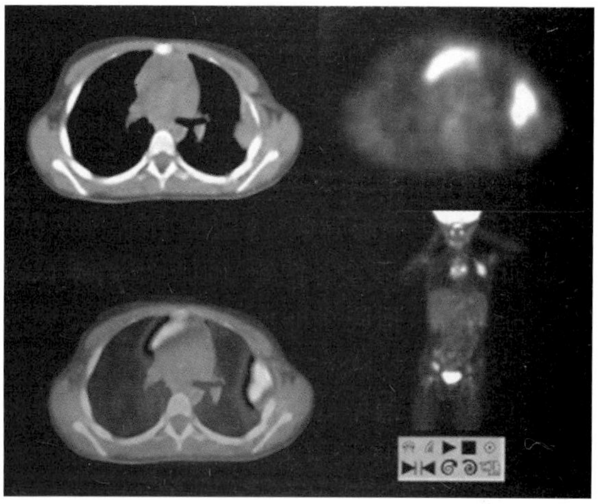

（六）

同一病例。PET/CT 显示胸腺形态弥漫性增大，并见放射性核素明显浓聚（SUV 值 11）。左第 2 肋骨弓呈膨胀性骨破坏，软组织肿胀向肺内突起，内有碎骨片渣

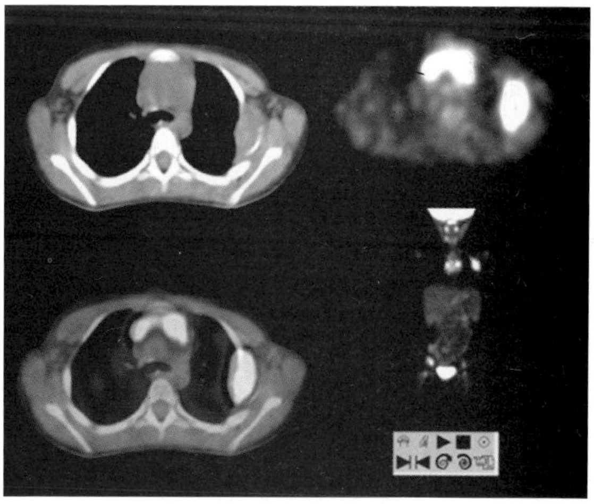

（七）

同一病例。PET/CT 显示胸腺形态弥漫性增大，并见放射性核素明显浓聚（SUV 值 11）。左第 2 肋骨弓呈膨胀性骨破坏，软组织肿胀向肺内突起，内有碎骨片渣

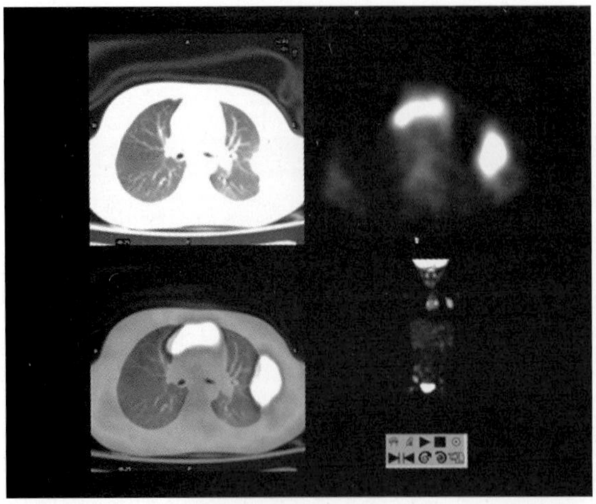

（八）

同一病例。PET/CT显示胸腺形态弥漫性增大，并见放射性核素明显浓聚（SUV值11）。左第2肋骨弓呈膨胀性骨破坏，软组织肿胀向肺内突起，内有碎骨片渣

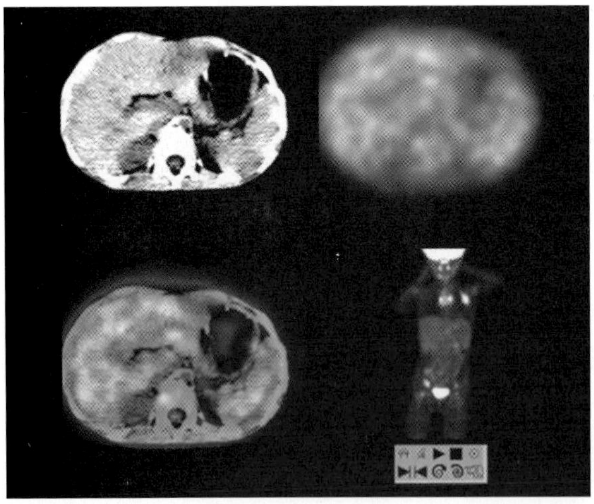

（九）

同一病例。PET/CT显示肝脏形态如常，边缘光整，实质密度不均匀，肝脏放射性核素分布不均匀，肝右后叶、左外叶均见放射性核素浓聚（SUV值0.99~1.1），同层面CT可见有低密度灶影，部分有融合，CT值12~24Hu，最大者大小约1.1cm×0.8cm×2.5cm；胆囊形态大小正常，壁薄，腔内未见异常；胰腺形态密度正常，走行自然；脾脏约占8个肋单元，实质密度均匀，双侧肾上腺、肾脏形态密度正常，未见放射性核素浓聚

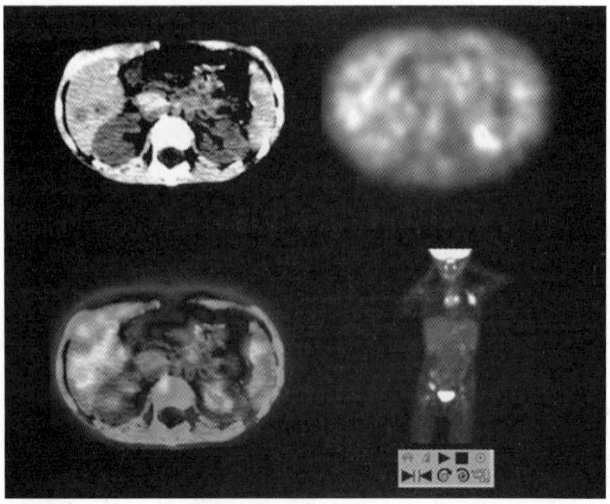

（十）

同一病例。PET/CT显示肝脏形态如常，边缘光整，实质密度不均匀，肝脏放射性核素分布不均匀，肝右后叶、左外叶均见放射性核素浓聚（SUV值0.99~1.1），同层面CT可见有低密度灶影，部分有融合，CT值12~24Hu，最大者大小约1.1cm×0.8cm×2.5cm

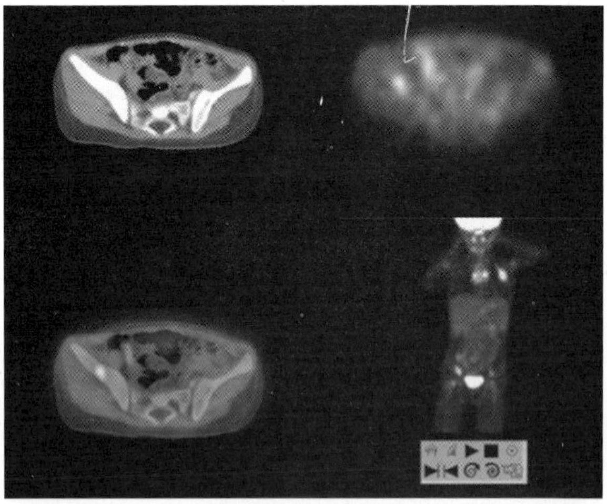

（十一）

同一病例。PET/CT显示右侧髂骨见多灶性穿凿样溶骨性破坏，并有放射性核素浓聚（SUV值2.7~3.2）

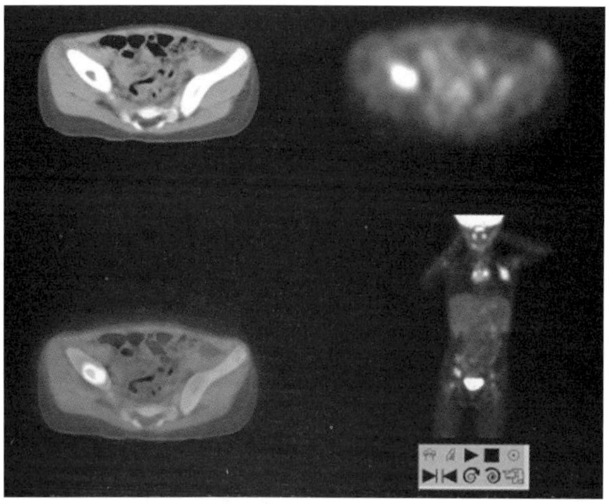

（十二）

同一病例。PET/CT 显示右侧髂骨见多灶性穿凿样溶骨性破坏，并有放射性核素浓聚（SUV 值 2.7~3.2）

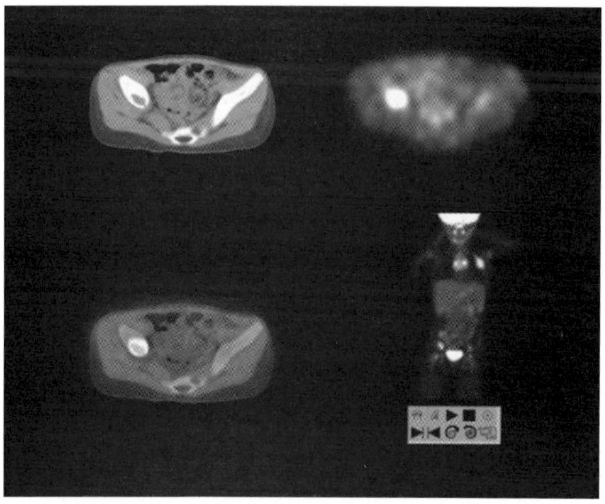

（十三）

同一病例。PET/CT 显示右侧髂骨见多灶性穿凿样溶骨性破坏，并有放射性核素浓聚（SUV 值 2.7~3.2）

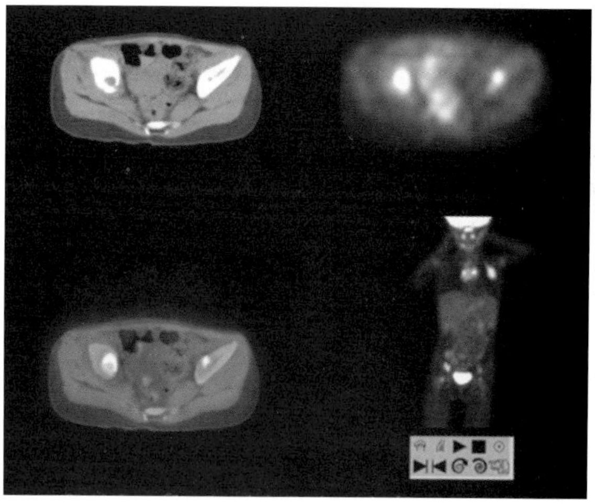

（十四）

同一病例。PET/CT 显示双侧髂骨见多灶性穿凿样溶骨性破坏，并有放射性核素浓聚（SUV 值 2.7~3.2）

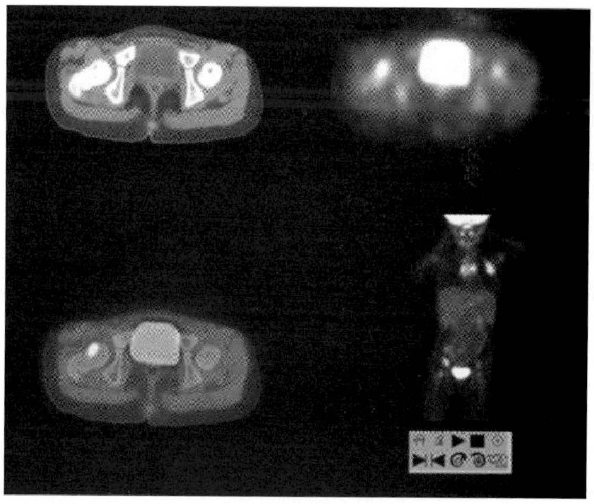

（十五）

图 8-20　朗格汉斯细胞组织细胞增生症 PET/CT 观

同一病例。PET/CT 显示双侧股骨头骺均见多灶性穿凿样溶骨性破坏，并有放射性核素浓聚（SUV 值 2.7~3.2）

第五节　肾盂结石

一、肾盂结石

肾盂结石（pyelolithiasis），是指小儿发生于肾盂的结石。小儿发生率很低，据文献报告，北京儿童医院1955—1981年共收治212例，但近10年的文献报告中其发生率有相对增高趋势，本病在我国陕西渭北地区，高氟病流行区发病比较高。且国内外统计结果相似。临床特征：肉眼血尿伴腹部、后腰部、腹股沟疼痛。化验：肉眼或镜检血尿。有时可检出脓细胞。90%腹部平片、腹部B超、CT均能显示阳性不透光的结石。

【病因】 国内结石成分分析：磷酸钙、草酸钙占60%，磷酸氨占15%，尿酸为5%。这些可能与我国国人的饮食结构有关，代谢结果如上所述。美国资料分析，主要为草酸钙。疾病中伴高钙血症：如甲状腺功能亢进，肉瘤等疾病，维生素D中毒等等。其次结石的形成与尿路梗阻、感染有关。在小儿变形杆菌的尿路感染中，该菌有分解尿素能力，形成磷酸铵结石。此外近亲结婚，遗传代谢性疾病也有尿路结石发生。

【临床表现】 血尿是本病主要的和常见症状，或为肉眼血尿，或镜检血尿，隐血阳性。且反复发作，婴幼儿表现为阵发性哭闹、面色苍白、出冷汗、发热、食欲不振、消瘦等。

【实验室检查】

（1）尿常规中可以检出红细胞、脓细胞、隐血以及尿蛋白。

（2）24h尿钙测定异常。

【影像学特点】

（1）腹部平片：可显示不透光的阳性结石阴影。

（2）静脉肾盂造影：患侧有不透光结石影，部分患儿可见肾盂或输尿管积水。

（3）B超可以探及肾盂内有强回声的光团，及局部肾盂扩张，有积水性的液性暗区。

（4）CT扫描：平扫对肾门、肾盂部位进行2~5mm的薄层扫描。软组织窗观察：可检出B超及腹部平片漏检的小结石影。95%结石密度增高，CT值大于100Hu，位于肾盏、肾盂内呈多角形，铸型呈高密度影，位于肾盂、输尿管则呈圆形或圆柱形。经多螺旋CT扫描后，图像重建后处理冠状位、矢状位观察图像将结石的形态、轮廓、分布显示得更清楚（图8-21、图8-22）。有的病例偶尔检出伴有患侧肾盂积水，输尿管上（端）段扩张。

（5）MRI：结石在冠状、轴位上，T1和T2加权像均呈低信号，但微小结石不及腹部CT显示清楚。

【诊断与鉴别诊断】 诊断要点，小儿发作性血尿，腰背、腹股沟部疼痛。婴幼儿有发作性面色苍白、出冷汗、哭闹、体重不增。镜检血尿阳性，要考虑肾盂结石。结合腹部平片、B超、CT扫描可检出结石。同时应注意观察结石形状，进一步询问了解结石形成的原因。

鉴别诊断：

（1）肾母细胞瘤、肿瘤累及到肾盂时，小儿可表现为无痛性血尿。查体有腹部肿块。结合其他影像学检查不难诊断。

（2）肾盂脓肿，患儿有腰背疼痛、贫血、反复尿路感染史。尿常规：脓细胞阳性。

【病例】 男，6岁。发作性血尿，腹部疼痛4个月。肉眼血尿。尿常规：红细胞（+++），隐血，蛋白。CT显示左侧肾盂有5mm×5mm×5mm圆柱形结石，CT值128Hu。

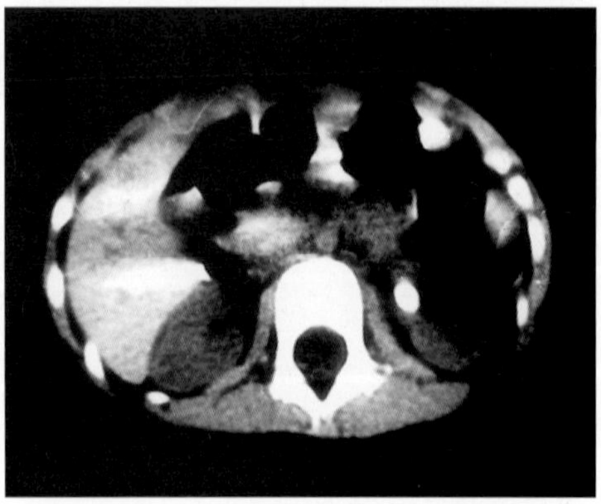

图8-21　左侧肾盂结石CT观

男，6岁。CT显示左侧肾盂有5mm×5mm×5mm圆柱形结石，CT值128Hu

【病例】男，13 岁。阵发性右腰背部疼痛 2 年，加重 2d。CT 显示右侧肾盂内有圆柱形、多角性高密度影，CT 值 120Hu。

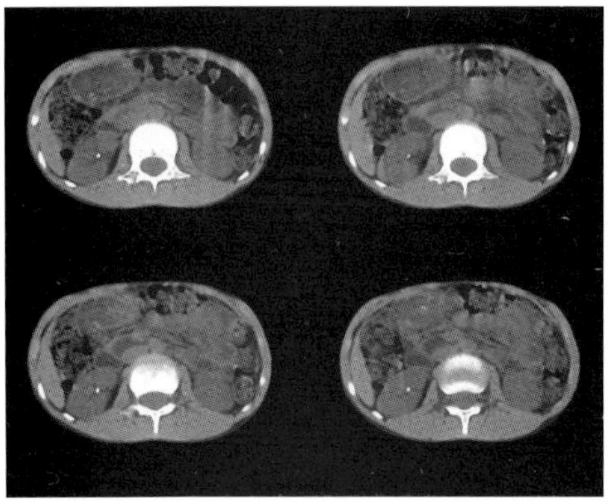

（一）

男，13 岁。CT 显示右侧肾盂内有圆柱形、多角性高密度影，CT 值 120Hu

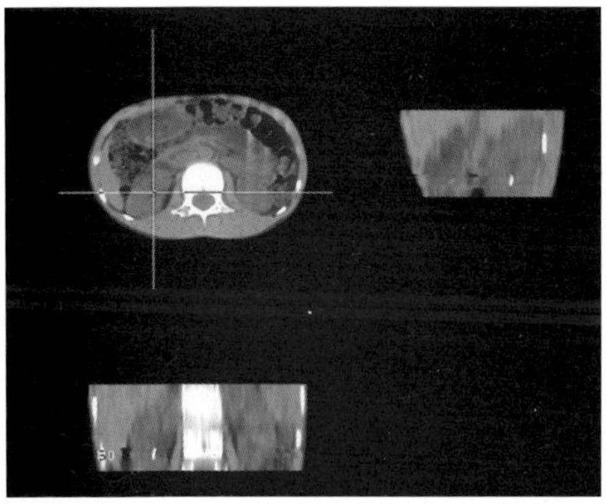

（二）

同一病例。CT 显示右侧肾盂内结石为圆柱形

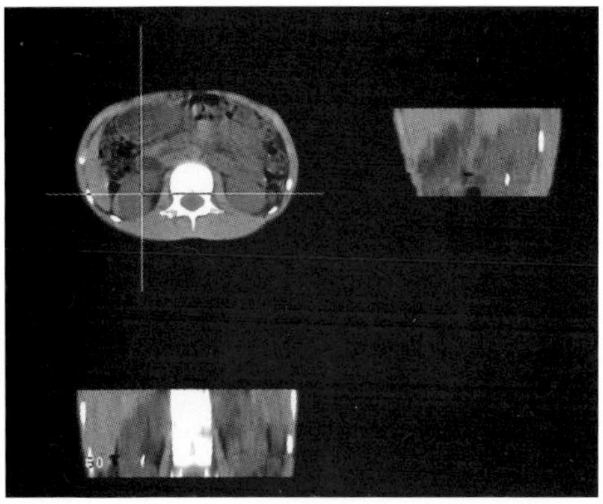

（三）

图 8-22　右肾盂内结石 CT 观

同一病例。矢状面重建图像显示结石嵌顿于右侧肾上极近肾门处，呈多角形高密度影

二、先天性左肾盂、输尿管发育异常并尿路结石

【病例】男，45 岁。右侧腰痛 1d，彩超发现左侧肾脏结石，既往患双侧尿路结石病史。

临床诊断：泌尿系结石。

下腹部 CT：双侧肾脏对称，位于脊柱两侧，右侧皮髓质分辨清楚，肾实质内未见明显局灶性密度异常；左侧略增大，左肾盂及上段输尿管扩张，并少量积水，其内可见短条状高密度影，并可见双肾盂及输尿管系统，双输尿管于骶髂关节水平融合；肾周脂肪囊清楚，肾旁结构未见明显异常。腹膜后未见明显肿大淋巴结。

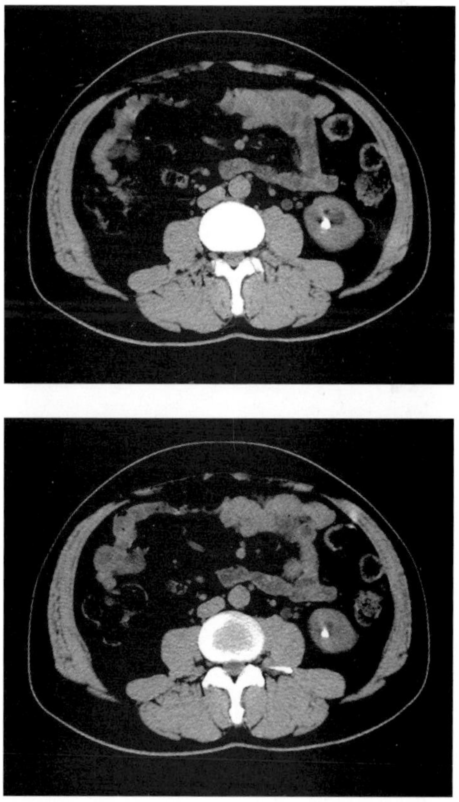

（一）

左侧肾盂略增大，左肾盂及上段输尿管扩张，并少量积水，其内可见短条状高密度影

盆腔内膀胱充盈良好，壁光滑无增厚，前列腺大小形态尚正常，未见异常密度，双侧精囊腺正常，直肠壁未见明显增厚，盆腔内未见明显肿大淋巴结。

诊断：左肾盂、输尿管重复畸形。伴左肾盂及上段输尿管扩张、积水、结石。

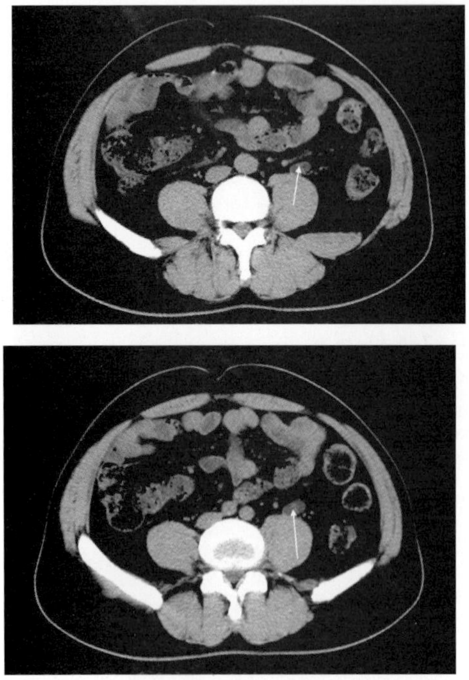

（二）

左侧肾盂略增大，左肾盂及上段输尿管扩张，并少量积水，其内可见短条状高密度影扩大

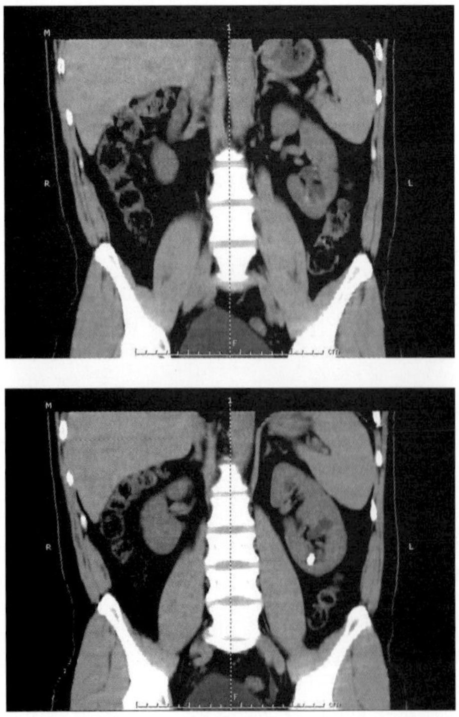

（三）

左侧肾盂略增大，左肾盂及上段输尿管扩张，可见双肾盂及输尿管系统，双输尿管于骶髂关节水平融合

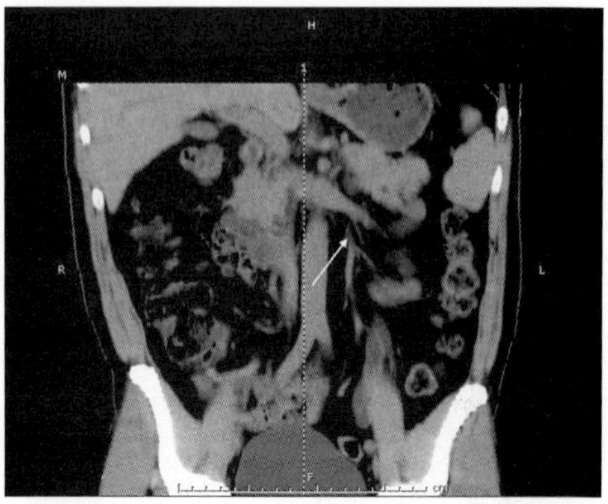

（四）

左侧肾盂略增大，左肾盂及上段输尿管扩张，可见双肾盂及输尿管系统，双输尿管于骶髂关节水平融合

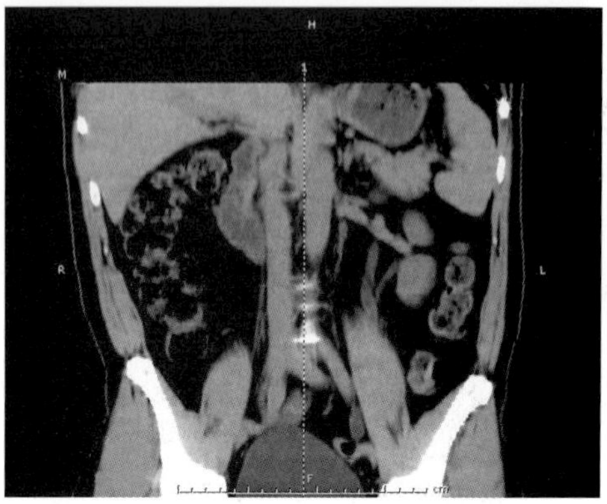

（五）

图 8-23　先天性左肾盂、输尿管重复畸形并尿路结石

左侧肾盂略增大，左肾盂及上段输尿管扩张并少量积水，其内可见短条状高密度影，并可见双肾盂及输尿管系统，双输尿管于骶髂关节水平融合

三、含三聚氰胺婴儿配方奶粉致泌尿系结石

2008 年 8~9 月轰动全国的急性突发公共事件中，最引人瞩目的是含三聚氰胺的三鹿牌婴儿配方奶粉造成 30 万小婴儿泌尿系结石，死亡 6 例。涉及面广，影响恶劣。关于食品安全诸多奶源、生产、销售流通多渠道、环节的均被媒体报道。就此将收集到资料汇总如下。

【病因、化学毒理】婴儿配方奶粉中添加三聚氰胺，主要是不法人员为提高奶制品的含氮量牟取暴利。三聚氰胺是一种低毒的化工原料，呈白色单斜晶体，无味，微溶于水。广泛用于建材方面，例如合成压制各种密度板材中。其在尿液中可以溶解。动物体内肾脏肾小管、集合系统中含量高，可以形成松软的结石沉积在肾盂、小盏。在鲜奶中能溶解的三聚氰胺十分有限。美国在啮齿类动物实验中证明，三聚氰胺在动物体内代谢很快（剂量 63mg/kg）体内很少存留，主要对泌尿系统有影响。但未发现诱发人类肿瘤。国家质检总局、食品安全专家陈君石院士介绍婴幼儿配方奶中三聚氰胺安全阈值为 15mg/kg。WHO 组织各国食品专家探讨食品安全达成共识，婴幼儿配方奶中三聚氰胺安全阈值为 0.2mg/kg。小婴儿发生泌尿系结石与进食奶粉量、进食持续的时间有关。按小儿体重 6~7kg，每天进食奶粉 150g。在长达 3~6 个月后，出现临床症状，从三鹿牌配方奶粉中抽检发现含三聚氰胺 2000mg/kg，有的竟高达 2563mg/kg。

尿常规化验、手术证实三聚氰胺所致泌尿系结石主要成分为尿酸。结石手感松软、易碎，外观呈碎石状、泥沙样。

【临床表现】患儿食用配方奶的时间长短不同，发生的症状如下：

（1）小婴儿出现不明原因的哭闹，尤其排尿前尤甚。

（2）肉眼可见淡红色、浓茶样血尿，或尿常规检查隐血阳性。

（3）尿少、无尿，每天尿量少于 50~200ml。甚至出现急性肾衰竭症状，腹痛、腹胀。

（4）排出尿液内有沉渣，或小的结石，男婴可出现排尿困难。

（5）严重的患儿有浮肿、高血压、双肾区叩击痛。

【实验室检查】

（1）尿常规：肉眼血尿，或隐血阳性。镜检可见红细胞超过 3~5 个 /HP。

（2）血生化血钙磷比值正常，血尿酸、尿素氮增高，肝肾功能异常，血电解质出现高血钾。

（3）尿钙 / 尿肌酐异常。

（4）甲状旁腺激素测定一般正常。

【影像学特点】

（1）腹部 B 超：双肾形态增大，肾实质回声增强，厚度正常。肾盂、肾小盏轻度扩张，肾盏圆钝。结石多在一侧，或双侧集合系统。双侧输尿管内亦可探及。最多见于肾盂、输尿管交界部，或输尿管跨越髂动脉及输尿管膀胱连接部。结石呈碎渣样聚集，累积范围较大。结石后方可探及如彗星尾样淡回声影。结石所致尿路梗阻较完全，梗阻上段输尿管呈囊状扩张。少数小儿可探及腹水的液平回声。

（2）CT 扫描：最好选用多层螺旋 CT。射线辐射剂量低，可作图像重建后处理。显示双侧肾脏形态增大，边缘光滑。肾实质密度正常，或稍有增高，CT 值 40Hu（正常为 36Hu 以下）。肾实质变薄，肾盂、肾小盏扩张。结石为阴性不透光的。在扩张的肾盂内有充盈缺损影。在结石梗阻的上段呈肾盂、输尿管，输尿管扩张明显，扩张范围横径超过 5mm。有时可见腹腔内有低密度积液影。

【诊断与鉴别诊断】诊断要点：

（1）小儿有进食三鹿牌婴儿配方奶粉史，时间大于 3 个月。

（2）不明原因哭闹，排尿时尤甚，排尿困难、尿少，肉眼血尿，或镜检血尿甚至无尿，尿中排出结石。

（3）尿少伴浮肿、血压增高，双侧肾区叩击痛。

（4）尿检异常，血尿酸增高，肝、肾功异常，尿钙 / 尿肌酐异常。

（5）腹部 B 超检出异常。

诊断与鉴别诊断：

（1）先天性肾盂、输尿管接合部梗阻：新生儿期即可出现少尿、排尿困难、腹胀、哭闹、排尿时前症加剧，腹痛，患儿有消瘦，体重不增，腹部膨隆，腹部可及囊性腹块，表面光滑，揉挤腹块时，可有尿液排出，尿呈淋漓不尽。B 超、CT 扫描可见患侧，或双侧肾脏形态增大，肾实质变薄，肾盂内广泛积液，输尿管形态正常，有时可伴发腹水。

（2）急性肾小球肾炎：小婴儿少见，多见学龄期儿童。有浮肿、高血压、尿少、血尿，呈洗肉水，或浓茶样。尿常规：满视野红细胞，尿蛋白阳性。B超、CT显示肾脏形态增大，肾实质形态密度、回声正常，肾盂、肾盏、输尿管正常。

（3）急性肾功衰竭：要除外肾前性、肾性功能衰竭。

（4）三聚氰胺结石为不透光的阴性结石，X线多不显影。草酸钙、磷酸盐形成尿结石为阳性结石影。

【预后】

（1）一旦检出立即停用含三聚氰胺婴儿配方奶粉。

（2）大多数患者经内科大量输液，碱化尿液，促进尿路结石排出，全身症状好转。

（3）急性肾衰：首先纠正患儿高血钾症。

（4）外科手术治疗：严重肾积水、肾功损害加重，经手术解除因结石造成尿路梗阻，用小儿膀胱镜插管逆行输尿管引流，或用成人输尿管镜直径不足1cm，与小儿膀胱镜直径类似，插入逆行输尿管引流，经皮造瘘引流，体外超声震波碎石慎用。

（5）绝大多数患儿预后很好，死亡率较低。

【病例】男，4岁。食用含三聚氰胺奶粉1年余。B超探及左肾大小约6.2cm × 3.3cm × 3.4cm，右肾约6.0cm × 3.2cm × 3.0cm。形态正常，薄膜光滑，肾实质回声正常。双侧肾盏内可见数个强光斑，较大的为0.3cm，后伴彗星尾。双侧输尿管未见扩张。膀胱充盈尚可，内未见异常回声。

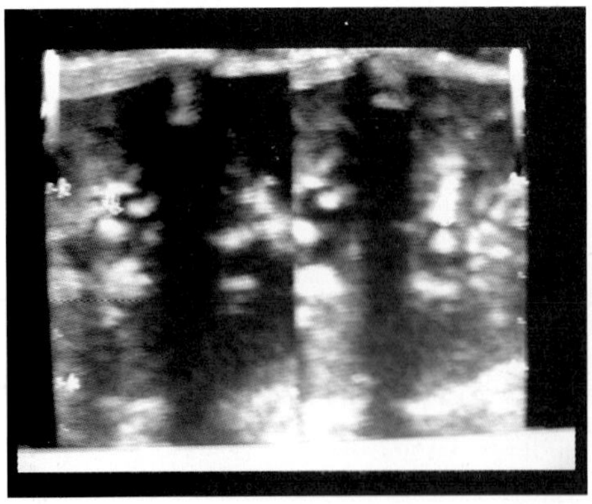

图8-24　食用含三聚氰胺奶粉后致双肾盂结石B超观

男，4岁。B超探及左肾大小约6.2cm × 3.3cm × 3.4cm，右肾约6.0cm × 3.2cm × 3.0cm。形态正常，薄膜光滑，肾实质回声正常。双侧肾盏内可见数个强光斑，较大的为0.3cm，后伴彗星尾。双侧输尿管未见扩张。膀胱充盈尚可，内未见异常回声

【病例】女，3岁。服用“三鹿”牌奶粉10个月。经B超筛查出肾盂结石。

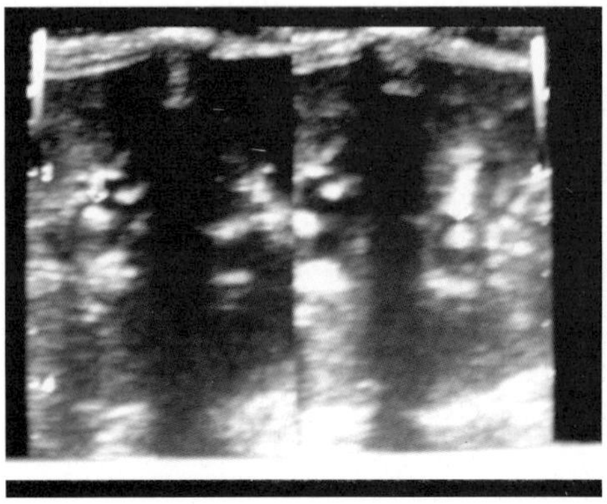

图8-25　食用含三聚氰胺奶粉后致双肾盂结石B超观

女，3岁。B超探及左肾大小约6.1cm × 3.4cm × 3.5cm，右肾约6.0cm × 3.0cm × 3.1cm。形态正常，薄膜光滑，肾实质回声正常。双侧肾盏内可见数个强光斑，较大的为0.2cm，后伴彗星尾。双侧输尿管未见扩张。膀胱充盈尚可，内未见异常回声

【病例】女，6个月。出生2个月始一直用“三鹿”牌奶粉喂养，近期汗多、尿少，排尿前后哭闹不止2周，尿少、无尿1周余。尿常规：尿色呈淡红色，浑浊，红细胞满视野，隐血（+++）。CT显示双侧肾盂高密度影填充。

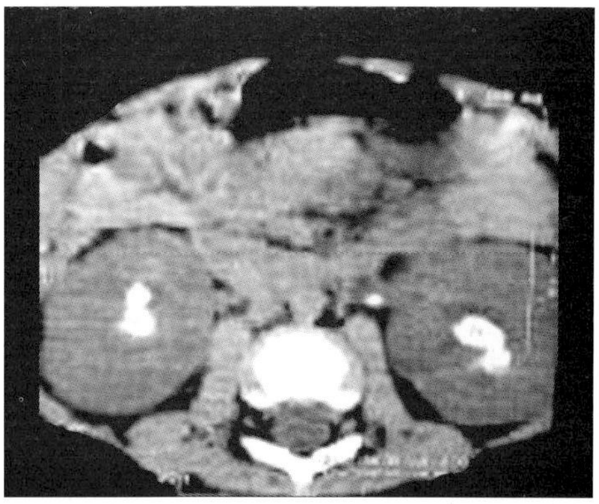

图 8-26　食用含三聚氰胺奶粉后致双肾盂结石 CT 观

女，6 个月。CT 显示双侧肾盂高密度影填充

【病例】男，8 个月。出生 2 月余，母乳量少，添加用“三鹿牌”奶粉至今。尿少，排尿前哭闹，排尿费力。尿常规：尿色呈浅红色，清亮，红细胞 30 个 /HP，隐血（++）。CT 显示右侧肾盂可见高密度结石影。

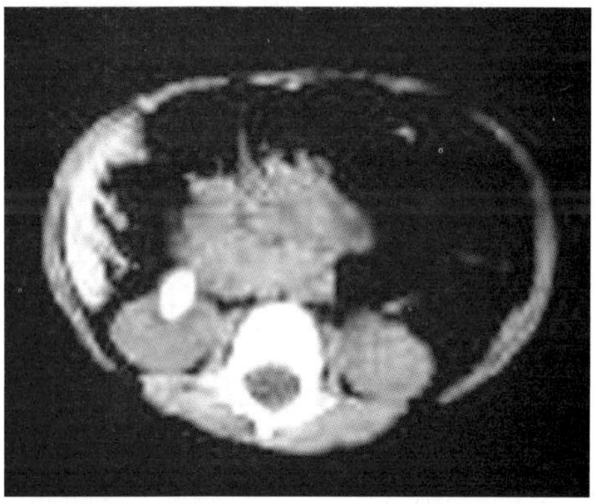

图 8-27　食用含三聚氰胺奶粉后致双肾盂结石 CT 观

男，8 个月。CT 显示右侧肾盂可见高密度结石影

（感谢时任兰州军区总院 CT 室解朋波医师提供照片）

第六节　小儿急腹症——肠套叠

一、肠套叠

肠套叠，是指临近肠管相互套入，引起肠梗阻，是临床最常见危急重症，需要即刻协助临床诊断。肠管相互套入类型：分小肠套小肠型、小肠套结肠、结肠套结肠。病因多因肠管机械运动障碍，肠系膜血运受损，或因肿瘤、息肉、憩室致运动障碍，肠系膜血运受损。病史特点：发作性急腹症，腹部可触及腹块，局部肌紧张。CT 扫描：腹块可见肠套叠局部呈同心圆征（图 8-28、图 8-29）。

【病例】男，10 岁。腹部持续性隐痛 2d，阵发性加重半天。查体：右下腹可及腹块，压痛明显，周围肌紧张。CT 显示右下腹 - 回盲部可见多环状腹块。

急诊手术剖腹探查，可见回盲部肠管相套入。

最后诊断：肠套叠（回盲部套入升结肠）。

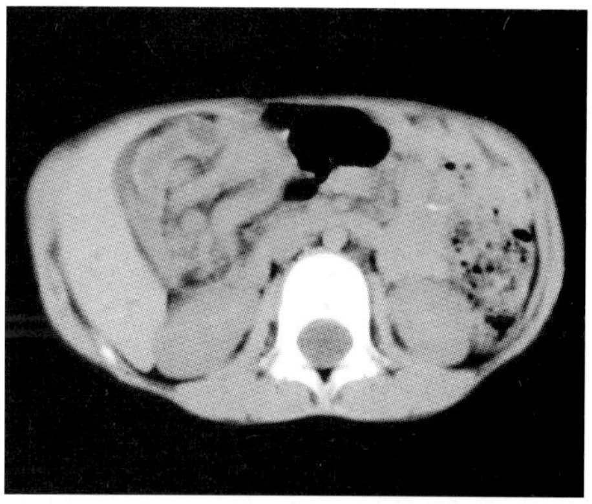

（一）

男，10 岁。CT 显示右上腹 - 回盲部可见多环状腹块

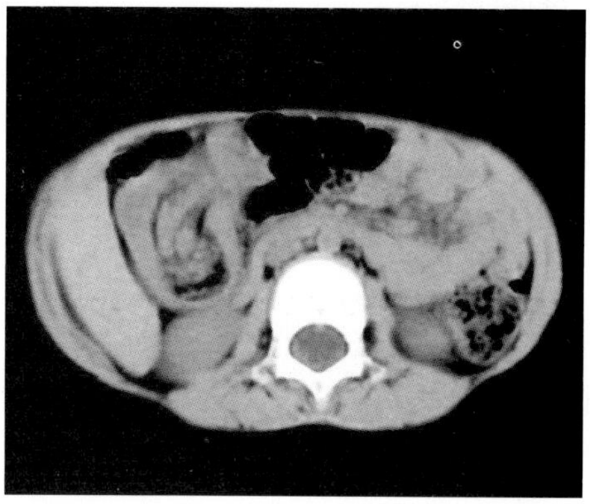

（二）

同一病例。CT 下一层面仍显示右上腹 - 回盲部可见多环状腹块

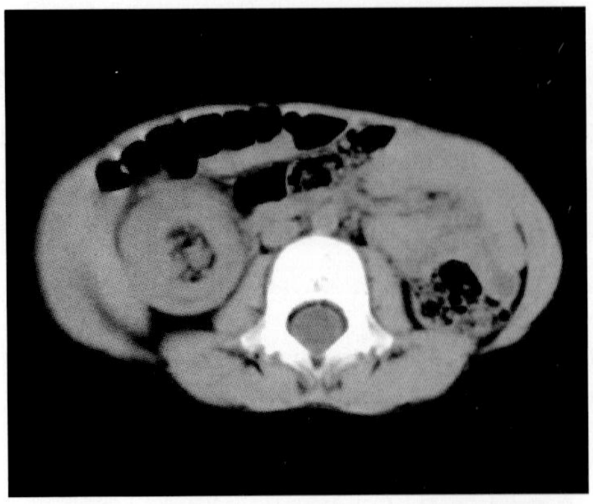

（三）

图 8-28　肠套叠 CT 观

同一病例。CT 下一层仍显示右上腹 – 回盲部可见多环状腹块

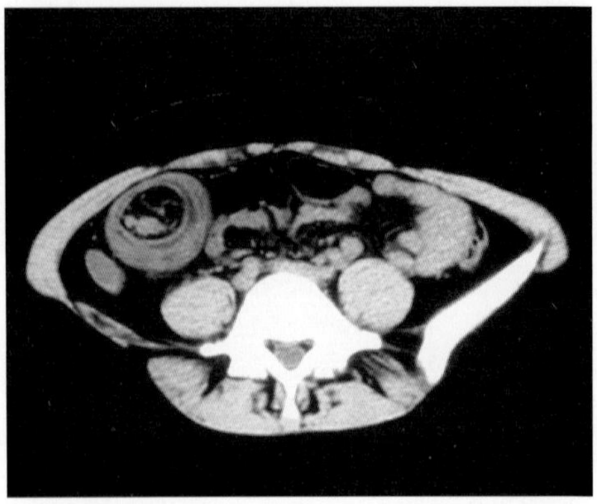

（一）

女，14 岁。CT 显示右侧中下腹可见肠管增厚，管腔相互套进，呈同心圆征。临近肠间隙有少量渗出

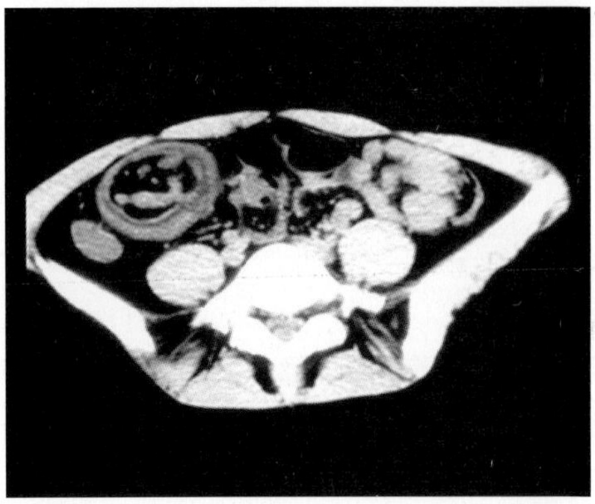

（二）

同一病例。CT 显示右侧中下腹可见肠管增厚，管腔相互套进，呈同心圆征。管腔外壁黏膜欠光滑，肠间隙有少量渗出

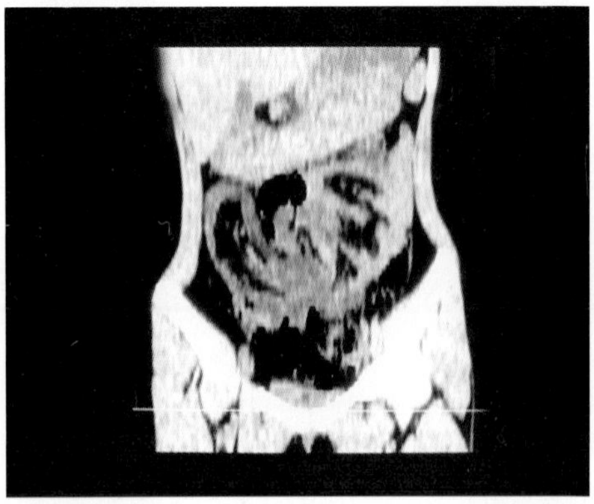

（三）

同一病例。CT 显示右侧中下腹可见肠管不规则增厚，管腔相互套进，呈同心圆征。管腔外壁黏膜欠光滑，肠间隙有少量渗出

【病例】 女，14 岁。腹痛 6h 伴恶心急诊就医，无呕吐、无排便障碍。因“腹痛待查”收住院后腹痛加剧 2h。

查体：精神欠佳，神清。皮肤黏膜未见异常。浅淋巴结于颈浅、颌下可触及。咽不红，颈软。心肺听诊未见异常。腹平软，右下腹可见稍有隆起，局部压痛；右中下腹可触及包块，质软，压痛明显，肌紧张，范围 4cm × 4cm。外阴生殖器未见异常。神经系统未见异常。

急诊 CT 扫描：右中下腹可见同心圆征，肠壁不均匀增厚，肠间隙 – 肠外壁有少量渗出、模糊。

诊断：肠套叠。

转归：因“腹痛待查”收住院后。腹痛加剧 2h。急诊行腹腔镜探查术，术中发现：回盲部局部血运较差，进行肠管回纳复位后，血运逐渐恢复正常，肠管未做切除。术中探查：肠套叠局部肠管未触及肿瘤、息肉、憩室。

最后诊断：肠套叠手术回纳后（结肠 – 结肠型）。

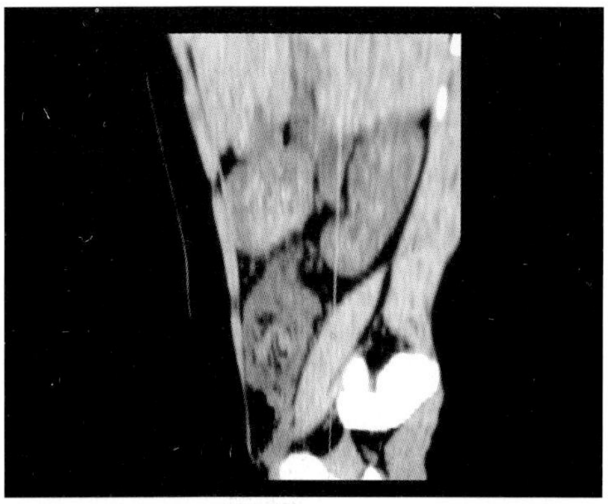

（四）

同一病例。CT 显示右侧中下腹可见肠管不规则增厚，管腔相互套进，呈同心圆征。管腔外壁黏膜欠光滑，肠间隙有少量渗出

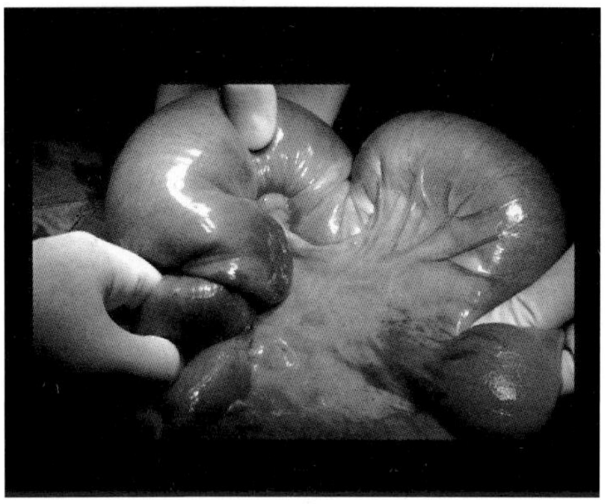

（五）

图 8–29　肠套叠 CT 观

同一病例。术中所见：右侧中下腹可见肠管不规则增厚，管腔相互套进，进行肠管回纳复位后，血运逐渐恢复正常，肠管未做切除。术中探查：肠套叠局部肠管未触及肿瘤、息肉、憩室

二、黑斑 – 息肉致肠套叠

黑斑 – 息肉综合征（Peutz–Jeghers's syndrome），又称色素沉着息肉综合征。为常染色体显性遗传病，约 50% 患者有明确的家族史。本病于 1895 年首次发现，1921 年荷兰学者 Peutz 报道 1 个家族三代中有 7 例多发息肉伴唇、颊黏膜及指、趾黑斑。1944 年 Jeghers 进一步介绍，并确认是由基因突变，为常染色体显性遗传病。目前已证实其发病于在 19p13.3 染色体上的丝氨酸 / 苏氨酸 II 肿瘤抑制基因突变有关。1995 年 William 首先报道 71 例本病患者息肉有恶性变。发病率 1/20 万 ~1/29000。在我国属罕见疾病之一。

【临床表现】面部、口唇和颊黏膜色素沉着，血管瘤，及胃肠道多发息肉。病理呈错构瘤改变。本病发生肠套叠、肠梗阻也是临床常见危急重症之一，需要即刻协助临床诊断。病史特点：除皮肤黏膜表现外，发作性急腹症；腹部可触及腹块。多螺旋 CT 显示腹部包块可见同心圆征。

P–J 综合征诊断标准：①息肉合并典型皮肤黏膜黑斑。②典型皮肤黏膜黑斑并有家族史。③肠道息肉并家族遗传史。④经组织学证实胃肠道存在 3 个以上错构瘤样息肉。⑤经基因检测证实 19p13.3 染色体上的丝氨酸 / 苏氨酸 II 肿瘤抑制基因突变。

【影像学特征】消化道造影、超声及 MSCT 平扫 + 增强扫描均可发现息肉。对于 1.5cm 息肉易检出。表现为肠腔内“充盈缺损”。

当发生肠套叠：

（1）腹部平片：右上腹可见软组织肿块影，呈“靶征”和“新月征”。

（2）B 超：病变部位不均匀回声肿块，呈“假肾征”，中央为肠系膜脂肪的高回声，周边为肠管壁水肿低回声。

（3）MSCT（多螺旋 CT 扫描）平扫：“同心圆”“腊肠样”征象。“同心圆”形成是射线与病变部位肠管呈垂直；当肠套叠长轴与射线平行时，图像呈“腊肠样”改变。病变周围低密度影提示套鞘肠壁水肿，中央低密度为套入肠系膜脂肪组织。增强扫描后，可显示套叠内肠管肠系膜血管影及供血情况（图 8–30）。

【病例】男，15 岁。主诉：4d 前出现无诱因脐周、上腹部绞痛，呈进行性加重，伴恶心呕吐，吐后腹痛缓解，并出现排气、排便停止。消化门诊以“腹痛待查，黑斑息肉综合征、肠梗阻”收住院。

病前 4 个月，胃镜、结肠镜检出：胃内、小肠、结肠内多发息肉。

诊断：黑斑 – 息肉综合征。

查体：精神欠佳，颜面、下唇内黏膜有黑色斑分布，不高出皮面。心肺听诊（－）。腹软，中上腹、脐周压痛（+），可触及包块，约 4.0cm × 5.0cm，右下腹包块，大小约 3.0cm × 6.0cm，压痛，活动度差。

家族史：其母患黑斑－息肉综合征。

术前诊断：黑斑－息肉综合征并肠套叠、肠梗阻。急诊进行剖腹探查手术。

术中所见：距屈氏韧带 40cm，空肠套入远端空肠，被套入肠管扩张，充血水肿，张力增加，血运障碍，不能复位，近端空肠扩张，充血水肿严重。距屈氏韧带 30cm，可触及息肉长度约 3cm × 3cm。

术中行部分小肠 + 小肠息肉切除，长度约 100cm。术后剖开切除的肠管，扩张、充血水肿严重并套入邻近的肠管，可见在 4cm × 3cm 范围内有密集的小息肉堆积。大致正常的两侧切缘可见一侧局部腺上皮腺瘤样增生。肠旁可检出 30 枚淋巴结反应性增生。

术后诊断：黑斑－息肉综合征并肠套叠、肠梗阻手术局部切除，肠旁淋巴结增生。

最后诊断：黑斑－息肉综合征并肠套叠、肠梗阻术后，肠旁淋巴结增生。

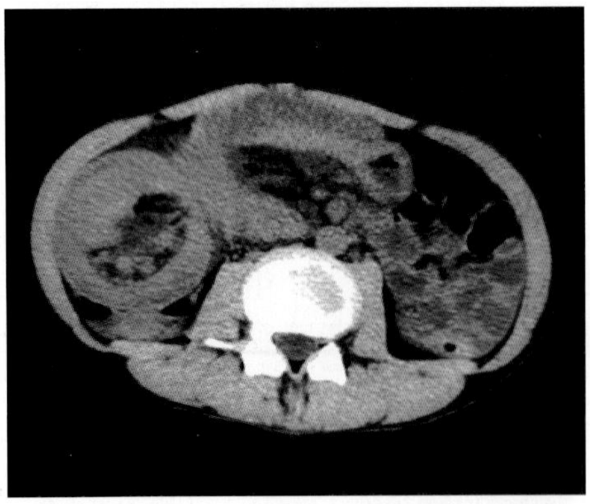

（一）

男，15 岁。CT 显示右下腹部可见多个同心圆性软组织影，肠壁增厚，浆膜层渗出，周围水肿，肠间隙渗出明显

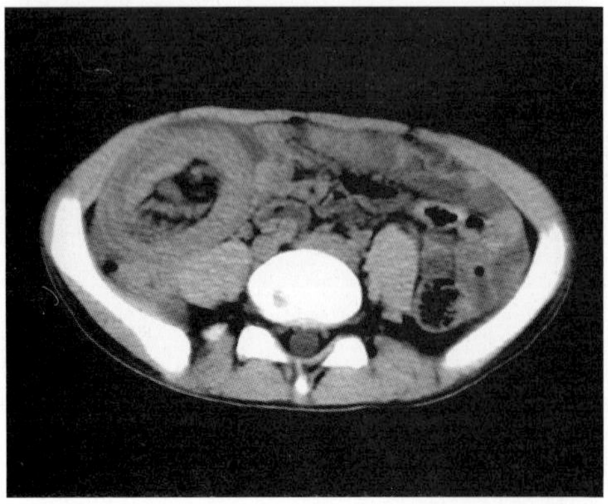

（二）

同一病例。CT 显示右下腹部仍见多个同心圆性软组织影，肠壁增厚，浆膜层渗出，周围水肿，肠间隙渗出明显

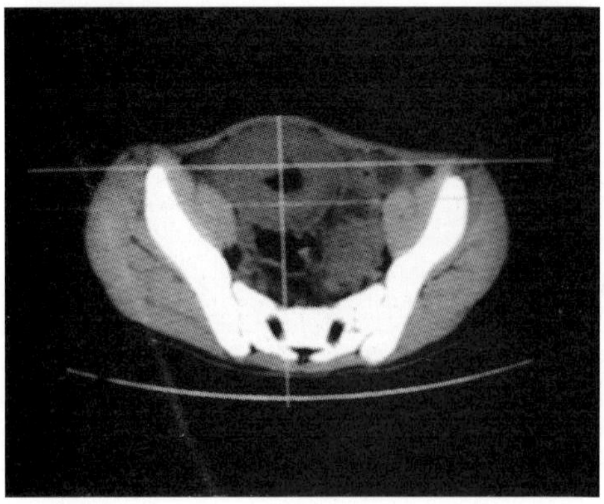

（三）

同一病例。CT 显示盆腔内仍见多个同心圆性软组织影，肠壁增厚，浆膜层渗出，周围水肿，肠间隙渗出明显

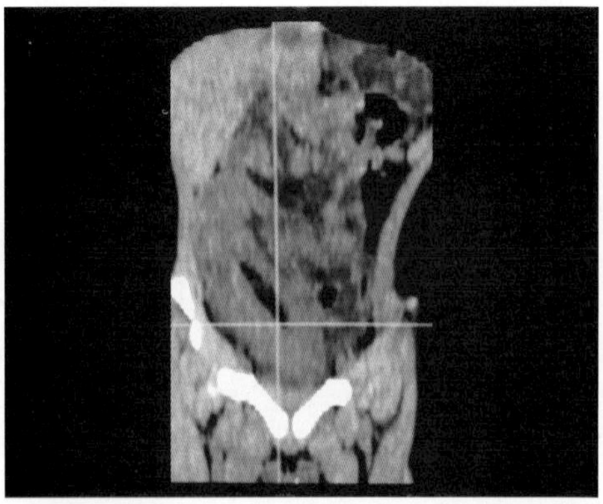

（四）

同一病例。CT 冠状位显示腹腔、盆腔内仍见椭圆形同心圆形软组织影，肠壁增厚，浆膜层渗出，周围水肿，肠间隙渗出明显

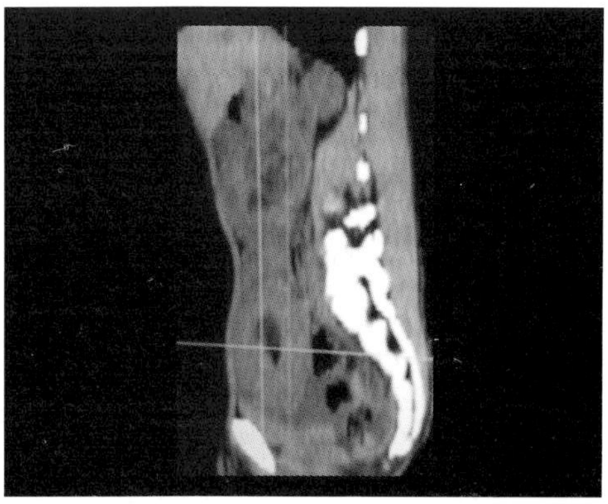

（五）

同一病例。CT 矢状位显示腹腔、盆腔内仍见椭圆形同心圆形软组织影，肠壁增厚，浆膜层渗出，周围水肿，肠间隙渗出明显

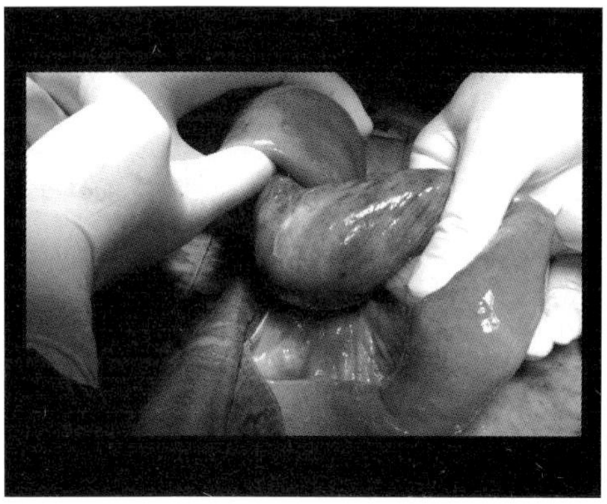

（六）

同一病例。术中所见：部分小肠管腔相互套进，局部血运障碍

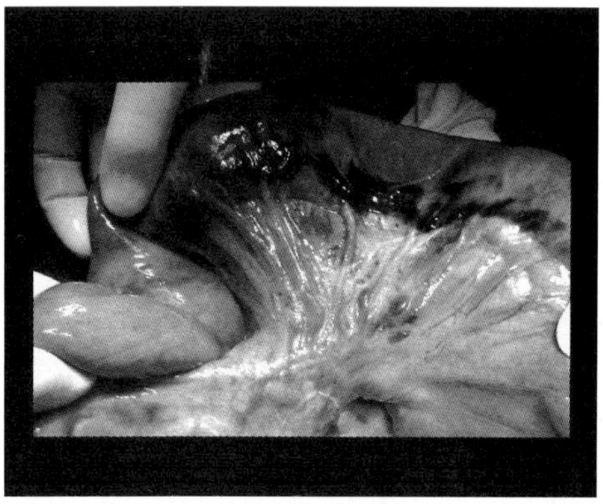

（七）

同一病例。进行肠管回纳复位后，肠管缺血未恢复正常，准备做坏死肠管段切除

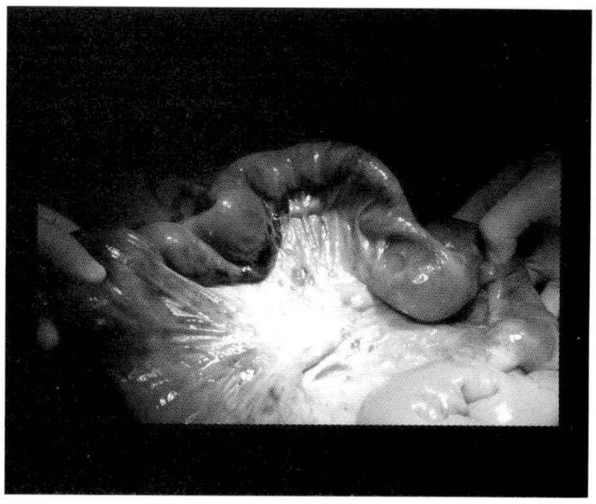

（八）

图 8-30　黑斑－息肉综合征并肠套叠

同一病例。术中探查：肠套叠局部肠管触及息肉，可见在 4cm×3cm 范围内触及密集的小息肉堆积。术中行部分小肠＋小肠息肉切除，长度约为 100cm

术后病理片：

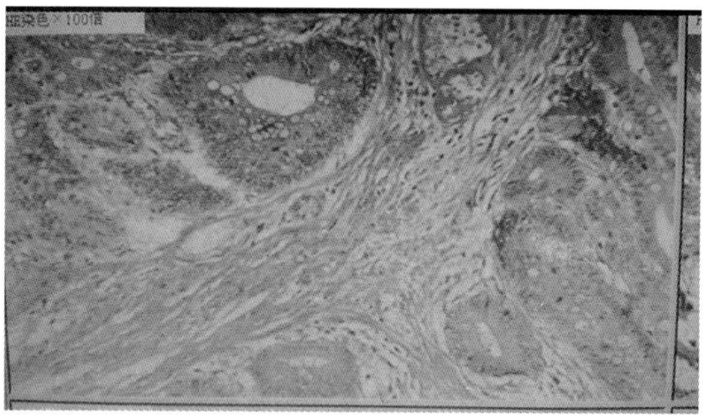

（一）

镜下：1×50 倍可见局部腺上皮中度异型增生，肠壁充血水肿，炎症细胞浸润，部分肠黏膜糜烂，上皮脱失，局部腺上皮腺瘤样增生

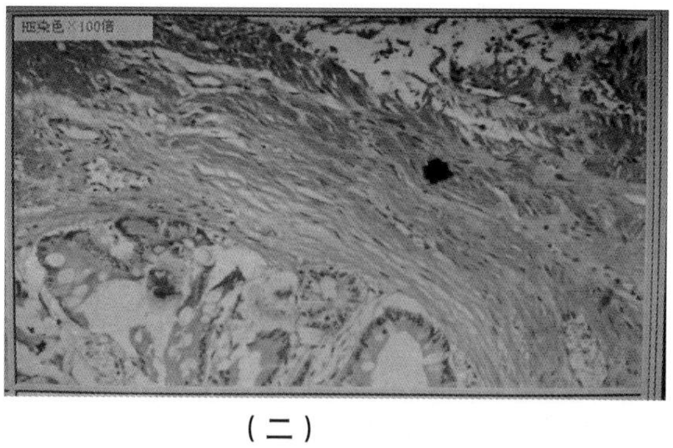

（二）

图 8-31　黑斑－息肉综合征并肠套叠术后病理观

镜检：1×100 倍可见局部腺上皮中度异型增生，肠壁充血肿胀，炎症细胞浸润，部分肠黏膜糜烂，上皮脱失，局部腺上皮腺瘤样增生

病理诊断：小肠 Peutz-Jeghers 型错构瘤性息肉

第九章

跛　行

第一节　脊柱先天畸形

一、隐性脊柱裂

隐性脊柱裂，是指位于脊柱任何部位骨结构缺如，最多见腰5骶1椎弓、棘突骨性结构的先天性缺损，而没有脊膜膨出。

【病因】因先天性神经弓的椎板在胚胎时期愈合不全发生的骨性裂隙。是一种常见的先天畸形，可发生于脊柱任何部位，以腰5骶1椎体多见。

【病理改变】以椎弓和椎板骨性缺损，范围可超出2mm，棘突游离，骨间韧带不稳，有时可发现脊髓发育异常。包括：①脊髓栓系症。②脊髓纵裂。③脊髓空洞症。隐性脊柱裂的体表可有皮肤异常，例如皮肤脐凹、皮毛窦、毛发丛脂肪瘤等。

【临床表现】隐裂范围较小，很少引起临床症状。但引起症状者，是韧带附着处不稳定，又有游离的棘突，铡刀样棘突常引起脊神经、硬脊膜的粘连、牵拉和压迫，亦可有下腰部疼痛。如果有脊髓的发育异常，可有相应的神经系统症状。检查可见背部靠中线发现皮肤色素沉着、毛发丛、脂肪瘤，提示有脊柱隐裂。

【影像学特点】

（1）X线平片：脊柱正位显示椎板骨质缺如，棘突游离，但应注意小儿6岁以前，下腰椎椎板的骨化没有完成，正位片两侧椎板未愈合，透光的为软骨板，不要误认为脊柱裂。

（2）CT扫描：横断层面在软组织窗、骨窗均能清晰完整地显示椎板骨性缺损范围、形态及大小。对皮表及椎管内容物平扫可以显示，但不及CTM和MRI清晰。

（3）MRI：对单纯骨缺损情况显示不如平片和CT清晰。但对合并有椎管内病变（如表皮样囊肿、脊髓栓系、脊髓纵裂等）效果极佳（详见本章节下文）。

二、脊髓纵裂

脊髓纵裂（diastematomyelia），是指小儿脊柱先天发育畸形，在畸形段椎体、椎管内脊髓、圆锥等被纤维组织、软骨、骨嵴一分为二，脊髓全部或部分被分开。而畸形段的上下其他椎体及脊髓正常。

【发病情况】本病多见于女性。在脊柱后突、侧弯患儿中尤其多见。文献报告：北京儿童医院1980—1991年收治350例先天性脊柱侧弯中并发本病为18例（5.14%）。在脊柱正常者仅有2例。还有文献指出。其发生率约占先天性脊柱畸形的40%~90%。85%病变发生于T9~S1。其中20%在胸椎，18%在胸腰椎。60%在腰椎。近年来CT检查普及，本病的检出率与论文报告增多。

【临床特征】局部皮肤异常。一侧肢体发育畸形。患侧下肢无力、肌肉萎缩、跛行、高弓足、排便异常。3岁以上仍有尿床史，或患儿合并泌尿系统畸形。

【病因】学说很多。①认为胚胎14~21d，神经管闭合不全，有迷走的中胚层细胞从前方长入神经组织，形成纵形骨嵴，导致脊髓纵裂。②认为胚胎早期内外胚层粘连引起，形成一个副神经肠源管，间片质束围绕此副管集聚，将发育中的脊束一分为二，导致两个半侧神经板形成，结果脊髓纵裂。

【病理改变】大体所见：脊髓完全或部分分开，多不对称。在正常脊髓的上下分布。约50%可见分开的两个脊髓同在一个硬膜囊内。其背侧有纤维组织相隔。约50%脊髓纵裂内有骨性、软骨性或纤维性间隔。由前向后将椎管完全分开。每半个脊髓有其独立的硬膜囊，脊髓都有中央管、前后角和神经根完整。纵裂上下的脊髓行走、分布仍为完整。

【临床表现】主要有腰背疼痛。一侧下肢发育畸形，高弓足、内翻足。步态摇曳、跛行。小儿3岁不能形成自主排尿，甚至十余岁仍有遗尿史。在年长儿中，病程较长者可有下肢、足骨神经营养不良，偶见足部皮肤溃烂。

查体：病变阶段背部棘突皮肤有凹陷、皮窦、簇状毛发丛、痣斑、牛乳－咖啡色斑、脂肪瘤等。脊柱弯曲畸形。患侧小腿三头肌萎缩，肌力减退。感觉减退或消失。自主神经：肛门括约肌反射差或消失。

【影像学特点】

（1）X线骨片：①脊柱外形侧后弯曲畸形。②脊柱隐性裂。③病变阶段半椎体、蝴蝶椎、棘突、附件缺如或发育不全。

（2）B超：新生儿、婴幼儿脊柱背侧皮肤异常，可探及椎管内骨嵴及脊髓纵裂异常回声。

（3）脊髓造影：据文献报告，可见纵裂的半脊髓，神经鞘显示充盈缺损仅有外侧，内侧缺如。在小儿本检查展开少，现多被安全的CT、MRI平扫＋增强检查取代。

（4）CT扫描：软组织窗可清晰显示，病变阶段椎体宽大、扭转畸形。椎管内中央或偏向一侧有纵行的骨嵴连接于椎体后缘或有一骨性间隔，或纤维软骨间隔连接于椎体和椎板之间。将椎管一分为二，呈“眼镜状”。骨窗显示更清晰，对椎体、椎管内棘突骨发育畸形较软组织窗观察更为详细。多螺旋CT扫描后冠状、矢状及三维重建显示脊髓纵裂的起止点、范围（图9-1~图9-3）。

（5）CTM（椎管造影后行CT检出）：文献报告横断面脊髓纵裂显示脊髓呈圆形或卵圆形。两半脊髓常对称或不对称。直径较纵裂水平上下正常脊髓纤细。分裂的脊髓可同被包裹在一个硬膜囊状蛛网膜下腔，或分别位于骨嵴两侧的硬膜囊。CTM延迟扫描，还可显示脊髓中央又有低密度的积水影。

（6）MRI：冠状位可清楚显示病变阶段脊髓纵裂全长。轴位T1加权像显示脊髓纵裂形态与CT横断层面所见相仿。信号同正常脊髓，还可显示脊髓水肿、脊髓低位栓系，常合并脂肪瘤、脊髓脊膜膨出等其他软组织异常。但对纤维性软骨和骨性间隔难以显示。

【诊断与鉴别诊断】诊断要点，患儿多见女性。跛行、背部皮肤异常。患肢感觉、运动障碍、二便失禁，足畸形，结合X线平片、CT、MRI检查做出诊断。

鉴别诊断：

椎管内肿瘤：临床表现相似，结合CT、MRI平扫＋增强扫描后方可排除。

【病例】女，14岁。脊柱侧弯、后背隆起5年，加重半年。CT扫描，冠状位显示脊柱向右侧弯畸形，肋骨如蟹爪分布。软组织窗显示畸形段的椎管扩大，左侧椎板局部缺如的骨结构不完整，形态异常。椎管形态异常。

诊断：脊柱侧弯伴脊髓纵裂畸形。

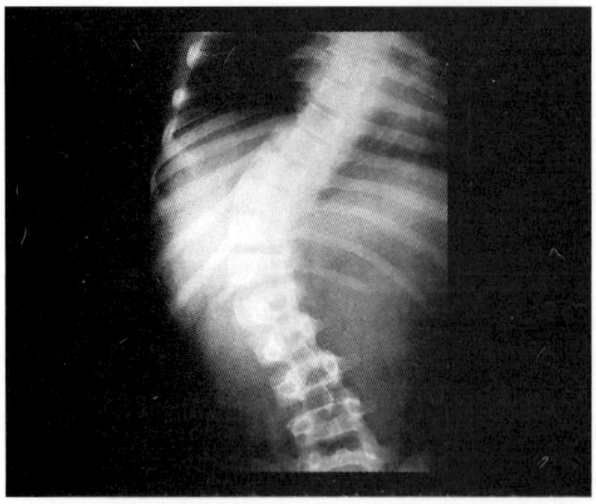

（一）

女，14 岁。CT 扫描，冠状位显示脊柱向右侧弯畸形，肋骨如蟹爪分布

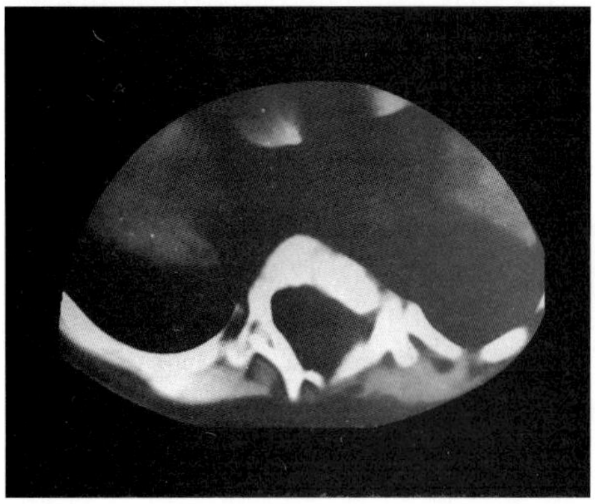

（二）

图 9-1　脊柱侧弯伴脊髓纵裂畸形 CT 观

同一病例。CT 显示畸形段的椎管扩大，左侧椎板局部缺如的骨结构不完整，形态异常。椎管形态异常

【病例】女，12 岁。腰背不适，下肢乏力 1 年。查体：脊柱向后向右侧弯畸形。CT 显示病变段椎体呈“眼镜状”畸形，纵裂的骨组织将脊髓一分为二。左右脊髓不等。

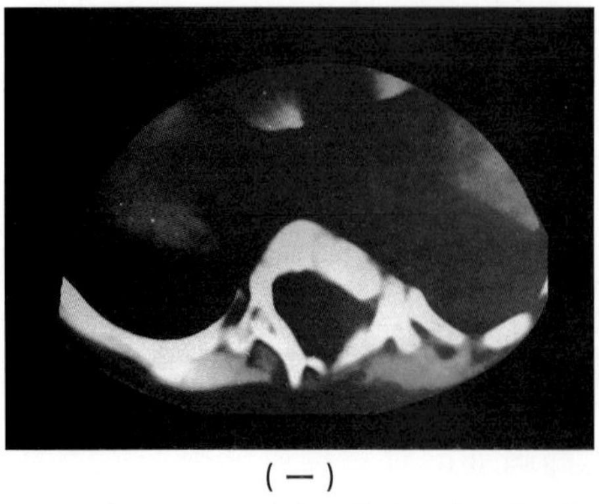

（一）

女，12 岁。CT 显示病变段椎体呈“眼镜状”畸形，纵裂的骨组织将脊髓一分为二。左右脊髓不等

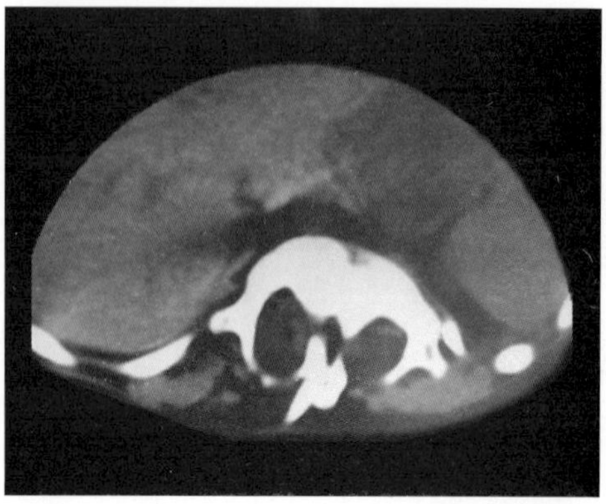

（二）

图 9-2　脊柱侧弯后突伴脊髓纵裂畸形 CT 观

同一病例。下一层面显示脊髓不但有畸形，棘突由左向右移位

【病例】女，12 岁。自幼脊柱侧弯，加重半年。CT 软组织窗显示脊髓纵裂畸形，T11~12 椎体，由右向左旋转伴椎管内骨嵴，似“眼镜状”。

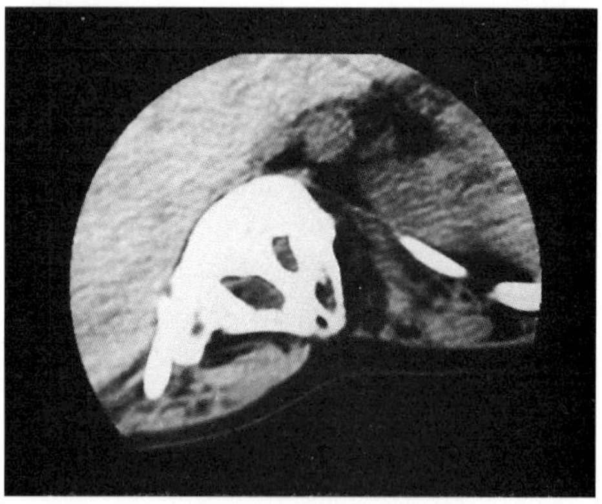

图 9-3　脊柱侧弯伴脊髓纵裂畸形 CT 观

女，12 岁。CT 显示脊髓纵裂畸形，T11~12 椎体，由右向左旋转伴椎管内骨嵴，呈“眼镜状”

三、脊髓脊膜膨出症

脊髓脊膜膨出症（myelomeningocele）又称脊膜膨出，指脊髓神经组织通过中线缺损的骨组织向外突出到皮肤下面形成囊性包块。其内如无脊髓组织称为脊膜膨出。为脊柱闭合不全的严重畸形。临床特征：背部中线皮下有囊性包块，啼哭时饱满，或包块柔韧度增加，或伴下肢肌肉萎缩或神经系统异常，或行走时步态跛行。国外统计发病率约为 1/1000。无性别差异。

【病因】本病的确切原因不明。在妊娠的第 4 周脊柱开始发育，生骨节的细胞围绕着脊髓和脊索，形成了有节段性的间充质的脊柱。呈节段性起源是椎体的发育的特点，但随着时间的延长，也会逐渐的发育成熟和完整。在胚胎的第 3 周，颈段的脊椎骨在中线处发生融合，然后接着又在头、尾侧发生不规则状的相融合。如果不同于节段性起源的或者是生骨节段发生不对称的相融合时，最终可发生半椎体，如果发生节段间对称性的发育异常，可导致椎体的形态和数目的异常。主要是胚胎早期起源于中胚层的脊髓，脊椎先天发育异常。国内外文献报道，本病除个别有家族史外，一般认为起因于胚胎期有害环境因素的作用，如感染、代谢性疾病、中毒、气候等因素的影响。国内外专家共同建议，在受孕前后 3 个月服用叶酸可降低本病的发生率。笔者在陕西蒲城、华阴、商洛、丹凤、洛川等地的调查中，发现本病在洛川的发病率及检出率明显高于其他地区。

【病理改变】大体所见，疝出的囊壁突向椎管外。囊壁内含有脑脊液、脊髓、脊神经、马尾神经等，有时可见神经与囊壁或周围组织粘连。镜检：囊壁由蛛网膜、硬脊膜及皮肤各层组织构成。囊内充满脑脊液、脊髓，有时也可见脂肪组织。

【临床表现】背部近中线附近的皮肤有囊性包块隆起。小儿啼哭时饱满。大多表现为双侧或一侧小腿和足部肌肉对称性或一侧性软瘫、萎缩。踝反射大都缺如。常合并有其他先天性畸形。本病可发生于脊柱的任何部位，以腰骶部最常见，约占 70%。颈椎次之，胸椎少见。常见多个椎体的椎弓根受累。脊膜由此向后膨出。颈椎的脊髓脊膨出，80% 的患儿有 Chiari Ⅱ型畸形、脑积水。胸腹部脊柱前方则伴有其他内脏畸形。神经系统表现、受累范围、程度与病变部位有关。骶部损害可有大小便失禁，伴会阴区皮肤感觉缺失，但运动功能正常。中腰部脊柱缺损，局部有软组织包块，下肢有软瘫，腱反射、触、痛觉均消失。足畸形，髋关节半脱位，大小便失禁，肛门括约肌松弛。

【影像学特点】

（1）X 线平片：脊柱正侧位片见椎板缺如，棘突游离，背部靠中线有软组织肿块（图 9–4）。

（2）CTM：文献报道，椎管内注入造影剂后扫描，显示造影剂可随突出的脊髓脊膜经向外达囊内。有时囊内可见到异位脊髓、脂肪组织影。延迟扫描可见囊袋内有强化。

（3）CT 扫描：骨窗像清楚显示缺损的骨质，椎弓、椎板、棘突的骨发育缺陷的程度和范围。软组织窗显示椎骨异常和脊膜通过发育不全的椎管向后方膨出，呈圆形或椭圆形的软组织肿块影，密度同脑脊液或略高于脑脊液密度。并发脂肪瘤时，膨出部位显示 CT 值低于脑脊液而呈脂肪密度（图 9–5）。

（4）MRI：矢状面 T1 加权像可显示脊膜膨出的全貌，向后膨出的囊袋与椎管内蛛网膜下腔相通。如有脊髓膨出，可见脊髓或神经根信号。T2 加权像囊内液体呈脑脊液样高信号。其内脊髓组织信号低。如有脂肪瘤，可见 T1、T2 均呈高信号。轴位像 T1 加权像显示囊腔边界及与椎管相通的窦道（图 9–6）。在颈、胸椎脊膜膨出中，还可检出 Chiari Ⅱ型畸形、脊髓空洞症及脑积水。

【病例】女，2.3 岁。胸背部包块 2 年，反复有浆液流出。查体：T7~8 椎体水平皮肤有脐凹及黏液泌出。X 线平片显示病变部位椎体发育畸形。

诊断：胸椎半椎体畸形伴脊膜膨出症、脂肪瘤。

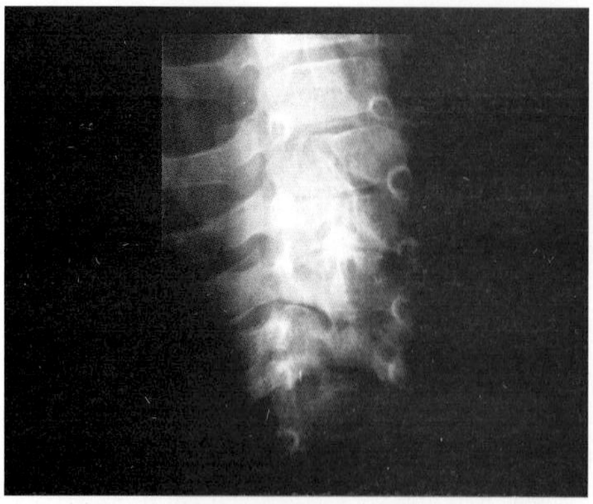

图 9-4 胸椎半椎体畸形伴脊膜膨出症脂肪瘤 X 线平片观

女，2.3 岁。X 线平片显示病变部位呈半椎体畸形

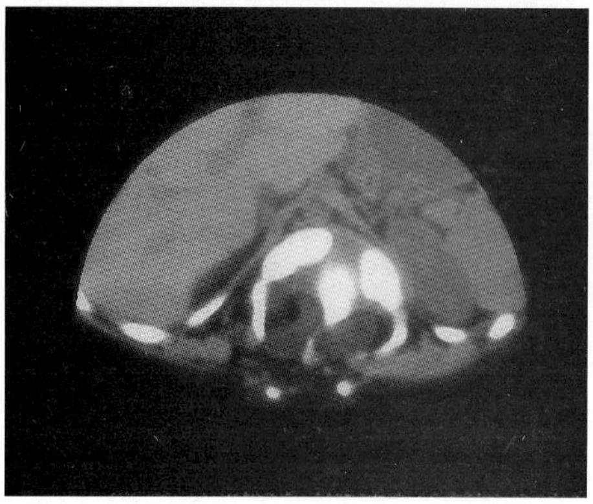

（一）

同一病例。CT 显示椎体为多骨畸形，椎管扩大，内有骨嵴，将脊髓脊膜分成 2 个，左侧脊髓腔内有脂肪组织，向后无棘突，从缺如部疝出的囊块为脑脊液密度影

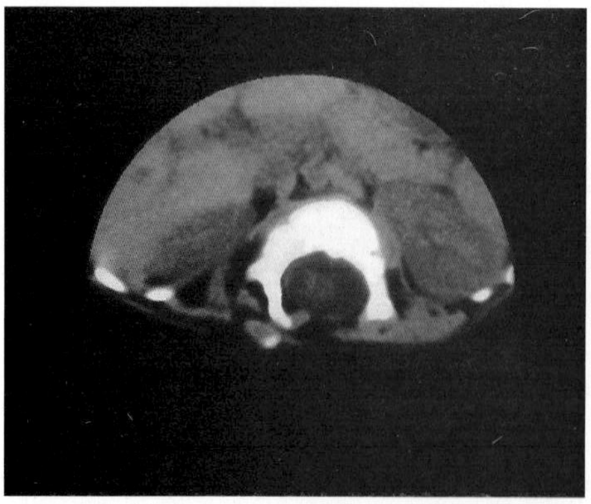

（二）

图 9-5 胸椎半椎体畸形伴脊膜膨出症脂肪瘤 CT 观

同一病例。CT 下一层面显示由上至下分为两个脊髓又逐渐合二为一。椎管后缘棘突仍缺如，脊髓脊膜部分疝出

【病例】男，1 岁。出生背部即有一囊性包块。MRI 显示 T5~T6 水平 T1 加权像显示包块低信号影。T2 加权像，包块信号增高。轴位显示椎管内与皮下相通的长 T1 信号积液。

诊断：骨髓脊膜膨出伴脂肪瘤。

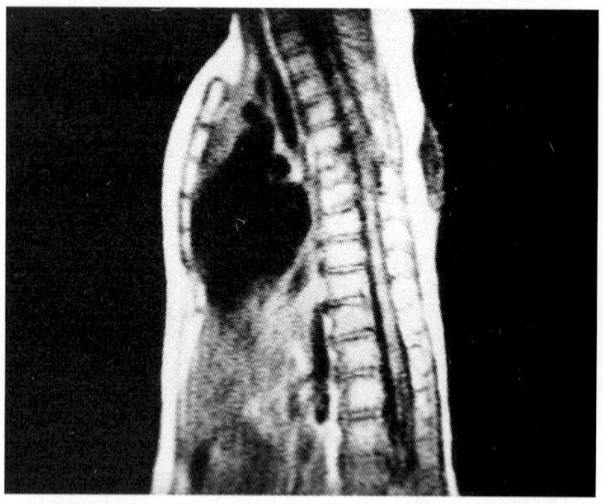

（一）

男，1 岁。MRI 矢状位 T5、6 水平 T1 加权像显示皮下包块低信号影

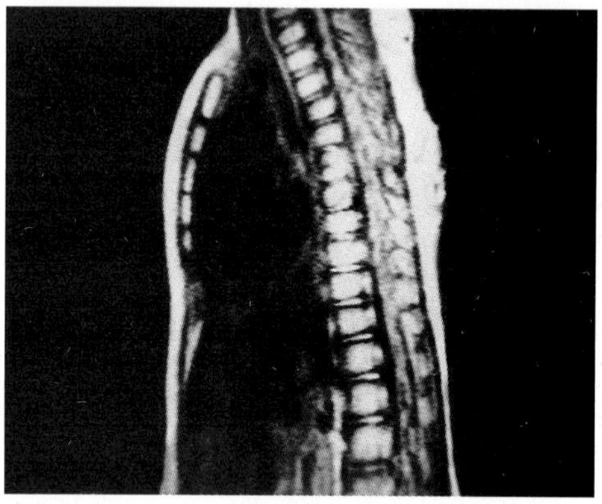

（二）

同一病例。MRI 矢状位 T2 加权像显示皮下包块信号增高

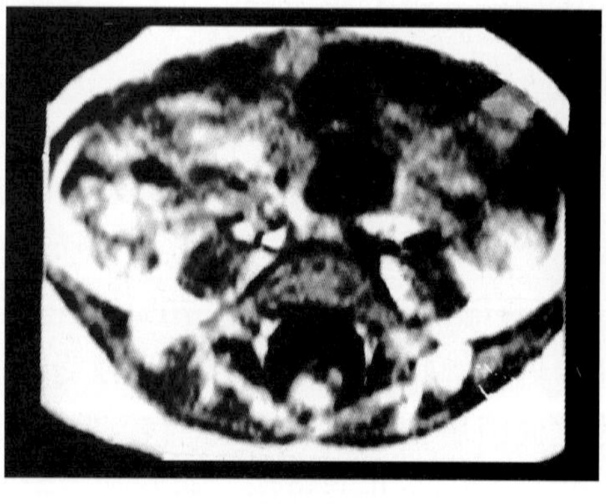

（三）

图 9-6 脊髓脊膜膨出伴脂肪瘤 MRI 观

同一病例。MRI 轴位 T1 加权像显示椎管内与皮下相通的低信号，内有脂肪信号，脊髓由此疝出

【病例】女，7 岁。出生即有腰背部小囊块。CT 显示 L1~2 水平椎体、椎管、脊髓纵裂畸形，同时可见双侧畸形的脊膜突向皮下 ,MRI 冠状位，T1 加权像可见 L1~2 水平脊髓一分为二。

诊断：脊髓纵裂伴脊膜膨出症。

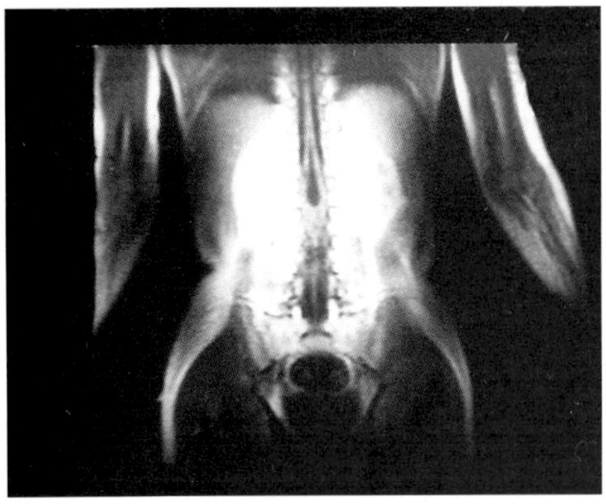

图 9–7　脊髓纵裂伴脊膜膨出症 CT 观

女，7 岁。CT 显示 L1~2 水平椎体、椎管、脊髓纵裂畸形，同时可见双侧畸形的脊膜突向皮下，MRI 冠状位，T1 加权像可见 L1~2 水平脊髓一分为二

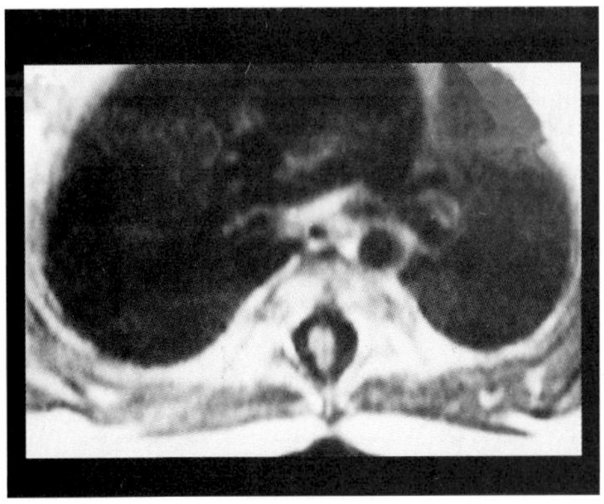

图 9–8　脊髓纵裂伴脊膜膨出症 MRI 观

同一病例。MRI 轴位，T1 加权像显示脊膜脊髓缺损疝出并有低信号与皮下相通

【病例】男，出生 2d。后背部血性肿块，泌出血性渗液。查体：腰背部有一暗红色囊性包块，大小约为 10cm × 7.5cm。中间有破溃口，泌出血性渗液。CT 显示 L4~5、L5~S1 椎体附近皮外囊性灶所在位置。L4~5、L5~S1 椎体、棘突骨性结构不完整，经由缺损部位，脊髓脊膜膨出体外。

诊断：多椎体 – 棘突、神经管未闭合并脊髓脊膜膨出症。

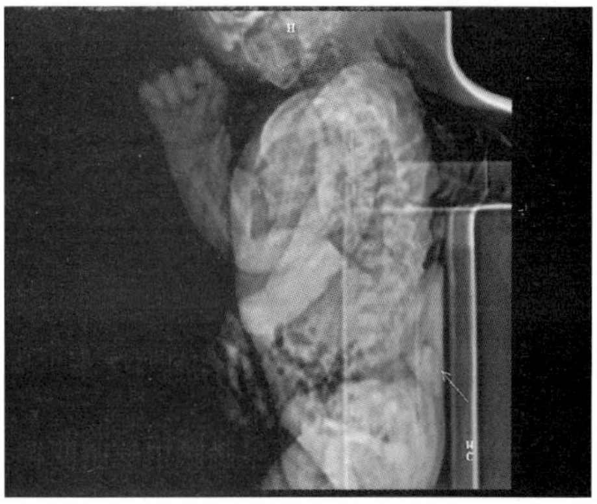

（一）

男，出生 2d。CT 显示 L4~5、L5~S1 椎体附近皮外囊性灶所见位置

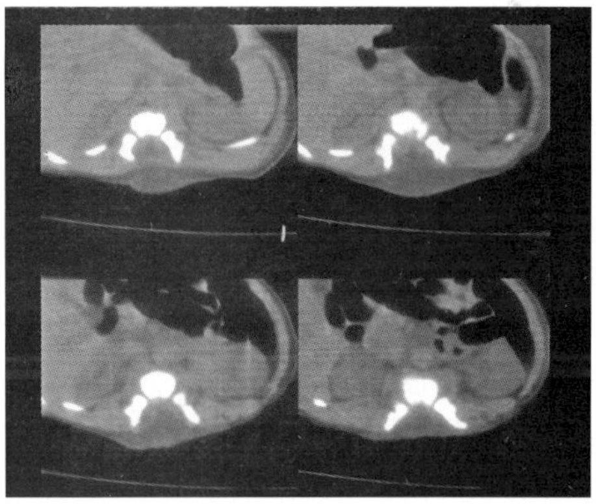

（二）

同一病例。CT 显示 L4~5、L5~S1 椎体、棘突骨性结构不完整，经由缺损部位，脊髓脊膜膨出体外

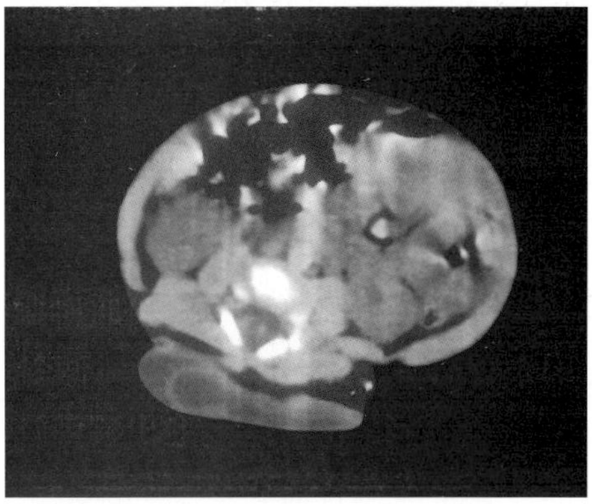

（三）

同一病例。CT 显示 L4~5、L5~S1 椎体、棘突骨性结构不完整，经由缺损部位，脊髓脊膜膨出体外

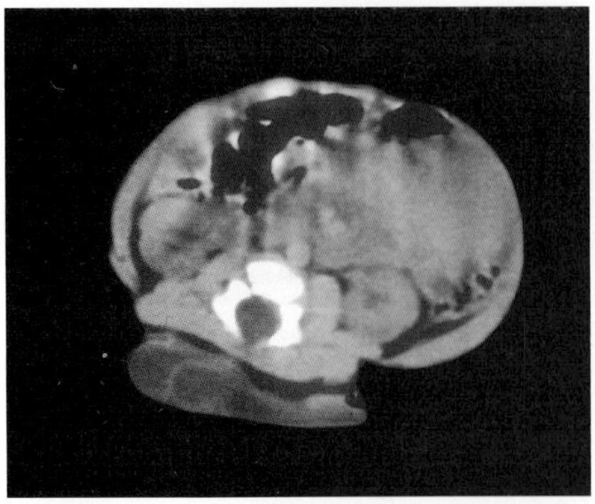

（四）

图 9–9　脊髓脊膜膨出症 CT 观

同一病例。CT 显示 L4~5、L5~S1 椎体、棘突骨性结构不完整，经由缺损部位，脊髓脊膜膨出体外

四、脊髓低位，脊髓栓系征

脊髓栓系综合征（tethered cord syndrome）由脊髓圆锥低位，终丝增粗并位置固定。通常伴椎管内脂肪瘤，为隐性脊柱裂中常见的一种畸形。

【病因病理】在胚胎发生中，初期脊髓与脊柱的椎体同一水平发育，随脊柱伸长而上升。胚胎晚期脊髓比脊柱生长缓慢，正常情况下出生后脊髓圆锥位于腰 1、2 椎体间隙，脊髓末端位于腰 1 水平。当胚胎时期脊髓圆锥周围组织发生出血、炎症或脂肪沉积，导致脊髓不能随脊柱的伸长而上升。最终表现为脊髓位置低于腰 3 椎体水平，并栓系固定于此，终丝的直径大于 2mm。

【临床表现】本病一般多于 3 岁后不能自主排便，临床症状逐渐明显，无性别差异。严重畸形则于出生即有下肢、足部异常。表现为一侧或双侧下肢、足、腿部肌肉不对称、弓形足、马蹄内翻、肌肉萎缩。肢体活动不对称、蹬腿无力、跛行、感觉迟钝，或下肢弥漫性疼痛。儿童较常见神经源性膀胱炎，3 岁以后仍有遗尿史。寒冷季节常有足冻伤。脊柱后凸或侧弯畸形。有些体征出现早，亦可延至成人才出现。约 70% 小儿背部中线出现脂肪瘤、皮肤血管瘤、毛发丛、色素沉着症的皮肤凹陷。

【影像学特点】

（1）X 线平片：不能显示脊髓形态，但常可发现伴有脊柱骨性畸形。

（2）CTM：一般显示脊髓圆锥位置低于腰 2 椎体及伴有呈低密度脂肪瘤。

（3）CT：平扫显示椎体附件（小关节突、椎弓、脊突等）骨性畸形。不能清晰地显示脊髓的位置及增粗的终丝。多螺旋 CT 的三维成像可显示畸形所在。

（4）MRI：能清楚显示畸形位置。矢状位 T1 加权像显示脊髓圆锥位于腰 3 椎体以下，终丝增粗，直径大于 2mm。合并脂肪瘤，或脂肪瘤堆积时，可见位于椎管内的 T1 高信号。如有脊髓纵裂或脊柱裂，脊髓膨出等显示（图 9–10 ～图 9–16）。

【诊断与鉴别诊断】诊断要点，出生即有足、下肢畸形，肌力改变，感觉异常，背部中线皮肤、毛发异常，小儿遗尿，甚至青春发育期仍有遗尿。要考虑本病。进行 CTM 或 MRI 检查，图像后处理可确诊。

【病例】女，65 岁。腰痛并双足踩棉感，进行性加重 1 月余。

MRI 显示脊髓圆锥位置较低，约位于腰 2~3 椎体水平，椎管内可见片状短 T1、稍长 T2 信号。压脂序列呈低信号。包绕同水平脊髓圆锥及马尾神经。骶 2 椎体水平可见类圆形长 T1、长 T2 信号，边界清楚。

MRI 诊断：

（1）腰 2~3 椎体水平椎管内异常信号，考虑：脊髓低位、脊髓栓系、骶部隐性脊柱裂。

（2）腰 2~3 椎体水平脂肪瘤可能，骶管囊肿。

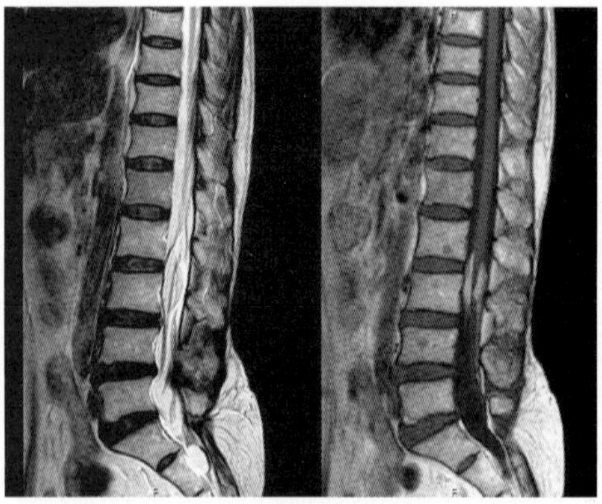

（一）

女，65 岁。MRI 显示脊髓圆锥位置较低，约位于腰 2~3 椎体水平，椎管内可见片状短 T1、稍长 T2 信号。压脂序列呈低信号。包绕同水平脊髓圆锥及马尾神经

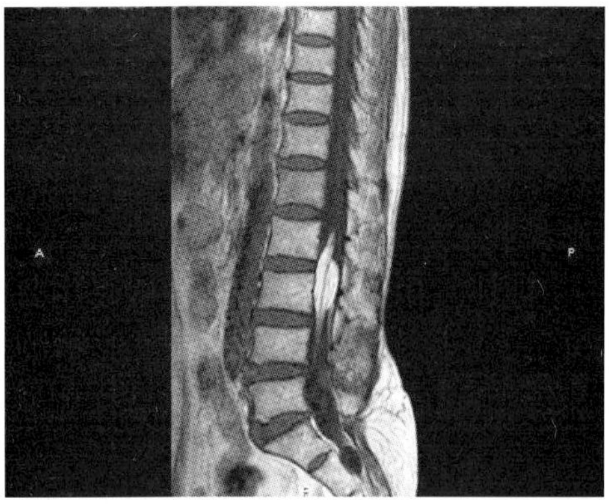

（二）

同一病例。MRI 显示脊髓圆锥位置较低，约位于腰 2~3 椎体水平，椎管内可见片状短 T1、稍长 T2 信号。压脂序列呈低信号。包绕同水平脊髓圆锥及马尾神经

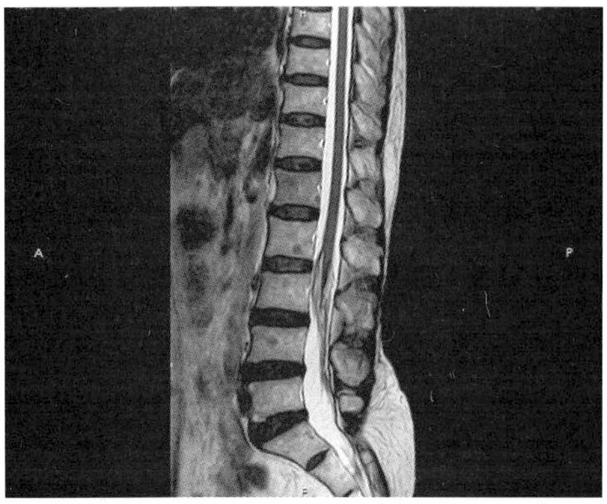

（三）

图 9-10　腰 2~3 椎体水平脊髓低位、脊髓栓系、骶部隐性脊柱裂 MRI 观

同一病例。MRI 显示骶 2 椎体水平可见类圆形长 T1、长 T2 信号，边界清楚

【病例】女，5 岁。跛行、左下肢无力 3 年。MRI T1 加权像显示 L3 椎管内脊髓向后粘连。

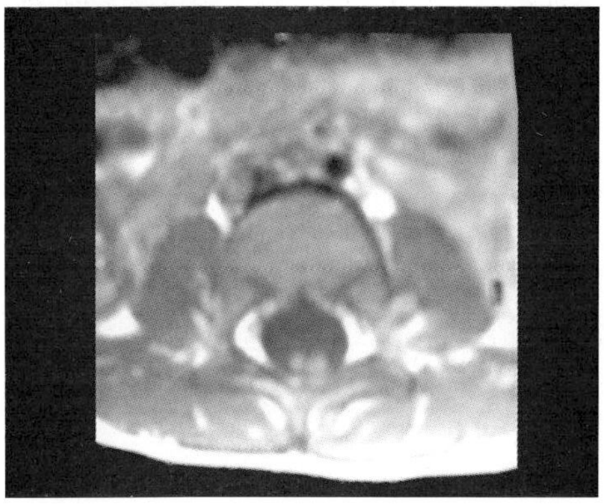

（一）

女，5 岁。MRI T1 加权像显示 L3 椎管内脊髓向后粘连

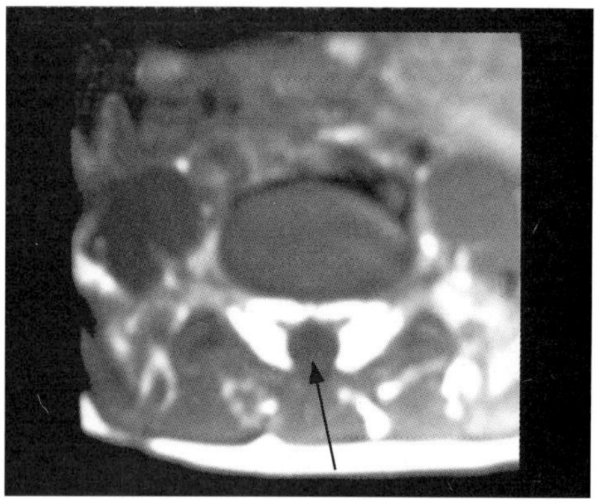

（二）

图 9-11　脊髓栓系综合征 MRI 观

同一病例。MRI T2 加权像显示 L3 椎管内脊髓向后粘连

五、脊髓栓系并神经性膀胱炎

【病例】男，4 岁。遗尿、排尿困难、尿淋漓不尽 3 年。MRI T1 加权像显示 L4 椎管内脊髓固定粘连，硬膜囊内脑脊液信号。骨盆平片显示骶尾部骨结构不完整，膀胱充盈不明显。膀胱逆行造影后 2h 显示造影剂仍未排泄。CT 显示 L4 椎弓、椎板缺如。脊髓栓系固定于缺损处。三维重建图示 L4 椎弓、椎板缺如。

诊断：脊髓栓系并神经性膀胱炎。

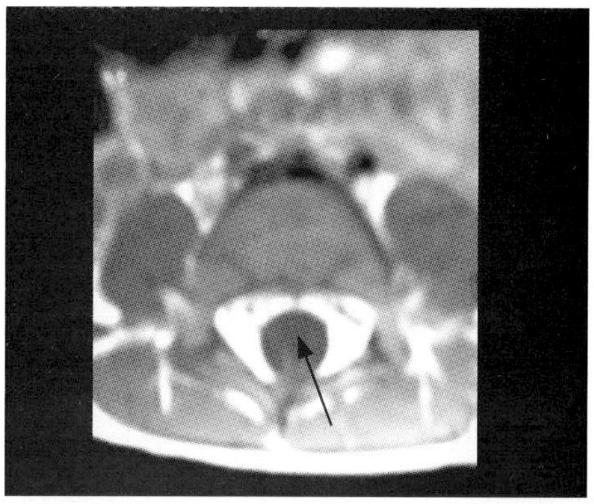

（一）

男，4 岁。MRI T1 加权像显示 L4 椎管内脊髓固定粘连，硬膜囊内脑脊液信号

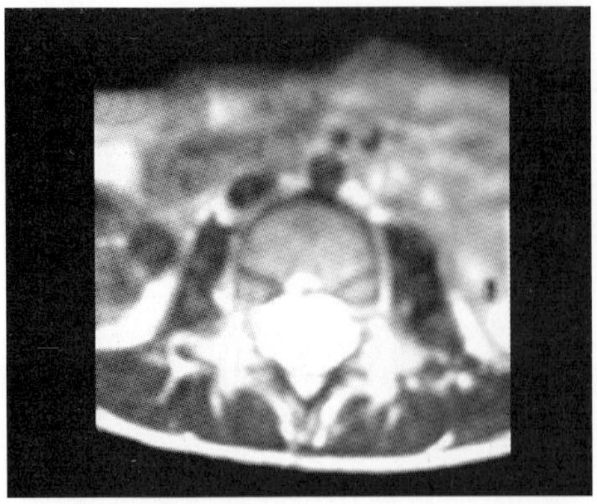

（二）

同一病例。MRI T2 加权像显示 L4 椎管内脊髓固定粘连，硬膜囊内脑脊液信号增高

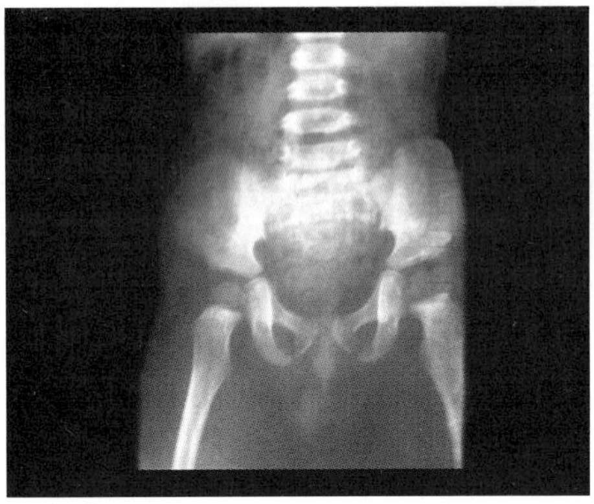

（三）

图 9-12　脊髓栓系综合征 MRI 观

同一病例。骨盆平片显示骶尾部骨结构不完整，膀胱充盈不明显

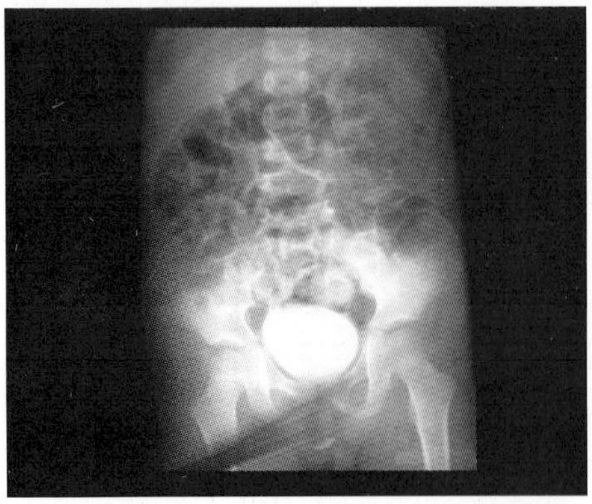

（一）

同一病例。膀胱逆行造影显示充满造影剂

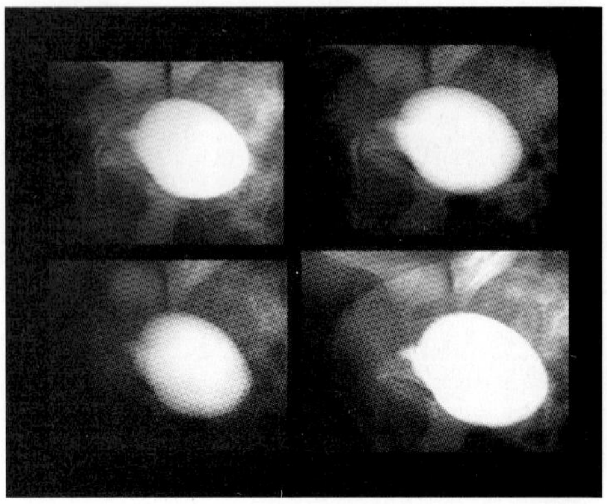

（二）

图 9-13　脊髓栓系综合征膀胱逆行造影观

同一病例。膀胱逆行造影后 2h 显示造影剂仍未排泄

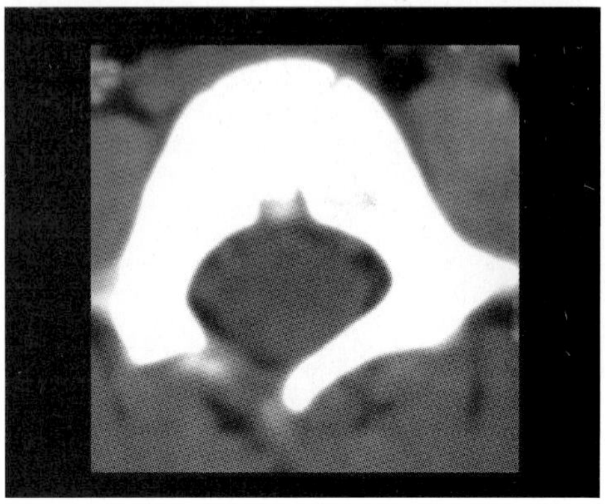

（一）

同一病例。CT 显示 L4 椎弓、椎板缺如。脊髓固定拴系于 L4 椎体缺如处

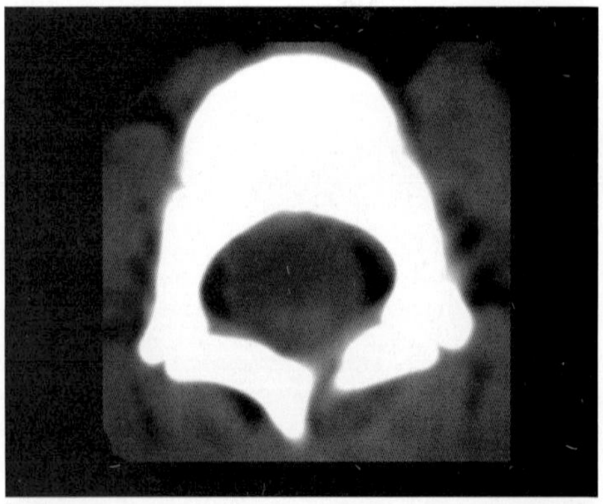

（二）

同一病例。CT 显示 L4 椎弓、椎板缺如。脊髓固定拴系于 L4 椎体缺如处

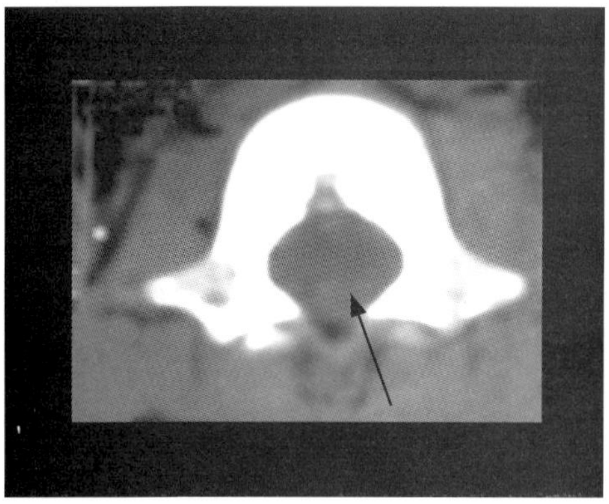

（三）
同一病例。CT 显示 L4 椎弓、椎板缺如。脊髓固定拴系于 L4 椎体缺如处

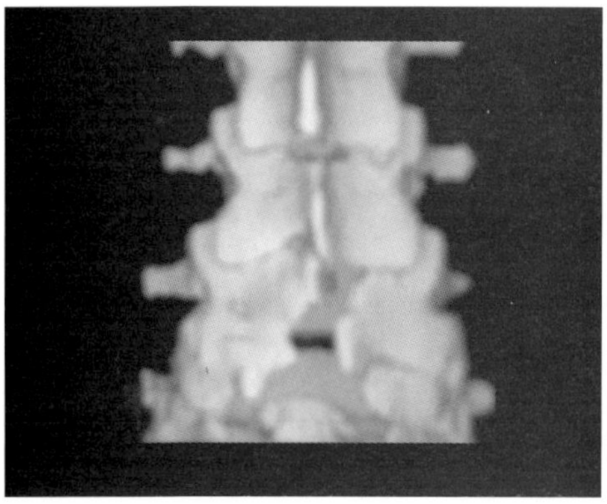

（四）
图 9-14　脊髓拴系综合征腰椎 CT 扫描观
同一病例。CT 三维重建图显示 L4 椎弓、椎板缺如

【病例】女，2 岁。右足内翻畸形 2 年，蹬腿无力。腰骶皮肤可见皮毛窦。MRI 矢状位显示 T1 加权像脊柱椎体后方附件缺如，脊髓圆锥向下达 S1 水平，并向后拴系于椎管内后方组织。

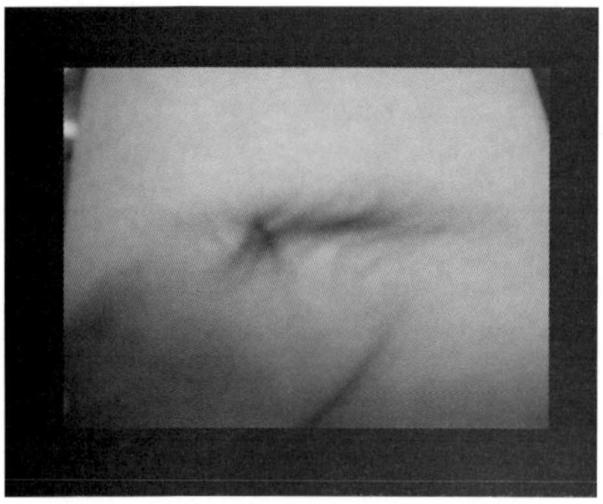

图 9-15　脊髓拴系综合征皮肤外观
腰骶皮肤可见皮毛窦

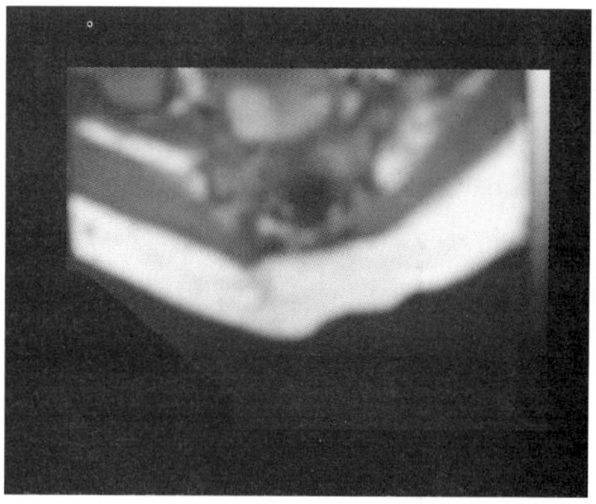

（一）
女，2 岁。MRI 显示 T1 加权像脊柱后方附件缺如

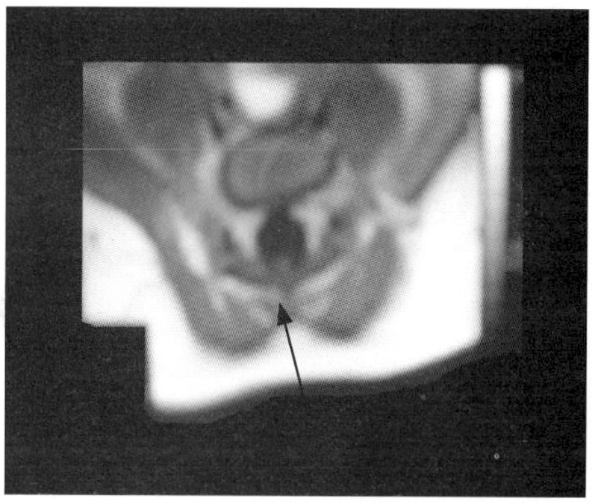

（二）
图 9-16　脊髓拴系综合征 MRI 观
同一病例。MRI 显示 T1 加权像脊柱椎体后方附件缺如，脊髓圆锥向下达 S1 水平，并向后拴系于椎管后方

第二节　椎管内占位性疾病

一、脊髓空洞症

脊髓空洞症（myelosyringosis）又称脊髓积水症（lydromyelia），是指脊髓髓质内有囊腔形成。积水症指脊髓中央管囊状扩张。

【病因】本病的发生与脑脊液循环有关，由多种病因造成。可分为先天性和继发性。前者主要是神经管发育闭锁缺陷，脑脊液与髓腔内囊腔相交通。后者多见于髓内肿瘤，外伤和蛛网膜炎，血管病变等。

【病理改变】脊髓外观正常，或有梭形膨大或萎缩。空洞壁不规则，由环行排列的胶质细胞及纤维细胞。包含有神经纤维和神经胶质退行性变。空洞内液体为黄色或无色，空洞周围可见有异常血管，管壁有透明变性。

【临床表现】本症在小儿中症状少见。据文献报道：发病最小年龄为 3 岁。因其是慢性、进行性的病理改变。最早和首发症状是单侧痛觉，温觉障碍。触觉及深感觉相对较正常。以后可扩展到对侧。一旦出现症状，则持续存在。晚期造成病人病变水平以下痛，温、触及深感觉障碍异常。

运动障碍表现为手部小肌肉及前臂尺侧肌肉萎缩，或肌束颤动，逐渐波及上肢的其他肌肉，肌腱反射及肌张力减低。以后在空洞水平以下出现锥体束征。肌张力增高。腱反射亢进，腹壁反射消失，巴彬斯基征阳性。

【影像学特点】

（1）X 线平片：可发现环枕畸形、颅底凹陷、脊柱侧弯等脊柱骨性发育异常。

（2）CT 扫描：软组织窗，80% 脊髓空洞发现椎管内脊髓腔形状膨大。髓内有边缘轮廓清晰的低密度囊腔，呈圆形、卵圆形。CT 值同蛛网膜下腔的脑脊液（水样）密度。在多螺旋 CT 扫描中，三维图像处理后，多方位显示脊髓内有低密度影。但 CT 平扫对显示椎管内病变不及 MRI。

（3）CTM：据文献报道，注入造影剂后，可提高本病的诊断率。空洞有破裂者，造影剂可聚积于病变部位，脊髓增大。当 6~10h 后延迟扫描可见髓内密度增高。脊髓中央的空洞内充满造影剂。

（4）MRI：对本病诊断十分准确，可以明显显示病变部位，伴随病变，优于前述的所有检查。矢状位，T1 加权像表现脊髓内纵向有单个或多个相连的囊性空洞如串珠样，或腊肠样。受累及节段脊髓可增粗、变细或正常。囊腔表现为 T1 低信号，T2 高信号，信号强度与脑脊液相同（图 9-17）。有时可见在高信号的囊腔内有低信号，为流动的脑脊液产生的流空征象。轴位像：囊腔，空洞呈圆形、卵圆形或长圆形。边缘轮廓清晰、光滑，其内信号均匀一致。在先天性、交通性脊髓空洞症中，如 Chiari 畸形，还可发现小脑扁桃体下疝程度，及有无脑积水。增强扫描：可显示髓内肿瘤所引起的继发性空洞的肿瘤位置。

【诊断与鉴别诊断】诊断要点，小儿肢体无力，跛行疼痛，脊柱侧弯畸形。CT 平扫有椎管扩大，脊髓中央有低密度囊性扩张。MRI 清楚显示髓内扩张，在各个序列中均呈脑脊液信号。

鉴别诊断：

（1）脊髓软化：多有外伤史，囊腔小而不光整。

（2）髓内肿瘤囊变：其外形轮廓为不规则形膨大，信号多不均匀，较脑脊液信号增高。增强扫描后肿瘤有明显强化改变。

【病例】女，5 岁。跛行，左下肢无力 3 年余。MRI 矢状位 T1 加权像显示 T12~L2 椎体下缘脊髓呈腊肠样改变。呈脑脊液信号。于 L3 椎体下缘水平，可见椎管内脊髓向后拴系。轴位 T1 加权像显示 L3 椎体下缘水平，脊髓中央管扩张，脊髓呈环状，其内的长 T1 低信号为脑脊液。

诊断：脊髓纵裂、脊髓空洞、脊髓栓系综合征。

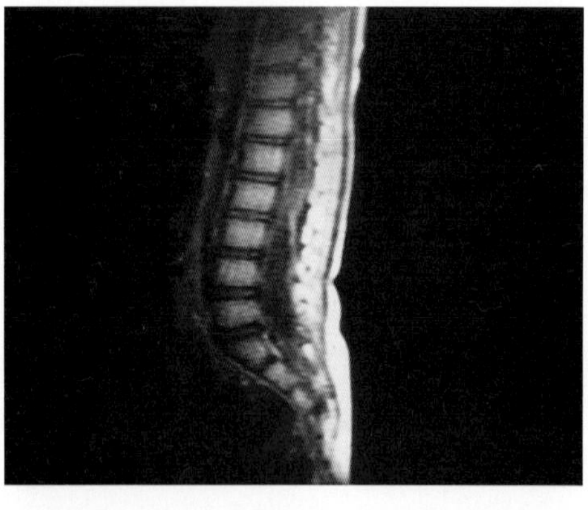

（一）

女，5 岁。MRI 矢状位 T1 加权像显示 T12~L2 椎体下缘脊髓分别呈腊肠样改变。呈脑脊液信号。于 L3 椎体下缘水平，可见椎管内脊髓向后拴系

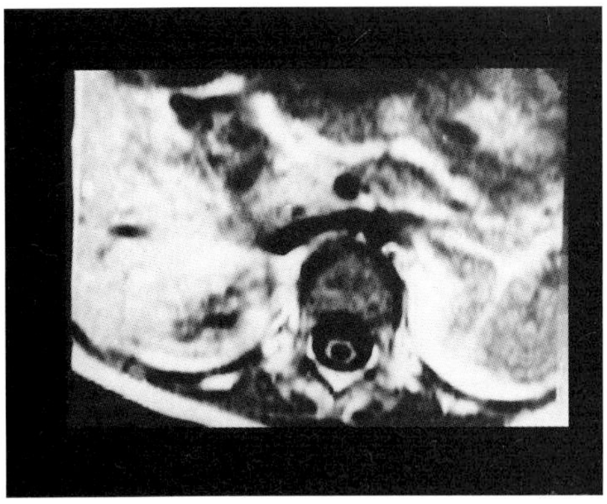

（二）

图 9-17　脊髓纵裂、脊髓空洞、脊髓栓系综合征 MRI 观

同一病例。MRI 轴位 T1 加权像显示脊髓中央管扩张，脊髓呈环状，其内的长 T1 低信号为脑脊液

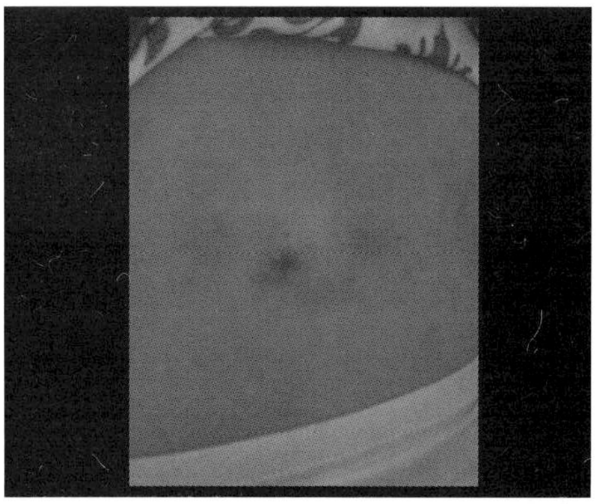

（二）

同一病例。腰部皮毛窦及色素沉着

【病例】女，8 岁 9 个月。下肢行走困难 5 年。

查体：于颈后部皮肤可见隆起包块。腰部皮表可见毛发丛及色素沉着。双下肢伸侧皮肤色素沉着。

MRI：显示颈 5~7 椎体水平脊髓内可见长 T1、长 T2 信号。颈 5~6 椎体水平颈部皮下可见团块状等 T1, 短 - 长 T2 信号，病变与椎管相通。胸 7~8、胸 11~ 腰 1 椎体水平脊髓内可见条片状长 T1、长 T2 信号。脊髓位置低，平腰 4 水平，脊髓与后方硬膜囊关系密切，腰 2~4 水平，脊髓分成两束，腰 1 椎体水平脊髓内可见条片状长 T1、长 T2 信号与椎管相通。

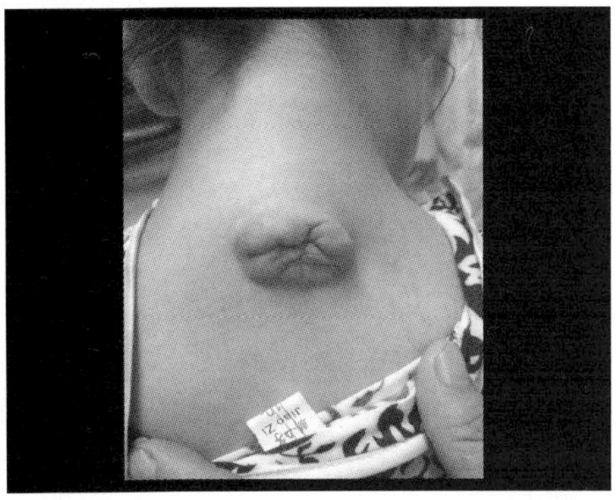

（一）

女，8 岁 9 个月。颈后部皮肤可见隆起包块

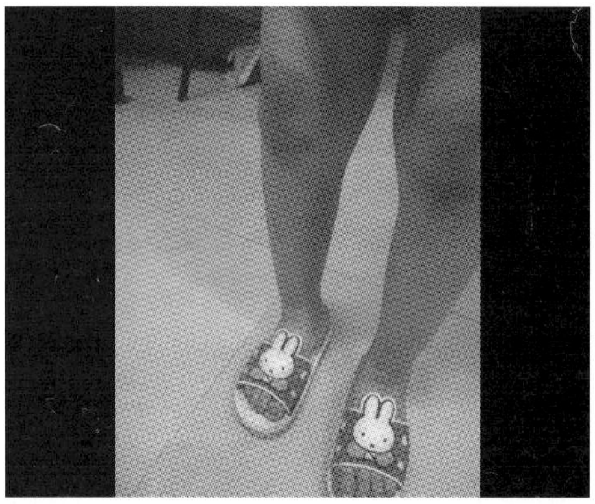

（三）

图 9-18　脊柱侧弯畸形、颈腰段脊髓脊膜膨出

同一病例。双下肢伸侧皮肤色素沉着

诊断：脊柱侧弯畸形，颈、腰段脊髓脊膜膨出，脊髓低位、脊髓栓系、脊髓纵裂，颈、胸、腰段多发脊髓空洞、积水症。

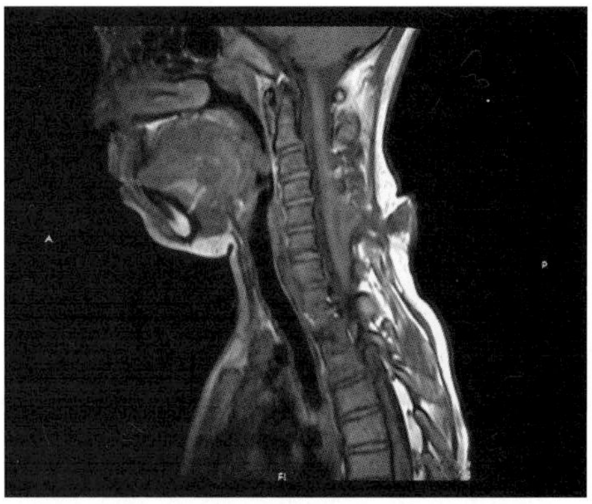

（一）

同一病例。颈 5~7 椎体水平脊髓内可见长 T1 长 T2 信号

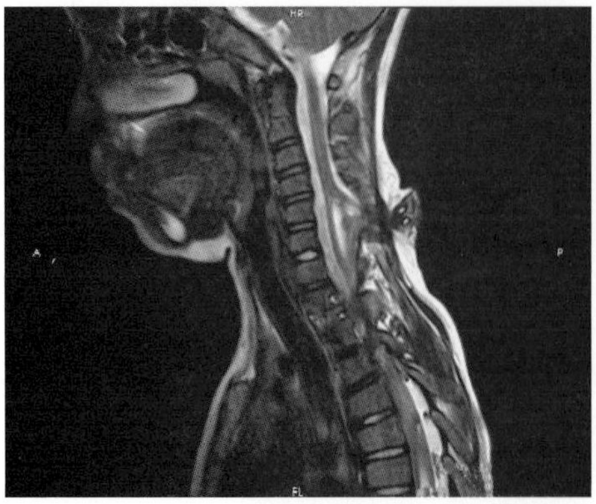

（二）

同一病例。MRI 显示颈 5~7 椎体水平脊髓内可见长 T1、长 T2 信号。颈 5~6 椎体水平颈部皮下可见团块状等 T1，短－长 T2 信号，病变与椎管相通

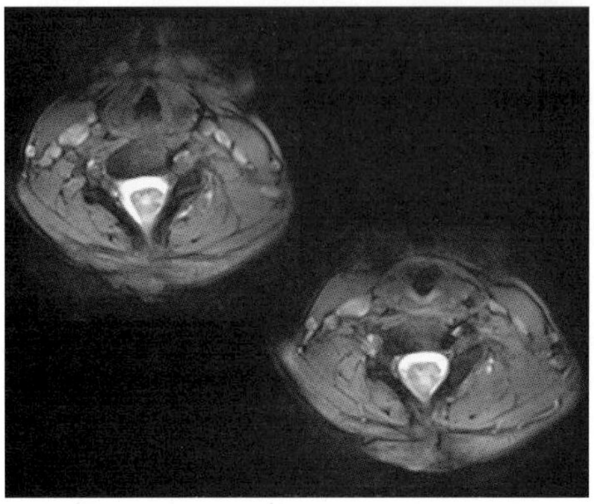

（三）

同一病例。MRI 显示颈 5~7 椎体水平脊髓内可见长 T1、长 T2 信号。颈 5~6 椎体水平颈部皮下可见团块状等 T1，短－长 T2 信号，病变与椎管相通

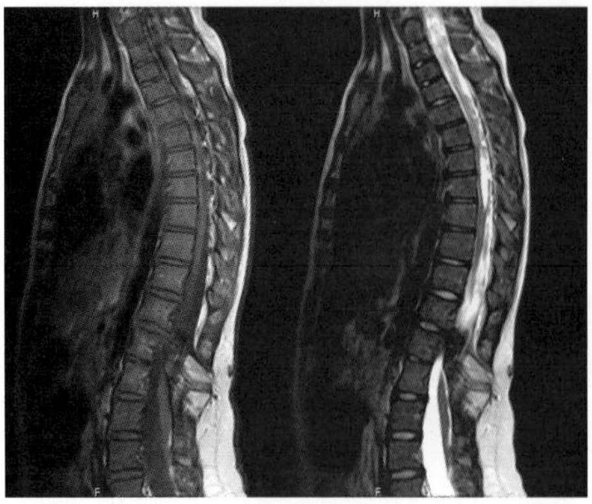

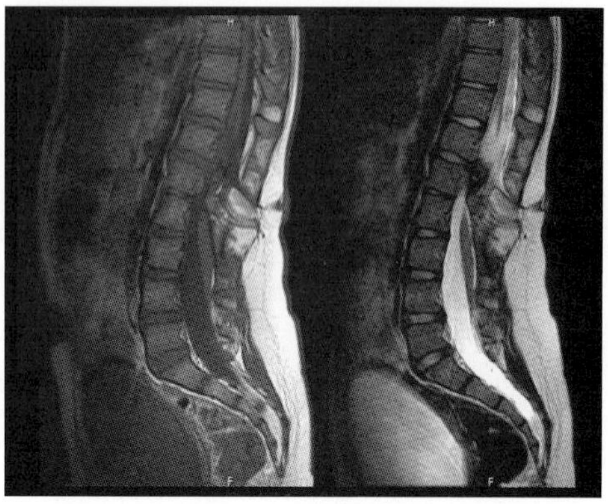

（四）

同一病例。MRI 显示胸 7~8、胸 11~ 腰 1 椎体水平脊髓内可见条片状长 T1、长 T2 信号。脊髓位置低，平腰 4 水平，脊髓与后方硬膜囊关系密切，腰 2~4 水平，脊髓分成两束，腰 1 椎体水平脊髓内可见条片状长 T1、长 T2 信号与椎管相通

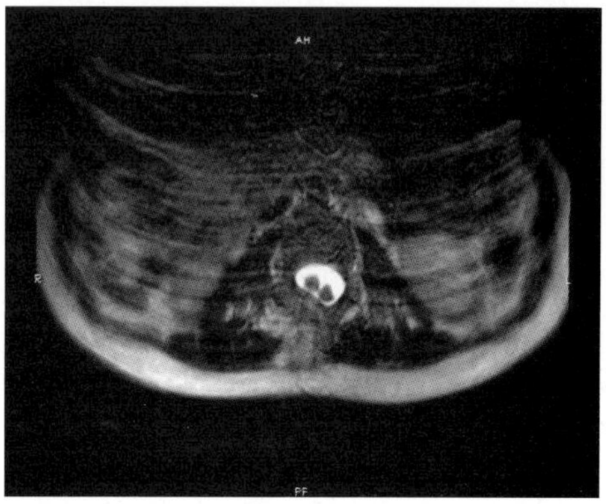

（五）

图 9-19　脊柱侧弯畸形、颈腰段脊髓脊膜膨出 MRI 观

同一病例。MRI 显示脊髓位置低，平腰 4 水平，脊髓与后方硬膜囊关系密切，腰 2~4 水平，脊髓分成 2 束

二、肠源性囊肿

肠源性囊肿（enterogenous cyst）为椎管内先天性病变。可发生于舌到肛门的各个部位。因生长部位不同，临床表现复杂。发病年龄多见于青少年。

本病首先由 Kubil 和 Fulton 于 1928 年描述。1958 年 Harriman 根据其病理特点，首次将其称为肠源性囊肿。

【病因】尚不清楚，可能是前肠在胚胎第 4 周时，脊索和前肠分离异常所致。

【病理改变】本病好发于胸段（42%）

及颈段（32%）椎管内。大体所见其为边缘光滑的囊性肿块，壁薄，囊内充满清亮淡黄色囊液。镜检：囊壁的内壁衬有消化道黏膜，其发生率为67.4%。有纤毛结构的单层柱状、立方状上皮细胞和纤维结缔组织等。肠源性囊肿常伴有椎体畸形，如半椎体占63%，囊肿附着或与椎体融合，产生椎管内神经压迫占15.4%。

【临床表现】因囊肿所在部位产生的症状而异。好发于青少年，常见症状为疼痛和神经功能障碍。下肢跛行。约半数病例有脊柱侧弯畸形。

【影像学特点】

（1）X线平片：正位片可表现正常或脊柱侧弯或脊柱骨性畸形，如椎体融合、蝴蝶椎、半椎体、脊突分叉等多种畸形。

（2）CT扫描：软组织窗可见颈、胸段的椎管内有囊性扩大或囊性占位，囊内呈低密度、水样密度影。骨窗可见椎体呈蝴蝶样，半椎体、棘突有分叉样改变。CT平扫确定椎管内病变性质十分困难。

（3）CTM：显示椎管内为轮廓光滑的低密度肿块，多位于脊髓前方。

（4）MRI：多方位显示椎管内病变。矢状位T1加权像上可见髓外硬膜下囊性病变。其边缘光滑锐利，囊肿大部分嵌入脊髓内，囊肿呈脑脊液样信号。T1加权像为等于或稍高于脑脊液信号。横断层面，可见囊肿部分或大部分被包埋在脊髓内。

【诊断与鉴别诊断】诊断要点，好发于青少年，在颈、胸段脊髓背侧中线部，半数以上有骨畸形。MRI表现椎管内囊性肿块。信号类似或稍高于脑脊液。横断面：囊肿部分或大部分被包埋在脊髓内。

鉴别诊断：

（1）蛛网膜囊肿：好发于脊柱胸段，MRI也类似于脑脊液信号，脊柱骨结构罕见畸形。

（2）皮样或表皮样囊肿：好发于脊柱下胸段及腰骶部。MRI信号不均匀，高于脑脊液而略低于脊髓。脊柱背侧皮肤常见皮毛窦。

（3）神经囊膜囊肿：多见于腰骶部，神经后根的偏侧。骶管形态扩大，MRI信号也类似于脑脊液。

第三节　小儿椎间盘脱出症

小儿椎间盘脱出症（pediatrics's extrusion of intervertebral discs）或称椎间盘疝（herniation of intervertebral discs），是指小儿由于脊柱遭受直接或间接暴力，外伤后致纤维环破裂，部分髓核通过纤维环缺损处疝出。

本病在14岁以下小儿中少见。在美国因本病行椎间盘脱出髓核摘除术者不到1%。目前国内发病情况上无确切统计。据我们一组资料中（1992年5月至2001年12月），因腰部疾病进行椎间盘扫描约15723例。发现小儿椎间盘疾病34例，约占0.22%。国外对本病发生的种族调查表明，亚洲人或亚裔较白种人、黑种人更易患本病。因为亚洲人脊柱椎管空间绝对值相对较小。此外，在小儿生长发育的评价中以体格高大、胖瘦为指标，肥胖、高大较瘦小的同龄儿更易患本病。

小儿椎间盘疾病中，疝出（herniation）、突出（extrusion）、膨出（bulging）的发生部位：在学龄前、学龄期以胸腰段T12~L1或L2多见。

【椎间盘的正常解剖】椎间盘是连接两个椎体间的重要结构。早在1543年Vesalins首先描述其外观形态。人体椎间盘从C2~S1每两个椎体之间都有一个椎间盘。整个脊柱共有23个椎间盘，其高度约占脊柱长度的25%。

椎间盘从内到外由髓核、纤维环组成。上下则由椎体间软骨板构成。前后由前后纵韧带加强。

（1）髓核：呈胶冻状，密封于纤维环、软骨板之间。它的主要成分为黏蛋白，少量软骨细胞和纤维母细胞。含水量小儿超过80%，新生儿可达90%。14岁始出现脱水，变性改变。在青春期以后髓核的退变增加。髓核的主要生理功能：当脊柱负重时，缓冲椎体的负荷力。平时像一个吸饱水分的海绵垫，在承受重力时，椎间盘内水分挤出，髓核体积变小。重力解除时，水分又被吸收，体重增大。20岁时发育成熟，髓核为人体一生最厚，弹性最好。

（2）纤维环：呈同心圆状，环绕在髓核四周。由纤维软骨组成。其纤维纹理在椎体间呈斜行排列。邻近环附近的纤维相互交织成网状，在纤维环前后浅层的纤维前后纵韧带的纤维融合成一体。深层的纤维则附着于透明软骨上。周围的纤维跨过透明软骨板穿入和附着于椎体的骨质内。中间的纤维与髓核的纤维相互融合。髓核内的纤维穿出后止于纤维软骨板上。如此致密编织的网状结构中，使椎间盘组织与椎体连接牢固，限制其滑动。

（3）软骨板：也称终板。组成椎间盘的上下壁。不但与椎体的松质骨相连，又与纤维环的斜行纤维起、止点融为一体。质地软，富有弹性，将髓核密封在椎体间隙。

（4）前、后纵韧带：起于颅底，伸延止于骶2。为椎体前后中央纵行走向的致密纤维。前纵韧带直接与椎体、椎间盘前方的表面相贴。后纵韧带位于椎体后方表面。紧贴在纤维环上。加强椎间盘中部及中线旁纵行纤维结缔组织，同时与纤维环接触面上的纤维相互融合，以加强髓核的密封作用。

【发病机理】人体椎间盘的髓核，于胚胎15d开始发育，先分化为脊索，最终残留部分为髓核，终生存在。小儿时期，髓核含水分丰富，富有弹性，血供丰富，代谢活跃。其周围又有厚实致密的纤维环绕，前后纵韧带加强。但在韧带的两侧后方仍有薄弱间隙。当小儿脊柱遭受直接或严重暴力外伤后，椎间盘内压力骤然增加，传导到纤维环两侧后方薄弱处的压力缓冲点，很易致该处纤维环破裂，部分髓核由此突出、疝出、膨出。有时突出的髓核可穿过中央有裂隙的后纵带进入椎管内。髓核如与椎间盘分离，则形成游离髓核碎片，位于脱出部位附近或游离于原椎间隙部位上下移动。产生不同平面的硬膜囊和神经根受压的临床症状和体征。

【病理改变】小儿椎间盘脱出，主要是由于髓核局部突出于纤维环外，进入椎管内。压迫神经根、硬膜囊等组织。

【临床表现】我们一组35例小儿椎间盘膨出、突出、脱出的资料分析，本症均有外伤史。受伤的方式，或有高空坠落，或突然的外力冲撞腰背部。小儿发病年龄1岁4个月~14岁。平均年龄6岁7个月。男多于女。临床症状因年龄而异。学步婴幼儿伤后啼哭不止，当拦腰抱起时哭闹加重。学龄前或学龄期儿童可述说或指出腰背部不适、疼痛，活动时加剧。青春期的儿童临床表现则与成人相似有腰部疼痛、下肢牵扯痛、蚁行感，或于某一姿势固定时则有触电样放射痛，或皮肤感觉减退。

查体：发现受损的局部脊柱两侧腰部肌肉痉挛，压痛明显，甚至如板样强直。脊柱有轻度侧弯，后突。腰部活动受限，不愿弯腰或拾取物品。大多数年长儿直腿抬高实验阳性。青春期患儿可有下肢或腓肠肌、足外缘皮肤感觉减退，或拇指背屈减弱。

肌电图：年长儿或合作的小儿中，椎间盘疾病中神经根受压时，可表现患肢坐骨神经或腓总神经有传导减退或失神经电位。

【影像学特点】

（1）X线表现：脊柱平片无明显阳性改变，可有非特异性的脊柱侧弯和/或椎体呈楔形样变。椎体高度减低。密度增加。

（2）CT扫描：多螺旋CT扫描后图像重建，矢状像显示同X线平片，还可见到椎体不光滑，骨皮质连续性中断，断端轻度移位。冠状位显示骨折线更清楚。

椎间盘膨出：在通过椎间隙层面，可以显示出环绕椎体四周呈均匀一致软组织密度影，边缘光整。其后缘呈略凹陷状，或稍有隆起。硬膜囊前缘变平或有浅浅的压迹或有弧形的等密度深压迹。轻则硬膜外脂肪间隙存在或部分消失，但无神经根及硬膜囊受压。

重则脂肪间隙消失，神经根和硬膜囊均有受压。在有的病例中可见多个椎间隙受累及（图9-23、图9-24）。

椎间盘脱出（疝出、突出）：可表现为髓核或髓核碎片脱出，位于中央线的中央型，或位于中线两侧的侧后型。小儿椎间盘脱出，仅为局部形态学异常，未见类似成人增生，钙化等退行性改变。CT诊断椎间盘疾病是一项很成熟的影像技术。一般从软组织窗和骨窗图像互补参考观察。细分可有直接征象：椎间盘后缘向椎管内、硬膜囊的前方有局限性软组织肿块影。其边缘、轮廓、境界清晰。CT值30~40Hu。椎管内硬膜囊外有斑点状、游离的髓核碎片，密度均匀一致。间接征象：硬膜囊前缘或侧方有神经根受压、移位、淹没，或硬膜囊前缘脂肪间隙变窄、消失，或硬膜囊受压变形（图9-20~图9-26）。

（3）CTM：对判断椎间盘脱出定性、定位诊断更清晰。小儿难以合作，现随MRI软件改进，检查时间缩短，CTM已被多螺旋CT扫描、MRI检查取代。

（4）MRI：以多方位成像显示椎间盘脱出。矢状位显示较CT扫描更有优势。对颈部椎间盘脱出清晰明了。并可显示突出的椎间盘与硬膜囊、脊髓的关系，并可对膨出、突出、脱出及伴随症状，作出更准确的诊断。

【诊断与鉴别诊断】诊断要点，小儿椎间盘脱出，有脊髓损伤史，脊柱局部压痛，神经定位症状。典型的CT图像不难诊断。

鉴别诊断：

（1）小儿椎间盘炎：病前有上呼吸道感染、腹泻、发热史。患儿有腰痛、疼痛的局部压痛。CT显示椎体呈溶骨样密度减低，骨破坏区周围有骨硬化缘，硬膜外间隙组织密度增高，大多累及多个椎体。

（2）脊柱结核：患儿腰痛，下肢疼痛，大小便失禁。腰背部肌肉痉挛。X线脊柱平片显示椎体变形，椎间盘变窄，椎旁冷脓疡。CT显示椎体中央骨破坏，呈溶骨样或虫食状，椎旁或椎管前方有小死骨碎片及软组织脓疡。

【病例】女，13岁。高空坠落后腰痛2个月。X线平片显示椎体楔形变，L4椎体滑脱。CT显示L1~2椎体前中柱爆裂骨折，左椎弓骨折，T12，L1、2、3、4椎间盘向前膨出及椎体四周呈环状膨出的软组织影，椎管前缘轻度受压。

诊断：椎体爆裂骨折伴L2椎间盘膨出。

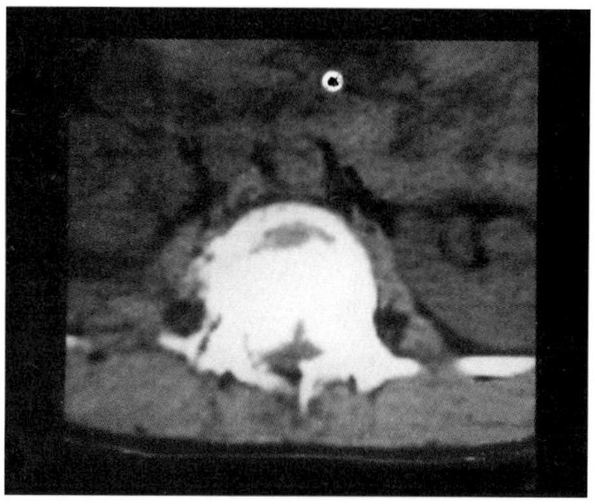

图9-20　椎体爆裂骨折伴L2椎间盘膨出CT观

女，13岁。X线平片显示椎体楔形变，L4椎体滑脱。CT显示L1~2椎体前中柱爆裂骨折，左椎弓骨折，T12，L1~4椎间盘向前膨出及椎体四周呈环状膨出的软组织影，椎管前缘轻度受压

【病例】男，1岁5个月。哭闹、拒动1d。该患儿肥胖，在学步中被姐姐（5岁）抱起又摔下后，哭闹不止。CT显示L5~S1椎间盘向椎管前方疝出。

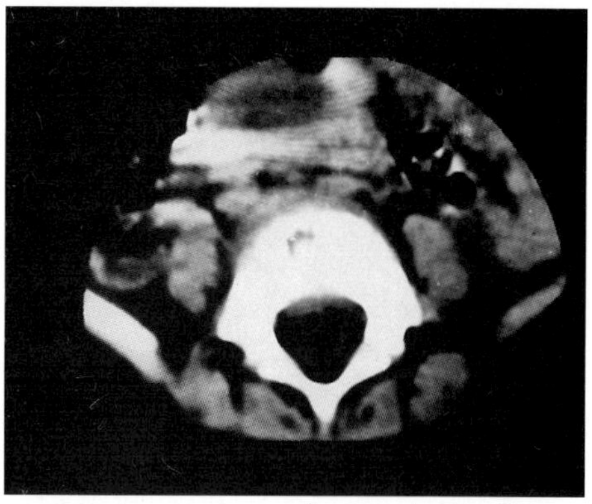

图9-21　L5~S1椎间盘脱出症CT观

男，1岁5个月，CT显示L5~S1椎间盘向椎管前方疝出

【病例】男，9岁。由3m高空跳下后

感腰痛 10d。CT 显示 L5~S1 椎间盘向后正中，呈等密度的弧形脱出影，范围约 3.1mm。

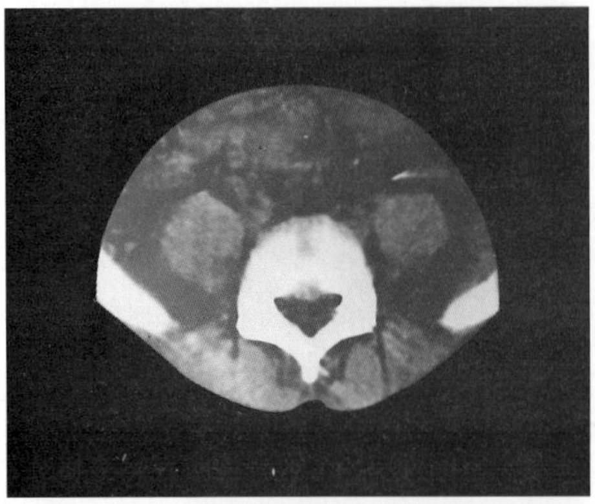

图 9-22 L5~S1 椎间盘脱出症 CT 观

男，9 岁。CT 显示 L5~S1 椎间盘向后正中，呈等密度的弧形脱出影，范围约为 3.1mm

【病例】男，12 岁。奔跑中被撞倒，腰痛 2h。CT 显示 L3~4 椎间盘沿椎体边缘向四周呈“环形”膨出改变，硬膜囊受压。

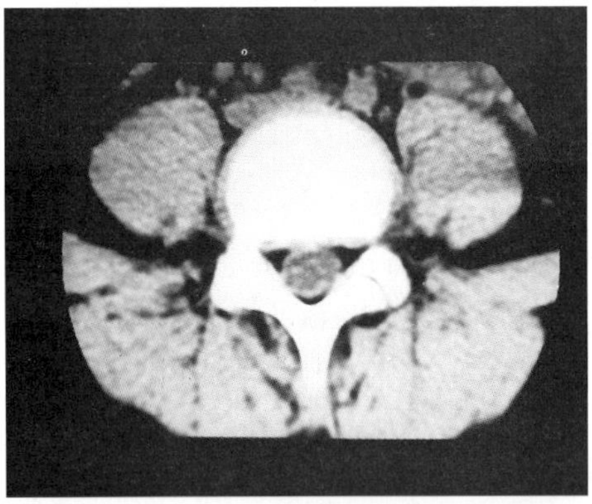

图 9-23 L3~4 椎间盘膨出 CT 观

男，12 岁。CT 显示 L3~4 椎间盘沿椎体边缘向四周呈“环形”膨出改变，硬膜囊受压

【病例】女，14 岁。腰骶部疼痛 1 月余，下蹲困难。否认外伤史。

查体：一般情况尚可。腰椎序列正常，无畸形。下位椎体棘突及骶椎嵴局限性压痛明显。

CT 扫描：轴位显示 L4~5 椎间盘弥漫性超出椎体边缘；L5~S1 椎体后缘中央有等密度软组织影突出，范围约 3.5mm，同时可见 L4~5、L5~S1 神经根受压。

诊断：L4~5 椎间盘膨出症，L5~S1 椎间盘突出症（中央型）并神经根受压。

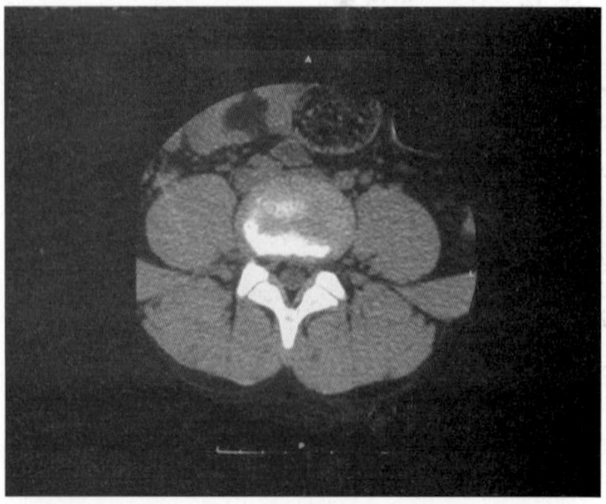

图 9-24 L4~5 椎间盘膨出症 CT 观

女，14 岁。CT 显示 L4~5 椎间盘弥漫性超出椎体边缘

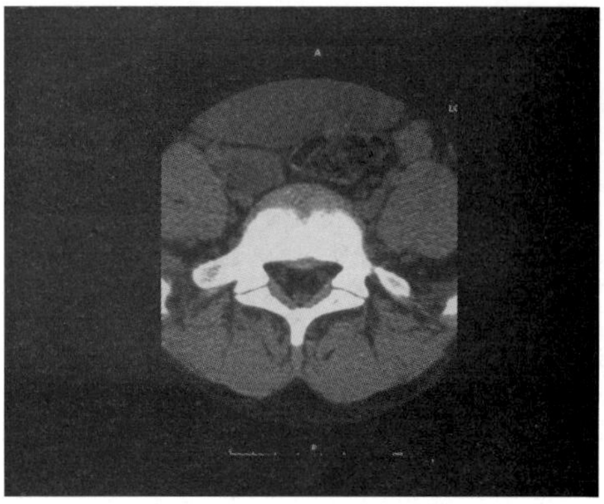

图 9-25 L4~5 椎间盘突出症（中央型）并神经根受压 CT 观

同一病例。CT 显示 L5~S1 椎体后缘中央有等密度软组织影突出，L4~5、L5~S1 神经根受压

【病例】男，20 岁。临床症状：搬重物后出现腰骶部疼痛伴左下肢酸胀 4~5d。

体征：一般情况可，腰骶部叩击痛阳性，放射痛可疑。

临床诊断：腰痛待查。

定位片示腰椎生理曲度变直，L4 椎体后缘有片状软骨影，边缘可见骨性影随间盘软组织影向左后缘脱出，L4~5 椎间隙变窄，轴位像见 L4~5 间盘后缘向左后局灶性突出，并可见条状高密度影，相应硬脊膜囊受压，神经根淹没征，椎管前后径狭窄，黄韧带略增厚，椎旁未见异常软组织影。

诊断：L4 椎体后缘椎缘骨骨折并 L4~5

椎间盘左后突出，同侧神经根受压。

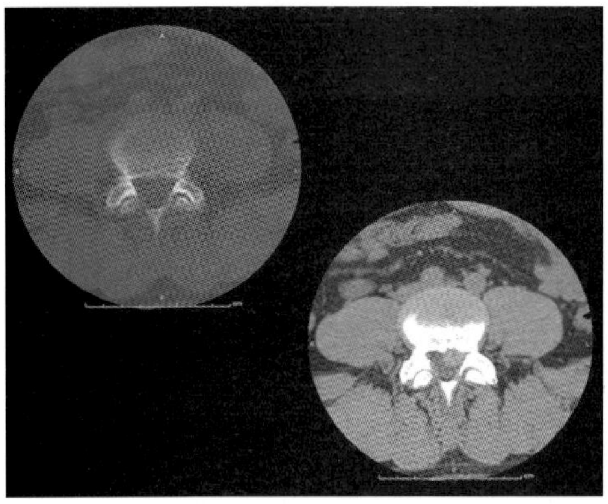

（一）

男，20岁。CT显示L4椎体左后缘有片状软组织影，边缘可见骨性影随间盘软组织影向左后缘脱出，L4~5椎间隙变窄，轴位像见L4~5间盘后缘向左后局灶性突出，并可见条状高密度影，相应硬脊膜囊受压，神经根淹没征，椎管前后径狭窄

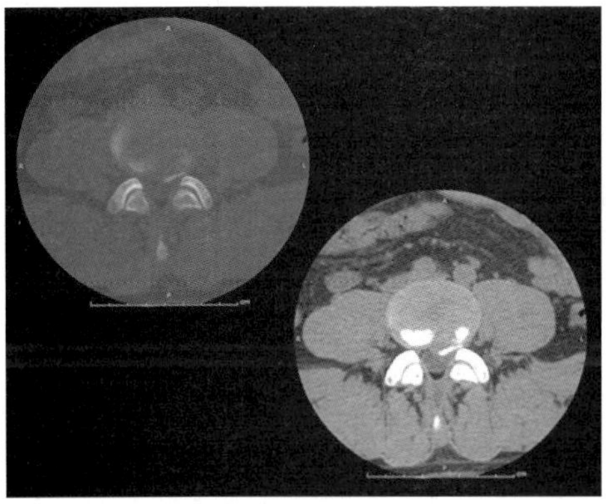

（二）

图9-26　L4椎体后缘椎缘骨骨折并L4~5椎间盘左后突出、同侧神经根受压CT观

同一病例。CT显示L4椎体左后缘有片状软组织影，边缘可见骨性影随间盘软组织影向左后缘脱出，L4~5椎间隙变窄，轴位像见L4~5间盘后缘向左后局灶性突出，并可见条状高密度影，相应硬脊膜囊受压，神经根淹没征，椎管前后径狭窄

第四节　小儿脊柱炎症

一、儿童钙化性椎间盘病

儿童钙化性椎间盘病（the calcific discopathy in children），亦称儿童椎间盘钙化症（intervertebral disc calcification in children），是指颈胸部椎间盘内出现钙化灶。临床特征为头颈、胸背部突发性疼痛，活动受限，颈椎、胸椎X线平片显示椎间盘内呈多形性钙化。多见于颈椎，胸椎少见，腰椎更少见。CT扫描可见髓核内有致密钙化影。

【病因】本病的病因不明。感染、外伤等可能为重要原因。之前曾有上呼吸道感染、发热、腹泻等感染的前驱病史，或曾有外伤史，脊柱遭受暴力碰撞，由高空坠落损伤等，也可能因小儿椎间盘血供丰富，代谢活跃，易受累及。

【临床表现】据我们一组资料分析，本病多见于男性，女性少见，发病年龄2~10岁，平均年龄4.3岁。首发症状：突感颈部、胸背部疼痛，活动受限，斜颈，胸背部脊柱侧弯畸形，病前曾有上呼吸道、消化道感染，或外伤史，或无明显诱因，突然出现脊柱活动受限。查体：颈部、胸腰段脊柱旁压痛，肌紧张，甚至颈项强直。

【影像学特点】

（1）X线平片：脊柱平片显示脊柱轻度侧弯畸形，最特征性改变为：椎间隙、髓核部，或椎体的纤维软骨板呈形态多样的钙化，有圆形、短棒形、线样碎骨状（图9-27）。

（2）CT扫描：矢状位显示与X线平片相同。横断层面可见钙化灶周围仍见低密度的髓核组织，髓核无疝出表现，也就是说小儿椎间盘脱出的病例中，绝少见椎间盘钙化（图9-28）。

（3）MRI：可见病变的椎间盘内T2加权像为信号减低，有时还可见相对应之椎体的髓腔有硬化改变，脊髓显示正常。

【诊断与鉴别诊断】诊断要点，本病有前驱感染病史，后出现颈部、胸背部疼痛，活动受限。X线平片及CT检查显示椎间隙内有多形性的钙化影。

鉴别诊断：

（1）小儿椎间盘脱出：均有外伤史，X线脊柱平片及CT扫描，椎间隙髓核部无钙化，椎体边缘可见局限性的软组织密度影脱出，MRI 显示颈椎椎间盘突出更准确。

（2）脊柱结核：X 线脊柱平片及 CT 显示椎体骨质疏松。椎体中央松质有溶骨样、虫蚀样破坏区。椎旁软组织肿胀，有时可见小死骨片。

【病例】女，12 岁。胸背部不适 1 个月。X 线脊柱正位片可见 T11~12 椎间盘呈斑块样钙化灶（箭头所示）。

诊断：胸椎钙化性椎间盘病。

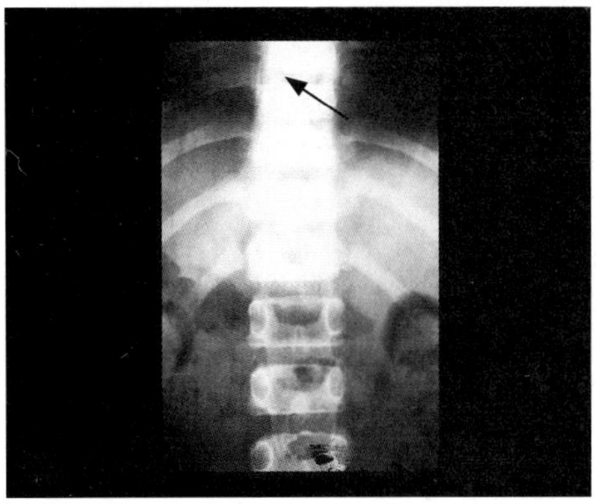

（一）

女，12 岁。X 线脊柱正位片可见 T11~12 椎间盘呈斑块样钙化灶（箭头所示）

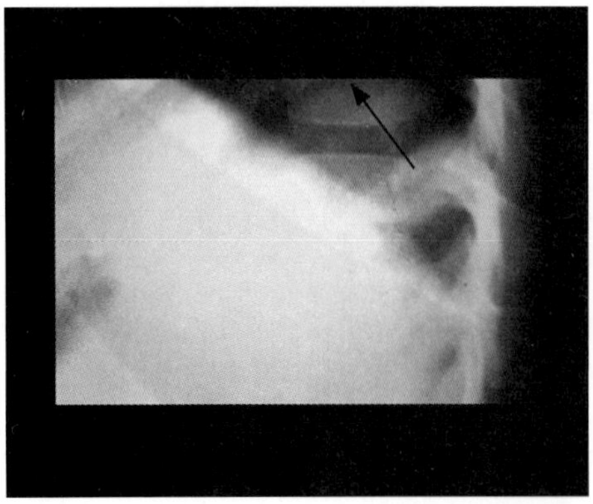

（二）

图 9-27　胸椎钙化性椎间盘病 X 线平片观

同一病例。X 线侧位片显示椎体间钙化灶（箭头所示）

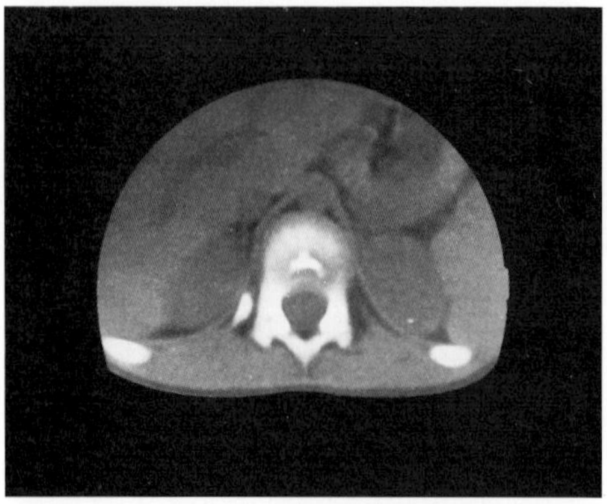

图 9-28　胸椎钙化性椎间盘病 CT 观

同一病例。CT 显示 T11~12 椎间隙，T11 的软骨板呈半弧形高密度钙化

二、小儿脊柱结核

小儿脊柱结核（pediatrics's tuberculosis of spine）也称 Pott's disease。是小儿全身性结核感染的局部表现，主要是结核杆菌由血行播散所致。在小儿肺外结核中即骨关节结核的感染中，首先累及脊柱，约占发病率的 30%。脊柱的创伤可使体内隐匿的结核病灶转化为活动性骨结核。脊柱结核多发生于能站立，下地行走的小儿，发病部位以负重的脊柱胸腰段最常见。发病情况以男性多见，男女之比为 5.6：1。X 线平片表现为椎间隙变窄，局部骨质疏松，椎体骨破坏与椎旁脓肿形成，胸椎结核诊治不及时，可引起胸廓畸形而致残。

从我们一组资料中证明，在患小儿脊柱结核的预防接种史中，小儿在出生后，以及 7 岁时，绝大多数无卡介苗接种史。同时在这些患者中，有明确的结核接触史及家族发病聚积。也有证明结核病的易感性与遗传有关。有文献报告：HLA-B35 阳性与结核感染有关。HLA-B35（+）结核性脑膜炎发生要比 HLA-B35（-）的人群高 7 倍。有阳性家族史者较一般人群感染机会高出 40 倍。还有资料统计表明，一个开放性结核病人，一年可使 17~20 人受感染，因此小儿结核病防治意义重大。

【病理改变】小儿脊柱结核病变发生于椎体中心部位血管网丰富的松质骨或边缘部分，逐渐累及骨膜、韧带、椎间隙的纤维环、软骨板及邻近组织。进入椎管内使脊膜和脊髓受累。椎间盘被破坏后向邻近椎体蔓延，使病变的椎体塌陷，椎间隙变窄，脊柱后突畸形，最常见于胸腰段椎体，椎旁脓肿可发生于椎体的任何方向，并且向外破溃形成窦道。镜检：基本的病理改变为渗出、增殖与变性，渗出可见有炎性细胞、浆液与纤维蛋白，增殖性改变可见上皮样细胞核结节形成朗汉巨细胞，变性可见有干酪样坏死组织。

【实验室检查】

（1）红细胞及血红蛋白呈小细胞、低血红蛋白性贫血。

（2）血沉增快。

（3）PPD 试验于 48~72h 测量并纪录硬结平均值，或 T 细胞斑点试验快速诊断结核。

方法：（横径 + 纵径）÷2，为皮丘硬结范围。表示用（+）为阳性，但对于出生已接种卡介苗，出现阳性反应，为小儿接种卡介苗免疫成功，不能作为病理性改变。皮丘硬结范围大于 5mm。（++）表示中度阳性。皮丘硬结大于 10~19mm。（+++）表示强阳性，硬结平均值 >20mm。（++++）为极强阳性，除硬结外还有水泡、破溃、淋巴管炎等。

【临床表现】多见于学龄前及学龄儿。早期症状有哭闹、夜啼、盗汗、乏力、消瘦、食饮不振、体重不增。稍大的小儿可诉腰背疼痛、颈部疼痛不适，行走时下肢无力或跛行。查体：脊柱后突畸形，明显驼背，椎旁肌肉僵硬如板样，或呈条索状隆起。斜颈，腹部前挺，蛙状腹，严重者可有大小便失禁，下肢感觉减退，或下肢活动障碍，甚至突然截瘫。

【影像学特点】

（1）X 线平片：脊柱平片显示单一或多个椎体受累。早期见椎间隙变窄。病变部位椎体骨质疏松。脊柱有呈成角改变，或椎体有轻 - 重度楔形样变，病理性压缩性骨折。椎旁沿脊柱长轴可见软组织肿胀影。腰椎一侧或两侧腰大肌内有梭形低密度影或仅见椎体前缘软组织肿胀。颈椎前缘咽喉壁脓肿。发病部位以胸腰段最常见，腰椎次之，颈椎少见（图 9-34）。

（2）CT 扫描：

骨窗像：①可见单个或多个椎体骨质密度普遍减低，骨小梁稀疏。骨皮质有的连续性中断。椎体松质骨区有骨质破坏，呈溶骨样、不规则形、蜂窝样、虫蚀样低密度影。有的病灶周围可见硬化缘。破坏区中有斑点状或小斑片状死骨。椎体及附件均有受累，但椎体基本轮廓存在。②椎管前后径变窄，硬膜囊前缘有细砂砾状死骨碎片坠入。椎体骨破坏区塌陷后致病理性骨折，使椎管前后径仅 4mm（正常值 8~12mm）。硬膜囊前 1/2 受压。③椎间盘仅有少数受浸润。多见于年长儿。可见椎间盘密度不匀，也可见到小片死骨。椎间盘被挤压向四周呈环状膨出性改变。

软组织窗像：椎旁软组织间隙肿胀，边缘不规则，梭形略高或等密度影。累及范围超过邻近病变多个椎体或病变下方椎体，甚至髂窝、骶髂关节前方。多呈与脊柱长轴平行分布。境界尚清，密度不匀，内有斑点状、沙砾样改变，或有钙化斑。CT 值 40~83Hu。颈椎仅显示咽喉壁，椎体前缘软组织肿胀，也有环绕椎体分布的软组织肿胀（图 9-29~图 9-34）。

（3）MRI：脊柱结核可见相邻椎体骨破坏，软组织肿胀，信号异常（图 9-35）。

【诊断与鉴别诊断】诊断要点，小儿多有结核病接触史，或无卡介苗接种史。性格异常、爱哭闹、盗汗、腰背疼痛、斜颈，脊柱后突畸形，椎旁肌肉压痛。PPD 试验阳性。结合脊柱平片及 CT 扫描诊断不难。

鉴别诊断：

（1）佝偻病性脊柱后突，在学龄前儿童，佝偻病后遗症的患儿，同时可见鸡胸、X 或 O 形腿等其他的骨骼畸形。

（2）脊柱先天性或后天性畸形。患儿自幼脊柱发育畸形或脊柱手术后小儿逐渐出现脊柱畸形。

（3）脊柱化脓性骨髓炎。本病少见，患儿有皮肤及其他部位的化脓感染。X 线平片、CT 扫描显示椎体骨破坏区呈溶骨样、虫蚀状，内有小死骨。破坏区周边有骨硬化。

（4）小儿腰椎间盘脱出或膨出：患儿

多有外伤史，腰腿疼痛。CT 扫描显示向椎体四周、后方正中或偏向一侧的疝出的等密度的软组织影，CT 值 34~46Hu。

（5）脊柱及脊髓内肿瘤等。患儿有发热、贫血、肢体活动障碍、大小便困难。结合病史、临床、血象、骨髓检查、X 线平片、CT 扫描、MRI 检查进行诊断。

【病例】男，8 岁。颈背部痛半月。胸椎向后侧弯曲畸形，脊柱旁肌肉压痛、强直。CT 冠状位可见颈椎－胸椎两旁软组织肿胀由上至下呈漏斗形。CT 骨窗显示病变的椎体呈三角形改变。椎体边缘为溶骨样破坏。椎体前软组织肿胀，将气管、大血管推压。

诊断：颈胸椎结核。

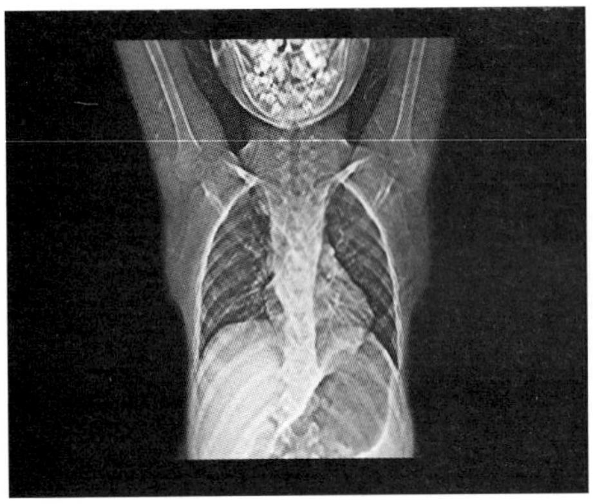

（一）

男，8 岁。颈背部痛半月。胸椎向后侧弯曲畸形，脊柱旁肌肉压痛、强直。CT 冠状位可见颈椎－胸椎两旁软组织肿胀由上至下呈漏斗形

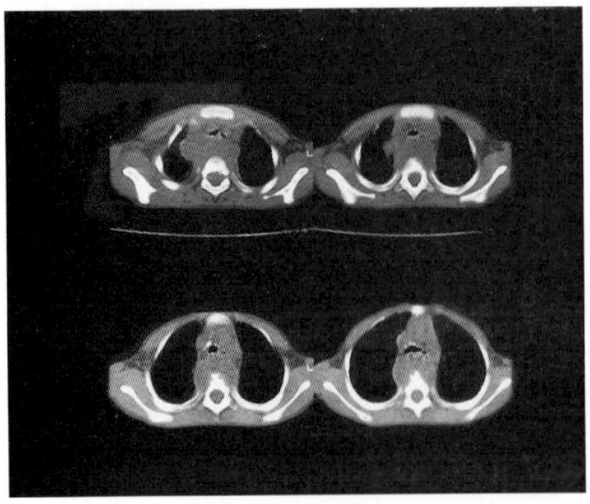

（二）

图 9－29　颈椎－胸椎体结核 CT 观

同一病例。CT 骨窗显示病变的椎体呈三角形改变。椎体边缘为溶骨样破坏。椎体前软组织肿胀，将气管、大血管推压

【病例】女，4 岁 7 个月。右侧背部疼痛 3 月余。CT 软组织窗显示椎体、椎弓及椎肋关节骨破坏，椎旁软组织肿胀，内可见粗沙粒样死骨，同时可见诸骨的皮质中断。

诊断：脊柱结核（T11~12 椎体）。

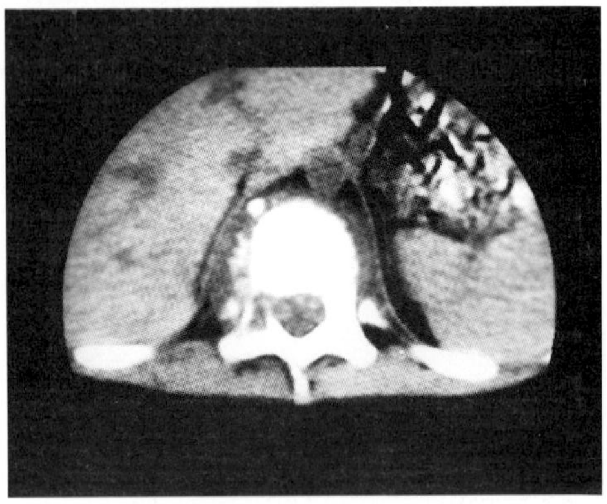

（一）

女，4 岁 7 个月。右侧背部疼痛 3 月余。CT 软组织窗显示椎体、椎弓及椎肋关节骨破坏，椎旁软组织肿胀，内可见粗沙粒样死骨

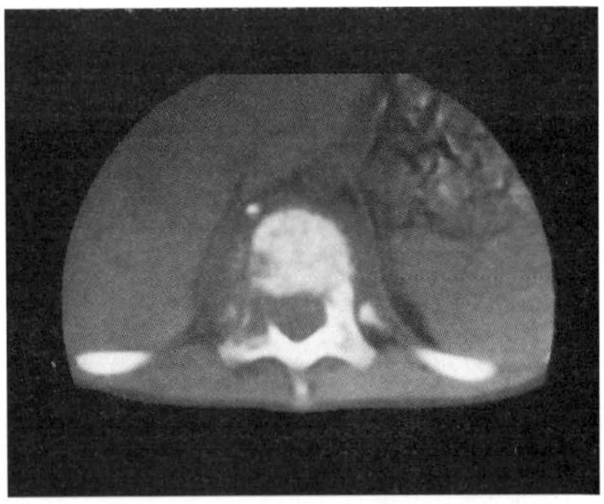

（二）

图 9－30　T11~12 椎体结核 CT 观

同一病例。CT 骨窗显示病变椎体右缘皮质及松质骨，椎弓、椎肋关节均呈溶骨样、虫蚀样骨破坏。破坏区内有细沙样小死骨。同时可见诸骨的皮质中断。椎体周缘软组织肿胀，内有死骨碎渣

【病例】女，3 岁 9 个月。下腰不适 1 个月。MRI 显示 L3 椎体信号异常，椎旁软组织为混杂信号。CT 骨窗可见椎体后半部为溶骨样骨破坏，内有死骨小碎片。右侧软组织肿胀内亦见细沙状小死骨。

诊断：L3 椎体结核伴右肾旁脓肿。

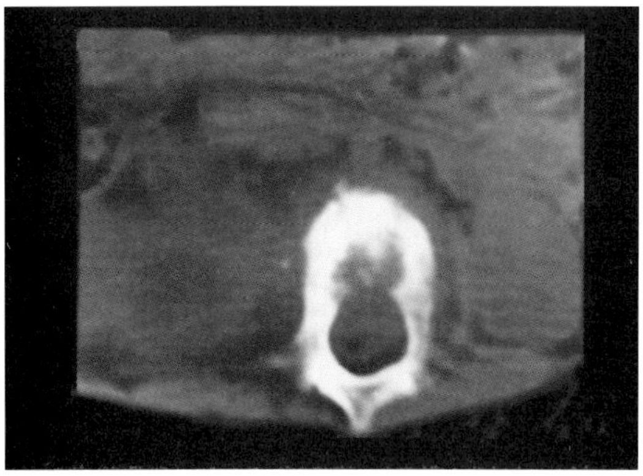

图 9-31　L3 椎体结核伴右肾旁脓肿 CT 观

女，3 岁 9 个月。MRI 显示 L3 椎体信号异常，椎旁软组织为混杂信号。CT 骨窗可见椎体后半部为溶骨样骨破坏，内有死骨碎小片。右侧软组织肿胀内亦见细沙状小死骨

【病例】男，2 岁 4 个月。胸腰部痛伴双下肢无力，大小便失禁 4 个月。其母患浸润性肺结核，曾带小儿在结核病院住院。CT 显示 T11 椎体为溶骨性破坏，环绕椎体前缘软组织肿胀内有小死骨。椎管内亦见软组织肿胀，小死骨。椎管指数 2。

诊断：T11 椎体结核并截瘫。

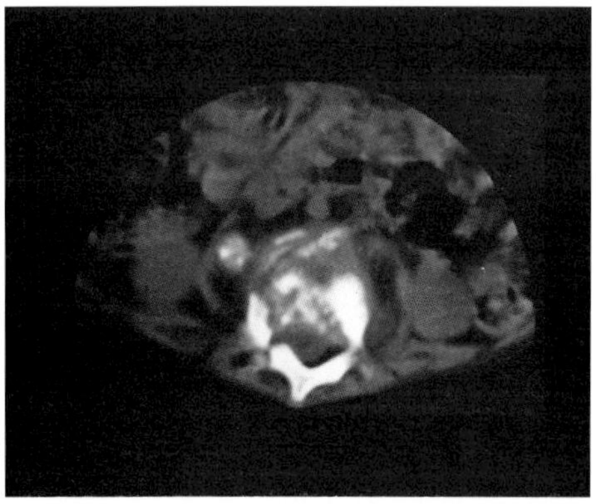

图 9-32　T12~L3 椎体结核伴截瘫 CT 观

男，2 岁 4 个月。CT 显示 T11 椎体为溶骨性破坏，环绕椎体前缘软组织肿胀内有小死骨。椎管内亦见软组织肿胀，小死骨。椎管指数 2

【病例】男，7 岁。左下肢疼痛 3 月余。CT 软组织窗显示椎体前缘软组织肿胀。椎体后骨破坏。椎管左前方软组织肿胀，神经根淹没征。

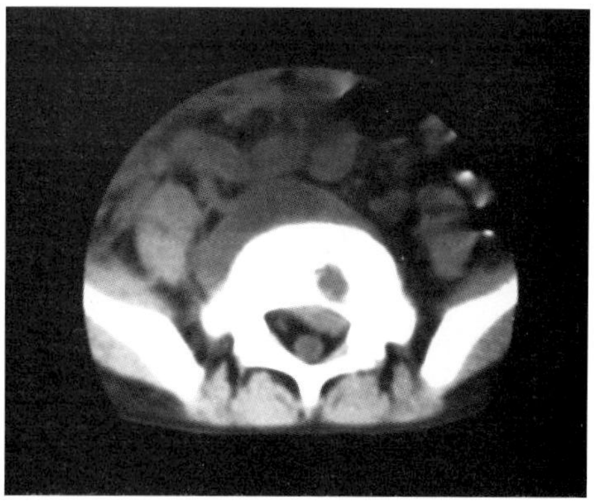

图 9-33　L5 椎体结核伴椎管内脓肿 CT 观

男，7 岁。CT 软组织窗显示椎体前缘软组织肿胀。椎体后骨破坏。椎管左前方软组织肿胀，神经根淹没征

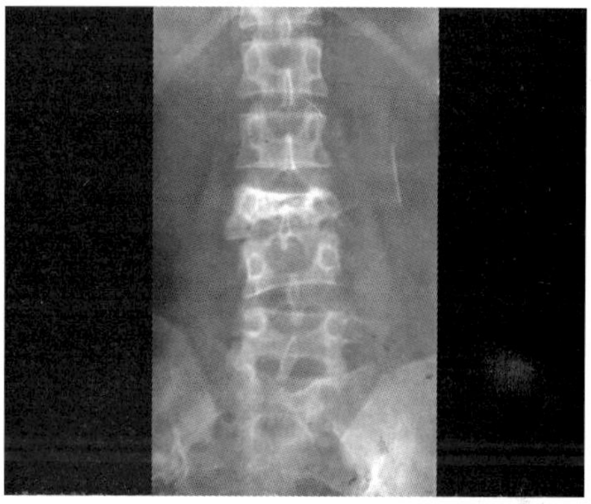

（一）

图示：L3 椎体下缘、L4 椎体上缘骨破坏并见 L3 椎体上缘骨质密度增高

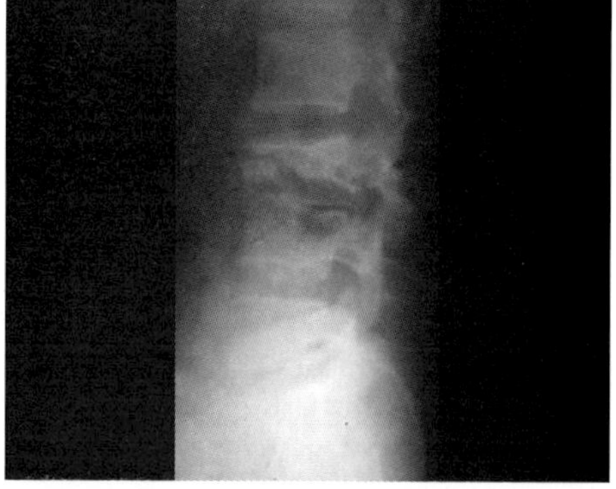

（二）

图 9-34　L3~4 椎体脊柱结核 X 线平片观

图示：L3 椎体下缘、L4 椎体上缘骨破坏并见 L3 椎体上缘骨质密度增高

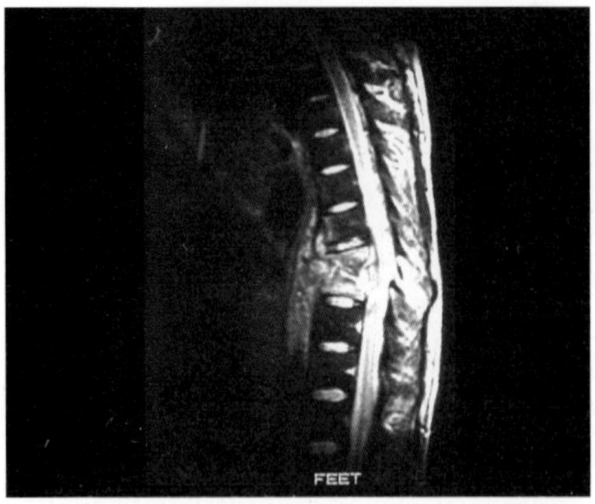

（一）

L3椎体下缘、L4椎体上缘骨破坏，软组织肿胀信号异常。脊髓成角受压

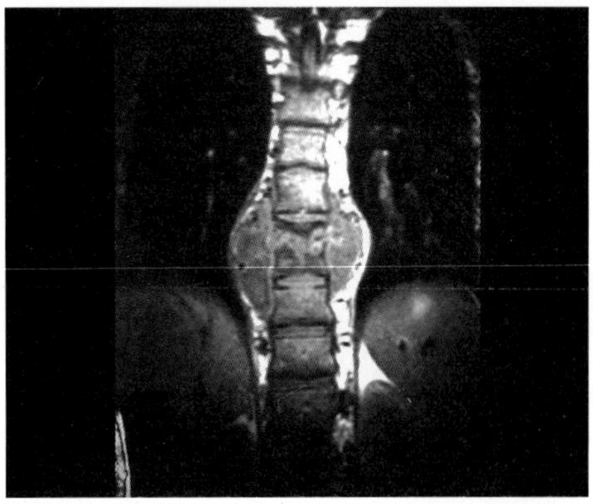

（二）

图 9-35 L3~4 椎体脊柱结核 MRI 观

L3椎体下缘、L4椎体上缘骨破坏，软组织肿胀信号异常。椎体周缘软组织肿胀

第五节 Shünermann's 病

Shünermann's 病，也称青年性驼背，或脊柱骨软骨病。发病情况，多见于12~18岁青少年，男女发病几乎相等。病变部位多见于胸椎下段，腰椎上段。临床特征为青春前期出现症状，呈进行性驼背。

【病因】不清楚。可见于青少年负重过早，胸腰部有损伤史。可能是青少年骨、软骨发育未成熟，在前述情况下，椎间盘在先天薄弱处碎裂，髓核穿过椎间盘软骨板突入邻近椎体时，软骨受压过重。

【临床表现】起病隐匿，呈慢性腰背疼痛、不适。查体：患儿站立或俯卧位时，或过度伸展姿势下，脊椎后凸，侧面看可见胸腰段有圆弧状成角，棘突旁腰肌隆起，压痛明显，肌紧张，有时呈板样强直。

【影像学特点】

（1）X线平片：早期可见病变部位相邻的椎体前上、下缘骨质缺损，病变进展，边缘有不规则增大。相邻椎体钙化，椎体后缘间隙变窄。晚期在椎间盘破坏处有钙盐沉积，骨赘或唇样骨质增生，椎体前缘纵径变短，呈楔形，脊柱成角畸形。

（2）CT扫描：矢状定位图像显示椎体T12、L1或L2、3呈轻度楔形改变。骨窗：椎体前方骨皮质不光滑，毛糙，部分有细小（以层厚2mm薄层扫描）皮质连续性中断。皮质下骨质密度增高或有弧形或梭形低密度骨缺损区，周边有骨硬化缘（图9-36~图9-38）。椎体后部骨质密度正常。椎管形态正常。软组织窗：在受压严重椎间盘可见到椎间盘向四周膨出的软组织度影。

【诊断与鉴别诊断】诊断要点，患儿有慢性腰背疼痛病史。有/或无外伤史。结合X线平片及CT检查进行诊断。

鉴别诊断：

（1）小儿椎间盘突出症：有明确的脊柱外伤史。X线平片及CT扫描显示椎体骨折，椎骨受压，椎间盘突出。

（2）小儿胸腰段脊柱结核：有结核接触史，有/或无肺内原发病灶。脊柱胸腰段有成角畸形。X线平片、CT显示，胸腰段椎体楔形变。椎间隙变窄，骨质疏松。椎体中部松质骨呈虫蚀状、沙粒样破坏，边缘有骨硬化。椎体周围及相邻各椎体软组织肿胀，内有细沙状小死骨。

【病例】男，16岁。背疼痛，进行性驼背6年。否认外伤史。查体：T12~L1后突明显，棘突压痛。X线平片：侧位显示T12~L1椎体轻度楔形变。椎体前唇上下有密度增高，间隙变窄。

诊断：Shünermann's 病。

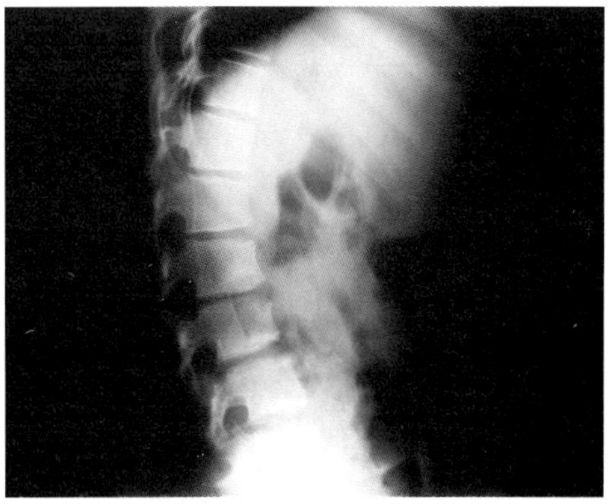

图 9-36 Shünermann's 病 X 线平片观

男，16 岁。X 线平片：侧位显示 T12~L1 椎体轻度楔形变。椎体前唇上下有密度增高，间隙变窄

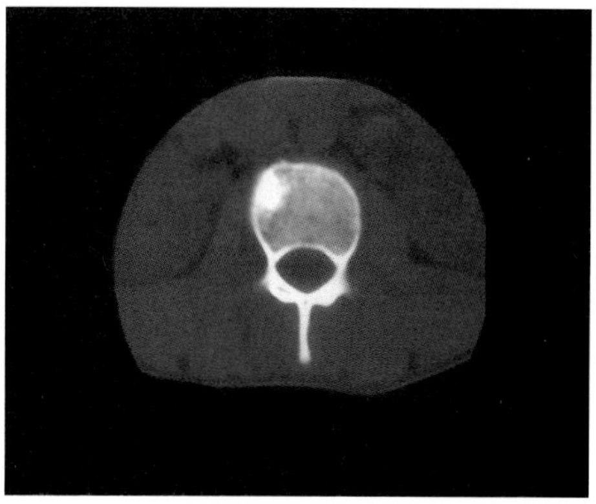

图 9-38 Sh ü nermann's 病 CT 观

男，17 岁。CT 显示腰 2 椎体前缘呈斑片状密度增高影

【病例】男，16 岁。腰背疼痛 4 年。加重 2 个月，抗痨治疗 3 周前症加重。该患者 9 岁始练武，有多次脊柱损伤史。查体：腰 2~3 棘突后突。椎旁右缘有肌性隆起，压痛明显，如板样强直。CT 显示 L2 椎体右前缘皮质不光滑，骨质密度增高。

诊断：Sh ü nermann's 病。

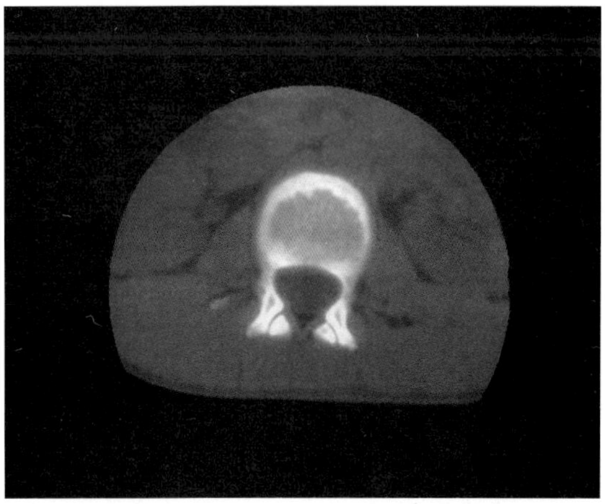

图 9-37 Sh ü nermann's 病 CT 观

男，16。CT 显示 L2 椎体右前缘皮质不光滑，骨质密度增高

【病例】男，17 岁。慢性腰背疼痛 9 年。从 8 岁始习武，有多次跌落、碰撞损伤史。CT 显示腰 2 椎体前缘呈弧形密度增高影。

诊断：Sh ü nermann's 病。

第六节 脊柱侧弯畸形

脊柱侧弯畸形（deformity of scoliosis），是指小儿脊柱非生理性弯曲改变。正常小儿生长发育过程中，2 个月抬头，出现颈部第 1 个弯曲，6 个月独坐，7~8 个月腹爬，9 个月独站，出现腰椎前突，1 岁左右学步，形成脊椎侧位可见 S 形的生理弯曲。正位观脊柱的椎体排列整齐，完整有序。如有侧弯则为病理性改变。发病情况，脊柱侧弯多见 2~15 岁的女性。男女发生率，男：女为 1：5~13。高发年龄 11 岁至青春发育性成熟，骨骺融合前 1 年。

【病因】本病为两种：①特发性，发病原因不明，可能与女性激素有关，20% 为遗传性，呈常染色体显性遗传与多基因遗传。②继发性，与疾病有关，如脊髓纵裂、颅内手术、胸廓病变，或者胸部疾病手术后，例如胸椎肋关节骨母细胞瘤术后在随访中，发现明显脊柱侧弯畸形。③脊柱结核，泌尿系统先天畸形并脊柱侧弯畸形。

【临床表现】起病隐匿，6~7 岁时脊柱畸形较轻。10 岁后，尤其女孩月经初潮后，脊柱侧弯迅速发展。1~2 年内出现明显严重的畸形。脊柱侧弯，凸侧向胸后壁、后背。肩胛骨隆起，胸前壁凹陷，胸廓狭小，骨盆倾斜。

【影像学特点】

（1）X 线平片为首选检查：拍摄脊柱

正位片，以侧弯的顶点为中心，包括脊柱全长，或至少包括胸椎及髂骨翼。显示脊柱呈S形侧弯。中间的弯曲最大，上下两个弯曲较小。弯曲最明显的部位，椎体及椎间隙左右不对称，凹侧变窄，凸侧增宽。

（2）CT扫描：常见冠状位作CT扫描计划线，由于椎体序列紊乱，无法准确定位。冠状位，有时可得到一个比较满意的横断层在此可发现脊椎扭转，由左向右旋转，或由右向左变形，紊乱。横断面显示椎间盘突出或脊髓纵裂畸形脊柱隐性裂等。在多螺旋CT扫描后，图像三维重建，曲面重建图、MPR重建图可显示脊柱侧弯畸形扭转的方向、角度，以及伴随椎管内脊髓纵裂畸形的长度范围。多螺旋CT检查后，不但显示骨组织，而且显示脊髓形态（图9-39~图9-64）。

（3）CTM：脊髓造影检查。

（4）MRI：冠状位、矢状位显示脊柱侧弯，椎管内脊髓形态、脊髓受压，椎间盘膨出或疝出。轴位与CT扫描相似。

【诊断与鉴别诊断】诊断要点，患儿多为女性，6~7岁发病，10岁左右侧弯畸形明显。查体：胸廓畸形，脊柱侧弯成角，结合X线平片、CT扫描不难诊断。

鉴别诊断：要结合患儿的病因、病史、临床表现、体征进行鉴别。

一、特发性脊柱侧弯畸形

【病例】女，14岁。脊柱侧弯畸、后背隆起5年，加重半年。CT显示脊柱向右侧弯畸形。

诊断：脊柱侧弯畸形。

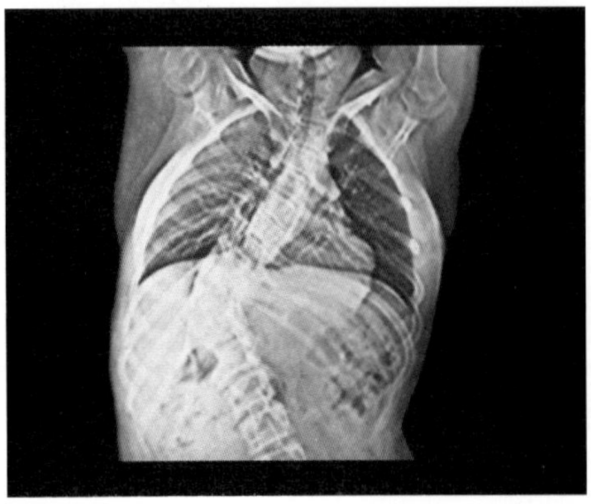

图9-39　脊柱侧弯畸形CT观

女，14岁。CT显示脊柱向右侧弯畸形

【病例】女，14岁。脊柱侧弯后背隆起5年，加重半年。CT三维重建显示冠状位脊柱由右侧向左呈S形侧弯畸形。

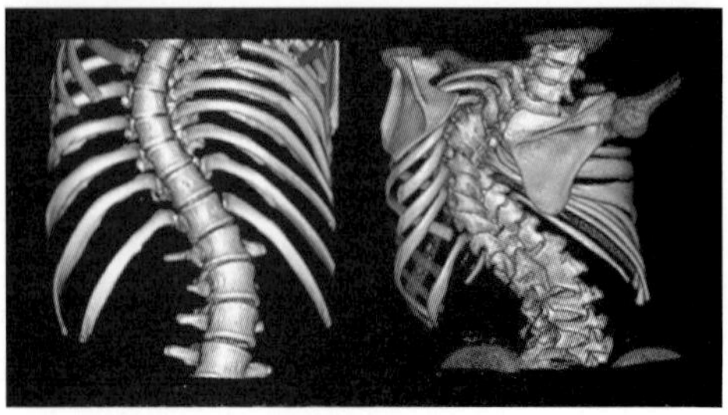

图9-40　脊柱侧弯畸形CT观

女，14岁。CT显示冠状位脊柱由右侧向左呈S形侧弯畸形

【病例】男，17岁。脊柱侧弯畸形10年伴腰背酸痛。行椎管内造影术后CTM检查，显示胸腰段椎管内造影剂随体位改变，流动通畅，未见狭窄。

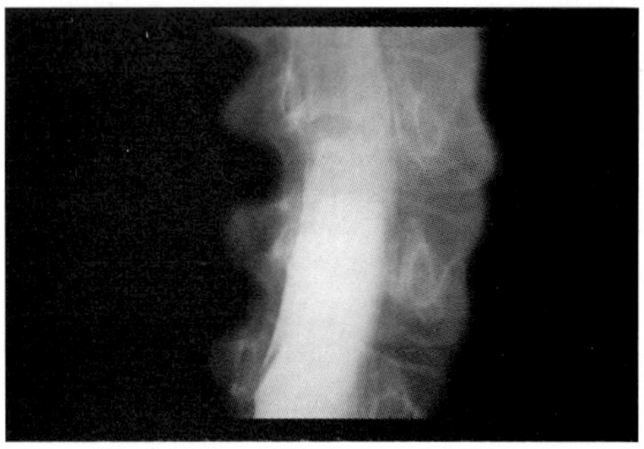

（一）

男，17岁。行椎管内造影术后CTM检查，显示胸腰段椎管内造影剂随体位改变，流动通畅，未见狭窄

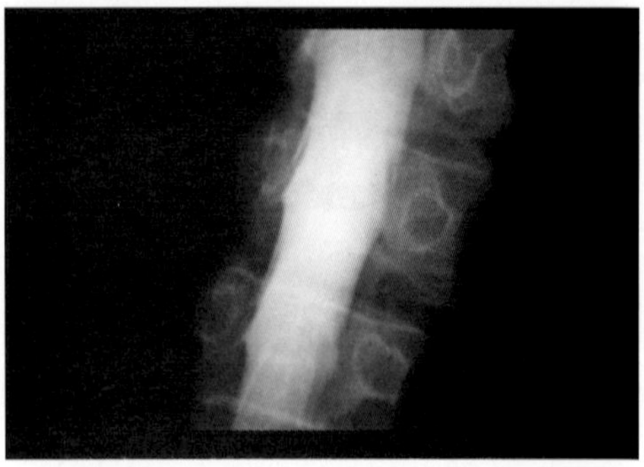

（二）

同一病例。行椎管内造影术后CTM检查，显示胸腰段椎管内造影剂随体位改变，流动通畅，未见狭窄

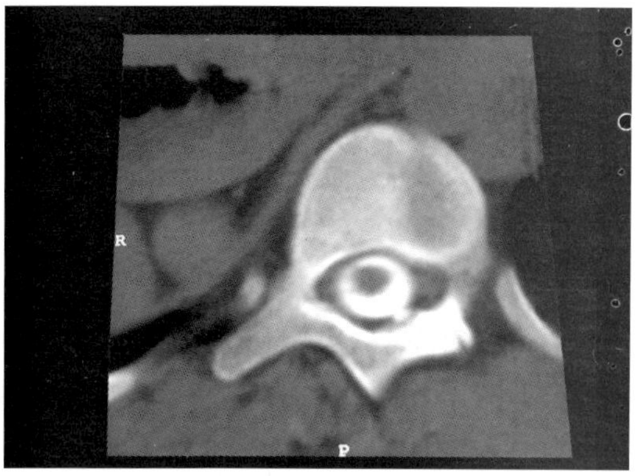

（三）

同一病例。CTM显示胸段椎管内硬膜下半环形高密度造影剂将发育不良脊髓挤压向右外前方移位

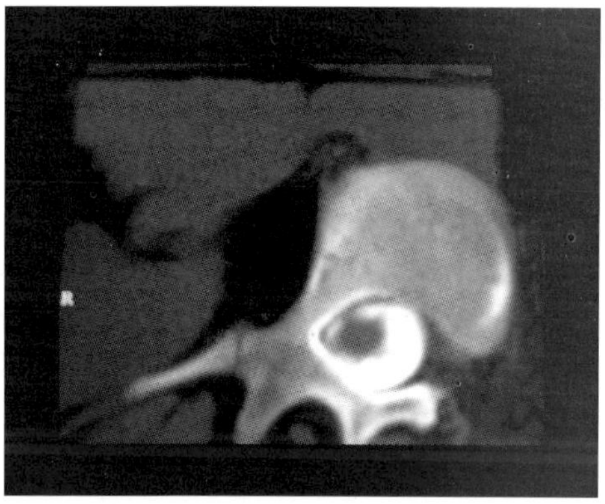

（四）

同一病例。CTM显示胸段椎管内硬膜下半环形高密度造影剂将发育不良脊髓挤压向右外前方移位

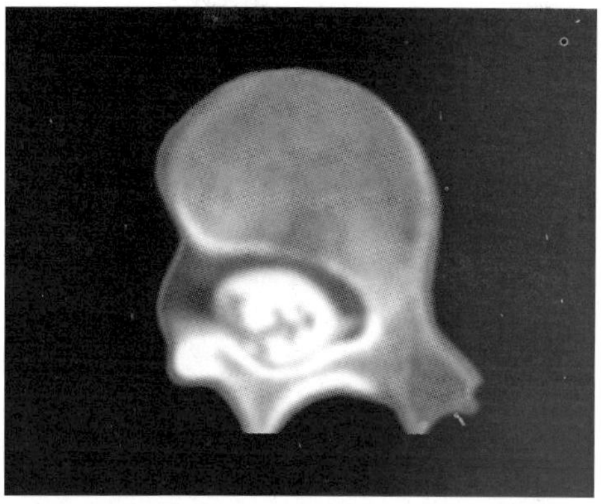

（五）

同一病例。CTM显示造影剂进入腰膨大下方，马尾神经被挤压位于右后方

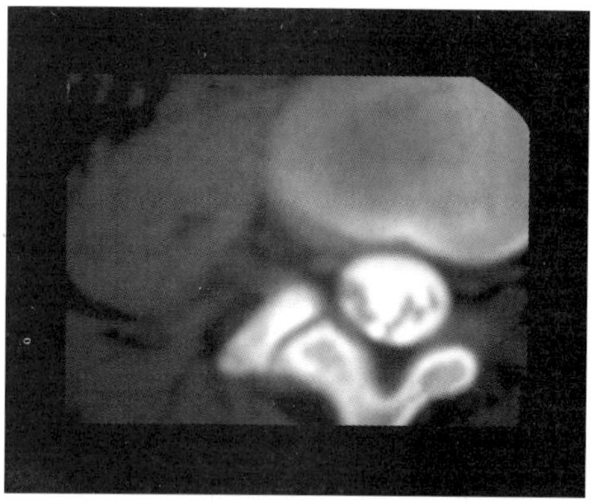

（六）

同一病例。CTM显示造影剂进入腰膨大下方，马尾神经被挤压位于右后方

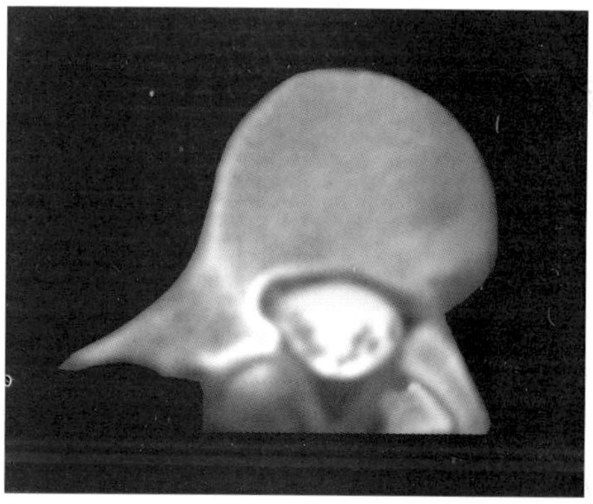

（七）

同一病例。CTM显示L4水平脊柱仍有侧弯、旋转。马尾神经被挤压位于后方

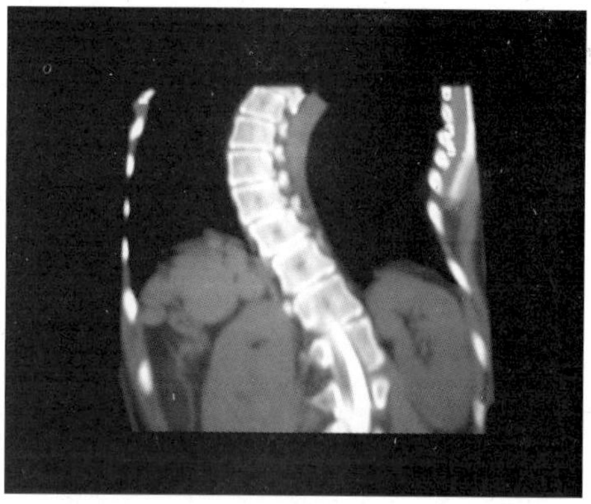

（八）

同一病例。CTM显示MPR图像胸腰段畸形椎体与L1~2椎管内造影剂充盈的髓内随侧弯脊柱由左向右旋转侧弯

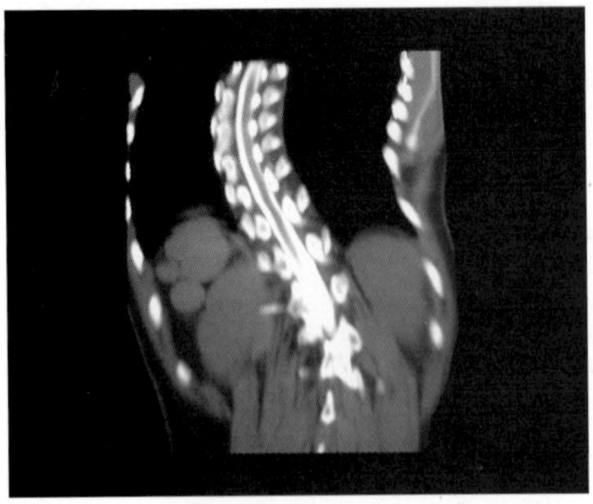

（九）

图 9-41　脊柱侧弯畸形椎管内造影（CTM）观

同一病例。CTM 显示 MPR 图像胸腰段畸形椎体与 L1~2 椎管内造影剂充盈的髓内随侧弯脊柱由左向右旋转侧弯

二、特发性脊柱侧弯畸形矫形术后

各种原因造成脊柱侧弯畸形，仅特发性脊柱侧弯畸形经手术矫形后患儿病情得到缓解。术前评估对手术指征、术后改观十分有益。病例选择椎管内无异常占位。

【病例】女，12 岁。脊柱侧弯畸形术前检查评估。

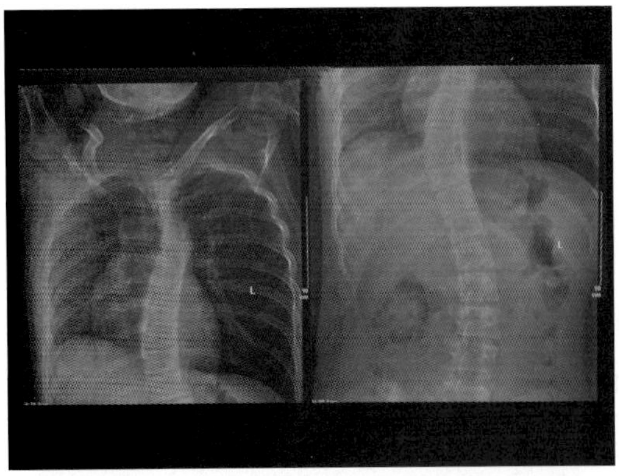

图 9-42　脊柱侧弯畸形术前 DR 观

女，12 岁。DR 显示冠状位脊柱由胸椎至腰椎分别呈 S 形改变

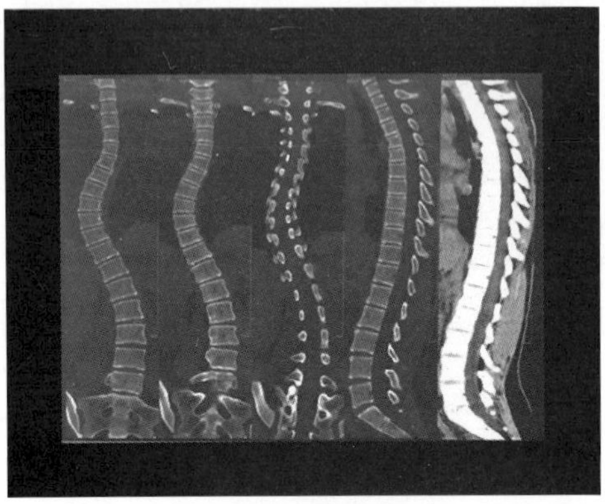

图 9-43　脊柱侧弯畸形术前 CT 观

同一病例。CT 经图像后处理显示冠状位脊柱由胸椎至腰椎呈 S 形改变，椎管内未见异常

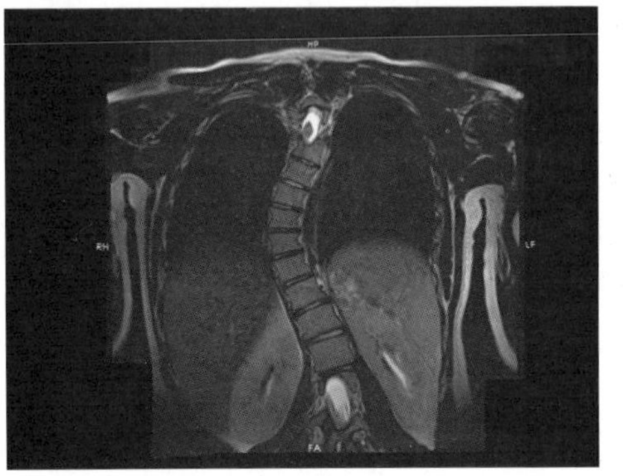

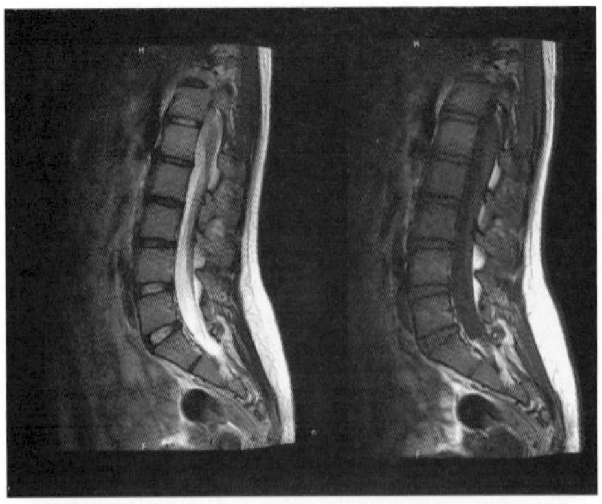

图 9-44　脊柱侧弯畸形术前 MRI 观

同一病例。MRI 显示冠状位脊柱由胸椎至腰椎呈 S 形改变，T1/T2 加权像显示椎管内未见异常

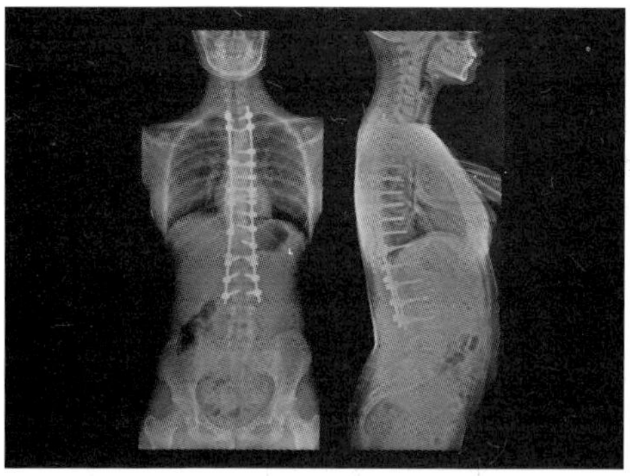

图 9-45　脊柱侧弯畸形术后 DR 观

同一病例。术后脊柱由胸椎至腰椎体金属内固定后脊柱变直，生理弯曲存在，内固定未见滑脱、移位

三、黏多糖累病Ⅳ型伴脊柱侧弯畸形

【病例】女，13 岁。身高 130cm。膝内翻 4 年，加重 2 年。尿黏多糖排泄试验硫酸角质素阳性。术前胸片显示脊柱侧弯畸形。

诊断：黏多糖累病Ⅳ型伴脊柱侧弯畸形。

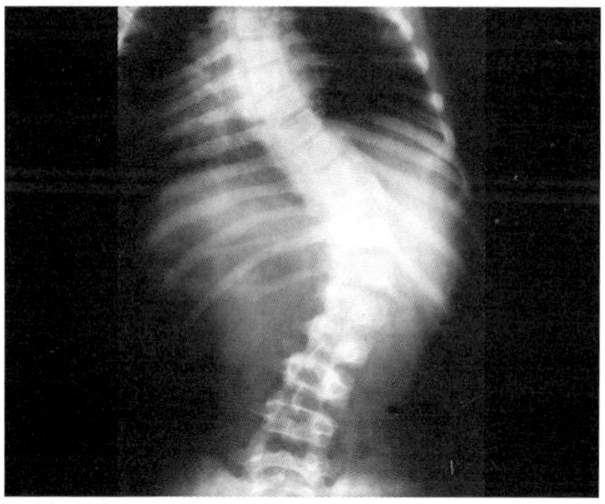

图 9-46　黏多糖累病Ⅳ型伴脊柱侧弯畸形 X 线平片观

女，13 岁。术前胸片显示脊柱侧弯畸形

四、脊柱侧弯畸形伴椎管内畸胎瘤致截瘫

【病例】女，26 岁。自幼脊柱侧弯畸形，进行性加重 3 年，双下肢无力 2 个月，突然截瘫，二便失禁 1 周。CT 扫描后三维重建图显示胸椎严重畸形，左侧弯后突 175°，左侧肋骨呈蟹爪状畸形。CT 曲面重建图显示在脊柱畸形成角最明显处，椎管内有多发低密度囊性影由棘突穿出，术前诊断脊髓脊膜膨出症，转归：经手术矫形及椎管内占位性病变切除，术后病理：畸胎瘤。

最后诊断：脊柱侧弯畸形伴截瘫、椎管内畸胎瘤。

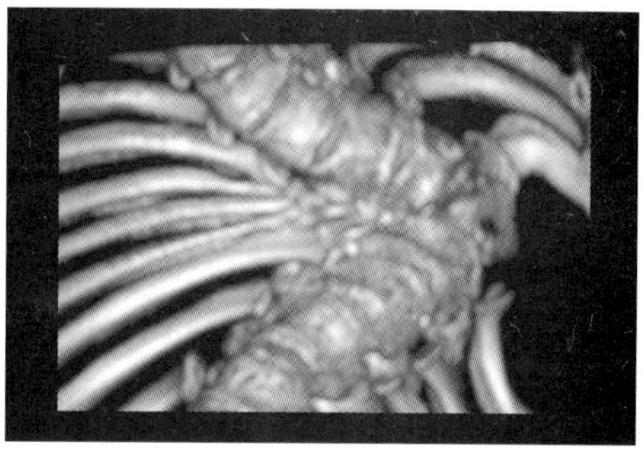

（一）

女，26 岁。CT 三维重建图显示前后位胸椎严重畸形，左侧弯后突 175°，左侧肋骨呈蟹爪状畸形

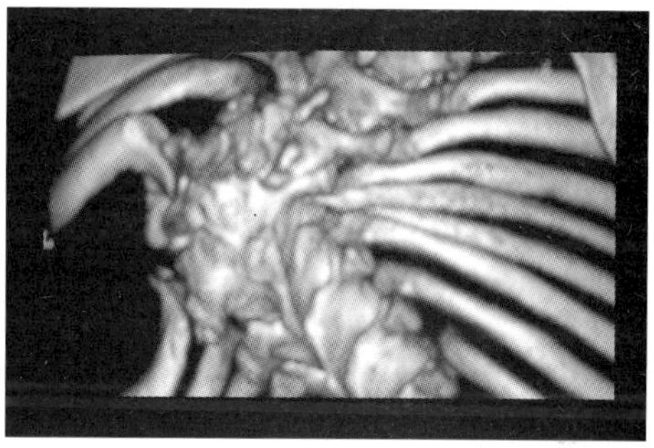

（二）

图 9-47　脊柱侧弯畸形伴截瘫三维重建图观

同一病例。CT 三维重建图显示旋转 180° 后前位仍见胸椎严重畸形，左侧弯后突 175°，左侧肋骨呈蟹爪状畸形

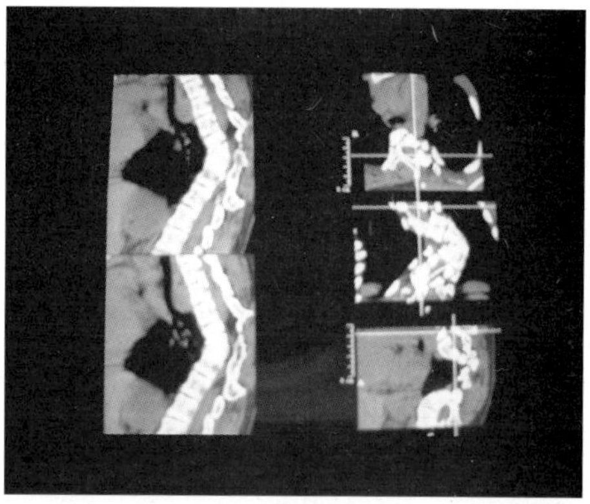

图 9-48　脊柱侧弯畸形伴截瘫 CT 曲面重建图观

同一病例。CT 曲面重建图显示在脊柱畸形呈角最明显处，椎管内有多发低密度囊性影由棘突穿出

五、脊柱侧弯畸形并半椎体

【病例】女，13岁。脊柱侧弯畸形5年，逐渐加重1年余。X线平片正位显示T8~9椎体呈半椎体。

诊断：脊柱侧弯畸形伴T8~9椎体呈半椎体。

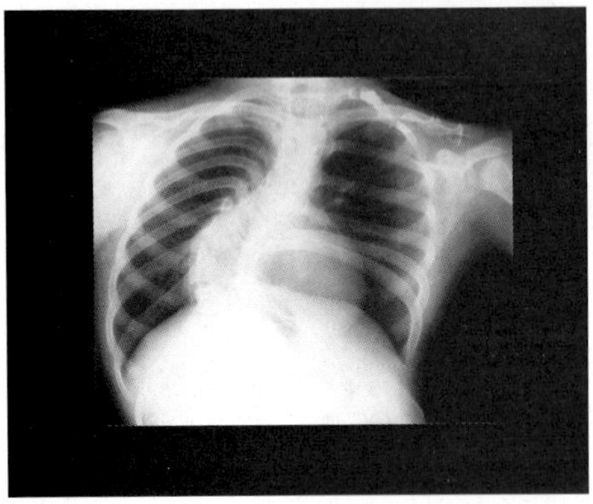

图9-49　脊柱侧弯畸形X线平片观

女，13岁。X线平片正位显示T8~9椎体呈半椎体

【病例】女，13岁。脊柱侧凸5年，逐渐加重。CT三维重建侧位图显示L1左侧呈楔形“半椎体”。左右旋转后观察，CT曲面重建显示“半椎体”上下相邻椎体均发育畸形。

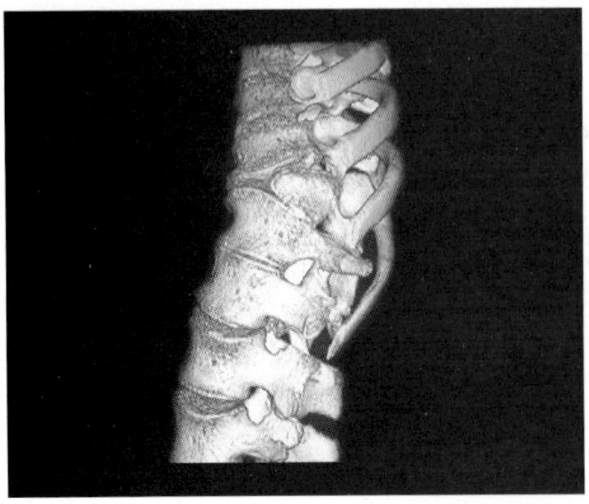

（一）

女，13岁。CT三维重建显示L1左侧呈楔形“半椎体”

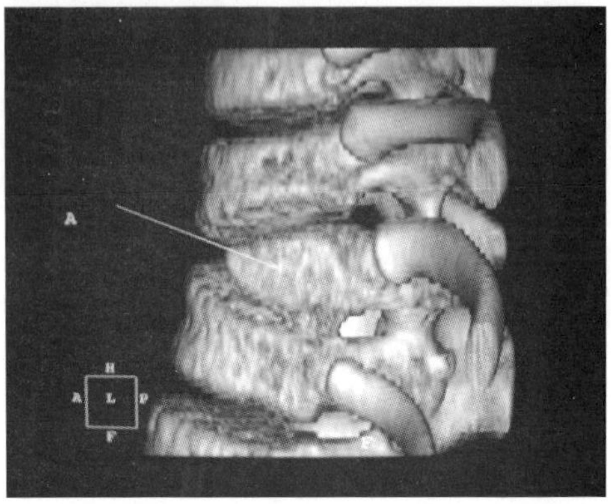

（二）

同一病例。CT三维重建局部放大显示L1左侧呈楔形“半椎体”

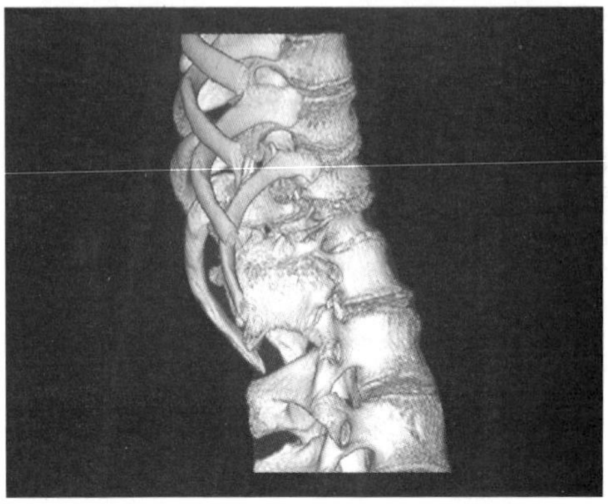

（三）

图9-50　脊柱侧弯畸形CT观

同一病例。CT三维重建右侧位可见“半椎体”并见上下椎体旋转轻度成角

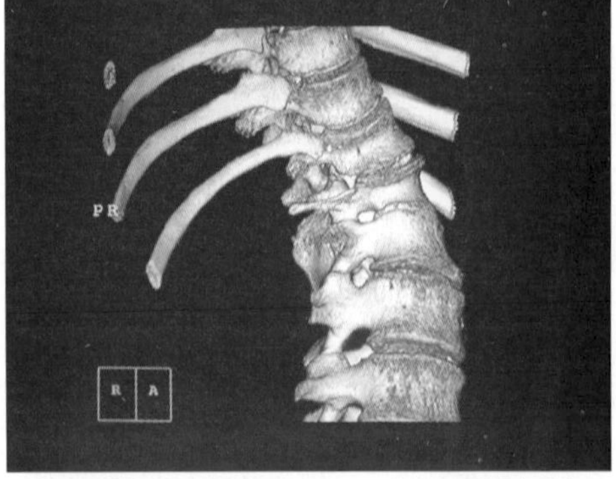

（一）

同一病例。CT三维重建右侧位向前旋转45°，可见L1椎体发育小

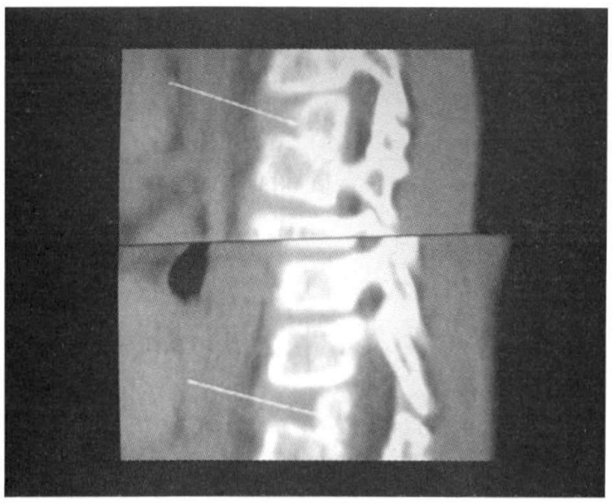

（二）
同一病例。CT 曲面重建分别显示“半椎体”

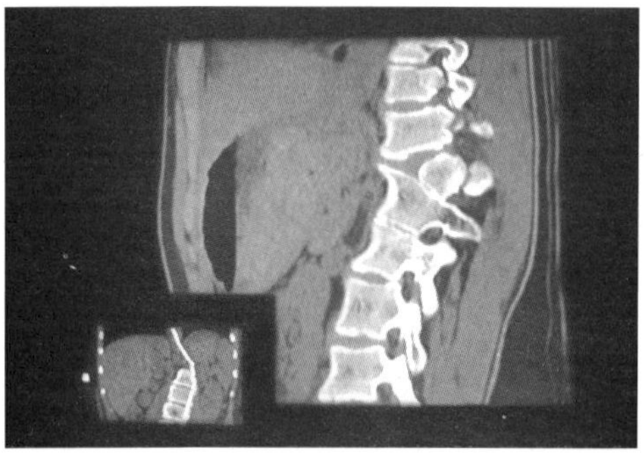

（三）
图 9-51　脊柱侧弯畸形 L1 半椎体 CT 观
同一病例。CT 曲面重建显示“半椎体”上下椎体均发育畸形

【病例】男，14 岁。自幼脊柱后突畸形，近来又有侧弯。多层螺旋 CT 扫描后三维重建图像前后位冠状像可见 T7 椎体楔形半椎体，脊柱在此成角约 68° 。

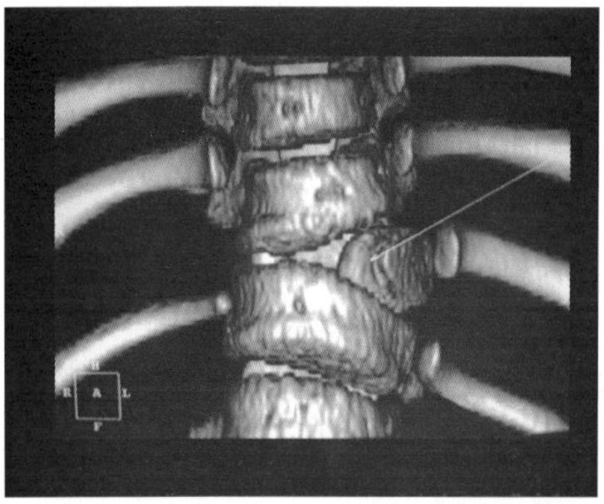

图 9-52　脊柱侧弯畸形多层螺旋 CT 三维重建观
男，14 岁。CT 扫描后三维重建图像可见 T7 椎体楔形半椎体，脊柱在此成角约 68°

六、脊柱侧弯畸形并半椎体、椎管内纵裂畸形

【病例】女，13 岁。脊柱歪斜 10 年余，加重 2 年。CT 显示胸腰段脊柱向左侧侧弯畸形。可见 L1 椎体呈楔形样变的半椎体。椎管内显示脊柱侧弯成角畸形部位椎管内有骨性纵裂畸形。一根脊髓被骨嵴分为完整的两个，并有各自的硬膜囊。

诊断：脊柱侧弯畸并半锥体、椎管内纵裂畸形。

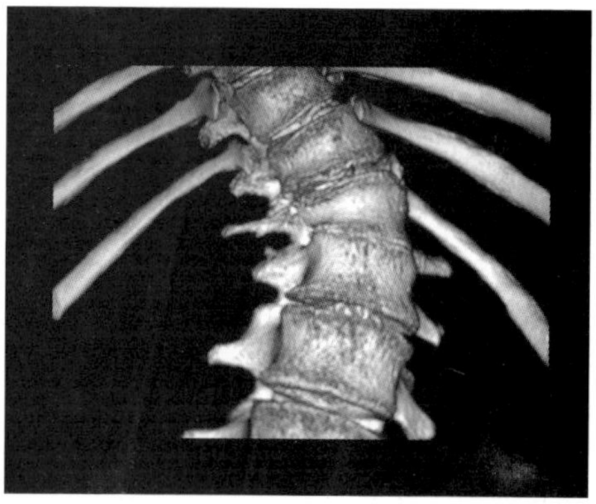

图 9-53　脊柱侧弯畸形前后位 CT 三维重建观
女，13 岁。CT 显示胸腰段脊柱向左侧侧弯畸形。可见 L1 椎体呈楔形样变的半椎体

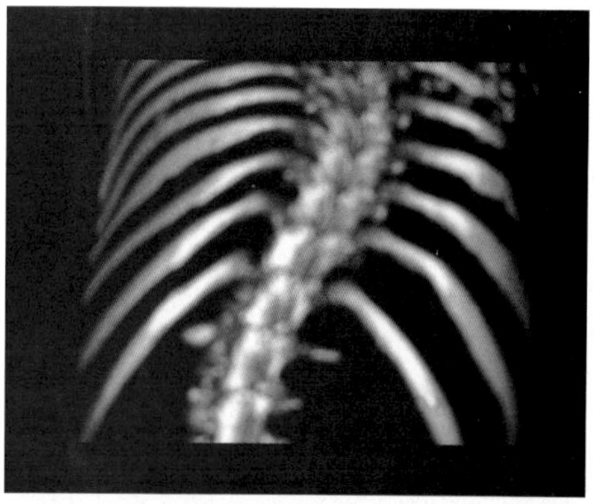

图 9-54　脊柱侧弯畸形后前位 CT 三维重建观
同一病例。图片由后观察显示脊柱向左侧侧弯畸形。胸腰段棘突排列随侧弯畸形部位有成角紊乱

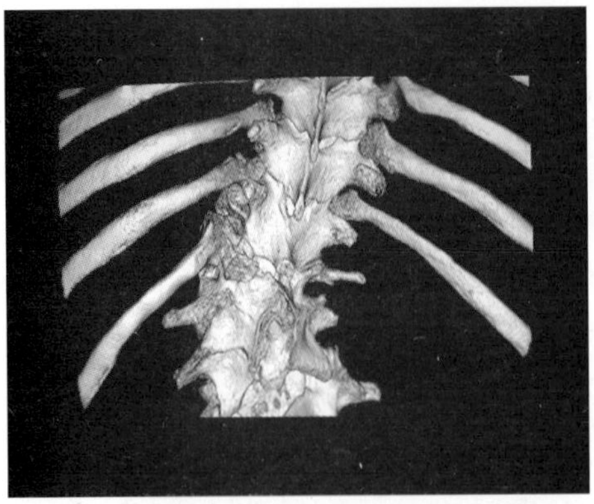

图 9-55　脊柱侧弯畸形左侧位 CT 三维重建观

同一病例。图片左侧位观察，可见 L1 椎体楔形样变

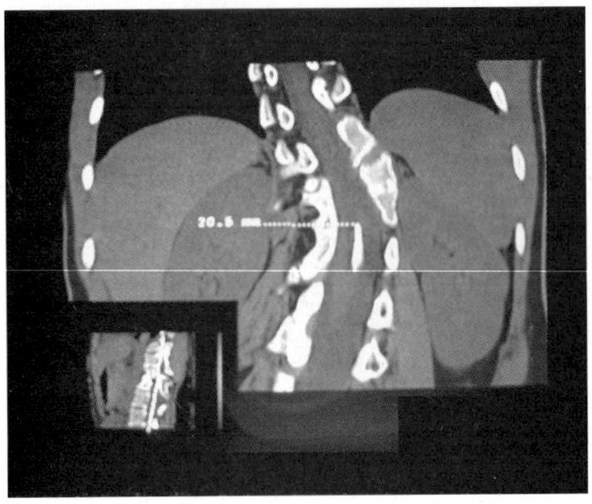

图 9-56　脊柱侧弯畸形多层面重建（MPR）冠状位 CT 观

同一病例。图片显示在脊柱侧弯成角畸形明显处，椎管内有骨性结构。也就是说脊柱侧弯并脊髓纵裂畸形

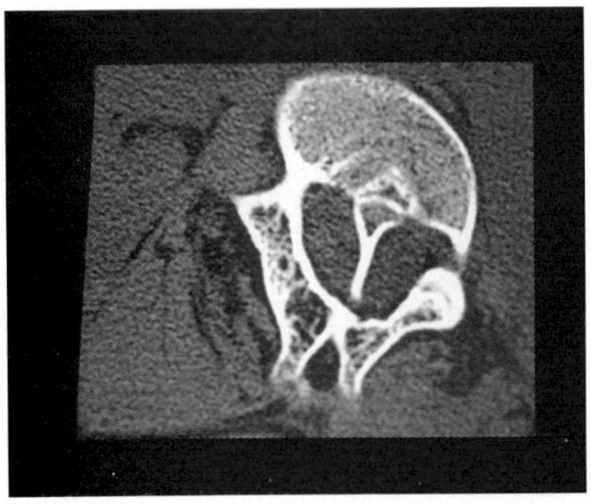

图 9-57　脊柱侧弯畸形多层面重建（MPR）骨窗轴位 CT 观

同一病例。图片显示脊柱侧弯成角畸形部位椎管内有骨性纵裂畸形。一根脊髓被骨嵴分为完整的两个，并有各自的硬膜囊

七、右侧肾盂－输尿管结合部狭窄并下腰段脊柱侧弯畸形

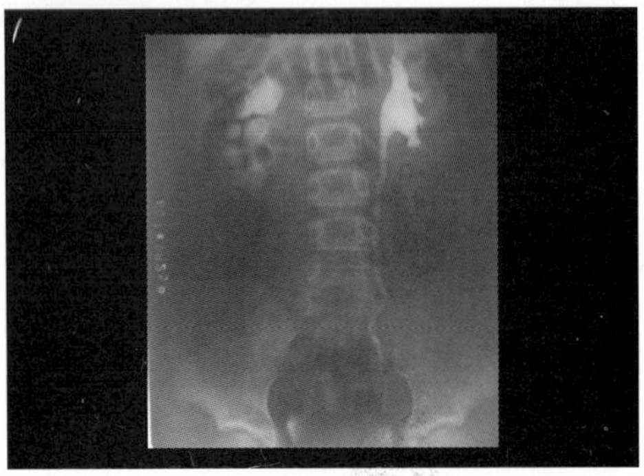

图 9-58　右侧肾盂－输尿管结合部狭窄并下腰段脊柱畸形 X 平片观

女，9 岁。因“转移性右下腹疼痛”，扪及腹块来就诊。B 超检出右侧肾盂积水。进行静脉肾盂造影时拍片发现下腰段椎体序列不整，L4~5 椎体形态异常，脊柱轻度侧弯畸形

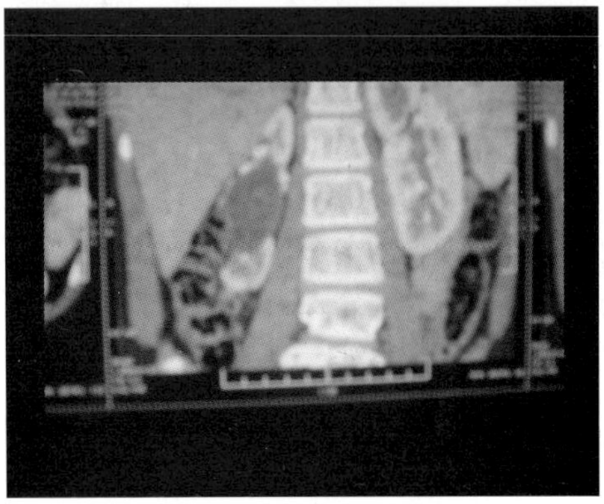

图 9-59　右侧肾盂－输尿管结合部狭窄并下腰段脊柱畸形 CT 观

同一病例。多层螺旋 CT 扫描，图像重建显示下腰椎椎体有轻度侧弯畸形。L4~5 椎体显示形态异常，为左右高低不对称。脊柱由右向左轻度侧弯曲倾斜。手术病理证实肾盂－输尿管结合部先天狭窄所致肾盂积水挤压肾动脉

八、脊柱侧弯畸形并半椎体、主动脉狭窄

【病例】男，9 岁。逐渐出现头痛、乏力、间歇性跛行 2 年。本例患儿出生正常。发育尚好。

B 超发现心脏异常－主动脉缩窄，MRI 进一步检查。

MRI：主动脉走行正常，腔内未见异常信号。位于弓下可见局限性狭窄，内径约0.5cm，狭窄后又呈局灶性扩张状态，内径约2cm。由主动脉弓上发出的3支大血管在起始部走行、形态未见异常。上腔静脉及其回流属支形态结构正常。

轴位、冠状位、矢状位均可见脊柱于胸椎阶段向左侧弯畸形，椎体形态、序列有异常。T8椎体呈楔形插入椎体序列中。结合患者CR脊柱平片。

诊断：主动脉狭窄并脊柱侧弯畸形。

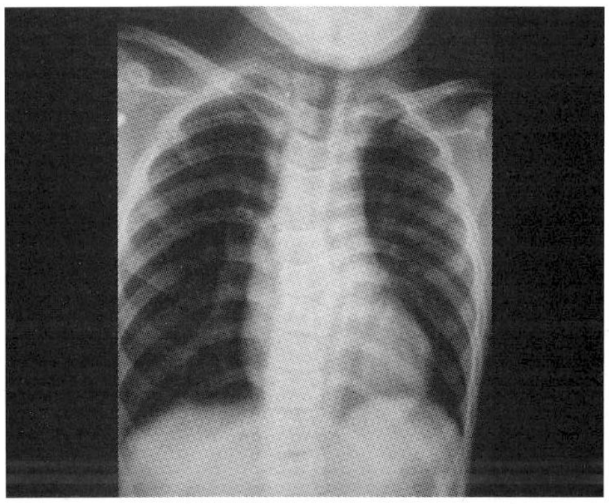

（一）

男，9岁。DR显示T8椎体呈半椎体，脊柱侧弯畸形

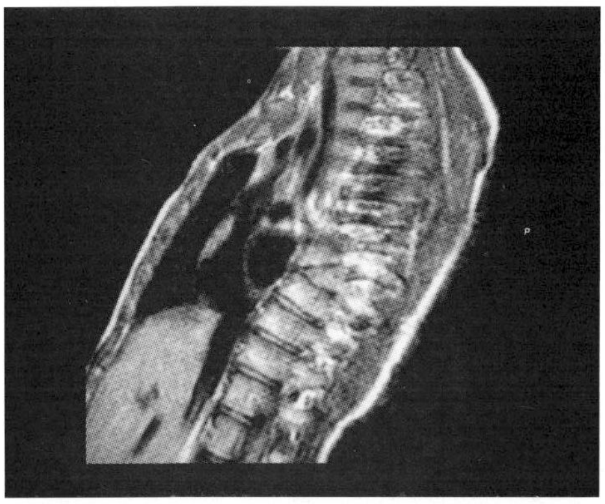

（二）

同一病例。MRI矢状位显示T8椎体呈半椎体

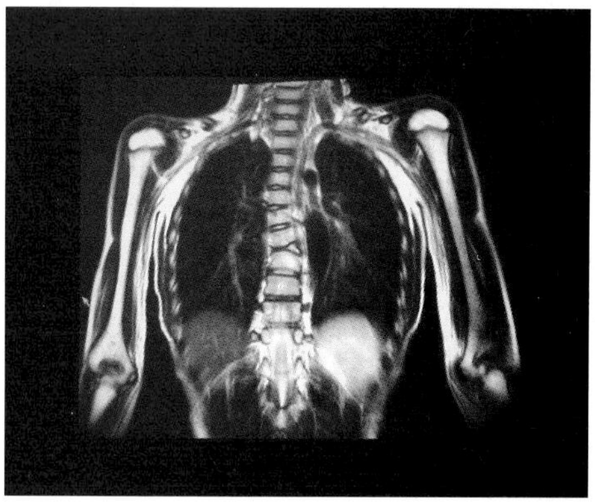

（三）

同一病例。MRI冠状位显示T8椎体呈半椎体

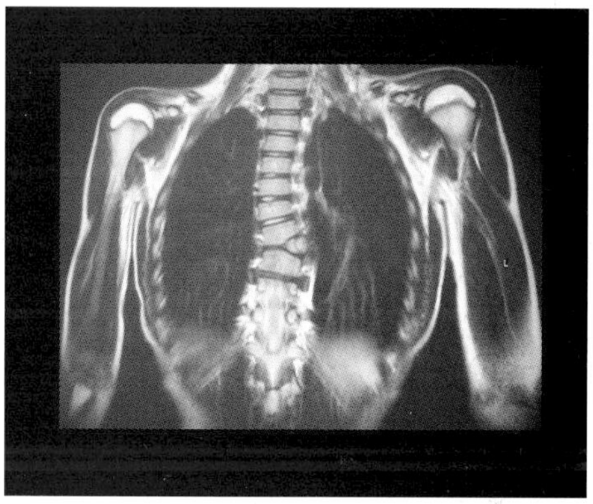

（四）

同一病例。MRI冠状位显示T8椎体呈半椎体

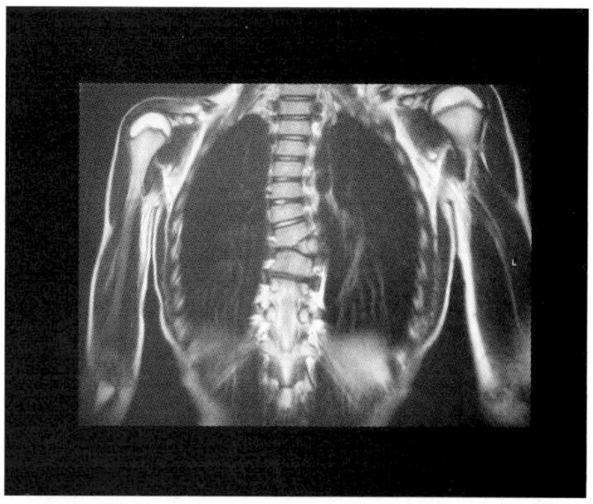

（五）

同一病例。MRI冠状位显示T8椎体呈半椎体。脊柱侧弯畸形

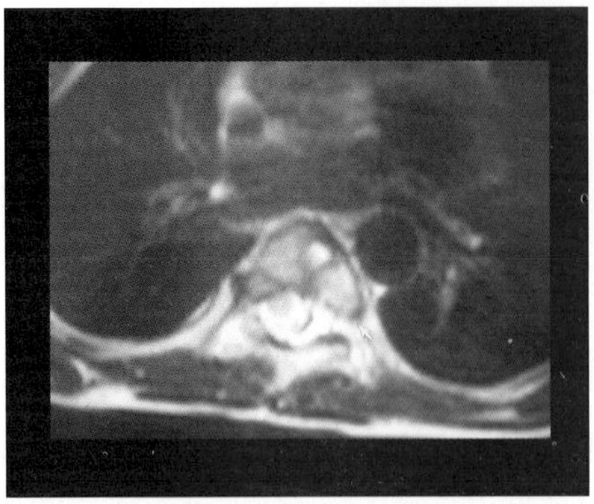

（六）

图 9-60　脊柱侧弯畸形并半椎体、主动脉狭窄 DR 观

同一病例。MRI 轴位显示 T8 椎体呈半椎体。椎管、脊髓移位

九、胸椎术后（骨母细胞瘤）脊柱侧弯畸形

详见第十章。

十、颅咽管瘤术后脊柱侧弯畸形

【病例】女，4 岁。头痛、恶心、呕吐、视物不清 2 个月，加重 1 周。CT+MRI 平扫 + 增强显示鞍上池有蛋壳状高密度影占位，伴第 3 脑室、双侧侧脑室扩张，侧脑室前角旁片状低密度影。

术前胸片显示胸椎脊柱轻度侧弯畸形。

术前诊断：颅咽管瘤并脊柱侧弯畸形。

手术病理证实：颅咽管瘤。

出院诊断：颅咽管瘤术后、脊柱侧弯畸形。

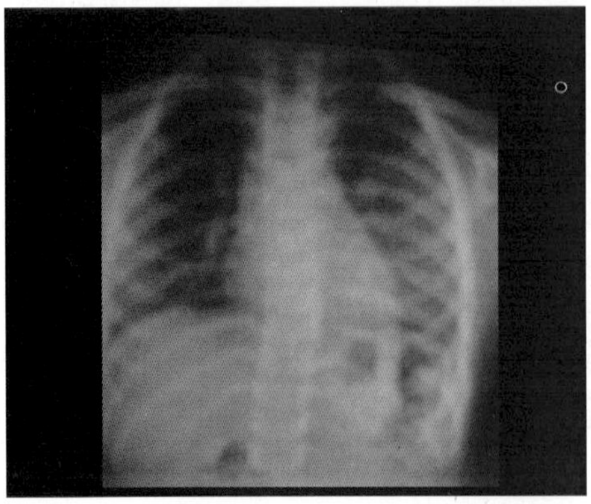

图 9-61　颅咽管瘤术后、脊柱侧弯畸形

女，4 岁。术前胸片显示胸椎脊柱轻度侧弯畸形

十一、脊柱侧弯畸形并椎管内皮样囊肿

【病例】女，26 岁。脊柱侧弯呈角畸形，2006 年因“腰椎骨折”手术，术前检查发现腰骶部占位。术中探查病理活检并行病变段脊柱内固定。术后椎管内皮样囊肿。

诊断：脊柱侧弯畸形并椎管内皮样囊肿。

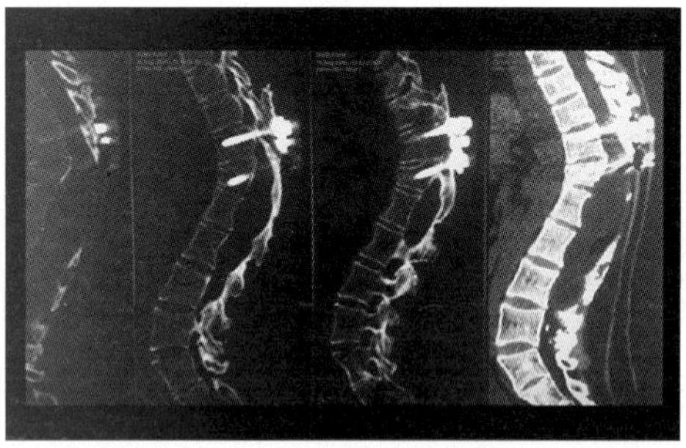

图 9-62　脊柱侧弯并椎管内皮样囊肿术后 CT 观

女，26 岁。CT 显示病变段脊柱内固定无滑脱移位。下缘髓腔扩大，内有混杂密度影

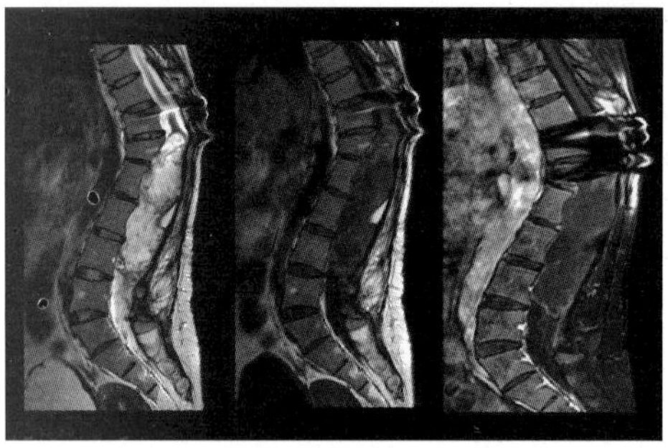

（一）

同一病例。MRI 显示骨折段脊柱内固定无滑脱移位。其下缘髓腔扩大，内有混杂长 T1、长 T2 影

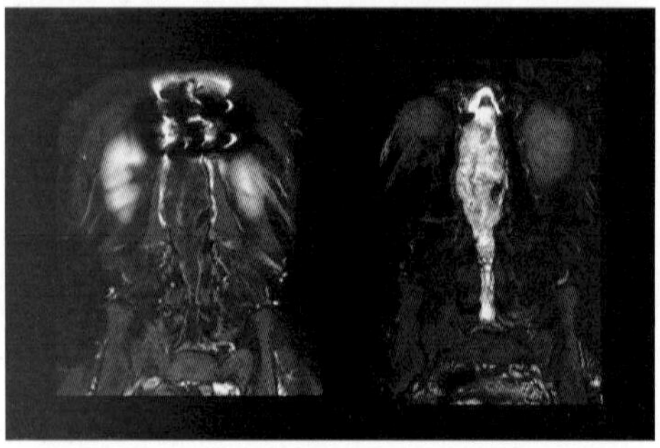

（二）

图 9-63　脊柱侧弯并椎管内皮样囊肿术后 MRI 观

同一病例。MRI 显示冠状位骨折段脊柱仍见下缘髓腔扩大，内有混杂长 T1、长 T2 影

十二、脊柱侧弯畸形并脊髓纵裂、脊髓积水空洞、脊髓低位、栓系症

在有些脊柱侧弯畸形病例中合并全身多发畸形，包括脊髓纵裂、脊髓积水空洞、脊髓低位、栓系、髓腔内脂肪瘤、马蹄肾。

【病例】女，2岁11个月。孕期产检发现脊柱发育不良。生后6个月发现双侧髋关节发育不良。左侧保守治疗，右侧手术矫正。现站立不稳。

MRI诊断：脊柱先天发育畸形，脊柱侧弯、脊髓纵裂、脊髓积水空洞、脊髓低位、栓系、脂肪瘤、马蹄肾。

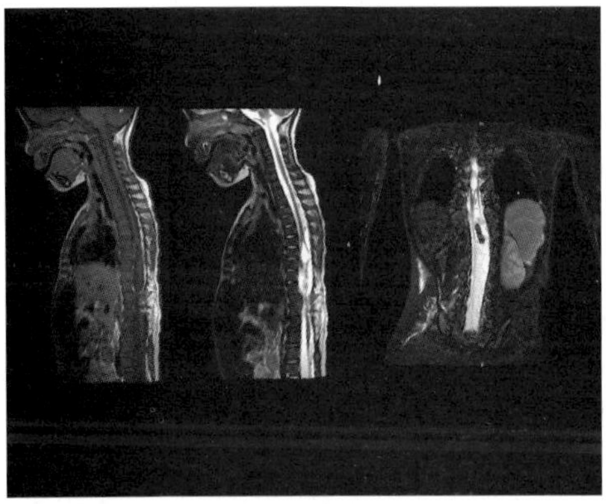

（一）

女，2岁11个月。MRI显示脊柱侧弯、脊髓纵裂、脊髓积水空洞、脊髓低位、栓系，骶2水平椎管内异常信号

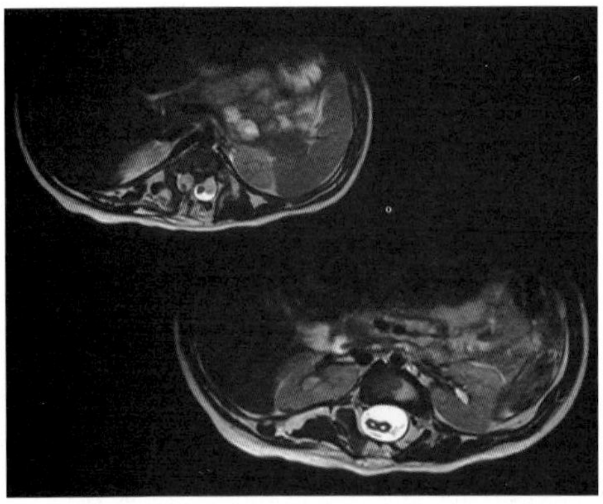

（二）

图9-64 脊柱先天发育畸形MRI观

同一病例。MRI显示脊髓于腰2水平分为2束。双侧肾脏下极相连

第七节 脊椎滑脱

脊椎滑脱（spondylolisthesis）是指小儿椎体小关节突发育畸形，或腰骶部隐性脊柱裂，在外伤诱因下，椎体向前，或向后滑脱错位。在青少年少见病。其发病部位，据文献报告60%见于L5椎体。临床特征：L5椎体，棘突两侧或单侧肌肉强直、压痛、肌肉走行区域可及条索状，质硬。下肢外侧、鞍区皮肤感觉减低，肛周自主神经反射，拇趾背屈减弱。直腿抬高试验阳性。

【影像学特点】

（1）DR：正侧位以L5椎体为中心摄片，椎体向前，或向后滑脱错位。迈尔丁线沿附近第一骶椎椎体，前后缘连续性中断；双斜位显示L5椎体小关节峡部骨皮质不连续，断端骨质密度增高、毛糙。脊椎滑脱分为真性脊椎滑脱，即先天性脊椎滑脱。假性脊椎滑脱多见于创伤。

（2）CT扫描：平扫调骨窗观察清楚分辨。经计算机图像后处理观察，显示更清晰。轴位、MPR矢状位、冠状位、三维重建显示椎管形态拉长，双边征阳性（图9-65~图9-67）。

【诊断与鉴别诊断】诊断要点，患儿有慢性腰腿疼痛史。有或无损伤史。DR/CT显示病变部位椎体错位滑脱。椎弓根、小关节突峡部裂，增生、肥大。

鉴别诊断：

（1）小儿椎间盘突出（膨出）症。

有脊柱损伤史，发作性腰腿疼痛，DR/CT椎体序列正常，生理曲度存在。CT可见椎间盘沿椎体后缘、椎体周缘突出或膨出，神经根受压，或淹没征。无椎管形态拉长及双边征阳性。

（2）椎缘骨骨折并椎间盘突出症。

DR侧位平片显示椎体后缘有局限性低密度影，皮质连续性中断。CT轴位可见椎间盘突出层面有弧形骨片影，局部椎体后缘骨皮质缺损。椎管、小关节突形态正常，双边征阴性。

（3）小儿钙化性椎间盘病。

有热性病史，或外伤。DR/CT 显示椎间隙、椎间盘内可见多形性钙化。椎管、小关节突形态正常，双边征阴性。

（4）小儿脊柱结核。

有长期低热、消瘦、体重不增、下肢疼痛。无卡介苗接种史，有结核密切接触史。DR/CT 显示病变部位脊柱后凸，成角畸形。椎体变形、高度减低，密度增加。脊柱旁、椎管内可见冷脓疡及死骨碎片。

（5）脊柱转移瘤。

有肿瘤原发灶，如神经母细胞瘤、肾母细胞瘤、白血病等。DR/CT 显示病变部位椎体、小关节突溶骨样破坏，无椎管内径拉长，双边征阴性。

【病例】男，12 岁。腰骶部疼痛 7 年。CT 显示 L5 椎向前滑脱错位，超过下位椎体 20%。迈尔丁线不连续。椎体后缘可见“双边征”。

诊断：L5 椎体滑脱 II°（先天发育异常）。

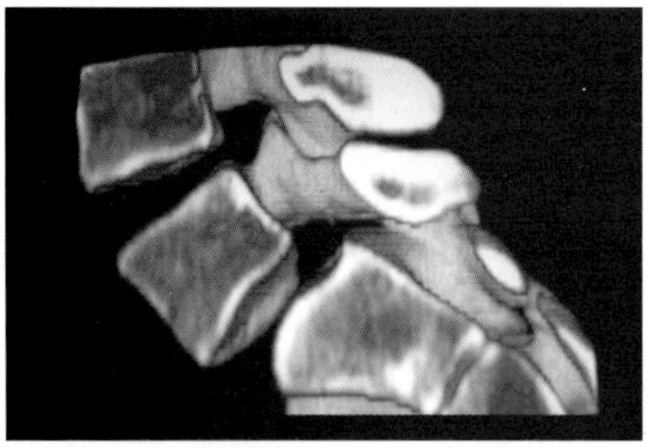

图 9-65　L5 椎体滑脱 II°　CT 三维重建观

男，12 岁。CT 显示 L5 椎向前滑脱错位，超过下位椎体 20%。迈尔丁线不连续

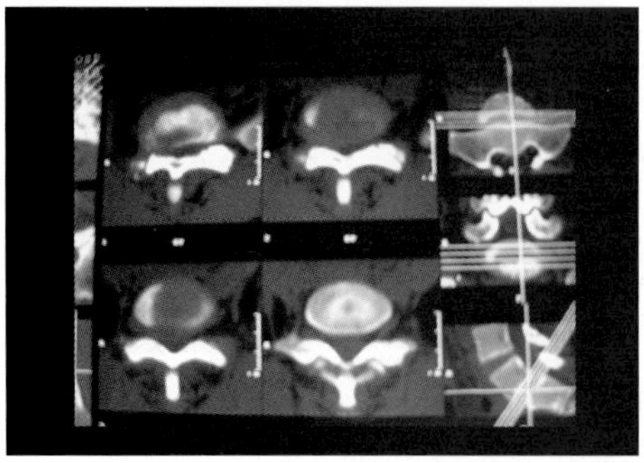

（一）

同一病例。CT 显示 MPR 重建图 L5 矢状位可见小关节突较其他部位发育不良，形态较短小

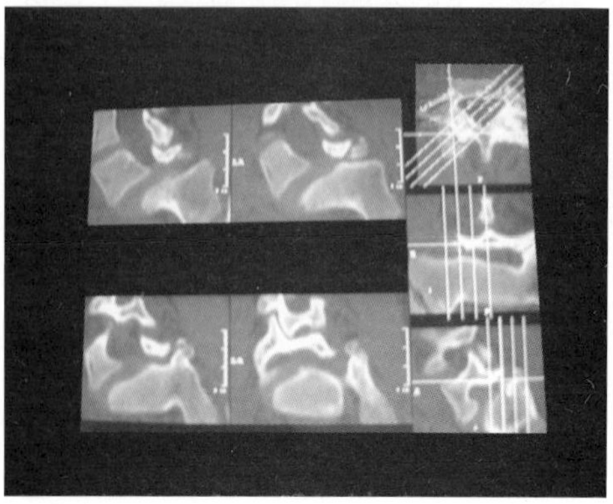

（二）

图 9-66　L5 椎体滑脱 II°CT、MPR 重建观

同一病例。CT 显示 MPR 重建图 L5 矢状位亦见小关节突较其他部位发育不良，形态较短小

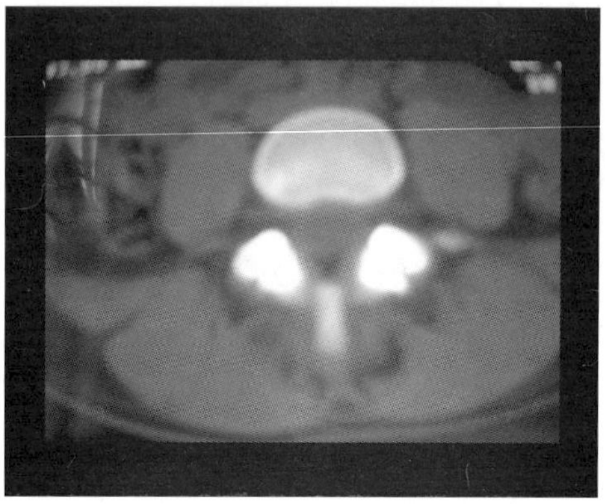

（一）

同一病例。CT 显示椎管矢状径增宽

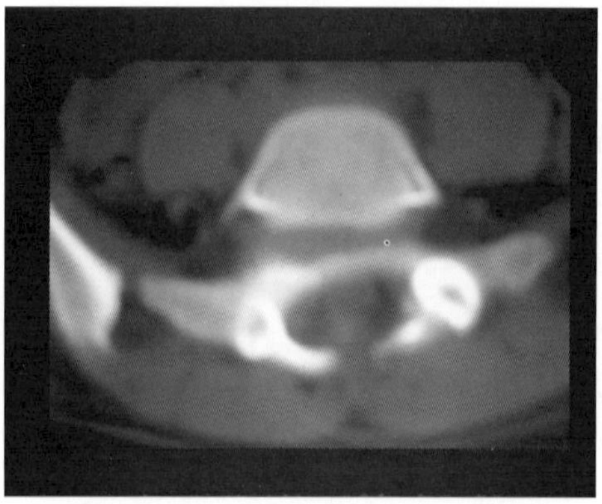

（二）

图 9-67　L5 椎体滑脱 II°

同一病例。CT 显示 L5 椎体后缘可见“双边征”

第八节　小儿臀肌痉挛症

小儿臀肌痉挛症（gluteal muscle contracture in children），又称小儿髋关节外展挛缩。它是由于臀肌及其筋膜组织受到创伤后纤维变性和挛缩而发生的继发性髋关节内收、内旋功能障碍。多发生于青霉素钾盐肌肉注射后的患儿。临床特征性表现为鸭步（即外八字步），或小儿行走困难。

【病理改变】肉眼所见：前方阔筋膜张肌和后 1/2 臀大肌的肌膜增厚、紧张。同时损伤组织可累及髋关节前方的股直肌，在两个肌肉之间交界处有上宽下窄增厚区似弓弦状纤维条索。增生的组织呈灰白色，有光泽性。触摸时质地坚韧并隆起。体表的皮肤凹陷并深入至肌肉间隔内。镜检：可见大量的纤维组织增生并有玻璃样变。其组织红染、无结构，呈小梁状、片状，其内的细胞少，血管少。

【临床表现】多发生于学龄前、学龄期的儿童。男性多于女性，臀部曾有反复肌肉注射史。其中最多见于曾以 1%~2% 苯甲醇做青霉素溶媒稀释剂者。或者臀部有针刺损伤或者有瘢痕体质者。患儿有鸭步（外八字的步态），与同年龄的儿童相比较，其跑步时速度较慢，跑步姿势异常，易跌跤。坐时盘腿困难，站立时双足尖不能并拢。从最初感到下蹲、跑、跳困难，到走路呈跛行。检查时可见髋关节屈曲、内收、内旋受限，双下肢不能完全并拢，呈蛙式位或轻度的外旋姿态，下蹲时则双髋关节呈外展、外旋姿态。患侧处的臀部肌肉不丰满，皮肤凹陷，有时呈橘皮样的外观，可触及患侧皮下的索状囊袋。

查体：严重者患肢呈外展、外旋状态，臀部上外 1/4 处（肌肉注射部位）肌肉挛缩，皮肤呈脐窝。触摸局部有条索状硬块或多个结节状，质地硬韧和固定。

【影像学特点】

（1）骨盆平片臀肌严重挛缩，患侧部髋关节呈外展、外旋位。文献报告王龙胜进行过测量臀肌挛缩异常。①测量颈干角即股骨颈长轴与股骨干长轴相交所构成的角度。正常值：新生儿 150°，1 岁 148°，5 岁 142°，7 岁 138°，成人 128°。②髋臼指数：即沿形软骨交点作水平线，再沿髋臼缘作切线，两线相交所构成的角为髋臼指数。③ *CE* 角的测量：股骨头的中心点 *C* 到髋臼顶的外缘 *E* 引一条直线与 *C* 点的垂线的夹角为 *CE* 角。④臼头指数 :*A* 表示股骨头内缘到髋臼外缘的距离，*B* 为股骨头的最大径，臼头指数 =$A/B \times 10\%$。

（2）CT 扫描（图 9–68）：早期表现臀大肌肌肉密度减低，肌间隙的脂肪层模糊，肌肉体积无明显缩小。晚期表现为肌肉体积缩小和密度增高，肌间隙脂肪间隙增宽，臀部肌肉到皮下脂肪层可见到斑点状高密度钙化灶。体表皮肤向臀部呈脐凹状改变，当臀肌挛缩并呈较长时可见患侧髋关节有半脱位的现象。

【发病机理】儿童髋关节外展挛缩由于局部臀肌及其周围肌筋膜变性、坏死，瘢痕形成，导致肌肉挛缩，局部生物力学的动态平衡紊乱，在小儿的力学分析中，颈干角为 90°~135° 之间时，双足站立，行走时步态端正，略有向外撇的八字。与颈干角大于 140° 时股骨头与髋臼间隆增宽，呈髋外翻，大粗隆着力较大，有髋关节半脱位时，关节压力集中在髋臼边缘，长期活动可致髋臼向前移变粗，软骨面及臼缘增生毛糙，造成创伤性退行性髋关节病变。严重者可累及股骨头和关节面软骨持重面的缺血，退化、萎缩、关节间隙逐渐变窄。

转归：臀肌的挛缩未及时治疗可能进一步损害双髋关节的功能，随后出现骨盆的倾斜，导致脊柱侧弯。

【病例】女，4 岁。不能行走 4 年。出生 7 个月时该患儿可扶物站立。因“发热”，曾行右侧臀部肌肉注射后，逐渐出现右下肢蹬腿无力。经针灸治疗后前症加重，不能站立。

查体：右髋关节外展、外旋。双膝外翻。左足马蹄状内翻。骨盆平片显示颈干角呈 180°，股骨头与髋臼间距增宽。

转归：术中可见皮下脂肪成条索状分布，臀大肌和臀小肌的肌膜增厚，呈灰白色，光泽明显，质地坚硬。肌肉间隙呈多个条带状粘连，进行钝性分离，切除瘢痕后，探查髋臼软骨面，股骨头光滑。术中将股骨头复位。

诊断：臀肌的挛缩矫形术后。

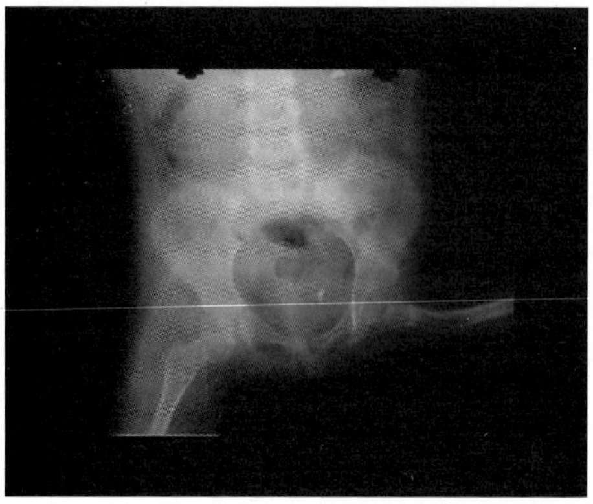

（一）

女，4岁。骨盆平片显示颈干角呈 180°，股骨头与髋臼间距增宽

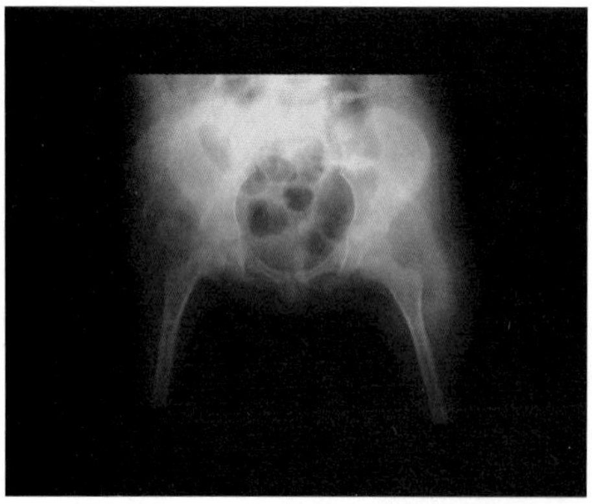

（二）

图 9-68　左侧臀肌挛缩伴髋关节脱位，术后骨盆平片观

同一病例。术后床旁摄片：患侧的髋关节恢复解剖位

【病例】女，19岁。以“双侧臀肌萎缩10年”之诉人院。双侧臀部有反复肌肉注射药物史。

体检：体温 36.5℃，脉搏 74 次 /min，呼吸 19 次 /min，血压 110/70mmHg。双侧臀肌外形扁平、凹陷畸形。压痛（+），左侧尤甚。双侧髋关节屈曲、内收受限。后伸、外展尚可。双膝并拢下蹲受限。行走摇曳，步态呈“鸭步”。

MRI：双侧大转子髂侧较对称之骨质肥大，双侧髂胫束对称，显示尚可；双侧阔筋膜张肌对称，形态尚可，内可见粟粒状长 T1、长 T2 异常信号影。双侧臀大肌形态萎陷，以左侧为著，内可见线条样长 T1、长 T2 异常信号影。双侧臀中、小肌形态欠饱满，内亦可见少许线条样长 T1、长 T2 异常信号影。

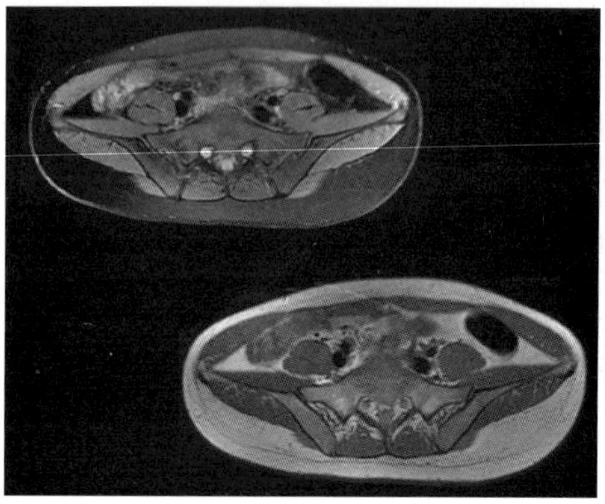

（一）

双侧臀大肌形态萎陷，以左侧为著，内可见线条样长T1、长T2异常信号影。双侧臀中、小肌形态欠饱满，内亦可见少许线条样长 T1、长 T2 异常信号影

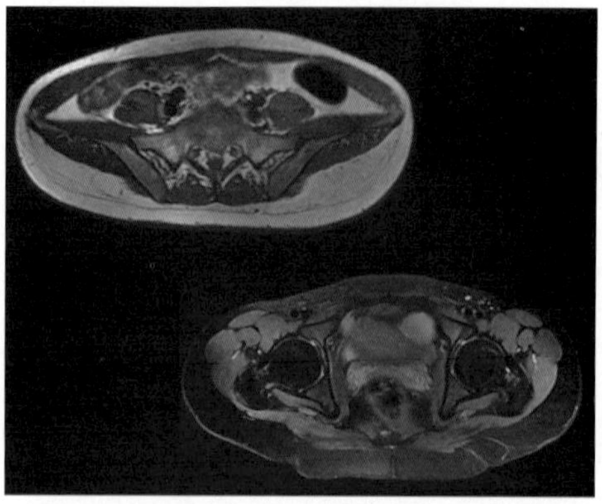

（二）

双侧臀大肌形态萎陷，以左侧为著，内可见线条样长 T1、长 T2 异常信号影。双侧臀中、小肌形态欠饱满，内亦可见少许线条样长 T1、长 T2 异常信号影

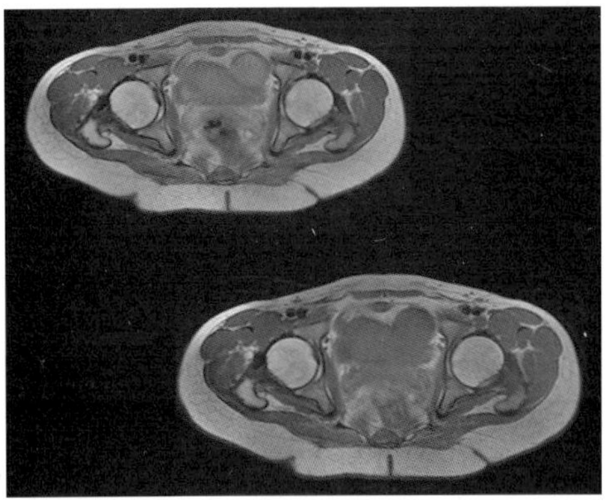

（三）

双侧臀大肌形态萎陷，以左侧为著，内可见线条样长 T1、长 T2 异常信号影。双侧臀中、小肌形态欠饱满，内亦可见少许线条样长 T1、长 T2 异常信号影

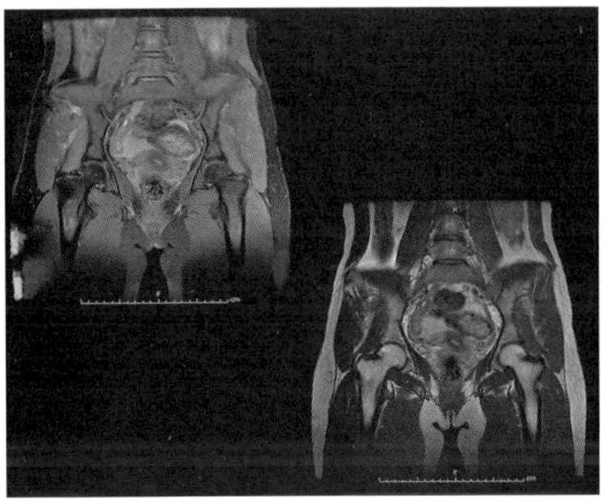

（四）

双侧臀大肌形态萎陷，以左侧为著，内可见线条样长 T1、长 T2 异常信号影。双侧臀中、小肌形态欠饱满，内亦可见少许线条样长 T1、长 T2 异常信号影

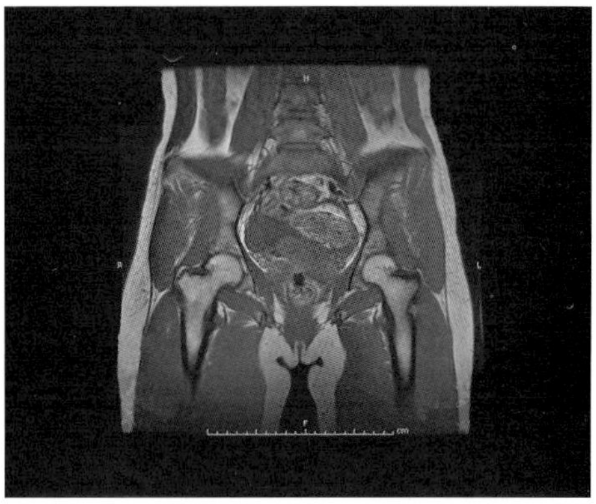

（五）

图 9-69　臀肌痉挛症 MRI 观

双侧阔筋膜张肌信号改变，双侧大转子髂侧骨质肥大，腰椎侧弯畸形；双侧臀大肌形态萎陷，以左侧为著，内可见线条样长 T1、长 T2 异常信号影。双侧臀中、小肌形态欠饱满，内亦可见少许线条样长 T1、长 T2 异常信号影

诊断：双侧臀大肌形态萎陷，以左侧为著，双侧阔筋膜张肌信号改变，双侧大转子髂侧骨质肥大，腰椎侧弯畸形（结合 DR），符合双侧臀肌挛缩综合征表现。

第十章

骨关节疼痛

第一节 骨、关节、软组织先天发育畸形、正常变异

一、颅锁骨发育不全

颅锁骨发育不全（cleidocranial dysostosis），为一种先天性全身性膜性骨化不全，尤其是颅顶骨与锁骨发育障碍。本病少见，为常染色体显性遗传。此外，耻骨受侵，牙齿发育不良，故本病又称骨盆、颅锁骨发育不全或骨 – 牙形成障碍。

【临床表现】①头颅增大，颅骨软化，颅缝、囟门增宽，闭合延迟或不闭合，面骨小，眼距过宽，鼻梁塌陷。②锁骨短小或缺如，胸廓狭窄，双肩下垂，肩关节活动度大，双肩可在胸前互相靠拢。③牙齿小，多生齿或个别牙齿缺如，齿列不整齐，出牙或脱牙不正常，牙釉质不良，易发生龋齿。④骨骼病变较重者，可致四肢骨短小或细长，累及关节时影响肢体活动，行走困难。

【影像学特点】

（1）X线平片表现：①颅骨：颅盖骨变薄，骨质稀疏，骨化不均。囟门和颅缝增宽，并见大小不等为数较多的缝间骨。②锁骨：一侧或两侧，部分或全部缺如，双侧锁骨完全不发育少见，最常见锁骨骨干和肩峰端缺如（图10–1、图10–2）。③牙齿小，齿根细短，排列不齐；牙槽骨内可见延迟脱落或长期保留的乳牙，恒齿不发育或延迟。④胸廓狭窄，圆锥状；肋骨细短，向下倾斜。有时可见部分肋骨缺如。胸骨不发育或发育不全。⑤四肢骨发育延迟，常见长管状骨发育不全或缺如，骨干变细，干骺端变窄，股骨颈变短，股骨头发育不良。⑥骨盆骨化障碍，耻骨骨化，但发育不良，耻骨联合加宽，髋骨翼狭窄，造成骨盆狭窄。

（2）CT显示前囟不闭合（图10–3）或闭合延迟，颅骨膜性骨化障碍及数目较多的缝间骨。

【诊断与鉴别诊断】诊断要点，本病是以颅骨及锁骨化骨障碍为主的全身性化骨障碍综合征。颅骨横径大，囟门、颅缝闭合晚，常见缝间骨。乳齿及恒齿发育迟缓。X线平片和CT检查，颅骨可见多发相嵌的缝间骨，锁骨部分或全部缺如。本病血清钙、磷及碱性磷酸酶均正常。

鉴别诊断：

（1）成骨不全：颅骨也有多发相嵌的缝间骨；有反复多发的骨折造成肢体畸体，并常见蓝色巩膜，可以鉴别。

（2）18–三体综合征伴锁骨发育不全，有锁骨发育不全，其特殊的面容和症状；经X线检查、CT和血生化/染色体定位检查可以相鉴别。

【病例】男，7岁。因“急性肾小球肾炎”就诊。查体发现前囟未闭。X线头颅平片显

示前囟未闭合。

诊断：颅锁骨发育不全。

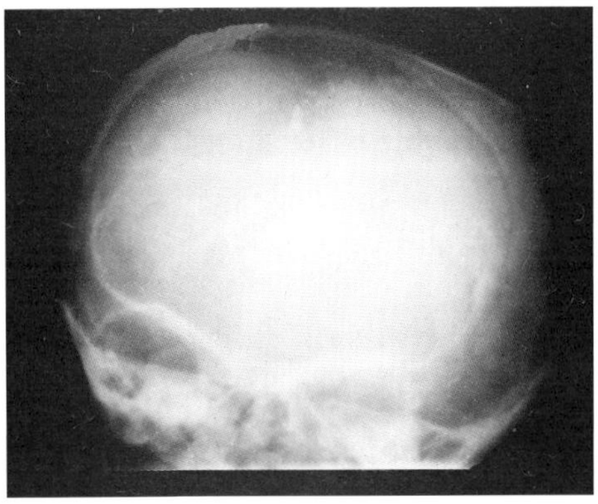

（一）

男，7岁。因“急性肾小球肾炎”就诊查体发现前囟未闭。X线头颅平片显示前囟未闭合

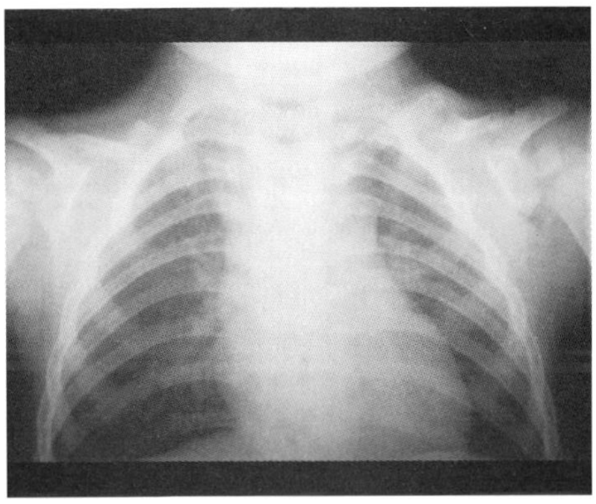

（二）

图 10-1　颅锁骨发育不全 X 线平片观

同一病例。胸片显示左侧锁骨近端骨性缺如。右侧锁骨远端骨性缺如

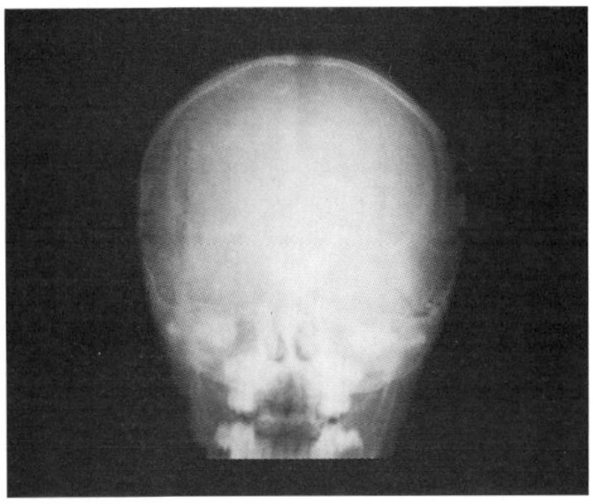

（一）

前例患儿的母亲头颅正位片示前囟未闭合

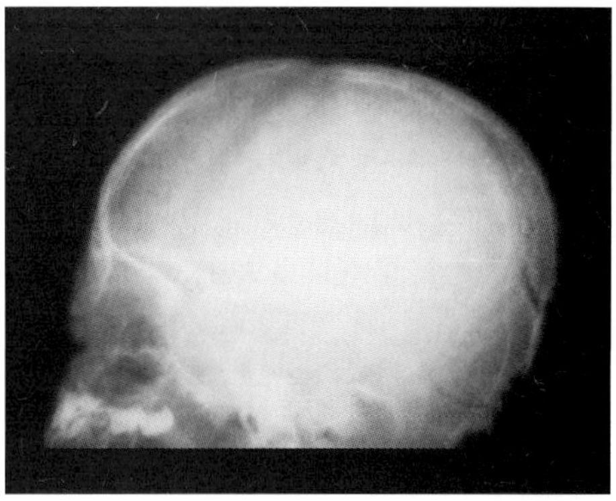

（二）

前例患儿的母亲，头颅侧位片示囟门未闭合

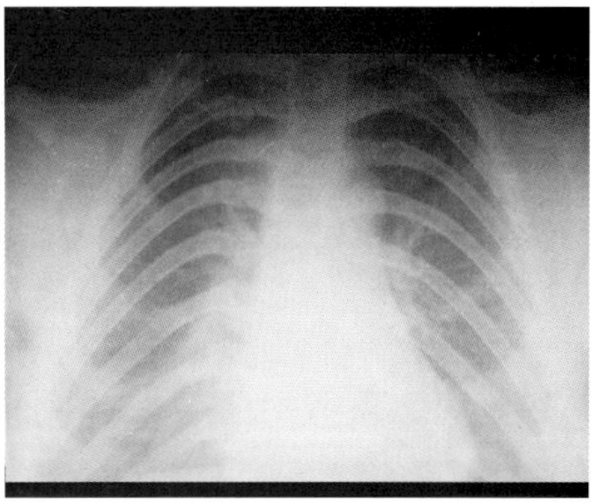

（三）

图 10-2　颅锁骨发育不全，前例患儿的母亲 X 线平片观

前例患儿的母亲，其母的胸片显示与患儿表现相似

【病例】女，16岁。车祸伤及头部3h。CT平扫骨窗显示为前囟未闭合。追问家族史，其父、兄均有前囟未闭合。该患者的头颅颅骨未闭合为常染色体显性遗传。

诊断：颅锁骨发育不全。

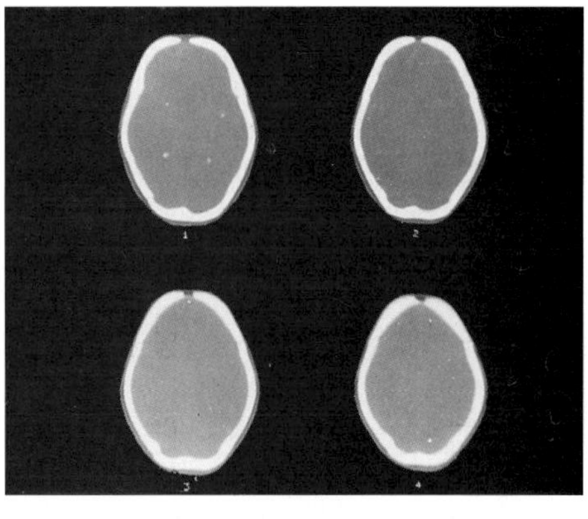

图 10-3　颅锁骨发育不全 CT 观

女，16岁。CT骨窗显示前囟未闭合

二、胸廓发育畸形－叉状肋（单侧、双侧）

【病例】男，37 岁。车祸伤后左侧前胸疼痛，行胸部 CT 检查。

骨窗＋三维重建图示右第 2~3 肋间有骨桥形成，肋弓走形呈“叉状肋”（图 10–4）。

诊断：双侧肋骨未见错位性骨折。右第 2~3 肋弓“叉状肋”。

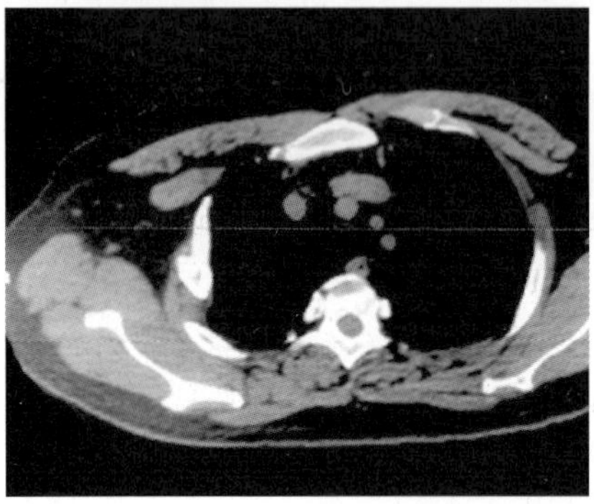

（一）

男，37 岁。CT 显示右第 2~3 肋间有骨桥形成

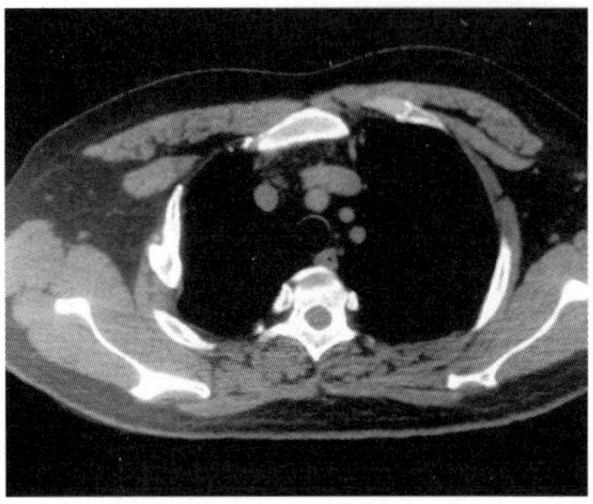

（二）

同一病例。CT 下一层显示右第 2~3 肋间有骨桥形成

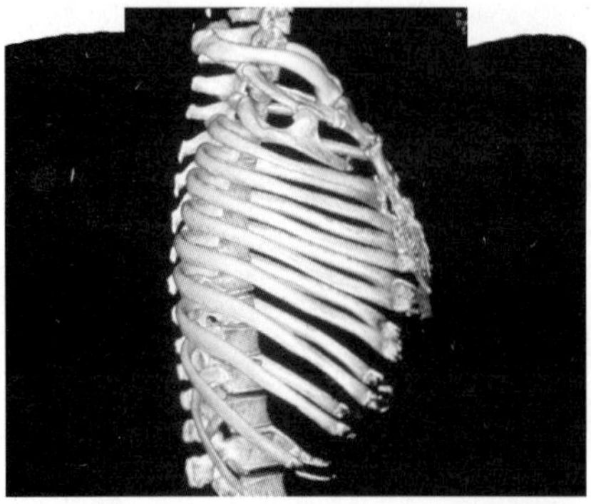

（三）

同一病例。三维重建图显示右第 2~3 肋弓呈“叉状肋”畸形

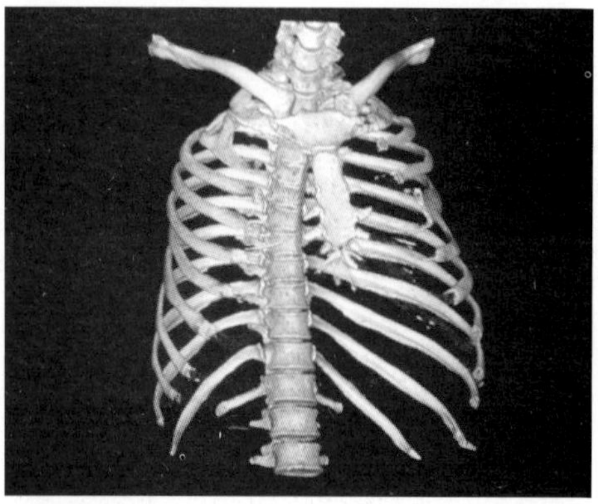

（四）

图 10–4　右第 2~3 肋“叉状肋”CT 观

同一病例。三维重建图旋转角度后显示右第 2~3 肋弓呈“叉状肋”畸形

【病例】男，7 岁。车祸伤右胸部疼痛，行胸部 CT 扫描。

三维重建显示右侧第 3 前肋呈叉状改变，余双侧肋骨骨质结构完整，小梁走行自然，未见明显错位性骨折征象（图 10–11~图 10–17）。

CT 诊断：右侧第 3 前肋叉状肋。

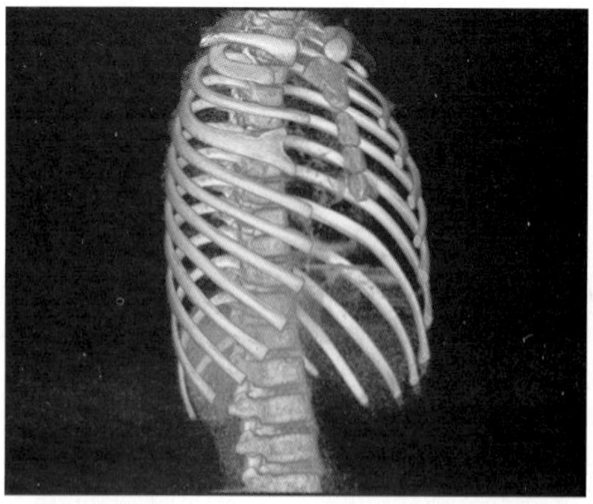

（一）

男，7 岁。CT 重建图像显示右侧第 3 前肋呈叉状改变

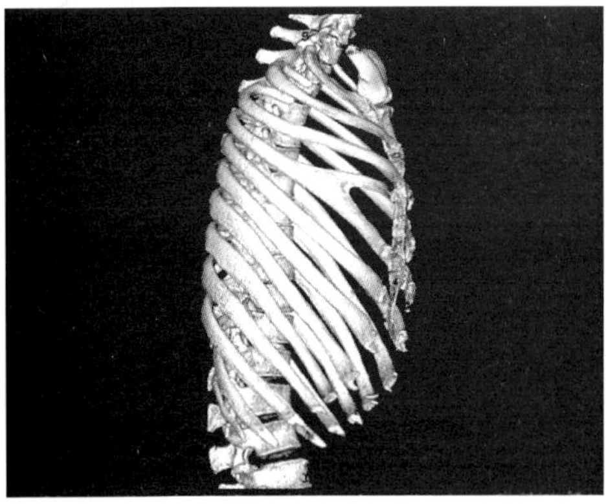

（二）
CT 重建图像斜位显示右侧第 4 前肋呈叉状改变

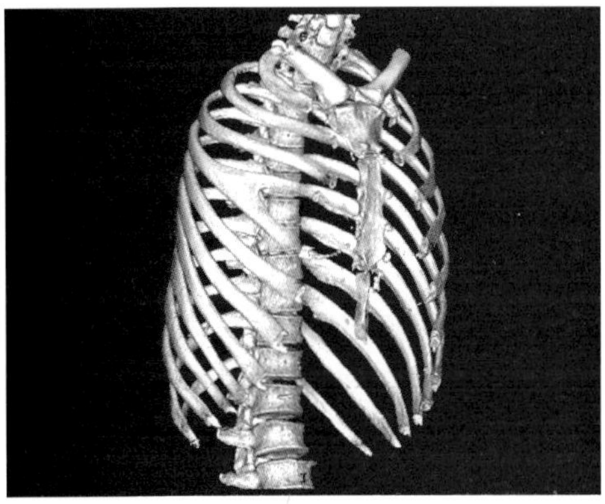

（三）
图 10-5　右侧第 3 前肋叉状肋 CT 观
CT 重建图像斜位显示右侧第 4 前肋呈叉状改变

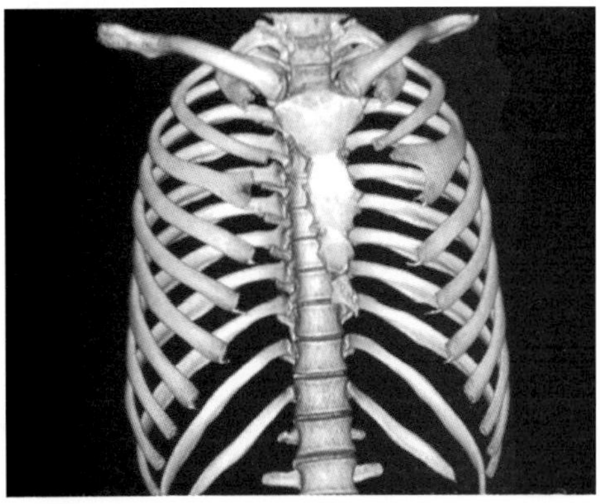

图 10-6　左侧第 3 前肋叉状肋 CT 观
CT 重建图像显示左侧第 3 前肋呈叉状改变

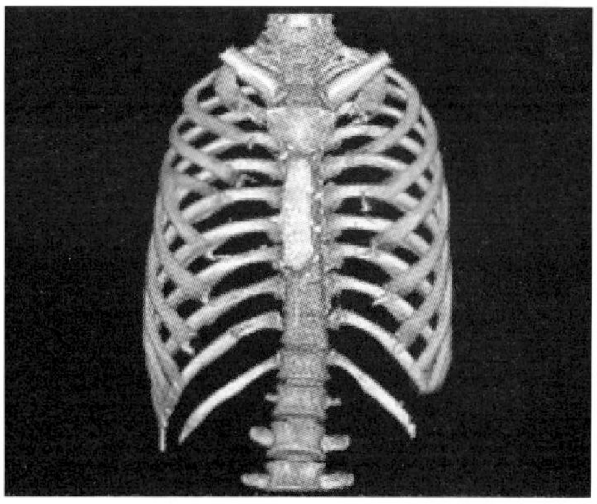

图 10-7　右侧第 4 前肋叉状肋 CT 观
CT 重建图像显示右侧第 4 前肋呈叉状改变

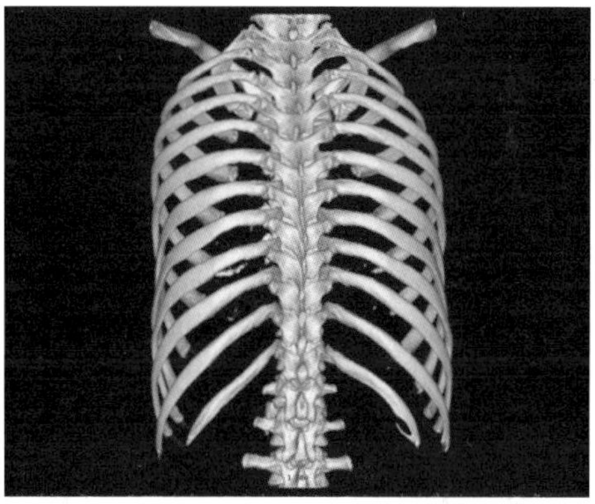

图 10-8　右侧第 12 肋叉状肋 CT 观
CT 重建图像显示右第 12 肋呈叉状肋

第 13 肋骨，腰椎体胸椎化。

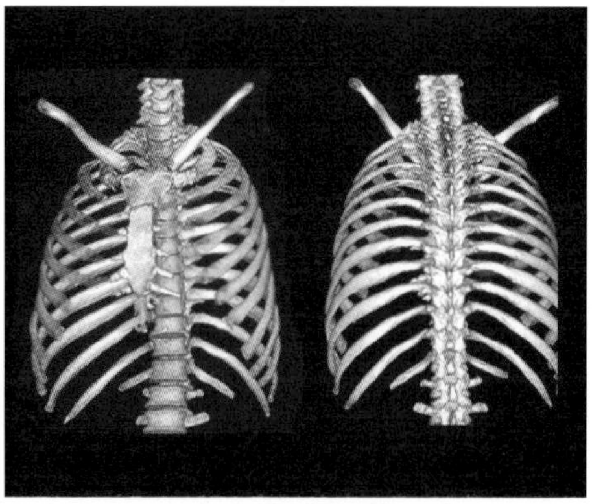

图 10-9　腰椎胸化 CT 观
CT 显示胸椎 13 个，腰椎体胸化

三、海绵状血管瘤

海绵状血管瘤（cavernous hemangioma），是指发生于小儿肌肉、骨骼的先天性血管畸形。本病的发生具有家族性、多发性。为小儿常见的良性肿瘤。发病情况，女性多见。男女发病之比为 1 ∶ 2.4。80% 为单发。

【病因】先天性毛细血管发育异常。

【病理改变】肉眼所见：血管瘤呈暗红色，大小不等，包膜完整。质地柔软，压之似海绵。切面呈粗细不等的血管团及少量结缔组织。镜检：主要为静脉的内皮细胞增生，血管延长。动脉少见且发育细小。管壁由单层细胞组成，外膜细胞增生，管腔纤维增厚。

【临床表现】因发病部位不同，临床表现而异。头颈、躯干、四肢多见，眼眶少见（详见第四章视力障碍，第四节）。皮肤隆起，浅表有紫蓝色肿块，质地中等，压痛明显。

【影像学特点】

（1）CT 扫描：平扫软组织窗显示有圆形或类圆形，境界清楚的混杂密度区，周边无水肿，增强扫描可见有明显强化。多螺旋 CT 扫描，重建图像可清楚显示海绵状血管瘤对肌肉骨骼损害。

（2）MRI：显示 T1 加权像为等 – 高信号，T2 加权像则为不均匀的高信号（图 10–10）。

【诊断与鉴别诊断】诊断要点，主要依据小儿发病部位、临床症状、体征并结合 CT、MRI 检查，不难诊断。

鉴别诊断：

（1）颅内动静脉畸形（AVM）：小儿头围增大，反复抽风，头皮静脉扩张，闻及血管杂音，脑出血，结合 CT、MRI 或 MRA 不难检查诊断。

（2）四肢、躯干淋巴管瘤：局部肿块，压痛，结合 CT、MRI 检查，如肿块很大，则要手术病理检查。

【病例】女，13 岁。左下肢屈侧肿痛 1 年。MRI 矢状位 T1 加权像，IR 脂肪抑制像显示左下肢腓肠肌间隙内有长圆形混杂信号。约有 5.2cm × 1.6cm。

手术病理证实：左侧腓肠肌间隙内海绵状血管瘤。

出院诊断：左侧腓肠肌间隙内海绵状血管瘤。

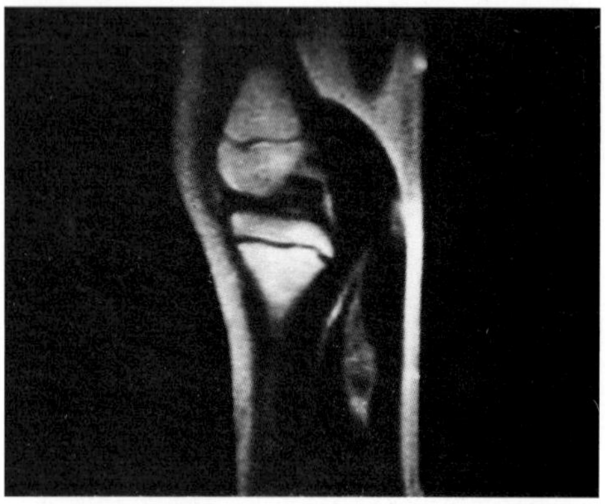

（一）

女，13 岁。MRI 矢状位 T1 加权像，IR 脂肪抑制像显示左小腿腓肠肌间隙内有长圆形混杂信号。大小 5.2cm × 1.6cm

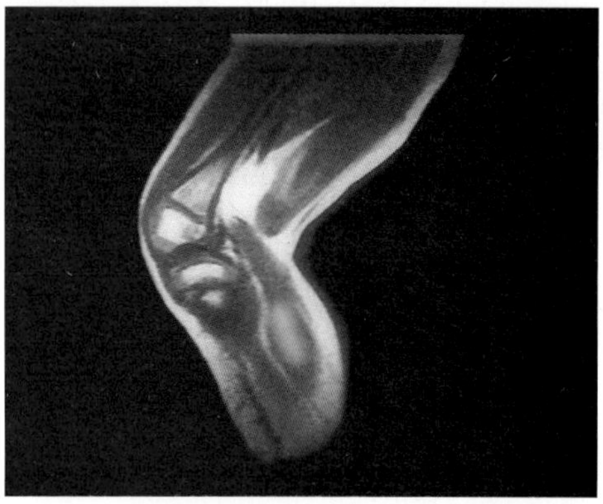

（二）

图 10–10　左侧腓肠肌内海绵状血管瘤 MRI 观

同一病例。MRI 矢状位 T2 加权像，IR 脂肪抑制像显示左下肢腓肠肌间隙内有长圆形信号增高

四、先天性血管瘤病

先天性血管瘤病，又称 Klippel–Trenaunary 综合征，也称血管畸形骨肥大综合征。为一种罕见的、复杂的先天性血管 – 骨骼畸形疾病。小儿出生既有体表、脏器深部的血管痣（瘤），或血管淋巴瘤、静脉曲张、骨与软组织增生、肥大、巨趾。X 线平片、CT

仅显示骨质疏松。多层螺旋 CT 三维重建则可见骨质破坏。采用 MRI 脂肪抑制序列扫描后，T2 加权像可显示血管瘤的高信号，在 MRV 血管成像可检出全身深部的血管畸形。SPECT 显示患侧病变局部骨破坏区域较健侧之放射性核素呈高摄取。

【病因】Tiam 等证实本病为位于人类 5 号染色体短臂上的血管基因 VG5Q 突变产生胚胎时期血管发育异常，也有家族集聚，同胞兄弟本病共患中呈常染色体显性遗传。

【病理改变】肉眼所见：患肢皮肤有大片暗紫色隆起肿胀，有的仅见巨趾。剖面：皮下软组织间隙内可见孤立、境界清楚的血管团块。镜检：血管团内为薄壁的血窦，无发育成熟的血管肌层和弹力层，血窦之间夹杂有增生的胶原纤维、钙化及含铁血黄素沉积（图 10–11）。

【临床表现】患儿可见全身体表多部位有血管瘤、血管痣，范围大小不一。由颅面、臀部、躯干、四肢均可见。有的血管瘤中可见夹杂淋巴样肿。双下肢有时可见静脉曲张。在骨与软组织增生肥大中，有的仅表现为单纯性巨趾，即大拇趾肥大畸形。

【影像学特点】

（1）X 线平片，可见巨趾呈对称性。单纯双侧大拇趾肥大畸形，大拇趾周径 ≥ 12cm。骨皮质光滑，骨质密度正常。舟状骨、楔骨骨皮质变薄，骨质密度减低。足中部诸骨间隙增宽（图 10–12）。

（2）CT 平扫，仅见软组织肿胀，患侧趾骨骨皮质光滑，骨质密度较健侧稍有减低。采用 CT 三维重建后，可见受累的骨组织有溶骨性破坏，包括足的舟状骨、楔骨、距骨以及远端的趾骨呈不规则形溶骨性破坏（图 10–13）。

（3）SPECT：用 ^{99m}TC– 二磷酸盐骨扫描可显示患侧病变局部骨破坏区域放射性核素呈高摄取、浓聚（图 10–14）。

（4）MRI：采用 MRI 脂肪抑制序列扫描后，T2 加权像可显示血管瘤的高信号，在 MRV 血管成像可检出全身深部的血管畸形。

【诊断与鉴别诊断】诊断要点，患儿体表皮肤有毛细血管痣、血管瘤、静脉曲张、骨与软组织增生肥大、巨趾。前述任意 2 项即可诊断。

鉴别诊断：

颅面血管瘤病：本病的血管痣，呈葡萄酒样痣，不高出皮面，同侧巩膜也有淡褐色色素沉着。主要分布在三叉神经上颌支。其他有癫痫发作，对侧肢体轻瘫，智力减退。头颅 X 线平片可见颅内有双轨状钙化。头颅 CT 可见脑表面呈脑沟回状粗大的钙化灶。

【病例】男，12 岁。右足红斑、肿痛 12 年。加重伴行走困难、青紫 3 个月。

个人史：患儿出生即有右足面肿胀。皮色红斑。3 个月前前症加重，逐渐出现疼痛，不能行走。足部皮肤红斑出现间断性紫蓝色–青紫色隆起。当患肢抬高，休息后青紫色有缓解。

查体：发育营养均较同龄儿差。右下肢体皮肤呈大片紫色，伸侧局部有高出皮面的结节。右足肿胀明显。皮肤颜色亦呈淡紫色。当下肢，或足下垂持续时间增长，可见皮肤隆起，肤色逐渐呈现深紫色，并见高出皮面的紫蓝色隆起。足背动脉搏动可触及。足面压痛明显。局部皮肤肿胀。皮温与对侧一样。

X 线平片：正位显示右足的距骨、舟状骨、楔骨的骨形态正常。骨组织间隙增宽。皮质变薄。

CT 扫描 + 三维重建：显示右足肿胀明显。舟状骨、楔骨形态异常。皮质欠光滑。三维重建显示骨组织呈虫蚀样溶骨破坏。破坏区骨组织皮质变薄、小梁稀疏、骨质密度减低。

SPECT：用 ^{99m}TC– 二磷酸盐放射性核素骨扫描可见右足放射性核素高浓聚。

病理活检：可见小团状增生的短段性细胞，细胞间有小腔隙形成。

考虑：血管内皮肿瘤。

最后诊断：右下肢血管畸形伴骨肥大综合征。

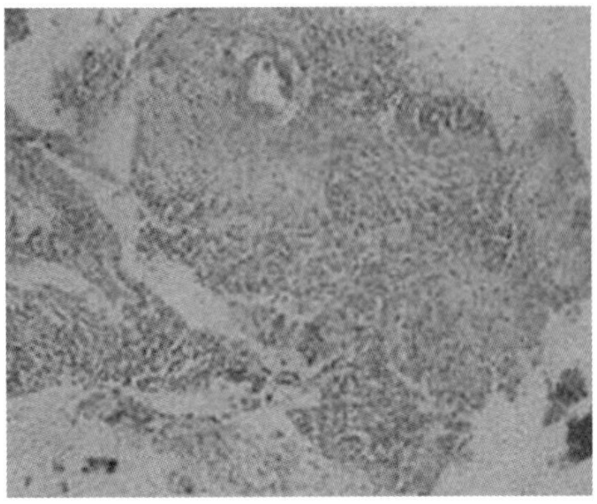

图 10-11　先天性血管瘤病病理

镜检：低倍（10×10）片中可见少许骨组织和纤维、脂肪组织，其内可见小团状增生的短段性细胞，细胞间隙有小腔隙形成。考虑：血管内皮肿瘤

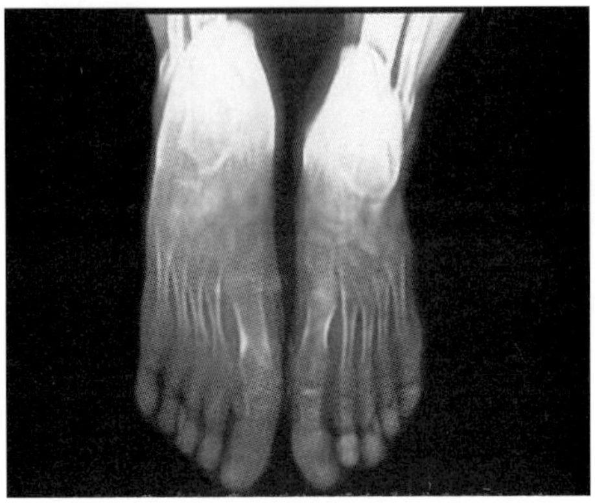

图 10-12　先天性血管瘤病 X 线平片观

男，12 岁。X 线平片显示舟状骨、楔骨骨皮质变薄，骨质密度减低。足中部诸骨间隙增宽

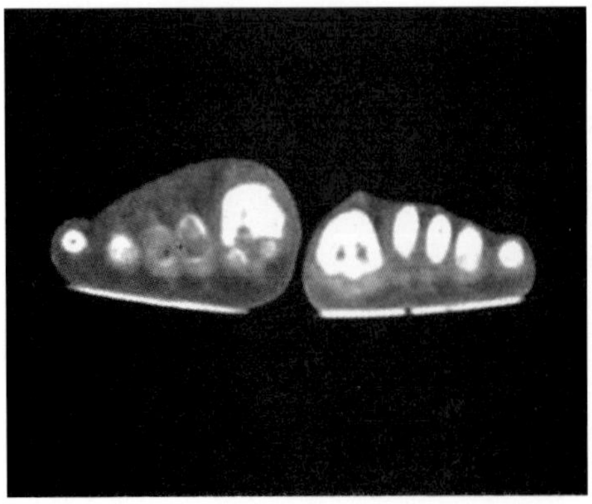

（一）

同一病例。可见右足软组织肿胀，患侧趾骨骨皮质光滑，骨质密度较健侧稍有减低

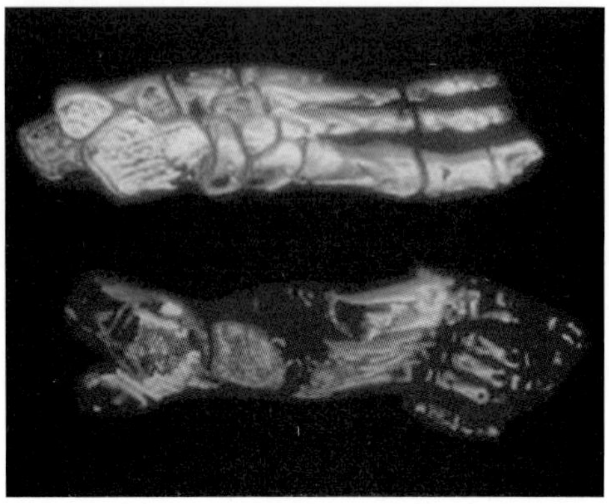

（二）

同一病例。CT 三维重建后水平位可见受累的骨组织有溶骨性破坏，包括足的舟状骨、楔骨、距骨以及远端的趾骨呈不规则形溶骨性破坏

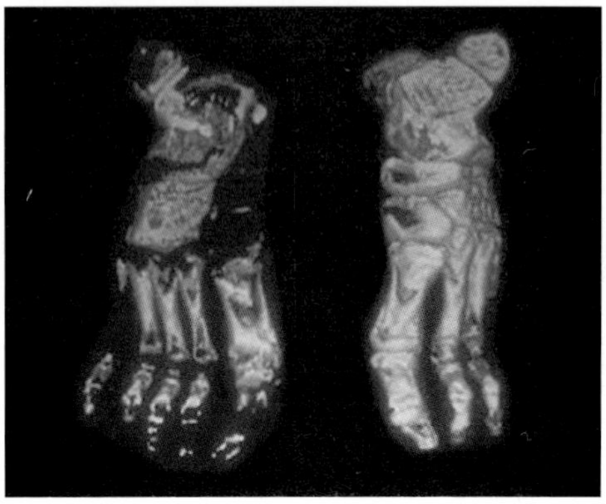

（三）

图 10-13　先天性血管瘤病 CT 观

同一病例。CT 三维重建垂直位可见受累的骨组织有溶骨性破坏，包括足的舟状骨、楔骨、距骨以及远端的趾骨呈不规则形溶骨性破坏

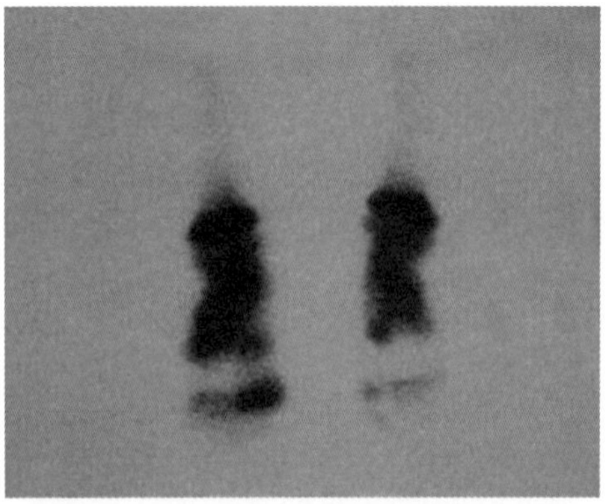

图 10-14　先天性血管瘤病 SPECT 观

同一病例。SPECT：用 ^{99m}TC- 二磷酸盐骨扫描显示患侧病变局部骨破坏区域放射性核素呈高摄取、浓聚，右足舟状骨、楔骨、距骨以及远端的趾骨呈不规则形溶骨性破坏区

五、血友病（甲）致右肘关节瘤样变

【病例】男，34 岁。骑电动车与汽车相撞后有短暂意识不清，头昏 3d 来院。

自幼反复皮肤淤斑，8 年前因“肘关节反复肿胀，屈曲功能活动障碍”，在西京医院确诊“血友病（甲）”。

查体：意识清，回答切题。右枕部头皮裂开，皮下血肿，瞳孔等大，对光反应灵敏。心肺未检出异常。双侧膝关节稍有强直，功能活动障碍。神经系，腱反射未引出。病理体征(–)。

DR：右肘关节可见骨性结构不完整，桡骨小头及尺骨形态不规则，尺桡关节、肱尺骨皮质毛糙，失去正常骨结构形态，骨质密度减低。

诊断：血友病（甲）致骨关节病。

头颅 CT 扫描：脑干出血。

诊断：

（1）重型闭合性脑损伤 – 头皮血肿、脑干出血。

（2）血友病（甲）。

转归：入院后经输注 8 因子后，情况逐渐好转，颅内出血停止。

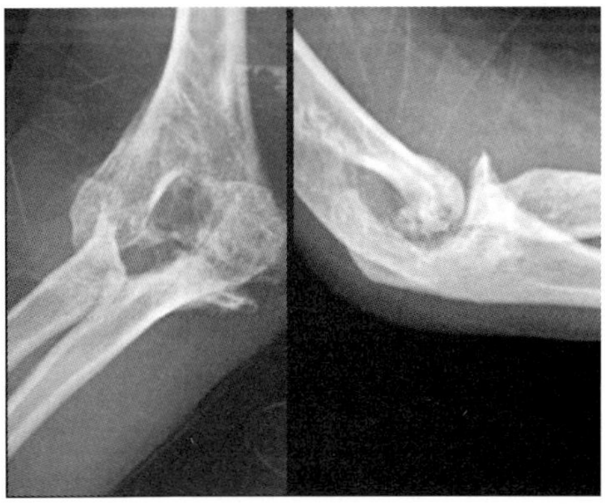

图 10–15　血友病（甲）致肘关节瘤样变 DR 观

男，34 岁。DR 显示右肘关节可见骨性结构不完整，桡骨小头及尺骨形态不规则，尺桡关节、肱尺骨皮质毛糙，失去正常骨形态，骨质密度减低

六、软骨发育不全

【病例】男，4 岁。行走不稳 1 年余。家族中无类似病例。

39 周加 11d 剖宫产娩出，产后母乳喂养至 11 个月。6 个月添加辅食。

动作能：4 个月会翻身，7 月会独坐，1.3 岁开始独立行走，行走姿势较同龄儿有异。一直多汗。曾间断补钙剂。

查体：精神可。皮疹散在可见粟粒疹，部分有融合。浅表淋巴结可及。头颅无异常。毛发黑亮。咽腔不红。颈软。胸部畸形，郝氏沟（+），肋外翻（+）。心肺听诊未见异常。腹平软。肝脾未及。脊柱四肢关节：可见双侧手镯、脚镯。站立位双下肢呈 O 形。外阴：阴茎头充血，包皮长，不易上翻。双侧睾丸已降。神经系统：脑膜刺激征（–），生理反射存在，病理体征（–）。步态行走不稳，如鸭步。

血常规：白细胞、红细胞、血红蛋白、血小板计数均正常。

尿常规：肌酐 17.7mmol/L，比重 1.010，酸碱度 5.0，微白蛋白 10mg/L。

血碱性磷酸酶 434U/L（正常值 69~325），末梢血骨碱性磷酸酶 240U/L。

血钙 2.26 mmol/L（正常值 2.2~2.8），血磷 2.36 mmol/L（正常值 1.0~1.95）。

微量元素：锌 0.73 mg/L，铜 1.03 mg/L，铁 1.06 mg/L，钙 100 mg/L，镁 21.7 mg/L，铅 37 ng/L。

超声骨量化密度检测：3288m/sec 正常。

腹部超声：肝胆胰脾双肾形态、回声正常。

X 线平片：双侧股骨下端、胫骨、腓骨近端、双侧桡骨远端干骺端形态增大，毛糙（图 10–16）。

诊断：干骺端软骨发育不全。

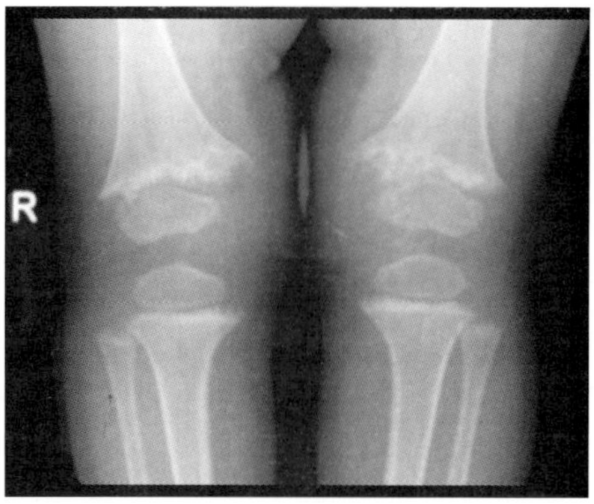

（一）

男，4 岁。DR 显示双侧股骨下端、胫骨、腓骨近端干骺端形态增大，毛糙

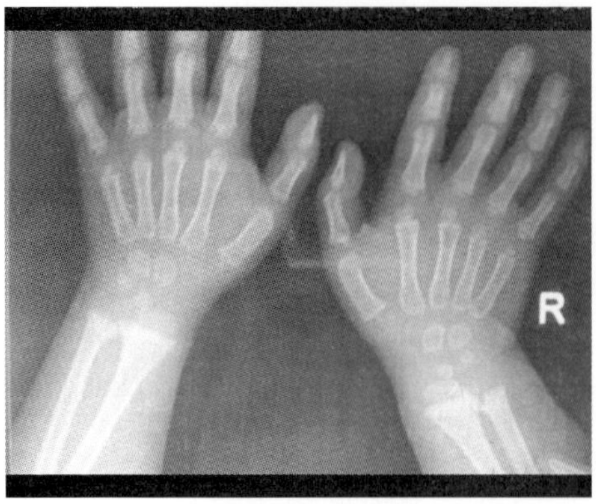

（二）

同一病例。双侧桡骨远端干骺端形态增大，毛糙

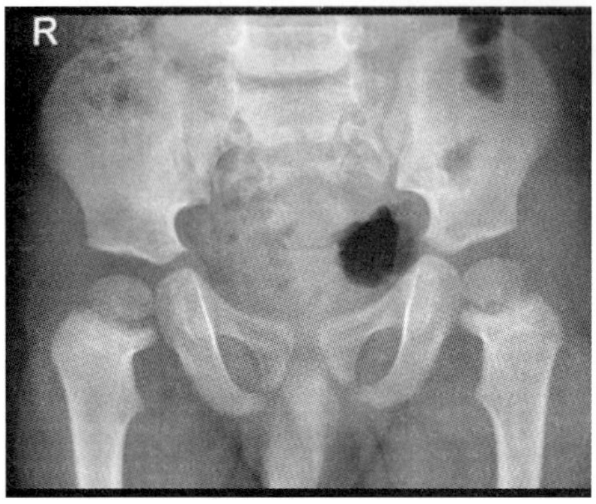

（三）

图 10–16　软骨发育不全 DR 观

同一病例。双侧股骨近端干骺端形态增大，毛糙

七、先天性髋内翻

先天性髋内翻（congenital coxa vara），也称婴儿性髋内翻，是指小儿股骨颈与股骨干轴线构成的颈干角小于 120 °，大转子上移，导致的髋关节畸形。

【病因】不明确。

【病理改变】大体所见，股骨近端骺板颈干角变小，大转子升高。镜检：股骨颈内侧部分软骨结构缺损，柱状细胞排列不规则，有异常骺板骨化、断裂、消失。软骨与骨中间有结缔组织。股骨头颈下表面有骨小梁重建。

【临床表现】患儿出生不久可发现畸形。8~9 个月小儿站立时，10~14 个月学步时出现跛行、鸭步。幼儿期有髋部疼痛。查体：患侧肢体短缩，大转子突出。患肢外展，内旋活动受限。Trendelenburg 实验阳性（学龄前期发现）脊柱侧凸畸形。

【影像学特点】

（1）X 线骨盆平片显示颈干角变小，测量颈干角度小于 120°　~100°　。大转子向外上抬高、移位。高出股骨头。在颈内侧，近股骨头处有三角形骨缺损或骨发育不全区（图 10–17）。

（2）CT 扫描：冠状位与 X 线骨盆平片相同。横断层面显示髋臼窝变浅。股骨头骺与臼窝之间距离增宽。股骨头骺向前外、后外，或内下移位。在多螺旋 CT 扫描后，三维重建图像中显示股骨头骺与髋臼关系。将股骨头骺移位、游离后观察单纯髋臼，可见臼窝似浅盘状改变。

【诊断与鉴别诊断】诊断要点，患儿髋部疼痛、跛行，单侧或双侧肢体短缩，大转子突出、外展，内旋受限。Trendelenburg 试验阳性。结合 X 线骨盆平片或 CT 扫描即可确诊。

鉴别诊断：

（1）发育性髋关节脱位：患儿臀位产，双侧腹股沟皮纹不对称，跛行，关节弹响，患肢短缩，轻度外旋。Telescoping 实验阳性。结合 X 线平片、B 超、CT 扫描可诊断。

（2）股骨头骨骺坏死：患儿有跛行、患肢短缩。结合 X 线平片、CT 扫描显示股骨头致密扁平，颈粗短等诊断。

（3）髋关节结核：患髋疼痛、跛行、外展、内旋活动受限。X 线平片、CT 显示患髋骨质疏松，关节间隙变窄，骨破坏，当有冷脓肿形成则关节间隙增宽。

【病例】男，6 岁。跛行、下蹲困难 4 年余。CT 显示双侧颈干角度小于 120°　。双侧大转子升高，高于股骨头。在颈内侧缘近股骨头呈三角形骨缺损区。

诊断：双侧先天性髋发育畸形。

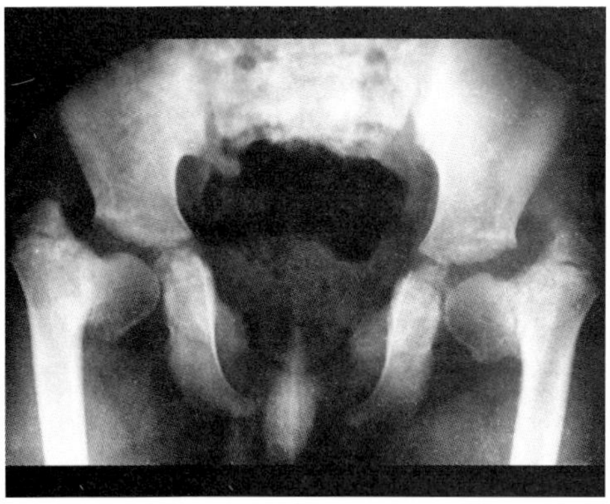

图 10-17　双侧先天性髋内翻 X 线平片观

男，6 岁。CT 显示双侧颈干角度小于 120°。双侧大转子升高，高于股骨头。在颈内侧缘近股骨头呈三角形骨缺损区

八、黏多糖病 Ⅳ 型骨发育畸形

黏多糖累积症Ⅳ型（mucopolysaccharidosis MPS），是指因小儿组织细胞的溶酶体内缺乏黏多糖降解酶，使酸性黏多糖不能完全降解，累积在全身各个组织内，产生骨骼畸形等一系列临床症状体征。

【病因】黏多糖广泛存在于体内各种细胞内，是构成结缔组织细胞间质主要成分。黏多糖因电泳带不同，分为多种，对人体产生最重要的病理性黏多糖是硫酸皮肤素、硫酸肝素等。结缔组织由黏多糖组成的大分子类聚合体，细胞的溶酶体内缺乏各种黏多糖降解酶，大分子类聚合体不能降解而积聚，尿中硫酸皮肤素、硫酸肝素等排泄增加。

【临床特征】患儿出生正常，随年龄增长，临床症状逐渐明显。生长发育迟滞，矮小，皮肤粗糙、干燥，颈短，发际较低。Ⅳ型面容不丑，智力无障碍。关节进行性畸形：双膝关节外翻，患侧股骨头骺不发育，形态异常，下蹲、盘腿不能。

【实验室检查】尿中黏多糖排泄：硫酸皮肤素、硫酸肝素。

【影像学特征】

（1）DR：脊柱椎体形态呈子弹头样，或喙突样改变。胸片可见肋骨呈飘带样改变，近端增宽，远端变细。

（2）CT：患侧股骨头骺不发育，形态异常，亦呈子弹头样。

【诊断与鉴别诊断】诊断要点，患儿出生正常，随年龄增长，逐渐出现生长发育迟滞，矮小，关节进行性畸形。结合尿中黏多糖排泄，影像学检查诊断。

鉴别诊断：

（1）与其他类型黏多糖累积症鉴别，骨骼畸形明显，智力正常，面貌不丑。

（2）与其他类型髋关节发育异常鉴别。

（3）与生长激素缺乏致矮小症鉴别。

【病例】女，9 岁。生长发育迟滞，矮小，膝关节外翻，右髋疼痛，下蹲困难 2 年，进行性畸形加重 6 月余。DR 显示脊柱椎体形态呈子弹头样，或喙突样改变。胸片可见肋骨呈飘带样改变，近端增宽，远端变细。CT 显示患侧股骨头骺不发育，形态异常，亦呈子弹头样。在北京协和医院检查：尿中黏多糖排泄：硫酸皮肤素。

诊断：黏多糖累积症 Ⅳ 型。

第二节　瘤样骨病

一、纤维性骨皮质缺损

纤维性骨皮质缺损（fibrous cortical defect），也称纤维性干骺端骨皮质缺损（fibrous metaphyseal cortical defect），是指发生于青少年，长管状骨的干骺端骨皮质缺如，同时间以病灶周围骨质硬化。此病原因不明。有自愈可能或有可能发展成非骨化性纤维瘤。

【病理改变】肉眼所见：病变区边缘光滑，为黄棕色浆液或果冻状。镜检：可见有陷窝状结缔组织和多核巨细胞。

【临床表现】患儿多无临床症状，或在剧烈活动以后，如跑、跳后自觉患肢疲困不适。偶尔局部有压痛，有时外伤后发生股骨颈骨折而检出异常。

【影像学特点】

（1）X 线平片：长骨干骺端骨质边缘呈

局灶连续性中断，为卵圆形或椭圆形、类圆形透亮区。边缘、境界清楚。病变区有膨胀性改变，其边缘骨质密度增高，有骨硬化缘。

（2）CT 扫描：平扫骨窗显示同 X 线平片表现，由于无组织重叠，组织对比密度好，较 X 线平片更清晰（图 10-18~ 图 10-21）。软组织窗显示肌肉间隙内清晰，解剖对比（与正常侧）正常，无软组织间隙内渗出，肿胀阴影。

【诊断与鉴别诊断】诊断要点，发生于长管状骨或股骨，胫骨干骺端局灶性骨皮质缺损，周围有骨硬化缘，在 X 线平片、CT 扫描中不难诊断。

鉴别诊断：

（1）骨肉瘤：患儿有发热，局部红肿，疼痛，功能活动障碍。X 线平片及 CT 扫描显示长管状骨干骺端呈溶骨样或成骨样骨破坏区，软组织肿胀。

（2）骨结核：起病隐匿，有低热，关节肿胀，活动障碍。X 线平片及 CT 扫描显示病变区骨质疏松，内有溶骨样或虫蚀状骨破坏，关节间隙变窄。软组织肿胀，内有小死骨或干酪样坏死（详见本章第四节）。

【病例】女，14 岁。跑步后左腹股沟酸困 2d。CT 扫描：骨窗显示左股骨颈内侧有 0.3cm × 0.5cm 皮质缺损，病灶周围有骨硬化缘。

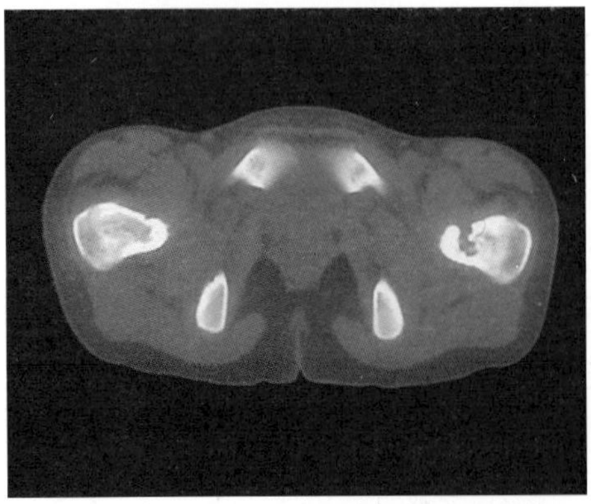

图 10-18　左股骨颈纤维骨皮质缺损 CT 观

女，14 岁。CT 显示左股骨颈内侧有 0.3cm × 0.5cm 皮质缺损，病灶周围有骨硬化缘

【病例】女，7 岁。下肢乏力，不适 3 月余。CT 显示双侧股骨干下段内侧骨皮质缺损。

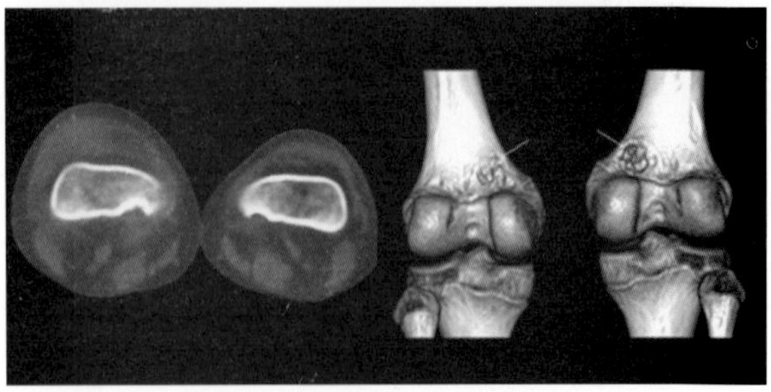

图 10-19　双侧股骨干下端骨皮质缺损 CT 观

女，7 岁。CT 及重建图像显示双侧股骨干下端内侧骨皮质缺损

【病例】男，4 岁。傍晚右膝部疲困 2 月余。CT 显示右侧胫骨上端骨皮质缺损。

诊断：右胫骨上端骨皮质缺损。

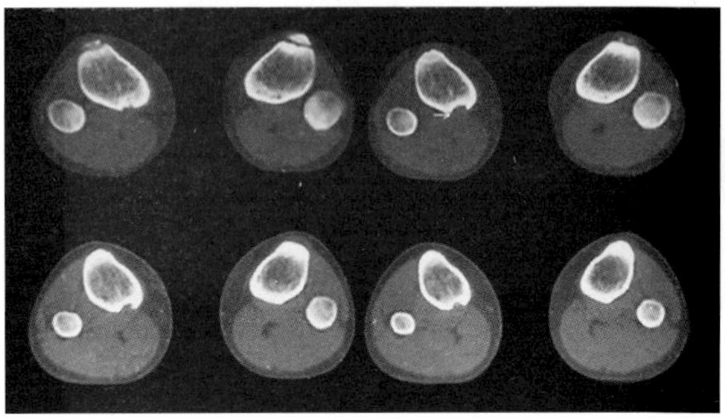

图 10-20　右侧胫骨上端骨皮质缺损 CT 观

男，4 岁。CT 显示右侧胫骨上端骨皮质缺损

【病例】男，3 岁。右下肢不适月余。CT 显示右侧股骨下段背侧骨皮质缺损。

诊断：右股骨下段骨皮质缺损。

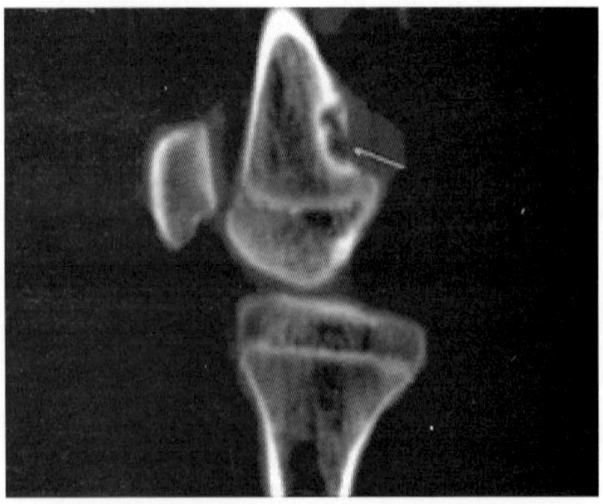

图 10-21　右侧股骨上段骨皮质缺损 CT 观

男，3 岁。CT 显示右侧股骨上段背侧骨皮质缺损

二、骨囊肿

骨囊肿（bone cyst），是指发生于小儿长骨骨干，或近干骺端单房性囊肿。多见于青少年男性。发病部位，肱骨上端约占50%，其次股骨上、下端，胫骨、腓骨近端。偶见股骨颈。

【病因】确切的原因不详细，学说很多。其一，生长旺盛的干骺端骨化不良。其二，干骺端髓腔或松质骨出血。其三，干骺端软骨板外伤而损害细胞间液循环障碍。

【病理改变】肉眼所见：呈蓝色蛋壳状囊壁。剖面有草黄色液体。如合并病理性骨折则呈血性液体。内壁可见骨嵴。镜检：有纤维结缔组织，巨细胞，吞噬细胞，含铁血黄素棕色颗粒，黄色瘤细胞。有病理性骨折可检出新生骨。

【临床表现】患儿跑、跳等剧烈活动后自觉患侧肢体不适、乏力、隐隐作痛。偶尔因局部病理性骨折，检出病变。

【影像学特点】

（1）X线平片：近长骨干骺端可见顺骨干长轴分布的膨胀性透光区，皮质变薄，如有病理性骨折（图10-22），皮质连续性中断（图10-29）。

（2）CT扫描：骨窗显示与X线征象相似。病变区域的细微结构显示更清晰，如有病理性骨折，可见皮质中断，内壁不光滑（图10-23~图10-28）。软组织窗显示，如发生病理骨折，则是软组织肿胀，内有骨折碎片。

【病例】男，12岁。右髋隐痛2年。摔伤疼痛3h。X线正位片显示右股骨颈下、大小粗隆间骨皮质变薄，连续性中断。骨髓腔扩大。

诊断：骨囊肿并病理性骨折。

转归：经囊肿区刮除，填塞置入骨碎化后出院。

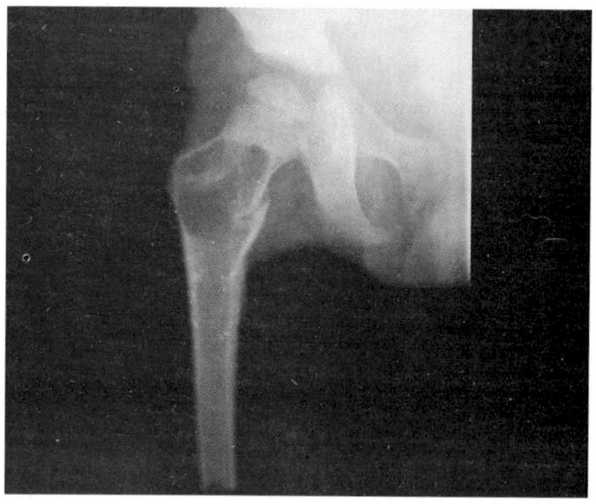

（一）

男，12岁。X线片显示右股骨颈下、大小粗隆间骨皮质变薄，连续性中断。骨髓腔扩大

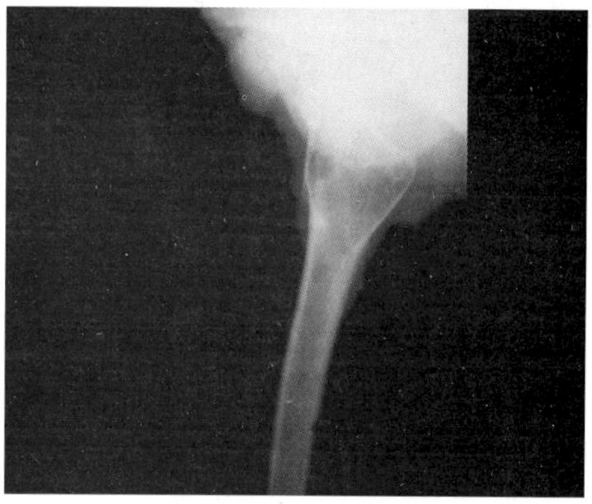

（二）

图10-22　右侧股骨颈、大小粗隆间骨囊肿伴病理性骨折X线平片观

同一病例。侧位片显示同前

【病例】男，13岁。与同学掰手腕扭伤，上臂疼痛2d。CT冠状位可见右肱骨上段呈偏心性膨胀性改变。

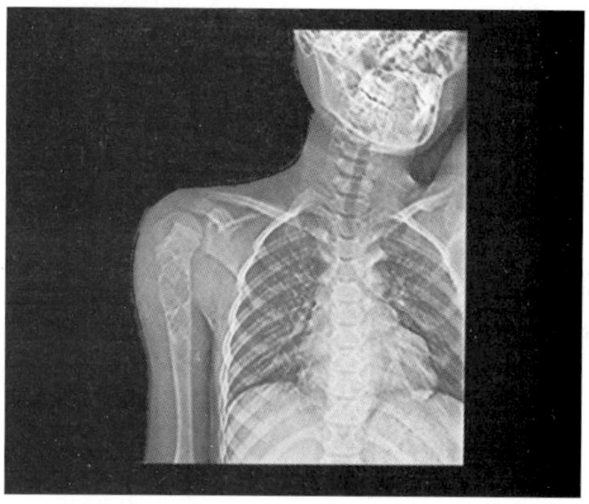

（一）

男，13岁。CT冠状位可见右肱骨上段呈偏心性膨胀性改变

手术病理证实：骨囊肿并病理性骨折。

出院诊断：右肱骨上段骨囊肿并病理性骨折。

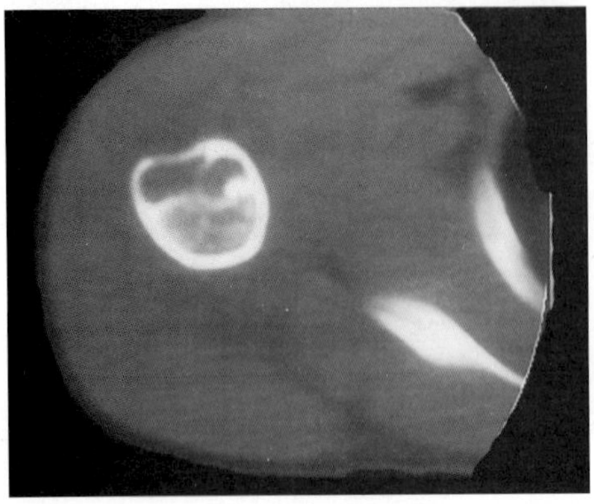

（二）

图 10-23　右肱骨上段骨囊肿伴病理性骨折 CT 观

同一病例。CT 示右肱骨上段的骨破坏区。前外缘皮质中断，向前外翘起

【病例】男，11 岁。扭伤左足肿胀 2 个月。CT 显示左跟骨皮质中断髓腔扩大，有软组织肿块突出。手术病理证实：骨囊肿并病理性骨折。

出院诊断：骨囊肿并病理性骨折。

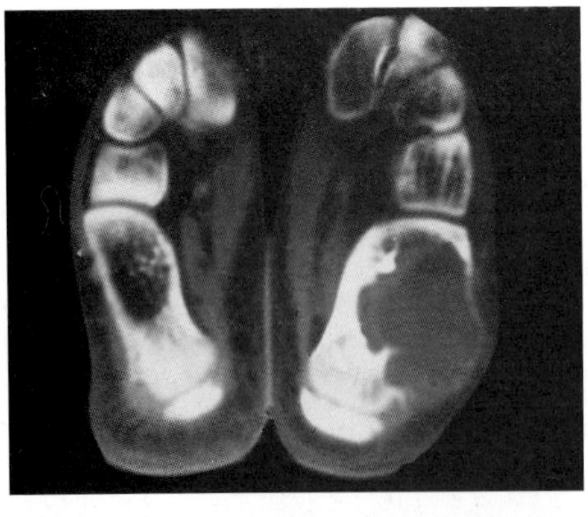

图 10-24　左跟骨骨囊肿 CT 观

男，11 岁。CT 显示左跟骨皮质中断髓腔扩大，有软组织肿块突出

【病例】男，14 岁。左膝关节疼痛 1 年。CT 显示左腓骨上端骨皮质变薄，膨胀性改变，连续性中断，断端相互重叠。

诊断：左腓骨上端骨囊肿并病理性骨折。

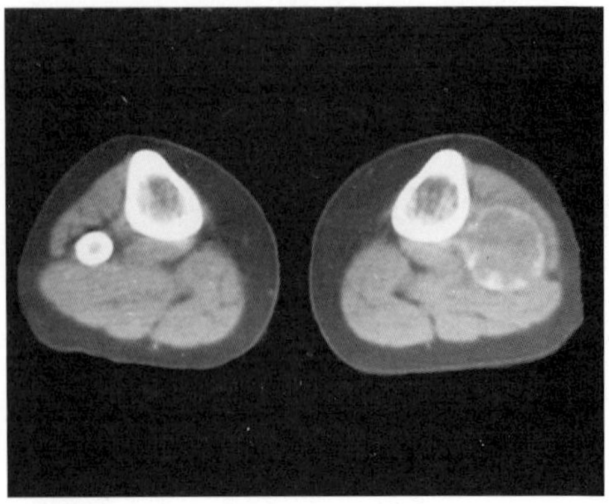

图 10-25　左腓骨小头骨囊肿 CT 观

男，14 岁。左膝关节疼痛 1 年。CT 显示左腓骨小头皮质变薄，髓腔扩张。右侧腓骨小头正常

【病例】男，12 岁。胸锁关节不对称半年，肿痛两周。CT 显示右侧胸锁关节呈良性扩张性改变，皮质变薄。

诊断：右侧胸锁关节骨囊肿。

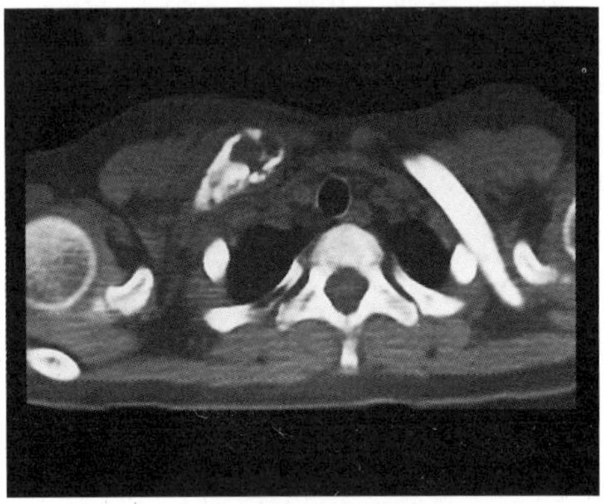

图 10-26　右锁骨近端骨囊肿 CT 观

男，12 岁。胸锁关节不对称半年，肿痛两周。CT 显示右侧胸锁关节呈良性扩张性改变，皮质变薄

【病例】女，13 岁。左膝关节肿痛，上下楼活动受限月余。

查体：左膝关节胫骨结节区肿胀，压痛明显，屈曲活动受限。

DR：胫骨上段低密度囊性灶，边缘清楚，前缘骨皮质断裂缺损，并见软组织密度影向外隆突。其大小约 6cm × 5cm × 3.3cm，囊腔内密度不均，有线样分隔。

诊断：左胫骨上段良性扩张性病变，考虑：囊肿。

CT 扫描：左胫骨上段可见一椭圆形低密度影，边缘清楚，密度较均匀，内有分隔，周围骨皮质变薄，局部断裂，骨膜反应不明显，其大小约 3.6cm × 5cm × 3.3cm，其前缘可见软组织间隙有肿胀。

CT 诊断：左胫骨上段及前缘软组织间肿胀，考虑：骨囊肿。

术后病理：左胫骨上段骨囊肿。

出院诊断：胫骨上段骨囊肿术后改变。

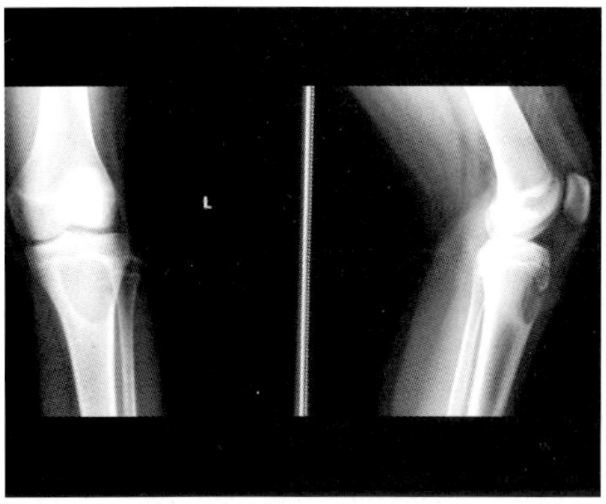

（一）

女，13 岁。DR 显示左胫骨上段近骨干骺端低密度囊性灶，边缘清楚，前缘骨皮质断裂缺损，并见软组织密度影向外隆突。其大小约 6cm × 5cm × 3.3cm，囊腔内密度不均，有线样分隔

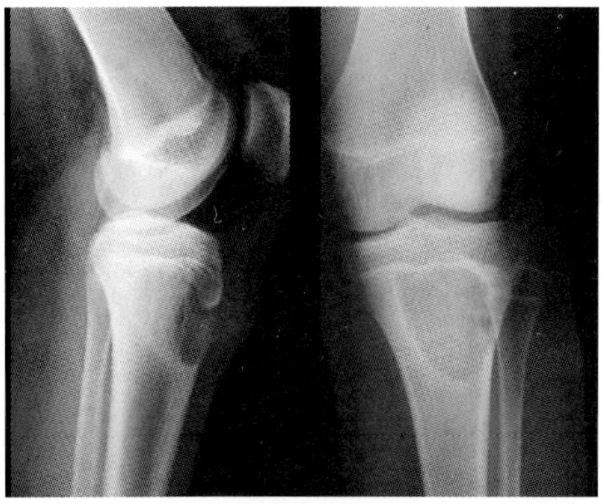

（二）

图 10-27　左胫骨上段骨囊肿 DR 观

同一病例。DR 显示左胫骨上段近骨干骺端低密度囊性灶，边缘清楚，前缘骨皮质断裂缺损，并见软组织密度影向外隆突。其大小约 6cm × 5cm × 3.3cm，囊腔内密度不均，有线样分隔

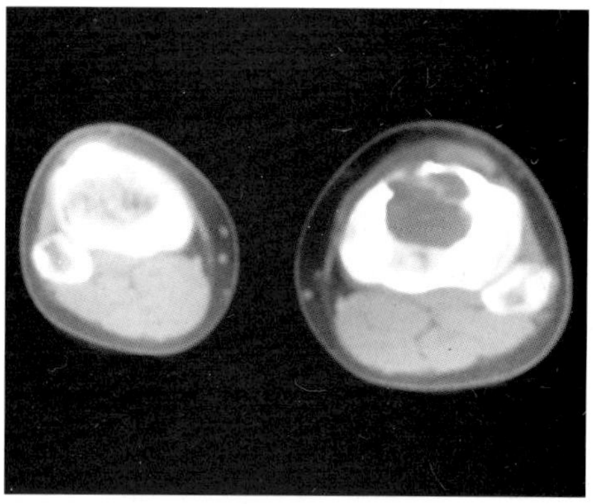

（一）

同一病例。CT 显示左胫骨上段近骨干骺端低密度囊性灶，边缘清楚，前缘骨皮质断裂缺损，并见软组织密度影向外隆突。其大小约 6cm × 5cm × 3.3cm，囊腔内密度不均，有线样分隔

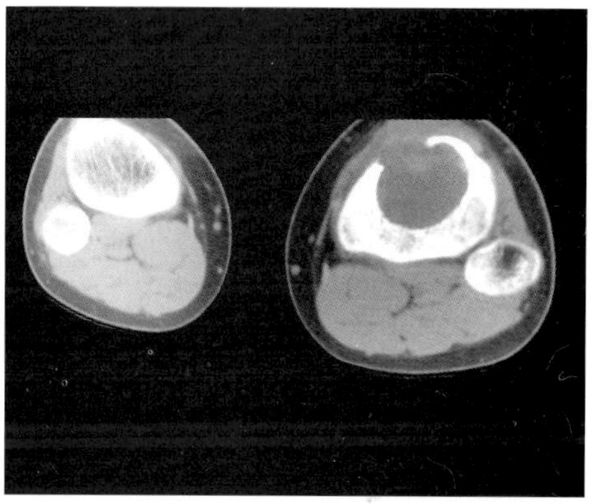

（二）

同一病例。CT 显示左胫骨上段近骨干骺端低密度囊性灶，边缘清楚，前缘骨皮质断裂缺损，并见软组织密度影向外隆突。囊腔内密度不均，有线样分隔

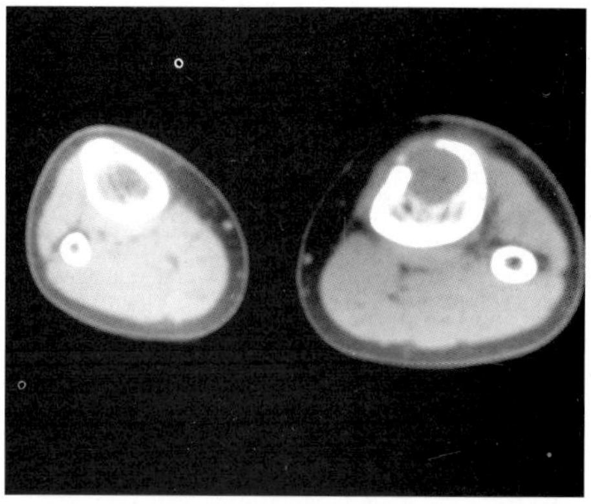

（三）

同一病例。CT 显示左胫骨上段近骨干骺端低密度囊性灶，边缘清楚，前缘骨皮质断裂缺损，并见软组织密度影向外隆突。囊腔内密度不均，有线样分隔

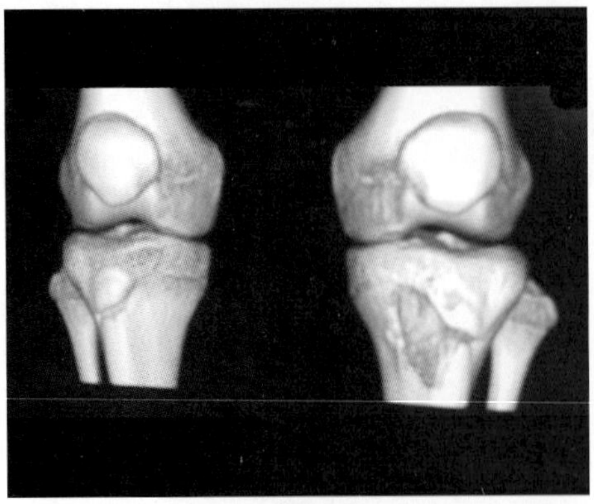

（四）

图 10-28　左胫骨上段骨囊肿 CT 观

同一病例。CT 三维重建显示胫骨上段近骨干骺端低密度囊性灶，边缘清楚，前缘骨皮质断裂缺损，并见软组织密度影向外隆突

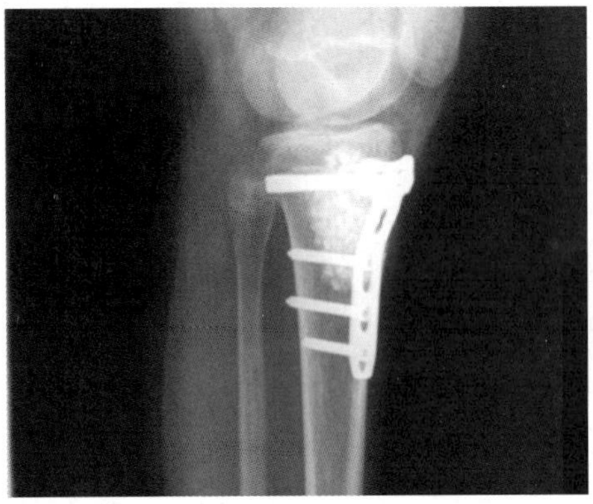

图 10-29　左胫骨上段骨囊肿术后复查 DR 观

同一病例。可见病灶内高密度碎骨片填塞。胫骨上段金属内固定

三、动脉瘤样骨囊肿

【病例】男，摔伤致左髋部疼痛活动受限 1h，急诊来院。

临床诊断：左股骨上段骨折。

术前 DR 显示左股骨颈、大小粗隆间皮质不连，未见错位征象，左股骨中上段骨皮质变薄，骨髓腔增大，其内见多发囊性低密度影。关节周围软组织明显肿胀征象。

术前 MRI 显示左侧股骨颈、转子间及股骨中上段信号异常，累及范围广泛；左股骨颈骨质结构紊乱，骨皮质不连续，可见骨髓水肿，左股骨中上段骨髓腔增大，其内见多发囊性异常信号影，并见分隔，病变段液液分层，压脂序列呈高信号。左髋关节腔内可见长 T1 混杂 T2 异常信号影，关节周围软组织明显肿胀呈长 T2 异常信号，肌间隙增宽。

左侧股骨颈、转子间及股骨中上段肿瘤样病变。

诊断：动脉瘤样骨囊肿伴左侧股骨颈病理性骨折。

术中取病理标本后行金属内固定。

术后诊断：

（1）左侧股骨颈病理性骨折。

（2）左侧股骨中上段骨髓腔动脉瘤样骨囊肿。

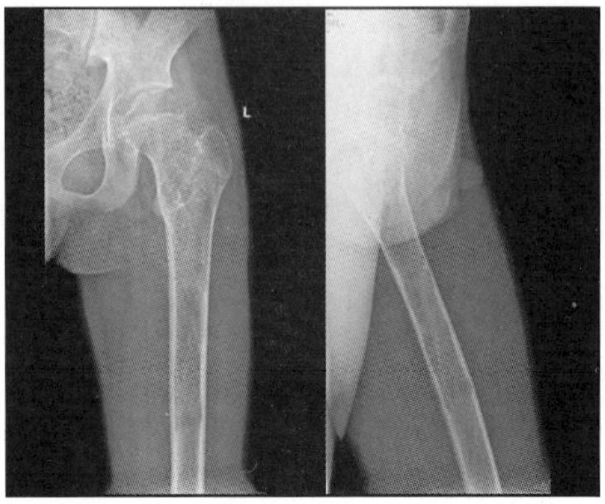

图 10-30　左股骨上段动脉瘤样骨囊肿合并股骨颈病理性骨折 DR 观

左股骨上段髓腔内密度增高，呈毛玻璃状改变，左股骨颈骨皮质不连续

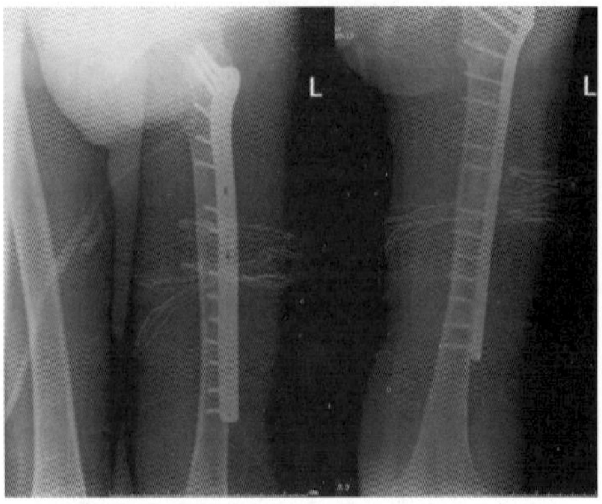

图 10-31　左股骨上段动脉瘤样骨囊肿合并股骨颈病理性骨折内固定术后 DR 观

左股骨颈至股骨上段骨皮质不连续区金属内固定无滑脱、移位

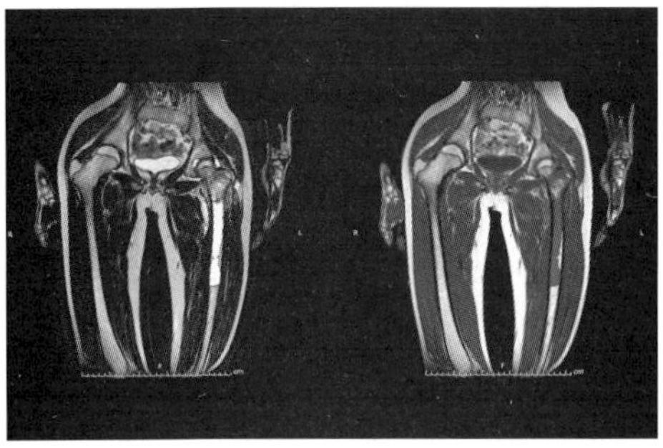

（一）

左侧股骨颈、转子间及股骨中上段信号异常，累及范围广泛；左股骨颈骨质结构紊乱，骨皮质不连续，可见骨髓水肿，左股骨中上段骨髓腔增大，其内见多发囊性异常信号影，并见分隔，局段液液分层，压脂序列呈高信号

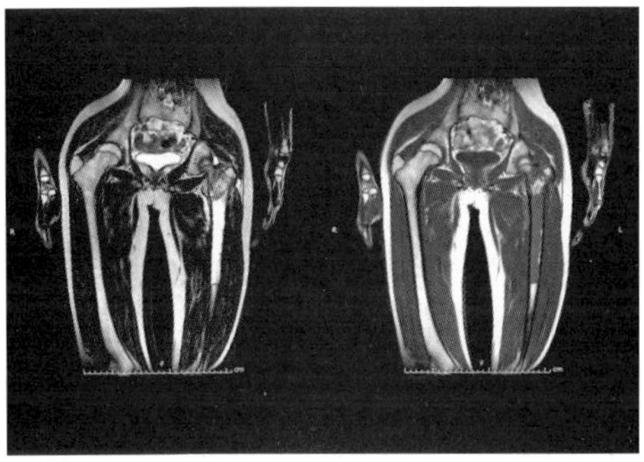

（二）

左侧股骨颈、转子间及股骨中上段信号异常，累及范围广泛；左股骨颈骨质结构紊乱，骨皮质不连续，可见骨髓水肿

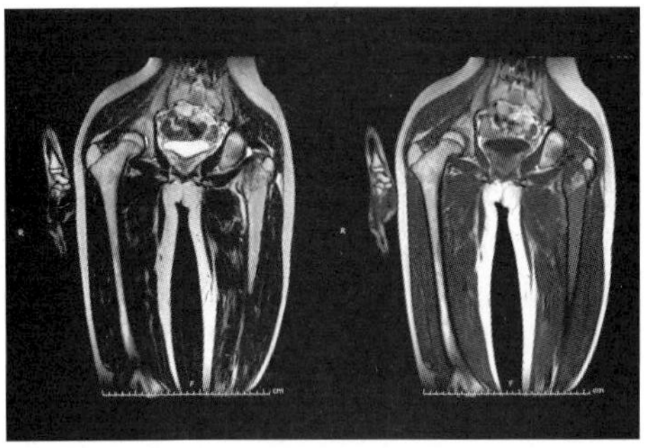

（三）

图 10-32　左股骨上段动脉瘤样骨囊肿合并股骨颈病理性骨折 MRI 观

左侧股骨颈、转子间及股骨中上段信号异常，累及范围广泛；左股骨颈骨质结构紊乱，骨皮质不连续，可见骨髓水肿，左股骨中上段骨髓腔增大，其内见多发囊性异常信号影，并见分隔，局段液液分层，压脂序列呈高信号

四、骨瘤

骨瘤（osteoma），多发生于膜内化骨、颅面骨，少数发生于四肢。临床表现：颅骨外形异常，有局限性，质地坚硬，结节样突起，无红肿、压痛。可长入鼻副窦或颅底而出现挤压症状。病理活检为成熟的骨结构。CT 扫描：骨窗观察可见颅骨外板局灶性骨性隆起，皮质光滑，广基与颅骨外板融为一体（图 10-33、图 10-34），密度均匀一致，CT 值 >200Hu。

【诊断与鉴别诊断】诊断要点，患儿头颅可及质硬，结节样突起，头颅平片及 CT 扫描所显示不难诊断。

鉴别诊断：

（1）颅骨纤维异样增殖症：为颅骨、面骨多处发病。患儿可有颜面骨性隆起，突眼。头颅平片及 CT 扫描显示局灶性，大片状骨硬化区。

（2）颅内板增生：头颅平片、CT 扫描呈对称性、双侧颅骨板障内发生增生性改变，病变为波浪状。

【病例】男，16 岁。左颞部颅顶无痛性突起 4 年。CT 显示右颅骨外板有致密的骨性隆起，皮质与颅骨外板连续，光滑，密度均匀一致，CT 值 200Hu。

诊断：左颞部骨瘤。

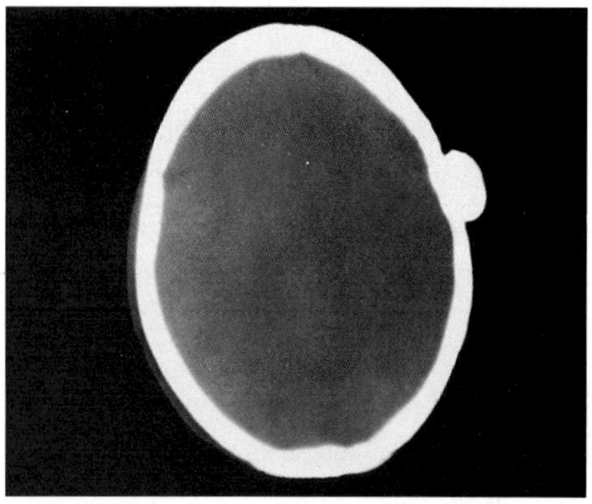

图 10-33　颅骨骨瘤 CT 观

男，16 岁。CT 显示左颞部颅骨外板有致密的骨性隆起，皮质与颅骨外板连续，光滑，密度均匀一致，CT 值 200Hu

【病例】男，11 岁。发现右顶部包块 7d。无外伤史。

查体：右顶部包块表面圆隆，质硬，无压痛。头颅 CT 显示右顶部颅骨外板局限性骨性隆起，广基底与外板相连，表面光滑。

诊断：右顶骨瘤。

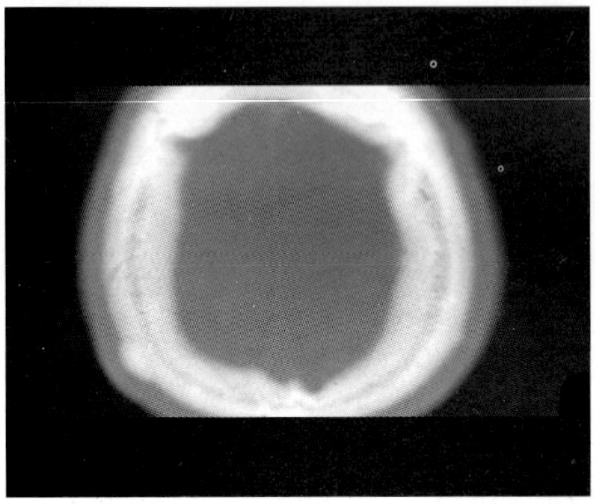

图 10-34　颅骨骨瘤 CT 观

男，11 岁。CT 显示右顶颅骨外板有致密的骨性隆起，皮质与颅骨外板连续，光滑，密度均匀一致，CT 值 187Hu

五、骨纤维异常增殖症

骨纤维异常增殖症（fibrous dysplasia of bone）亦称为骨纤维结构不良。是一种常见的骨瘤样病变，占良性骨病的 12%，男女发病率无差别。发病年龄有 75% 的患者不超过 30 岁，多发性病例平均年龄约 8 岁。影像学表现以 X 线最具特征为骨膨胀，髓腔呈毛玻璃状，无骨膜反应及周围软组织侵犯。通常无临床症状，查体意外发现骨异常。

【病因】发病机制和病因至今不明，目前多公认本症系由于原始间叶组织发育异常，骨骼内纤维组织异常增生所致。

【病理改变】肉眼所见：受累骨的髓腔被坚韧且有弹性的灰白色或棕红色结缔组织所代替。如有出血，则呈红色。从 CT 穿刺活检发现出血多并发动脉瘤样骨囊肿。多骨性病变偶见囊性变，囊腔内含有血液或浆液，切面有透明软骨小结节。骨皮质自内侧受侵蚀而变薄。外缘光滑，内缘呈不同程度的嵴状。有时发生病理骨折。镜检：病变主要为纤维结缔组织及新生骨组织组成。纤维细胞呈梭形，胶原纤维多而致密，血管组织较少。偶见孤立的小的软骨组织，有骨化现象。有时于扩张的血管或渗出的周围有少量的泡沫细胞及多核巨细胞浸润。

【临床表现】通常无临床症状，局部若畸形隆起可引起症状，依照发病部位，可将此病分 3 型：①单骨型。②多骨型。③ Albright 氏综合征——系多骨型合并内分泌异常者，主要表现为性早熟（尤其女孩）和皮肤色素沉着。

【影像学特点】

（1）X 线平片：全身骨骼均可累及。单发者以股骨、胫骨和肋骨常见，脊柱和骨盆相对少见，30% 累及颅面骨。

躯干及四肢骨的表现：

1）囊状膨胀：分单囊和多囊，边缘硬化，外缘光整，内缘呈波浪状或稍粗糙，囊内常见条状骨纹和斑点状致密影，常见于管状骨及肋骨（图 10-35）。

2）毛玻璃样改变：髓腔囊状膨胀呈毛玻璃状密度，内可有条状骨纹和斑点状钙化。

3）丝瓜瓤状改变：骨小梁粗大扭曲，颇似丝瓜瓤状，严重者如蛛网状。

4）虫蚀状改变：单发或多发的溶骨性改变，边缘锐利如虫蚀样，可类似溶骨性转移性破坏。

5）病理骨折，常发生于脊柱和长骨。

6）除上述表现外，在病变区之外及病变区之间骨质正常。无周身骨或局部骨质疏松现象，无骨膜反应。

颅面骨的改变：

1）囊型：表现为颅面骨呈局限性或广泛的圆形、椭圆形单囊或多囊性改变，多见于颅底蝶骨大翼。

2）硬化型：常见于颅面骨及颅顶骨，表现为膨胀性骨质增生，密度增高，边缘清楚，可厚达 1~5cm，范围大小不等。可同时累及数骨，正常骨结构消失，侵及眶骨时，面部畸形，形成“骨性狮面”（见第四章第五节）。

3）混合型：具有以上两种表现，广泛的骨质增生，同时伴有骨质破坏。

（2）CT 扫描：CT 对病骨内的囊变、破坏、钙化和骨化显示较 X 线平片敏感准确。病变区骨质呈膨胀性丝瓜瓤样改变，局部 CT 值增高，一般为 70~130Hu，甚至可高达 400Hu（图 10-37、图 10-38）。

（3）MRI 表现：MRI 各种病理成分的显示较常规 X 线或 CT 检查更敏感。病灶在 T1 加权像和 T2 加权像等常规 MRI 图像上均呈低信号。如在 T1 加权像上呈不均匀的中低信号，而在 T2 加权像上呈弥漫分布的小片状高信号，结合 X 线平片所见应属典型的“丝瓜瓤”样骨纤维异常增殖症。

【诊断与鉴别诊断】诊断要点，本病临床可见局部骨畸形，可分为单骨性、多骨性及 Albright 氏综合征 3 个类型。X 线平片、CT 具有特征性表现。

鉴别诊断：

（1）骨巨细胞瘤：多见于 20~40 岁骨骺愈合的青壮年，常发生于长骨干骺端，偏心性生长，肿瘤呈圆形，肿瘤内有典型的皂泡样改变。病变较局限，常有完整或断续不连的骨包壳。与骨纤维异样增殖症病变常顺长轴发展且较广泛是不同的。

（2）非骨化性纤维瘤：多发生于靠近干骺端处，常偏心性生长，呈多囊状或分叶状透亮区，周围有较厚的硬化缘，无毛玻璃样变化及骨化。病变较局限。

（3）孤立性骨囊肿：多见于四肢长骨，呈对称性、中心性骨破坏，骨只轻度破坏，变形少见，囊壁外缘光滑整齐，内缘不光整。

（4）内生软骨瘤：好发于短骨，以手部最多见，呈圆形或椭圆形透亮区，边缘整齐，周围有硬化带，内有斑点状钙化。骨皮质膨胀变薄。病变常较骨纤维异常增殖症局限且小。

（5）畸形性骨炎：发病年龄较大，以颅骨、脊柱、股骨、胫骨及骨盆多见。头颅不断增大，颅骨增厚，外板疏松，内板硬化。颅骨内有囊状疏松区及斑片状密度增高区，长骨增粗，密度增高，内夹杂有透亮区，脊椎压缩变扁，碱性磷酸酶增高。

（6）甲状旁腺机能亢进：有骨骼系统、泌尿系统及高血钙症状。全身骨质疏松，牙槽骨板及手指骨膜下骨质吸收和颅骨囊性改变为主要表现。

【病例】男，10 岁。双下肢不对称 2 年。X 线平片，可见左胫骨下段呈多囊状膨胀，囊内有条状骨纹。

病理活检：骨纤维异常增殖症。

出院诊断：骨纤维异常增殖症。

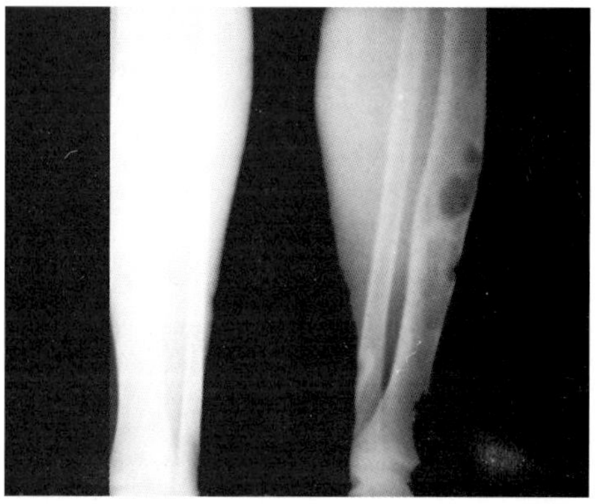

图 10-35　左胫骨下段骨纤维异常增殖症 X 线平片观

男，10 岁。X 线平片，可见左胫骨下段呈多囊状膨胀，囊内有条状骨纹

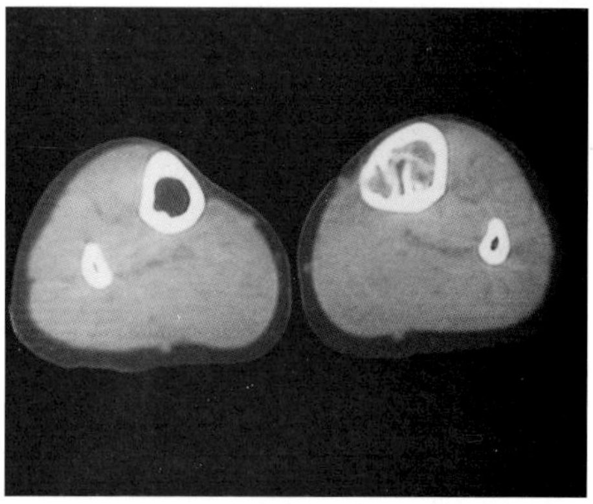

图 10-36　左胫骨下段骨纤维异常增殖症 CT 观

同一病例。CT 显示髓腔内扩张性改变较对侧髓腔扩大，内缘骨皮质变薄内有丝瓜瓤样骨嵴，髓腔内呈毛玻璃样

【病例】男，7 岁。左膝关节上不适 1 年余。X 线平片 +CT 显示左股骨下段呈囊性扩张性改变，内可见丝瓜瓤样改变。

病理活检：骨纤维异常增殖症。
出院诊断：骨纤维异常增殖症。

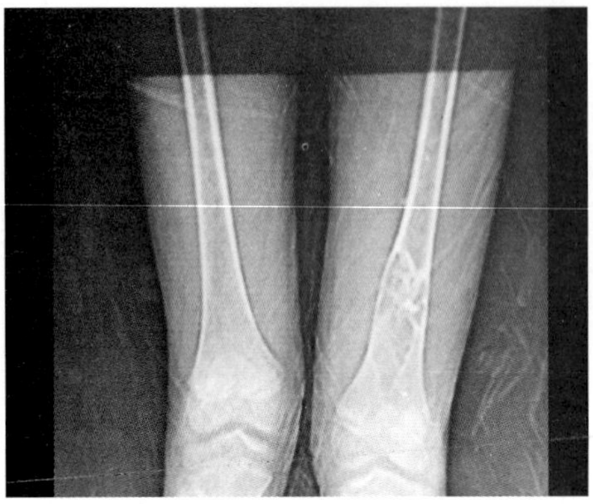

（一）
男，7岁。X线平片+CT显示左股骨下段呈囊性扩张性改变

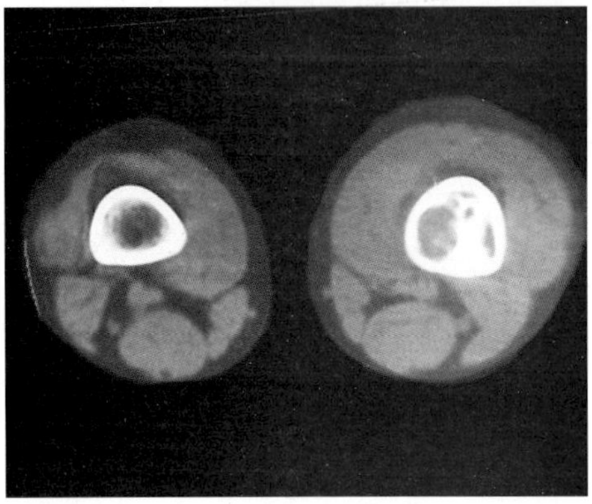

（二）
图10-37　左股骨下段骨纤维异常增殖症CT观
同一病例。CT显示左侧股骨下端骨干增粗，髓腔内有丝瓜瓤样骨质密度增高，及磨砂玻璃样改变

【病例】男，14岁。跑步后左股前区酸痛不易恢复1周。当地医院股骨平片显示左股骨上段骨皮质变薄，髓腔膨胀性，内见丝瓜络改变。来院后术前行CT引导下穿刺活检。术后病理：骨纤维异常增殖症。

出院诊断：骨纤维异常增殖症。

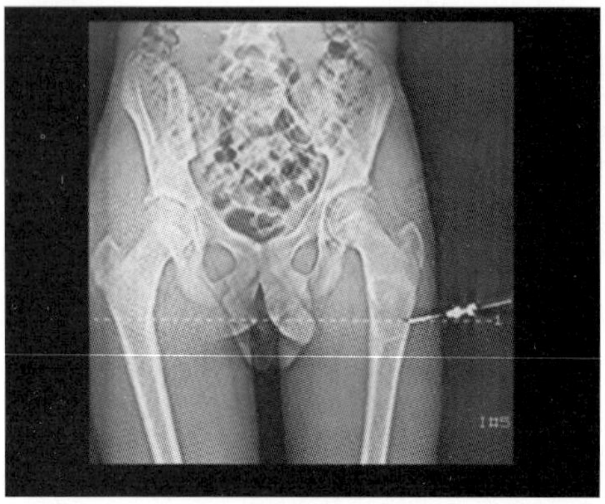

（一）
男，14岁。CT显示左股骨上段骨皮质变薄，髓腔膨胀性，内见丝瓜瓤改变

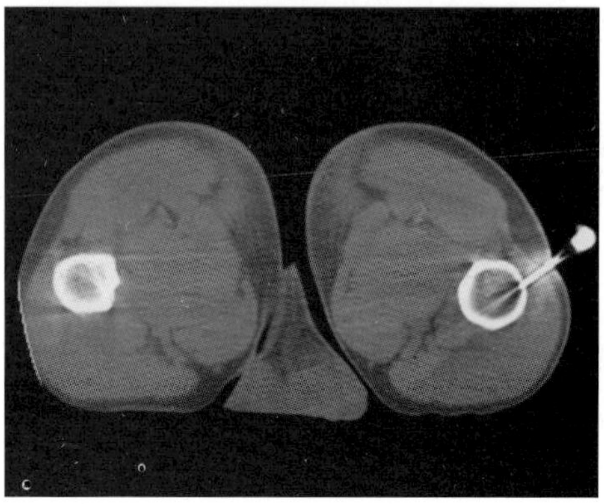

（二）
图10-38　骨纤维异常增殖症CT引导下穿刺观
同一病例。CT显示左股骨上段骨皮质变薄，髓腔膨胀性，内见丝瓜瓤改变。穿刺针进入病变内，准备取活检

六、骨化性肌炎

骨化性肌炎（myositis ossificans），是指肌腱、韧带、滑膜，及骨骼肌的胶原性支持组织内的异常骨化现象。可分为2个类型：外伤性和进行性骨化性肌炎。

1. 外伤性骨化性肌炎

多见于30岁以前。常发于肌肉与骨膜或骨接近之处，发病原因多为外伤。病变常出现在易受外伤的部位，如肱前肌、股内收肌、股四头肌。其特点为纤维组织、骨组织与软骨组织增生及化生。本病多发生于具有瘢痕体质患者。

【病理改变和发病机理】外伤后出现组织的蜕变与坏死。组织细胞侵入清除坏死组织的碎块，成纤维细胞进入损伤区形成一个幼稚的成纤维细胞层，同时原始间胚叶细胞在损伤的结缔组织中增殖。这些间胚叶细胞具有成骨细胞的特征，钙沉积形成骨骼。骨化由边缘向中心发展，当骨化后，骨化周界限清晰。由于破骨细胞的作用，有些较小的骨化可以被吸收，肌肉的外形可以恢复。

【临床表现】病变早期局部有红、肿、热、痛等表现。数日后症状消退，留有硬性肿块。数周后肿块缩小并出现骨化。病变呈间断性、进行性发展，由上向下，背侧多于腹侧。晚期关节囊、关节软骨可见骨化，有关节的骨性强直。

【影像学特点】

（1）X线平片：受伤后不久可出现局限性肿块。3~4周，在肿块内显示毛状致密像，其邻近的骨膜反应。伤后6~8周，病变边缘被致密骨包围，且具有新生骨的外貌。软组织肿块的核心部有时显示囊性改变且逐渐扩大其内腔，晚期有类似蛋壳状的囊肿。伤后5~6个月，肿块收缩，肿块与邻近的骨皮质和骨膜反应之间显出X线透亮区。

（2）CT扫描：病变多见于股骨中下段，肱骨中下段腹侧附近的软组织间隙，骨组织有时可见陈旧性骨折线。骨前缘的肌间隙中，散在分布或部分融合成斑片状，大小不等的，不规则高密度影，CT值>120Hu。骨化灶轮廓清晰。有的骨化组织显出硬化的骨环，其内有髓腔和少量骨纹理（图10–39~图10–41）。

【诊断与鉴别诊断】诊断要点，根据外伤史、受伤部位、局部留有硬性肿块，肿块缩小后，其边缘光滑密度增高影等典型X线、CT表现，本病诊断并不困难。

鉴别诊断：

（1）骨皮质旁性骨肉瘤：肿块与骨膜皮质有根部相连，无透亮带。其中心部及与骨相接触的基底部钙化最明显，呈日射状、斑片状钙化，边界不清，生长速度较快。

（2）骨软骨肉瘤：它发生于软骨，与皮质间无透亮区，可见软组织内有弧形高密度钙化影。

2. 进行性骨化性肌炎

为先天性遗传性疾患，有家族性发病趋向。男性多见，多发于婴儿或小儿。常合并其他畸形，如短指畸形、小指畸形、关节炎性全身假性麻痹等。

【病理改变】除面肌、膈肌和咽舌肌外都可受累，而以骨骼肌为重。早期病变显示为组织浮肿样炎症反应，继而细胞增生部位出现大块胶原组织，胶原组织钙化出现类骨质。

【影像学特点】常见于颈项部的韧带，向下扩展至斜方肌、背阔肌、胸锁乳突肌、胸背肌、脊柱韧带和腰大肌、骨盆肌。早期临床症状明显，X线检查多无阳性征象，仅见软组织肿胀。后期出现肌肉或韧带内的条状或不规则状的钙盐沉积。

【病例】男，14岁。车祸伤及左侧髋关节肿胀。伤后5个月因“髋关节功能活动障碍”复查，CT显示左侧髋臼外缘皮质毛糙，有乱丝麻状密度增高影。

诊断：左髋关节骨化性肌炎。

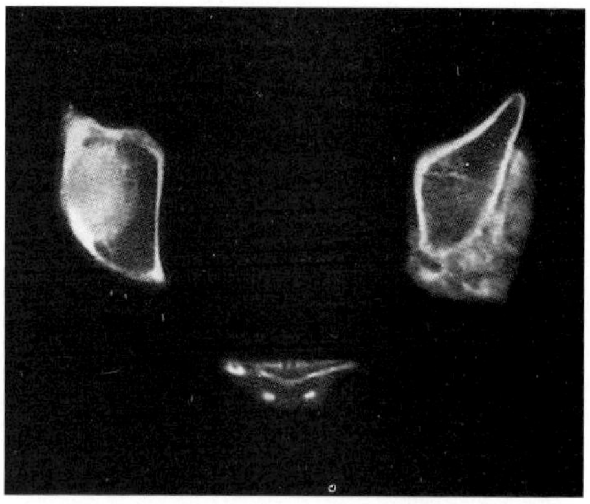

（一）

男，14岁。CT显示左侧髋臼外缘皮质毛糙，有乱丝麻状密度增高影

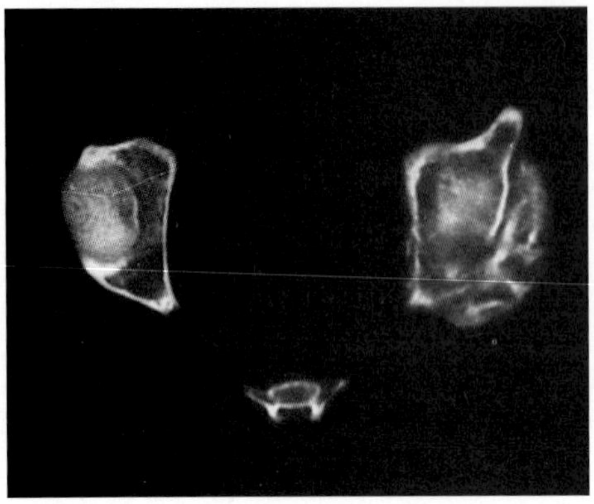

（二）

图 10–39　左侧髋关节骨折后骨化性肌炎 CT 观

同一病例。CT 可见左侧髋臼缘后柱骨皮质中断，臼缘旁多个高密度骨化影

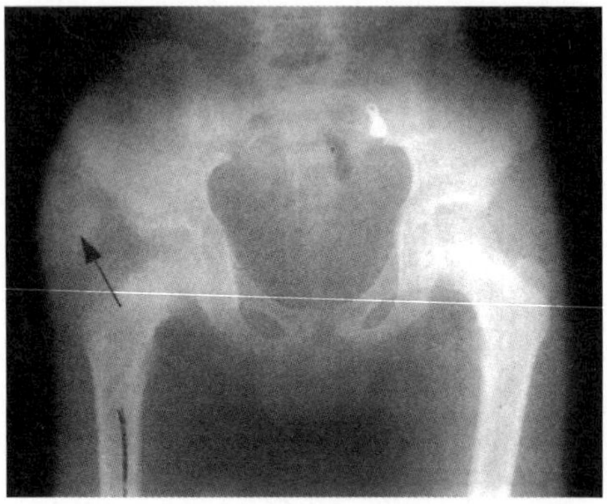

（二）

图 10–40　外伤后右侧臀肌内骨化性肌炎 X 线平片观

同一病例。骨盆平片显示：右侧皮下，股骨粗隆外可见斑片状稍高密度影。边缘清楚，密度增高

【病例】男，15 岁。右侧臀部外伤后，局部疼痛，右侧肢体后伸位活动受限 3 个月。

查体：右侧臀部略有隆起，局部压痛。可触及质地较硬肿块，边缘境界欠清楚。

骨盆平片显示右侧皮下，股骨粗隆外可见斑片状稍高密度影。边缘清楚，密度增高。

诊断：外伤后右侧臀肌内骨化性肌炎。

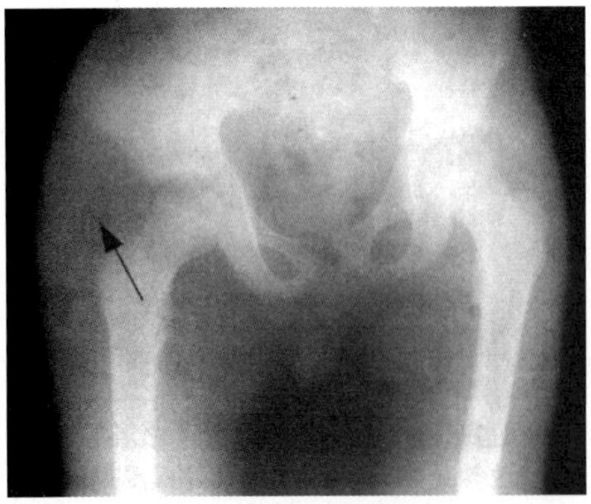

（一）

男，15 岁。骨盆平片显示右侧皮下，股骨粗隆外可见斑片状稍高密度影。边缘清楚，密度增高

【病例】男，3 岁。左前臂肿痛，伸屈活动不灵 1 月余。查体：左前臂中段，伸屈活动可触及质硬肿物。X 线平片正侧位显示左尺桡骨中段呈斑点状、条状骨化影。术中发现软组织间隙内粘连，剥离出多个大小不等，形状不规则的成团的白色质硬的结节。

出院诊断：左尺桡骨中段骨化性肌炎。

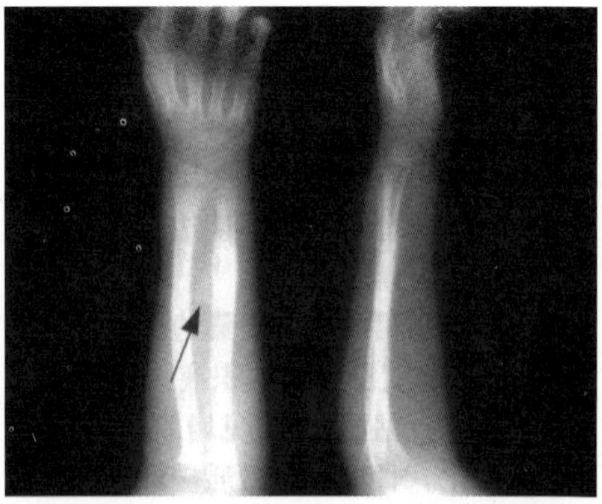

图 10–41　左尺桡骨中段骨化性肌炎 X 线平片观

男，3 岁。X 线平片正侧位显示左尺桡骨中段软组织间隙呈斑点状、条状骨化影

七、色素沉着绒毛结节性滑膜炎

色素沉着绒毛结节性滑膜炎（pigmented villonodular synovitis，PVNS），又称良性滑膜多形核细胞瘤，是指发生于小儿髋关节、膝关节滑膜的疾病。PVNS 于 1865 年首先由 Simon 描述，称为滑膜黄色瘤病。于 1941 年 Joffe 和 Lichtenstein 命名为本病至今。发病情况，PVNS 在国内外文献报道不少，小儿发病罕见。

【病因】确切病因不明，学说很多。主要为慢性炎症、肿瘤、代谢紊乱、关节创伤、关节腔内反复出血等等。

【病理改变】肉眼所见：关节腱鞘的滑囊、滑膜增厚，呈葡萄状。有黄棕色绒毛结节形成。绒毛结节大小、长短不等。关节边缘、软骨下晚期可见广泛纤维化，滑膜结节可压迫、侵蚀相邻骨质，形成大小不等的囊状骨破坏区。镜检：绒毛或结节内可见有滑膜内皮细胞增生，同时伴有胶原、玻璃样变，还可见胆固醇结晶及泡沫细胞，巨噬细胞内含有大量含铁血黄素。

【临床表现】本病多见于青少年。病程长，发展缓慢，间歇发作，往往 30~40 岁被发现。发热等全身症状较轻或无。易侵犯下肢大关节，好发于膝，其次为踝、髋、肘、肩等。主要有关节肿痛，无局部温度增高。关节腔有积液或关节软骨或骨破坏时可有活动障碍，交锁或屈曲强直。关节周围可触及结节样肿块，压痛明显。

【实验室检查】

（1）关节腔抽取液呈褐黄色或浆液血性，镜检有大量胆固醇结晶。

（2）有感染征象时，周围血象白细胞和中性粒细胞增高。

【影像学特点】

（1）X 线平片：多无明显骨骼异常。可显示无钙化的软组织肿块。如关节软骨被破坏，可见有间隙变窄。关节两侧骨质有缺损。早期边缘不清，后期显示周围硬化透光区清晰（图 10–43）。

（2）CT：显示关节滑囊边缘轮廓、境界清晰，有低密度 – 等密度滑膜腔内积液，尤其靠滑膜壁密度增高。文献报告增强扫描，可见增厚的滑膜组织及相邻的肿块有强化。骨窗观察骨质破坏改变，可见软骨下，靠皮质边缘有大小不等低密度囊变区。病变区周围有骨硬化缘。病变附近骨质密度无疏松改变（图 10–42）。

（3）MRI：能清晰显示滑膜的增厚和积液的程度，能显示滑膜的绒毛状或结节状的隆起以及关节间隙周围的软组织肿块。由于病变组织内有含铁血黄素沉积。因此，特征性的表现为 T1、T2 像上均为低信号改变。在 T2 高信号的关节腔液体衬托下，显示更有特征性。部分病变的早期或以纤维化为主时，可表现为 T1 等 – 低信号，T2 稍高信号改变。有骨侵蚀的病例（图 10–44），MRI 显示更清楚。在 X 线没有改变前即可看到关节软骨下区髓腔内的长 T1、长 T2 信号。

【诊断与鉴别诊断】诊断要点，患儿有反复发作性关节肿胀、疼痛或有轻压痛，功能活动障碍。X 线平片、CT 扫描可见有骨破坏，软组织肿胀。关节腔穿刺呈棕褐色或浆液血性，检出胆固醇结晶即可确诊。

鉴别诊断：

（1）骨关节结核，患儿有低热、盗汗、体重不增。关节肿胀、疼痛、活动受限。血沉增快，PPD 试验（+++）。X 线平片及 CT 扫描：可见骨破坏呈溶骨样、虫蚀状，骨质疏松，关节间隙狭窄。

（2）滑膜软骨瘤病：有游离样钙化，滑膜增厚不如 PVNS 明显，MRI 表现无特征性的 T2 更低信号改变。

（3）滑膜肉瘤：关节肿痛，活动障碍。X 线平片及 CT 显示软组织肿胀，内有不规则的钙化影及骨破坏。

（4）血友病性关节炎：多见血友病甲型 。可有多个关节受累。患儿自幼即有反复皮肤黏膜出血，关节肿胀。直至形成关节假肿瘤畸形。化验第 8 因子缺乏，出凝血时间异常。

【病例】男，9岁。跛行2年，加重4月余。CT软组织窗显示左髋关节周围肌间隙有肿胀，低密度积液影。左侧关节间隙变窄，髋臼可见低密度囊性变，周边有骨硬化缘。

诊断：左髋关节色素沉着绒毛结节性滑膜炎。

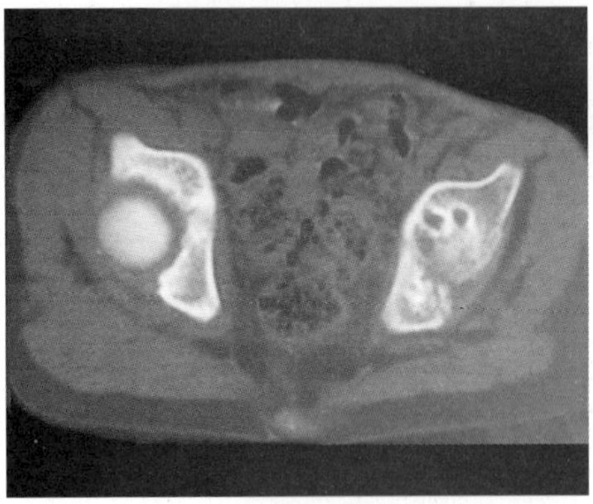

（一）

男，9岁。CT显示左髋关节髋臼可见低密度囊性变，周边有骨硬化缘

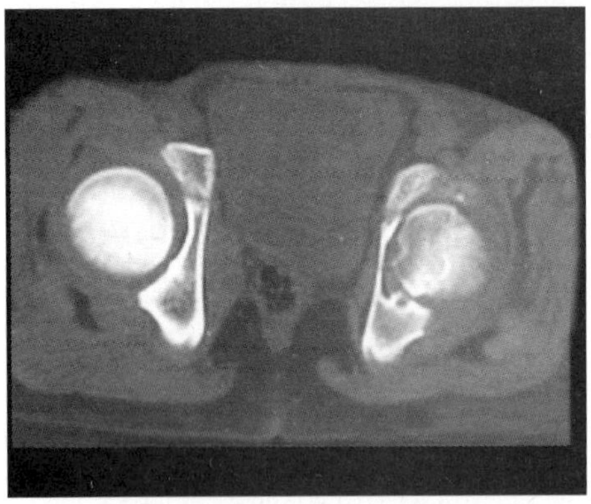

（二）

图 10-42　左髋关节色素沉着绒毛结节性滑膜炎 CT 观

同一病例。CT显示左髋臼软骨下有两个大小不等的低密度囊变，周围有骨硬化缘，关节囊内低密度积液影

【病例】男，5岁。左膝关节反复肿胀6个月。X线平片正侧位显示左膝关节软组织肿胀，股骨下端、胫骨平台骨小梁稀疏。MRI矢状位T1加权像，显示左膝屈曲畸形，关节软骨变。关节腔内及周围软组织可见多个形态不一的T1等－稍高信号改变。沿近端向远端蔓延。软组织内纤维瘢痕的低信号。手术病理证实色素沉着绒毛结节性滑膜炎。

出院诊断：左膝关节色素沉着绒毛结节性滑膜炎。

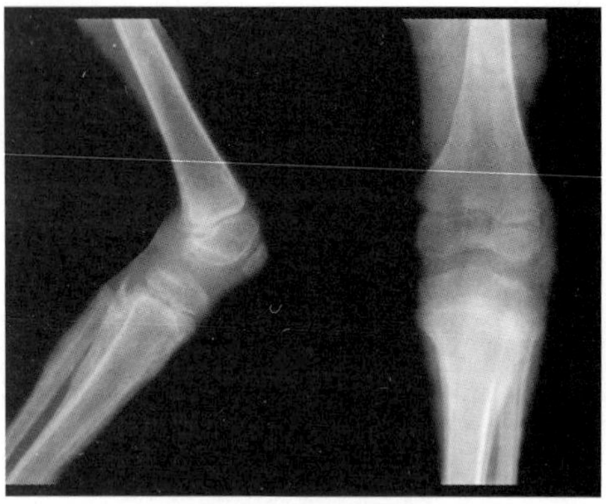

图 10-43　左膝关节色素沉着绒毛结节性滑膜炎 X 线平片观

男，5岁。X线平片示左膝关节软组织肿胀，股骨下端、胫骨平台骨小梁稀疏

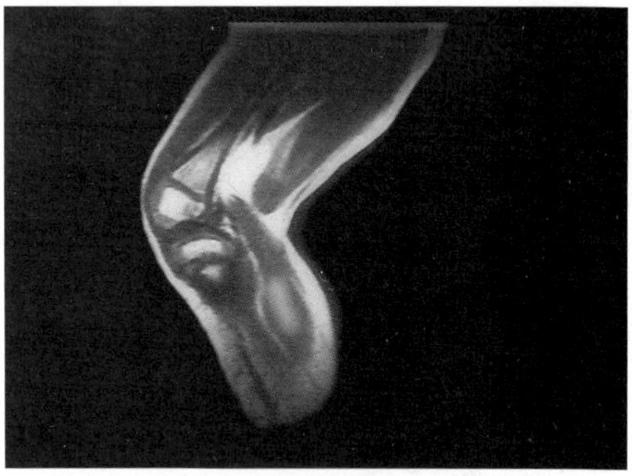

图 10-44　左膝关节色素沉着绒毛结节性滑膜炎 MRI 观

同一病例 MRI 矢状位 T1 加权像显示左膝屈曲畸形，关节软骨变性。关节腔内及周围软组织可见多个形态不一的 T1 等－稍高信号改变。沿近端向远端蔓延。软组织内纤维瘢痕的低信号

八、朗格汉斯细胞组织细胞增生症

朗格汉斯细胞组织细胞增生症（Langerhans cell histicytosis，LCH），也称嗜酸性肉芽肿；为一种良性肿瘤样病变，多见5~10岁儿童、青少年，发病率男＞女。好发部位：颅骨、脊柱、股骨，长骨多见于骨干或干骺端。病

理表现：组织细胞增生，嗜酸性粒细胞浸润。分为朗格汉斯组织细胞增生期、肉芽肿期和退缩期，后期骨质修复增生。

【实验室检查】嗜酸性粒细胞增多，血沉升高。

【临床表现】局部疼痛，功能障碍，软组织肿胀。

【影像学检查】

（1）骨质破坏：长骨源于髓腔，中心性溶骨性破坏，纵径 > 横径，皮质受压变薄。后期边界清楚，可见硬化。其内残留骨嵴、点状死骨。

（2）骨膜反应：长骨骨膜反应为层状、葱皮样或“套筒”状。

（3）软组织肿胀：早期范围广泛，中晚期局限，为肉芽组织形成，周围软组织反应性水肿所致。增强扫描病灶有强化。

（1）平片显示病灶内可见片状骨质密度增高，皮质增厚，骨膜反应性增生，病灶内及周围有骨硬化（图 10–45）。

（2）CT 显示病灶局部骨皮质增厚，骨髓腔及骨皮质片状低密度影，病灶内及周围骨硬化（图 10–46）。

（3）MRI 显示病灶局部溶骨性骨质破坏，灶周及髓腔内大片状、股中间肌及股外侧肌间水肿（图 10–47）。

【病例】男，6 岁。左髋疼痛 2 月余，加重 15d。既往史无异常。平片显示左股骨上段可见片状骨质密度增高，皮质增厚，灶内及灶周骨硬化。CT 显示左股骨上段骨皮质增厚，骨髓腔及骨皮质片状低密度影，病灶内及周围硬化。MRI 显示左股骨上段溶骨性骨质破坏，灶周大片状骨髓内、股中间肌及股外侧肌间水肿。

术后病理：左股骨上段破碎骨组织，骨小梁间片状组织细胞样细胞增生伴浆细胞、淋巴细胞及嗜酸性粒细胞浸润并出血坏死，提示：朗格汉斯组织细胞增生症（嗜酸性肉芽肿）。

最后诊断：左股骨上段朗格汉斯细胞组织细胞症。

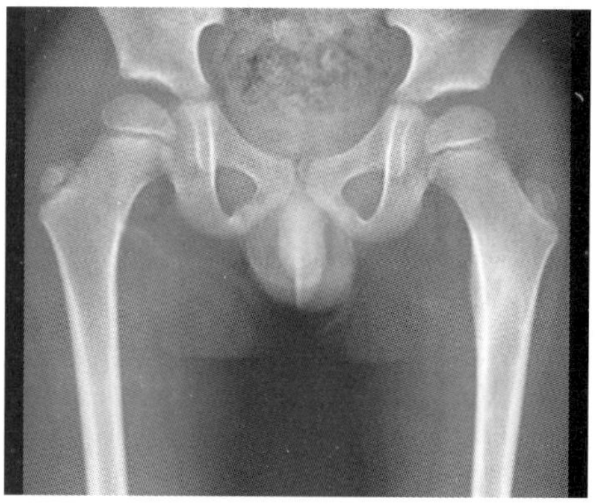

图 10–45 朗格汉斯细胞组织细胞症平片观

男，6 岁。DR 显示左股骨上段可见片状骨质密度增高，皮质增厚，灶内及周围硬化

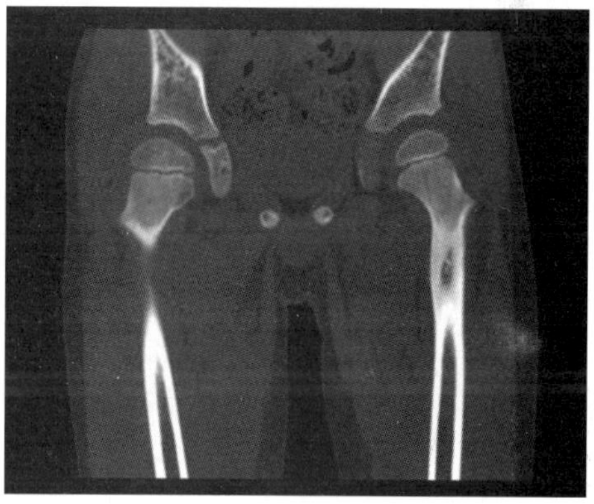

（一）

同一病例。CT 显示左股骨上段骨皮质增厚，骨髓腔及骨皮质片状低密度影，病灶内及周围硬化

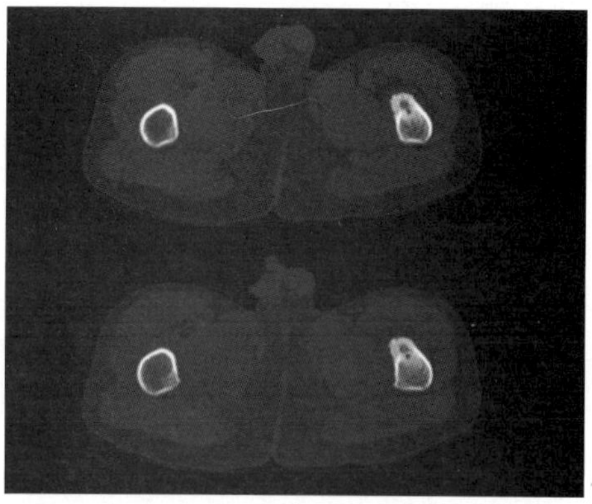

（二）

图 10–46 朗格汉斯细胞组织细胞症 CT 观

同一病例。CT 显示左股骨上段骨皮质增厚，骨髓腔及骨皮质片状低密度影，病灶内外骨硬化

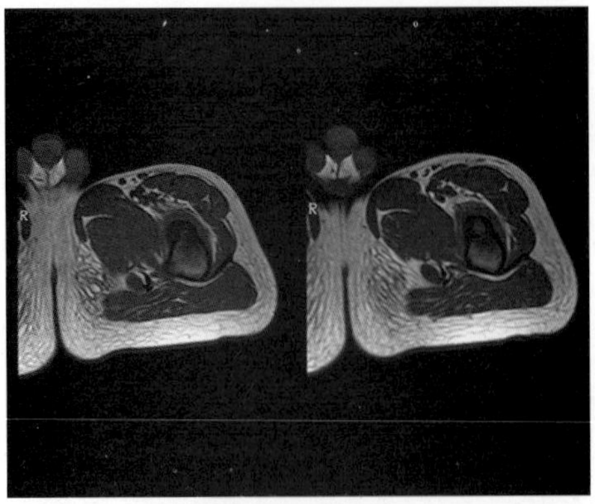

（一）

同一病例。MRI 显示左股骨上段溶骨性骨质破坏，灶周大片状骨髓内、股中间肌及股外侧肌间水肿

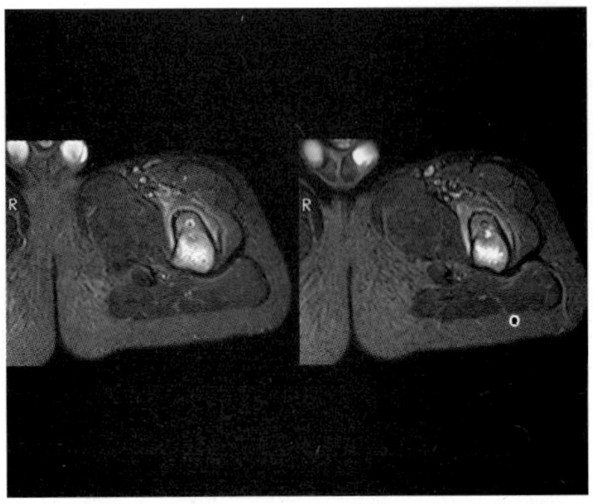

（二）

同一病例。MRI 显示左股骨上段溶骨性骨质破坏，灶周大片状骨髓内、股中间肌及股外侧肌间水肿

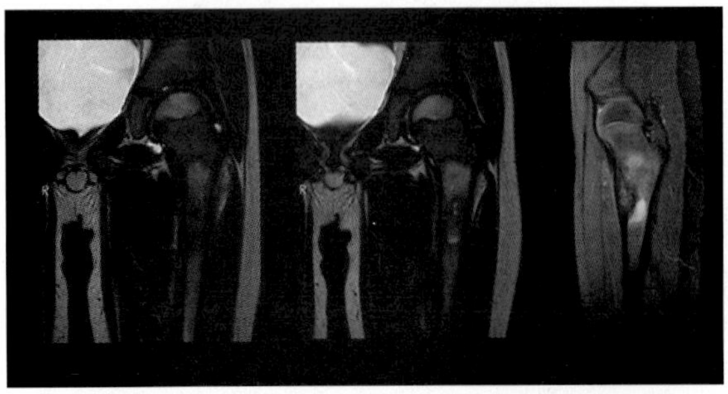

（三）

图 10-47　朗格汉斯细胞组织细胞症 MRI 观

同一病例。MRI 显示左股骨上段溶骨性骨质破坏，病灶周围大片状骨髓、股中间肌及股外侧肌水肿

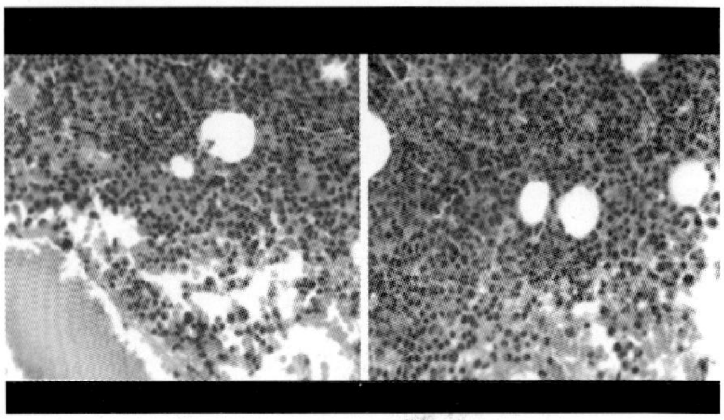

图 10-48　病理镜下所见

左股骨上段破碎骨组织，骨小梁间片状组织细胞样细胞增生伴浆细胞、淋巴细胞及嗜酸性粒细胞浸润并出血坏死，提示：朗格汉斯组织细胞增生症

第三节　髋关节疾病

一、发育性髋关节脱位

发育性髋关节脱位（developmental dislocation of the hip），是小儿中一种较常见的髋关节畸形，在我国的发病率为 3.8‰。临床特点是新生儿在出生时，部分或全部股骨头脱出髋臼。病变累及髋臼、股骨头，关节囊和髋关节周围的韧带和肌肉。由于出生时体征不明显，尽管在新生儿期内由专门训练的医师进行普查，但是仍有漏诊。如果延误诊治，最终将导致不可逆的创伤性骨关节炎和不同程度的残疾。本病原称先天性髋关节脱位，在 1992 年北美小儿矫形外科学会改名为发育性髋关节脱位（DDH）。

【病因及发病机理】发育性髋臼发育不全的发病原因有多种。其中包括基因遗传因素，产后因素和机械因素。这些因素之间的因果关系目前仍未明确。

发育性髋关节脱位为单基因或多基因遗传。在该病患儿中，他们的血缘亲属患有此病者占 20%~30%。有人报告同胞兄弟姐妹中发病率为 7.10%，高于普通人群发病率 7 倍。

孕母体内雌激素过高，胎儿关节韧带松弛有关，导致新生儿髋关节松弛。发育性髋关节脱位的婴儿雌酮及雌二醇水平明显高于健康婴儿，其有很强的致骨盆、关节囊、韧带松弛作用。

胎儿在宫内由于胎位异常或承受不当机械压力可能改变，破坏了髋关节正常解剖关系，而发生髋关节发育不全。如臀位产、羊水过少、胎盘位置异常，均可使髋关节承受异常大的压力而影响其发育。

由于奥地利 Prof.Graf.R 创始 B 超筛查“发育性髋关节脱位”方法在全球推广，在产科、儿科、儿保科医师中普及本病知识，于围产期或生后 2~6 个月时行 B 超筛查，本病诊治疗及时，患儿的预后有很大改观。

【病理改变】脱臼前期，仅有关节囊松弛、股骨头及髋臼发育不良。脱臼后，髋部各组织将发生明显变化。随着年龄增加及负重行走，病变将日趋加重。

（1） 髋臼：变浅呈碟形。后缘、上缘及前上缘凸起不够，较平坦，致髋臼深度不够，斜度增加，臼面软骨凹凸不平，失去正常光滑度，臼内有脂肪组织填充，圆韧带肥厚变长，关节盂唇肥厚，内翻，臼横韧带肥厚，位置上移。

（2）股骨头：病侧头骺化骨核出现较晚，发育异常，由于失去与臼的相互刺激而一部分发育小，一部分由于失去臼的制约而发育过大，形状不规则，呈锥形或半锥形，部分软骨面变性脱落。

（3） 股骨颈：正常小儿股骨颈与股骨干形成前倾角为 25° ~30° ，在该病患儿此角度增加，甚至达 80° 。

（4）关节囊：由于股骨头的脱位上移，导致松弛的关节囊进一步拉长、肥厚，进而与髂骨翼粘连，其形状为葫芦状，甚至哑铃状。

（5）髂骨翼：由于长期的脱出及行走，在脱出的股骨头处，髂板形成一凹性浅窝，即所谓“假臼”或“继发性髋臼”。

（6）肌肉：髋关节周围肌肉随着股骨的上移而发生继发性挛缩，髂腰肌、内收肌群挛缩尤为明显。

【临床表现】婴儿期，患侧肢体喜屈曲，活动少。足蹬踩时力量明显低于对侧。会阴部增宽，臀纹增深。在更换尿布时髋部可出现弹响声，髋屈曲时外展受限，行髋关节脱出试验（BarLow 征）及复入试验（Ortolani 征）均为阳性。双髋、双膝关节屈曲、两腿并拢、双足跟对齐时，患侧膝平面较健侧短，即 Allis 征阳性。

站立、行走后的患儿臀部增宽，股骨大粗隆突出，如双侧脱位，表现为臀部后耸，腰前突增大。臀中肌阳性步态，双侧脱位者行走为摇摆的鸭步步态，股三角空虚，股动脉搏动减弱。内收肌群紧张，髋关节外展受限，Allis 征阳性。

【影像学特点】

（1）X 线平片：骨盆正位髋臼发育不良，髋臼变浅，髋臼角增大，股骨头骺骨化中心出现晚且发育小，股骨头向外移位，位于 Perkin 方格的外下或外上象限中，CE 角小于 20° ，ShenTon 氏线及髂颈线连续性中断，脱臼侧 Kohler 氏泪点像将消失。

（2）CT 扫描：冠状位显示双侧或单侧髋关节发育不良的全貌。测量方法同 X 线平片。轴位显示髋臼、股骨头与髋臼窝关系紊乱，向前平行或稍向外上移位，其夹角 ≥ 90° 。股骨头骨骺小，密度不均。在髋臼与股骨头之间隙增宽为脂肪组织密度填充，CT 值 7~20Hu。骨窗显示髋臼与股骨头骨性结构形态、密度（图 10-49~ 图 10-51）。三维重建图像显示股骨头骺与髋臼关系。将股骨头骺移位、游离后观察单纯髋臼，可见臼窝似浅盘状改变。

【病例】女，3 岁 5 个月。学步时呈鸭步，关节弹响，经蛙式石膏固定，右侧复位，左侧欠佳。CT 扫描冠状位可见右侧髋臼与股骨头的位置恢复正常。左侧髋臼盂浅，股骨头向前外移位，头骺形态小，密度不均。

手术切开复位，术中切除增生脂肪组织，将股骨头还纳正常位。

出院诊断：左侧发育性髋关节脱位。

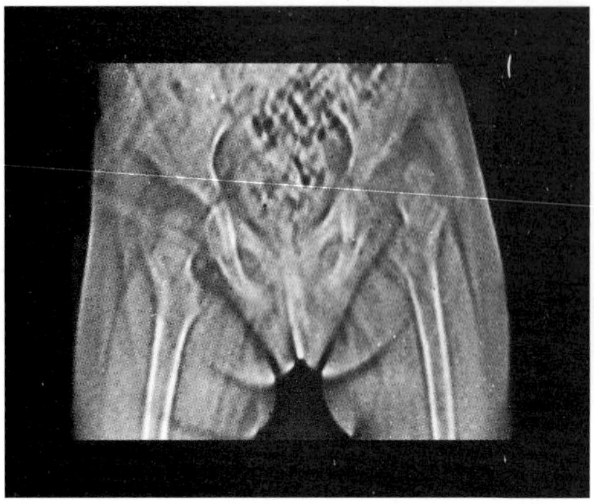

（一）

女，3岁5个月。CT显示右侧髋臼与股骨头的位置恢复正常。左侧髋臼盂浅，股骨头向前外移位，患侧头骺形态小，密度不均

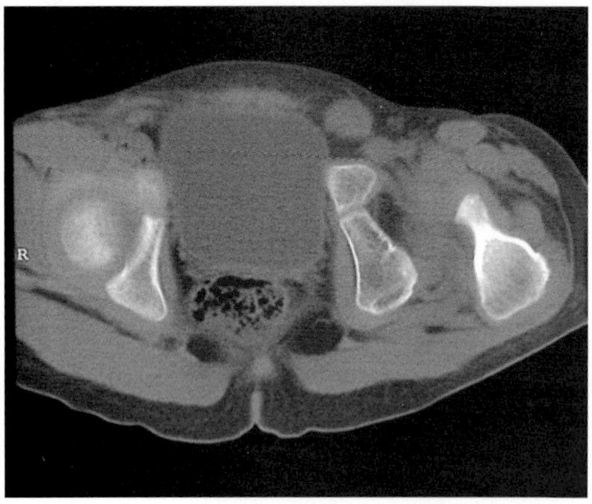

（二）

图10-49　双侧发育性髋关节脱位CT观

同一病例。CT显示左侧髋臼与股骨头之间隙增宽，内为脂肪密度影

【病例】女，13岁。跛行10年余。CT冠状位显示左侧髋臼变浅增宽畸形，关节间隙较对侧亦有增宽，股骨头向前外侧脱位。

诊断：左侧髋关节发育性脱位。

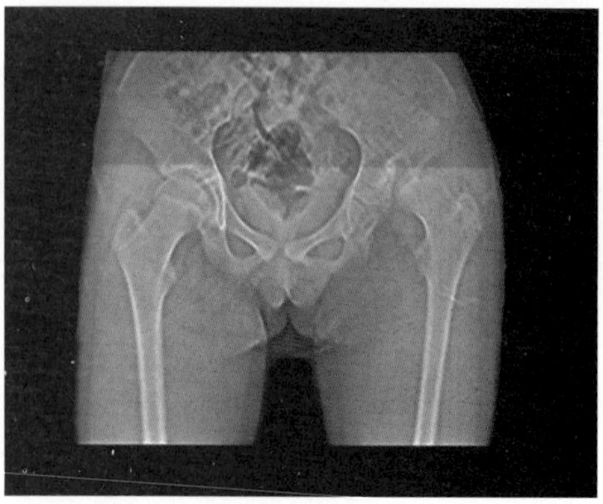

（一）

女，13岁。CT显示左侧髋臼变浅增宽畸形，关节间隙较对侧亦有增宽，股骨头向前外侧脱位

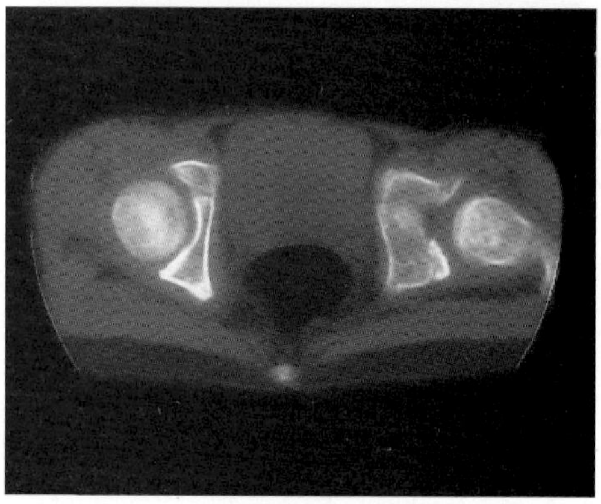

（二）

图10-50　左侧发育性髋关节脱位CT观

同一病例。CT显示左侧髋关节间隙增宽，髋臼小而畸形，股骨头偏向外侧

【病例】女，8岁。跛行，髋部疼痛7年，第2次手术。CT冠状位显示左股骨头位于Perkin方格外的左前方。

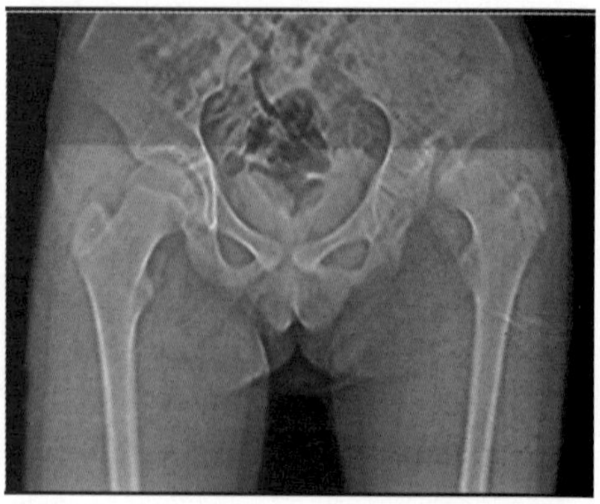

（一）

女，8岁。跛行，髋部疼痛7年，第2次手术。CT冠状位左股骨头位于Perkin方格外的左前方

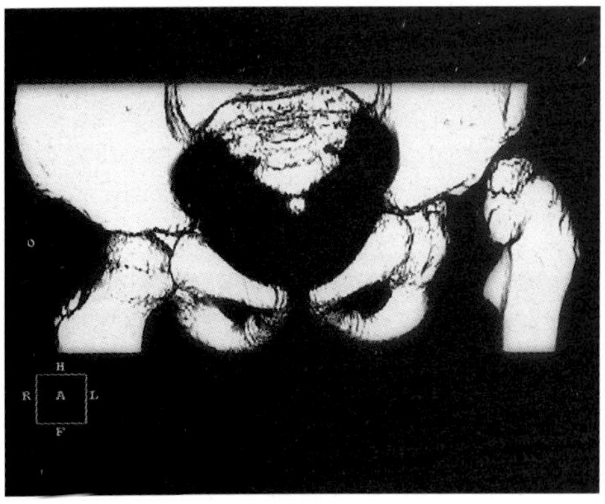

（二）
同一病例。三维重建 CT 图像显示股骨头骺与髋臼间距增大

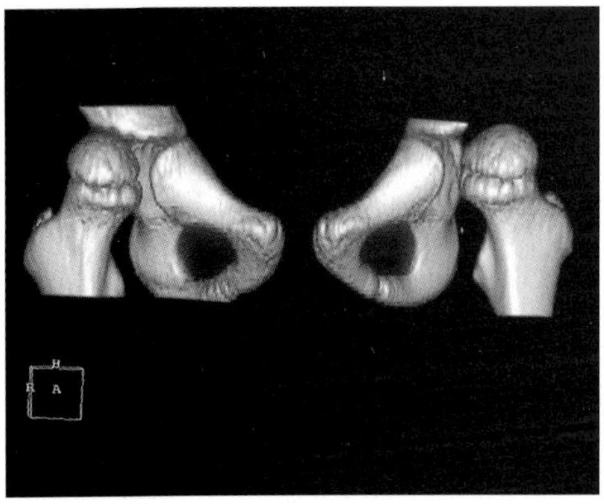

（三）
图 10-51　左侧发育性髋关节脱位 CT 观
同一病例。三维重建 CT 图像显示髋臼似浅盘状

二、股骨头骨骺缺血坏死

股骨头骨骺缺血坏死（ischemic necrosis of femoral head），也称股骨头骨骺软骨病（osteochondrosis of capitular epiphysis of femur）。是指小儿股骨头骨骺血供中断引起软骨缺血坏死。临床特征：跛行，患侧髋关节或膝关节病痛。双下肢不等长。

本病在 1910 年分别由美国 Legg，法国 Calve 和德国 Perthes 同时报道，故称为 Legg-Calve-Perthes 综合征。本病为自愈性疾病。发病情况以北欧和俄罗斯北部多见，发病率约为 1%~3%。本病多发于男性。男女之比约为（4~5）：1。发病年龄 3~10 岁。以 5~9 岁为高发。偶见于 12 岁。80% 病例为单侧。20% 则表现为双侧均可受累。女孩发病则预后较差。

【病因】股骨头骨骺发生缺血坏死，由于股骨头骺有独特的血供方式。股骨颈表面以网状相互吻合式的血管床、被膜内供血。如果血管床先天发育异常，炎症或外伤后，致使血供中断，侧支循环尚未建立，可导致软骨缺血坏死。同济医科大学从本病的患儿血管造影检查中发现：股骨外骺动脉以及吻合支血管网稀疏，较正常儿血管纤细、迂曲。

【病理改变】本病主要为骨坏死与骨修复交替进行。早期肉眼所见患肢股骨头骨骺，关节腔黏膜充血、肿胀。股骨头骺变小。头骺下有微小骨折、塌陷。镜检：可见骨骺变性、充血、水肿、坏死。坏死区内骨细胞固缩，细胞核消失。骨隐窝空虚。髓腔溶解、液化和萎缩。并有少量炎症细胞浸润。晚期肉眼所见股骨头骨骺畸形，密度增高。镜检：骨骺广泛的肉芽组织增生，修复后钙盐沉积。

【临床表现】起病缓慢，病程长。患儿常诉股前区或髋部隐痛，或间隙性疼痛，向膝部或下腰部放射，乏力。初行走步态、姿势不稳，间隙性跛行或“无痛性跛行”，后持续性跛行。劳累后加重。

查体：双下肢不等距，患肢稍短。髋关节肌肉紧张伴轻度活动受限。如屈曲内收畸形。伸直时外展、内旋、内收均有受限。晚期臀部，股骨近端的肌肉萎缩。

【影像学特点】

（1）X 线平片：早期表现为股骨头骨骺较健侧小，伴有皮质下骨折或半脱位。变性期可见骨骺嵌塞、硬化或头骺呈碎骨片状的扁平髋。晚期股骨头呈蘑菇状改变，颈增宽，变短。

（2）CT 扫描：骨窗观察可见患侧股骨头骨骺形态小，呈方形（见图 10-52~ 图 10-56）、杵状或扁平状。边缘不光滑，毛糙，有花边或细齿状的凹凸不平。骨质密度不均，或是畸形的头骺密度普遍增高，显示斑点状、条块状或斑片状密度增高区域。在骨硬化区域内可见碎片状、圆形或类圆形低密度囊变，坏死灶、病灶周边有硬化缘。坏死囊变区多位于皮质下区。骺内有微小骨折。骨端节生长发育中，相互依存关系发生改变。股骨头骨骺与髋臼之间距离增宽，髋臼盂变浅，产生继发性股骨头骺半脱位。股骨颈明显增粗变短。

（3）MRI：早期冠状位 T1 加权像可见扇形或楔形血管分布区的低信号。T2 加权像则呈高信号。表示病变因缺血、水肿改变。中晚期可见股骨头骨骺内信号不均匀，呈低信号、稍高信号改变，即“双边征”，并有继发软骨下骨折及关节腔内积液等改变。

【诊断与鉴别诊断】诊断要点，本病起病隐匿，髋部疼痛、跛行。X 线平片、CT 显示早期股骨头形态正常，骨骺密度不均，有密度增高，或低密度囊变。晚期股骨头形态异常，头骺碎裂，颈增粗变短。髋臼变浅而宽。

鉴别诊断：

（1）暂短性滑膜炎：多见于3~9岁小儿。近期有病毒性感染后，髋关节肿胀、疼痛、功能活动受限。DR、CT均显示关节间隙增宽，关节面光滑，关节囊肿胀明显。文献报告关节镜检查：滑膜细胞增生、肥大。关节囊内滑膜液增多，关节内压力增高。

（2）髋关节结核：髋关节间隙变窄，髋臼非持重关节面骨质破坏，骺疏松。结合临床、化验血沉快，C- 反应蛋白阴性，PPD 试验阳性。

（3）化脓性髋关节炎：起病急，症状重。早期髋关节积液，骨膜反应，髋血破坏。晚期则有关节强直（详见本章第五节）。

【病例】女，8 岁。右侧髋关节疼痛、跛行 3 年。CT 显示右股骨头呈近方形。右髋臼外缘皮质下有囊变。右侧股骨颈增粗变短。

诊断：右侧股骨头骨骺缺血坏死。

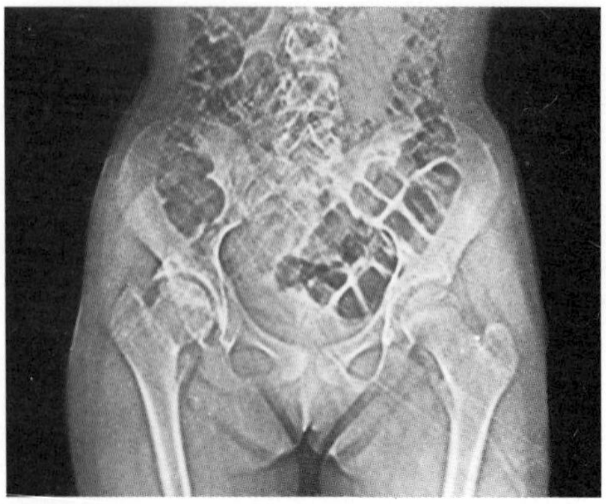

（一）

女，8 岁。CT 显示右侧股骨头呈近方形。右髋臼外缘皮质下有囊变。右侧股骨颈增粗变短

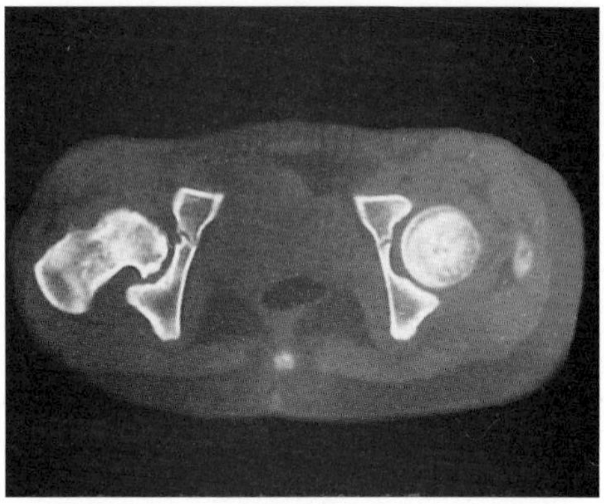

（二）

同一病例。CT 显示右侧股骨头骨骺呈方形，皮质下区密度增高，内可见坏死，囊变。左侧正常

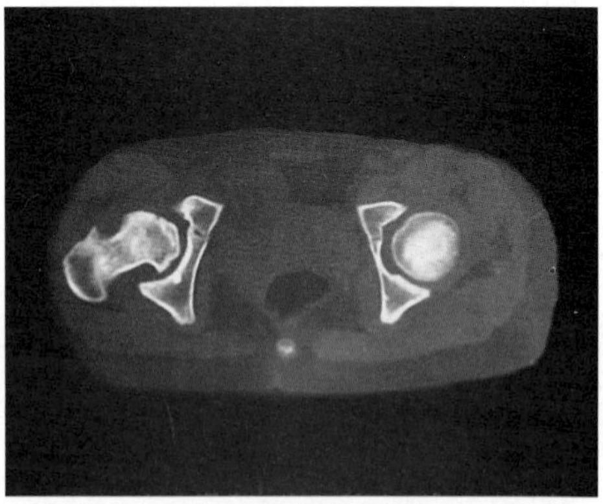

（三）

图 10-52　右侧股骨头骨骺缺血坏死 CT 观

同一病例。CT 显示右侧股骨头骨骺呈方形，皮质下区密度增高，内可见坏死，囊变。左侧正常

【病例】男，6 岁。右髋疼痛 1 年，跛行 8 个月。CT 显示右侧股骨头骨骺呈方形，股骨颈较左侧增粗变短。

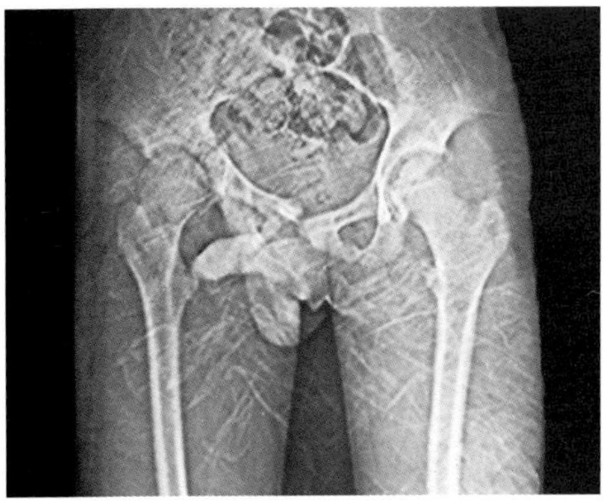

（一）

男，6岁。CT显示右侧股骨头骨骺呈方形，股骨颈较左侧增粗变短

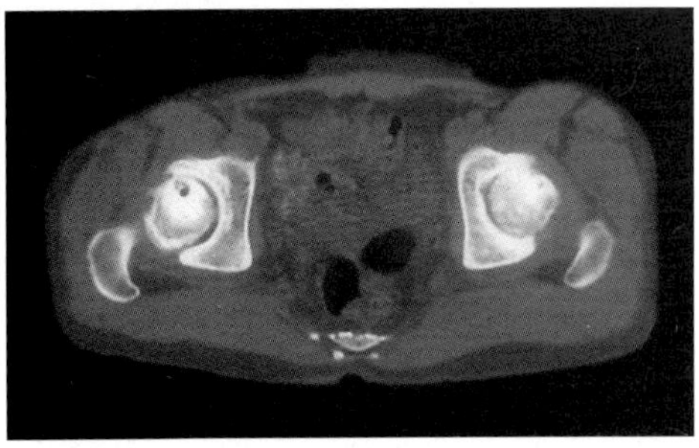

（二）

图10-53　右侧股骨头骨骺缺血坏死CT观

同一病例。CT仍显示右侧股骨头骨骺形态失常，边缘毛糙，且可见密度增高。右侧形态圆隆密度均匀

【病例】男，7岁。左髋不适，跛行10月余。CT显示左侧股骨头骺形态增大，皮质不光滑，皮质下有斑点状低密度囊变，头骨骺大部分密度增高。

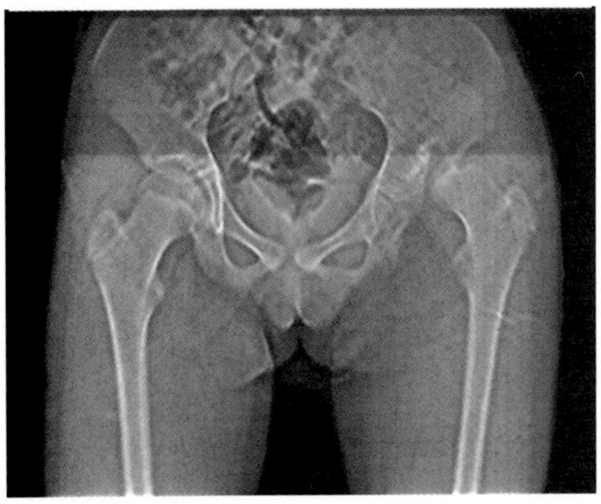

（一）

男，7岁。CT显示左侧股骨头骺形态增大，皮质不光滑，皮质下有斑点状低密度囊变，头骨骺大部分密度增高

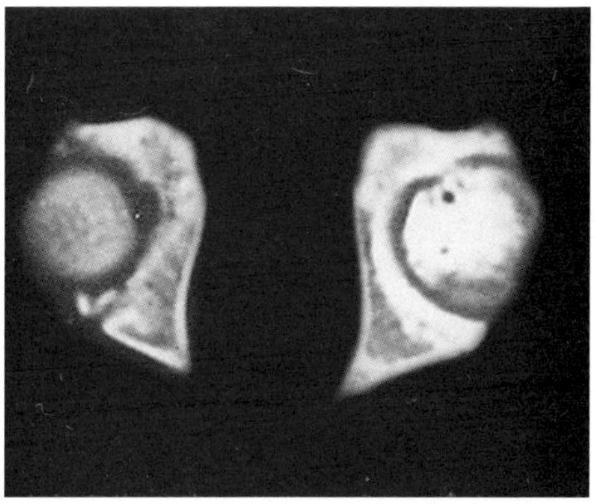

（二）

图10-54　左侧股骨头骨骺缺血坏死CT观

同一病例。CT显示左侧股骨头骺形态增大，皮质不光滑，皮质下有斑点状低密度囊变，头骨骺大部分密度增高

【病例】男，11岁。右侧髋部疼痛，行走困难4年。CT显示右侧股骨头骨骺形态变小，密度增高，头骺前缘皮质下可见大的低密度囊变区及皮质下骨折，骨碎片游离。同时可见右侧股骨头骨骺与髋臼间距增宽。

诊断：右侧股骨头骨骺缺血坏死并关节腔积液。

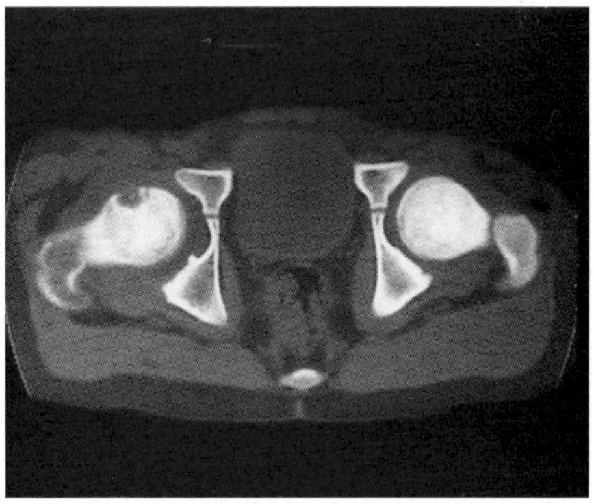

图10-55　右侧股骨头骨骺缺血坏死CT观

男，11岁。CT显示右侧股骨头骨骺形态变小。密度增高，头骺前缘皮质下可见大的低密度囊变区及皮质下骨折，骨碎片游离。同时可见右侧股骨头骺与髋臼间距增宽

【病例】男，14岁。跛行，腘窝部疼痛6年。CT冠状位显示双侧股骨头变形，股骨颈增粗。

诊断：双侧股骨头骺缺血坏死。

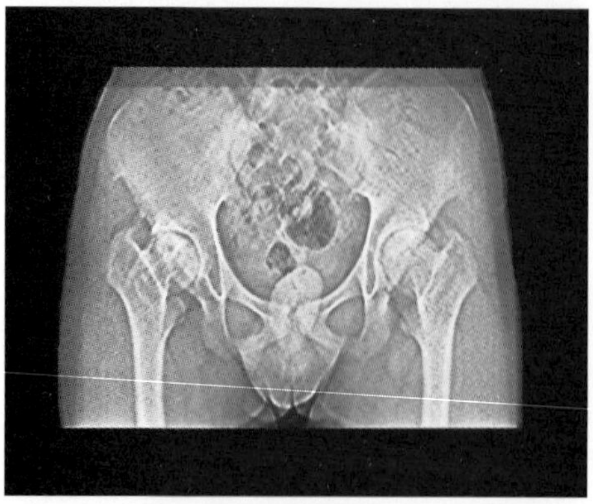

（一）

男，14 岁。CT 显示双侧股骨头变形，股骨颈增粗

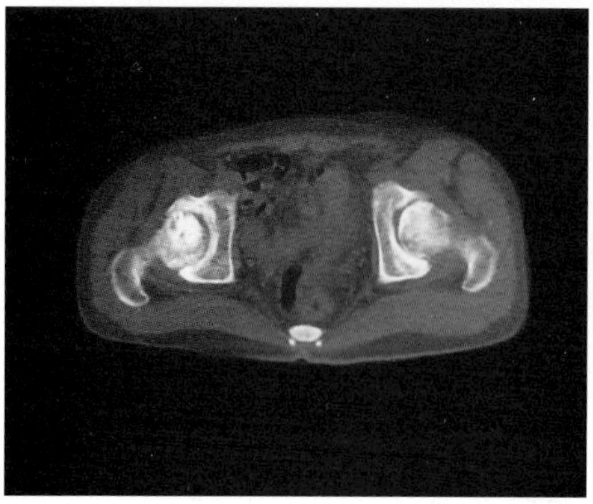

（二）

同一病例。CT 仍见双侧股骨头骺皮质毛糙，皮质下有低密度的囊变区，其周边骨质密度增高

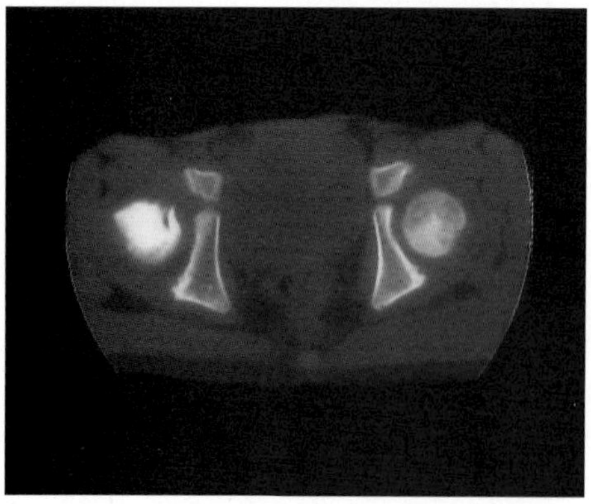

（三）

图 10–56　双侧股骨头骺缺血坏死 CT 观

同一病例。CT 仍见双侧股骨头骺皮质毛糙，皮质下有低密度的囊变区，其周边骨质密度增高

三、股骨头骨骺滑脱

股骨头骨骺滑脱（slipped capital femoral epiphysis），是指小儿股骨头骨骺近端由于骺软骨板分离、滑掉、脱落，或发生 Salter Harris I 型骺骨折。发病情况，多见 9~14 岁青少年，平均发病年龄 13 岁。发病部位，80% 为单侧，20% 为双侧患病。

【病因】确切原因不明确，与如下因素有关：创伤，肥胖，局部血液循环障碍，骨骺短期内生长迅速。其他有内分泌原因，包括甲状腺功能减退，肾性营养不良。

【病理改变】大体所见，患肢的骺与干骺端之间连接不紧。间隙增宽。

【临床表现】急性发病或起病隐匿，患儿自觉髋关节腹股沟或膝关节疼痛，后者仅有 20% 不适。步态跛行，患肢足尖向外，呈八字形。查体：患肢仅能外旋、外展，不能内旋。当屈髋时，外旋加重。

【影像学特点】

（1）X 线平片：正位片显示患侧骺软骨板有旋转、增宽。骺软骨板与干骺端接触面为不规则形。骺骨从中心向内后下方移位，或骺翻转位于股骨颈的前外缘。慢性期病例可见股骨头骨骺滑脱后有溶解，自行吸收。侧位片：骺向股骨颈的背侧移位、倾斜。骺位于前角低，后角高。

（2）CT 扫描：平扫软组织窗显示患侧髋关节形态、轮廓畸形。骨窗显示与 X 线平片正侧片相似。横断层面显示股骨头骨骺形态异常，双侧不在同一水平线。股骨头骨质与干骺端不在一条垂线上，有成角改变。骺向干骺端的内下方或外上方滑脱、移位。慢性病例可见滑脱的股骨头骨骺变小、溶解，自行吸收。软组织间隙在急性期有渗出、水肿，慢性期仅见骺、干骺端位置异常，组织间隙未见异常（图 10–57~ 图 10–58）。

【病例】男，14 岁。左髋部疼痛半年，活动受限。CT 显示左侧股骨头骨骺形态增大，密度增高。干骺端与股骨头骺间有半弧形密度减低区，头骺向髋臼内后下方滑脱。

诊断：左侧股骨头骨骺滑脱。

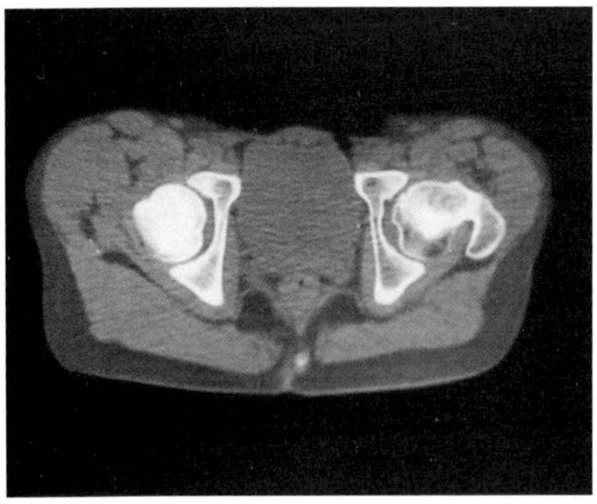

图 10-57　左侧股骨头骨骺滑脱 CT 观

男，14 岁。CT 显示左侧股骨头骨骺形态增大，密度增高。干骺端与股骨头骺间有半弧形密度减低区，头骺向髋臼内后下方滑脱

【病例】男，12 岁。右臀部疼痛、跛行 1 年。CT 冠状位显示右侧股骨头骨骺形态异常，并向髋臼内下滑落。

诊断：右侧股骨头骨骺滑脱。

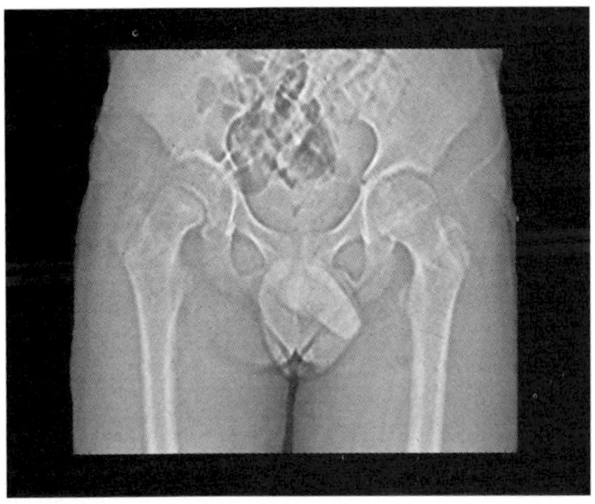

（一）

男，12 岁。CT 显示右侧股骨头骺形态异常

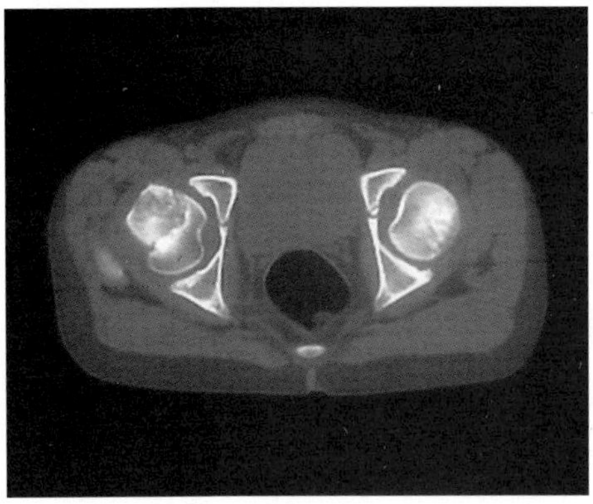

（二）

同一病例。CT 显示右股骨头骺形态增大，并向髋臼内下滑落

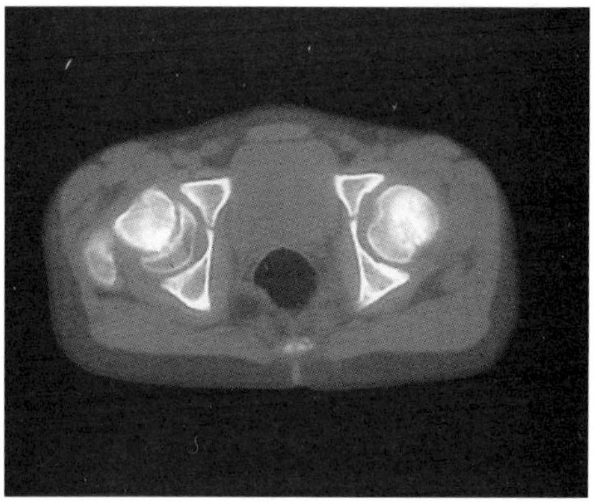

（三）

图 10-58　右侧股骨头骨骺滑脱 CT 观

同一病例。CT 显示右股骨头骺形态增大，并向髋臼内下滑落

四、股骨头下疝窝

股骨颈疝窝，又称股骨颈前上部的纤维囊性改变。为发生于股骨头基底和股骨颈中轴线外侧位，于外上象限可见圆形、卵圆形透亮区，周边有薄层硬化缘，为股骨颈少见病变。本病于 1982 年由 Pitt 首先报告。临床表现患者有髋部、臀部疼痛，向下肢放射，隐痛，持续很长时间。当手术切除疝窝后，临床症状消失。可能为髋关节撞击综合征的一种。病因不明。多见于年长儿。

【病例】男，35 岁。右下肢不适月余，其母曾因股骨头缺血坏死进行置换术。CT 显示右髋关节右股骨头非持重面骨膜下可见一类圆形低密度囊性影，境界清晰，周边可见骨硬化缘；余右髋关节骨质结构形态完整，骨皮质连续，骨小梁走行规则，骨密度无明显异常征象。所见关节结构完整，关节面光滑，关节间隙不窄，关节周围软组织无明显肿胀征象。

三维重建：右股骨头右髋关节骨膜下可见类圆形囊性密度影，境界清晰。

诊断：右股骨头下骨膜囊性变，考虑：股骨头下疝窝。

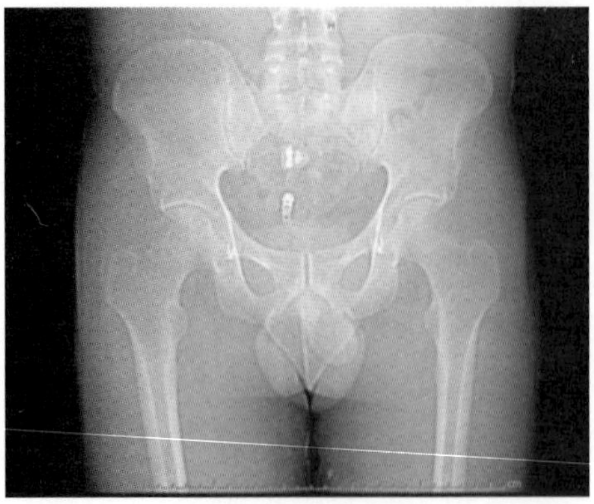

（一）
右股骨头下骨膜囊性变

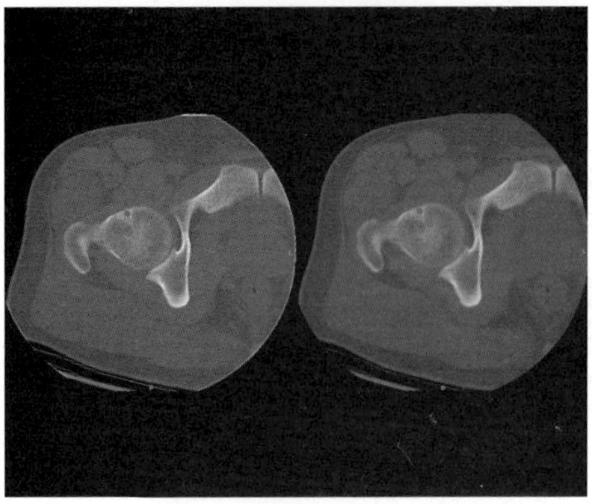

（二）
图 10-59　股骨头下疝窝 CT 观
右髋关节右股骨头非持重面骨膜下可见一类圆形低密度囊性影，境界清晰，周边可见骨硬化缘

第五节　小儿骨关节结核

骨关节结核（tuberculosis of osteoarticular），是指结核菌经血、淋巴循环而侵入骨骺、干骺端、关节滑膜内的感染。

小儿骨关节结核中，最常见的发病部位是髋关节、膝关节，其次为短骨及长骨骨干。当小儿损伤后，或近期患麻疹、百日咳等其他传染病，或热性病后免疫力低下，可使体内隐匿的骨结核病灶死灰复燃形成活动性病变。

【病理改变】骨关节结核多见于血管网丰富的骨骺、干骺端、椎体的松质骨。结核结节融合，易发生干酪样变、坏死、液化，产生病变骨周围或下个部位冷脓肿。滑膜结核以膝、髋、踝关节多见。

【临床表现】患儿病程长，有长期低热、盗汗、消瘦、食欲差、性格异常。出现髋、膝关节损害为重、晚期表现。其他有跛行、关节肿胀、疼痛、活动障碍、关节腔积液。

【实验室检查】

（1）PPD 试验阳性。

（2）血沉快。

【影像学特点】

（1）DR：关节正侧位显示受累及骨骺、干骺端、椎体的松质骨骨质疏松、骨质密度减低、骨小梁分辨不清。关节间隙变窄，如有脓肿形成，关节间隙增宽，软组织间隙肿胀。

（2）CT：关节滑膜，骨骺、干骺端平扫软组织窗显示关节周围肌肉间隙内肿胀，同时可见有细沙粒状、斑片状的小死骨片，有时可见软组织肿胀内有低密度的坏死灶。病变骨呈溶骨样、虫蚀状骨质破坏。破坏区周围有骨硬化缘。髋关节可继发性脱位，长骨有时可见病理性骨折（图 10-60 ~ 图 10-64）。

【诊断与鉴别分析】诊断要点，患儿有长期低热、盗汗、骨关节疼痛、活动障碍、跛行、瘦小、体重不增、性格异常。结合 X 线平片、CT 检查、PPD 试验、血沉等化验不难诊断。

鉴别诊断：

（1）骨关节化脓性炎症：起病急，有发热，骨关节红、肿、热痛、功能活动障碍。DR、CT 检查显示病变区有骨膜反应、髓腔内骨破坏及小死骨片。

（2）骨肉瘤：骨关节肿痛，活动障碍，DR/CT 检查病变区域亦可见骨膜反应，骨骺、干骺端呈溶骨样、成骨样破坏，无骨硬化缘，必要时进行 CT 导向下骨介入穿刺活检的病理进行鉴别。

【病例】女，14 岁。跛行左髋疼痛 3 月余。病前有外伤史。出生、7 岁均未接种卡介苗。

CT 显示髋臼周围肌肉间隙内有大量低密度渗出、肿胀，内可见死骨碎片。

转归：住院抗结核治疗 4 周后，手术清除死骨、脓肿。

出院诊断：左髋关节结核病。

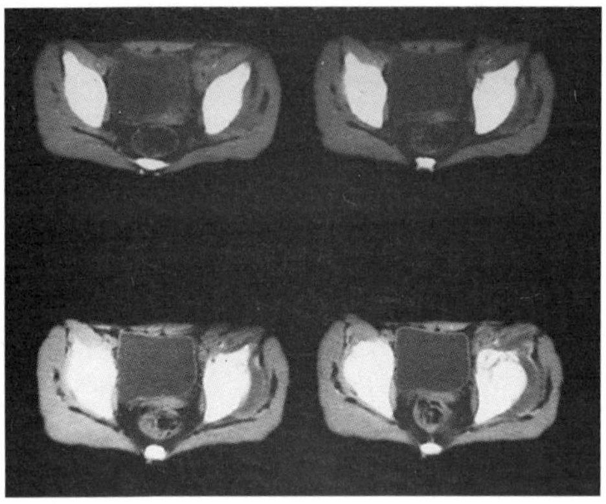

（一）

女，14 岁。CT 显示左侧髋臼周围肌肉间隙内有大量低密度渗出、肿胀

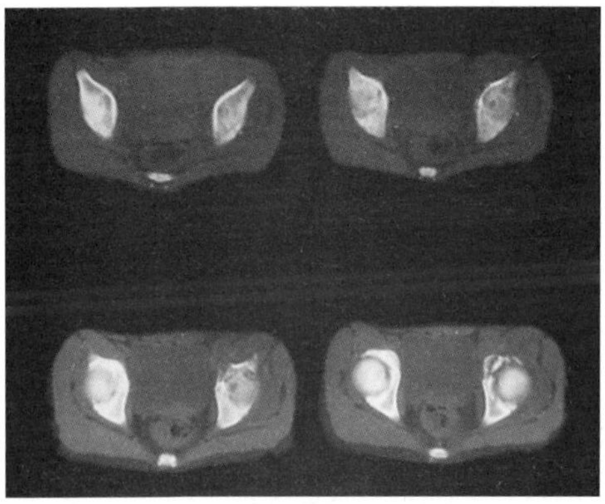

（二）

图 10-60 左侧髋关节结核伴冷脓肿 CT 观

同一病例。CT 显示左髋臼前唇，在臀中肌间隙内广泛积液、肿胀。左侧关节间隙增宽有沙粒状高密度死骨碎片

【病例】女，10 岁。右侧锁骨近端肿痛半个月。

查体：右锁骨近端处有 4cm × 2cm 大小肿块，质硬压痛明显，皮肤不红，皮温正常。X 线平片可见右侧锁骨近端骨胀大，软组织肿胀。

转归：经临床抗结核治疗 6 个月，肿胀消失，疼痛好转。

诊断：右侧锁骨近端骨结核。

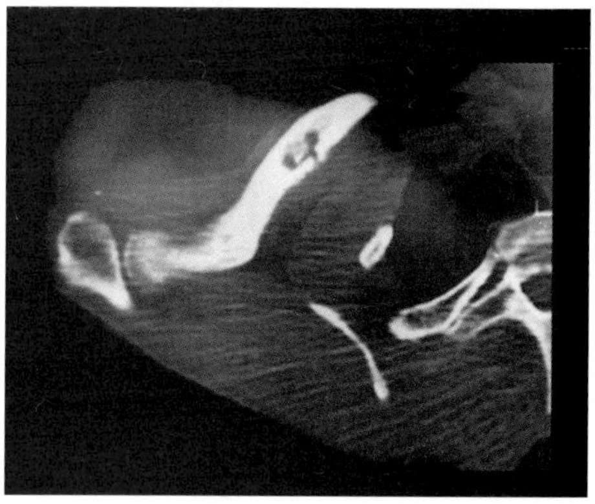

（一）

女，10 岁。CT 显示右锁骨近端髓腔内骨破坏区内有沙粒状死骨小碎片，周围软组织肿胀

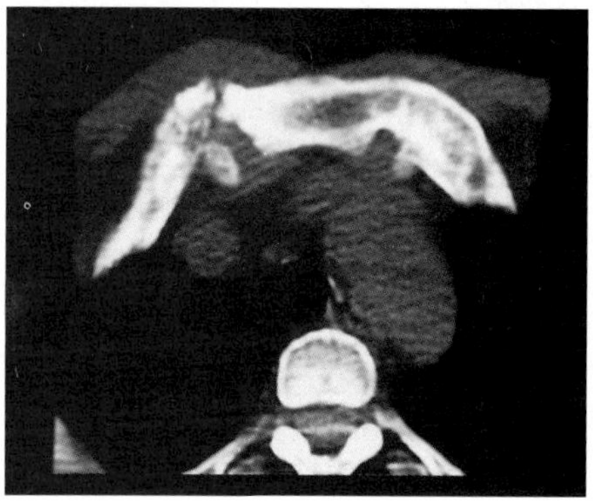

（二）

图 10-61 右锁骨近端骨结核 CT 观

同一病例。CT 显示右锁骨近端髓腔内骨破坏区内有沙粒状死骨小碎片，周围软组织肿胀

【病例】女，14 岁。右耻骨联合处肿痛 8 个月，压痛，皮肤不红，不热。CT 显示右耻骨联合前上缘软组织肿胀。耻骨联合分离，间隙增宽。

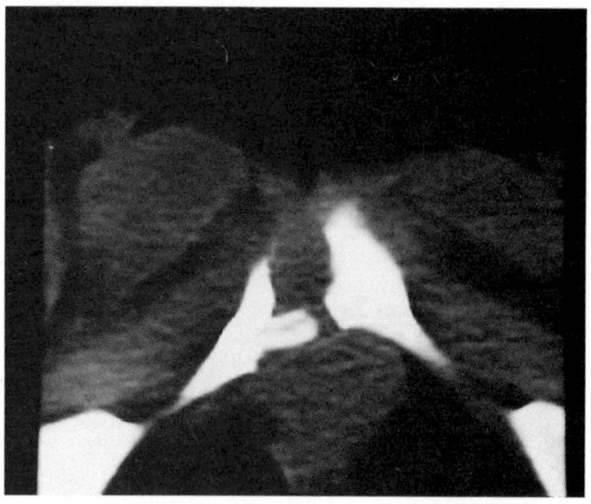

图 10-62 右耻骨联合软骨结核 CT 观

女，14 岁。CT 显示右耻骨联合前上缘软组织肿胀。耻骨联合分离，间隙增宽

转归：经抗结核治疗3个月，肿胀消失，压痛好转。

诊断：右耻骨联合结核。

【病例】女，11个月。右足不能站立2个月。CT显示右髋臼股骨头颈骨质呈虫蚀状破坏。关节囊等密度积液。术后1年复查CT见右侧髋臼畸形，骨破坏区有骨硬化，右侧股骨头缩小，密度增高，关节囊积液消失。

诊断：右髋关节结核。

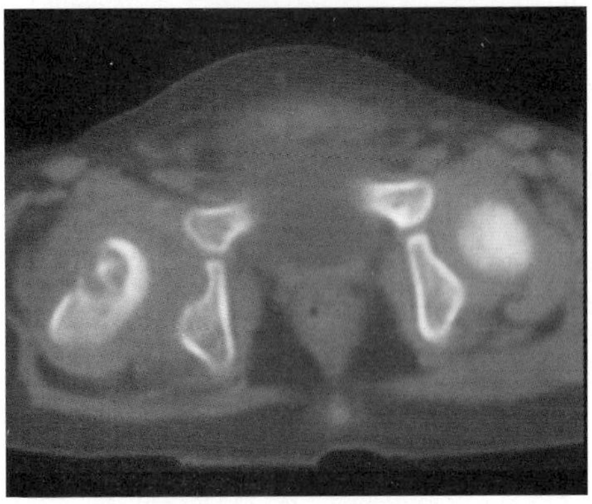

（一）

女，11个月。CT显示右髋臼股骨头颈骨质破坏呈虫蚀状。关节囊等密度积液

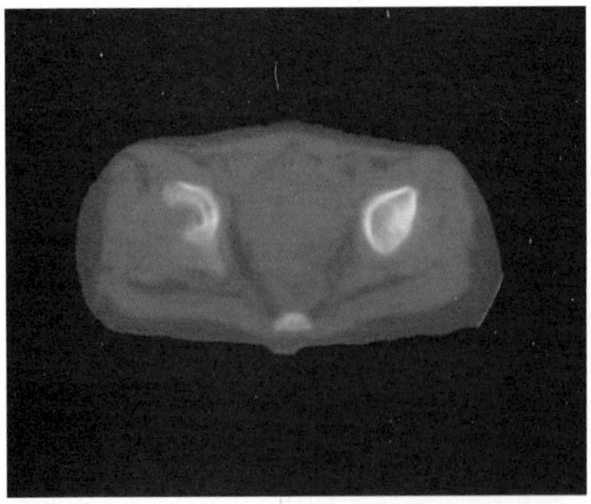

（二）

图10-63　右髋关节结核术后CT观

同一病例。术后1年复查CT右侧髋臼畸形，骨破坏区有骨硬化

【病例】女，13岁。左跟部肿痛1年余，活动受限3周。CT显示左跟骨骨质密度增高。内后缘皮质连续性中断。约有1.1cm×0.6cm低密度骨破坏区。

手术清理骨破坏区，术后病理证实：跟骨结核。

出院诊断：跟骨结核。

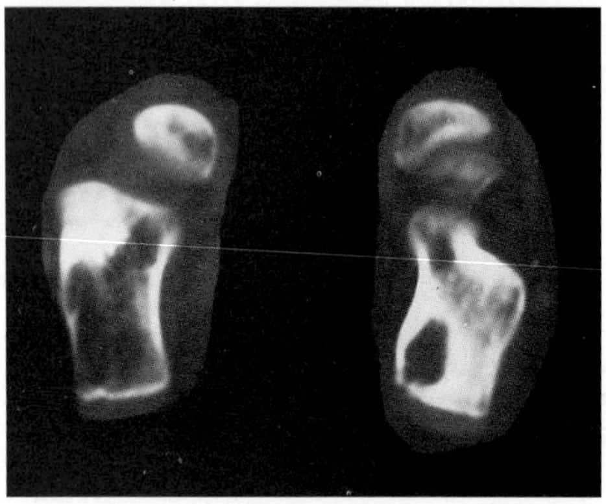

图10-64　左足跟骨结核伴病理性骨折CT观

女，13岁。CT显示左跟骨骨质密度增高。内后缘皮质连续性中断。约有1.1cm×0.6cm低密度骨破坏区

第五节　化脓性骨关节病

一、小儿化脓性关节炎

小儿化脓性关节炎（purulent arthritis in children），是指婴幼儿急性化脓性关节炎。常见部位包括膝关节、肩关节及髋关节。它可以是局部骨髓炎波及附近关节，或为全身血源性感染，经血液循环侵入关节、滑膜的感染。

【病因】最常见的病因为金黄色葡萄球菌感染。小婴儿原发病可能来自呼吸道、消化道或脐部。年长儿可能为关节穿刺消毒不严格所致。也可以有脑膜炎双球菌或肺炎双球菌感染。近年也有年长儿中莱姆病关节炎报告。

【病理改变】肉眼所见：关节滑膜充血、水肿，有黄白色浆液纤维性或黏稠成块状脓性渗出。镜检：可见大量炎症细胞浸润、变性、坏死细胞（详见第六章第三节化脓性胸膜炎）。

【临床表现】急性化脓性髋关节炎在小

儿急性化脓性关节炎中发病率最高，尤其以婴儿中最常见。全身中毒症状明显。有发热、体温升高，呈弛张热，或稽留热，或不规则型热，或小儿哭闹、易激惹、贫血、苍白、乏力，无欲症。关节肿胀，一侧肢体疼痛、活动受限、拒动。局部发红，皮肤温度升高，疼痛明显。

【实验室检查】

（1）白细胞计数及中性粒细胞增高。

（2） 血沉增快。

（3）C- 反应蛋白阳性。

（4）关节腔穿刺为浆液性，灰白色混浊或黏稠液，易凝固。镜检：细胞计数增多，以中性粒细胞及变性、坏死细胞。

根据临床常见化脓性关节炎分述如下，但其影像学特点为共性表现，仅发病部位不同。

1）化脓性髋关节炎（purulent arthritis of hip），是指小儿髋关节发生急性化脓性炎症 。其发病情况，约占儿童化脓性关节的83%。多见婴幼儿。临床特征：发病急，髋关节疼痛 ，活动受限。白细胞计数及中性粒细胞增高。

临床表现：小儿全身中毒症状明显。发热、乏力、脉搏增快。髋关节肿胀，肢体活动受限，局部皮温增高，压痛、拒按。

2）化脓性膝关节炎及肩关节炎，临床发病率较低。小儿除全身症状外，主要以局部症状为重。表现为关节肿胀、充血，皮肤局部温度增高、功能活动障碍。

【影像学特点】

（1）X 线平片：早期仅表现为软组织肿胀。髋关节炎显示闭孔内、外肌以及关节囊外脂肪层消失，向外呈弥漫性软组织肿胀。关节间隙增宽。关节腔内积液，髋关节病理性半脱位，或脱位。晚期主要累及骨质破坏，可见股骨头骨骺、髋臼、股骨颈内出现虫蚀状、小灶性骨小梁缺失区，有小死骨形成，病灶周围有骨硬化缘。

（2）B 超：显示髋关节纵切面、冠状面探及并观察到滑膜、关节囊回声增强。关节间隙增宽，股骨头有脱位。

（3）CT 扫描：平扫软组织窗观察，患侧髋关节周围软组织肿胀，对比健侧无此表现。横断层面可见股骨头与髋臼之间间隙较健侧明显增宽。关节囊周围软组织间隙内正常脂肪层、肌间隙纹理模糊不清或消失（图 10-65、图 10-66）。关节囊内为等或低密度积液影。CT 值 15~28Hu。骨窗显示股骨头、股骨颈、髋臼骨膜反应性增生。病变区骨质密度增高，偶见减低区，周边有骨硬化缘，内可见小块状、点状密度增高的死骨组织。大量积液时，股骨头可有半脱位。

（4）MRI：早期软组织肿胀，关节腔内渗出积液，骨髓腔内水肿，呈长 T1、长 T2 信号。 与骨病多处于中晚期破坏与修复增生并存，MRI 呈混杂信号。关节软骨显示模糊不清，甚至消失。

【诊断与鉴别诊断】诊断要点，化脓性髋关节炎，有发热、局部疼痛、活动受限。白细胞计数及中性粒细胞增高。结合 X 线平片、CT 扫描，不难诊断。

鉴别诊断：

（1）髋关节结核：多见学龄前儿童。隐匿起病。跛行，髋部疼痛，多汗、肌肉萎缩、痉挛。小儿有结核病接触史，无卡介苗接种史。PPD 试验阳性。X 线平片、CT 显示关节囊肿胀、骨质疏松、破坏。晚期则骨质疏松、破坏，关节纤维性强直。

（2）发育性髋关节发育不全（先天性髋关节半脱位），患肢活动少，有关节弹响征。皮肤纹理改变。结合 X 线测量不难诊断。

【病例】男，12 岁。右髋、髂骨疼痛 3 周。右髋关节有手术史。查体：右髂骨边缘可触及鸽蛋大肿物，压痛、有波动感。CT 显示右侧髂骨术后变形、密度增高。关节腔内有小死骨碎片。髋臼增厚、毛糙、紊乱、关节面不光整。软组织间隙肿胀，髋臼前缘肌肉间隙内有囊性低密度影，CT 值 33Hu。

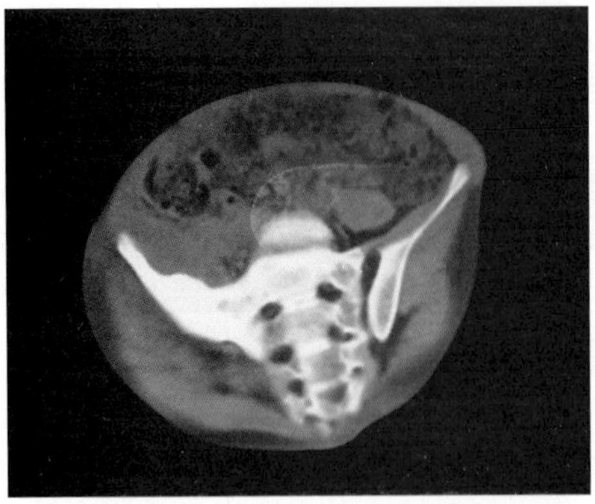

（一）

男，12 岁。CT 显示右侧髂骨术后变形、密度增高

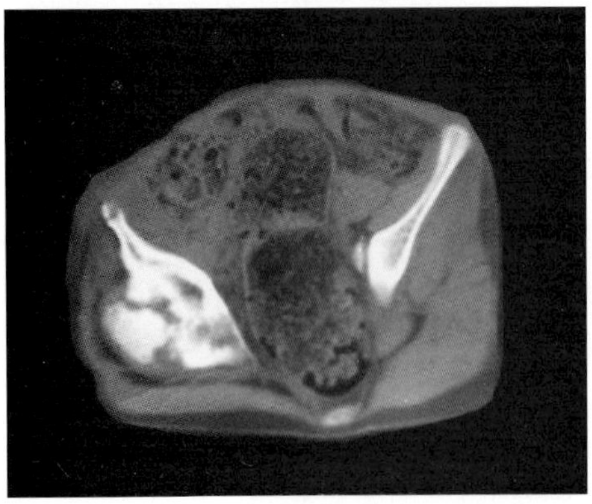

（二）

同一病例骨窗显示髋臼增厚、毛糙、紊乱、关节面不光整。软组织间隙肿胀，髋臼前缘肌肉间隙内有囊性低密度影，CT 值 33Hu

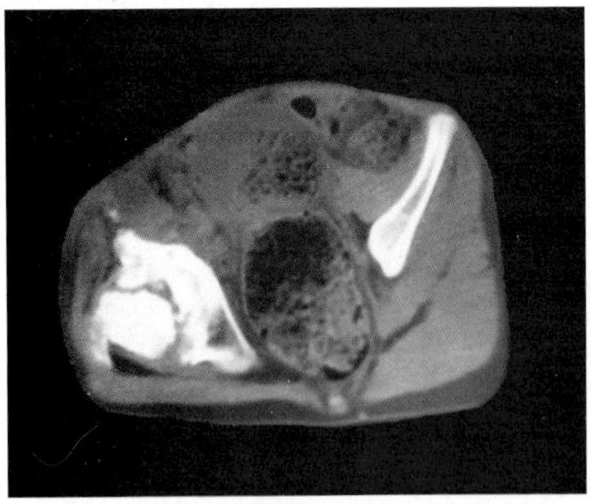

（三）

图 10-65　右侧化脓性髋关节 CT 观

同一病例。右髋臼增宽，密度增高，股骨头骨骺失去圆隆形态，密度增高，关节腔内有小死骨碎片

【病例】男，9 岁。高热，右侧髋部肿痛 2 周。白细胞 1.8×10^9/L，中性粒细胞 87%，淋巴细胞 13%。CT 显示右侧髋关节肿胀，右髋臼、股骨头骨骺皮质不光滑。

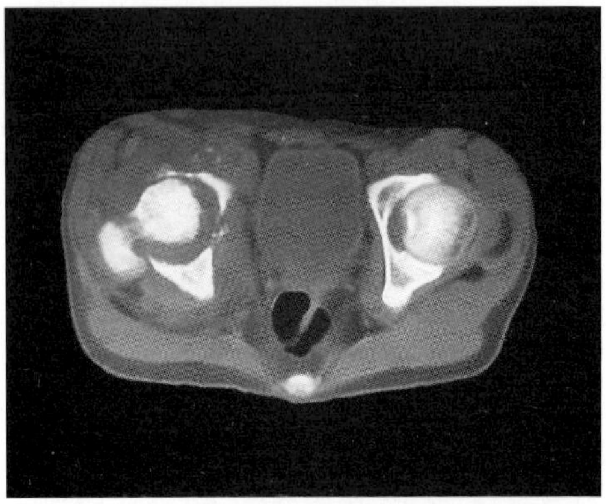

图 10-66　右侧化脓性髋关节炎 CT 观

男，9 岁。CT 显示右侧髋关节肿胀，右髋臼、股骨头骨骺皮质不光滑

二、化脓性骨髓炎

化脓性骨髓炎（pyogenic osteomyelitis），是指骨组织（包括骨、骨膜、骨髓腔）的化脓性炎症。多见 2~10 岁的小儿。男多于女。病变常发生于长管状骨，好发部位依次为胫骨、股骨 、桡骨。偶为脊椎骨或髂骨。胫骨多累及上端，股骨则在下端。急性期为突然发热，畏寒， 患肢肿胀，活动障碍，慢性期则有窦道和死骨形成。

【病因】致病菌 75%~85% 为金黄色葡萄球菌，其次为溶血性链球菌，其病灶可多发。罕见的有阴沟杆菌。骨折并发骨髓炎者多为大肠杆菌、厌氧菌等引起。部分病人可为多种细菌的混合性感染。

【病理改变】急性期病变始于干骺端松质骨内，直接侵犯骨髓或经软组织、骨膜、骨皮质进入骨髓腔，骨膜下脓肿形成，骨小梁破坏、吸收，死骨形成。慢性期则为骨质广泛增生硬化，窦道形成，长期不愈。

【临床表现】急性起病突然，有寒战、高热、伴患肢剧痛、拒动。局部皮肤充血、肿胀、灼热，触之有波动感，穿刺可吸出脓液。慢性期则有长期不愈合的窦道，流脓，时有小块死骨样组织排出，患肢可粗大、畸形，功能障碍，如僵硬和挛缩，双下肢不等距。

【实验室检查】

（1）急性期白细胞计数增高，中性粒细胞增高。

（2）血培养和吸取的脓液可直接涂片或培养出金黄色葡萄球菌，或阴沟杆菌等致病菌。经不规则的抗生素治疗后，或慢性期抽取液培养阳性率下降。

【影像学特点】

（1）X 线平片：早期主要表现为软组织肿胀。因软组织水肿增厚，皮下脂肪层消失而呈粗大的条网状结构。脓肿所在部位从骨内向软组织间隙内呈均匀的密度增高影。晚期表现为骨质破坏，呈边缘清楚的虫蚀样破坏，内间以大片死骨。骨质疏松，骨小梁变粗，呈粗网状粗疏骨纹，或骨小梁缺损区广泛骨质硬化（图 10–67）。

（2）CT 扫描：较 X 线的组织对比密度分辨力高，对检出软组织和深部脓肿极为有利。急性期显示骨髓腔内密度增高，偶见小的局灶性骨小梁缺失区。骨膜反应，软组织肿胀明显，肌间隙水肿、渗出，模糊不清，脂肪层消失（见图 10–68~ 图 10–72）。慢性期：CT 显示髓腔内密度增高，甚至闭塞，骨皮质增生，破坏区域周围骨增生、硬化，偶尔其内有死骨。

（3）MRI：以多方位成像，尤其在病变早期，显示深部脓肿及软组织肿胀范围较 CT 清晰、敏感。在病变区内软组织肿胀、渗出、水肿。急性充血、坏死都可造成骨髓腔内水分增加，T1 加权像上呈低或中等信号，T2 加权像则为高信号。在早期即可发现深部软组织脓肿及范围。 骨膜反应在 MRI 图像上不及 CT。死骨形成信号可为多样的，窦道形成皮肤不规则信号。

CT、MRI 在骨髓炎的表现中并非特异性，骨肿瘤、骨结核、骨折愈合期也可似此，诊断时要结合临床考虑。有些术前与骨肉瘤难以鉴别，行 CT 导向下骨穿刺活检。

【诊断与鉴别诊断】诊断要点，急起发热、畏寒、患肢肿胀、疼痛，功能活动受限。慢性则有皮肤窦道不愈合，流脓、患肢畸形。X 线平片、CT 有特征性改变。

鉴别诊断：

（1）急性蜂窝组织炎：临床也有急性起病，感染多为软组织肿胀，局限于皮下，肌肉间隙内，尚未累及骨组织。X 线平片、CT 扫描显示骨髓腔正常。

（2）尤文氏肉瘤：有长期发热，软组织肿胀。骨破坏区呈溶骨样或成骨样改变。骨膜反应呈骨针状或葱皮样增生。患儿很快出现贫血、苍白、骨痛、恶液质。抗炎治疗无效。CT 导向下骨穿刺活检可进行鉴别。

（3）骨结核：小儿骨结核、骨髓炎均好侵犯干骺端松质骨。骨髓炎骨破坏区周边骨增生，硬化缘。内可见小的高密度死骨形状。骨结核可见骨质疏松、肌肉萎缩、软组织肿胀、冷脓肿形成。结合病史，PPD 试验阳性，C 反应蛋白阴性，临床抗生素治疗无效，抗结核有效，可以鉴别。

【病例】女，12 岁。左股骨下端反复流脓 1 年余。X 线平片显示，皮质毛糙、缺损，髓腔密度增高。

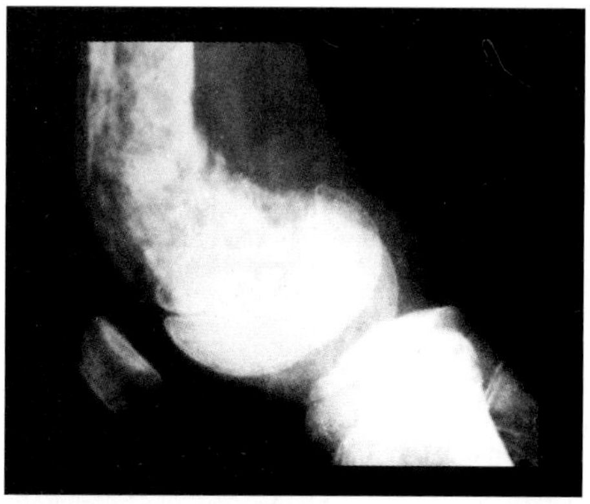

图 10–67 左股骨下端慢性骨髓炎 X 线平片观

女，12 岁。X 线平片显示左股骨下端皮质毛糙、缺损，髓腔密度增高

【病例】男，14 岁。右胫骨下段红肿 2 周，活动受限。CT 显示右胫骨下段软组织肿胀。髓腔内密度增高。

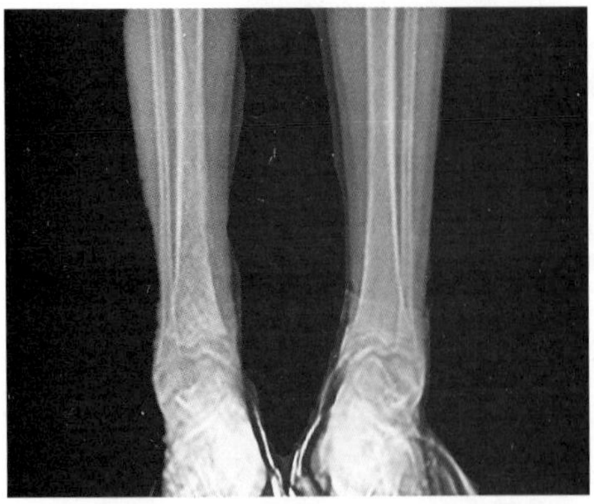

（一）

男，14岁。CT示：右胫骨下段软组织肿胀。髓腔内密度增高

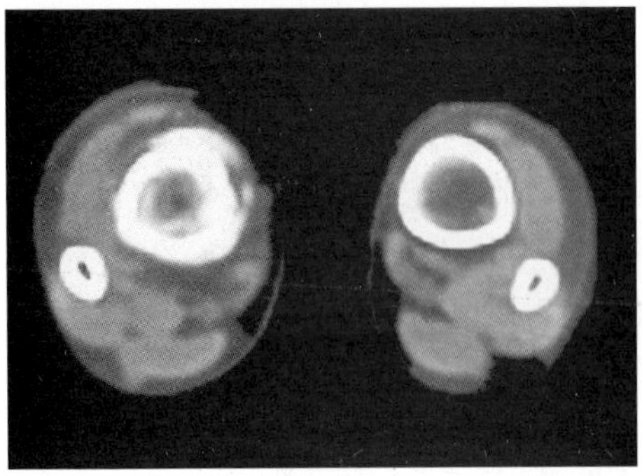

（二）

图 10–68　右胫骨下段急性化脓性骨髓炎 CT 观

同一病例。CT显示病灶骨皮质呈晕环状骨膜反应增生，髓腔变窄，密度增高

【病例】男，14岁。砸伤左足面后肿胀、流脓6个月余。CT显示左足第3趾骨骨质疏松，软组织肿胀，第1、3趾骨及皮下积气，其正常形态消失，可见多个死骨碎片。

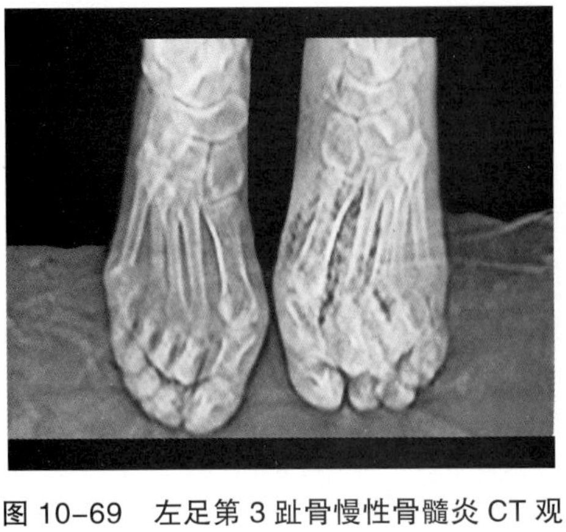

图 10–69　左足第 3 趾骨慢性骨髓炎 CT 观

男，14岁。CT显示左足第3趾骨骨质疏松，软组织肿胀

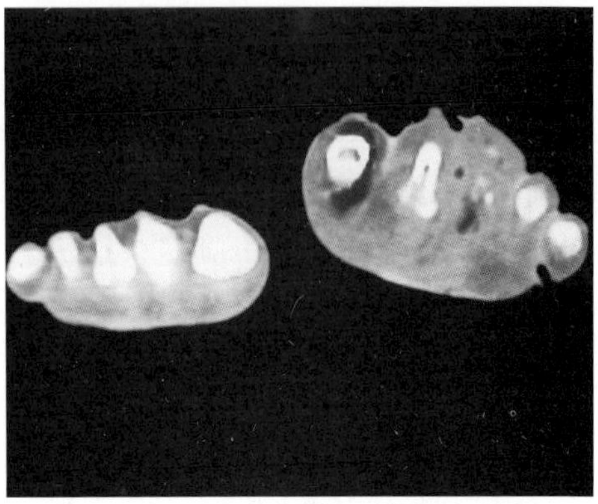

图 10–70　左趾骨慢性骨髓炎 CT 观

同一病例。CT显示左足软组织肿胀，第1、3趾骨及皮下积气，其正常形态消失，可见多个死骨碎片

【病例】女，13岁。扭伤左足后肿胀，疼痛4个月。CT显示左足软组织肿胀，距骨中部密度增高，内见多个死骨碎片。

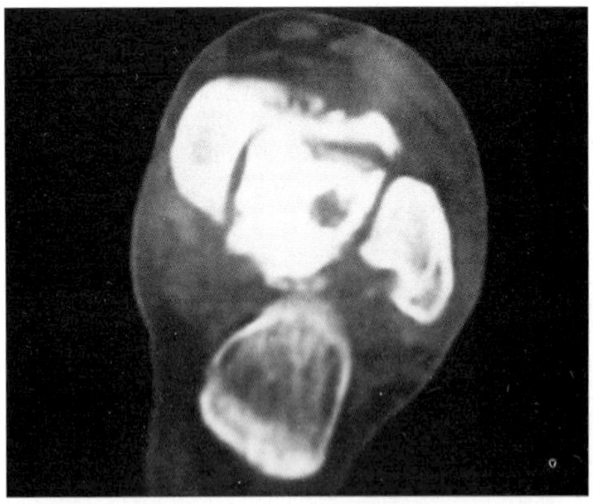

图 10–71　左距骨慢性骨髓炎 CT 观

女，13岁。CT显示左足软组织肿胀，距骨中部密度增高，后可见多个死骨碎片

【病例】男，17岁。在体育运动会中，跑鞋铁钉刺破右跟骨，反复发作性疼痛4年余。CT显示右跟骨骨质密度增高。后外骨皮质下区多发囊变区。

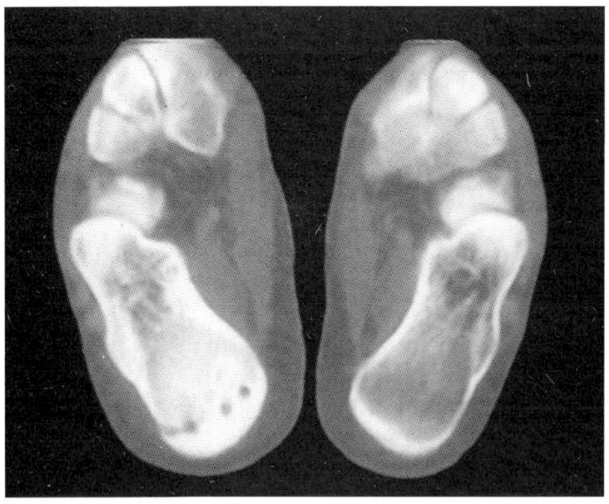

图 10-72 右跟骨慢性骨髓炎 CT 观

男，17 岁。CT 显示右跟骨骨质密度增高。后外骨皮质下区多发囊变区

第六节 其他骨慢性炎症

一、肋软骨炎

肋软骨炎（costal chondritis），也称 Tietze's disease，是指小儿胸肋关节近端的肋软骨炎症性肿胀、局部疼痛。肋软骨本身无血管组织，血液主要依靠软骨膜的供应。软骨膜发生炎症感染时，软骨内有死骨、钙化等。

【病因】常见有病毒感染后，结核病全身感染免疫状态低下或伤寒、副伤寒经血运感染或胸外手术后局部感染。

【实验室检查】

（1）白细胞计数增高，中性粒细胞增高。

（2）血沉增快。

（3）C- 反应蛋白阳性。

【临床表现】患儿在发热、急性病中或病后胸部疼痛或胸肋关节附近皮肤充血、肿胀、皮温较高、压痛明显，尤其于吸气末胸部扩张时胸肋关节疼痛明显。

查体：第 1~4 胸肋关节隆起、肿胀、充血，压痛阳性。

【影像学特点】

（1）X 线胸片：患侧胸肋关节较邻近胸肋关节外形略有增大。有时患侧检出肺内结核感染灶，但大多在胸部 X 线显示正常。

（2）CT 扫描：冠状像显示胸部骨性结构完整、不对称。患侧发病部位的胸骨体与肋软骨交界处有肿胀，边缘粗糙，呈细小的锯齿状改变。患病的肋软骨有密度增高影较同侧正常的肋软骨有形态增大畸形且见小斑块状钙化，软组织间隙无渗出影，亦无肋软骨破坏（图 10-73）。

【病例】女，13 岁。反复左胸部疼痛 5 年余。5 年前上呼吸道感染时发热伴胸痛。胸骨体旁左第 4 肋软骨部位较对侧明显隆起，局部压痛。CT 显示左第 4 肋关节有略高密度灶影。

诊断：左第 4 肋关节炎。

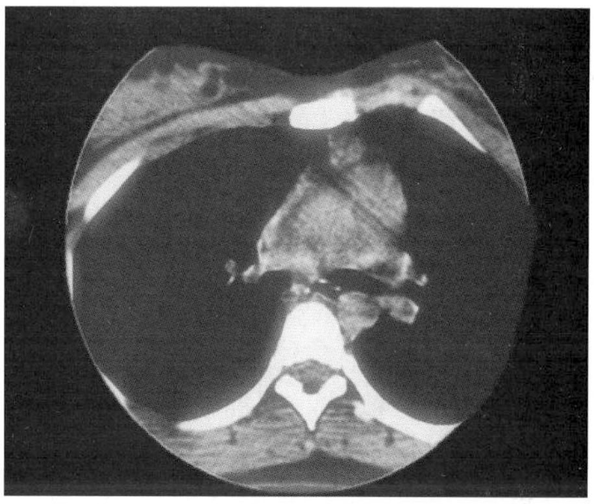

（一）

女，13 岁。CT 显示左侧第 4 肋关节有略高密度影

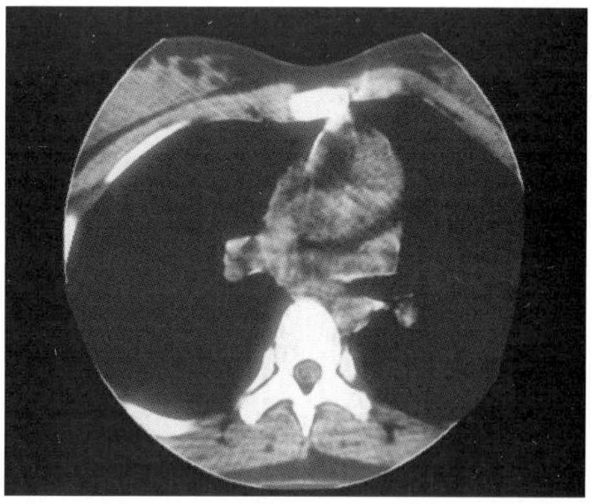

（二）

图 10-73 左第 4 肋软骨炎 CT 观

同一病例。CT 显示胸骨左缘第 4 肋软骨增粗、膨胀，较对侧增大畸形、边缘欠光滑，密度增高

二、骨骺炎

骨骺炎（epiphysitis），是指小儿骨骺遭

受各种病原体感染后，所致的急、慢性炎症。

【病因】在各种感染中，尤其是发生全身性严重的感染最易造成本病的发生。致病菌主要有金黄色葡萄球菌、溶血性链球菌、肺炎球菌。长期滥用各种抗生素。临床上则更多见于毒力较低的致病菌引起的骨骺感染。

【实验室检查】

（1）白细胞计数升高（1.5×10^9~2.0×10^9/L）。急性期中性粒细胞增多。隐匿起病，则白细胞的计数、分类均正常。偶有淋巴细胞增多。有时红细胞总数以及血红蛋白降低。

（2）血沉增加。

【临床表现】患儿绝大多数起病隐匿，病程较长。有肩、膝关节肿痛、不适、活动障碍。每遇傍晚时分，或临睡之前则症状明显。查体：局部皮肤肿胀，肤色不红。肩、膝关节屈曲、外展、内收或者上抬的活动受限，局部有轻压痛。

【影像学特点】

（1）X线平片：显示受损的关节间隙变狭窄或增宽，关节囊内有积液。骨骺板不完整，其密度不均匀，呈多个溶骨样、虫蚀样的破坏，破坏区域的周边部有骨密度增高的硬化缘。

（2）CT：骨骺破坏与增殖性病理细微的结构改变较X线平片清晰。组织对比度的分辨率较高，无重叠。可见骨骺组织有低密度的溶骨样破坏，在破坏的区域内无骨骺组织，周边处的骨骺密度更清晰。

（3）CT引导下骨介入穿刺活检：直接在骨骺破坏区域中抽取病理组织，明确诊断（图10-74~图10-75）。

【诊断与鉴别诊断】诊断要点，骨骺端疼痛，病程较长，活动受限，DR+CT显示骨骺病变不均匀。

（1）骨肉瘤：多见于青少年。发热、近关节处红肿、疼痛，活动障碍。X线平片及CT显示骨骺端软组织肿胀，骨膜反应表现为增生。骨质被破坏呈溶骨样。两者的鉴别点：发病部位是干骺端，非骨骺处。必要时可做CT引导下的骨介入穿刺活检。

（2）骨髓炎（硬化型）：发病部位为骨干骨髓腔内的急、慢性炎症，尤其在慢性骨髓炎中，骨皮质增厚，骨密度增多，骨髓腔发生闭塞。其鉴别点仍为发病的部位。

（3）低毒感染：临床多见一些骨局限性溶骨样破坏，皮质发生缺损，从破坏区域内可抽出巧克力样或果酱样稠厚的液体。

（4）骨样骨瘤：患儿可有骨局部疼痛，傍晚或夜间症状可加重，水杨酸治疗有效。X线平片及CT显示骨皮质下有圆形、类圆形的透光区，骨皮质密度增高内可见瘤巢。

（5）骨结核：患儿有长期的低热、盗汗，体重不增加。骨关节肿痛、跛行、活动受限。X线平片、CT亦见邻近关节以下的骨质破坏，但结合有结核病的病史或接触史，或未接种卡介苗，PPD试验、C-反应蛋白试验、血沉试验等诊断。

（6）白血病：患儿有长期的低热、贫血，肝、脾肿大，以及淋巴结肿大。X线平片、CT显示长骨的干骺端病变。

【病例】女，14岁。右肩肿痛3个月，上举困难。穿刺术前CT图像显示右肩肱骨头骨骺不完整，密度不均匀，外上有多个灶状的低密度溶骨样破坏。

CT引导下穿刺活检。术后病理：骨骺炎。

诊断：右肱骨骨骺炎。

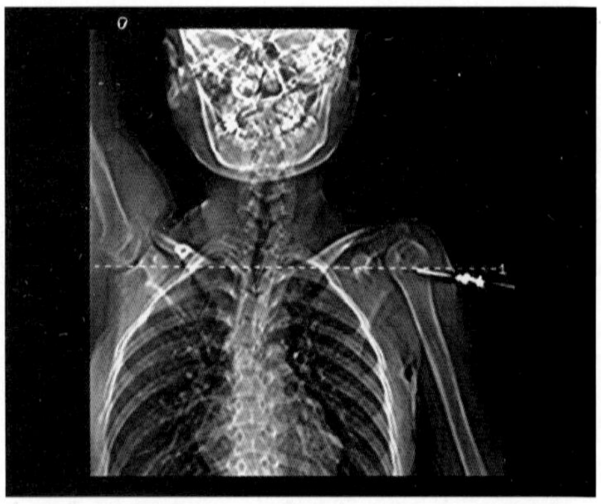

（一）

女，14岁。术前CT显示右肩骨骨骺炎不完整，密度不均匀，外上有多个灶状的低密度溶骨样破坏

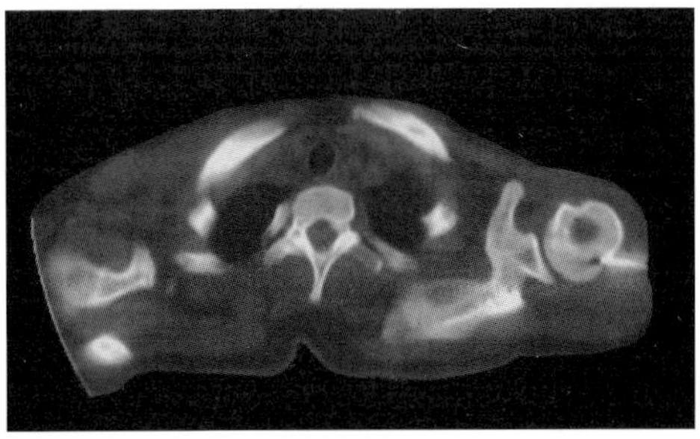

(二)

图 10-74　右肩骨骨骺炎 CT 观

同一病例。CT 显示病灶内已有穿刺针准确地刺入，在预选的病灶内取出骨骺的碎片

【病例】男，6 岁。左膝关节肿痛 2 月余。术前 CT 冠状位置显示左股骨下端的骨骺内有多个溶骨性破坏，同时还有斑点状密度增高。CT 显示穿刺针已准确进入预选区域内，取病理组织数小块。

术后病理：骨骺炎。

诊断：骨骺炎。

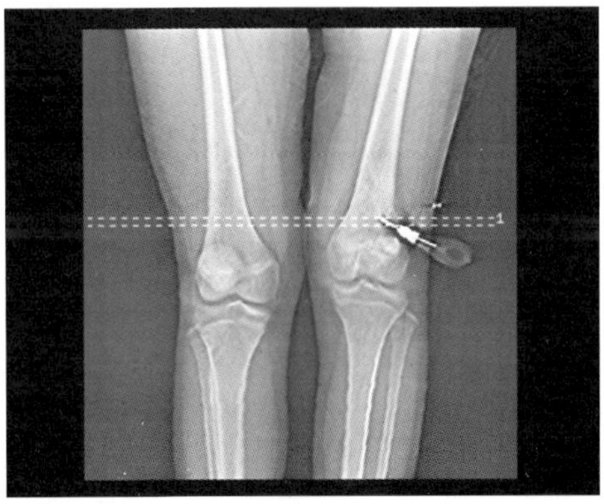

(一)

男，6 岁。术前 CT 显示左股骨下端的骨骺内有多个溶骨性破坏，伴斑点状密度增高

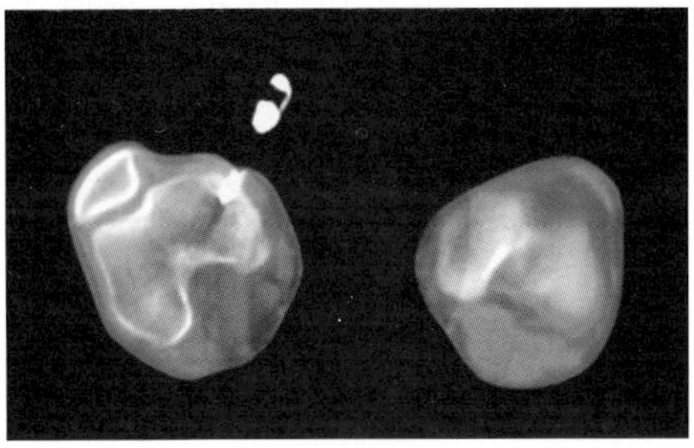

(二)

图 10-75　左股骨下端骨骺炎 CT 观

同一病例。CT 显示穿刺针已准确地进入预选区域内，取病理组织数小块

第七节　儿童应力性骨折

儿童应力性骨折（stress fracture in children），也称疲劳性骨折。是指小儿由于肢体有节律的、反复创伤所致的慢性骨结构损伤。影像学特征：患侧肢体骨皮质连续性中断，局部骨膜反应性增生，骨髓腔内密度增高。有时可伴局部软组织肿胀。

【发病机理】应力性骨折，是正常骨过度使用导致骨皮质中断。正常儿童由于骨组织血供丰富，组织含钙少，胶质成分多，骨骼在应力范围内，具有应变性，不易发生骨折。当超过应力极限时，可发生骨皮质下的微小骨折或骨小梁的断裂。当应力仍不断积累时，造成骨小梁断裂比骨修复能力大，产生应力性骨折。胫骨是人体站立活动时，身体承重最大的骨骼之一。形态学上可见骨皮质厚、骨质密度高。有人实验测试：在单肢负重情况下，胫骨可承受体重的 93%，承重相当于体重的 125%。

【临床表现】多见于学龄期儿童，或青春发育期的男性。喜欢跑、跳，或参加体育达标训练时，剧烈体育运动之后。首先自己感觉下肢股前区肌肉、小腿后腓肠肌、比目鱼肌酸痛，不适。局部肌酸成分累积，经短暂休息后逐渐恢复正常。当反复、持续、激烈运动大量后，疲劳不易恢复，产生胫骨中上段固定、持续的疼痛难以缓解。

【影像学特点】

（1）X 线平片：好发于胫骨上段，其次为胫骨中段。可见骨皮质不光滑、连续性中断，断端无明显移位。骨折线呈细小的、斜形和（或）水平状。骨痂的形态，可见沿骨皮质呈层状，或葱皮状皮质增厚。增厚的范围较大。病变区骨髓腔密度增高。范围可 2~5cm，边缘不规则，无骨硬化缘（图 10-78）。

（2）CT 扫描：可仔细分辨骨的细微结构，是 X 线平片的补充。冠状定位像。表现与 X 线平片相似，可见骨皮质不光滑，沿骨长轴有层状骨膜反应，骨痂形成，骨折皮质的连续性中断或水平状骨密度增高，髓腔内骨小梁普遍密度增高。

（3）CT引导下骨介入性诊断：当胫骨中上段局部肿胀、疼痛或隐痛部位，难以与骨肿瘤及其他骨病鉴别，可采取CT引导下骨介入穿刺取病理活检（图10-76~图10-80）。

【诊断与鉴别诊断】诊断要点，儿童应力性骨折，多见于胫骨的中、上段长期负荷超过极限时，发生的骨皮质下，或髓腔内骨小梁断裂的骨折。一般情况下，病史清楚诊断可成立。但多数小儿难以问出有损伤病史。

鉴别诊断：

（1）胫骨中、上段骨肉瘤（或尤文氏肉瘤）：患肢有疼痛、肿胀，局部皮肤温度增高。平片及CT显示患侧局部骨膜反应性增生，呈层状、日射状，软组织中有瘤骨。骨髓腔内有溶骨性或成骨性骨破坏。

（2）急性骨髓炎：可有患肢损伤诱因。局部皮肤红、肿、热、痛急性炎症表现。平片+CT显示患肢骨膜反应性增生，弥漫性软组织肿胀，内无瘤骨形成。髓腔内有溶骨样破坏或少量小死骨片形成。但早期不易与骨肉瘤鉴别。

（3）骨结核：如发生于胫骨上段，近干骺端的骨结核，骨膜反应少见。平片+CT早期表现：骨皮质变薄，骨小梁稀疏。软组织肿胀。也可邻近膝关节结核波及，或肺内结核，血行播散而至。化验：血沉增快，PPD试验阳性。肺内或其他部位有结核病灶。

【病例】男，13岁。经体育达标竞技测验后，双下肢疼痛月余，严重时跛行。要求明确诊断，行CT引导下骨介入穿刺活检。

活检病理：新生骨痂组织。

最后诊断：左胫骨中上段应力性骨折。

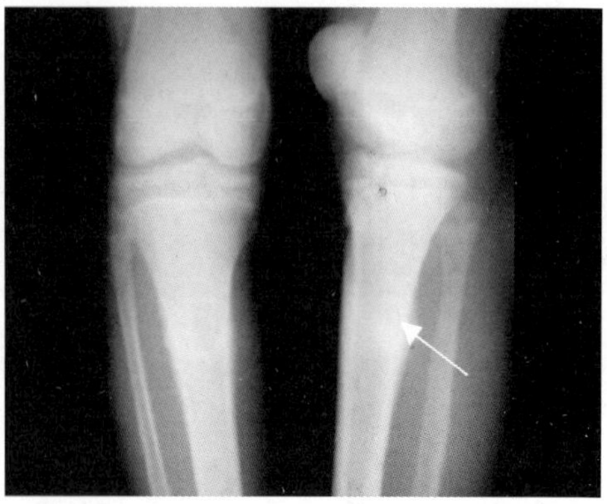

图10-76　左胫骨中上段应力性骨折CT观

男，13岁。CT中上段骨破坏区的骨膜增厚，髓腔变窄

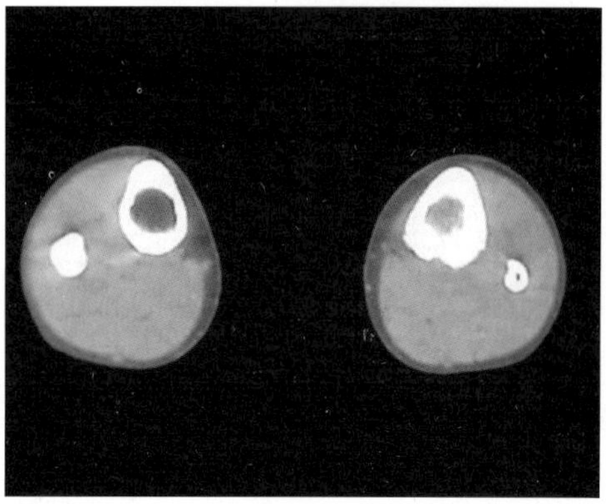

（一）

同一病例。CT显示骨膜增厚，髓腔变窄

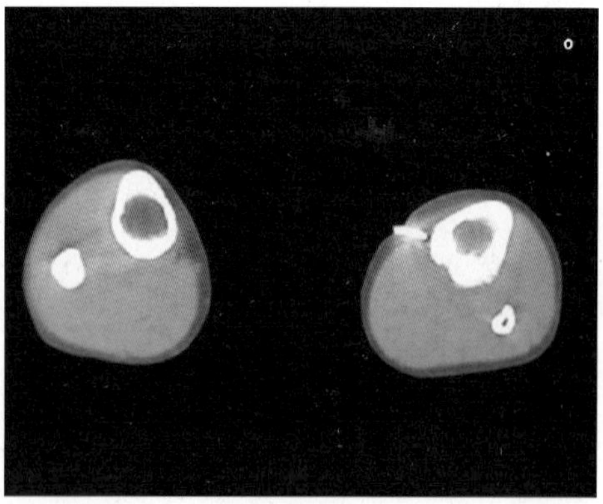

（二）

同一病例。CT显示穿刺针刺入预选骨破坏区骨膜增厚

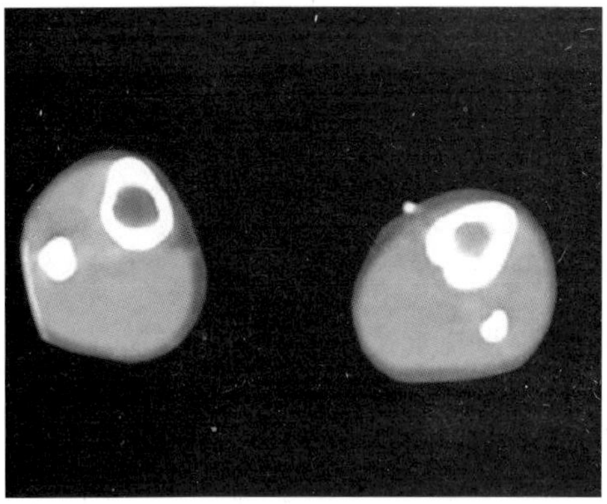

（三）

图 10-77　左胫骨中上段应力性骨折 CT 引导下骨穿刺活检观

同一病例。CT 显示骨破坏区骨膜增厚，骨髓腔变窄

【病例】男，14 岁，身高 192cm。持续性双侧胫骨前区疼痛 10 个月，休息后不能缓解，外院曾怀疑骨肉瘤、骨结核。经抗结核治疗，前症加重。现任省篮球队队员，每天训练、比赛时间约 10h。要求明确诊断。行 CT 引导下骨穿刺活检。

双下肢胫腓骨平片：胫腓骨骨膜反应明显，髓腔骨质密度增高。

CT 显示右胫骨中上段骨膜呈层状增生，髓腔密度增高。

术后病理证实：病变区增厚骨皮质为新生骨痂组织。

最后诊断：右胫骨中上段应力性骨折。

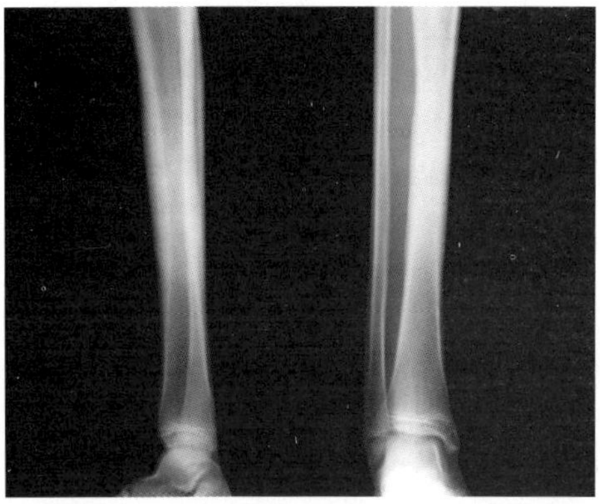

图 10-78　右胫骨中上段应力性骨折平片观

男，14 岁，身高 192cm。X 线平片显示胫腓骨骨膜呈层状增生，髓腔密度增高

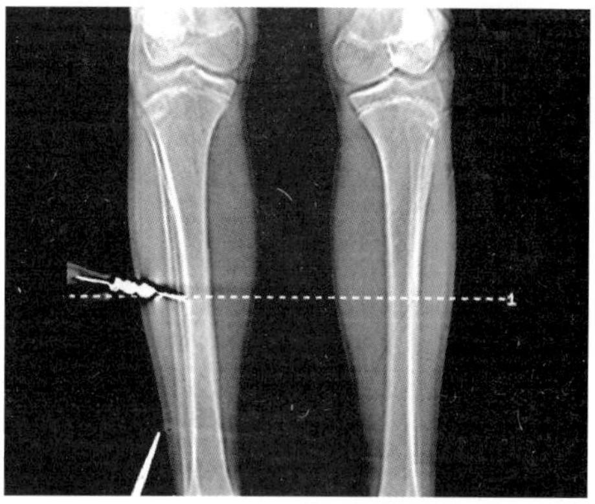

（一）

同一病例。CT 显示右胫骨中上段有大范围骨膜反应增生，骨皮质增厚，呈线状骨质密度增高

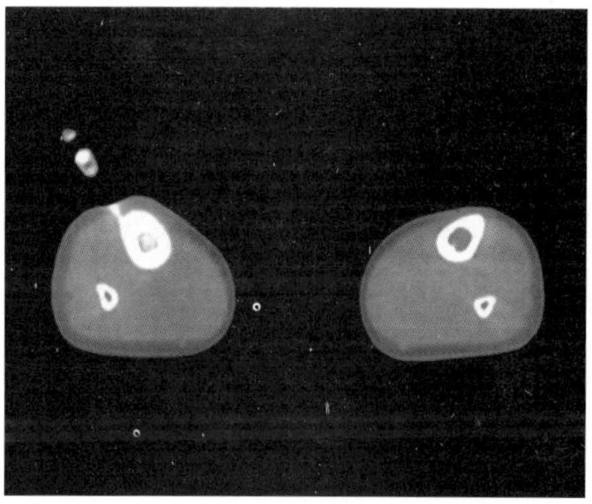

（二）

图 10-79　右胫骨中上段应力性骨折 CT 观

同一病例。CT 引导下骨皮质增厚区取病理活检，髓腔变窄

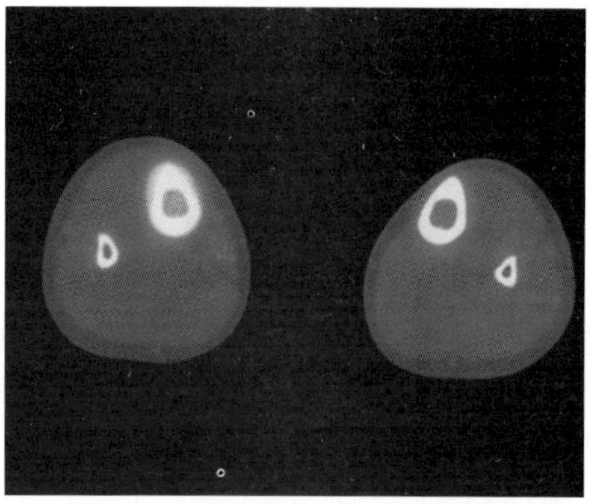

图 10-80　左胫骨中上段应力性骨折 CT 观

同一病例。CT 显示患侧骨皮质增厚区，呈层状骨膜反应增生

第八节　小儿骨肿瘤

一、骨样骨瘤

骨样骨瘤（osteoid osteoma），为一种良性肿瘤，是起源于成骨性间胚叶，具有形成大量骨样组织倾向的骨肿瘤。呈自限性生长。其一般大小范围在1~2cm以下，多数小于1cm。好发于10~20岁。男女发病之比为3∶1。股骨和胫骨为骨样骨瘤的好发部位，占全部病例的75%。其次为肱骨和手足骨。偶见于肩胛骨、髂骨等扁平骨和脊柱。

【病理改变】骨样组织巢，血管丰富，含放射状骨小梁、钙化或骨化，边缘成骨细胞或少数破骨细胞。瘤周粗大、不规则骨小梁或骨密质。瘤巢直径很少超过2cm，核心为沙粒状 或颗粒状，呈红棕色夹杂着白色或黄色斑点。质地不尽相同，软可似肉芽组织，硬可似骨组织。肿瘤虽无包膜，但与正常组织间有一窄的环状充血带相隔，周围组织有明显的骨硬化分界。肿瘤位于其中心，形成瘤巢。镜下：可见瘤巢和周围反应骨间有明显的分界线。瘤巢组织系由类骨小梁编制而成，小量纤细编织不规则，并有不同程度的钙化沉积，以瘤巢中心沉积最多，甚至形成不规则骨样组织。成骨细胞常绕骨样组织排列，分化良好。小梁间有多少不等的血管纤维结缔组织和良性多核巨细胞。

【临床表现】主要为间歇性局部疼痛，以夜间为重，随着病情的进展而疼痛加重。有时可造成功能障碍。服用水杨酸类药物可缓解疼痛。有时被误诊为风湿病。肿瘤位于软组织较少的部位，局部可以出现肿块、水肿和压痛。若病损发生在关节附近，可有屈曲挛缩或关节炎症状。患侧可因生长紊乱，出现下肢不等长。位于肋骨或脊柱，可引起脊柱侧弯畸形。

【影像学特点】

（1）X线平片（DR）：50%以上位于股骨和胫骨，长骨骨干多发，分型：皮质型、骨膜下型、髓腔型，前2型多见有明显骨硬化环，伴层状或葱皮样骨膜反应；髓腔内及骨膜下型瘤巢周边增生、硬化及骨膜反应相对较轻，甚至没有。早期只能看到皮质较小范围的圆形或卵圆形的透亮区，直径0.5~2.0cm，内含致密的瘤巢为其特征。随着病情的发展，可出现皮质增厚及硬化。透亮区呈偏心性瘤巢。X线由不同角度投照，或采用高电压摄影，才能检出。病程长者，少数病例可有2或3个瘤巢。当病损累计皮质或临近皮质时，可出现少量层状或花边样的骨膜反应。皮质受侵蚀多见于小骨的骨样骨瘤。瘤巢 $<$ 1.5cm，多单巢，50%以上巢内有钙化或骨化（图10–83）。

（2）CT扫描：与X线平片所见相似，由中央瘤巢及周围的硬化骨构成。有时瘤巢较小或周围骨硬化明显瘤巢被掩蔽，X线片难以显示。CT能清晰显示瘤巢的大小、形态及数目，瘤巢的确切位置，骨膜反应及瘤周水肿带（图10–81~图10–84）。

（3）MRI：瘤巢呈T1WI低–中等信号，T2WI低、中等或高信号，骨样组织为主T2高信号，内部明显钙化或骨化T2低信号；增强扫描骨样组织为主瘤巢明显强化，瘤周骨皮质增厚、骨膜反应为低信号；显示病灶周围骨髓及软组织充血水肿敏感（图10–85）。

【诊断与鉴别诊断】诊断要点，临床表现患肢骨局部疼痛，夜间尤重，服水杨酸类有效。DR或CT扫描发现小于2cm圆形或椭圆形透亮区，中央为致密瘤巢，周围皮质硬化，瘤周水肿即可诊断。

鉴别诊断：

（1）骨母细胞瘤：二者在病理上相似，甚至无法区别，但骨母细胞瘤病灶较大，没有夜间痛等典型症状，且常累及椎体。发生在管状骨的病灶，一般体积较大，呈囊性改变，生长快，缺乏硬化反应。

（2）骨脓肿：二者疼痛性质不同。既往有局部温度升高和肿胀病史，“瘤巢”内钙化较少。骨膜新生骨少且更不规则。

（3）骨结核：长骨结核也可出现“瘤巢”，但缺乏硬化，且边缘不整，透亮度低，周围肿胀严重。

【病例】男，9岁。右腿疼痛6d，夜间尤甚。CT骨窗显示右胫骨后外方局限性骨皮质增厚，髓腔内可见瘤巢。病理活检为骨样骨瘤。

出院诊断：骨样骨瘤。

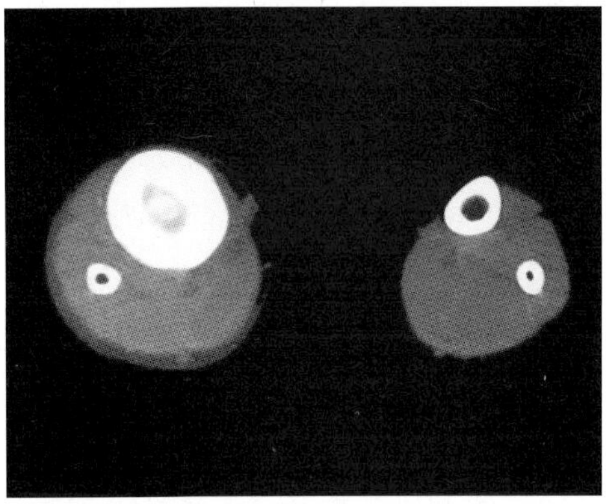

图 10-81　骨样骨瘤 CT 观

男，9岁。CT显示右胫骨后外方局限性骨皮质增厚，髓腔内可见瘤巢

【病例】女，8岁。右腓骨上段傍晚疼痛月余，多汗。当地医院按生长性骨痛治疗无效。CT显示右腓骨上段骨皮质增厚，髓腔骨质密度增高，骨周水肿明显。

住院后经骨活检，术后病理：骨样骨瘤。

最后诊断：右腓骨上段骨样骨瘤。

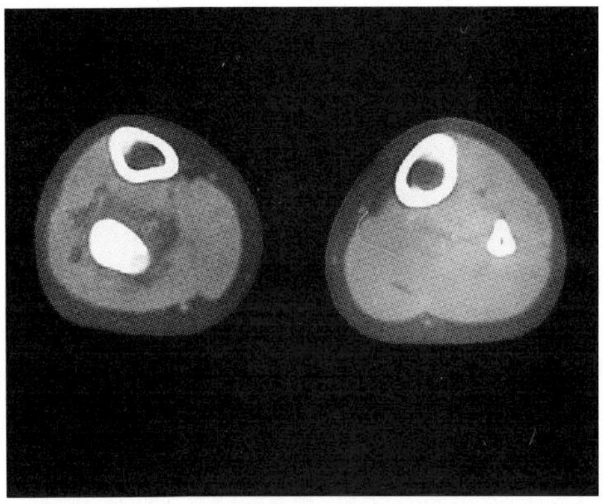

图 10-82　右腓骨上段骨样骨瘤 CT 观

女，8岁。CT显示右腓骨上段骨皮质增厚，髓腔骨质密度增高，骨周水肿明显

【病例】男，4岁。3个月前左大腿出现无明显诱因疼痛。影像学检查：X线、CT显示左股骨下段骨皮质增厚，见类圆形溶骨性破坏，中央有点状钙化，周围见硬化缘。MRI显示左股骨下段骨皮质内类圆形溶骨性骨质破坏，股骨中下段骨髓水肿，股中间肌、股二头肌短头水肿。

手术切除病变骨，术后病理：骨样骨瘤。

出院诊断：骨样骨瘤。

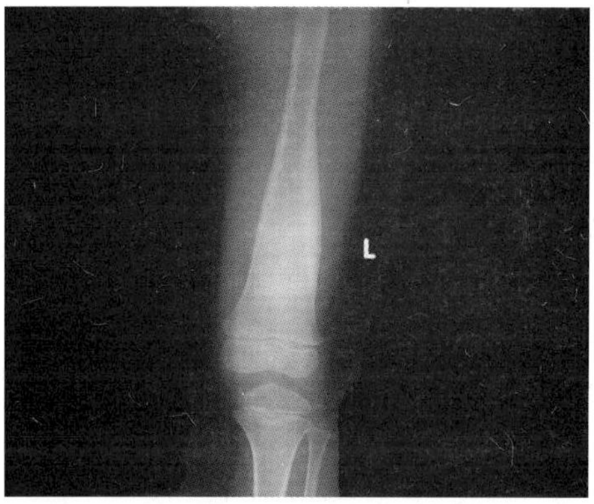

图 10-83　骨样骨瘤 X 线观

男，4岁。X线显示左股骨下段骨皮质增厚，见类圆形溶骨性破坏，中央有点状钙化，周围见硬化缘。股骨远段可见瘤巢

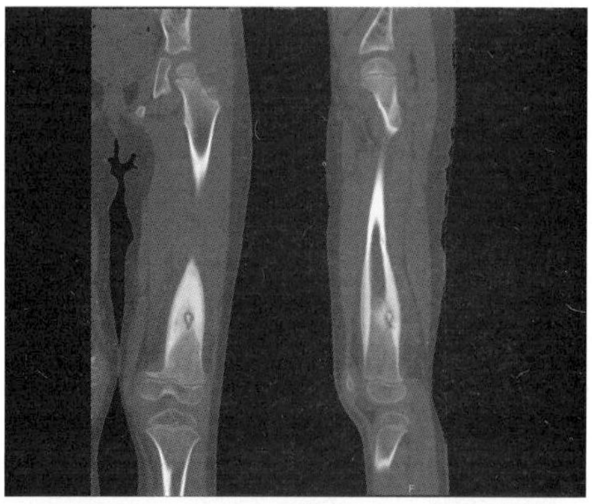

（一）

同一病例。CT显示左股骨下段骨皮质增厚，见类圆形溶骨性破坏，中央有点状钙化，周围见硬化缘。股骨远段可见瘤巢

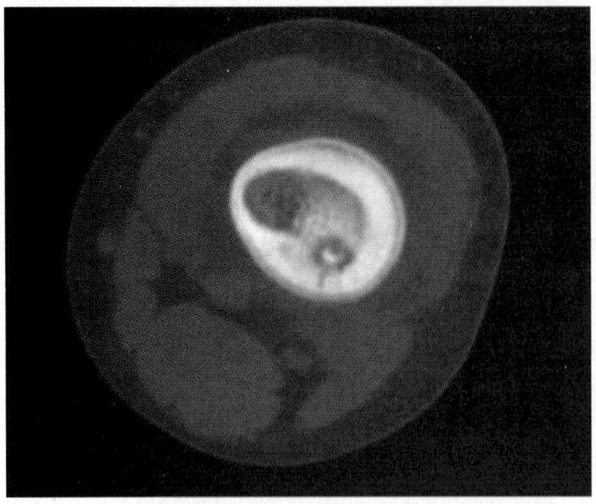

（二）

图 10-84　骨样骨瘤 CT 观

同一病例。CT 显示左股骨下段骨皮质增厚，见类圆形溶骨性破坏，中央有点状钙化，周围见硬化缘。股骨远段可见皮质下偏心性瘤巢分布

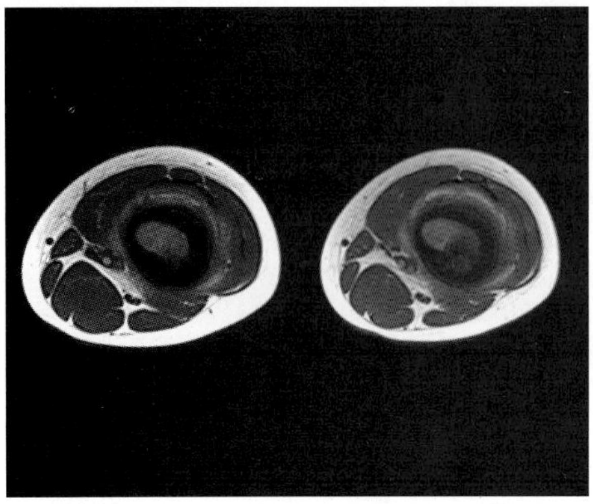

（一）

同一病例。MRI 显示左股骨下段骨皮质内类圆形溶骨性骨质破坏，股骨中下段骨髓水肿，股中间肌、股二头肌短头水肿

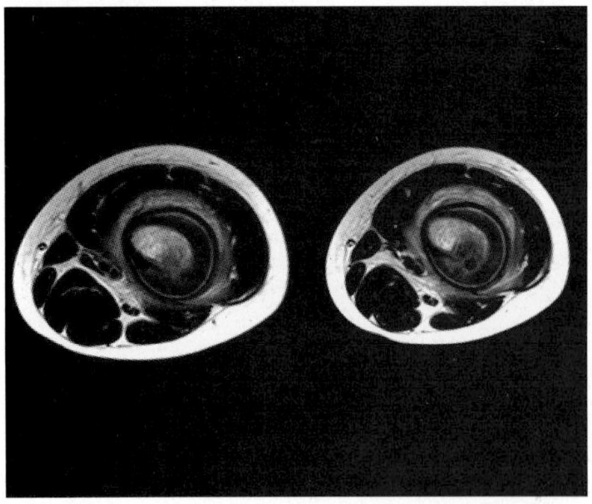

（二）

同一病例。MRI 显示左股骨下段骨皮质内类圆形溶骨性骨质破坏，股骨中下段骨髓水肿，股中间肌、股二头肌短头水肿

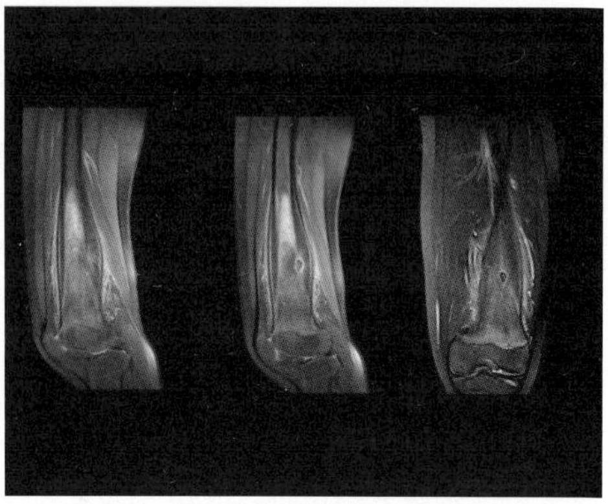

（三）

图 10-85　骨样骨瘤 MRI 观

同一病例。MRI 显示左股骨下段骨皮质内类圆形溶骨性骨质破坏，股骨中下段骨髓水肿，股中间肌、股二头肌短头水肿

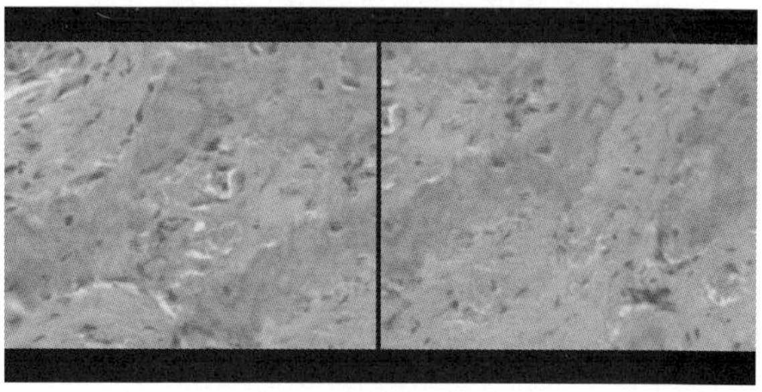

图 10-86　骨样骨瘤病理

镜检："左股骨下段"骨样组织成网状排列，骨小梁周围有骨母细胞围绕，局部血管扩张，可见散在多核巨细胞反应及钙化，提示骨样骨瘤

二、骨母细胞瘤

骨母细胞瘤（osteoblastoma），也称成骨细胞瘤。为一种少见的小儿原发骨肿瘤。发病率占骨肿瘤的 1.16%。发病情况，肿瘤的 45% 发生于脊柱椎体附件。发病年龄多见学龄期及青春期。有文献报道发病年龄大于 11 岁。男多于女，男女之比 3 ：1。

发病部位，肿瘤多源于脊柱椎体附件及长管状骨。前者发病约占 45%，后者为 55%。临床特征：当肿瘤生长较大时，产生局部压迫症状，多意外发现。X 线平片、CT 显示瘤体较大，有蛋壳状薄骨包绕。内为偏心性、膨胀性，溶骨样骨破坏，内可见骨化影。

临床特征：肿瘤局部疼痛、压痛。突向胸腔内可有咳嗽。X 线平片：瘤体较大时，

有蛋壳状薄骨包绕。内为偏心性、膨胀性，溶骨性破坏，及部分骨化。文献报道骨母细胞瘤可伴动脉瘤样骨囊肿。

【病理改变】分为普通型（良性）和侵袭型（恶性）两种类型。区别在于后者术后易复发。大体所见，瘤体位于骨皮质内，体积大，体外有骨外膜及新生骨包裹。有时可穿破骨膜进入软组织，常突入椎管内。切面呈灰黄色或暗红色，有沙砾感。血管丰富，易出血。镜检：有大片骨母细胞密集，胞体肥大，呈多角形，巢状、薄片状，病灶内有骨样组织，钙化，新骨形成。普通型罕见核分裂。侵袭型可见异型细胞及核分裂。基质有疏松的纤维和血管。

【临床表现】起病隐匿，病程较长。主要为肿瘤压迫产生局部隐痛、钝痛、触痛，或因疼痛有局部肌肉痉挛，活动受限，局部软组织肿胀，或因肿瘤向胸腔内发展，产生刺激性咳嗽，或肿大的瘤体压迫局部肺不张、炎症。当胸透、拍胸片意外发现胸椎肿瘤。

【影响学特点】

（1）X 线平片：无特征性改变。可显示单一的骨质破坏、骨硬化，或两者兼有。脊柱、椎体、附件或长管状骨均有发病。骨破坏区呈薄的蛋壳状瘤体轮廓。边缘清楚。瘤体较大。内为偏心性，膨胀形，溶骨性骨破坏区。在溶骨中心又有骨化。骨皮质有或无新生骨（图 10–88）。有时可破入软组织间隙。

（2）CT：肿瘤的整体情况。肿瘤起源于病变骨组织，呈向外扩张性、膨胀性的实质性肿块影。其边缘、轮廓清晰，为薄蛋壳状骨包绕。肿块内密度不均，溶骨样骨破坏区，在破坏区内又有斑点状骨化影。周围间以低密度坏死、囊变。本病的主要组织特点是肿瘤内血管丰富，易有出血、坏死、囊变（图 10–87~ 图 10–89）。术后复查 3 年无复发，术后脊柱逐渐出现侧凸畸形。

（3）MRI：不但从矢状位、冠状位、轴位扫描显示肿瘤形态、范围、位置，并对手术切除提供详细资料。而且在骨肿瘤起源，以及肿瘤与椎管内硬膜囊，脊髓有无受累及的关系显示较 CT 清晰。预测分型中有价值（图 10–90）。

【诊断与鉴别诊断】诊断要点，患儿病变部位疼痛，上肢运动时局部不适。结合 X 线平片、CT 扫描，病理检查结果进行诊断。

鉴别诊断：

（1）起源与胸椎及椎体附件的骨母细胞瘤要与尤文氏肉瘤、神经母细胞瘤鉴别，后两者均为恶性程度高，转移早。患儿又长期发热、贫血，骨关节疼痛。X 线骨片、CT 扫描显示溶骨样骨破坏。结合病理检查不难诊断。

（2）起源于胸椎及椎体附件骨母细胞瘤要与纵隔内肠源性囊肿鉴别，后者为一种先天畸形，X 线胸片及 CT 显示纵隔内软组织肿块，边缘、轮廓光滑清晰，无骨组织影。病变部位椎体有半椎体，蝴蝶形椎体先天畸形。

（3）起源于长骨的骨母细胞瘤，要与骨肉瘤、慢性骨脓肿、软骨母细胞瘤等进行鉴别。

【诊断与鉴别诊断】诊断要点，患侧局部隐隐疼痛，剧烈活动后肿胀，结合 X 线平片、CT 扫描、病理活检诊断。

鉴别诊断：

起源于长管状骨的骨母细胞瘤，应与骨肉瘤、慢性骨脓肿、骨结核、软骨母细胞瘤进行鉴别。

（1）骨肉瘤：多见于男性，有患肢肿胀疼痛，活动障碍，局部皮温增高。X 线平片、CT 可见软组织肿胀，内有瘤骨，骨膜反应，骨皮质增厚，髓腔变窄，或髓腔扩大呈溶骨样破坏。

（2）慢性骨脓肿、骨结核：起病隐匿，有慢性骨感染病史。X 线平片、CT 前者表现骨增生，骨硬化。后者有骨破坏，骨质疏松，骨小梁稀疏，骨质密度减低。

（3）软骨母细胞瘤：患肢隐痛、不适。长骨干骺局限性骨破坏区，术前很难做出定性诊断。结合手术病理检查诊断。

【病例】男，12 岁。右膝关节疼痛 4 个月。CT 冠状位显示右胫骨平台下呈不规则形低密度破坏区，内有多个骨碎片及大片低密度影。横断面可见骨破坏为膨胀性骨破坏区，周围有骨硬化缘。

手术病理：骨母细胞瘤（非侵袭型）。

转归：术后 5 年随访，手术病灶未见异常变化。

最后诊断：骨母细胞瘤（非侵袭型）。

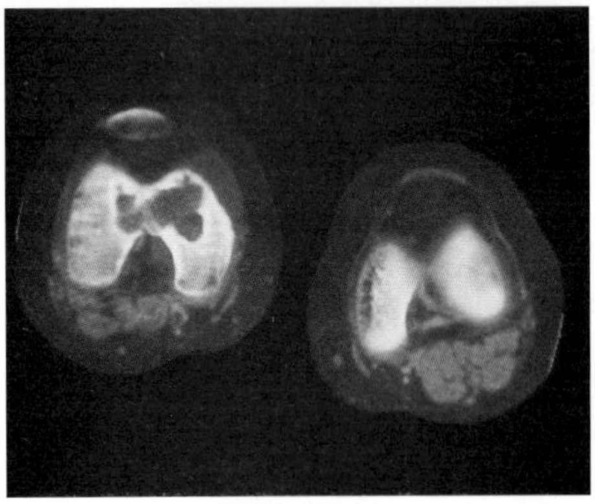

（一）

男，12 岁。CT 显示右胫骨平台下呈不规则形低密度破坏区，内有多个骨碎片及大片低密度影。横断面可见骨破坏为膨胀性骨破坏区，周围有骨硬化缘

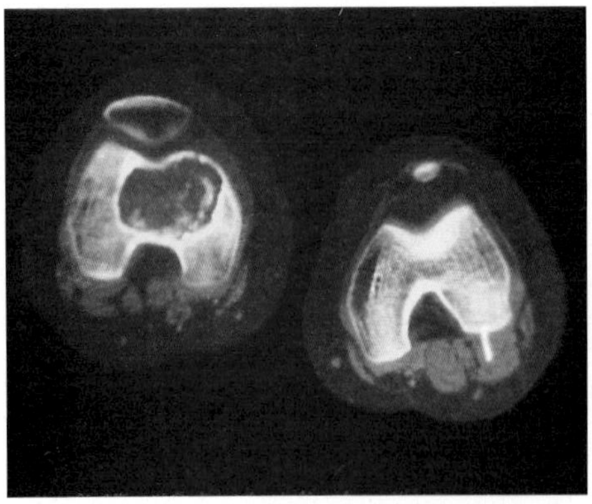

（二）

图 10–87　骨母细胞瘤 CT 观

同一病例。仍见骨破坏呈膨胀性改变，内有半环状骨嵴形成

【病例】女，9 岁。咳嗽伴右后背疼痛 1 周。拍胸片发现第 4~5 胸椎体，右后肋间有 16cm × 14cm 的巨大肿块影。上下肋骨有骨破坏。

手术切除后病理：骨母细胞瘤。

转归：术后经 3 年随访，局部未见复发，但术后出现脊柱侧弯。

最后诊断：T4~5 右侧小关节突骨母细胞瘤（非侵袭型）。

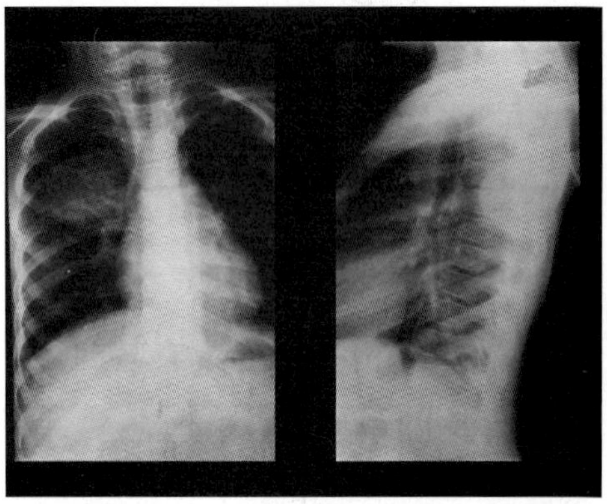

图 10–88　T4~5 右侧小关节突骨母细胞瘤 X 线胸片正侧位观

女，9 岁。拍胸片发现第 4~5 胸椎体，右后肋间有 16cm × 14cm 的巨大肿块影。上下肋骨有骨破坏

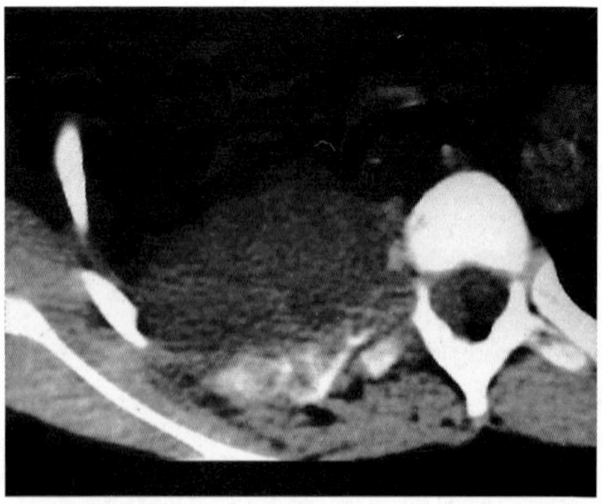

（一）

同一病例。CT 纵隔窗显示骨破坏区呈蛋壳状骨包绕。破坏区内呈膨胀性、溶骨性改变，溶骨区内又有新生骨化影。肿块致右肋椎关节、横突有骨破坏

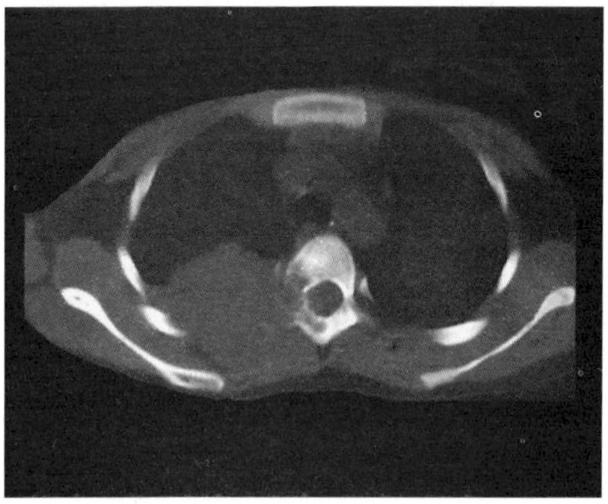

（二）

同一病例。术后 1 年复查 CT，未见肿瘤复发

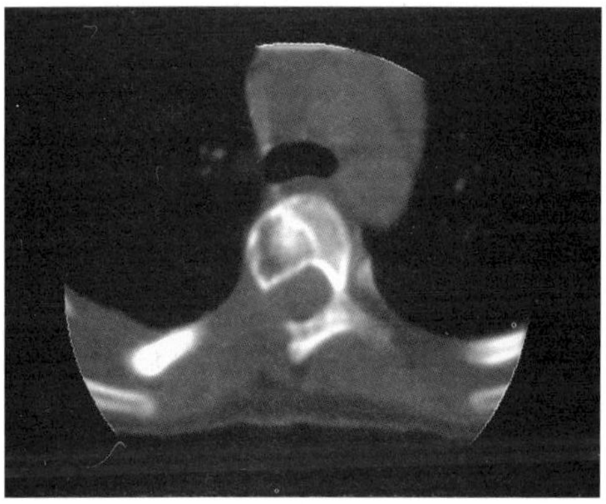

（三）

图 10-89　T4~5 右侧小关节突骨母细胞瘤 CT 观

术后第 3 年复查随访未见新病灶，但脊柱侧凸畸形较前明显

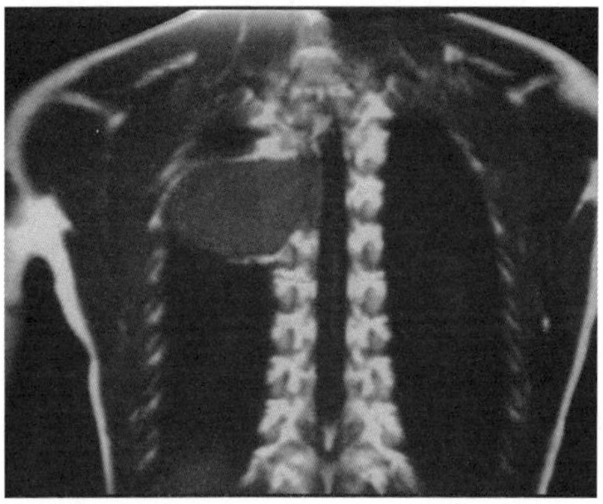

（一）

同一病例。MRI 冠状位显示肿瘤骨破坏，并伸入椎管

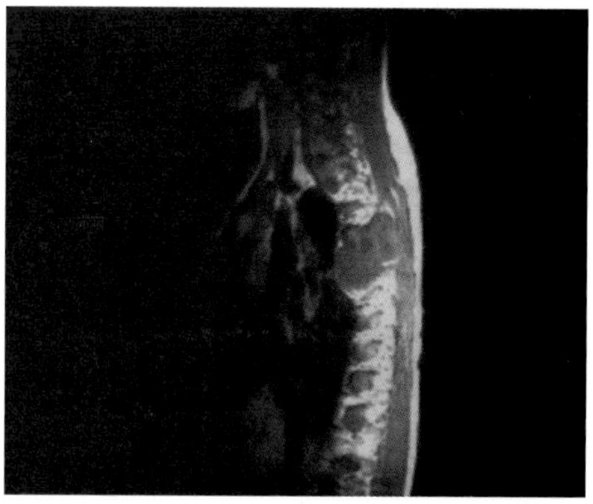

（二）

图 10-90　T4~5 右侧小关节突骨母细胞瘤 MRI 观

同一病例。MRI 矢状位显示骨肿瘤破坏的范围

三、内生软骨瘤

内生软骨瘤（enchondroma），是指发生于小儿四肢短骨或长骨髓腔内的软骨病变。临床根据疾病起源部位分为单发性内生软骨瘤（enchondroma）、多发性内生软骨瘤病（multiple enchondromatosis）。发病情况，起病于小儿，临床症状多见于青少年。男女发病无差别。

【病因】主要是软骨内成骨紊乱，产生骺板软骨，骺板软骨正常骨化障碍，干骺端软骨膨隆。

【病理改变】大体所见病变部位如手指掌畸形、关节脱位。镜检：有排列成团的单核小软骨细胞，细胞间有玻璃样软骨，并间有钙化。

【影像学特点】

（1）X 线平片：手部指掌骨单发性内生软骨瘤可见骨外形增粗、变形。皮质有局限性膨胀性变薄，有圆形、尖圆形骨质稀疏，透光区。

（2）CT 显示与 X 线平片相似。病变部骨外形呈粗大畸形，内有圆形、环套环囊性扩张。皮质连续性中断。病理骨折处软组织肿胀（见图 10-91~ 图 10-92）。

【临床表现】好发于四肢短骨，以手部指掌骨多见。手外形隆起、膨大、畸形。临床症状因外伤致病理性骨折后检出异常。

【诊断与鉴别诊断】诊断要点，起源于手部指掌骨、外伤后肿痛、畸形，结合X线平片、CT扫描可诊断。

鉴别诊断：

（1）指掌骨结核：起病缓慢，局部肿胀明显。X线平片、CT扫描显示骨质疏松，髓腔骨破坏，偶见小死骨。软组织肿胀。

（2）骨髓炎：有皮肤破损、感染史。局部皮肤充血、肿胀、发热、疼痛，病灶局部骨质呈溶骨性破坏或骨硬化密度增高。无髓腔内膨胀性改变。

【病例】男，11岁。打架后右手掌肿胀2周。X线平片显示右手食指，掌关节有透光区，部分皮质不连。CT显示右食指、掌部皮质变薄，呈类圆形囊性扩张，局部皮质连续性中断。

手术切除病理活检：右食指内软骨瘤。

诊断：右食指内软骨瘤伴病理性骨折。

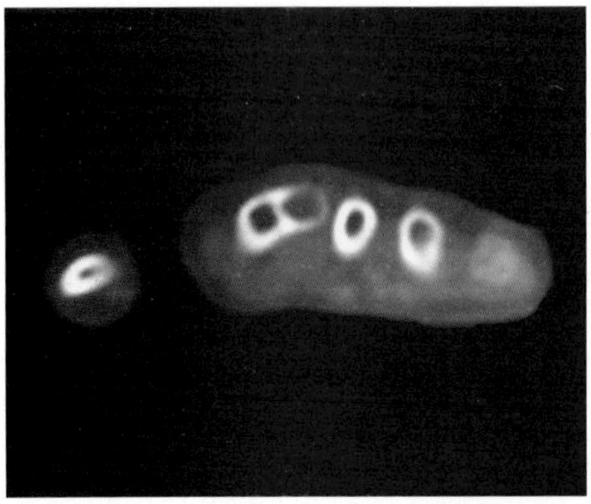

（一）

男，11岁。CT显示右食指、掌部皮质变薄，呈类圆形囊性扩张，局部皮质连续性中断

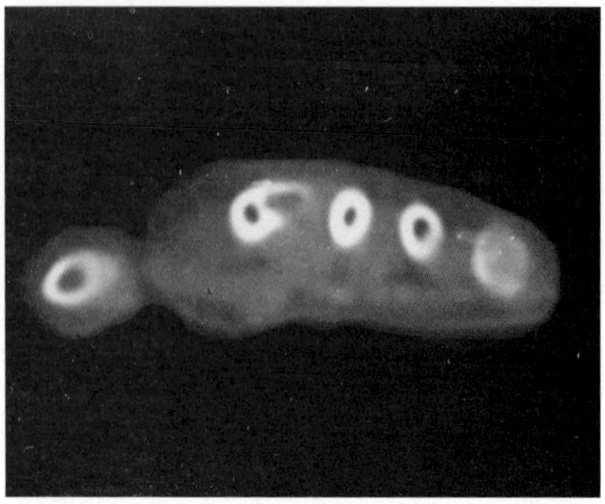

（二）

图10-91　右手内软骨瘤伴病理性骨折CT观

同一病例。CT显示病变部掌骨呈眼镜状、环套环髓腔扩张性改变，皮质变薄

【病例】男，15岁。左手环指肿胀2d。X线平片示左环指中节指骨内有1.5cm×0.8cm肿胀性改变，近节指骨密度减低，第4掌骨有1cm×0.5cm密度减低。CT显示左环指中节指骨有囊状扩张，左第4掌骨也有类似改变。

手术切除病理活检：左环指中节指骨、左第4掌骨内生软骨瘤。

诊断：左环指中节指骨、左第4掌骨内生软骨瘤。

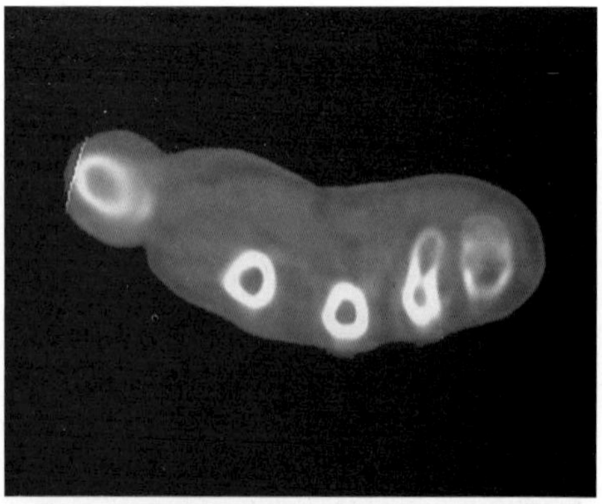

图10-92　左手环指中节指骨内生软骨瘤、小指骨髓炎术后2年CT观

男，15岁。CT显示左环指中节指骨、左第4掌骨囊状扩张，分别约1.5cm×0.8cm，1cm×0.5cm

四、骨软骨瘤

骨软骨瘤（osteochondroma），也称外生性软骨瘤或外生骨疣（exostosis），是指小儿邻近干骺端骺板长出，骨组织与干骺端相连的骨性突起。发病情况，本病占小儿骨肿瘤的首位。多见学龄期儿童或青少年。80% 的病例见于 10~20 岁。男性略多于女性。发病部位以四肢长管状骨干骺端多见，常见股骨下端，胫腓骨上端。扁骨也可见到。分单发和多发。多发者与遗传有关，为常染色体显性遗传，或伴性遗传，多呈对称性发病。

【病理改变】肉眼所见：瘤体较大，呈圆形或菜花状，蓝白色，带蒂有软骨帽的骨性隆起。年龄越小，软骨帽越厚。切面可见骨组织皮质、松质骨的广基与干骺端相连。镜检：可见瘤体由骨质构成，透明软骨帽，纤维组织包膜，髓腔内脂肪组织丰富。

【临床表现】一般无临床体征，偶尔触及关节附近骨性突起，X 线平片检出异常。

【影像学特点】

（1）X 线平片（DR）：单发性骨软骨瘤表现为邻近干骺端有骨性隆起，宽基底或带蒂呈圆形或菜花状。骨皮质、松质骨构成瘤体与基底部骨组织相连。瘤体密度不均，部分有钙化（图 10–98）。

（2）CT：与 X 线平片相似。在横断层面显示骨局部细微结构较前者更清晰。在干骺端广基底与骨组织相连的骨性隆起，顶端软骨帽可显示高密度钙化。CT 对髂骨、肩胛骨等少见部位发生的骨软骨瘤显示其特征清晰（图 10–93~ 图 10–99）。

【诊断与鉴别诊断】一般诊断清楚，结合发病部位，X 线平片、CT 表现即可诊断。

【病例】女，14 岁。右髋不适 2 个月。CT 冠状位显示右侧股骨小转子有骨性隆起。其广基底与骨干相连。软骨帽部分钙化。

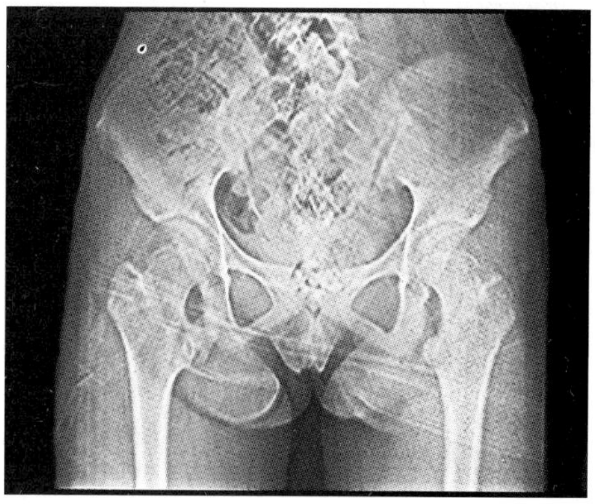

（一）

女，14 岁。CT 冠状位显示右侧股骨小转子有骨性隆起。广基底与骨干相连。软骨帽部分钙化

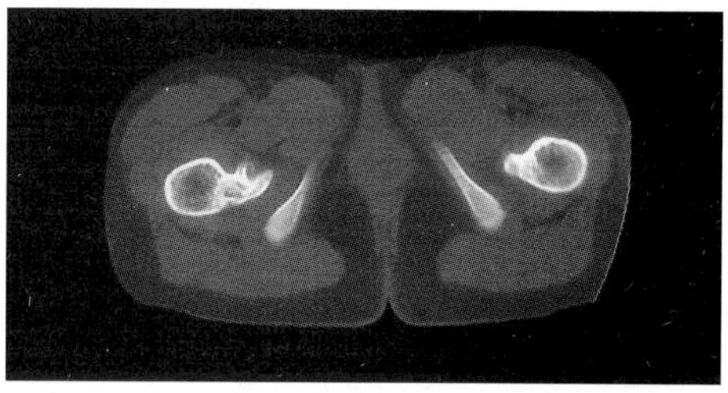

（二）

图 10–93　右侧股骨小粗隆骨软骨瘤 CT 观

同一病例。CT 显示右侧股骨小转子内缘骨性隆起有分叉，顶端的软骨帽未完全骨化

【病例】女，16 岁。车祸伤及骨盆。拍 X 线平片发现髂骨外缘有菜花状骨性隆起，带蒂，部分有软骨帽钙化。瘤体骨质与基底骨组织相连。CT 显示菜花状骨性隆起清楚。软骨帽部分钙化。

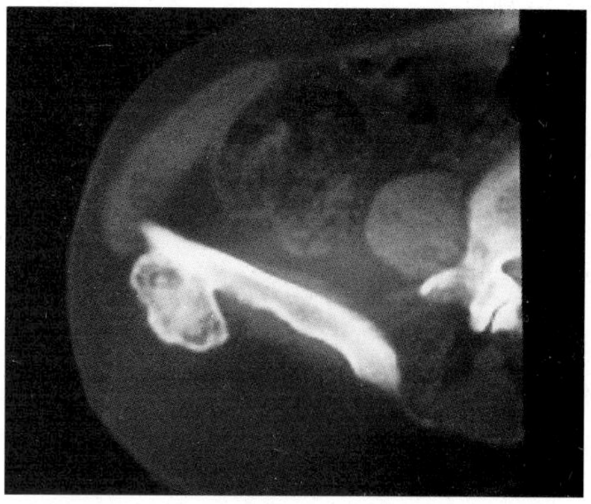

图 10–94　右侧髂骨外生骨疣 CT 观

女，16 岁。X 线平片发现髂骨外缘有菜花状骨性隆起，带蒂，部分有软骨帽钙化。瘤体骨质与基底骨组织相连。CT 显示菜花状骨性隆起清楚。软骨帽部分钙化

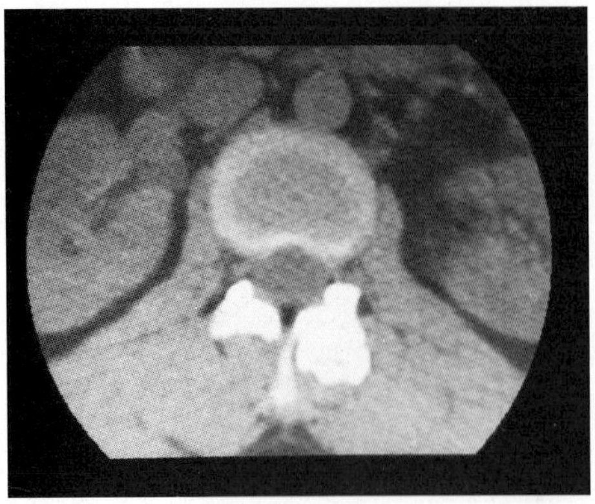

图 10-95 L3 椎体左小关节突骨软骨瘤 CT 观

CT 显示 L3 椎体左小关节突骨软骨瘤

【病例】男，15 岁。自幼穿鞋右足第 2 趾位易损。3 个月前外伤后肿痛，拔甲时发现甲床下隆起。CT 显示右足第 2 趾有骨性隆起，广基与拇指骨皮质相连，远端软骨帽未见钙化。

手术病理证实：右足拇指甲床下骨软骨瘤。

出院诊断：右足第 2 趾甲床下骨软骨瘤。

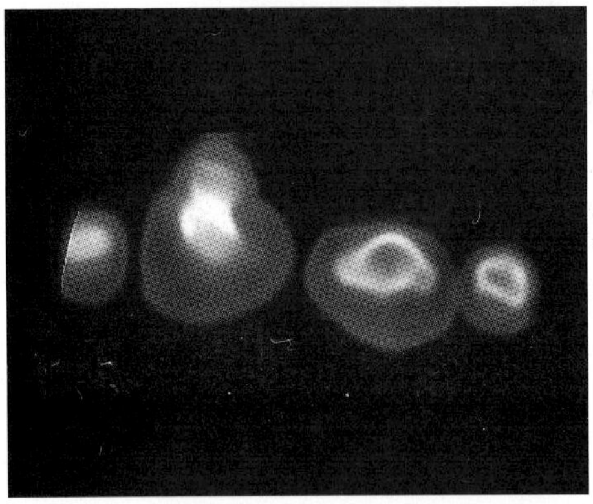

图 10-96 右足第 2 趾甲床下骨软骨瘤 CT 观

男，15 岁。CT 显示右足第 2 趾有骨性隆起。广基与第 2 趾伸侧骨皮质相连，远端软骨帽未见钙化

【病例】女，11 岁。右手腕疼痛不适，屈曲活动受限 3 个月。CT 显示右手腕尺桡骨间有骨性隆起，广基与桡骨内缘骨皮质相连，远端软骨帽未见钙化。

CT 引导下穿刺病理证实：右桡骨内缘骨软骨瘤。

手术切除石蜡包埋病理证实：右桡骨内缘骨软骨瘤。

出院诊断：右桡骨内缘骨软骨瘤术后。

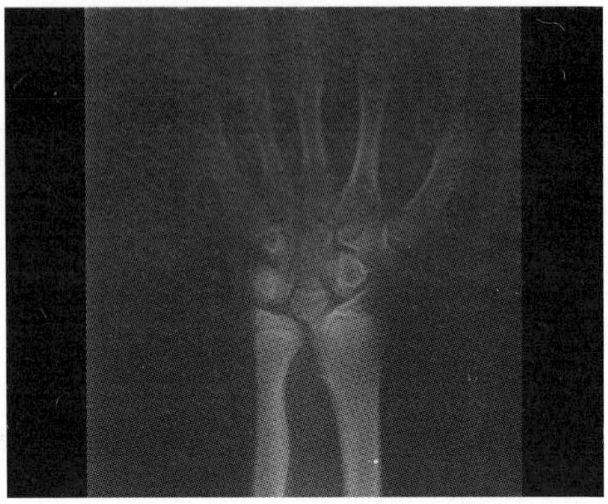

（二）

女，11 岁。CT 显示右手腕尺桡骨间有骨性隆起，广基与桡骨内缘骨皮质相连，远端软骨帽未见钙化

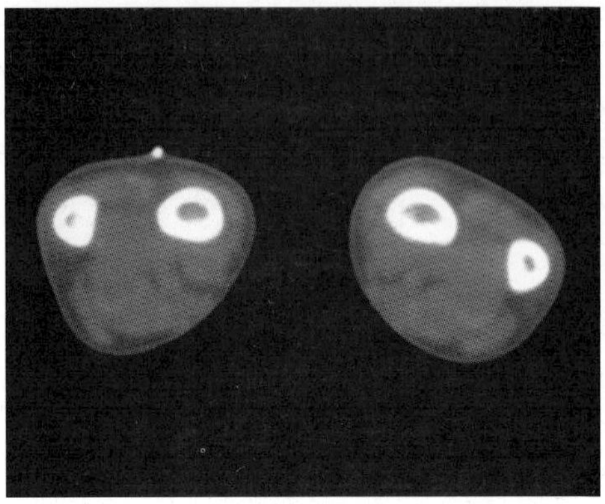

（二）

图 10-97 右桡骨内缘骨软骨瘤 CT 观

同一病例。CT 引导下显示右手腕尺桡骨间有骨性隆起，广基与桡骨内缘骨皮质相连，远端软骨帽未见钙化

五、骨软骨瘤病

骨软骨瘤病（enchondromatosis），也称骨软骨瘤病综合征，是指体内骨骼表面多发性软骨瘤，很罕见的一种骨病。本病为常染色体显性遗传病。发病部位：多见股骨下端，胫腓骨上端。

【病例】男，15 岁。健康体检发现胸片多个高密度影，边缘光滑。追问病史：其双膝关节走行过多时疼痛 1 年余。

家族病史：其母全身多发性骨软骨瘤病，行多次手术切除。

查体：双膝关节屈侧外形异常，压痛(＋)，可触及皮下多个骨性隆起，质地硬，固定，不易推动。

DR：双膝关节屈侧，胸廓可见多个骨性隆起，部分呈长柄，远端无软骨帽钙化。

CT 骨窗 + 三维重建：双膝关节屈侧可见多个骨性隆起，部分呈长柄，远端软骨帽无钙化。

诊断：骨软骨瘤病。

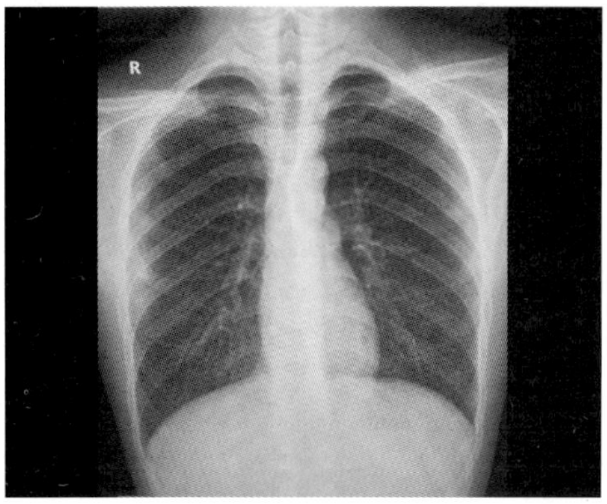

（一）

男，15 岁。平片显示胸廓可见多个骨性隆起，部分呈长柄，远端无软骨帽钙化

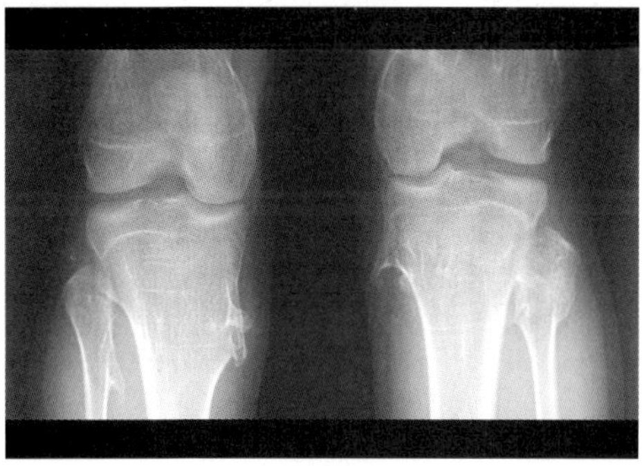

（二）

同一病例。平片显示双膝关节股骨远端、胫腓骨近端可见多个骨性隆起，无软骨帽钙化

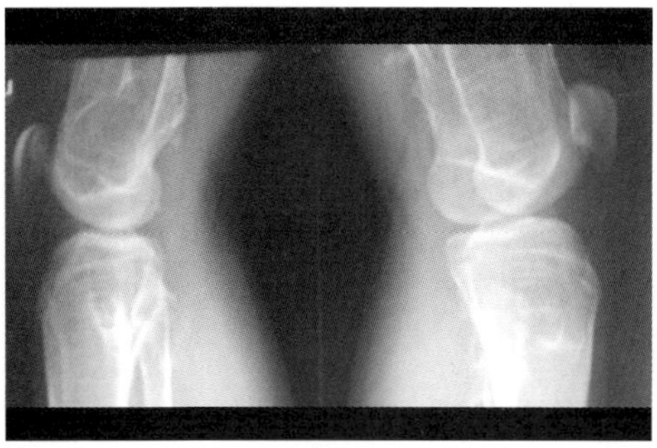

（三）

同一病例。平片显示双膝关节股骨远端、胫腓骨近端可见多个骨性隆起，软骨帽无钙化

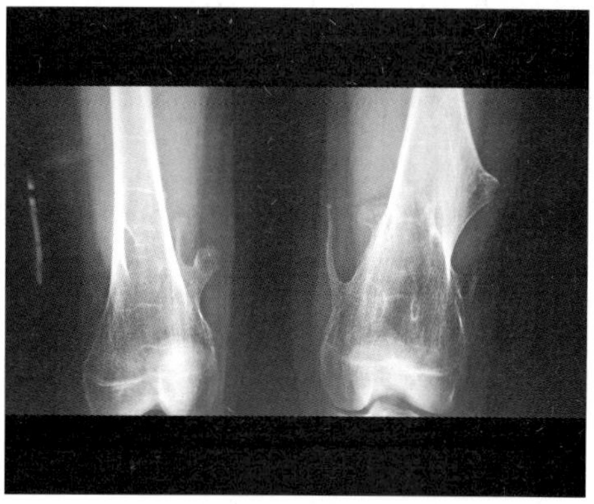

（四）

同一病例。平片显示双膝关节股骨远端、胫腓骨近端可见形态各异多个骨性隆起，无软骨帽钙化

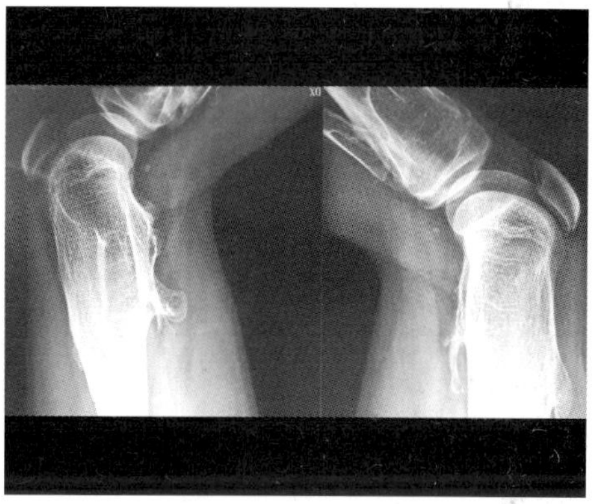

（五）

图 10-98　骨软骨瘤病 DR 观

同一病例。平片显示双膝关节股骨远端、胫腓骨近端可见多个骨性隆起，无软骨帽钙化

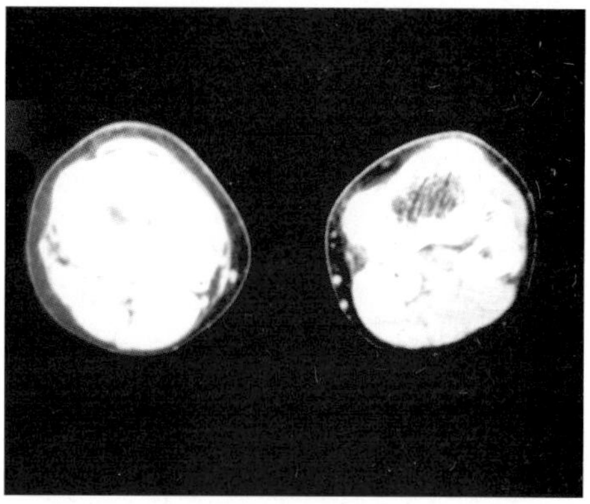

（一）

同一病例。CT 显示双膝关节股骨远端、胫腓骨近端可见多个骨性隆起，无软骨帽钙化

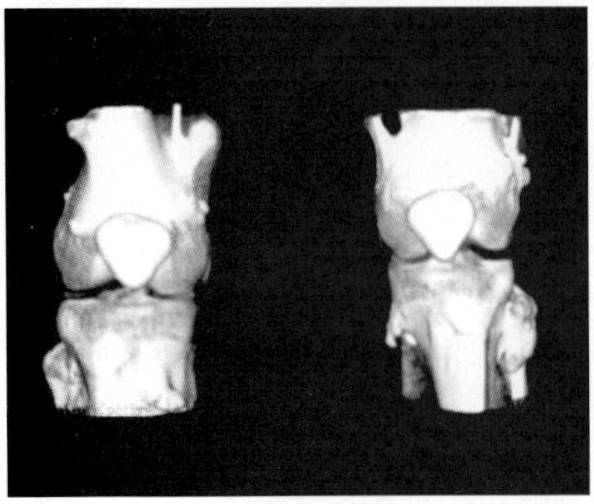

（二）

同一病例。CT三维重建显示双膝关节股骨远端、胫腓骨近端可见多个骨性隆起

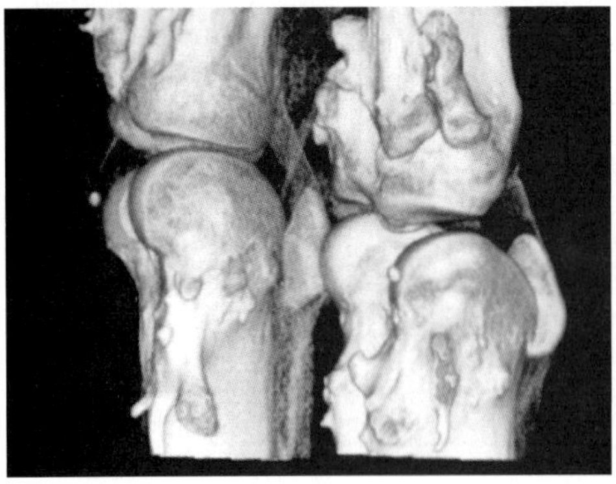

（三）

同一病例。CT三维重建显示双膝关节股骨远端、胫腓骨近端可见多个骨性隆起

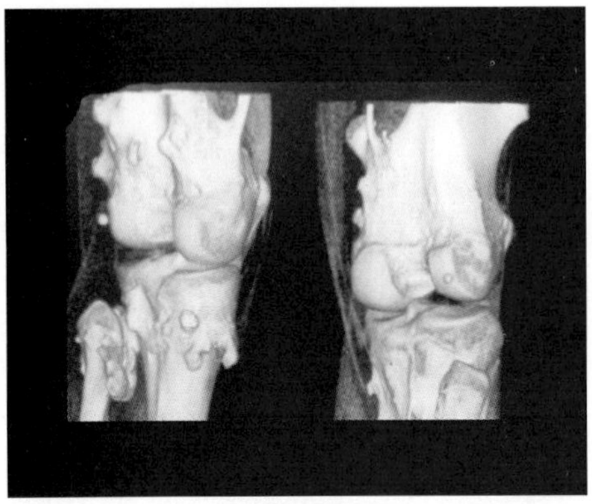

（四）

同一病例。CT三维重建显示双膝关节股骨远端、胫腓骨近端可见多个骨性隆起

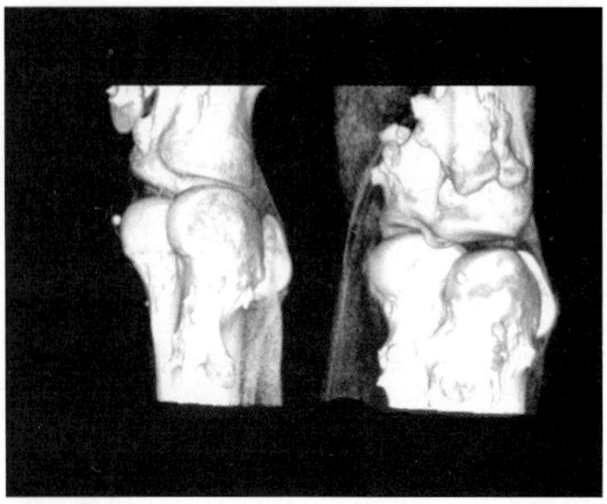

（五）

同一病例。CT三维重建显示双膝关节股骨远端、胫腓骨近端可见多个骨性隆起

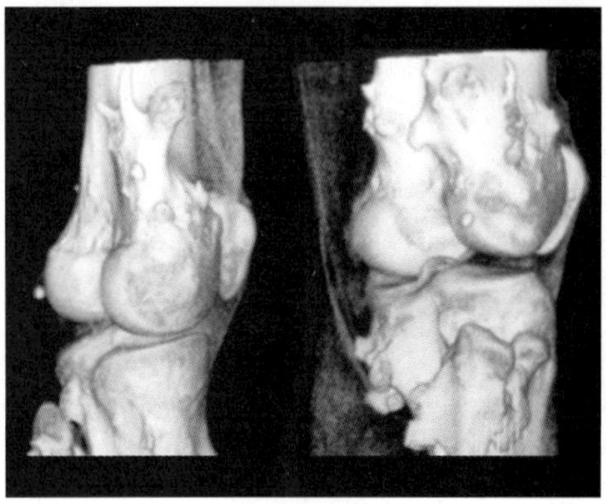

（六）

图10-99　骨软骨瘤病CT观

同一病例。CT三维重建显示双膝关节股骨远端、胫腓骨近端可见多个骨性隆起

六、软骨母细胞瘤

软骨母细胞瘤（chondroblastoma），又称成软骨母细胞瘤。为小儿少见的一种骨肿瘤。发病率仅占原发性骨肿瘤的1%~1.8%。临床特征：10~20岁男性多见。男女患病之比为（1.8~2.1）：1。肿瘤好发于长骨骨骺端与骺板附近，并向干骺端伸展。好发于股骨远端，胫骨近端（约57%），其次见于肱骨近端、跟骨等。

【病理改变】肉眼所见：肿瘤呈圆形或类圆形。边缘清晰。质硬。剖面呈灰白色或混杂色，有出血和囊变，切割时有沙砾感。

镜检：瘤细胞呈多角、立方形密集。核圆，间有少量软骨样基质伴格子样钙化，少量多核巨细胞和坏死。

肿瘤免疫组化试验：Vimentin 及 S－100 阳性。

【临床表现】本病主要见于青春发育期的男性。起病隐匿，临床症状轻。主要症状有局部疼痛轻微，有时活动受限。浅表部位可扪及骨质稍隆起，临近关节可有积液，极少合并病理性骨折。

【影像学特点】

（1）X线平片：长骨骺部皮质光滑、完整。有偏心性、膨胀性、地图状溶骨样骨破坏区。其边缘境界清楚。周边有骨硬化缘。破坏区内约 60% 有弧状或环状瘤骨。有 40%~60% 在近骨干侧有实性或分层状骨膜反应。

（2）CT 扫描：冠状位可显示长骨干骺端有膨胀性、溶骨样骨密度减低区。轴位骨窗可见骨皮质光滑。皮质下骨破坏区边缘清晰，且有骨硬化缘。破坏区内有不规则形斑片状、条纹样骨密度增高影，间以溶骨样无小梁结构的低密度影（图 10–100）。软组织窗显示骨组织周围的肌间隙、脂肪层线清晰，无渗出肿胀。

（3）MRI：在矢状、冠状、轴位成像中，显示长骨骺骨破坏，T1 加权像为低信号。T2 加权像则为高信号。在骨破坏区内的钙化或瘤骨，表现为高信号中混杂有形态各异的低信号。

【诊断与鉴别诊断】诊断要点，本病以青少年，男性多见。局部疼痛。结合 X 线平片及 CT 扫描所见。最后诊断应根据病理活检。

鉴别诊断：

（1）骨巨细胞瘤：发病年龄偏大，骨骺线多有愈合。肿瘤大，无瘤软骨钙化及硬化缘。

（2）慢性骨脓肿：骨破坏区硬化缘较厚，其内缘清晰，偶尔可见小死骨。外缘模糊不清晰。

（3）嗜伊红细胞肉芽肿：常可见骨膜反应，少见骨骺部，无瘤软骨钙化。

（4）内生软骨瘤：病变部位有硬性肿块，偶有压痛，DR 呈圆形膨胀性改变，骨皮质变薄，无瘤软骨钙化。

【病例】男，13 岁，右膝疼痛 1 年，加重 4 个月。CT 显示右侧胫骨上端有类圆形，呈偏心、膨胀性密度减低区。皮质变薄如蛋壳状，表面光滑。内有多发的蜂房状骨嵴形成。大小 7cm × 8cm × 5.1cm。

手术中所见病变局部骨皮质灰暗色，质软，皮质很薄。髓腔内为红色肉芽及破坏的骨质，探查腔内约 4cm × 3cm × 3.5cm。

术后病理证实：软骨母细胞瘤。

出院诊断：软骨母细胞瘤。

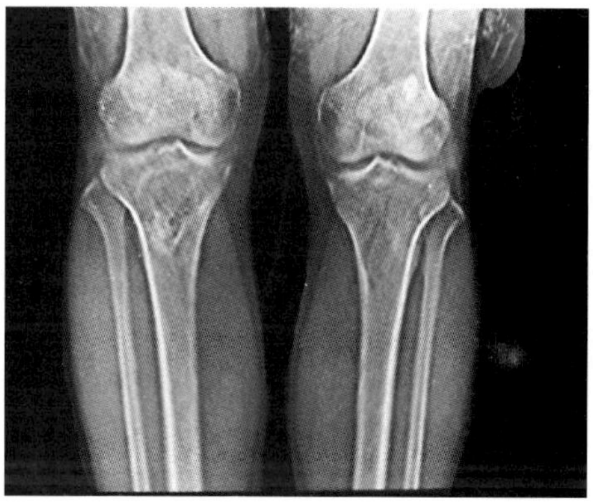

（一）

男，13 岁。CT 显示右侧胫骨上端有类圆形骨破坏区，大小约 7cm × 8cm × 5.1cm。呈偏心、膨胀性密度减低区。皮质变薄如蛋壳状，表面光滑。内有多发的蜂房状骨嵴形成

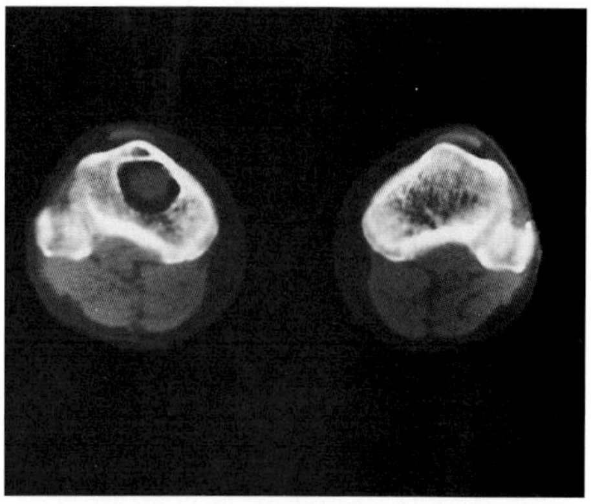

（二）

图 10–100　软骨母细胞瘤 CT 观

同一病例。CT 可见骨密度减低区，周边有骨硬化缘

七、骨巨细胞瘤

骨巨细胞瘤（giant cell tumor of bone），为一种潜在恶性骨肿瘤，好发于成人，但青少年性成熟中，偶可见到，病变部位长管状骨的干骺端。该肿瘤对骨质有较强的破坏作用。可穿破骨皮质在软组织中形成瘤体，可以恶变，发生肺转移。

【病因】本病的发病原因不明。发病情况，东方高于西方国家，据刘子君统计资料，本病的发病约占 13%，居骨肿瘤的第 3 位，仅次于骨软骨瘤和骨肉瘤。

【病理改变】肉眼所见：肿瘤发病部位骨皮质变薄，有时如蛋壳状，瘤体组织血运丰富，瘤体呈暗红色肉芽样组织，质地较软，周边部因纤维组织增生可以有较韧的组织。镜检：肿瘤内满布单核基质细胞和多核巨细胞，血管丰富。Jaffe 等于 1940 年将骨巨细胞瘤分为 3 级：Ⅰ级：多核巨细胞甚多，间质细胞分化良好。Ⅲ级：多核细胞较少，间质细胞分化差。介于Ⅰ级和Ⅲ级之间者称为Ⅱ级。据近来临床研究发现此种分级与肿瘤的生物学行为并不平行。如有些Ⅰ级骨巨细胞瘤可以在局部表现出高度浸润性生长，甚至发生肺或淋巴结转移。陆裕朴等则认为：巨细胞大而多是肿瘤高度活跃的表现；反之，巨细胞少、间质细胞增多，则是肿瘤趋于稳定的表现。

【临床表现】

（1）发病年龄：多见于青壮年。青春发育期的年长儿偶有报道，无性别差异。

（2）发病部位：最常见于股骨下端，胫骨上端，桡骨下端及肱骨上端，脊柱骨盆等非管状骨也可以发病。

（3）症状：局部疼痛为酸痛、胀痛，但一般不甚剧烈，剧痛和夜间痛少见。部分病例如有局部肿胀，多为骨性膨胀的结果，如瘤体侵犯组织则肿胀明显。

（4）体征：局部压痛及体温增高是主要体征，由于疼痛可以造成邻近关节活动受限。躯干部发生的肿瘤可因具体情况产生相应的症状和体征。如骶骨巨细胞瘤压迫骶丛可以产生剧痛，压迫直肠可以造成排便困难。

【影像学特点】

（1）DR：基本特征为骨组织内溶骨性破坏。表现以下 4 个特点：① 长骨骨骺端大而偏心的膨胀性溶骨密度减低区。② 肿瘤与周围骨缺乏锐利的边界而显示模糊。③肿瘤一般不侵犯关节软骨，但关节面周缘骨质受侵犯，肿瘤可以将关节间隙遮挡。④ 病变区的骨皮质变薄而扩张伴骨折，在皮质外很少有骨膜反应。

（2）CT：病变区呈偏心性、膨胀性、溶骨样低密度影。骨皮质变薄，瘤周骨质密度稍增高，骨皮质断裂。肿瘤穿透骨皮质侵及周围软组织时局部肿胀。在椎体或小关节等附件肿瘤波及椎管内或椎间孔时，压迫硬膜囊及神经根。瘤内可以有大小不等的骨嵴，形成骨性分隔状改变（图 10-101~ 图 10-103），如瘤内有出血，瘤体内密度增高。

（3）MRI：没有特征性改变，肿瘤区域在 T1 加权像上呈现低到中等信号，T2 加权像上为高低混杂信号。当肿瘤内有出血时，则 T1 和 T2 加权像均为高信号，或出现高低分层的液体信号。

【诊断与鉴别诊断】诊断要点，通过临床表现和影像学资料诊断骨巨细胞瘤并不困难，确诊依靠病理活检。

鉴别诊断：

（1）软骨母细胞瘤：这是一种少见的肿瘤、疼痛、肿胀较骨巨细胞瘤更轻，软骨母细胞瘤细胞是大而肥硕的清一色的圆形细胞，有时核偏位颇似浆细胞。

（2）孤立性骨囊肿：80% 的骨囊肿发病年龄在 3~14 岁。X 线平片、CT 扫描显示病灶纵轴大于横轴。

（3）动脉瘤样骨囊肿：该病不累及骨骺，DR、CT 检查可见栅栏状或斑点状密度增高影，周围有硬化边缘。MRI 显示骨破坏区有液平。

（4）内生软骨瘤：长骨部单发的内生软骨瘤有时从影像资料上很难与骨巨细胞瘤鉴别，须依靠组织学鉴别。

（5）骨纤维结构不良：病变区可见膨胀性改变，骨皮质变薄，髓腔内呈丝瓜络样改变。

【病例】女，12 岁。右跟部肿痛 2 年，活动后加重。CT 显示右跟骨呈膨胀性溶骨样改变，骨破坏区内有小的骨嵴分隔，骨皮质变薄。与左足对比观察。

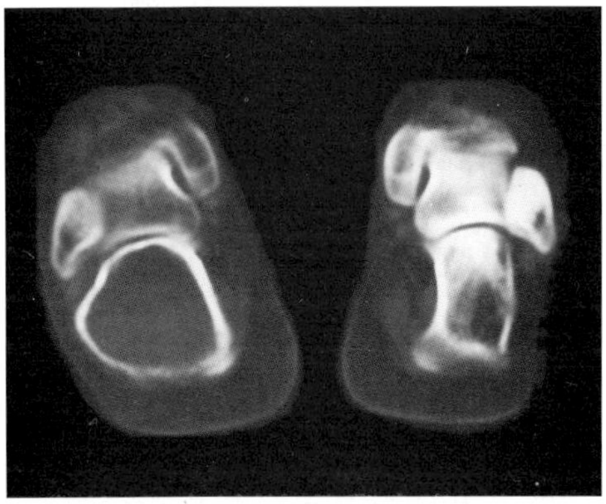

图 10–101　右跟骨巨细胞瘤 CT 观

女，12 岁。CT 显示双跟骨、左足跟骨正常，右侧呈膨胀性、溶骨样改变，骨破坏区内有小的髓嵴分隔及皮质变薄

【病例】男，10 岁。左髋隐痛半年，X 线平片显示左侧髂骨呈扩张型改变。皮质变薄。内可见细小骨性分隔。可见多个骨嵴，粗细不等的多个分隔。手术病理活检：左髂骨骨巨细胞瘤。

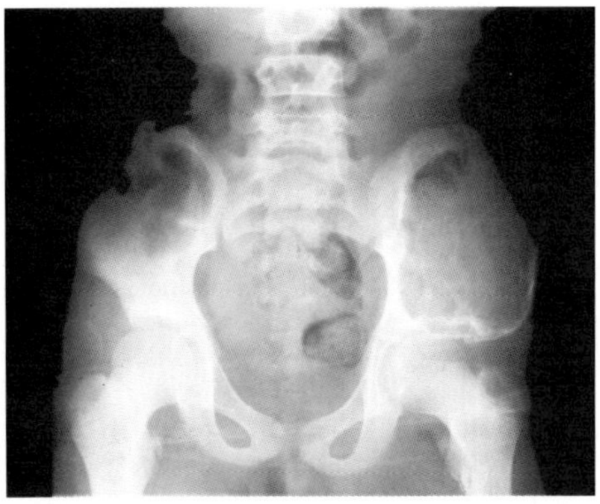

图 10–102　左髂骨骨巨细胞瘤 X 线平片观

男，10 岁。X 线平片显示左侧髂骨呈扩张型改变。皮质变薄。内可见细小骨性分隔

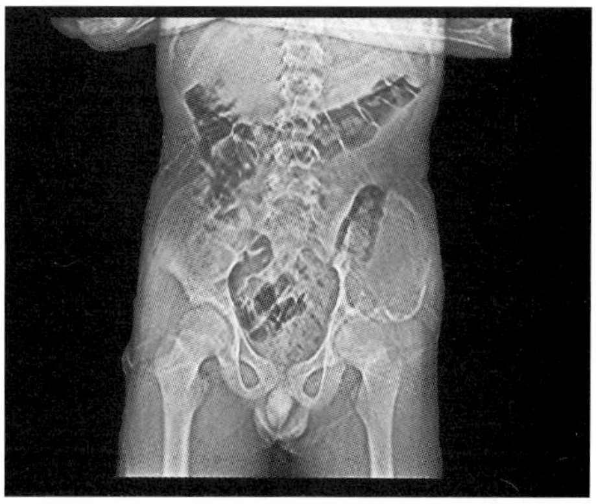

（一）

同一病例。CT 显示病变骨呈扩张性、溶骨性改变。骨皮质变薄如蛋壳状

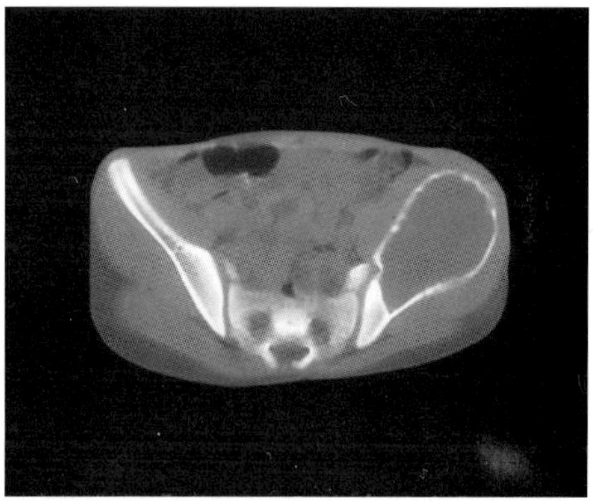

（二）

图 10–103　左髂骨骨巨细胞瘤 CT 观

同一病例。CT 显示骨破坏区内可见多个骨嵴，粗细不等的多个分隔

八、骨肉瘤

骨肉瘤（osteosarcoma），是指瘤细胞能直接形成骨样组织或骨质的恶性肿瘤。

骨肉瘤可分为原发性和继发性两种。继发性骨肉瘤是指在原发某种骨疾患的基础上所发生的骨肉瘤。骨肉瘤是青少年最常见的恶性骨肿瘤。本病的发病情况男多于女。男女之比为 1.5 ：1。发病年龄多见于 10 ~20 岁（47.5%）。好发于四肢长骨，尤其发生在膝关节上下者占多数，其次为肱骨上端 。发病部位多在骨干两端，很少涉及骨骺。骨肉瘤多发生在骨的内部，近年有骨皮质内骨肉瘤的报道。发生于骨表面的肿瘤称为骨旁骨肉瘤和骨膜骨肉瘤。另一种较少见的骨肉瘤是多灶性骨肉瘤，预后很差。

【病理改变】大体所见，肿瘤多见于骨的干骺端，长度一般为10~20cm，肿瘤组织呈白色，质坚韧，略具弹性，肿瘤组织内有坏死、囊性变和病理性骨折，若瘤组织内有血管扩张或出血时则肿瘤组织呈紫红色。镜检：肉瘤细胞呈梭形，并有高度间变和条形性。细胞核可有2个或更多，形状奇特大而深染，有分裂象，发生钙化，形成肿瘤性骨。

组织化学染色碱性磷酸酶阳性。

【临床表现】最早期症状常见疼痛，初为间断性，逐渐转变为持续性剧痛。局部发热、肿胀，皮肤有静脉曲张及水肿等，若已侵犯关节则有关节功能障碍，侵犯骨皮质后，易引起病理性骨折。

【实验室检查】

（1）白细胞计数增多。

（2）红细胞及血红蛋白降低。呈小细胞低血红蛋白贫血。

（3）血沉增快。

（4）碱性磷酸酶增高等。

【影像学特点】

（1）X线平片：可有①骨质破坏。②肿瘤骨。③肿瘤软骨钙化。④软组织肿块。⑤骨膜新生骨。X线的改变可分为3种类型（图10–104~图10–110）：

硬化型，内有大量肿瘤新生骨形成，X线见骨内呈云絮状或斑块状密度增高，并出现codman三角及放射状瘤骨影像。

溶骨型，以骨质破坏为主，早期常表现为筛孔状骨破坏，以后进展为虫蚀状、大片状骨破坏。

混合型，即硬化型与溶骨型的征象并存。

（2）CT扫描：早期发现软组织内的肿瘤骨和骨膜反应，软组织窗显示肿瘤侵犯骨皮质，向外形成明显的软组织包块，轮廓不清，密度不均，内有低密度坏死。如有出血或瘤骨则形成密度增高影，CT值20~120Hu，骨窗显示病灶局部不规则骨皮质增厚、骨硬化、骨膜反应性增生，呈针状或层状分布于骨皮质表面，为略高密度影。髓腔受累可出现髓腔内密度增高或低密度影（图10–108）。

CT引导下骨介入穿刺：在CT引导下，对病变部位的骨破坏区穿刺活检，直接抽取病变组织，进行病理检查，将复杂的病理诊断，于手术治疗前基本搞清楚。

（3）MRI早期显示髓腔内及软组织改变，对确定病变范围很重要，但MR改变没有特异性。在MRI中骨肉瘤的信号十分复杂，肿瘤部位的骨膜反应，钙化、骨化均为低信号，骨膜增生伴水肿，T2加权像呈不均匀或混杂的稍高信号。肿瘤具有丰富的血管时，可显示点状、条状，无信号的流空肿瘤血管（图10–111）。

（4）ECT显示肿瘤原发灶及转移灶放射性核素浓聚（图10–112）。

（5）PET/CT显示肿瘤原发灶及转移灶，并见骨破坏、脏器转移灶形态学破坏及放射性核素浓聚（图10–113）。

【诊断与鉴别诊断】诊断要点，典型的骨肉瘤的诊断难度不大。根据发病年龄、发病部位和临床表现，应用多种影像学检查，CT可早期发现骨膜反应及髓腔内骨质破坏，必要时取活组织检查。

鉴别诊断：

（1）骨纤维肉瘤：明显的恶性骨的纤维肉瘤不易与溶骨性骨肉瘤区分，其主要鉴别点是骨肉瘤的基质可形成肿瘤样骨样组织，而骨的纤维肉瘤则没有肿瘤性骨样组织和骨组织。

（2）纤维结构不良：纤维结构不良很少会穿破骨皮质，可使骨质变薄而膨胀。此外，纤维性基质一般很少有不典型性，也不似肉瘤基质细胞那样肥硕。

（3）网织细胞肉瘤，其X线形态有时与骨肉瘤极其相似，唯一的鉴别方法是实行骨活体检查 。

（4）尤文氏肉瘤：有时也会发生于长骨的干骺端，但并不产生瘤性骨组织，也没有与骨干垂直的放射状条纹。

（5）坏血病：骨膜血肿往往与骨肉瘤的X线形态相似，结合小儿的喂养史，CT、

MRI 检查可进行鉴别。

【病例】男，9 岁。左膝关节肿痛 2 周，加重伴发热 3d。X 线平片正、侧位显示股骨下段呈溶骨样破坏，软组织广泛肿胀，呈网络状高密度的瘤骨形成。

病理活检术后病理：左股骨下段骨肉瘤。

出院诊断：左股骨下段骨肉瘤病理活检术后。

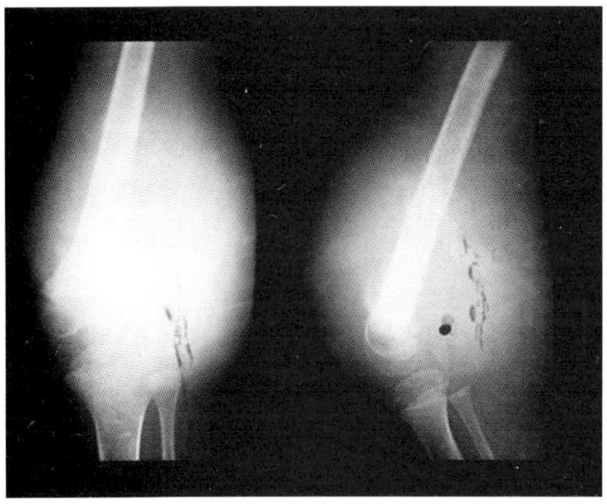

图 10-104　左侧股骨上段骨肉瘤 X 线平片观

男，9 岁。X 线平片正、侧位显示左股骨呈溶骨样破坏，软组织广泛肿胀，内有网络状高密度的瘤骨

【病例】女，15 岁。左膝关节红、肿痛 3 周。抗风湿治疗无效。X 线平片正、侧位均显示软组织肿胀，内可见瘤骨。骨皮质呈骨针状骨膜反应。

术后病理：骨肉瘤。

最后诊断：左胫骨上段骨肉瘤。

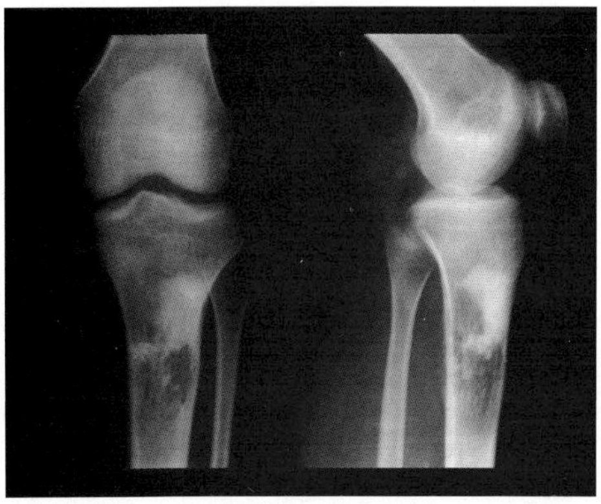

图 10-105　左侧股骨下段骨肉瘤 X 线平片

女，15 岁。X 线平片正、侧位均显示软组织肿胀，内可见瘤骨。骨皮质呈骨针状骨膜反应

【病例】女，13 岁。右胫前区肿痛 3 周。X 线平片：右胫骨中上段皮质呈日射状增生。CT 骨窗显示病变区域骨破坏区内髓腔闭塞。骨膜呈网络状、日射状、骨针样增生。软组织内有穹隆状瘤骨。手术病理证实骨肉瘤（小细胞型）。

诊断：右胫前骨肉瘤（小细胞型）。

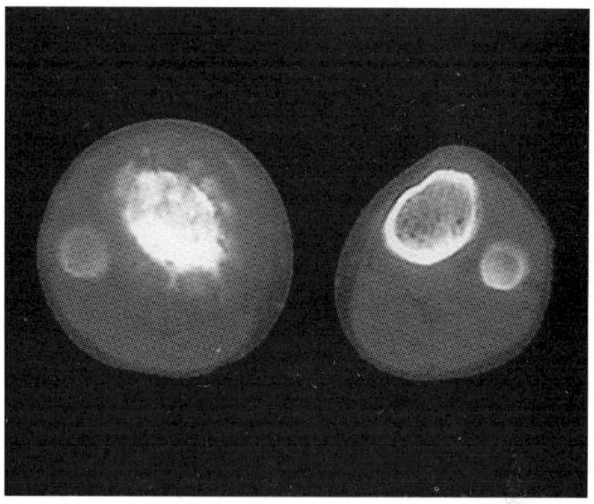

图 10-106　右胫骨中上段骨肉瘤 CT 观

女，13 岁。X 线平片：右胫骨中上段皮质呈日射状增生。CT 骨窗显示骨破坏区内髓腔闭塞。骨膜呈网络状、日射状增生。软组织内有穹隆状瘤骨

【病例】女，14 岁。左膝关节肿痛 1 个月。CT 显示股骨下端内缘皮质不光滑，Codmen 骨膜反应明显，股骨背侧有略高密度影，髓腔密度增高，软组织肿胀。

手术病理证实骨肉瘤（成骨型）。

出院诊断：骨肉瘤（成骨型）。

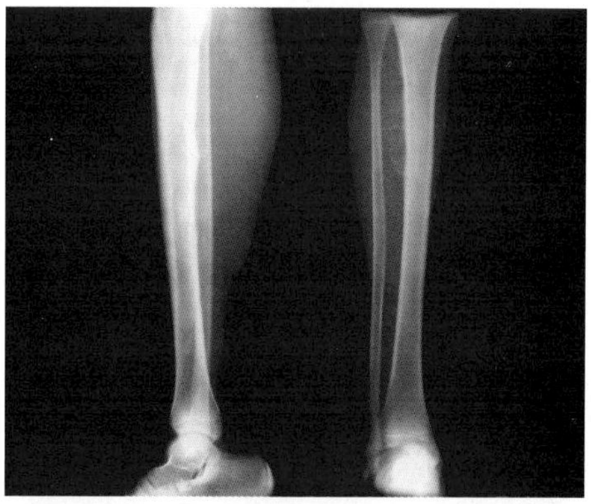

图 10-107　左胫骨下端骨肉瘤 CT 观

女，14 岁。CT 显示胫骨下端内缘皮质不光滑，Codmen 骨膜反应明显，胫骨背侧有略高密度影，髓腔密度增高，软组织肿胀

【病例】男，14岁。左膝关节肿胀2个月。CT显示右胫骨平台下干骺端皮质不光滑，呈日射状骨膜反应增生。

手术病理证实：骨肉瘤（成骨型）。

最后诊断：骨肉瘤（成骨型）。

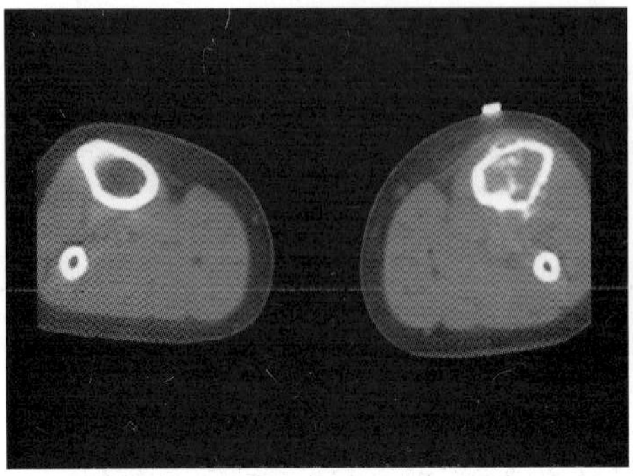

图 10-108 右胫骨上段骨肉瘤（成骨型）CT观

男，14岁。CT引导下骨穿刺显示右胫骨平台下干骺端皮质不光滑，呈日射状骨膜反应增生

【病例】男，13岁。下肢扭伤右髋疼痛2d。CT显示冠状位右股骨头与股骨颈间有皮质连续性中断，髓腔扩大，呈溶骨样改变。病灶周围软组织略有肿胀（图10-109，10-110）。

手术刮除病变组织呈灰白色鱼肉样组织。术后病理证实：骨肉瘤（溶骨型）。

最后诊断：右股骨头下骨肉瘤(溶骨型)。

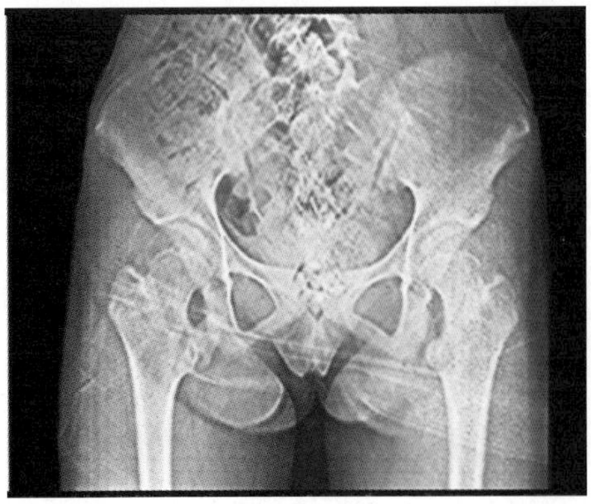

（一）

男，13岁。CT显示冠状位右股骨头与股骨颈间有皮质连续性中断，髓腔扩大，呈溶骨样破坏

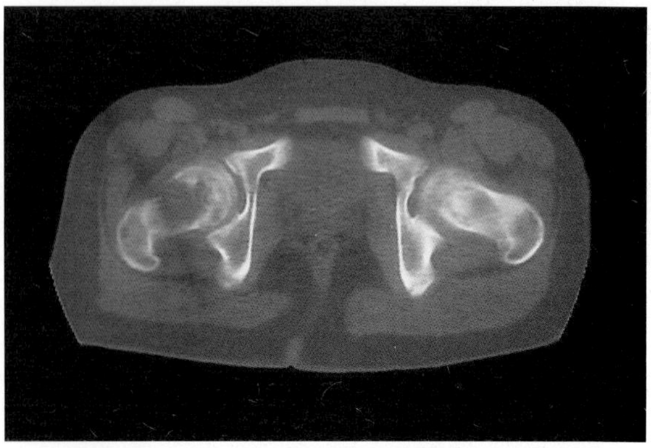

（二）

图 10-109 右股骨头下骨肉瘤（溶骨型）伴病理性骨折CT观

同一病例。CT显示右股骨头与股骨颈之间皮质缺损。髓腔呈溶骨性破坏。软组织略有肿胀

【病例】女，7岁。左下肢胀痛6个月。在西安市红会医院儿骨科行开放骨活检，病理证实骨肉瘤，经西京医院会诊：骨肉瘤。术后在第三军医大学附院行放疗，ECT复查多次，又行PET/CT评估，显示右侧股骨髁间有转移。返回西安后又辗转就医于多家医院接受放化疗。

诊断：骨肉瘤并右侧股骨髁间转移。

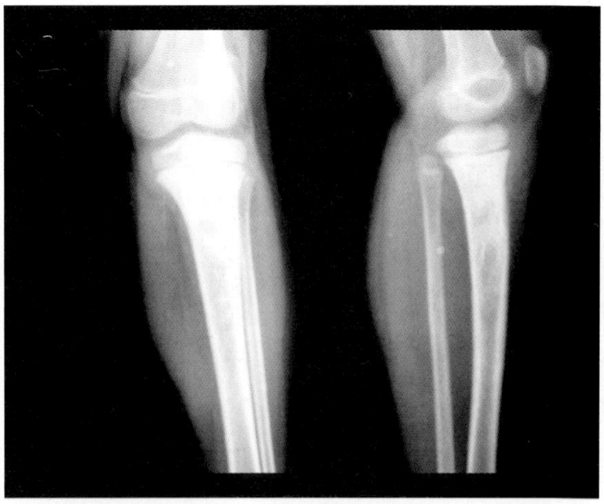

（一）

女，7岁。左胫骨上端可见髓腔密度增高，骨膜反应性增生，软组织肿胀，内有少量瘤骨

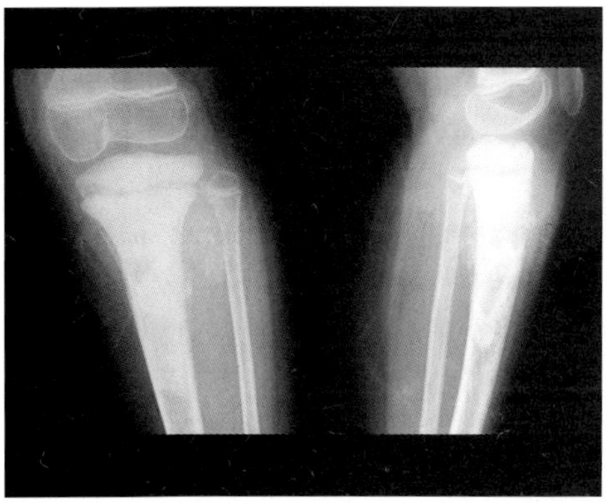

（二）

同一病例。左胫骨上端可见髓腔密度增高，骨膜反应性增生，软组织肿胀，内有瘤骨

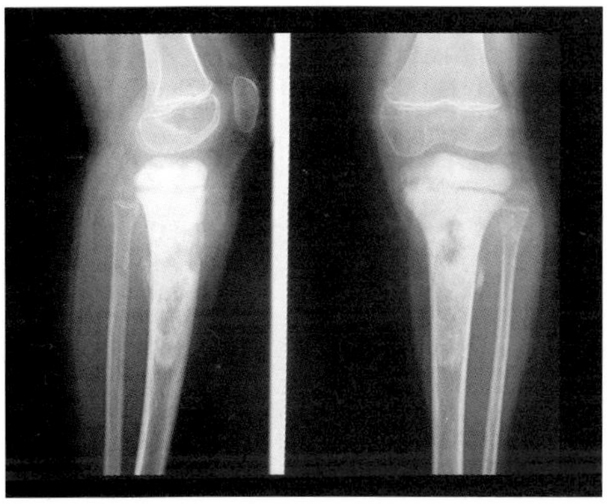

（三）

图 10-110　骨肉瘤 X 线平片观

同一病例。左胫骨上端可见髓腔密度增高，骨膜反应性增生，软组织肿胀，内瘤骨较前增多

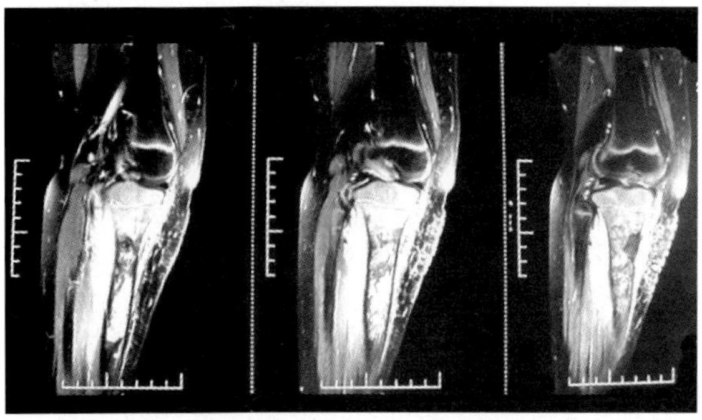

（一）

同一病例。左胫骨上端可见髓腔密度增高，软组织肿胀，内有瘤骨

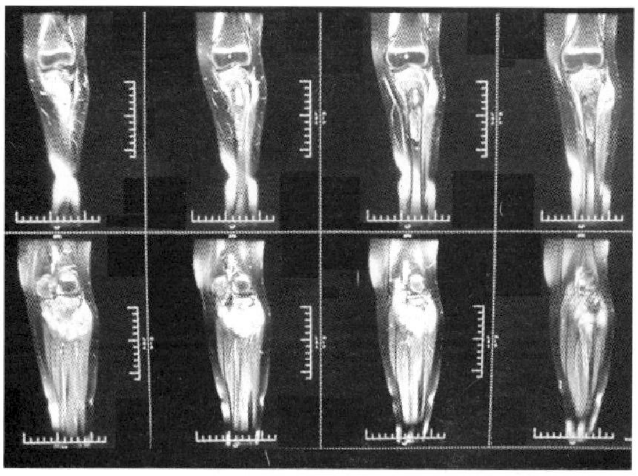

（二）

同一病例。左胫骨上端可见髓腔密度增高，软组织肿胀，内有瘤骨

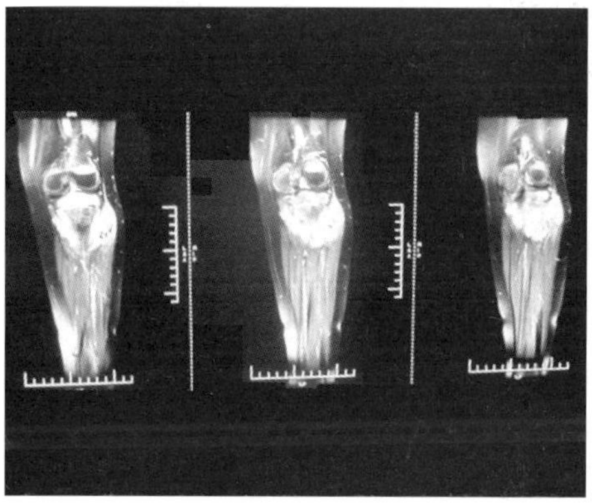

（三）

同一病例。左胫骨上端髓腔内高信号

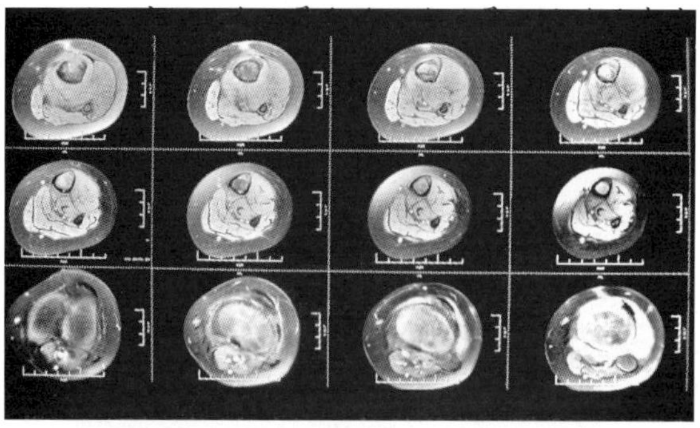

（四）

同一病例。左胫骨上端可见髓腔信号增高，软组织肿胀

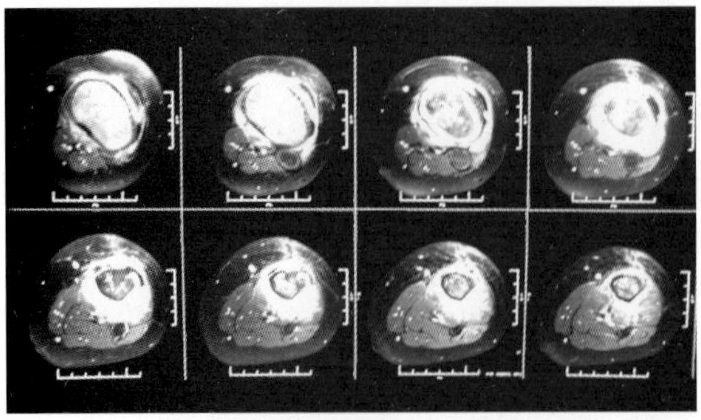

（五）

同一病例。左胫骨上端可见髓腔信号增高，软组织肿胀

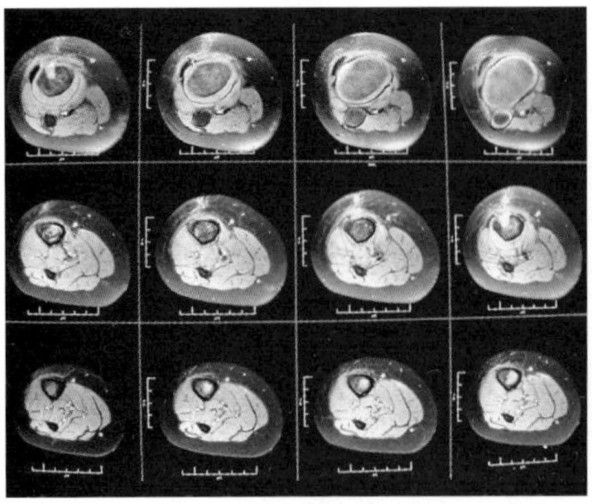

（六）

同一病例。左胫骨上端可见髓腔信号增高，软组织肿胀

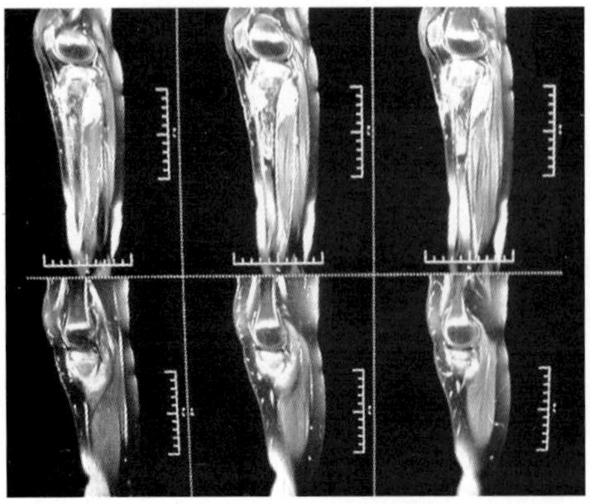

（七）

同一病例。左胫骨上端可见髓腔信号增高，软组织肿胀

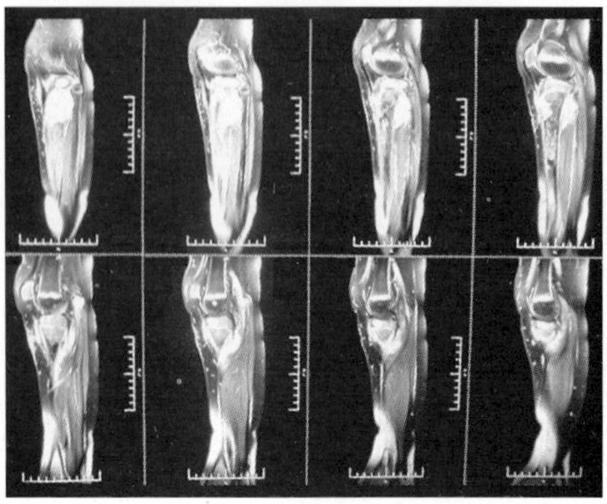

（八）

同一病例。左胫骨上端、右股骨可见髓腔密度增高，软组织肿胀

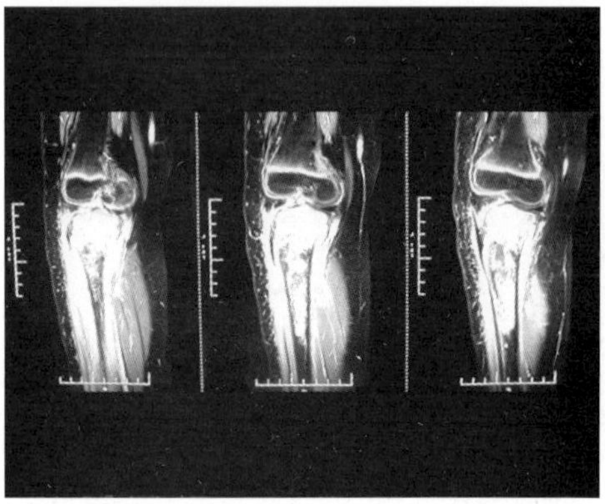

（九）

图 10-111　骨肉瘤 MRI 观

同一病例。左胫骨上端可见髓腔信号增高，软组织肿胀

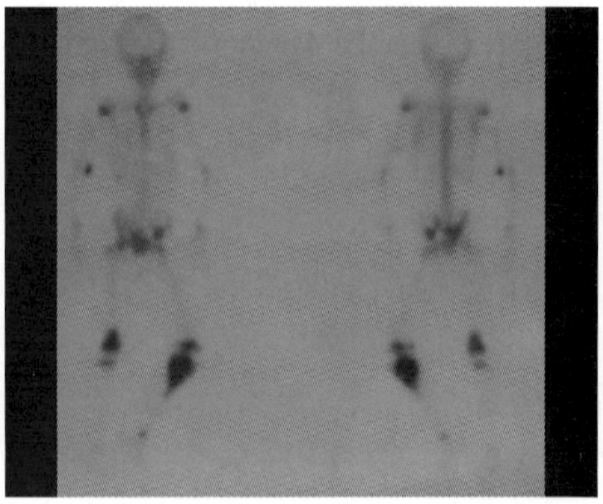

（一）

同一病例。左胫骨上端可见髓腔密度增高，软组织肿胀，放射性核素浓聚

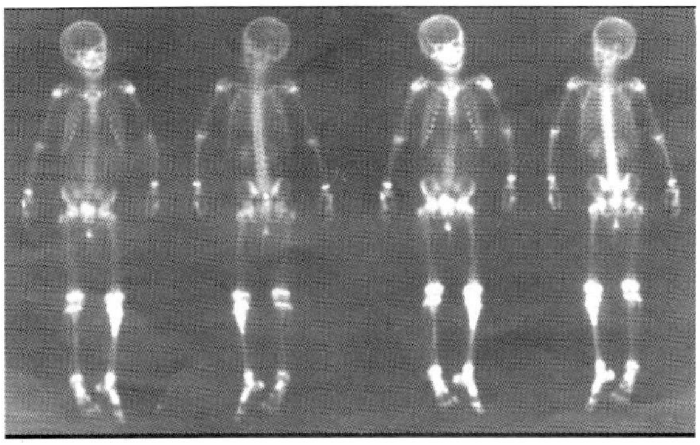

（二）

同一病例。左胫骨上端可见髓腔密度增高，软组织肿胀，放射性核素浓聚

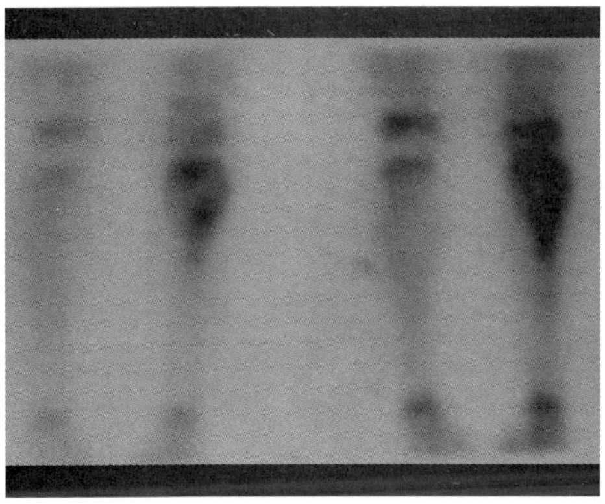

（三）

图 10-112　骨肉瘤 ECT 观

同一病例。左胫骨上端可见髓腔密度增高，软组织肿胀，放射性核素浓聚

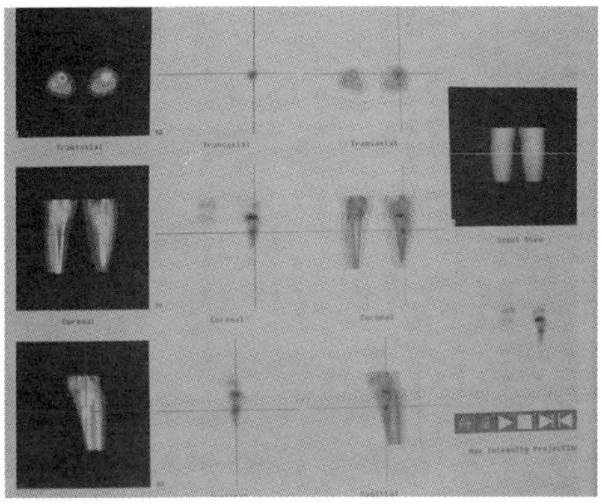

图 10-113　骨肉瘤 PET/CT 观

同一病例。左胫骨上端可见髓腔密度增高，骨膜反应性增生，软组织肿胀，放射性核素浓聚

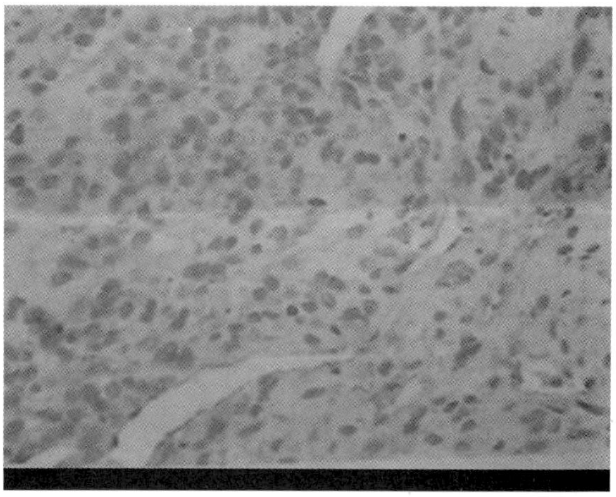

图 10-114　病理活检镜下（20071377）

第四军医大学西京医院病理科会诊：符合骨肉瘤细胞形态

九、淋巴母细胞性淋巴瘤

【病例】女，16 岁。左上肢及双下肢发作性疼痛 1 年余。1 年前初始有左上肢疼痛，持续 2d 后自行缓解。间隔数月发作 1 次。外院平片诊断：骨髓炎。抗炎治疗无效。8 个月前左上肢疼痛规律为每半月发作 1 次，并出现右下肢轻度肿痛，局部轻度发热。3 个月前左下肢也出现肿痛。

平片图示：左侧肱骨、双侧下肢髓腔内大段膨胀性、溶骨样破坏，骨皮质断裂。

1 周后进行 ECT 扫描，仍见胫骨上段放射性核素高浓聚。

ECT：左上肢、双侧下肢有放射性核素浓聚。

2009 年 3 月 24 日经右侧胫骨病理活检：镜下见大片深染小细胞浸润伴坏死。

免疫组化提示：淋巴母细胞性淋巴瘤。

最后诊断：淋巴母细胞性淋巴瘤。

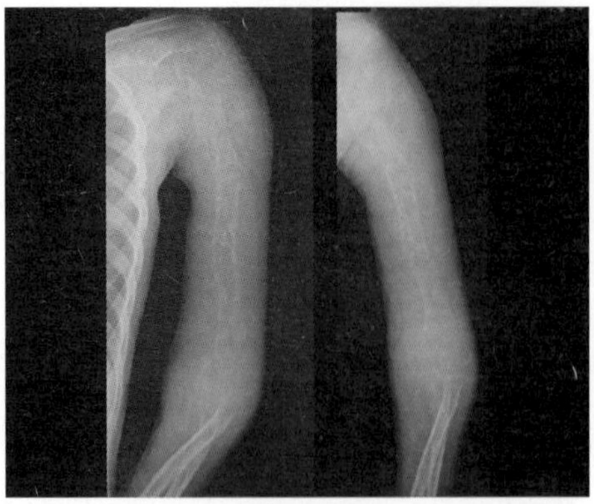

图 10-115　淋巴母细胞性淋巴瘤平片观

女，16 岁。平片图示：左侧肱骨髓腔内大段膨胀性、溶骨样破坏，骨皮质断裂

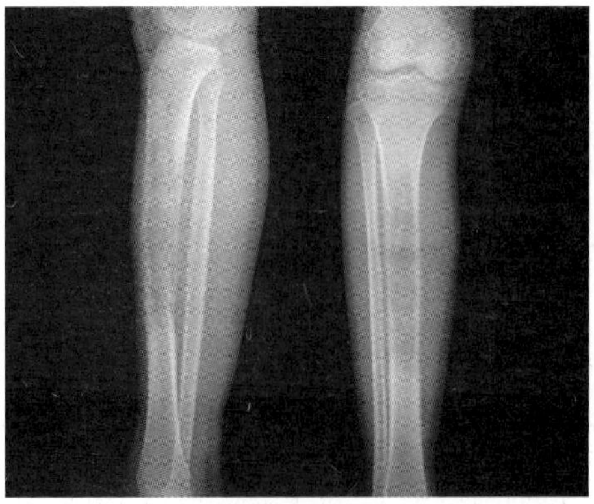

图 10-116　淋巴母细胞性淋巴瘤右侧胫腓骨平片观

同一病例。图示：胫骨右中上段病变区骨皮质变薄，可见髓腔内溶骨样破坏

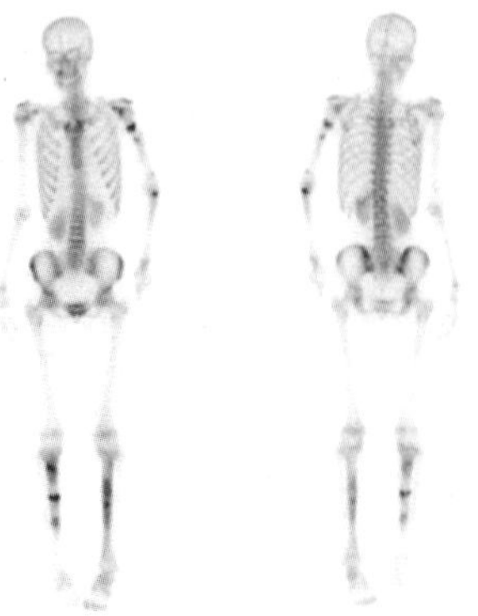

（一）

同一病例。ECT 图示：左上肢、双侧下肢有放射性核素浓聚

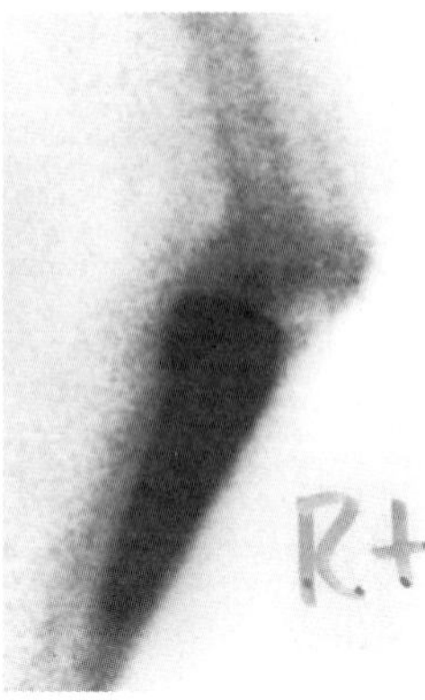

（二）

图 10-117　淋巴母细胞性淋巴瘤 ECT 观

同一病例。ECT 图示右胫骨上段放射性核素浓聚

（感谢华西医大附院核医学科李芳兰医师提供病例图片）

十、尤文氏肉瘤

尤文氏肉瘤（Ewing's）是儿童期最常见的原发恶性骨肿瘤。其发病率仅次于骨肉瘤，占小儿原发恶性骨肿瘤的第 2 位。本病多见于男性。常见 10~20 岁。好发于扁骨（骨盆、胸骨、脊椎骨）、长骨的骨干部位。肿瘤源于髓腔内，首先骨皮质破坏，穿破骨膜累及周围软组织。极易发生骨转移。临床特点：发热，贫血，骨关节疼痛，白细胞计数增高。

【病理改变】肉眼所见：髓腔内呈灰白色或鱼肉样肿块，剖面：有坏死、出血、变性形成囊腔。镜检 ：细胞呈密集多层的卵圆形，胞浆浅，细胞膜境界不清，核大小接近，染色深，偶见细胞呈菊花瓣样聚积，肿瘤细胞表面糖蛋白 P30/32MIC 2 染色阳性，用此组织化学检查可用于网织 细胞肉瘤及神经母细胞瘤有转移的鉴别（图 10-121）。

【临床表现】发热的热型呈间歇性、不规则性、长期性。骨关节疼痛为游走性，多汗、面色苍白、贫血。胸椎病变可产生脊膜和脊髓平面受累的症状、体征。查体：病变局部肿胀、压痛，皮肤无红肿，肢体近端活动时，疼痛加重，关节附近无红肿热，叩痛阴性。病变部位疼痛加剧。胸椎病变，受累平面下感觉减退。

【实验室检查】

（1）白细胞计数及中性粒细胞增高。

（2）红细胞及血红蛋白降低。

（3）血沉增快。

（4）血培养阴性。

（5）骨活检涂片，可见肉状纤维，PAS 和甲基派络宁染色阴性。

【影像学特点】

（1）X 线平片：病变部位骨破坏区呈梭形膨大，由髓腔内向外伸延，其内虫蚀状、筛孔状溶骨性破坏，周围骨质疏松，葱皮状骨膜反应及软组织间隙肿胀，无瘤骨形成（图 10–120）。

（2）CT：病变区见骨皮质膨胀，骨膜呈葱皮样或骨针样增生，穿破骨膜新骨侵袭周围软组织。髓腔内呈梭形扩张，有虫蚀状低密度溶骨性破坏。其边缘、轮廓模糊不清。周围骨质稀疏（图 10–108~ 图 10–120）。增强扫描后可见病灶边缘有环状强化。

CT 引导下骨介入穿刺：在 CT 引导下病变部位骨破坏区穿刺活检，直接抽取病变组织，将复杂的病理诊断，于术前基本搞清楚。

（3）MRI：T1 加权像呈均匀的无特异性低信号，T2 加权像为高信号，可显示髓腔内病灶的范围及周围软组织受累的情况。但对骨组织的定性诊断不及 CT 显示清晰。

【诊断及鉴别诊断】诊断要点，根据发热、贫血、骨痛，白细胞计数及中性增高，血沉增快。X 线及 CT 扫描见溶骨性破坏，骨膜反应特点，软组织肿胀。活检组织学染色阳性可确诊。

鉴别诊断：

（1）急性骨髓炎：发热，患肢皮肤红肿，功能活动受限，早期本病与尤文氏瘤难以鉴别。可根据 X 线平片表现，进行实验性治疗有时可以鉴别，CT 导向下骨病灶穿刺活检加以鉴别。

（2）溶骨性骨肉瘤：常发生长骨干骺端，也见于扁骨。局限性、持续性肢体疼痛，跛行，触及肿块。X 线平片及 CT 可见骨破坏区内有骨硬化，溶骨破坏，骨膜反应，软组织肿胀，内有瘤骨形成。

（3）小儿风湿热，可有游走性关节疼痛、红肿。血培养阴性，血沉增快。X 线平片无骨破坏。

【病例】男，18 岁。发热，游走性关节痛 4 个月，白细胞计数中性粒细胞增高，血沉 96mm/h。血培养 2 次阴性。X 线平片显示左侧髂骨有溶骨样破坏。CT 显示骨破坏，左髂骨内缘骨膜呈骨针状反应性增生。

手术病理活检证实：尤文氏肉瘤。

最后出院诊断：尤文氏肉瘤。

转归：进行左侧骨盆置换术。术后 6 个月复发转移死亡。

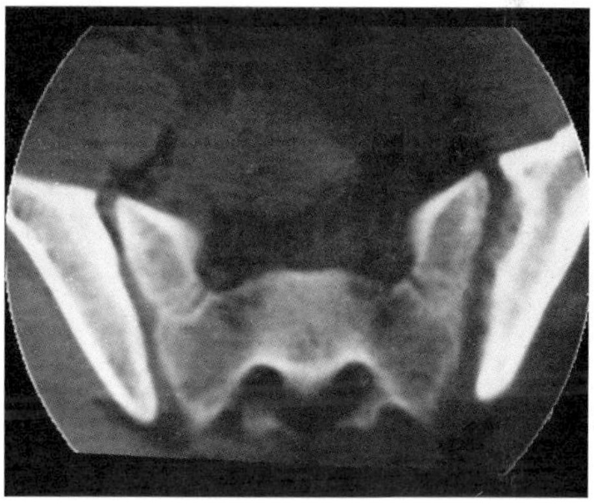

（一）

男，18 岁。X 线平片显示左侧髂骨有溶骨样破坏。CT 显示骨破坏，左髂骨内缘呈骨针状骨膜反应性增生

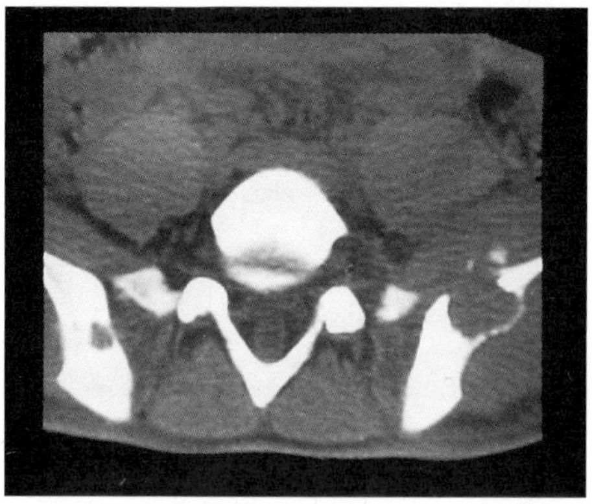

（二）

图 10–118　尤文氏肉瘤 CT 观

同一病例。复查 CT：左侧病变区域皮质缺损，髓腔内有膨胀性，溶骨样破坏区。右侧髂骨亦可见骨转移

【病例】女，11 岁。左膝关节肿痛 2 个月。X 线平片的正位片显示左胫骨平台下有一包壳状骨膜反应性增生。骨皮质以及髓腔内有大片溶骨样骨破坏区。CT 引导下穿刺定位的金属标志，及穿刺取病理范围。CT 显示病变区域的骨皮质增厚，髓腔变窄、闭锁。软组织内有包壳状骨膜增生。

病理镜检：可见左胫骨小圆细胞恶性肿瘤，倾向于尤文氏肉瘤。

最后诊断：尤文氏肉瘤。

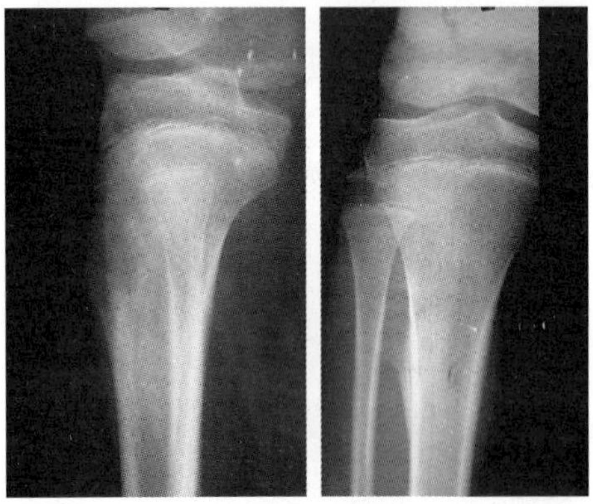

（一）

女，11 岁。X 线平片（正侧位）显示左胫骨平台下有一包壳状骨膜反应性增生。骨皮质以及髓腔内有大片溶骨样骨破坏区

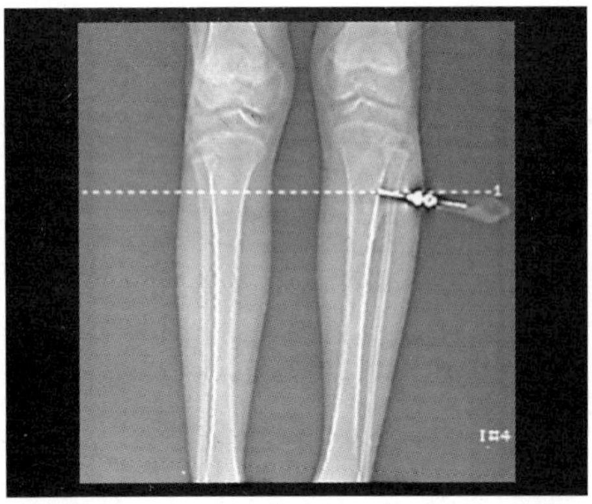

（二）

图 10-119　尤文氏肉瘤 X 线平片观

同一病例。CT 引导下穿刺活检显示穿刺针进入左胫骨平台下包壳状骨膜反应性增生区内

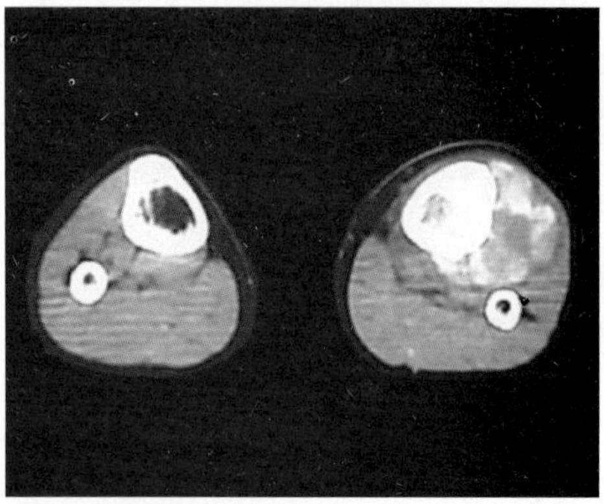

（一）

同一病例。CT 显示病变部位同 X 线正位片。同时可见 CT 引导下穿刺定位的金属标志

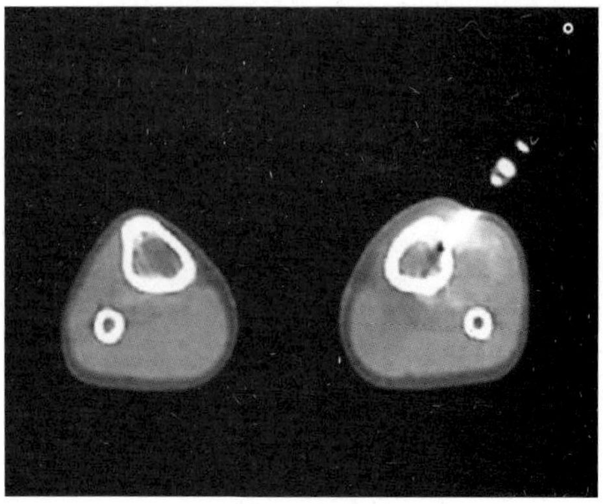

（二）

图 10-120　尤文氏肉瘤 CT 观

同一病例。CT 横断面可见病变区域的骨皮质增厚，髓腔变窄、闭锁。软组织内有包壳状骨膜增生

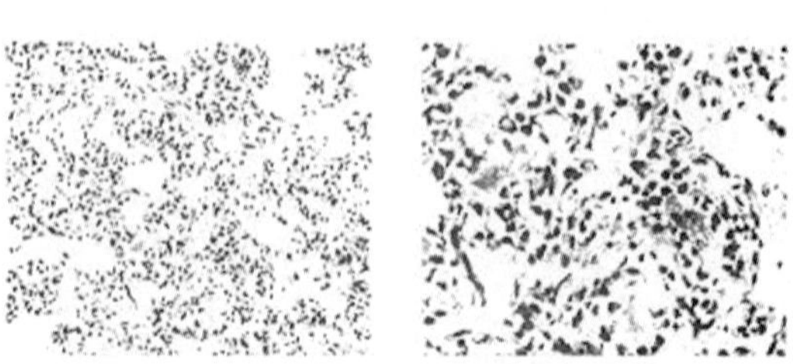

图 10-121　尤文氏肉瘤病理镜检

左侧为低倍视野，右侧为高倍视野，可见左胫骨小圆细胞恶性肿瘤，倾向于尤文氏肉瘤

第九节　小儿转移瘤

转移瘤（metastatic tumors），是指小儿原发肿瘤经血运、淋巴转移到其他器官。小儿转移瘤少见，误诊率高。有时在初诊时，已为肿瘤晚期，有时以转移瘤临床症状为首发症状。仅以颅内转移瘤，其发生率仅占颅内所有转移瘤的 0.1%~3.4%。我们一组资料中，神经母细胞瘤占第 1 位，其次为肾母细胞瘤、横纹肌肉瘤及其他骨肿瘤等。

一、神经母细胞瘤转移

神经母细胞瘤转移（详见第七章第三节）从我们一组资料 42 例分析，73% 病例在初诊时已有远处转移。可转移到全身器官，其中骨转移为本肿瘤的主要特征之一。患儿因骨关节疼痛就诊。骨髓穿刺，包括骨破坏区及常规骨穿部位均检出肿瘤细胞。X 线平片、头颅 CT、腹部 CT 扫描，经调骨窗均显示有骨破坏。

【病例】男，3 岁 7 个月。发热 3 个月，纳差、贫血，眼球突出，失明 6d。头颅 CT 显示基底池上，颅骨内板下等多处高密度影，出血量 48ml。颅骨内板下略高－等密度出血灶，颅顶部双侧矩状裂（视觉中枢皮层投影区）均被出血填充、挤压。骨窗显示左侧蝶骨翼前缘骨质有破坏及细针状骨膜反应。额骨内外板障均有广泛的骨针状骨膜反应增生。双视神经形态及软组织间隙正常。在交大二附院腹部 B 超检出腹膜后神经母细胞瘤。

最后诊断：腹膜后神经母细胞瘤伴颅内转移、多发出血。

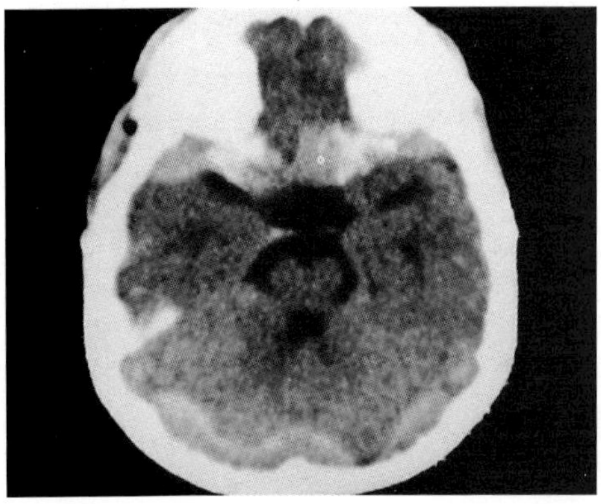

（一）

男，3 岁 7 个月。头颅 CT 软组织窗显示基底池上，颅骨内板下等多处高密度影，出血量 48ml

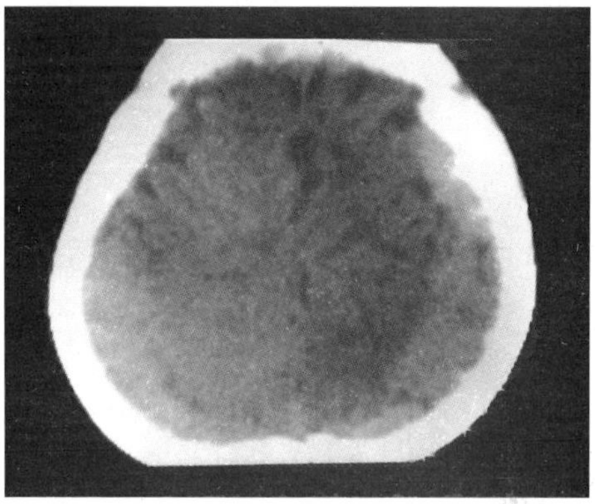

（二）

同一病例。CT 显示颅骨内板下略高－等密度出血灶，颅顶部双侧矩状裂（视觉中枢皮层投影区）均被出血填充、挤压

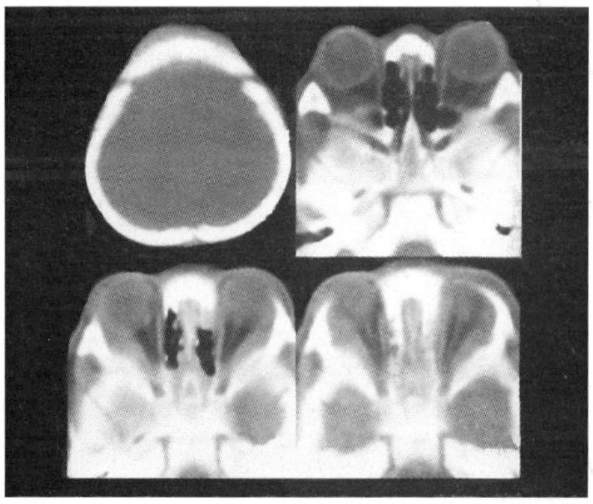

（三）

图 10-122　腹膜后神经母细胞瘤颅内转移伴多发出血 CT 观

同一病例。CT 骨窗显示左侧蝶骨翼前缘骨质有破坏及细针状骨膜反应。额骨内外板障均有广泛的骨针状骨膜反应增生。双视神经形态及软组织间隙正常

【病例】男，2 岁 7 个月。发热、贫血、腹块 2 个月，哭闹不止 3d。CT 显示右侧髂骨呈溶骨样、膨胀性破坏，左侧髂骨前缘骨膜反应增生。CT 引导下骨破坏区穿刺检出神经母细胞瘤细胞。

最后诊断：腹膜后神经母细胞瘤并骨转移。

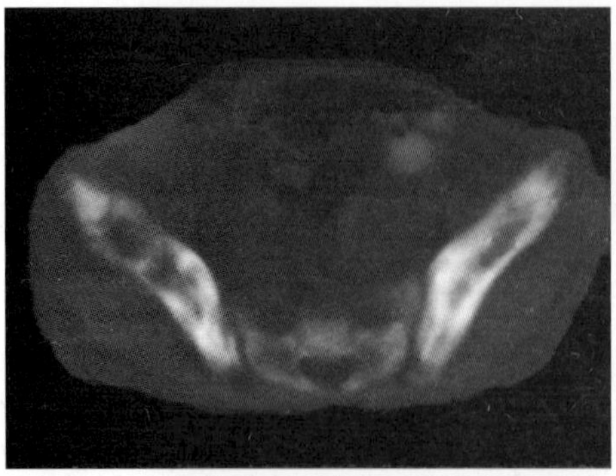

图 10-123　腹膜后神经母细胞瘤髂骨转移 CT 观

男，2 岁 7 个月。CT 显示右侧髂骨呈溶骨样、膨胀性破坏，左侧髂骨前缘有骨膜反应

二、肾母细胞瘤并骨转移

肾母细胞瘤并骨转移，在小儿时期仅次于白血病的第二高发肿瘤（详见第七章第三节）。从我们收集资料中，肾母细胞瘤广泛转移，可见膀胱、骨组织、脊髓内等。

【病例】男，7 岁。左髋疼痛 2 周，跛行月余。1 年前 CT、MRI 均诊断为肾母细胞瘤，手术切除，术后病理：左肾肾母细胞瘤。CT 显示左髂骨溶骨样破坏，左侧髂骨内侧闭孔肌肿胀，并波及左侧臀大肌前缘范围约有 7.3 cm × 4.7cm × 10cm 大小。CT 值 19~37Hu。

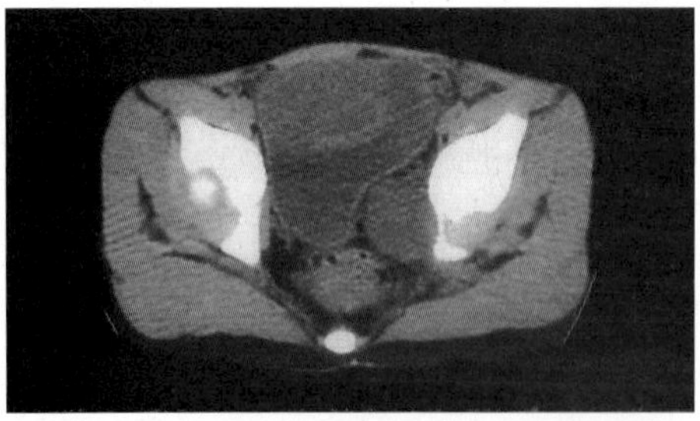

图 10-124　左肾肾母细胞瘤膀胱、髋臼转移 CT 观

男，7 岁。CT 显示左髂骨溶骨样破坏，左侧髂骨内侧闭孔肌肿胀，并波及左侧臀大肌前缘范围约有 7.3 cm × 4.7cm × 10cm 大小。CT 值 19~37Hu

三、横纹肌肉瘤并全身多发转移

【病例】女，16 岁。左侧外眶内眦横纹肌肉瘤并骨、肺、胰腺头部、周围软组织转移。CT 显示颅内左额叶见一大小约为 6.5cm × 6.4cm × 8.5 cm 的团状稍高密度影，形状尚规则，边界欠清，周围可见带状水肿影，病灶密度不均匀，其内可见多个囊状低密度影，左侧侧脑室前角及胼胝体受压，中线结构略向右侧偏移，邻近脑沟变浅。左额顶及左枕顶部颅板外可见软组织密度影向外突出，相邻骨质变薄，可见骨质破坏影。左眼外可见软组织密度影向外突出，左侧外眶可见片状低密度影。

最后诊断：左侧外眶内眦横纹肌肉瘤并骨、肺、胰腺头部、周围软组织转移。

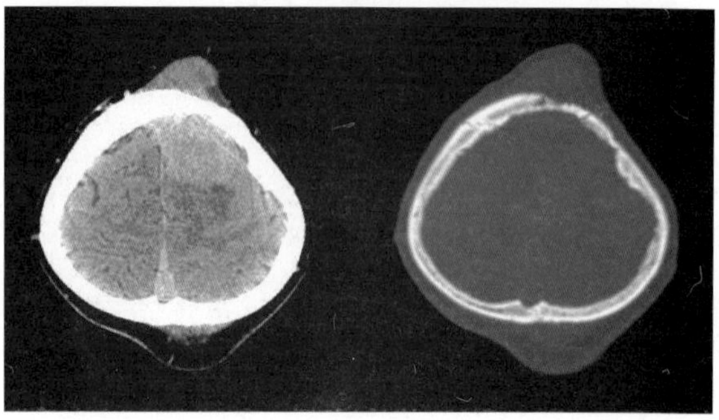

图 10-125　左眼内眦横纹肌肉瘤并骨、周围软组织转移 CT 观

女，16 岁。CT 显示左额叶见一大小约为 6.5cm × 6.4cm × 8.5 cm 团状稍高密度影，边界欠清，周围可见带状水肿影，病灶内密度不均匀，瘤周有多个囊状低密度影，左侧侧脑室前角及胼胝体受压，中线结构略向右侧偏移，邻近脑沟变浅。左额顶及左枕顶部颅板外可见软组织密度影向外突出，相邻骨质变薄，可见骨质破坏影。左眼外可见软组织密度影向外突出，左侧外眶可见片状低密度影

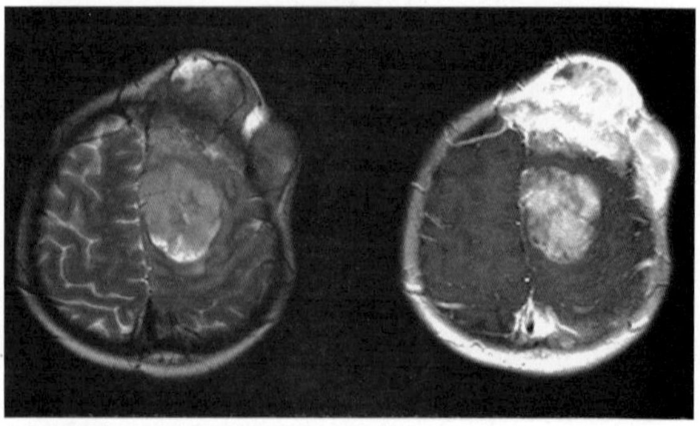

图 10-126　左眼内眦横纹肌肉瘤并骨、周围软组织转移 MRI 观

同一病例。MRI 显示颅骨外板隆起软组织包块，颅内转移灶

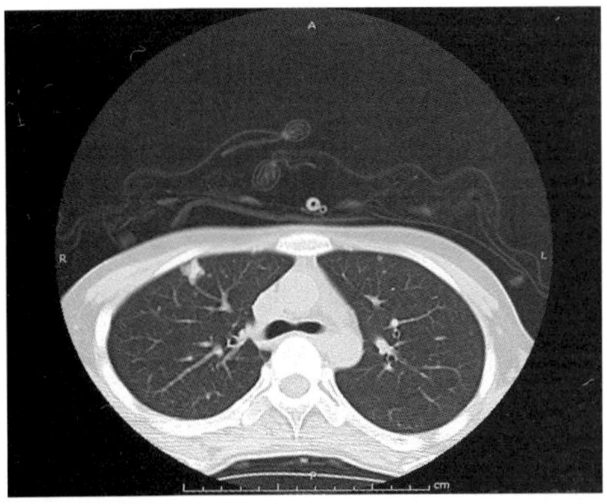

图 10-127　左眼内眦横纹肌肉瘤并肺内转移 CT 观

同一病例。右肺中叶内侧段近胸膜下可见结节影

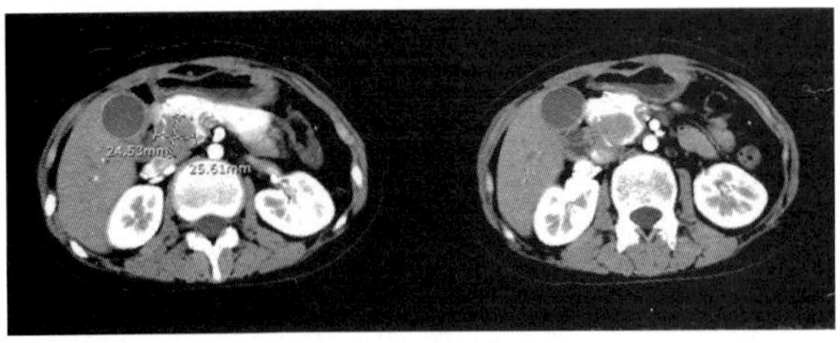

图 10-128　左眼内眦横纹肌肉瘤并胰腺头部后转移 CT 观

同一病例。CT 增强扫描动脉期可见胰腺头部后缘有低密度肿块影

【病例】 男，12 岁。2 年前因下腹部胀痛 5d，在当地医院 B 超检出膀胱后有一实质性肿块回声。

CT 扫描：发现膀胱右后旁有一等密度实质性肿块影。

剖腹探查：腹膜后膀胱横纹肌肉瘤。

转归：经放疗、化疗 16 周期。前症略有好转。此次，又因腹痛、腹胀、排便困难入院。进行肿瘤全身 PET/CT 评估。

PET/CT 显示，腹腔如饼状肠腔脏器广泛粘连，内有多个放射性核素高摄取结节，腹壁后肠管胀气，双侧肾盂明显扩张，右侧输尿管远端变细，左侧输尿管近段被截断。

诊断：腹膜后横纹肌肉瘤放化疗后复发并腹膜、腹腔内转移，肠管、输尿管不全梗阻。

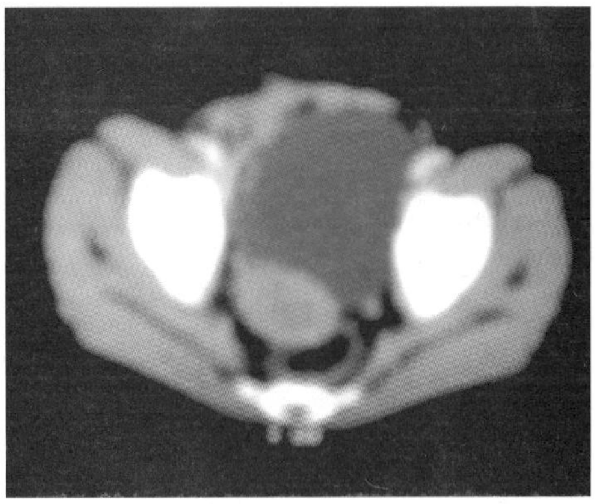

（一）

男，12 岁。CT 显示膀胱右后方有一等密度实质性肿块影

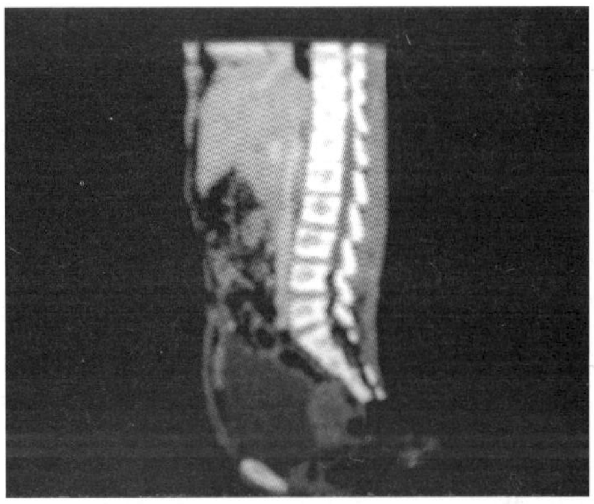

（二）

同一病例。CT 重建图像显示膀胱后缘有一等密度实质性肿块影

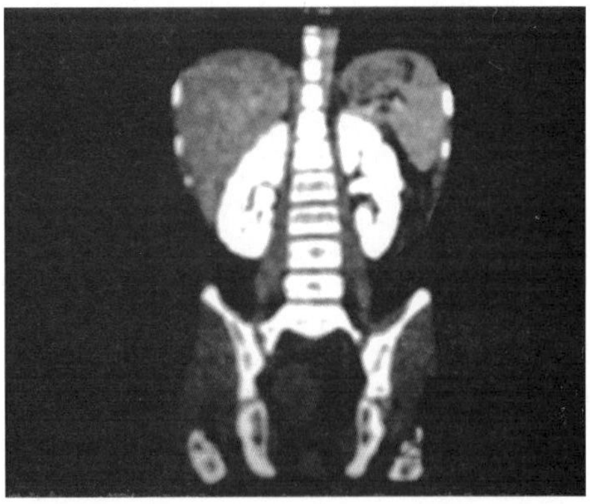

（三）

图 10-129　腹膜后横纹肌肉瘤 CT 观

同一病例。CT 重建图像显示膀胱右缘有一等密度实质性肿块影

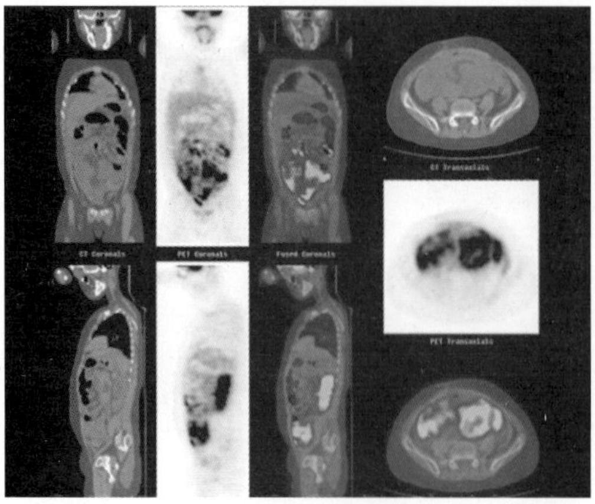

（一）

同一病例。PET/CT 显示膀胱右缘有一实质性肿块影，放射性核素浓聚，腹腔如饼状肠腔脏器广泛粘连，内有多个放射性核素高摄取结节

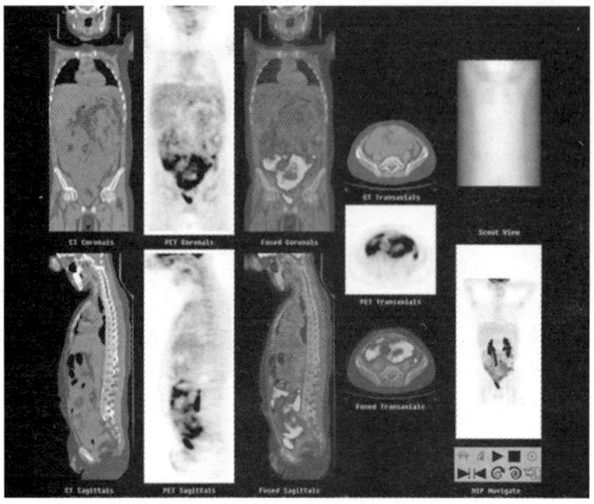

（二）

图 10-130　腹膜后横纹肌肉瘤 PET/CT 观

同一病例。PET/CT 显示膀胱右缘有一实质性肿块影，放射性核素浓聚，腹腔如饼状肠腔脏器广泛粘连，内有多个放射性核素高摄取结节，腹壁后肠管胀气，双侧肾盂明显扩张，右侧输尿管远端变细，左侧输尿管近段被截断

四、小脑髓母细胞瘤并骨、脊髓转移

【病例】男，17 岁。3 年前因小脑髓母细胞瘤手术，术后 1 年双下肢瘫。

MRI 全脑、全脊髓平扫 + 增强：发现头颅术后脑积水。C7，T1、3、6、12，L4 椎体转移灶；T9~12、L3~4 椎体平面椎管内结构显示不清，髓外硬膜下增粗，呈条带状略短 T1、T2 异常信号，大小分别为 1.1cm × 2.0cm、12cm × 1.8cm、7.0cm × 0.8cm 范围。

3 个月后右侧锁骨胀痛 CT 扫描发现锁骨近段呈溶骨样骨破坏，软组织肿胀。

诊断：小脑髓母细胞瘤术后并脑积水、骨、脊髓转移。

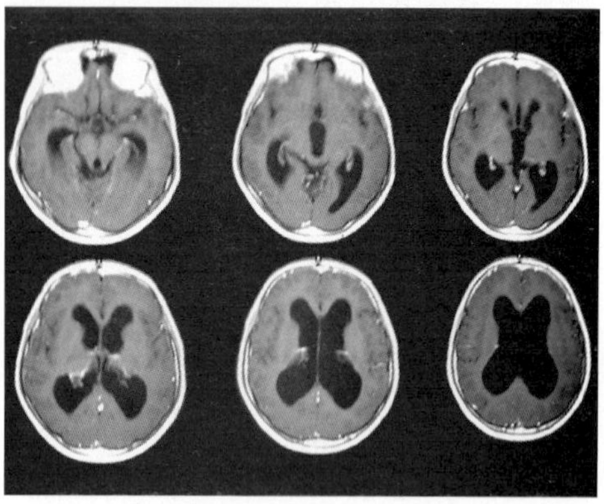

（一）

男，17 岁。MRI T1 加权像显示双侧幕上双侧侧脑室、第 3 脑室扩张

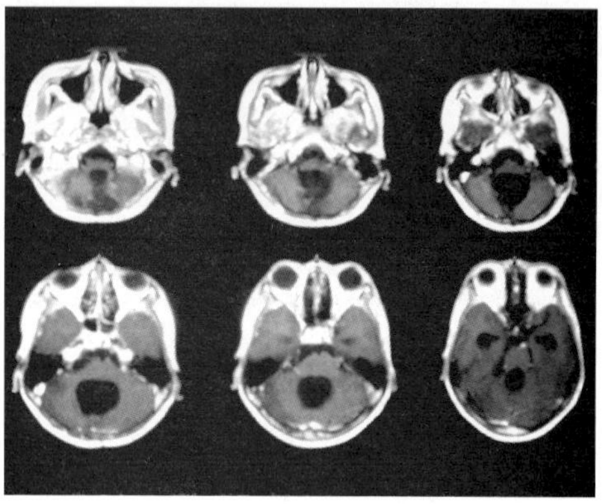

（二）

同一病例。MRI T1 加权像显示幕下术区小脑蚓部缺如，第 4 脑室扩张

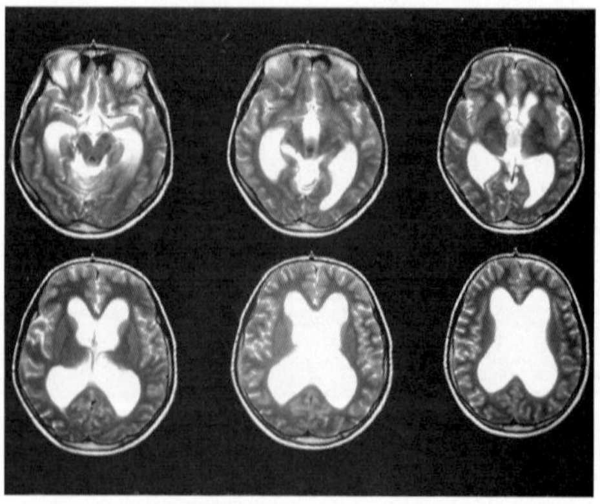

（三）

同一病例。MRI T2 加权像显示双侧幕上双侧侧脑室、第 3 脑室扩张

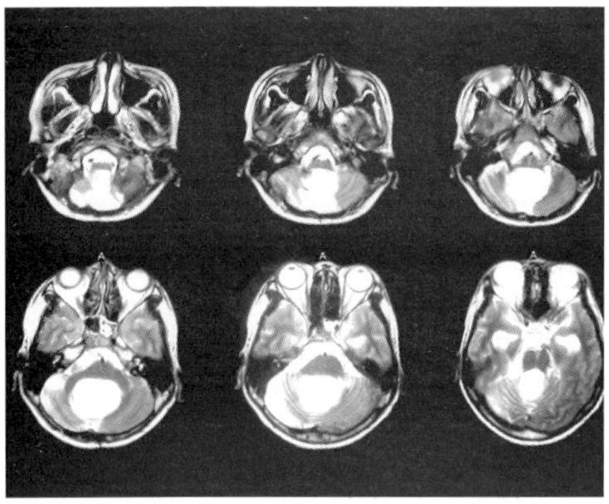

（四）

同一病例。MRI T2 加权像显示幕下第 4 脑室扩张，术区小脑蚓部缺如

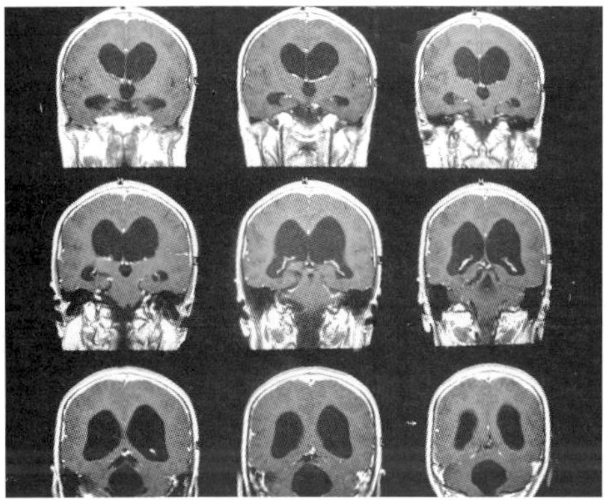

（五）

同一病例。MRI 冠状位 T1 加权像显示双侧侧脑室、第 3 脑室、第 4 脑室扩张

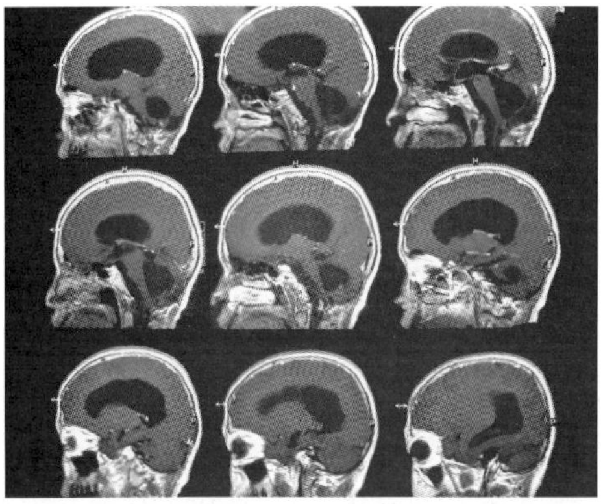

（六）

同一病例。MRI 矢状位 T1 加权像显示双侧侧脑室、第 3 脑室、第 4 脑室扩张。术区混杂信号影

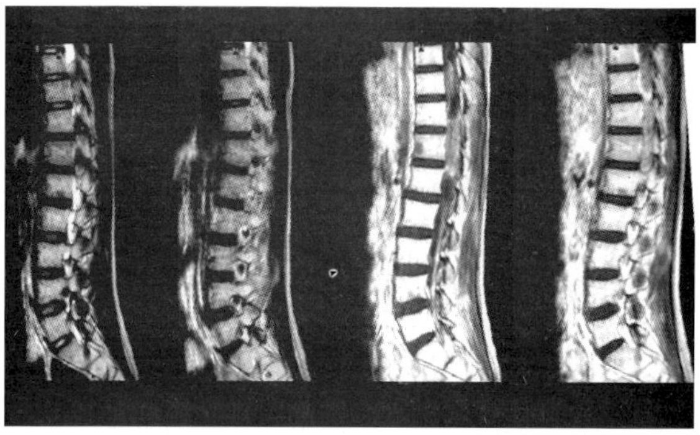

（七）

同一病例。MRI 矢状位 T1 加权像显示 C7，T1、3、6、12，L4 椎体信号异常转移灶

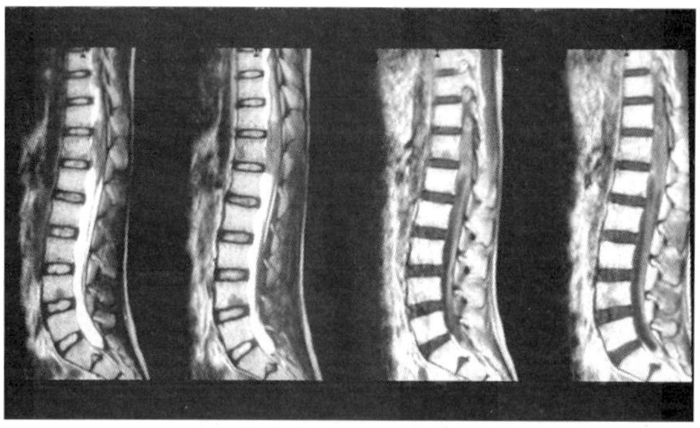

（八）

同一病例。MRI 矢状位 T1 加权像、T2 加权像显示多椎体信号异常。T9~12、L3~4 椎体平面椎管内结构显示不清，髓外硬膜下增粗，呈条带状略短 T1、T2 异常信号，大小分别为 1.1cm × 2.0cm、12cm × 1.8cm、7.0cm × 0.8cm

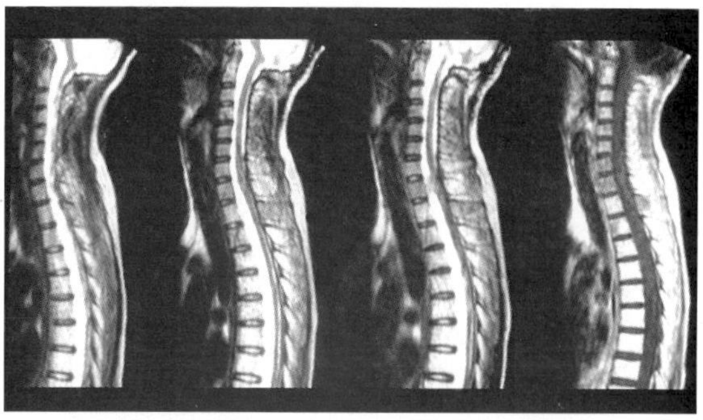

（九）

同一病例。MRI 矢状位 T1 加权像、T2 加权像显示多椎体信号异常。T9~12、L3~4 椎体平面椎管内结构显示不清，髓外硬膜下增粗，呈条带状略短 T1、T2 异常信号，大小分别为 1.1cm × 2.0cm、12cm × 1.8cm、7.0cm × 0.8cm

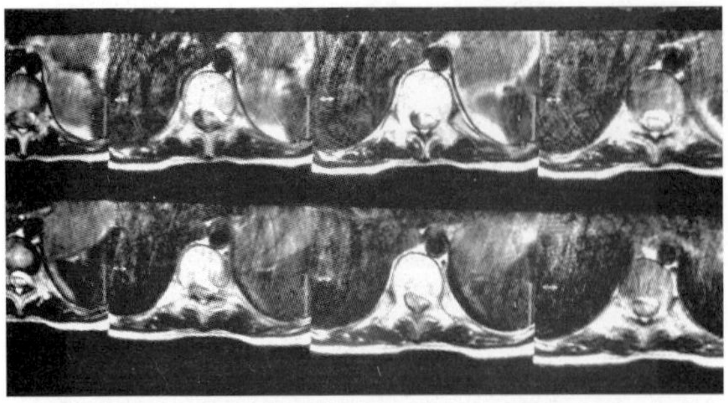

（十）

同一病例。MRI 轴位显示 T9~12、L3~4 椎体平面椎管内结构显示不清，髓外硬膜下增粗，呈条带状略短 T1、T2 异常信号

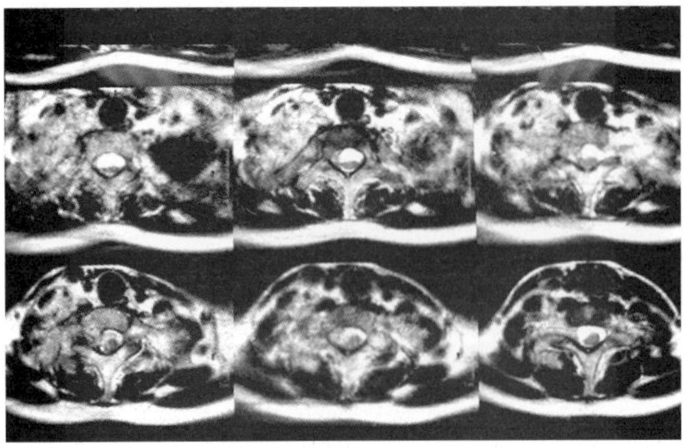

（十一）

图 10-131　小脑髓母细胞瘤术后 3 年 MRI 观

同一病例。MRI 轴位显示 T9~12 椎体平面椎管内结构显示不清，髓外硬膜下增粗，呈条带状略短 T1、T2 异常信号

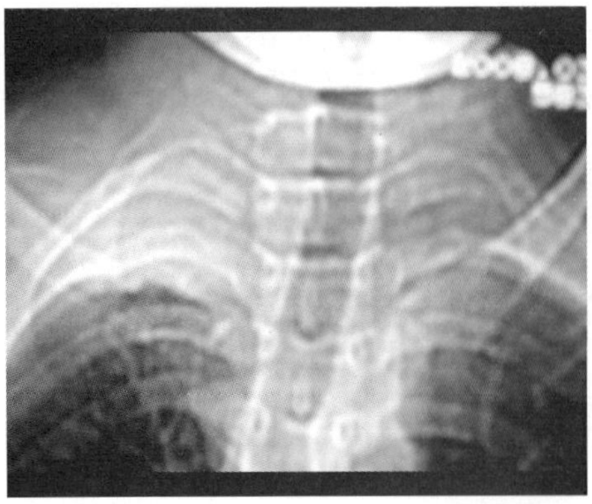

（一）

同一病例。右侧锁骨软组织肿胀，骨呈溶骨样破坏

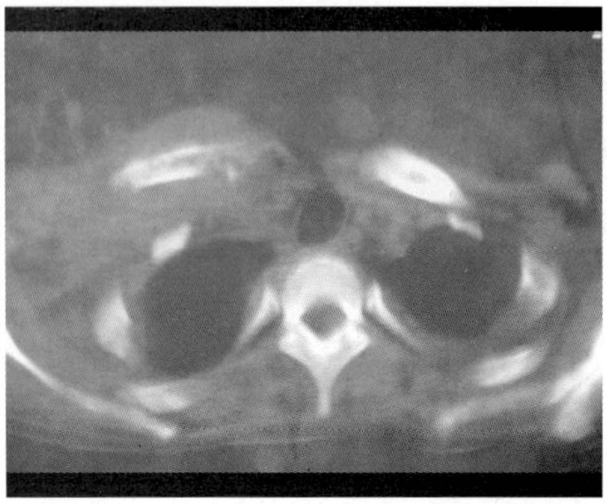

（二）

图 10-132　小脑髓母细胞瘤术后并骨、脊髓转移 CT 观

同一病例。右侧锁骨近端呈溶骨样破坏，软组织肿胀

五、左腓骨上段尤文氏肉瘤术后并骨转移

【病例】女，13 岁。左膝外侧肿痛 3 月余，屈曲活动受限。诊断为左腓骨小头尤文氏肉瘤术后 9 月余，术后第 1 次行 PET/CT 评估，术后不久发现原发部位在左腓骨上段，胫骨上段周边新发灶，又行 2 次手术，术后化疗 4 周期。术后先后 3 次均经 PET/CT 评估。

肿瘤家族史：其祖父患结肠癌去世。

诊断：左腓骨上段尤文氏肉瘤术后并骨转移。

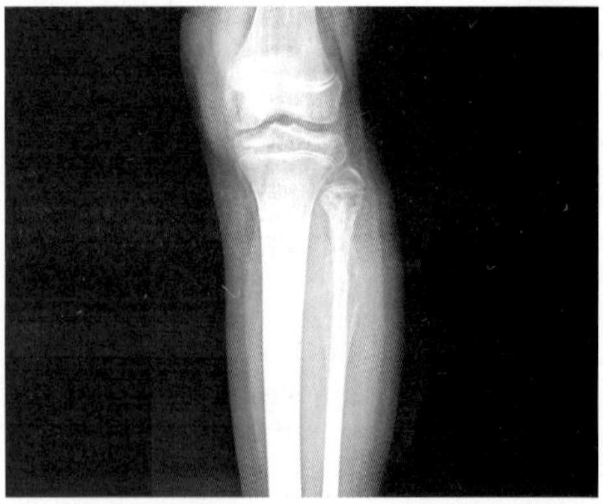

图 10-133　左腓骨小头尤文氏肉瘤 X 平片正位观

女，13 岁。化疗前正位 X 平片可见左腓骨小头下骨干骺端皮质呈包壳状骨膜反应，骨质密度减低，软组织间隙肿胀

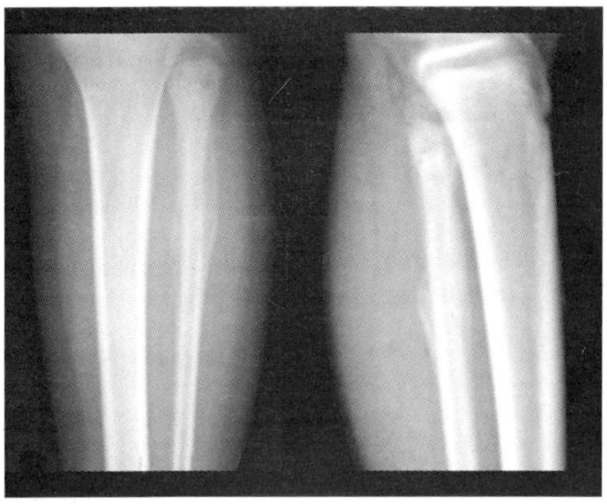

图 10-134　左腓骨小头尤文氏肉瘤术前 X 平片正侧位观

同一病例。第 1 次化疗后正位片仍见左腓骨小头下干骺端双侧皮质呈包壳状骨膜反应，局限性骨质密度增高，软组织间隙肿胀

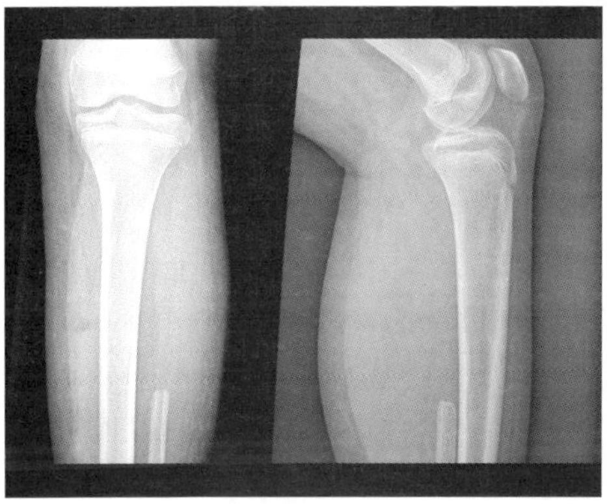

图 10-135　左腓骨小头尤文氏肉瘤 X 平片正侧位术后观

同一病例。化疗 3 个周期后手术切除正位片可见术区左腓骨上段骨缺如，无软组织肿胀

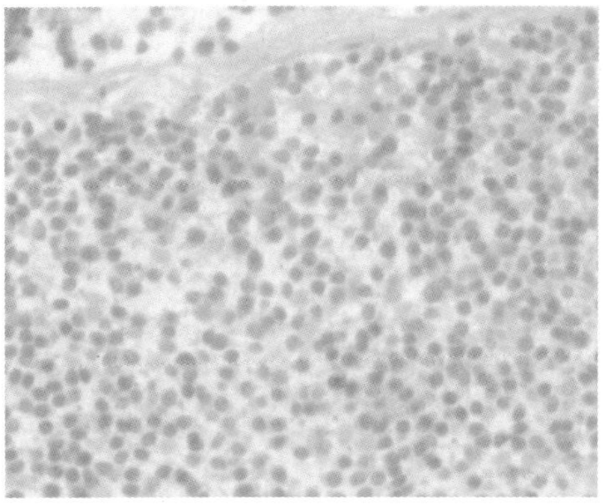

图 10-136　左腓骨小头尤文氏肉瘤病理

第 1 次术后病理镜检：可见满视野小圆形细胞，深染，最后诊断：尤文氏肉瘤

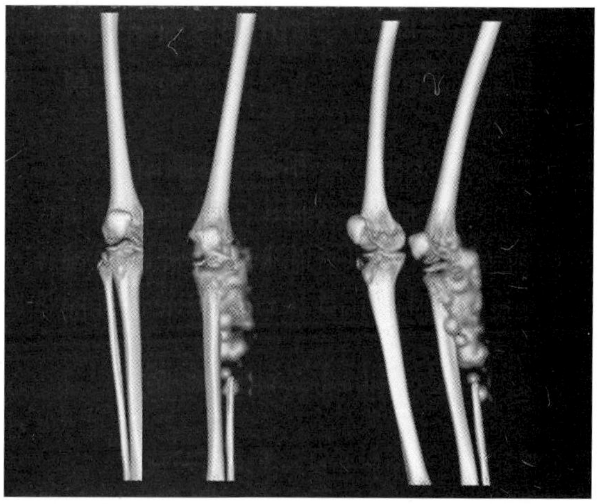

（一）

同一病例。PET/CT 三维重建图显示左腓骨上段原发部位，胫骨上段周边、胫骨平台新发灶，呈放射性核素高摄取

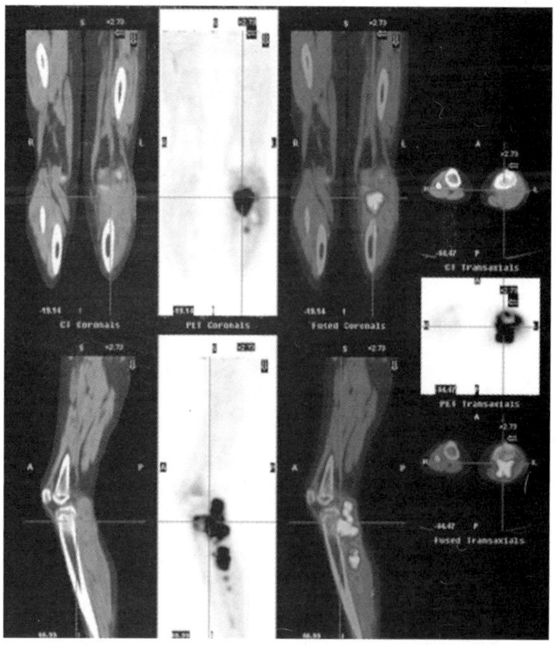

（二）

同一病例。PET/CT 多层面组合 MPR 见左腓骨上段原发部位，胫骨上段周边软组织间隙肿胀、胫骨平台新发灶，均呈放射性核素高摄取

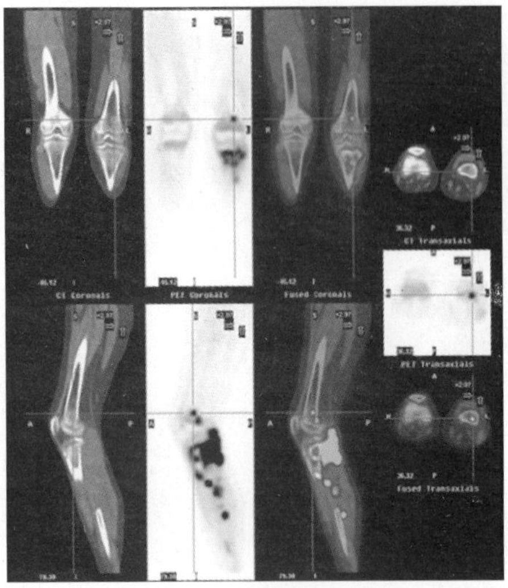

（三）

同一病例。MPR 多层面组合仍见左腓骨上段原发部位，胫骨上段周边软组织间隙肿胀、胫骨平台新发灶，均呈放射性核素高摄取

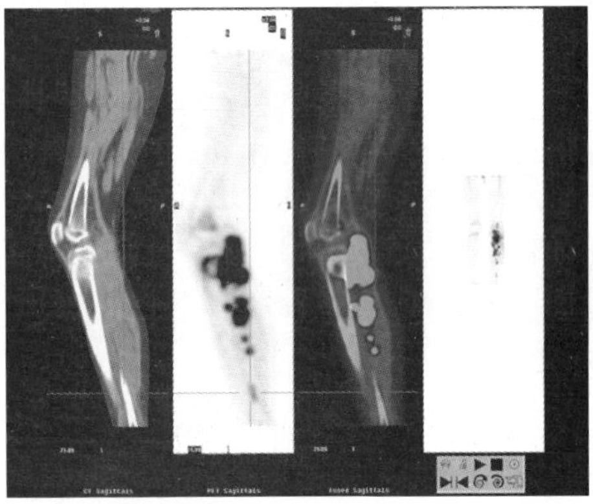

（四）

同一病例。矢状位仍见左腓骨上段原发部位，胫骨上段周边软组织间隙肿胀、胫骨平台新发灶，均呈放射性核素高摄取

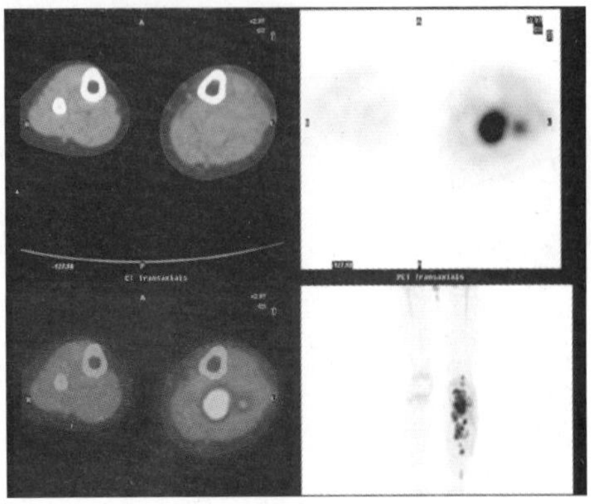

（五）

图 10-137　左腓骨小头尤文氏肉瘤 PET/CT

同一病例。轴位仍见左腓骨上段原发部位，胫骨上段周边软组织间隙肿胀，均呈放射性核素高摄取

尤文氏肉瘤第 3 次术后 12 月余，化疗 8 周期；末次化疗日期 2010 年 8 月 17 日。1 疗程后，末次放疗日期 2010 年 7 月 28 日，曾用升白细胞药 3 次，再评估。

确诊尤文氏肉瘤 2010 年 6 月 22 日 PET/CT 检查所见。

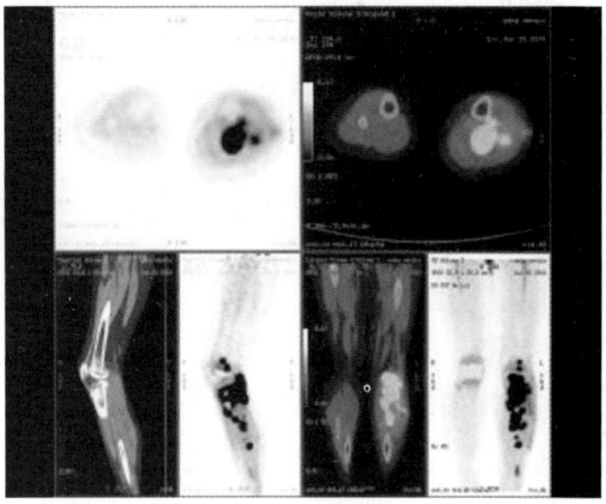

（一）

同一病例。第 2 次术后 PET/CT 评估，可见原病灶位于下方，股骨髁有新发灶，放射性核素高摄取，软组织肿胀

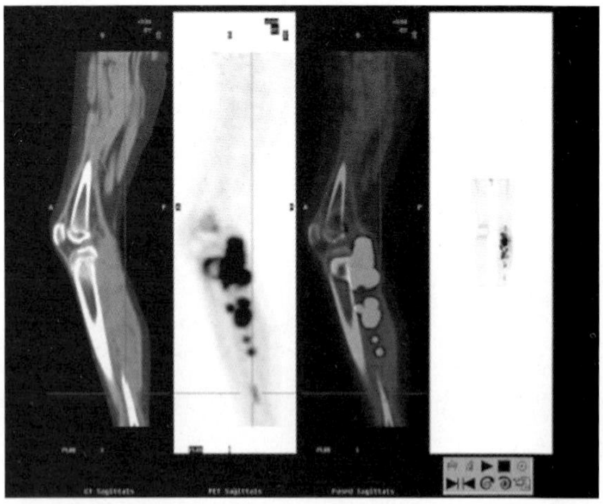

（二）

同一病例。PET/CT 矢状位多层面组合图可见原病灶位于下方，股骨髁有新发灶，放射性核素高摄取，软组织肿胀

第 3 次手术后 PET/CT 评估：

与 2010 年 6 月 22 日 PET/CT 比较：左股骨中上段及腘窝结节影消失；左腓骨上段

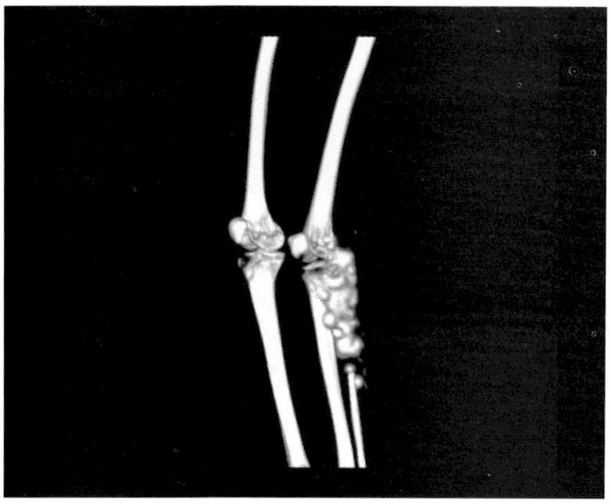

（三）

图 10-138　尤文氏肉瘤第 2 次术后 PET/CT 观

同一病例。PET/CT 三维重建融合图可见左侧股骨髁间与原病灶位于下方，有新发灶，放射性核素高摄取

复发灶范围较前明显缩小，核素摄取程度明显减低（SUVmax 由 8.3 减低至 3.3）；左股骨下段、胫骨平台骨质改变大致同前，核素浓聚程度减低；全身骨髓摄取程度大致同前次扫描所见；此次左侧腓骨下段骨质破坏，周围可见一大小约 5.6cm × 4.5cm × 10.2cm 软组织块影，密度混杂不均，内散在瘤骨，边界尚清，呈放射性核素高度浓聚（SUVmax：10.1）；双侧肱骨近端、股骨头、股骨上段、右侧内踝、左侧胫骨下端、距骨、跟骨成骨性骨质破坏，放射性核素浓聚；两肺野内散在大小不等高密度结节，边缘光滑锐利；长径介于 0.2~1.9cm，放射性核素浓聚（SUVmax 介于 2.3~5.9），累及左侧胸膜；纵隔内结构及放射性核素分布无异常；左室心肌显影良好；双侧肾上腺形态、大小正常，放射性核素轻度摄取；左腹股沟见一大小约 1.6cm × 0.9cm × 1.7cm 肿大淋巴结，中央液化坏死，放射性核素高度摄取。

诊断意见：

（1）左腓骨上段尤文氏肉瘤术后复发放化疗：原病灶治疗后明显好转，此次双肺、肾上腺、左腹股沟、全身骨骼出现新发病灶。

（2）全身骨髓代谢活跃，考虑：放化疗后改变。

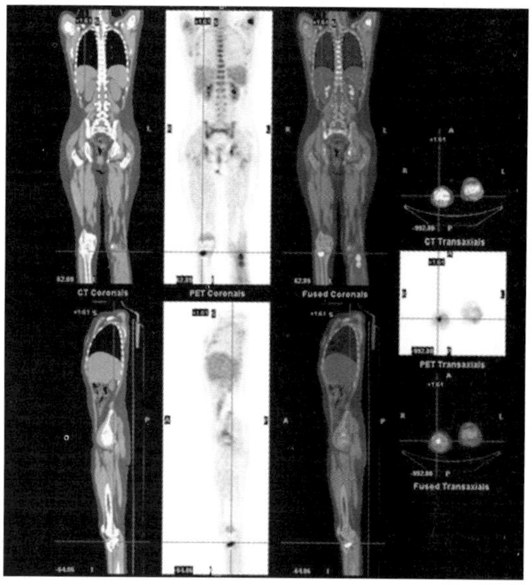

（一）

同一病例。第 3 次术后 PET/CT 评估，可见原病灶位于下方，双侧股骨髁有新发灶，放射性核素高摄取

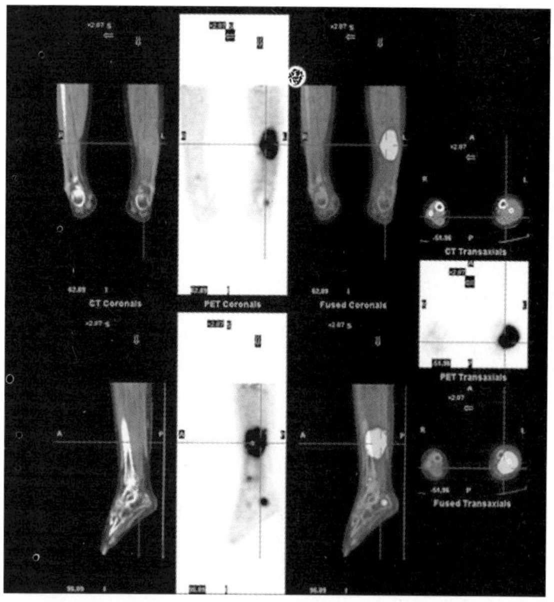

（二）

同一病例。第 3 次术后 PET/CT 评估，仍见原病灶位于下方，同侧跟骨有新发灶，放射性核素高摄取

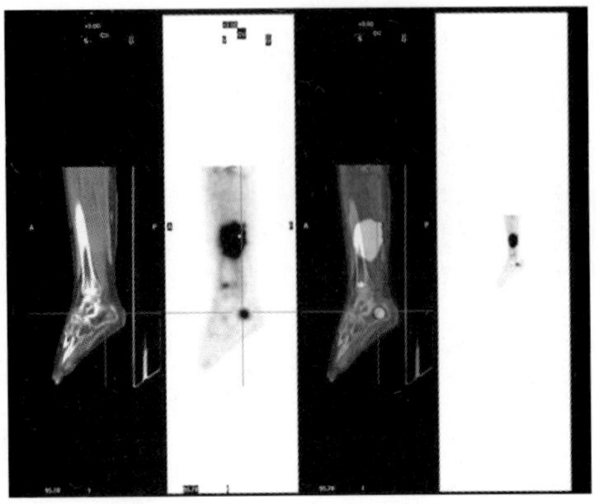

（三）

同一病例。第3次术后PET/CT评估，仍见原病灶位于下方，胫骨远端、跟骨有新发灶，放射性核素高摄取

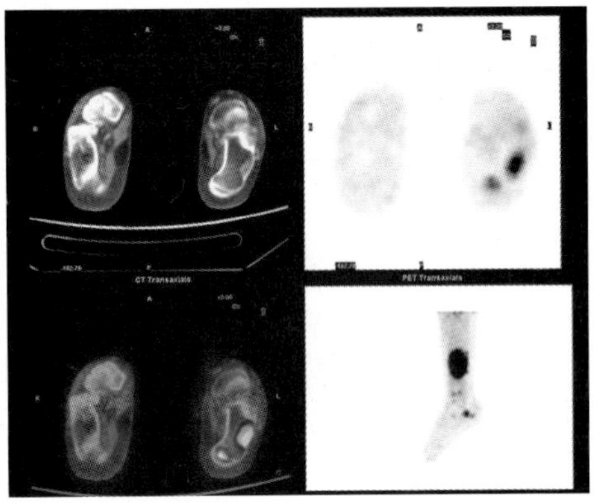

（四）

同一病例。第3次术后PET/CT评估，仍见原病灶位于下方，胫骨远端、跟骨有新发灶，放射性核素高摄取，软组织肿胀

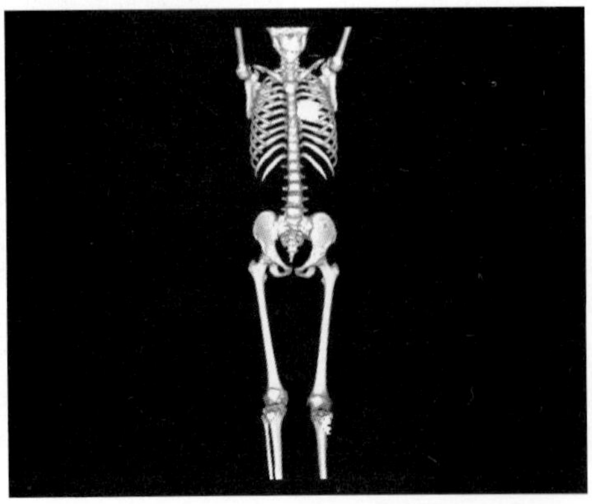

（五）

同一病例。第3次术后PET/CT评估，三维重建可见多肋骨，右侧股骨近端，左腓骨原病灶下方，右侧胫骨近端有新发灶，放射性核素高摄取

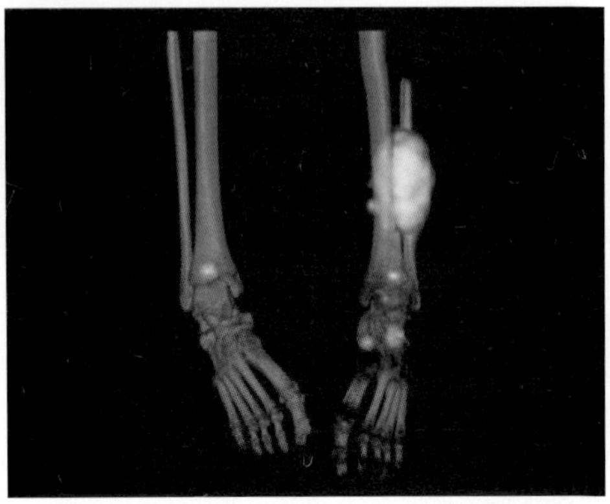

（六）

同一病例。三维重建旋转可见左腓骨原病灶下方，双侧胫骨远端，右侧跟距骨新发灶放射性核素浓聚

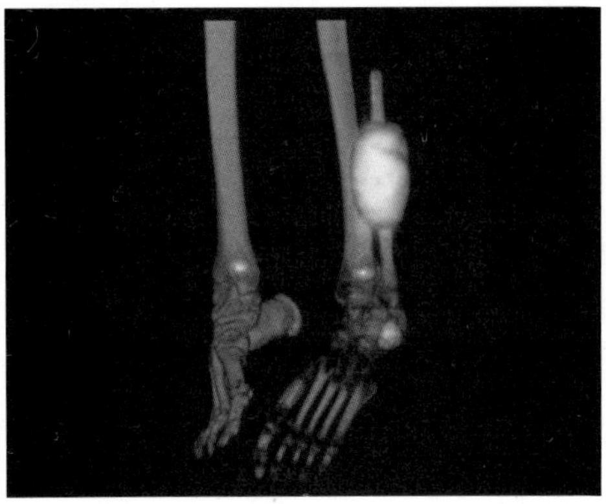

（七）

图 10-139　尤文氏肉瘤第3次术后PET/CT观

同一病例。三维重建旋转45°可见左腓骨原病灶下方，双侧胫骨远端，右跟距骨有新发灶，呈放射性核素浓聚

六、右股骨下段骨肉瘤并腹膜后、盆腔、右腹股沟、股动脉旁转移

【病例】女，8岁。发作性右膝关节疼痛年余，外伤后拍片发现右股骨下端骨破坏。经手术病理活检，确诊右股骨远端骨肉瘤2月余，化疗3个周期。怀疑盆腔转移。放疗前评估。其祖母死于子宫肿瘤。自幼患儿挑食、偏食，不食用任何绿叶蔬菜。喜嗜麻辣、膨化，方便面等小食品。

PET/CT检查：右股骨远端屈侧骨皮质不光整，髓腔内呈斑片状骨质密度增高，软组织间隙肿胀，内见部分包壳状瘤骨，范围约9.3cm×7.4cm×10.9cm，呈放射性核素异常高度浓聚（SUVmax：9.1），累及腘窝；右侧腹股沟、股动脉旁淋巴结肿大融合成团，放射性核素高度浓聚（SUVmax：4.6）；右下腹膜后可见沿腰大肌内缘至盆腔内侧壁有一不规则形囊实性软组织肿块影，囊内有分隔，密度不均匀，最大径约 5.3cm × 3.4cm，放射性核素呈不均匀性高度摄取（SUVmax：10.5）；全身骨髓腔内广泛放射性核素轻度摄取。

诊断意见：右股骨远端骨肉瘤化疗后病灶代谢仍活跃；腹膜后、盆腔、右侧腹股沟、股动脉旁软组织肿块，葡萄糖代谢增高，提示恶性病变，考虑：转移瘤。

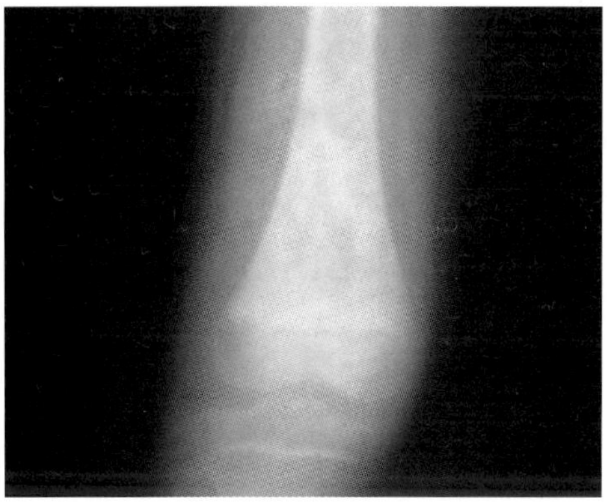

图 10-140　右股骨远端骨肉瘤 X 线平片观

女，8 岁。可见右股骨下段干骺端骨皮质欠光滑，骨质密度不均匀，周围软组织肿胀，内有瘤骨形成

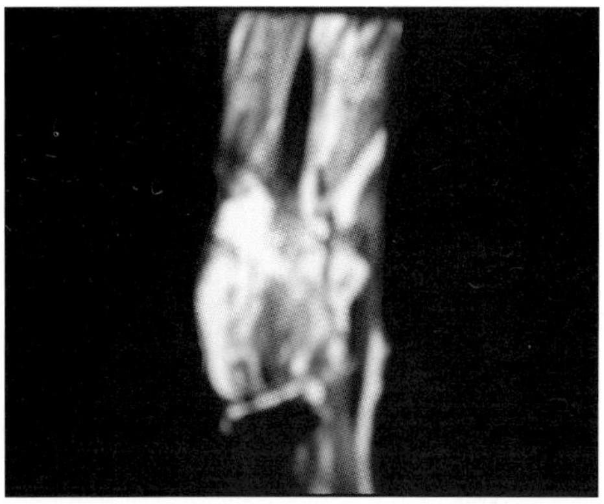

（一）

同一病例。MRI 显示股骨远端骨髓腔及软组织间隙均呈混杂信号

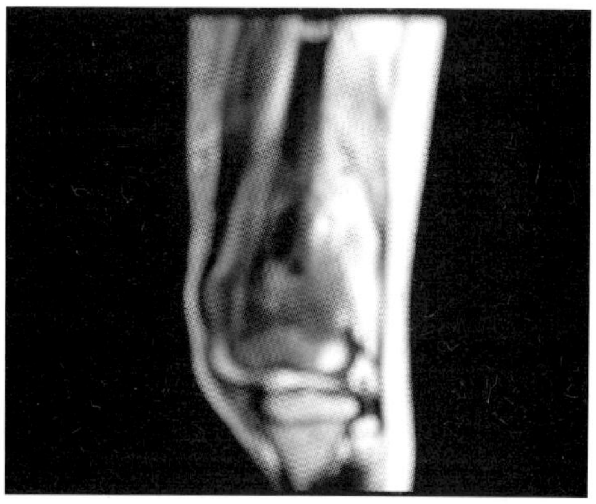

（二）

同一病例。MRI 下一层面仍显示股骨远端骨髓腔及软组织间隙均呈混杂信号

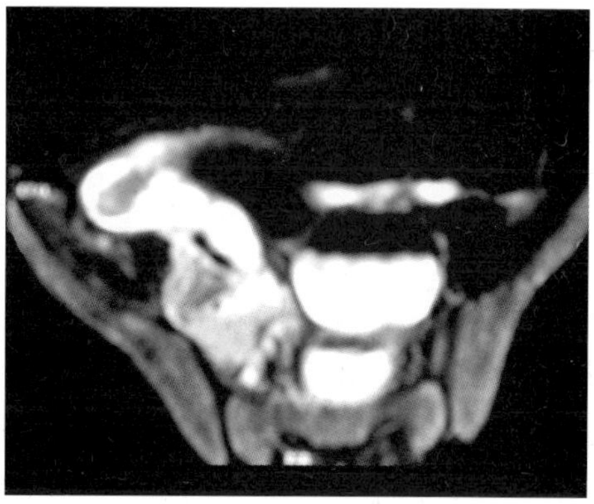

（三）

图 10-141　右股骨远端骨肉瘤 MRI 观

同一病例。MRI 显示右髂窝软组织间隙有混杂信号的肿块影

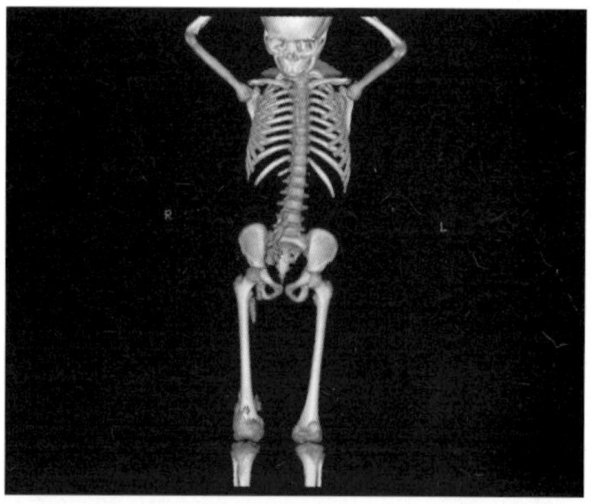

（一）

同一病例。PET/CT 三维重建显示右髂窝软组织间隙肿块影，右股骨上端及股骨远端软组织间隙内均有放射性核素高摄取

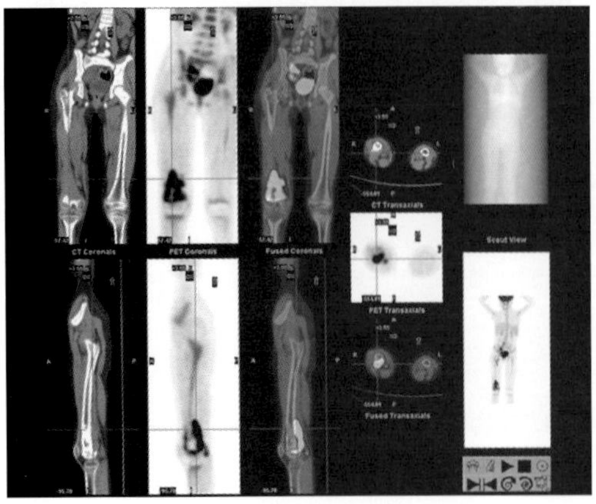

（二）

同一病例。MPR多层重建显示右股骨远端软组织间隙内均有放射性核素高摄取

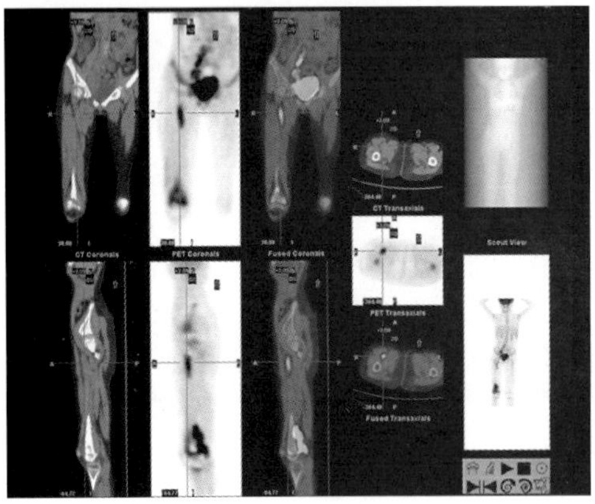

（三）

同一病例。MPR多层重建显示右股骨远端软组织间隙内均有放射性核素高摄取

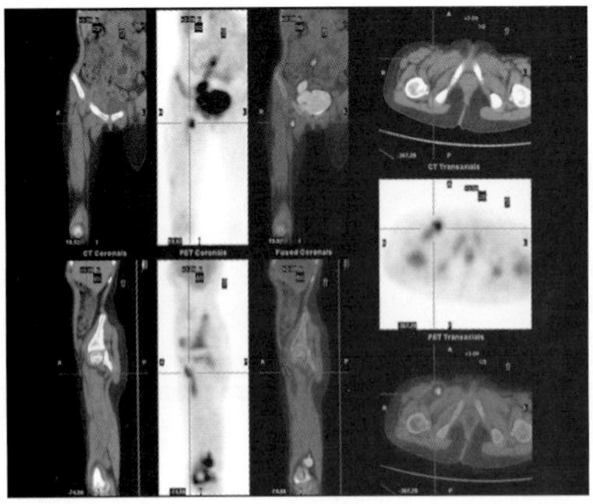

（四）

同一病例。MPR多层重建显示右股骨远端软组织间隙内均有放射性核素高摄取

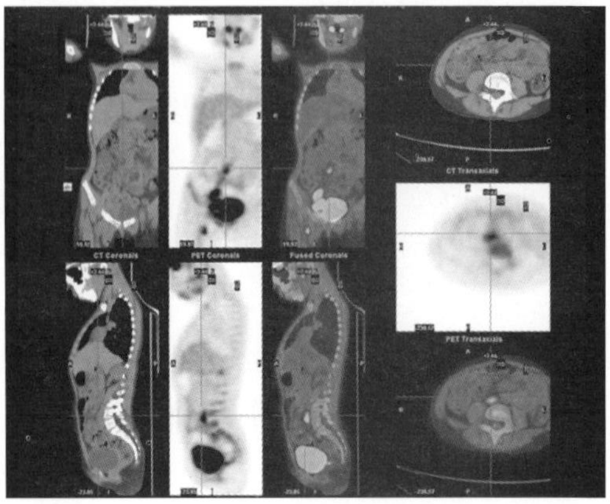

（五）

同一病例。PET/CT扫描后三维重建显示右髂窝软组织间隙肿块影，右股骨上端及股骨远端软组织间隙内均有放射性核素高摄取

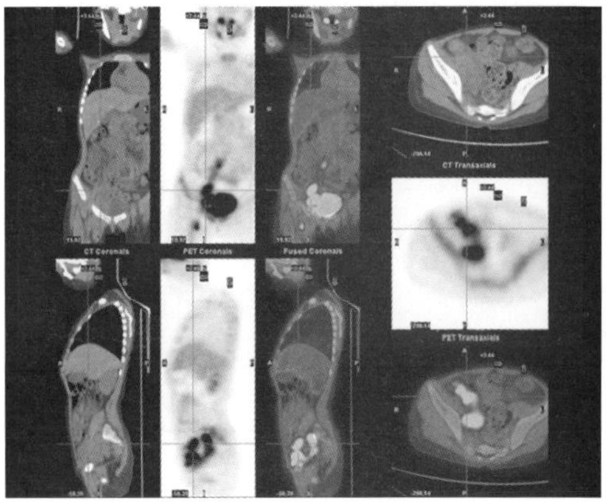

（六）

同一病例。PET/CT扫描后三维重建显示右髂窝软组织间隙肿块影，右股骨上端及股骨远端软组织间隙内均有放射性核素高摄取

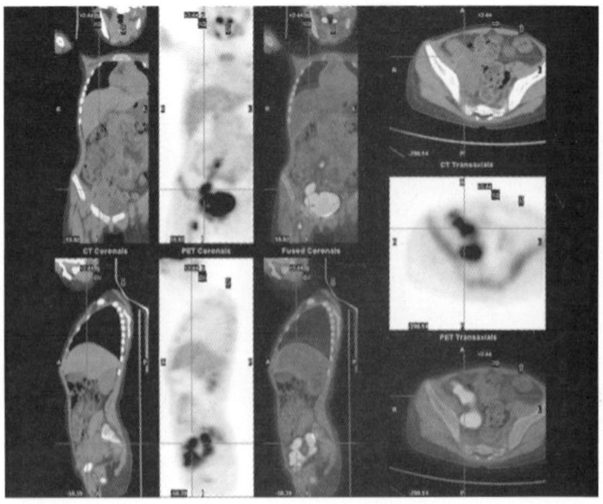

（七）

同一病例。PET/CT轴位显示右髂窝软组织间隙肿块影有放射性核素高摄取

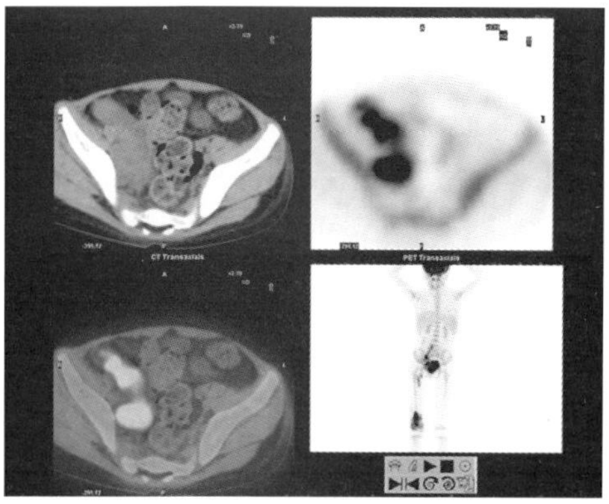

（八）

同一病例。PET/CT 轴位显示右髂窝软组织间隙肿块影，右股骨上端及股骨远端软组织间隙内均有放射性核素高摄取

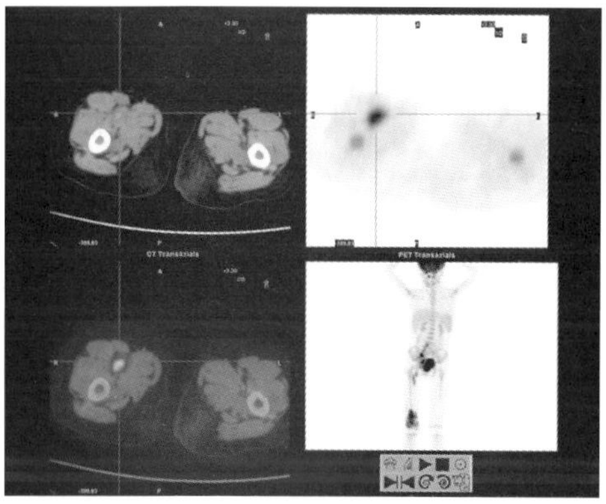

（九）

同一病例。PET/CT 显示右股骨上端软组织间隙内有放射性核素高摄取

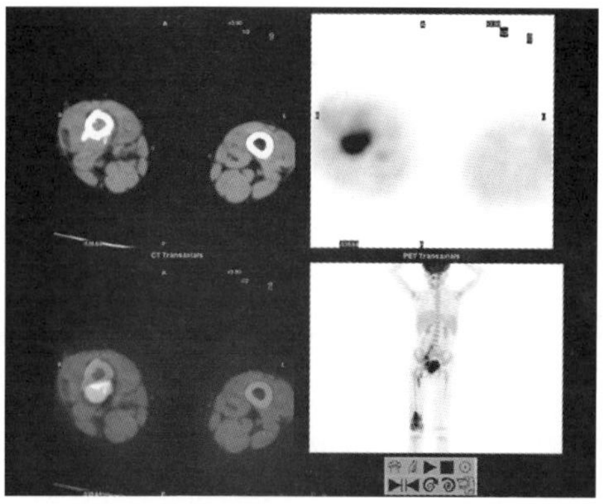

（十）

同一病例。PET/CT 轴位显示右股骨远端屈侧骨皮质欠光滑，软组织间隙内均有放射性核素高摄取

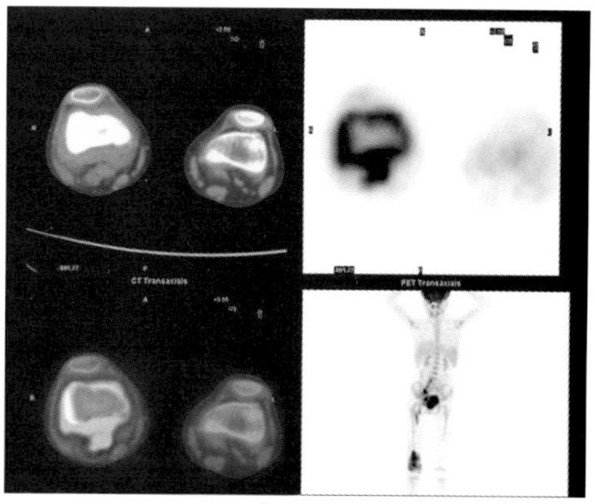

（十一）

图 10-142　右股骨远端骨肉瘤 PET/CT 观

同一病例。PET/CT、三维重建显示右髂窝软组织间隙肿块影，右股骨上端及股骨远端软组织间隙内均有放射性核素高摄取

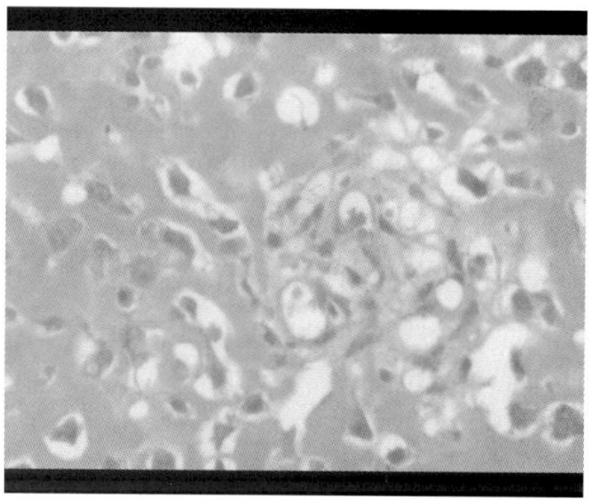

图 10-143　术后病理：右股骨远端骨肉瘤镜检

术后病理骨肉瘤，瘤细胞形状、大小不一，核大，深染，其间可见淡红色骨基质

第十一章

皮　疹

本章节的内容是以皮疹或皮肤黏膜青紫为主要体征，依据循证医学检出一组相关临床表现的疾病，本病文中收集到的临床、图片资料及其影像学表现特征。

第一节　皮肤黏膜淋巴结综合征

皮肤黏膜淋巴结综合征(mucocuta-neous lymphnode syndrome, MCLS)，又称川崎病(Kawasaki disease)，是一种小儿全身性小血管为主要病理改变的急性发热出血性疾病。

1967 年日本学者川崎富作首先报道本病。以后陆续报告的病例增多。本病主要发生于东亚、东南亚地区。现在随着对本病认识的提高，本病已成为我国小儿后天性心脏病的主要病因之一，也是而后成人冠状动脉瘤、冠状动脉粥样硬化性心脏病的主要病因之一。

【病因】本病的确切发病原因不清楚。目前认为疾病的发生过程是一种以免疫反应为介导的全身血管炎症性的病理过程。

【病理改变】在全身血管炎的病理过程中，是以心脏的冠状动脉病理改变最严重。肉眼可见心脏外形有扩大，重量增加。冠状动脉有微小动脉瘤形成，剖面可见血管狭窄，血管内有血栓形成。镜检：早期可见冠状动脉及周围小血管有血管炎症表现，血管周围有淋巴和中性粒细胞浸润，随着病程推移可检出单核细胞浸润，血管坏死。晚期血管内膜增厚，玻璃样变，瘢痕形成。除冠状动脉损害以外，全身小血管均可受累及，包括脑、肺、肝、肾等脏器。

【临床表现】本病 85% 发生于小于 5 岁。好发于 6~8 个月的婴儿。男性多于女性。主要症状有持续发热，热程为 7~14d。甚至超过 2 周，有的患者热退后 1~2d 又有发热、出皮疹。热型呈间歇性或持续性发热。体温超过 39℃。皮肤黏膜充血。可见眼结合膜充血，口唇潮红，口角皲裂或出血，杨梅样舌。手足硬性水肿。手掌和跖部早期潮红，晚期在甲床与皮肤交界处脱皮，呈细屑样或残片状或大块膜状脱皮。皮疹可有形形色色斑丘疹或充血性皮疹，最多可见猩红热样皮疹。颈部淋巴结肿大，多限于颈前三角区。有的患儿可出现阵发性腹部疼痛，少见者可有头痛、呕吐或发热、惊厥等症状。我国近年来文献报道，临床表现以非典型者居多。发热的病例占 98%~100%，发热可于疾病初期，病程中，或病后 10d 左右。球结合膜充血 81%~93.5%，口唇红、干裂 75%~95.4%，手足硬肿、膜状蜕皮 56.5%~94.1%，多形性皮疹 61.7%~84%，颈侧淋巴结肿大 24.6%~45.4%。

【实验室检查】

（1）急性期白细胞计数增多。分类可有中性粒细胞百分数增多，也可见到核左移。

红细胞计数及血红蛋白均减少，呈轻度小细胞性贫血。

（2）血沉增快，有的患儿可超过100mm/h。

（3）血清蛋白电泳：球蛋白增高，以 γ 球蛋白为主。清蛋白 / 球蛋白比例减少。

（4）肝功能检查中谷丙转氨酶、血清胆红素增高。

（5）血清免疫球蛋白可见 IgG、IgA、IgM 均增高。

（6）血清补体结合试验正常或稍增高。

（7）血小板计数于病程 2 周时增高。

（8）抗“O”滴度 <500。类风湿因子和抗核抗体均阴性。

（9）C- 反应蛋白，或超敏反应蛋白在病程初期有明显增高。

（10）尿常规：在尿沉渣的镜检中有白细胞增多，尿蛋白阳性。

（11）部分患儿急性期出现头痛、呕吐、颅内压增高症状。脑脊液检查：淋巴细胞计数 50~70 个 /cm。生化指标正常。

【心电图检查】当心脏受到损害时，可见多种异常波形：

（1）最常见有 ST 段和 T 段改变。

（2）P–R 或 Q–T 间期延长。

（3）出现异常的 Q 波及各种心律失常，表现为房性、结性及室性心律失常。

【影像学特点】

（1）二维超声心动图可探及心包有渗出的液性暗区。左心室扩大。二尖瓣关闭不全。据文献报告在病程的第 3d 能检出冠状动脉扩张。血管内径扩张范围 ≥ 3mm。在追踪随访的病例中可见冠状动脉扩张约于 3~6 个月消退。在有持续冠状动脉扩张的病例中，而后有形成冠状动脉瘤的可能。B 超最早于病程第 6d 可以检出小儿冠状动脉异常改变。

（2）冠状动脉造影检查（DSA）：在并发心肌缺血、心肌梗塞的病例中，文献报告血管造影显示受累及的冠状动脉以主干或左前降支最多见，血管壁形态不规则以狭窄或闭塞，可见局限性扩张呈串珠状或囊袋状的冠状动脉瘤。

（3）CT 扫描：在高档螺旋 CT 扫描中，经心电门控后，进行冠状动脉血管造影成像（CTA），采用曲面重建、最大密度投影术（MIP）、三维重建技术，清楚显示冠状动脉的形态、管径宽窄，冠脉内附壁血栓形成，软斑块、硬斑块以及血管管腔狭窄程度。并可沿着心脏的长轴、短轴、横断、斜位等多层面成像，可显示心脏各腔室内的形态结构。还可通过动态回放技术，能显示心肌收缩功能、射血功能，以及心肌外形等的动态活体的改变信息。

在 64 排螺旋 CT 扫描中，当用高压注射器控制注射造影剂后，瞬间可显示冠状动脉形态、走行以及分支。运用图像后处理技术，局部冠状动脉瘤样扩张，以及扩张段前后狭窄。运用仿内窥镜技术，也可显示冠状动脉内附壁血栓、斑块影（图 11–1）。冠脉瘤样扩张，据文献报告可迁延、持续数年，有的心血管并发症为而后成人期冠心病发作的原因。

（4）PET/CT N^{13} 采用排泄很快的放射性核素静脉注射，快速扫描将 CT 扫描与核素扫描后图像叠加、融合、重建后图像清楚显示冠状动脉瘤的发生部位。瘤区内附壁血栓形成的大小、形态、范围的显示。

（5）MRI 检查在自旋回波序列中，可见心肌缺血或心肌梗塞的病灶中，T1 加权像呈低信号。T2 加权像为明显的高信号。MRI 为无创的检查，不必要搬动病人，任意方向成像。

【诊断与鉴别诊断】诊断要点，患儿有发热、皮肤黏膜充血、出皮疹、手足末梢呈硬性肿胀、热退，疹消后有皮肤蜕皮或皮屑。颈部淋巴结肿大，心电图异常，血沉增快等，考虑到川崎病。在此根据日本川崎病委员会提出的诊断标准如下：

（1）不明原因的发热，持续 5d 或更久。

（2）双侧眼结膜充血。

（3）口腔及咽部黏膜充血。唇发红及

干裂，并呈杨梅舌。

（4）发病期手足硬肿和掌跖发红，恢复期指趾端出现膜状蜕皮。

（5）躯干部多形红斑，但无水疱及结痂。

（6）颈部淋巴结为非化脓性肿胀，直径≥ 1.5mm 或更大。

（7）二维超声心动图或冠状动脉造影检出冠状动脉扩张≥ 3mm 或者冠状动脉呈各种形态的瘤样扩张。

上述诊断标准中有 4 条阳性即可确诊。但近年来临床常见非典型的川崎病。凡有发热、皮疹、淋巴结肿大，或 / 和在急性期发热消退，皮疹消失后，又有皮疹再现或发热。此时要做二维超声心动图筛查，目的是发现冠状动脉管径有无扩张改变，如果冠状动脉扩张超过 3mm，并要经临床随访，如果冠状动脉扩张持续，或有细串珠或呈瘤样扩张者，则考虑本病的诊断。

鉴别诊断：

（1）各种出疹性传染疾病：多见于冬春季，发热出疹，常有规律性。水痘（第 1d）、猩红热（第 2d）、风疹（第 3d）、麻疹（第 4d）、斑疹伤寒（第 5d）。

水痘的皮疹特点：淡红色斑丘疹很快由上至下疹子出齐，发际中可见皮疹的诸多过程，如出疹、斑丘疹、疱疹、结痂、干燥痂盖等。

猩红热的皮疹为粟粒样疹，皮肤皱褶处，腹股沟及腋窝皮疹为帕氏征阳性，口周苍白。青霉素治疗有效。

在各种发疹性的疾病中，发热恢复正常，皮疹隐退后，又有发热，在此就要考虑是否有川崎病的感染。此时心脏超声检查是否有冠状动脉扩张，内径测量≥ 3mm。对疑似病例，3~6 个月的临床随访很重要。

（2）流行性脑膜炎冬春季发病，发热、惊厥、颈项强直、病理体征阳性及脑脊液常规和生化检查异常。但神经症状、体征消失，仍有发热，则要考虑川崎病致神经系统改变，后者脑脊液检查常规，细胞计数在疾病的极期淋巴细胞高倍视野。但脑脊液生化正常。

【病例】男，7 岁。发作性心前区不适、疼痛 2 年。行冠状动脉 CTA 显示三维立体显像区间最大密度投影。可见心尖位置呈向前下时，心脏表面左、右冠状动脉起始部有多个结节样、瘤样扩张。

诊断：川崎病并冠脉内附壁血栓、左、右冠状动脉起始部瘤样扩张。

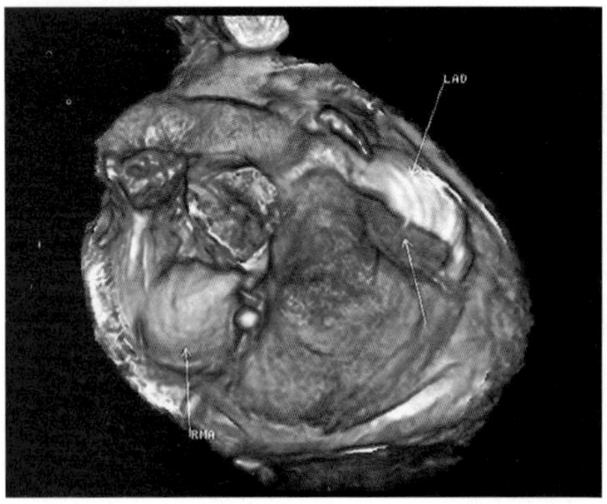

（一）

男，7 岁。冠状动脉 CTA 显示三维重建显示。可见心脏表面左、右冠状动脉起始部有多个结节样、瘤样扩张

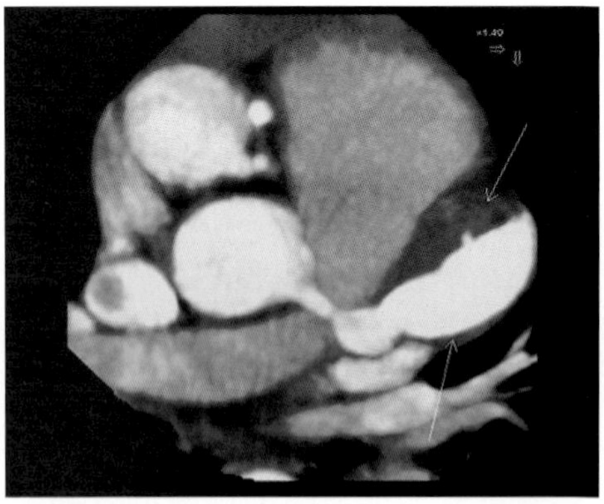

（二）

同一病例。冠状动脉横轴位显示右侧冠状动脉起始口 5mm 处狭窄，血管内径仅为 2mm。狭窄远段呈瘤样膨大，内径 19.8mm. 明显大于同层面的主动脉管径。在右冠状动脉下方，可见球形微小动脉瘤形成，直径 4mm。左冠状动脉前降支出口处后方 6mm，可见梭形膨大的血管瘤，近端内径 8mm，远端 20.9mm

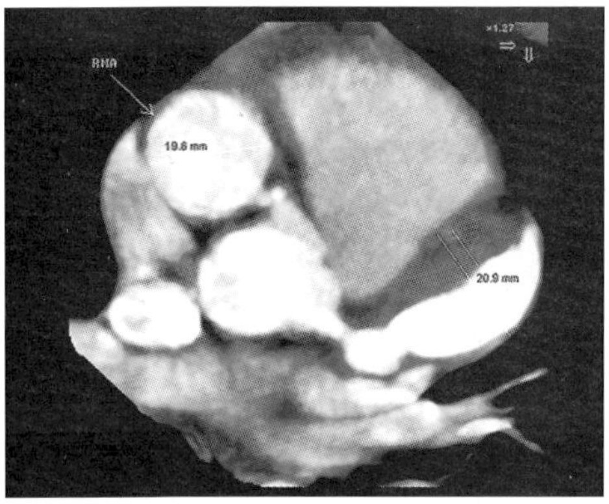

（三）

同一病例。冠状动脉横轴位显示左前降支冠状动脉瘤，以及血管内有低密度的附壁血栓形成。血栓大小约 7.4mm × 20.9mm

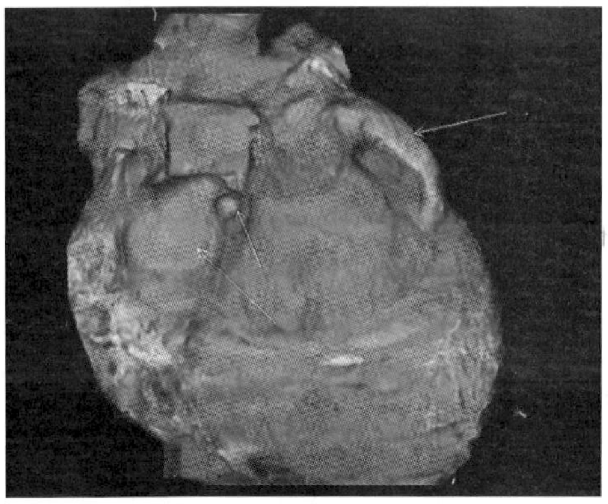

（四）

图 11-1　川崎病并冠脉多发性巨大动脉瘤、左侧前降支内附壁血栓形成 CTA 观

同一病例。将心尖旋转到向前偏右位时，仍显示左、右扩张的冠状动脉瘤，以及左前降支冠状动脉附壁血栓仍为低密度的充盈缺损，血栓两端有冠状动脉狭窄

第二节　猫抓病

猫抓病（cat scratch disease，CSD），是指小儿在经常玩逗宠物或 / 和密切接触宠物后，被宠物抓、咬伤所致的一种浅表性淋巴结及良性网状细胞增多症。本病的病理特征为一种亚急性、局灶性肉芽肿性淋巴结炎。

1932 年 Foshay 首先描述了本病，故又称为 Foshay's 热。1988 年 English 及同事从 10 位猫抓病患者的淋巴结中分离、培养出多形性的杆菌。1991 年 Brenner 培养出 6 个菌种并经 DNA 测定后，提出本病的致病菌为 Afipin 属菌，又进行革兰染色后呈革兰阴性杆菌。血清学实验提示本病原为巴尔通体属菌，现在将本病的细菌感染称为汉氏 - 巴尔通体病。

本病的发病情况，据文献报告，全世界各地所有人均有感染。在地球的南、北温带，气候温和的地区多见。发病季节以每年的 9 月至来年 2 月多见于温带地区发病。较热地区每年 7~8 月发病。男性患者占发病总数的 55%。本病在美国的罹患率占出院诊断的 0.77/10 万 ~0.86/10 万。本病在我国的感染与发病情况均不详。但随着家庭养宠物的增多，估计发病率不低。它是由“巴尔通体”病原体引起的。感染者 80% 与被猫抓、咬伤有关，被狗、兔、猴咬伤后也可以引起该病，此病常会被误诊。当被宠物抓、咬后的 3~7d 后，损伤处的皮肤出现红斑、丘疹、疱疹、脓疱、结痂或溃疡，并伴有局部的淋巴管炎，继而出现淋巴结肿大。全身症状有低热、头痛、寒战、乏力、不适、咳嗽、厌食、恶心，或呕吐等。多数的患者不必治疗，约在 3 周或数月内其症状便可逐渐消退。

【病因】病原体为汉氏 - 巴尔通小体细菌引起皮肤损伤区域的淋巴结感染。汉氏 - 巴尔通体菌，为革兰阴性杆菌，一端有鞭毛，需氧。在含有兔血的半琼脂中培养，28℃的环境中生长最佳。淋巴结的病理活检，经镀银染色后，最容易找到汉氏 - 巴尔通小体。

【病理改变】肉眼所见：肿大的淋巴结，呈类圆形或椭圆形。剖面观，其内可有多发性的小脓肿。小脓肿呈圆形、类圆形、星形状。在发病的初期（4 周内）病理检查的阳性率较高。镜检：可见淋巴结的坏死区内近血管壁、胶原纤维以及在微小脓肿内有大量的汉氏 - 巴尔通小体杆菌检出（图 11-3）。另外有网状细胞增生、小动脉增生和动脉管壁增厚。

【实验室检查】

（1）白细胞计数增高。嗜酸粒细胞增多。网织红细胞增高。红细胞降低，血红蛋白降低，呈小细胞低血红蛋白性贫血血象。

（2）血沉增快。

（3）猫抓病抗原皮试阳性。汉氏 – 巴尔通体菌阳性，血清抗体阳性并有抗体 4 倍升高 (1 : 64)。

（4）结核杆菌纯蛋白衍生物 PPD 试验阴性。

（5）淋巴结穿刺抽出液检查或培养均检出汉氏 – 巴尔通体菌。

（6）脑脊液常规检查提示红细胞增多和 / 或蛋白增高。

【临床表现】

（1）患儿有发热，其体温呈低热、中热、高热。一般 38.5℃左右，热程约 3d 至 2 周。

（2）皮疹特征：

1）手背、前臂有抓痕状、线条状、淡红色、略高出于皮面的斑丘疹，这种皮疹压之退色，无压痛。

2）抓痕状的脓疱疹，皮疹大小呈大头针针帽状，顶端有淡黄色脓点。皮肤损害可持续不退或达数天或数月。

（3）淋巴结肿大，在皮损区域引流的淋巴结肿大。

1）肘关节的滑车、腋窝部、颈部的淋巴结肿大。如蚕豆大、大枣大、鸽蛋大，其直径为 1~5cm，病初时因水肿明显直径还可达 10~12cm。

2）肿大的淋巴结质地中等偏硬，压痛明显，可移动，并多数为单个、孤立。

3）淋巴结肿的病变往往是以右侧上肢较左侧的多见。可能是绝大多数人为右利手，以右手玩、逗宠物被抓伤。

（4）一般症状：约 50% 患儿可有乏力、头痛、纳食差、恶心、呕吐、全身不适等表现。约 2% 的患儿因高热、惊厥而出现中枢神经系统和精神的异常改变。

（5）其他据文献报告小儿患病后可出现溶血性贫血伴肝、脾大。血小板减少性紫癜。

临床分型：

（1）肝脾型：主要表现为肝脾肿大和腹部疼痛。

（2）脑病型：主要表现为癫痫样抽搐，进行性昏迷。

（3）眼型：主要为视神经网膜炎、结膜炎、视网膜血管炎。

预防：本病的发生以夏秋季多见，注意宠物的卫生，要防止被宠物抓挠伤、咬伤。

【影像学特点】CT 扫描：对极少数有惊厥、精神改变的患儿。头颅 CT 扫描，显示局灶性的低密度阴影。双颈部、腋窝在皮损引流区域则显示软组织肿胀或混杂密度不等的肿块影。皮下脂肪内可见斑片状、条索状密度增高阴影。其边缘界限不清。局部肿大的淋巴结呈高密度，或稍高密度的肿大阴影。边缘清，其内密度不均。CT 值 47Hu。增强扫描后，肿大的淋巴结有轻度强化。CT 值 78Hu。病灶周围血管影增多。经三维重建可见肿块与周围组织分界清楚（图 11–2）。

【诊断与鉴别诊断】诊断要点：

（1）患儿有玩猫或被猫抓、咬的病史。

（2）发热、皮疹、局部淋巴结肿大。

（3）猫抓病的抗原皮试阳性。

（4）手术病理活检，或淋巴结穿刺液检查汉氏 – 巴尔通体菌阳性。血清抗体阳性并有抗体 4 倍升高 (1:64)。临床符合 4 项中的 3 项者即可诊断。

鉴别诊断：

（1）溶血性链球菌或 / 和金黄色葡萄球菌感染后淋巴结炎：该病可有发热、皮疹、浅表淋巴结肿大。白细胞计数增高，分类以中性粒细胞增高为主。血沉快。溶血性链球菌感染后可有抗“O”1 : 500 倍升高。

（2）传染性单核细胞增多症：患儿有发热、皮疹、浅表淋巴结肿大、肝脾肿大。化验白细胞及分类正常，或 / 和轻度增高。周围血的异淋巴细胞计数 > 5%。

【病例】女，11 岁。发热伴右腋部肿块 2 周。临床治疗无效。CT 平扫可见左侧腋窝有一混杂密度肿块影，其大小约 3cm × 2.5cm 大小。呈圆形的等 – 略低密度的肿大阴影。其边缘清楚，密度不均，内可见半弧形低密度阴影。CT 值 38Hu。CT 增强扫描后可见左腋窝肿块的下半部呈半弧形状强化，CT 值 78Hu。延迟 10min 后扫描，仍见肿块内呈半月形强化。进行腋窝取病理活检。

手术病理证实：淋巴结内可见多个淋巴细胞成团簇状分布，形成汉氏 – 巴尔通小体。

诊断：猫抓病。

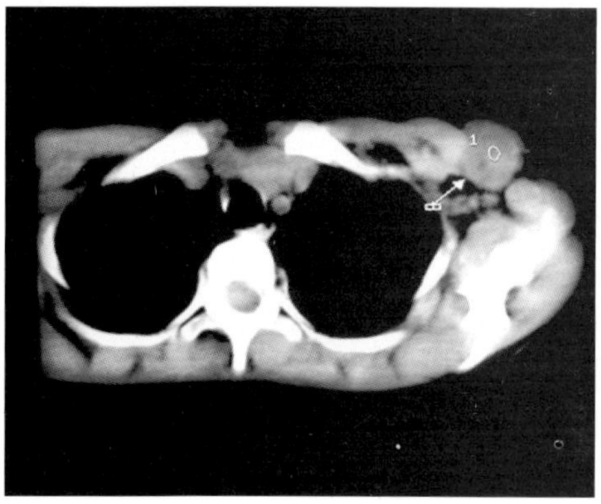

（一）

女，11 岁。CT 显示左侧腋窝有 3cm × 2.5cm 大小。呈圆形的等 – 略低密度的肿大阴影。其边缘清楚，密度不均。CT 值 38Hu。内可见半弧形低密度影

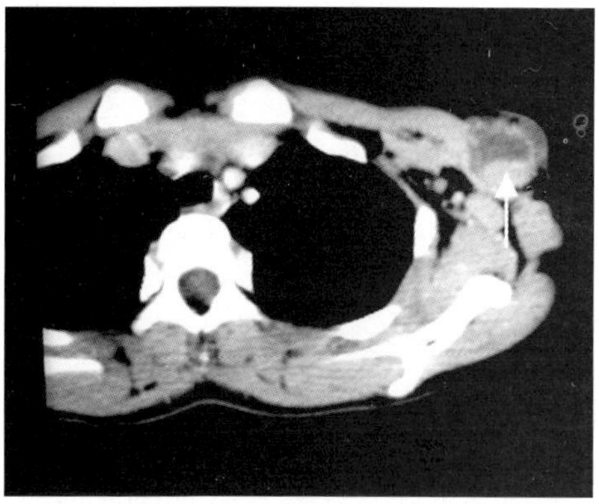

（二）

同一病例。CT 增强扫描后可见左腋窝肿块的下半部呈半弧形状强化，CT 值 78Hu

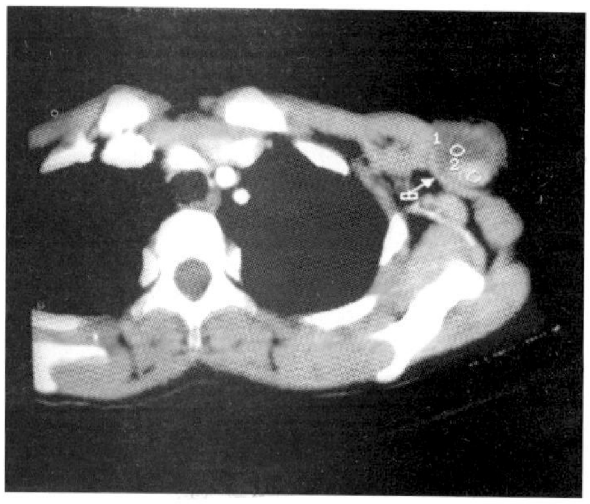

（三）

图 11–2　猫抓病的 CT 观

同一病例。CT 增强扫描后，延迟 10min 后扫描，仍见肿块内有部分强化

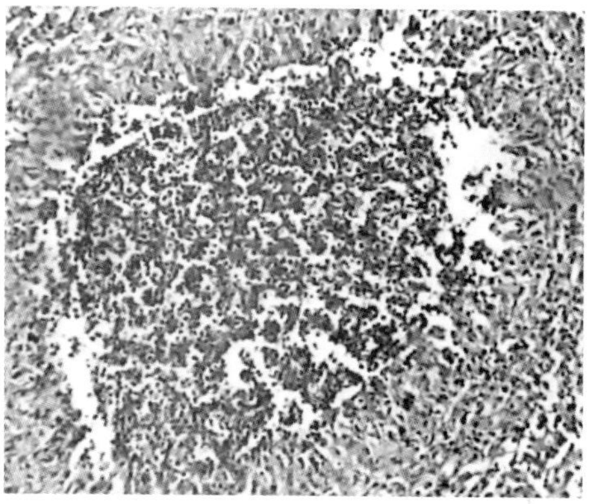

图 11–3　猫抓病并左腋窝淋巴结活检病理切片观

片中显示放大 10 × 10 倍。镜下可见淋巴细胞成团簇状分布，形成汉氏 – 巴尔通小体

第三节　先天性心脏病

一、主动脉缩窄症

主动脉缩窄症，成人型—畸形发生于动脉导管开口的远端。胎儿时期有侧支循环形成。当动脉导管闭合后，缩窄部位近端血压增高，缩窄远端及下半身小动脉收缩维持舒张压。

【临床表现】患儿男多于女。发病约 4~8 : 1。出生发育尚好。无青紫。学龄前期与一般正常儿无异样。儿童期逐渐出现头痛、血管搏动性头痛。面部烧灼感、耳鸣、鼻出血。

下肢发育差。主动脉缩窄伴脊柱、泌尿系发育异常。

主动脉缩窄分型（成人型）。

【病例】男，9岁。乏力、气短。DR显示T8椎体呈楔形半椎体。

超声测值（单位：mm）：

主动脉位置正常，发自左心室；肺动脉位置正常，发自右心室。

主动脉窦部20，升主动脉24，主动脉弓18；肺动脉瓣环22，主干24，左肺12，右肺10；右室流出道23。

左房前后径26，短径/长径27/34；右房短径/长径30/35。

左室前后径S/D:27/38，横径S/D:27/38，长径S/D：48/55；右室前后径12，右室短径/长径18/48。

左室壁厚9，搏幅12，室间壁厚度8，搏幅7。

心脏功能：FS 29%，EF 57%。

（1）切面超声显示降主动脉左锁骨下动脉远侧局部内径变窄，最窄处内径5~6mm。彩宽6mm。窄后扩张，内径约19mm。彩色血流显示降主动脉窄后湍流，流速375cm/s，压差56mmHg。

（2）多切面超声显示二尖瓣发育不良，瓣叶厚度、回声未见异常，心尖两腔切面显示二尖瓣呈双入口型，分别于后内、前外可见两入口，前外口较小，开放未见异常。彩超血流显示肺动脉瓣少量反流，反流速度168cm/s。

（3）肺动脉主干及左、右肺动脉内径增宽。余房室腔大小及大血管内径未见异常。

（4）室间隔及左室后壁略增厚，搏幅略增强，房、室间隔连续性好。

诊断意见：①先天性心脏病，②主动脉缩窄，③二尖瓣双入口，④左室收缩功能正常。

彩色血流显示降主动脉窄后湍流，二尖瓣舒张期血呈双束红色血流，肺动脉瓣少量反流。

B超发现心脏异常－主动脉缩窄，MRI进一步检查。

MRI：主动脉走行正常，腔内未见异常信号。位于弓下可见局限性狭窄，内径约0.5cm，狭窄后又呈局灶性扩张状态，内径约2cm。由主动脉弓上发出的3支大血管在起始部走行、形态未见异常。上腔静脉及其回流属支形态结构正常。

轴位、冠状位、矢状位均可见脊柱于胸椎阶段向左侧弯畸形，椎体形态、序列有异常。T8椎体呈楔形插入椎体序列中。结合患者CR脊柱平片。

诊断：主动脉狭窄并脊柱侧弯畸形。

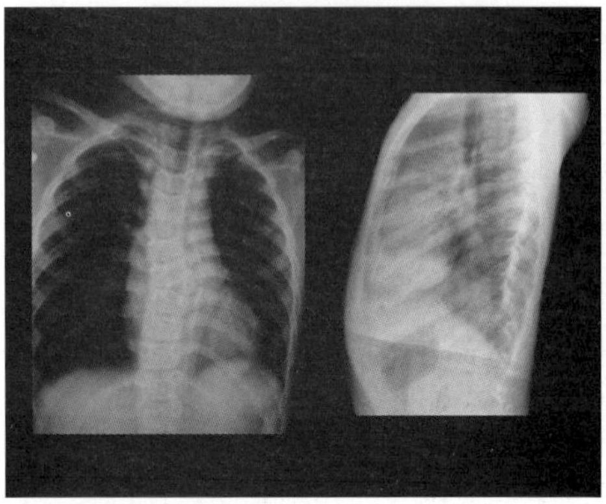

图11-4 主动脉狭窄并脊柱侧弯畸形DR观

男，9岁。DR显示T8椎体呈楔形半椎体，脊柱胸段轻度侧弯

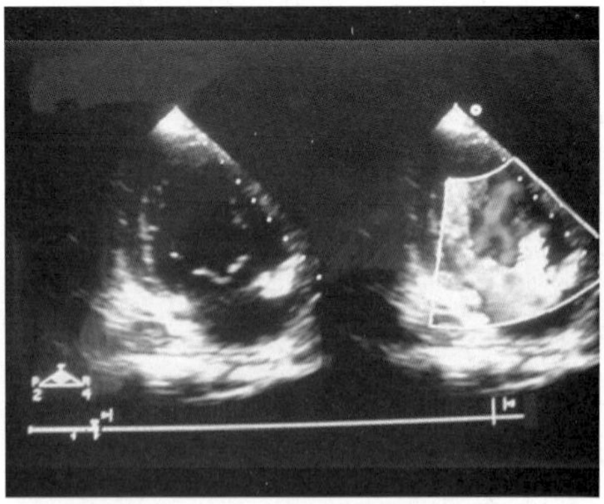

（一）

同一病例。超声显示降主动脉左锁骨下动脉远侧局部内径变窄，最窄处内径5~6mm。彩宽6mm。窄后扩张，内径约19mm。彩色血流显示降主动脉窄后湍流，流速375cm/s，压差56mmHg

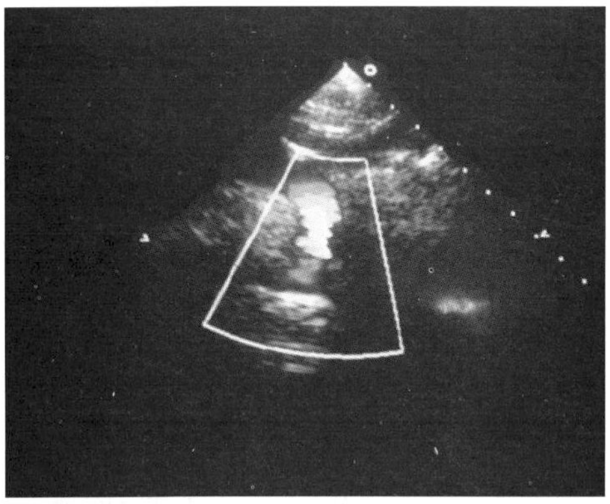

（二）

同一病例。超声显示降主动脉左锁骨下动脉远侧局部内径变窄，最窄处内径 5~6mm。彩宽 6mm。窄后扩张，内径约 19mm。彩色血流显示降主动脉窄后湍流，流速 375cm/s，压差 56mmHg

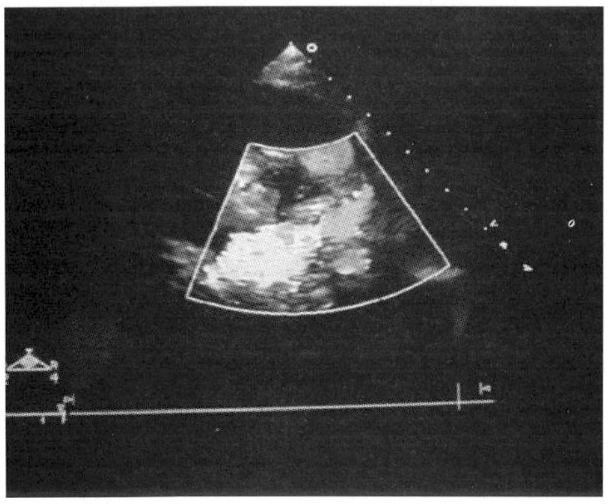

（三）

同一病例。超声显示二尖瓣发育不良，瓣叶厚度、回声未见异常，心尖两腔切面显示二尖瓣呈双入口型，分别于后内、前外可见两入口，前外口较小，开放未见异常

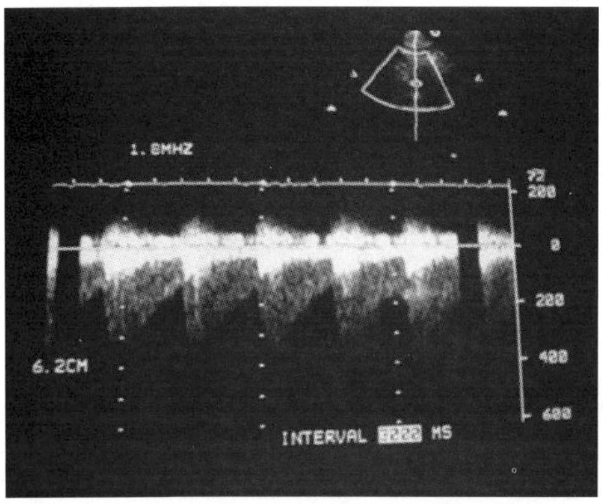

（四）

图 11-5　主动脉狭窄并脊柱侧弯畸形 B 超观

同一病例。超声显示降主动脉左锁骨下动脉远侧局部内径变窄，最窄处内径 5~6mm。彩宽 6mm。窄后扩张，内径约 19mm。彩色血流显示降主动脉窄后湍流，流速 375cm/s，压差 56mmHg

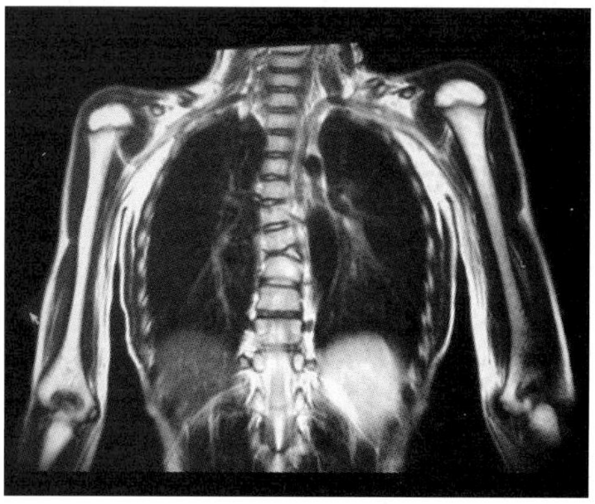

（一）

同一病例。T8 椎体呈楔形半椎体，脊柱胸段轻度侧弯，左侧主动脉先狭窄后扩张

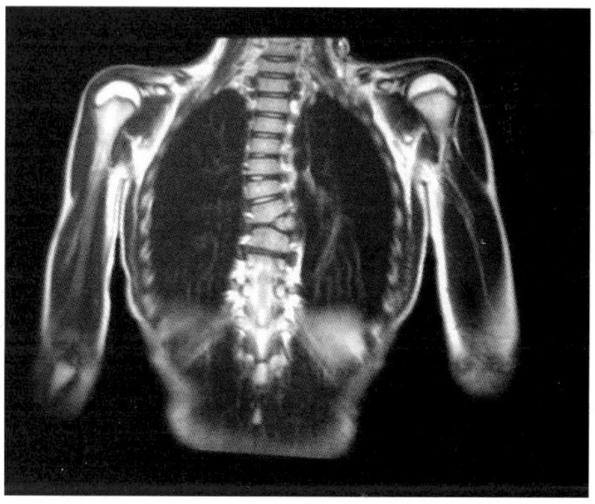

（二）

同一病例。T8 椎体呈楔形半椎体，脊柱胸段轻度侧弯。左侧主动脉先狭窄后扩张

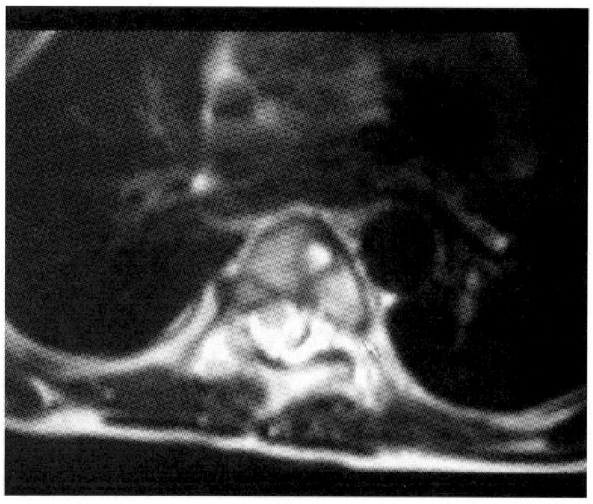

（三）

同一病例。MRI 轴位显示 T8 椎体呈楔形半椎体，挤压椎管脊髓移位

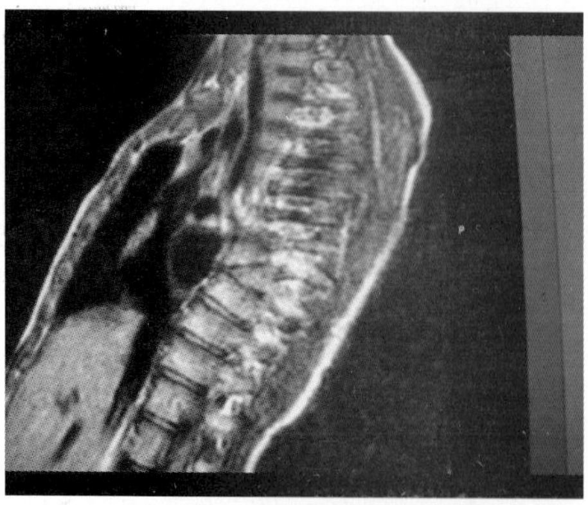

（四）

同一病例。T8 椎体呈楔形半椎体，脊柱胸段轻度侧弯

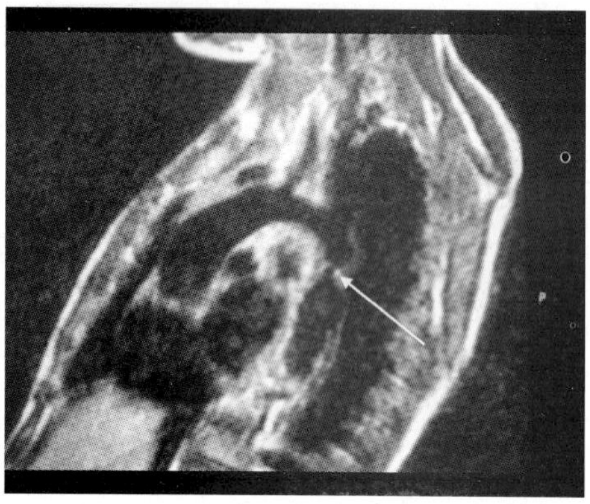

（五）

同一病例。MRI 显示主动脉走行正常，腔内未见异常信号。位于弓下可见局限性狭窄，最窄内径约为 0.5cm，狭窄后远端又有局灶性扩张，内径约为 2cm

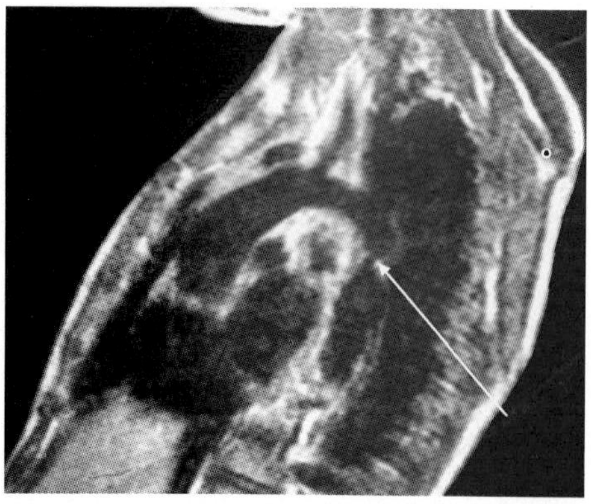

（六）

图 11-6　主动脉狭窄并脊柱侧弯畸形 MRI 观

同一病例。MRI 显示主动脉位于弓下仍见局限性狭窄，最窄内径约为 0.5cm，狭窄后远端又呈瘤样局灶性扩张，内径约为 2cm

【病例】男，14 岁。8 岁因主动脉缩窄症行缩窄部位金属支架置入术。健康体检胸片可见降主动脉管腔内有一金属支架植入，无移动、滑脱。两肺内纹理清楚，心脏形态正常。

诊断：

（1）主动脉缩窄症行缩窄部位金属支架置入术后改变。

（2）两肺未见异常。

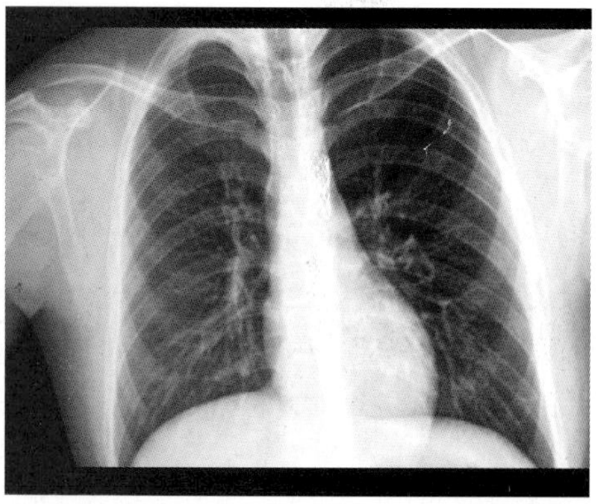

图 11-7　主动脉缩窄症介入术后 DR 观

男，14 岁。CR 显示主动脉缩窄症术后，于缩窄部位金属支架置入术后未见移位

二、动脉导管未闭

动脉导管未闭，是指新生儿生后仍存在主动脉与肺动脉间异常通道。在胎儿时期未闭的动脉导管，是大血管循环生理通道。血液由主动脉流入肺动脉，维持胎儿体内血液循环。娩出后的新生儿由于啼哭，自然产生主动脉压力大于肺动脉，异常通道由于压力差的缘故而闭合。但未闭合者称动脉导管未闭。临床特征：胸骨左缘第 2 肋间闻及粗糙杂音，向周围传导。影像学特征：心影增大，左心室弧度延长，肺动脉段突出平直。

【病例】女，3 岁 11 个月。自幼发现心脏杂音。杂音位于胸骨左缘第 2 肋间，呈机器隆隆样，连续性，全程粗糙杂音，并向四周传导。

西京医院心脏 B 超显示动脉导管未闭，

动脉导管口扩张明显。

两侧胸廓对称，所见骨质未见异常；两肺纹理增粗、增多、模糊，两肺门影未见增大、增浓；心影增大，左心室弧度延长，肺动脉段突出平直，心胸比约为 0.61，主动脉未见异常；纵隔居中，两膈面光整，肋膈角清晰锐利。

诊断：

（1）两肺纹理增粗。

（2）心影增大，以左心室增大，肺动脉段突出平直。

诊断：考虑动脉导管未闭。

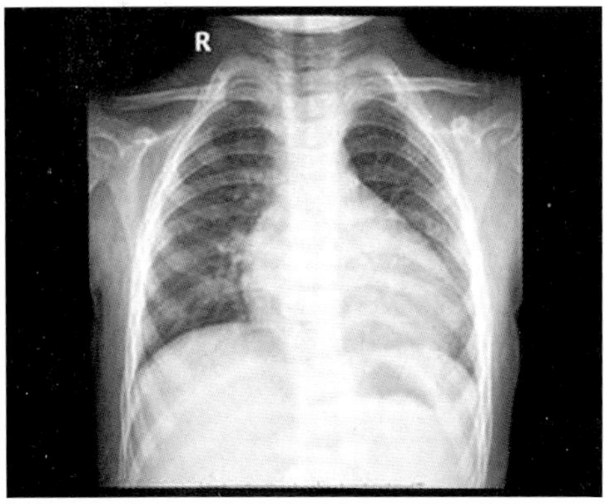

图 11-8　动脉导管未闭术前 DR 观

女，3 岁 11 个月。DR 显示心影增大，左心室弧度延长，肺动脉段突出平直，心胸比约为 0.61

开胸在直视下行动脉导管未闭结扎术。术后复查：两侧胸廓对称，所见骨质未见异常；两肺纹理增粗、增多、模糊，呈片絮状，两肺门影未见增大、增浓；心影大，肺动脉段膨隆。主动脉未见异常；纵隔居中，两膈面光整，肋膈角清晰锐利；胸部皮下积气。其他：未见异常。

诊断：

（1）动脉导管未闭直视下开胸结扎术后并纵隔内、胸部皮下气肿。

（2）双肺支气管肺炎。

原系“动脉导管未闭结扎术，左侧胸腔闭式引流术后”行胸部 CT 扫描复查：

胸廓对称，双侧胸壁软组织内可见广泛气体密度影，右侧上腔静脉内可见 PICC 管，左胸可见引流管影，肋骨未见异常。肺窗显示双侧胸腔前方可见带状无肺纹理区，可见压缩肺组织边缘。双肺纹理清晰，走行自然，肺野透光度减低，右肺下叶及左肺上叶后段及下叶可见片状稍高密度影，边界模糊，双肺门不大。纵隔窗显示纵隔无偏移，纵隔内可见气体密度影，心影及大血管形态正常，纵隔内未见肿块及肿大淋巴结。无胸腔积液及胸膜肥厚。

诊断：动脉导管未闭结扎术，左侧胸腔闭式引流术后改变。

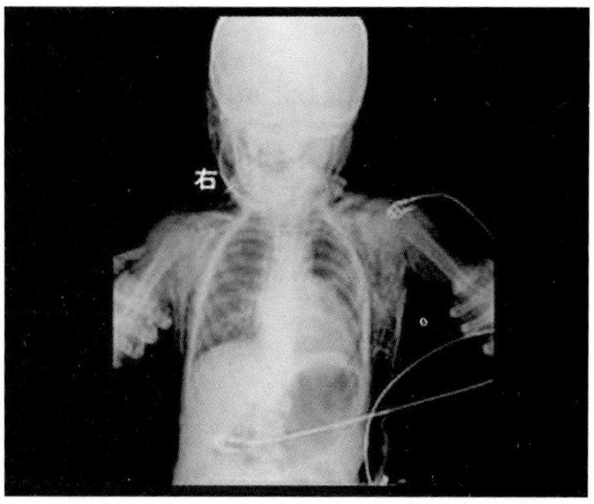

（一）

同一病例。DR 显示心影增大，左心室弧度延长，肺动脉段突出平直，心胸比约为 0.61

（1）双侧胸壁软组织内广泛气体密度影，上纵隔积气。

（2）双侧气胸，左肺压缩 10%~15%，右肺压缩 20%。

（3）右肺下叶及左肺上叶后段及下叶片状稍高密度影，考虑炎症。

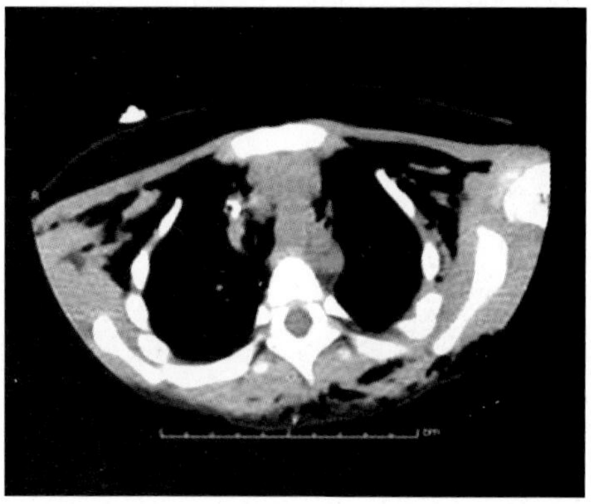

（二）

同一病例。CT 显示胸部皮下弥漫性积气征

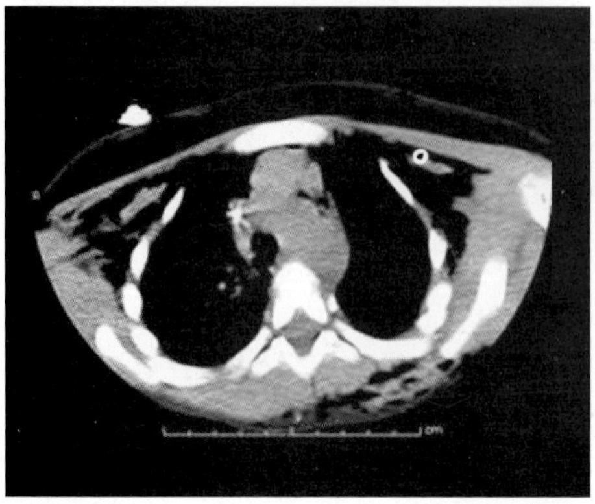

（三）

同一病例。CT 显示胸背部皮下弥漫性积气征

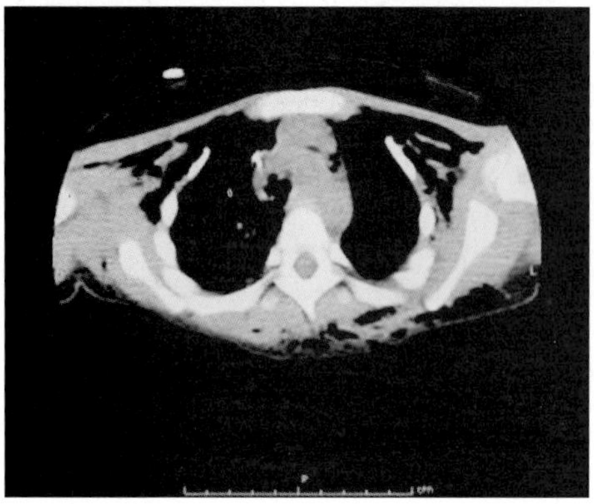

（四）

同一病例。CT 显示胸背部皮下弥漫性积气征

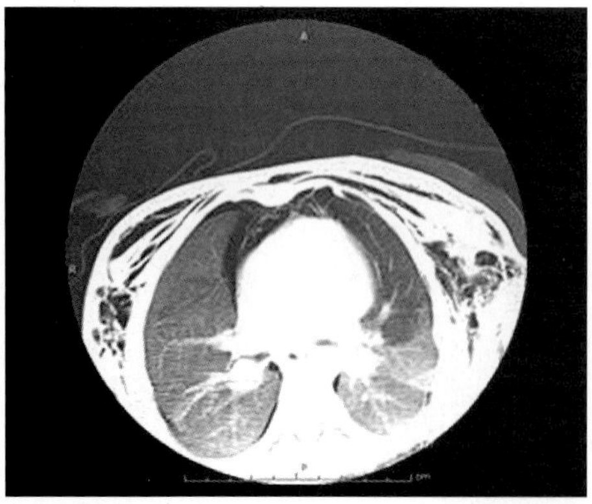

（五）

同一病例。CT 显示胸部皮下、纵隔内外弥漫性积气征

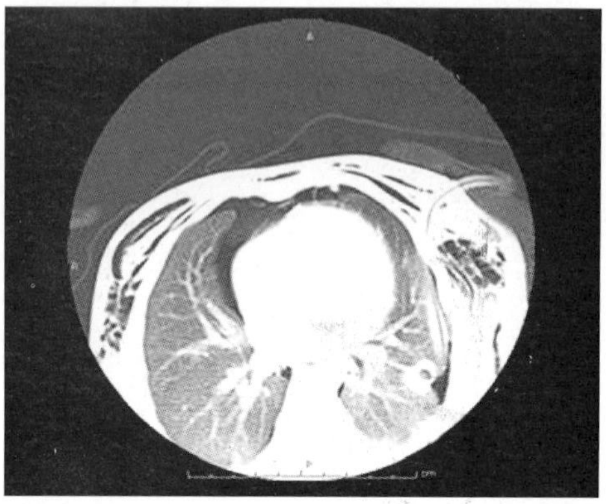

（六）

同一病例。CT 显示胸部皮下、纵隔内外弥漫性积气征

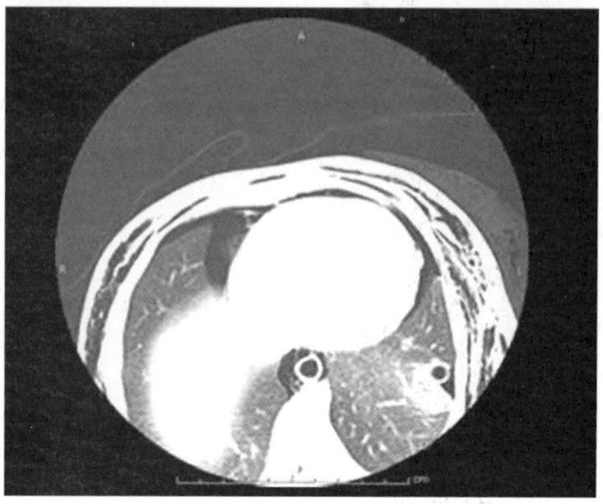

（七）

图 11–9　动脉导管未闭术后 CT 观

同一病例。CT 显示胸部皮下、纵隔内外弥漫性积气征

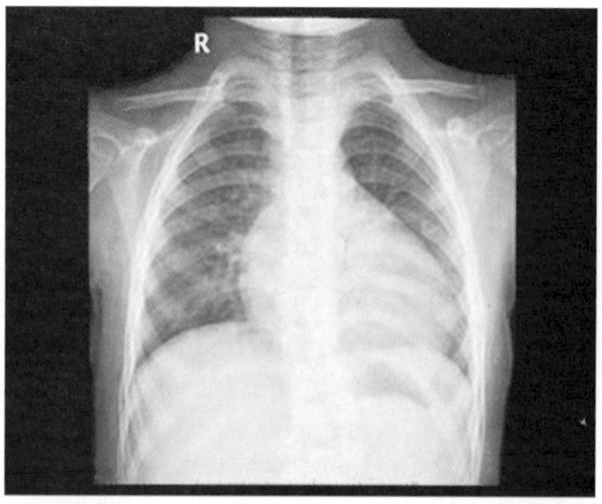

图 11–10　动脉导管未闭术后 DR 观

同一病例。DR 显示心影增大，左心室弧度延长，肺动脉段突出平直，心胸比约为 0.61

术后复查：两侧胸廓对称，所见骨质未见异常；两肺纹理增粗、增多、模糊，呈片絮状，两肺门未见增大、增浓；心影大，肺

动脉段膨隆。主动脉未见异常；纵隔居中，两膈面光整，肋膈角清晰锐利；胸部皮下积气。其他：未见异常。

诊断：

（1）双肺支气管肺炎。

（2）肺动脉导管未闭结扎术后，心影大，肺动脉段膨隆。

（3）胸部皮下气肿较前吸收。

【病例】女，26 岁。今日“无明显诱因头晕心慌，恶心，未呕吐”，就诊。

既往史：曾于 9 岁行肺动脉导管未闭封堵术，现术后 17 年。停经 50d 行刮宫术后。

病人体征：急性病容，巩膜无黄染，心肺未见异常，腹平软。未见胃肠型及蠕动波，剑突下局限性压痛。

临床诊断：肺动脉导管未闭封堵术后、刮宫术后。

胸廓对称，肋骨及胸壁软组织未见异常。肺窗显示双肺纹理清晰，走行自然，肺野透光度良好，双肺未见异常实变影，双肺门不大。纵隔窗显示纵隔无偏移，心影形态正常，主动脉弓下缘与左肺动脉间可见帽状高密度影附着。边界清晰，纵隔内未见肿块及肿大淋巴结。无胸腔积液及胸膜肥厚。

冠状像：肺动脉段未见隆起，肺动脉内可见帽状高密度影附着。

诊断：动脉导管未闭封堵术后改变。

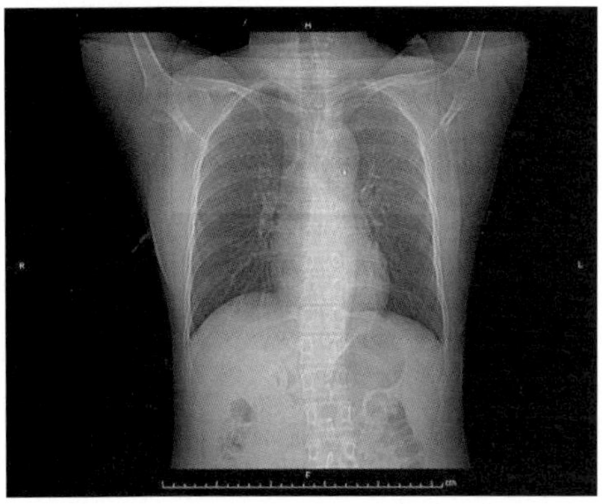

（一）

女，26 岁。DR 显示心影形态正常，肺动脉段未见隆起，主动脉弓下缘与左肺动脉间可见帽状高密度影附着。边界清晰

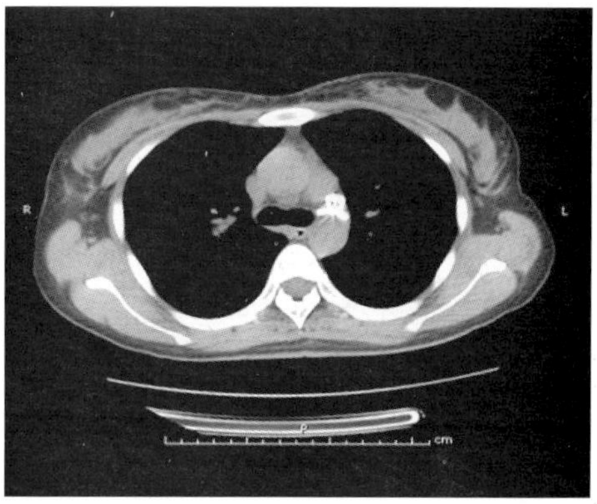

（二）

同一病例。CT 纵隔窗显示主动脉弓下缘与左肺动脉间可见帽状高密度影附着。边界清晰

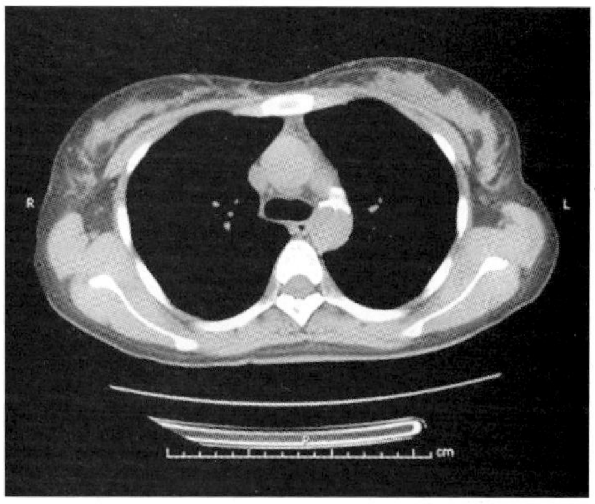

（三）

图 11-11 动脉导管未闭封堵术后 CT 观

同一病例。CT 纵隔窗下一层仍显示主动脉弓下缘与左肺动脉间可见帽状高密度影附着。边界清晰

三、21- 三体综合征伴先天性心脏病（室间隔缺损、动脉导管未闭）

【病例】女，4 岁。发现心脏杂音伴反复发热，咳嗽 4 年。

查体：眼距宽，塌鼻梁，朝天鼻孔。胸骨左缘 3~4 肋间可闻及 4 级收缩期杂音。右手纹呈断掌。

西京医院心脏彩超显示室间隔缺损、动脉导管未闭。

手术修补，动脉导管结扎。

诊断：21- 三体综合征伴先天性心脏病（室间隔缺损、动脉导管未闭）。

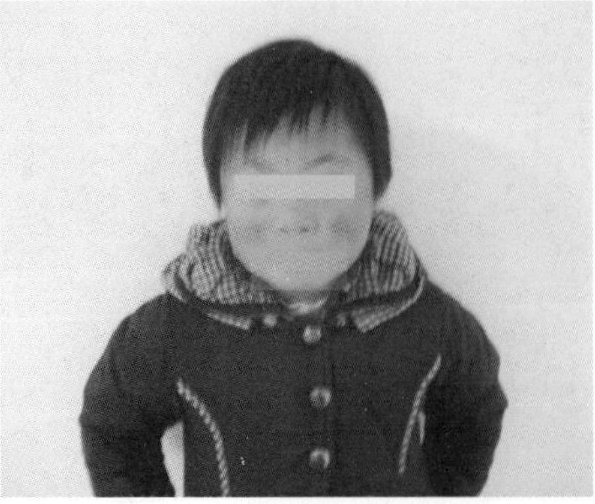

（一）

女，4 岁。21- 三体综合征面容：眼距宽、塌鼻梁

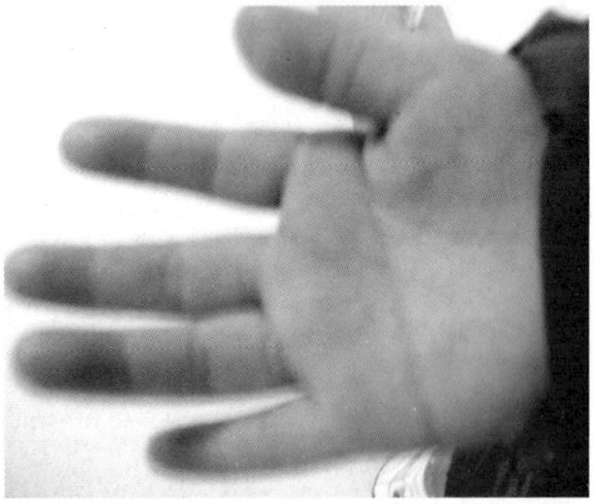

（二）

图 11-12　21- 三体综合征伴先天性心脏病（室间隔缺损、动脉导管未闭）

同一病例。21- 三体综合征手纹：双手呈贯通纹理（断掌）

四、先天性心脏病并右冠脉 - 左室瘘术后、右冠脉折叠术后并右心旁囊肿形成

先天性心脏病 - 右冠脉至左心室瘘，是指右冠脉与心脏的房室间存在异常通道，为罕见的先天畸形。可见发生于心脏大血管的任何部位，但右冠脉至左心室瘘发病最低。冠脉发生瘤样扩张，产生心肌缺血，瘘入左心室，使左心室负荷增加。

查体：心脏杂音，成年后症状明显。心绞痛发作。下肢水肿。呼吸困难，心功能Ⅱ级。

影像学检查：胸片 + 胸部 CT+CTA：左室增大，右冠脉有瘤样扩张。无肺血管增多征象。

心电图、超声心动图均可检出异常。

【病例】男，57 岁。27 年前因胸闷气短，心脏血管造影发现：右冠脉至左心室瘘，行瘘管修补术。于 2016 年 7 月 12 日（27 年后）前症再现，心脏彩超探及右冠脉瘤样扩张。又行右冠脉瘤折叠术，将右冠脉闭锁。术后不久，又因胸闷胸痛，怀疑心肌梗塞，急诊行心脏冠脉造影（DSA），术中发现左前降支阻塞 100%，第 1 对角支阻塞 80%，右冠脉窦口闭锁、阻塞 100%。

术后又行冠脉 CTA，显示左冠脉发自左窦口，右冠脉与窦口分辨不清。左前降支近中段可见 1 枚金属支架置入。支架内管腔通畅。右冠脉形态短小，起始部闭塞并见小硬斑块。余前降支、回旋支、对角支管径均匀，管腔未见斑块、狭窄，造影剂未见充盈缺损。

心包内右前方右房室间可见一低密度囊性灶影，大小约 6.6cm × 4.4cm × 7.2cm。CT 值 27~58Hu。密度不均，其边缘内可见斑点状、短线样钙化。

诊断：

（1）先天性心脏病右冠脉 - 左心室瘘修补术后、右冠脉瘤样扩张瘤折叠术后。

（2）左前降支近中段支架置入术后。

（3）右冠脉闭锁并小硬斑。

（4）心包内右前方右房 - 室间囊性占位，考虑：心包旁囊肿形成。

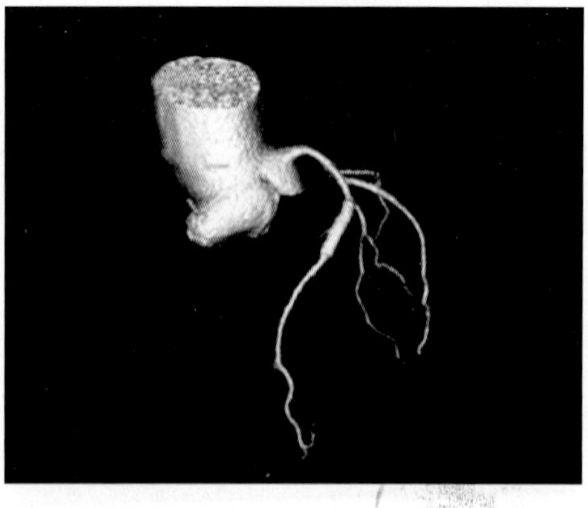

（一）

左冠脉发自左窦口，右冠脉与窦口分辨不清。左前降支近中段可见 1 枚金属支架置入。支架内管腔通畅。右冠脉形态短小，起始部闭塞并见小硬斑块

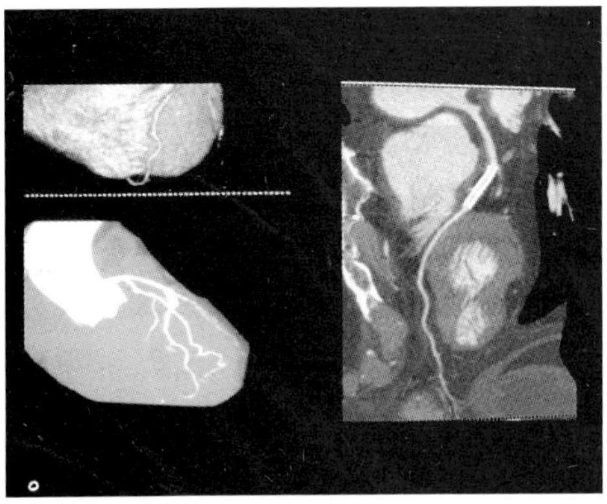

（二）

左前降支近中段可见 1 枚金属支架置入。支架内管腔通畅

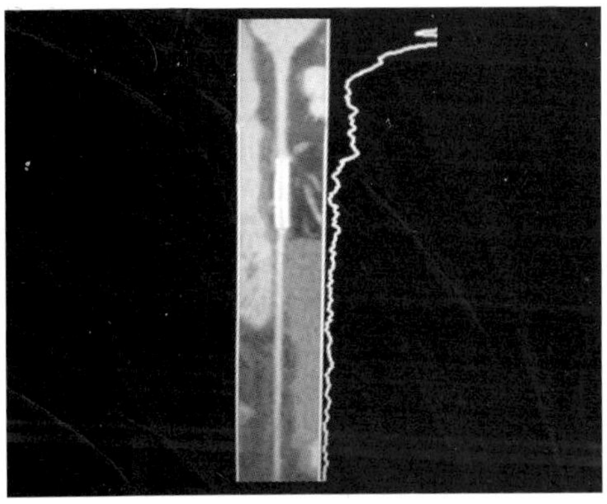

（三）

MPR 及曲面重建左前降支近中段可见 1 枚金属支架置入。支架内管腔通畅

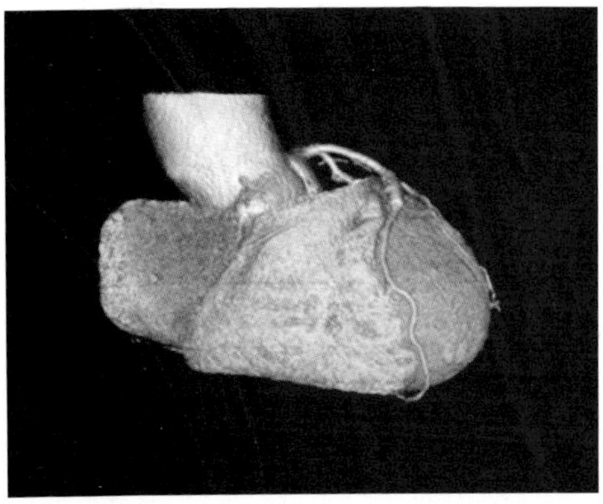

（四）

心包内右前方右房室间可见一低密度囊性灶影，大小约 6.6cm × 4.4cm × 7.2cm。CT 值 27~58Hu。密度不均，其边缘内可见斑点状、短线样钙化

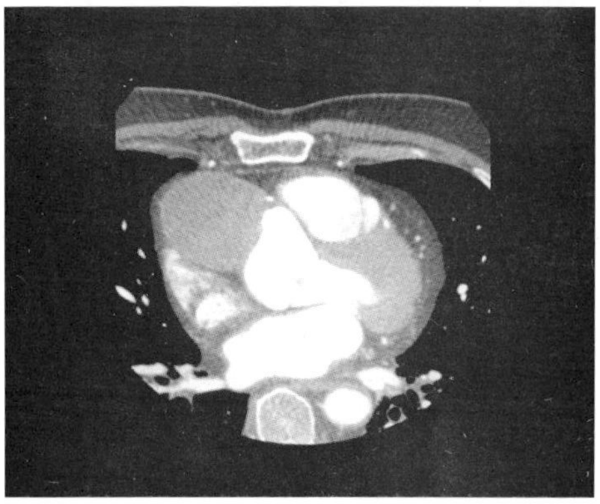

（五）

心包内右前方右房室间可见一低密度囊性灶影，大小约 6.6cm × 4.4cm × 7.2cm。CT 值 27~58Hu。密度不均，其边缘内可见斑点状、短线样钙化

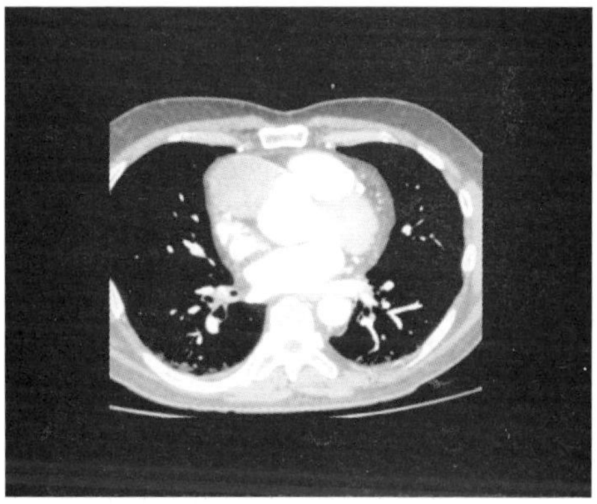

（六）

心包内右前方右房室间可见一低密度囊性灶影，大小约 6.6cm × 4.4cm × 7.2cm。CT 值 27~58Hu。密度不均，其边缘内可见斑点状、短线样钙化

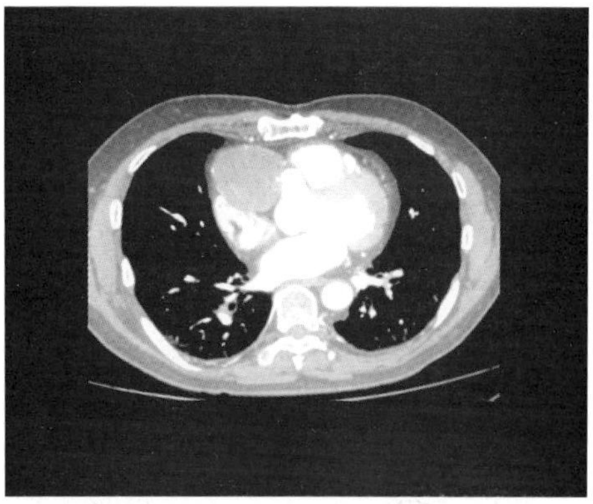

（七）

心包内右前方右房室间可见一低密度囊性灶影，大小约 6.6cm × 4.4cm × 7.2cm。CT 值 27~58Hu。密度不均，其边缘内可见斑点状、短线样钙化

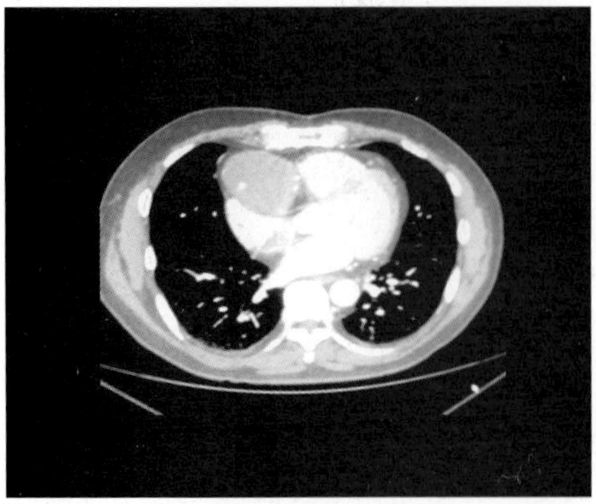

（八）

图 11-13 右冠脉至左心室瘘修补术后、右冠脉瘤样扩张瘤折叠术后

心包内右前方右房室间可见一低密度囊性灶影，大小约 6.6cm×4.4cm×7.2cm。CT 值 27~58Hu。密度不均，其边缘内可见斑点状、短线样钙化

五、主动脉弓离断

主动脉弓离断，是指主动脉弓与降主动脉间无管腔连续的异常发育。

患儿在宫内第 5、7 周，使第 4 对大心血管发育顿挫，出现一种罕见的先天性心脏病。畸形特征：主动脉弓离断、室间隔缺损、动脉导管未闭，也称先心三联征。发病率据文献报告，占先心发病率的 1%~4%。

既往仅在尸解发现本病。随高端 CT、超声设备临床应用，CTA 及各种图像后处理，对本病认识增加。

【病例】女，8 岁。发现心脏杂音 8 年。患者于出生不久，因"肺炎"在当地医院就医，发现口唇、四肢末梢青紫，心脏听诊发现杂音。考虑：先心病，因小儿年幼未予治疗。此后，前症间断发作，在劳累、感冒后症状明显，喜蹲踞。活动耐力越来越差。1 个月前前症再现，伴气短、咳嗽、咳痰、晕厥及下肢浮肿。偶有夜间阵发性呼吸困难。无咳嗽，咯粉红色痰。步行 30m 就要蹲踞休息，上二层楼就感不适。

查体：脉搏 102 次 /min，血压 108/62mmHg。神志清，精神差。眼睑轻度浮肿。颈静脉轻度怒张。两肺呼吸音略粗，双下肺底闻及细湿啰音。心尖波动不弥散，心尖区无明显隆起，可触及震颤。心尖向左下扩大。心率 102 次 /min，律齐。胸骨左缘第 2/3 肋间隙可闻及机器隆隆样杂音向四周。未闻及心包摩擦音。腹平软，肝脾肋下未触及。双下肢轻度浮肿。四肢末梢杵状指（趾）。

超声心动图（西京医院 2015 年 12 月 10 日）主动脉弓离断（A 型）室间隔缺损、动脉导管未闭、三尖瓣前瓣脱垂伴关闭不全，肺动脉高压，左室收缩功能正常。彩色血流显示降主动脉与主动脉弓之间未见通过，大血管水平双向分流，以右向左分流为主。

我院 CTA（2016 年 3 月 20 日）显示主动脉弓起源于左锁骨上、左颈总动脉，主动脉弓形成离断状态。心脏周围侧支循环网丰富。肺动脉与主动脉间导管未闭合为起源于肋间动脉代偿。

【诊断与鉴别诊断】 诊断要点，主动脉弓离断症，出生即有发绀，心脏杂音、反复呼吸道感染、喜蹲踞。活动耐力越来越差。阵发性呼吸困难。CTA 显示主动脉弓离断、复杂心血管发育畸形及代偿性心脏周围、肋间动脉、胸廓内动脉增粗，血管网供血。

鉴别诊断：

（1）风湿性心脏病：为心脏瓣膜增殖性炎症，瓣叶交界炎症后，纤维化、钙化、僵硬、挛缩、融合畸形，引起瓣膜狭窄伴关闭不全。行心脏彩超、胸片、CTA 检查协诊。

（2）艾森曼格征：畸形为室缺，进行性肺动脉高压。由左向右分流发展成右向左分流。患儿有发绀、心浊音界扩大，心前区胸骨左缘第 3~4 肋间搏动明显，肺动脉听诊区第 2 心音亢进、分裂。可闻及舒张期杂音。行心脏彩超、胸片、CTA 检查协诊。

（3）法洛四联症：畸形包括肺动脉狭窄、室间隔缺损、主动脉骑跨、右心室肥厚。患儿自幼有青紫，活动耐力越来越差，喜蹲踞，阵发性呼吸困难。行心脏彩超、胸片、CTA 检查协诊。

影像学检查：DR（胸片）显示两肺野纹理增粗，心影增大，肺动脉段隆突，呈瘤样扩大。

CTA：扫描范围由颈总动脉近段至双侧髂内外动脉。包括升主动脉、降主动脉、肺动脉、腹主动脉、髂总动脉及其分支血管。后处理技术包括 VR、MPR 方法。

显示主动脉弓局部不连续、缺如。大血管周围可见多发的侧支循环血管生成，呈网状分布。

右胸廓内乳动脉、肋间动脉明显增粗、充盈，以右侧为著。降主动脉与肺动脉主干间似见细小交通支相通。肺动脉增粗，呈瘤样扩张，最宽径 4.6cm。左锁骨下动脉起源于主动脉降主动脉近段。外形纤细，心影扩大，以左室增大为著。

所见脾脏增大，占 8 个肋单元。

诊断：

（1）主动脉弓离断。

（2）脾大。

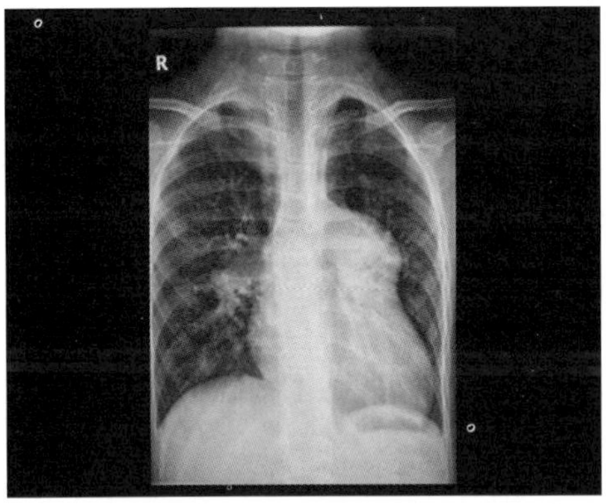

图 11-14　主动脉弓离断（A 型）室间隔缺损、动脉导管未闭、肺动脉高压 DR 观

女，8 岁。DR 显示肺动脉呈瘤样扩张。右肺门血管丰富

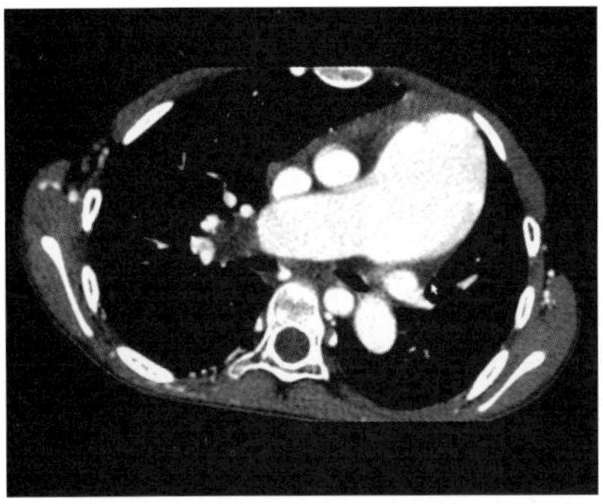

（一）

同一病例。CTA 显示肺动脉呈瘤样扩张。右肺门血管丰富

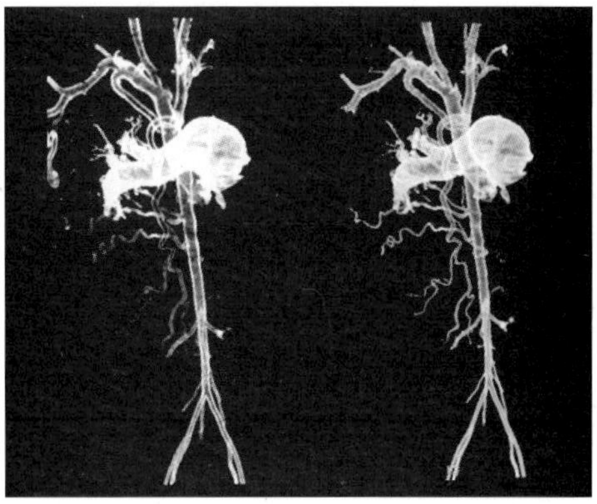

（二）

同一病例。CTAMIP 显示肺动脉呈瘤样扩张。右肺门、心脏周围侧支循环网丰富，其起源于肋间动脉代偿

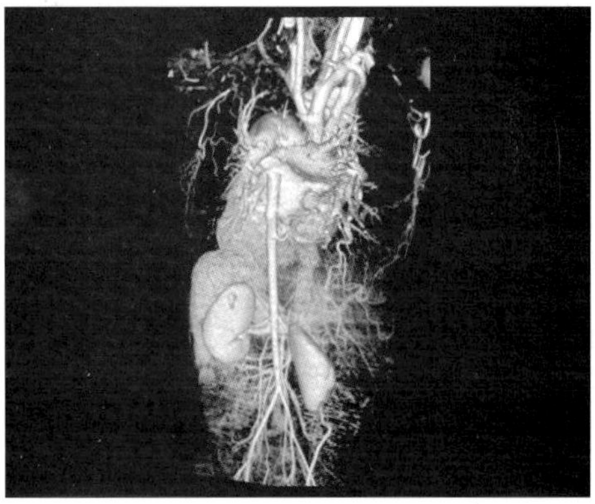

（三）

同一病例。CTA MIP 显示右肺门、心脏周围侧支循环网丰富，其起源于肋间动脉代偿主动脉弓局部不连续、中断、缺如。降主动脉与肺动脉主干间似见细小交通支相通

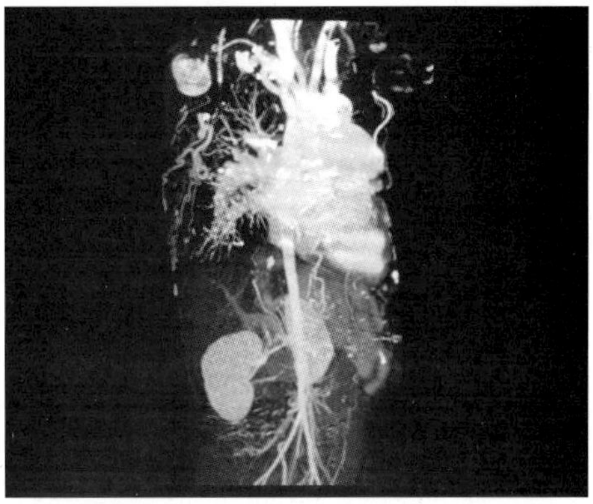

（四）

同一病例。CTAMIP 显示右肺门、心脏周围侧支循环网丰富，其起源于肋间动脉代偿主动脉弓局部不连续、中断、缺如。降主动脉与肺动脉主干间似见细小交通支相通

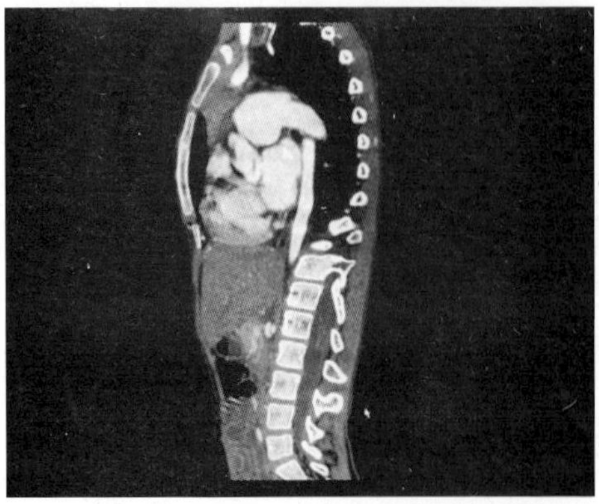

（五）

同一病例。CTAMIP 显示主动脉弓局部不连续、中断、缺如

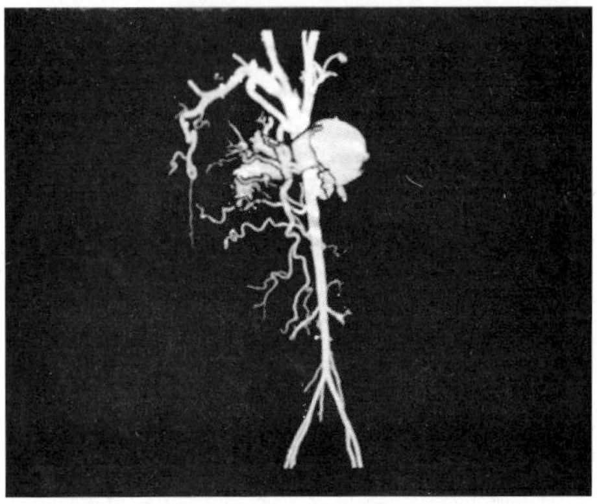

（六）

同一病例。CTAMIP 显示旋转 180° 肺动脉瘤样扩张位于畸形主动脉弓后，主动脉弓局部不连续、中断、缺如。降主动脉与肺动脉主干间似见细小交通支相通

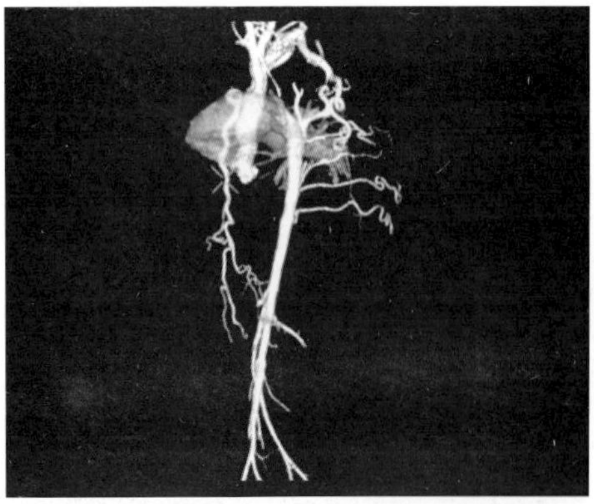

（七）

图 11-15 主动脉弓离断（A 型）室间隔缺损、动脉导管未闭、肺动脉高压 CTA 观

同一病例。CTAMIP 显示旋转 45° 肺动脉瘤样扩张位于畸形主动脉弓后（紫蓝色图），主动脉弓局部不连续、中断、缺如。降主动脉与肺动脉主干间似见细小交通支相通

六、肺动脉悬吊

肺动脉悬吊（pulmonary artery suspension），是指左肺动脉起源异常，由右肺动脉远端发出后，缠绕路经支气管、气管后，回归于正常左肺动脉位置。起源、走行异常，引起病理改变、临床表现。

【病例】男，2.8 岁。反复急骤发作性暴喘急诊 4 次住院。每次发作无发热、无犬吠样咳嗽、无咳痰。

个人史，足月顺产 1 胎 1 产，母乳喂养。已接种卡介苗，否认肺结核接触史。否认呼吸道异物吸入史。

查体：体温 36.7℃，脉搏 147 次 /min，呼吸 60 次 /min，体重 14.5kg，发育营养尚好。神清、精神欠佳。急性重病容。呼吸困难，面色苍白，鼻翼扇动（+）。咽充血（+++）。气管向右偏移。两肺满布哮鸣音及粗大的痰鸣音。

实验室检查：白细胞计数 7.7×10^9/L。中性粒细胞 50%。红细胞计数 14.2×10^{12}/L。血红蛋白 121g/L。

血气分析吸氧状态下 血氧饱和度 98%。

影像学检查：

（1）4 次胸片：右肺上叶不张，阻塞性炎症周围肺野代偿性肺气肿。

（2）胸透下观察：右肺动脉后方似有血管影环绕在右侧支气管起始部。

（3）两次胸部 CT：右肺上叶实变不张，气管纵隔向右移位。主气管由上向下逐渐变细，最细径像针尖样改变。主气管近端形态恢复正常。右外缘支气管壁增粗增厚。上腔静脉增宽。

（4）CTA：右侧肺动脉起源于肺动脉根部。左肺动脉缺如。右肺动脉远端向后发出左肺动脉。在左肺动脉发出同层面水平（约第 3~4 胸椎）可见主气管形态呈针孔状。主气管周围被强化血管影包绕。左肺动脉走行于气管、食管间隙内，并缠绕主气管及右肺上叶前段支气管，形状如吊带，

对两个管腔挤压，造成主气管形态呈针孔状，右肺上叶持续性阻塞性不张。最后回到肺动脉根部。

诊断：肺动脉悬吊并右肺上叶阻塞性不张。

【诊断与鉴别诊断】诊断要点，患儿起病急，反复发作性暴喘，鼻翼扇动。当有鼻卡他症状时，呼吸困难尤为明显。胸片呈持续性右肺上叶实变不张。CT 显示气管移位，主气管形态呈针孔状。CTA 显示左肺动脉缺如。主气管形态呈针孔状，周围可见多个异常强化血管。

鉴别诊断：

（1）急性喉炎：感冒后可见犬吠样咳嗽，喘憋。三凹征明显。本例患者无犬吠样咳嗽及三凹征。

（2）支气管哮喘，或喘息性支气管炎：咳嗽、喘憋、呼气性呼吸困难，发作时两肺满布哮鸣音及粗大的痰鸣音。肾上腺皮质激素 + 平喘药治疗症状缓解。患儿用前治疗后症状不缓解。

（3）支气管异物吸入：家长否认异物吸入史。本例患者每次起病以吸气性呼吸困难，而非呼气性呼吸困难。支气管异物吸入多见右肺下叶阻塞性不张，本例为上叶前段阻塞性不张。

（4）肺门原发综合征：右肺门淋巴结增大、肺内结核感染、淋巴管炎。本例患者出生接种卡介苗，无结核接触史。PPD 试验（+），故排除。

最后诊断：肺动脉悬吊。

转归：经西安市多家医院专家会诊、影像学检查确诊肺动脉悬吊后，本例患者赴复旦大学附属儿科医院行肺动脉悬吊矫形术，术中探及左肺动脉起源于右肺动脉远端。走行中于 T3~4 椎体水平间缠绕右侧支气管起始部及主气管两圈半后，返回左肺动脉正常位置。术中探及右侧支气管及主气管壁未见软化、塌陷。行肺动脉根部与左肺动脉吻合术。现随访 9 年，健在。前症未再现。

（在此感谢西安交大二附院李润明、齐乃新教授相助）

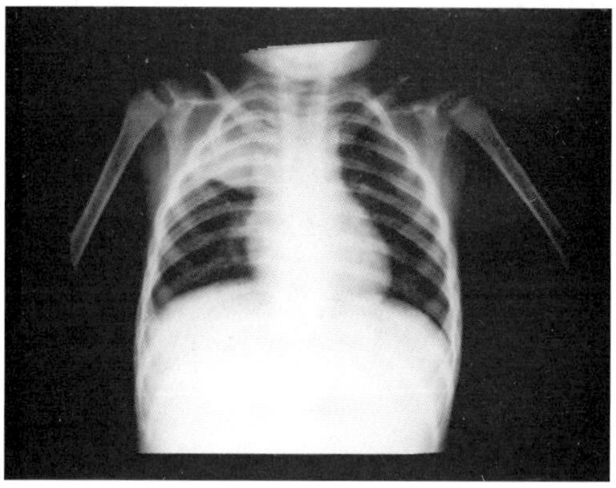

图 11-16 肺动脉悬吊胸部 DR 观

男，2.8 岁。四次胸片显示右肺上叶不张，阻塞性炎症周围肺野代偿性肺气肿

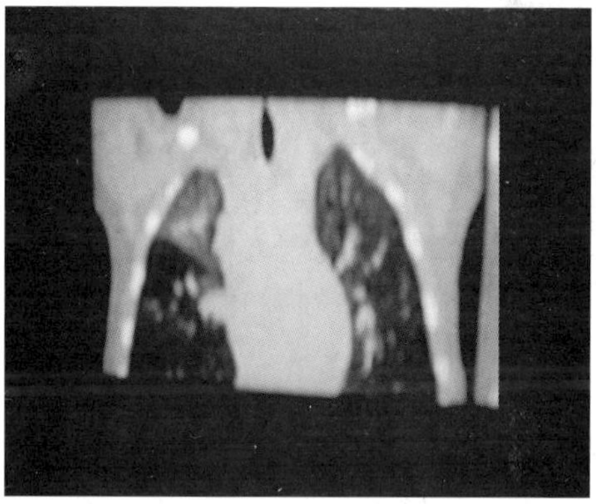

（一）

同一病例。CT 重建图像显示右肺上叶不张，阻塞性炎症

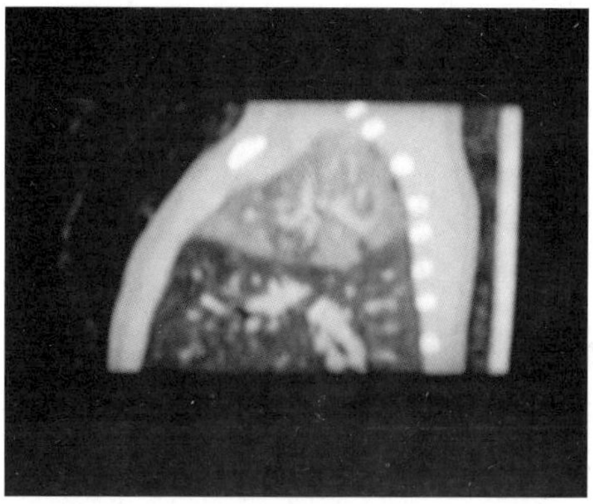

（二）

同一病例。CT 重建图像显示右肺上叶不张，阻塞性炎症

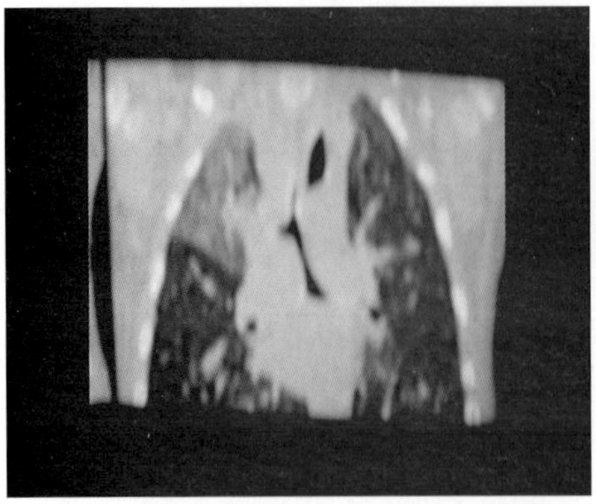

（三）

图 11–17 肺动脉悬吊胸部 CT 观

同一病例。CT 重建图像显示右肺上叶不张，阻塞性炎症。主气管阶段性变细，右肺上叶支气管不显示

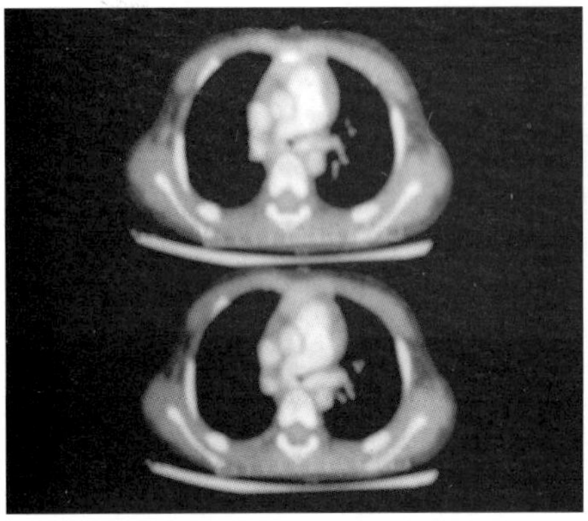

（一）

同一病例。CTA 显示右侧肺动脉起源于肺动脉根部。左肺动脉缺如。于 T3~4 椎体间被缠绕主气管呈针孔状狭窄

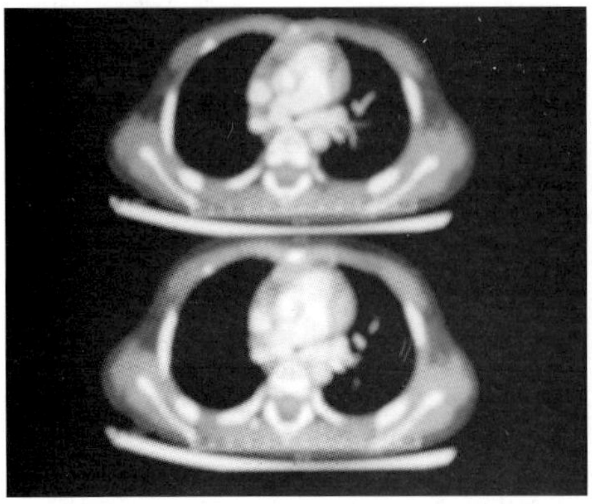

（二）

同一病例。CTA 显示右侧肺动脉起源于肺动脉根部。左肺动脉缺如。于 T3~4 椎体间被缠绕主气管呈针孔状狭窄。主气管周多个异常血管强化

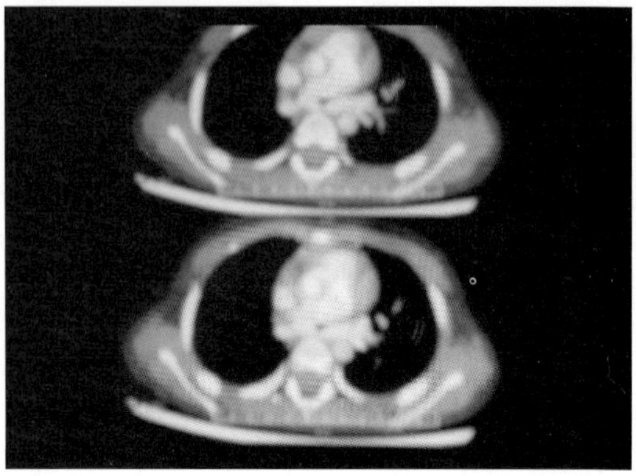

（三）

图 11–18 肺动脉悬吊 CTA 观

同一病例。CTA 显示右侧肺动脉起源于肺动脉根部。左肺动脉缺如。于 T3~4 椎体间被缠绕主气管呈针孔状狭窄。主气管周多个异常血管强化

七、法洛四联症并小儿急性偏瘫

法洛四联症合并小儿急性偏瘫，小儿急性偏瘫（acute hemiplegia in infancy and childhood），是指小儿脑动脉血栓形成后，最常见累及大脑中动脉供血区域及锥体束。临床出现急性偏瘫，伴惊厥、昏迷、颅内压增高等等一组临床综合征。据我国林庆的文章中报告，本病从 1927 年 Ford 就对小儿偏瘫的病因学和存活率进行研究。近几十年，特别是影像学技术的发展，使人们的认识力和诊断水平有了很大的提高，除了各种先天性心脏病、血液病、感染、创伤、烟雾病、脑血管畸形外，又有许多新的疾病被发现。据文献报道，美国的明尼苏达州 Rochester 地区的群体流行病调查表明，在 15 岁以下脑血管发病率为每年 2.52/10 万。其中脑血管闭塞者占 55%，最多见心脏病，出血者占 45%。本节仅讲述先天性心脏病法洛四联症所致脑缺血性梗塞，其他有关疾病，例如创伤、烟雾病、脑血管畸形在相关章节（第三章、第十章）的叙述。

【病因】在各种小儿先天性心脏病中，法洛（Fallo's）四联症并脑梗塞的发生率最

高。缺氧、血液黏稠、血栓形成，造成锥体束受累。

【病理改变】法洛四联症的主要畸形包括：①肺动脉狭窄，最多见的部位是右心室漏斗部狭窄，其次为肺动脉瓣合并漏斗部狭窄。②主动脉骑跨，由于这种畸形存在，可同时接受来自左、右心室的血液。③膜部室间隔缺损。④右心室肥厚。

有的病例合并主动脉弓，或左侧上腔静脉畸形。

【病理生理】由于各种畸形存在，临床表现以缺氧为主要和首发症状。

（1）皮肤黏膜下末梢毛细血管内还原血红蛋白数量增加，血氧饱和度降低，可刺激骨髓使红细胞代偿性增加，红细胞计数增多，红细胞在单位体积内增加。血液黏稠度加大。易发生大脑供血区域缺血性脑梗塞，以大脑中动脉供血区多见。

（2）心脏多发性畸形，流经肺循环血量减少，血内氧合血红蛋白减少，体循环内也混有未氧合血红蛋白，形成皮肤黏膜下青紫。

【临床表现】①青紫，小婴儿为潜在性。仅在哭闹时出现，这主要是动脉导管未闭。当动脉导管闭合后青紫进行性加重。尤其在哭闹、活动量增加、情绪变化时明显。甚至出现阵发性晕厥、惊厥。幼儿期逐渐出现杵状指（趾）。学龄前期和学龄期小儿常有蹲踞，以缓解脑供血不足、脑缺氧。青春前期青紫、杵状指、蹲踞更明显。②呼吸困难，在平静状态下不明显，当活动量增大时出现。

查体：呼吸急促。皮肤黏膜青紫。心前区隆起，可扪及胸骨左缘、心尖区广泛的震颤或猫喘。胸骨左缘第 2、3、4 肋间隙可闻及粗糙的收缩期杂音。向头颈部、背部、胸骨右缘广泛传导。腹部平软。当有心衰时，可触及肝脏肿大。肝 – 颈反流征阳性。四肢末梢可见青紫、杵状指（趾）。

【实验室检查】

（1）红细胞计数 $6\times10^{12}/mm^3$，甚至更高。

（2）红细胞压积增加，可达 60%~80%。

（3）血小板计数减低。

（4）纤维蛋白原含量减低。

【影像学检查】

（1）X 线平片：正位片（后前位）心脏外形呈靴形，肺动脉段凹陷或平直。右心房显示正常或稍大。右心室增大使心尖外形变圆钝上翘。心底部主动脉影增宽，有时可见右位主动脉弓。肺门无肿大，肺门周围血管影细小。两肺野纹理清晰。左前斜位可见右心室增大，主动脉向前移位，贴近胸壁。主动脉窗扩大，单显示清晰。年长儿可见肺底及肺门呈网状的代偿性的侧支循环增加。

（2）心导管检查：1929 年 Forssmann 创始并用于临床。术前确定大血管的形态、结构、功能，术中可进行血氧饱和度采样分析，测量肺动脉压力，探及心内的异常通道以及血流的分流量，为手术矫正畸形提供重要的数据，并可在此进行不开胸的微创介入治疗。心导管检查的操作过程直接在 X 线引导下进行。文献报道目前英国已成功地完成 MRI 引导下心导管检查，操作方法和过程是：先在 X 线透视引导下插管，插管进入心脏后，即可在 MRI 引导下进行血氧饱和度、肺动脉压、异常通道检测、探查。可提供复杂心脏病的更多解剖和生理信息。

（3）超声心动图：通过超声的方法探及心脏的各种畸形，包括肺动脉瓣狭窄、主动脉骑跨主动脉根部扩大、室间隔膜部心肌缺损以及右心室肥厚。

（4）彩色多普勒：可探及心室缺损部位有由右向左分流的静脉血，左向右分流的动脉血。

（5）CT 扫描：

1）头颅 CT 扫描显示大脑中动脉供血区、颞叶或基底节区内（豆状核、尾状核等）呈大片低密度影，范围 $>2mm^3$。CT 值 $<22Hu$。低密度灶影的边缘境界尚清晰的脑梗塞表现（图 11–20）。

2）当小儿心脏功能尚好，使用心得安后，在心率、心跳减慢条件下，通过心脏门控进行CTA扫描后，VR、MIP、MPR曲面重建等多种图像重建处理。可显示右心室肌肉增厚、肺动脉瓣狭窄、室间隔缺损。遗憾的是不能进行血氧饱和度与肺动脉压力检测。

（6）MRI检查：对法乐四联症检查属于无创性。不但能检出心脏的畸形所在位置，同时信号改变确认提示畸形部位。

【病例】男，5岁。发作性晕厥5年，进行性青紫、蹲踞4年。西京医院B超诊断：Fallo's四联症。

查体：颜面、口唇、四肢末梢杵状指、青紫。心脏听诊：胸骨左缘可闻及明显收缩期杂音，向四周传导。两肺呼吸音粗糙，未闻及干湿啰音。腹平软，肝脾肋缘下未触及。

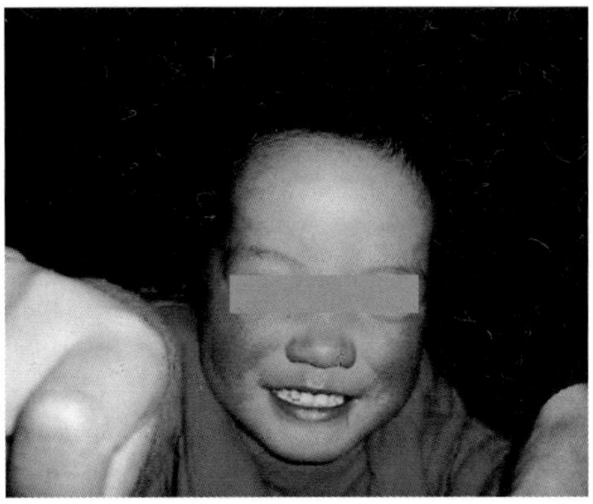

（一）

男，5岁。双侧面颊、口唇青紫

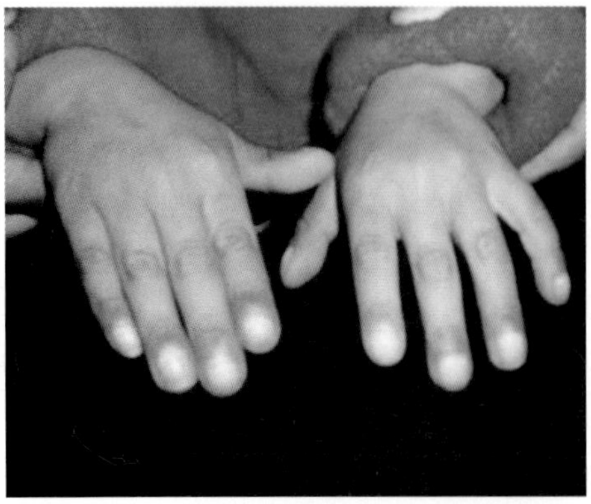

（二）

图11-19　Fallo's四联症面容

同一病例。双侧手末端呈杵状指、青紫

【病例】女，14岁。突然右侧肢体偏瘫18h。自幼患先天性心脏病（法乐四联症）。

查体：面色青紫、呼吸急促。左侧心前区隆起。扪及有猫喘。听诊胸骨左缘第2~4肋间闻及隆隆作响的收缩期杂音。质地粗糙，向颈部、胸骨右缘、后背部传导。腹软，肝脏肋缘下3cm。质地中等。压痛阳性。肝－颈反流征阳性。指（趾）杵状。

CT显示左侧尾状核、豆状核呈大片低密度影，边缘清晰，密度均匀，范围10.3mm×3.4mm，CT值22Hu。

CT诊断：法乐四联症并发左侧大脑中动脉供血区脑梗塞。

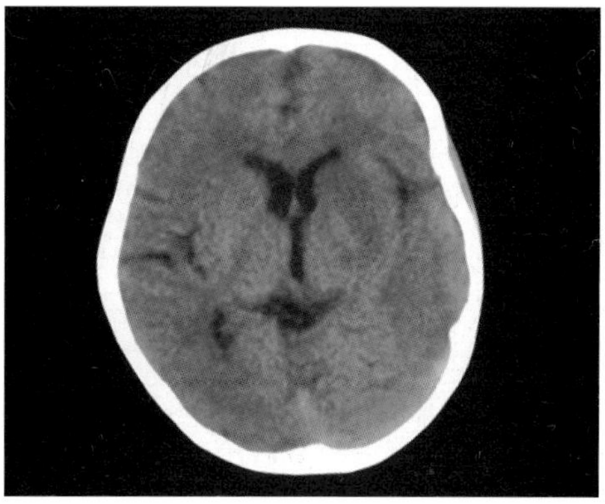

（一）

女，14岁。CT显示左侧尾状核、豆状核呈大片低密度影，边缘清晰，密度均匀，范围10.3mm×3.4mm，CT值22Hu

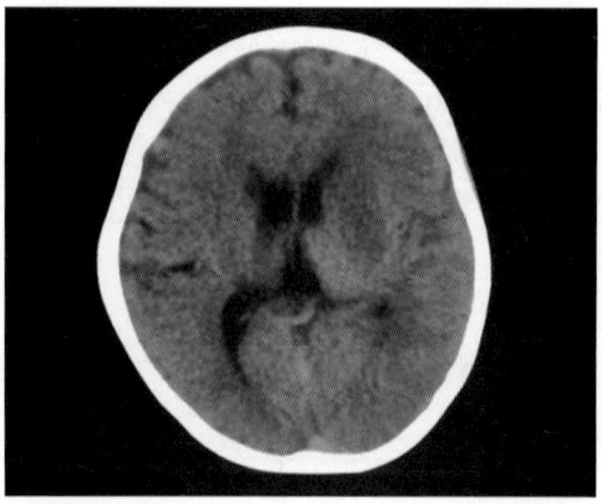

（二）

同一病例。CT显示下一层面仍见大面积的低密度影。左侧侧脑室前角受压移位

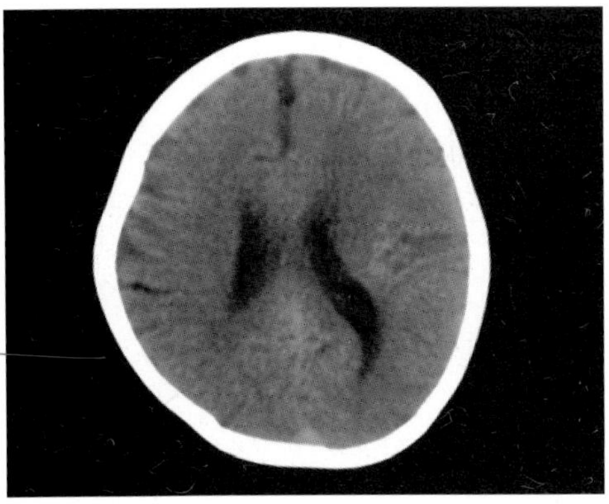

（三）

图 11-20 法乐四联症并发左侧大脑中动脉供血区脑梗塞 CT 观

同一病例。CT 下一层面仍见大面积低密度影，范围累及到侧脑室前角及侧脑室体部，均表现为占位效应

八、Marfan's 综合征心血管表现

Marfan's 综合征（Marfan's syndrome），又称蜘蛛指（趾）（arachnodactyly）。其发病率 1 ∶ 10000。无性别差异。本病于 1896 年由 Marfan 首先报道，描述其临床特征为指（趾）细长，身材瘦高，而后陆续发现这组病人肌肉发育不良，韧带松弛。80% 的病例有视力障碍。30% 有主动脉扩张，主动脉夹层动脉瘤，有发生猝死报道。

主动脉夹层动脉瘤根据夹层起源及受累及部位分 3 型：I 型起源于升主动脉，扩展超过主动脉弓到降主动脉甚至腹主动脉，临床最多见；II 型起源并局限于升主动脉；III 型起源于降主动脉、左锁骨下动脉开口远端，并向远端扩展，直至腹主动脉。

Marfan's 综合征自然经过十分险恶，未明确诊断 24h 内死亡 25%，1 周内 50%，2 周内 75%。死亡原因为主动脉夹层动脉瘤破裂大出血，急性出血性休克，重要脏器缺血等。主动脉瓣关闭不全，可累及左右冠脉，造成心肌缺血、心肌梗塞。主动脉夹层动脉瘤假腔破裂入心包是猝死的主要原因。

【病因】本病为常染色体显性遗传病，呈家族性发病。其家族中兄弟或父母均患本症。散发病例约占 15%~30%，为新近基因突变所致。

本病的染色体异常，主要位于 15 号染色体长臂上的原纤维蛋白突变，结缔组织内有硫酸软骨素 A 或 C 等黏多糖堆积，影响大血管中层弹力纤维和其他结缔组织纤维结构和功能。导致血管内膜、心瓣膜及全身结缔组织结构发育不良，功能异常。

【临床表现】患儿智力正常。生后即可见异常，表现为：

（1）骨骼：新生儿身材瘦高，指（趾）细长，头尖，高颚弓，脸瘦长。婴幼儿、年长儿骨骼异常更明显。上臂指间距大于身长。下部量大于上部量。攥拳屈指大拇指于尺侧外露。

（2）眼科：有蓝巩膜，晶状体异位，虹膜震颤，瞳孔因缺少扩张肌而持续处于收缩状态，呈小瞳孔，且向鼻侧偏移，用阿托品亦无法扩瞳。还有小的，球形晶状体，白内障、近视、青光眼、视网膜变性、脱离。

（3）心脏：可见各种先天性心脏病。80%~100% 的年长儿有主动脉根部扩张。二尖瓣脱垂。

（4）肺部：有自发性气胸或肺大泡、肺囊肿等。

【诊断与鉴别诊断】诊断要点，出生即可见到身材瘦高，指（趾）细长，头尖，高颚弓，脸瘦长。年长儿骨骼异常更明显。上臂指间距大于身长。下部量大于上部量。握拳屈指大拇指于尺侧外露。80%~100% 的年长儿有主动脉根部扩张。

鉴别诊断：

（1）急性心肌梗塞：无诱因胸前区疼痛剧烈，持续数小时或 1~2d，常伴心律失常、心衰、心源性休克。心电图特征性改变，心肌酶谱及血清心肌坏死标记物升高。

（2）急性肺动脉栓塞：突发性呼吸困难，发绀，右心衰，低血压。根据肺动脉 CTA 显示肺动脉主干及分支缺血栓塞。

【病例】男，32 岁。因“胸腹闷痛

18h，持续性不缓解”急诊来院就医，平车推入心脏内科 ICU 抢救。

（1）本例患者既往有高血压病史。

（2）其母 38 岁死于高血压、Marfan's 综合征；其外甥患 Marfan's 综合征，曾在本科室抢救。

（3）该患于 9h 前提重物时突然感胸背部撕裂样疼痛，向胸腹放射伴头痛、头昏、呼吸困难、大汗淋漓、恶心。无咳嗽、咳痰。休息后无缓解。

（4）查体：血压左侧 170/110mmHg，右 180/110mmHg，体重 65kg，身高 192cm。神志清，精神差，急性病容，头尖，额部圆凸，高颚弓，脸瘦长。颈静脉轻度怒张，胸廓扁平，双侧肩胛翼状隆起，两肺听诊呼吸音粗，两下肺闻及少许细湿性啰音。心脏向左侧扩大，心率 90~105 次 /min，律齐，心音低钝。胸骨左缘第 3、4 肋间隙，主动脉瓣区闻及叹息样舒张期杂音。腹主动脉波动减弱，股动脉闻及枪击音，桡动脉触及水冲脉，毛细血管搏动明显，双侧股动脉、足背动脉搏动减弱。腹平软，全腹压痛不著，肝脾未触及。双下肢轻度浮肿。四肢指（趾）端杵状。神经系统未检出异常。

（5）辅助检查：心电图显示窦性心律，心率 94 次 /min，电轴不偏，频发性室早。

心脏彩超显示考虑 主动脉夹层动脉瘤。彩色血流显示主动脉弓管腔可见双向血流信号。腹主动脉二维及彩色血流未见明显异常。

心脏 CTA 显示主动脉起始部、升主动脉、主动脉弓、降主动脉、腹主动脉可见真假双腔形成，真腔小，密度高，假腔形态大，密度低。在造影剂衬托下可见血管内膜有多个低密度裂隙，内膜破口位于主动脉根部，主动脉根部呈瘤样扩张，直径 7.7cm，可见主动脉瓣膜，内膜撕裂成多个碎片。左右髂总动脉及部分髂内动脉，包括主动脉、腹腔干、肠系膜上动脉、左右肾动脉未见异常征象。

诊断：

（1）主动脉夹层动脉瘤 I 型（夹层起源于升主动脉，扩展超过主动脉弓、降主动脉至腹主动脉）主动脉根部瘤样扩张，符合“Marfan's 综合征征象”。

（2）双肺下叶、右肺中叶外侧段渗出，考虑：急性肺水肿、淤血、炎症不除外。

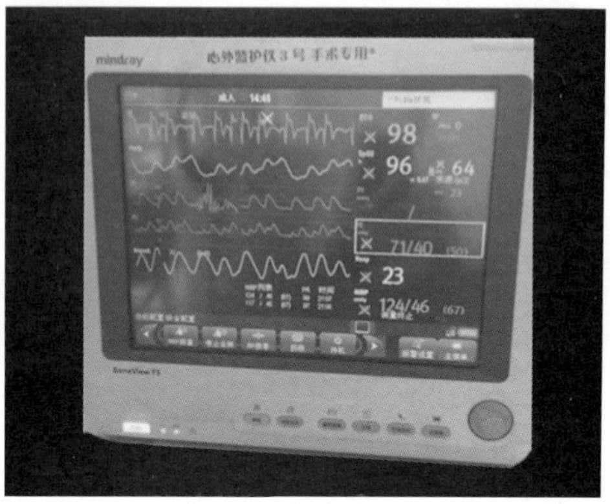

（一）

同一病例。心电图显示频发室性早搏

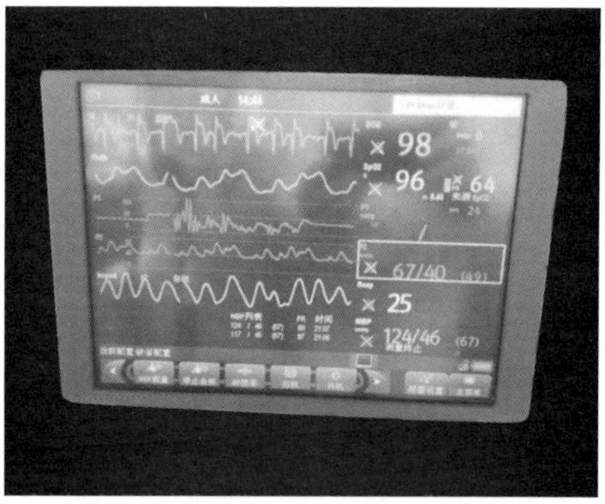

（二）

图 11-21　Marfan's 综合征心电监护

同一病例。心电图显示频发室性早搏

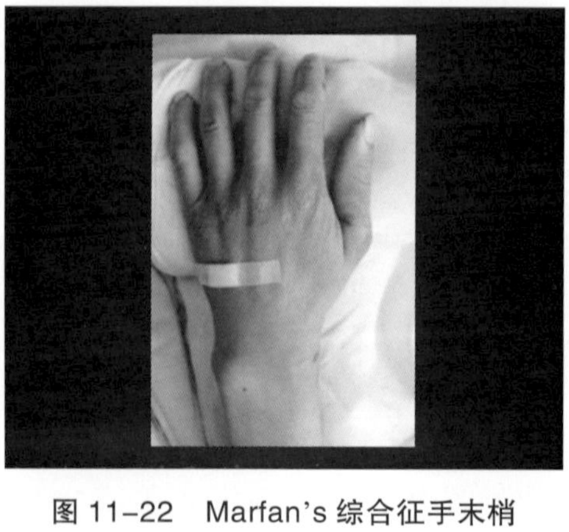

图 11-22　Marfan's 综合征手末梢

同一病例。显示手指末端呈“杵状指”

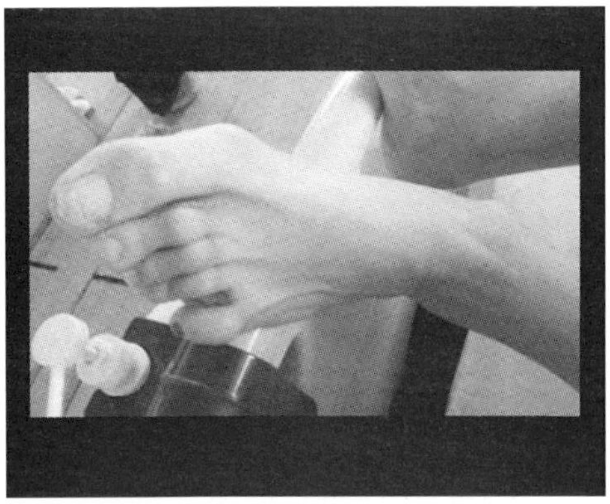

图 11-23 Marfan's 综合征足

同一病例。显示足趾末端呈“杵状趾”

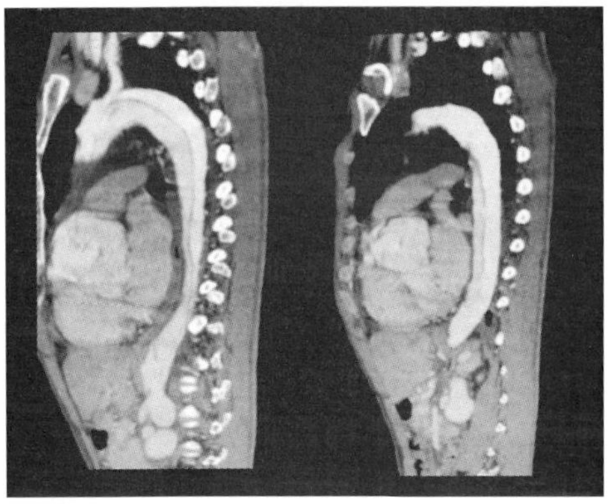

（一）

同一病例。CTA 显示主动脉起始部、升主动脉、主动脉弓、降主动脉、腹主动脉呈真假双腔，真腔小，密度高，假腔形态大，密度低。在造影剂衬托下可见血管内膜有多个低密度裂隙，内膜破口位于主动脉根部

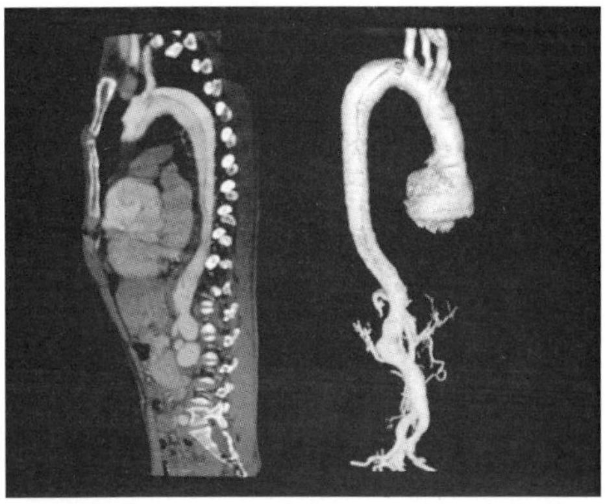

（二）

同一病例。CTA 显示主动脉根部呈瘤样扩张，直径 7.7cm，主动脉起始部、升主动脉、主动脉弓、降主动脉、腹主动脉形成真假双腔，真腔小，密度高，假腔形态大，密度低

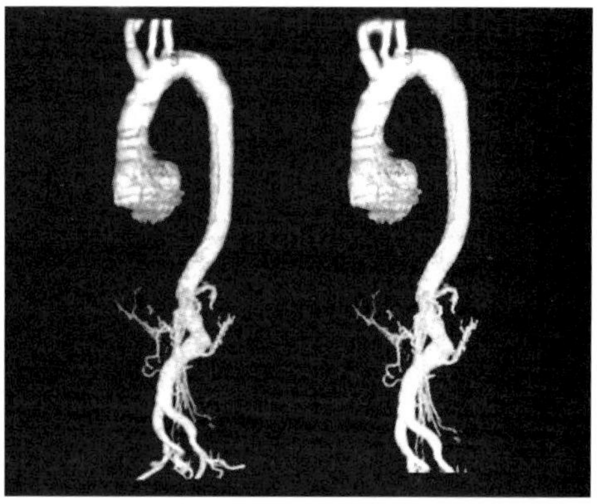

（三）

同一病例。CTA 显示主动脉根部呈瘤样扩张，直径 7.7cm，呈“大蒜头征”

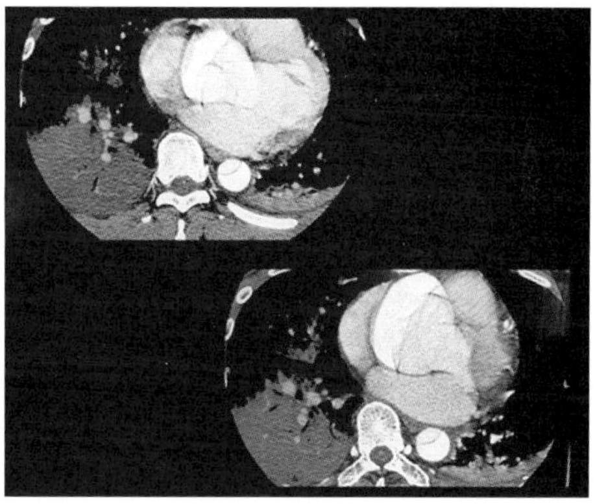

（四）

同一病例。CTA 显示主动脉根部呈瘤样扩张，直径 7.7cm，并见主动脉瓣膜、内膜撕裂成多个碎片

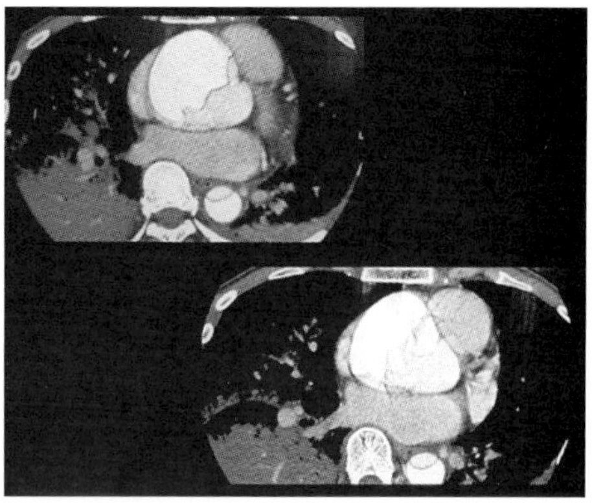

（五）

图 11-24 Marfan's 征 CTA 观

同一病例。CTA 显示主动脉根部呈瘤样扩张，直径 7.7cm，并见主动脉瓣膜、内膜撕裂成多个碎片

第四节　遗传性红斑疹

遗传性鲜红斑痣，临床不常见的皮肤损害。皮疹特征：体表皮肤可见大片鲜红色皮疹，呈不规则形。略高出皮面，压之无褪色。局部浅表淋巴结无肿大。全身其他部位未见异常。本病有家族聚集发病。在同一家族，4 代 6 例全部都有同样的皮疹。每位患者的发病位置、皮损部位、大小面积而异。本例家族遗传特点、遗传方式为常染色体显性遗传。染色体定位不清楚。

【病因】不详。

【病理改变】皮肤浅表毛细血管扩张。

【实验室检查】血常规、骨碱性磷酸酶、微量元素检测均正常。

【临床表现】发迹中可见大片鲜红色皮损，面积约 5.1cm × 7.1cm，呈不规则形。略高出皮面，压之无褪色（图 11–26）。局部浅表淋巴结无肿大。全身其他部位未见异常。从疾病的家族成员调查 4 代 6 例中可见均有鲜红色皮疹。每位患者的发病位置、皮损部位、大小面积各有差异。

先症者，女，8 岁。查体发现左颈外后大片鲜红色不规则皮疹，边缘清晰，略高出皮面，范围约 7.1cm × 5.1cm。

家族史：其父系曾外祖父、祖母、父亲、姑姑、表妹体表均有大小不等同样的皮疹。

本家族遗传方式如下。

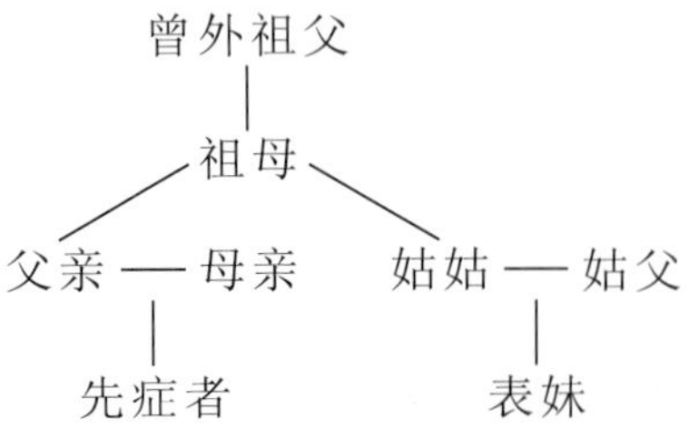

图 11–25　常染色体显性遗传

【诊断与鉴别诊断】诊断要点，体表可见大片鲜红色皮肤斑片，呈不规则形。略高出皮面，压之无褪色。局部浅表淋巴结无肿大。全身其他部位未见异常。

鉴别诊断：遗传性鲜红斑痣如发生于颜面三叉神经分布区域，要与颅面血管瘤病鉴别，后者可见高出皮面的鲜红色皮疹，或呈葡萄酒样痣，患者除皮损外，可见癫痫样发作，肢体轻瘫，智力改变。CT 显示颅内有粗大的、脑沟回样钙化，局部脑萎缩。

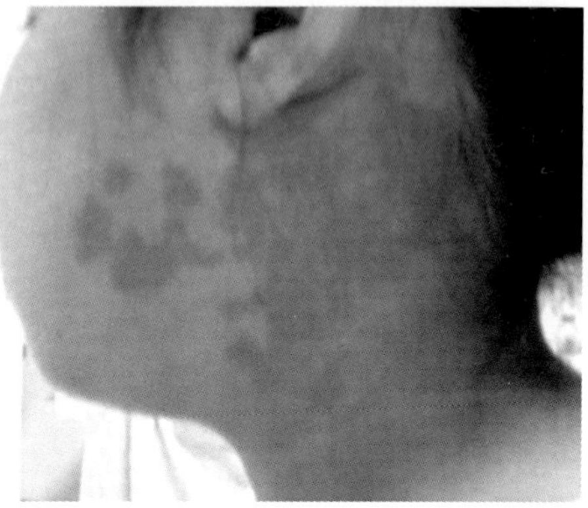

（一）

女，8 岁。左颈外后大片鲜红色不规则皮疹，边缘清晰，略高出皮面，范围约 7.1cm × 5.1cm

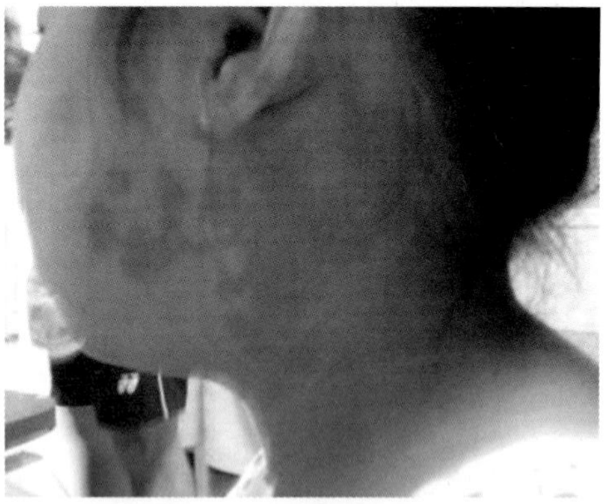

（二）

图 11–26　遗传性鲜红斑痣

同一病例。左颈外后大片鲜红色不规则皮疹，边缘清晰，略高出皮面，范围约 7.1cm × 5.1cm

第五节　舌体草莓状血管瘤

【病例】男，5 岁。因发热半天急诊就医。

查体：精神尚可，舌体硕大，舌面黏膜下充满点状鲜红色草莓状凸起。

诊断：舌体草莓状血管瘤。

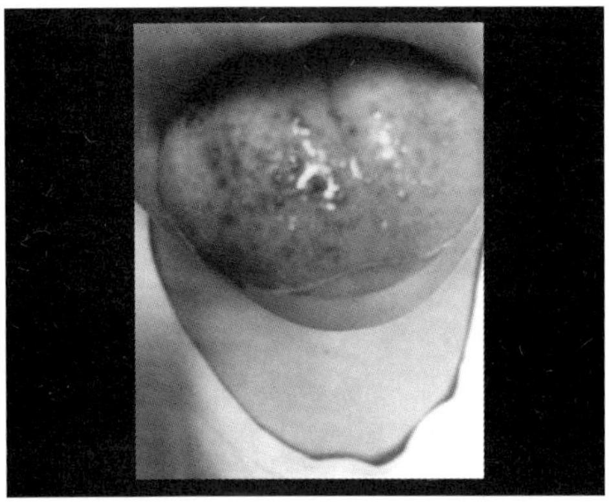

图 11-27　舌体草莓状血管瘤

小儿舌体硕大，舌黏膜下充满鲜红色草莓状血管瘤

【病例】男，4 个月。查体发现后躯干部皮肤大片乌青色蒙古斑。

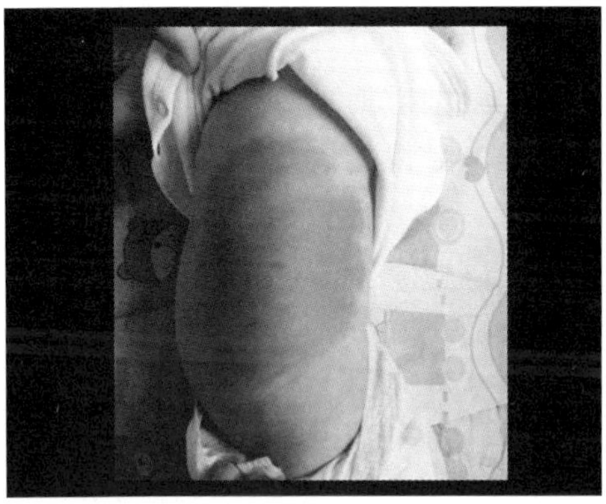

图 11-28　异位性蒙古斑

右侧躯干皮肤满布乌青色蒙古斑

第六节　体表皮缀

体表皮缀，是指发生于颜面部体表部位的赘生物。近年来在儿童保健门诊中常见的皮肤疾患之一，病史中均有妊娠期间不遵守医嘱，擅自增加叶酸服用疗程。叶酸有效的预防小儿神经管发育畸形，得到世界各国专家学者公认。但在服用过程中一定要在医师指导下服用。正确服用方法：准备妊娠前 3 个月开始服用，一直用至妊娠后头 3 个月终止。胚胎发育健全，于中晚期妊娠就没有必要口服叶酸片。

【病例】男，5 个月。进行常规健康体检就医。右眼外眦皮赘，追问病史。其母妊娠期间，每天服用叶酸，一直坚持到孩子出生。右眼外眦皮赘高出皮面，呈宽基底，皮肤本色，可移动，最大径约 0.9cm。

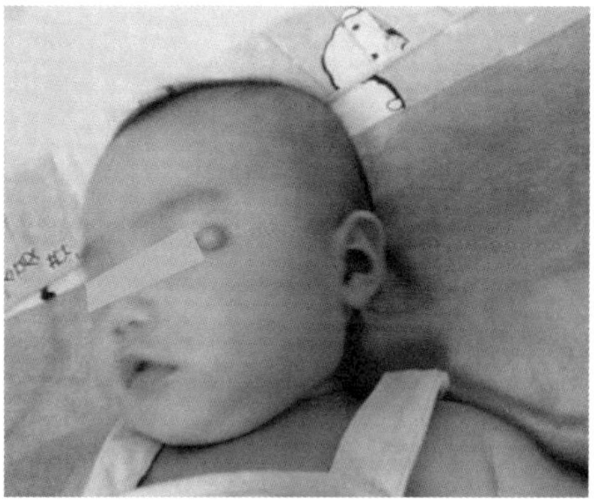

图 11-29　右眼外眦皮赘观

男，5 个月。右眼外眦皮赘高出皮面，呈宽基底，皮肤本色，可移动，最大径约 0.9cm

第十二章

小儿意外伤害

小儿意外伤害，是指小儿在各种突发事故及日常活动中发生的损害。包括交通事故、高空坠落、溺水、窒息、中毒、烧/烫伤、动物咬伤、自杀或他杀等。根据WHO统计全世界每年有100多万小于14岁的儿童死于意外伤害，它已成为世界范围内儿童的头号“杀手”，已成为包括我国在内的世界上大多数国家儿童致伤、致残、致死的最主要原因。现在国际疾病分类（ICD-10）已将小儿意外伤害列为单独一类疾病。

我国小儿意外伤害的流行病学特征：

（1）发病年龄：1~3岁年龄组发生率最高。

（2）意外伤害种类的顺序：跌落伤、交通事故、烧伤、中毒、溺水，其他意外伤害（窒息、动物咬伤）。

（3）意外伤害最常见死因：坠落/跌倒、交通事故、异物窒息、溺水。交通事故随年龄而增加。

（4）发生部位：头部损伤最多见颅内外血肿、各种骨折，甚至白质剪切伤；肺部损伤伴随肋骨骨折、血气胸、创伤性湿肺；腹部则为肝脾肾脏挫裂伤；眼耳鼻喉，以眼外伤、鼻骨骨折多见。但在意外伤害中，往往以复合创伤、全身多脏器损伤多见。

（5）城市以车祸伤为主，南方农村以溺水为主。

（6）发生地点：在有小儿存在的家庭、街道、学校、幼儿园都可能有发生。

全国死亡监测网的资料显示意外伤害是我国0~14岁儿童的第一死亡原因，占小儿总死亡的26.1%，全国每年有超过20万的0~14岁的儿童因意外伤害死亡。0~14岁儿童意外伤害死亡的发生率，我国是美国的2.5倍，韩国的1.5倍。现以每年7%~10%的速度快速增加。

长安医院，作为西安北郊最大的民营医院，急诊科日就诊病例300~400人次，预防接种科每天接种各种猫狗宠物咬伤，接种狂犬病疫苗20余人次。影像诊断科有DR/CR/CT/MRI/ECT/PET/CT等大型设备。从随机观察小儿因“外伤急诊就医”行CT检查发病率调查，2015年8月28日晚间急诊小儿意外损伤就诊约占20.8%。在日间随机抽取占平诊5%~10.3%。

在小儿意外损伤中，进行影像学检查部位分析，从两所医院CT（西安市红会医院、长安医院）接诊1000例因外伤急诊行全身CT检查数据分析：头颅损伤约占68.4%，以颅骨骨折、颅内出血（头皮血肿、硬膜下血肿、硬膜外血肿、脑挫裂伤、脑实质出血、蛛网膜下腔出血）多见。四肢损伤占12.3%，胸腹部脏器损伤10.2%，关节损伤5.1%，其他4%，包括五官（眼耳鼻喉）、颈部、甲状腺。受伤原因：1~3岁年龄组跌落伤最高，青少年车祸伤最高。伴随严重并发症：白质剪切症、创伤性湿肺、血气胸、多脏器衰竭。

第一节 颅脑外伤

一、头皮血肿

头皮血肿（scalphematoma），从新生儿娩出产伤、头颅外伤后，发生于头皮下或帽状筋膜下出血、肿胀。为小儿时期颅脑外伤最常见的症状、体征之一。

【病因】①新生儿期经阴道娩出时第2产程延长。或曾经使用产钳或胎吸等助产娩出。见于后枕部或前顶端皮肤隆起，质地柔软。②婴、幼儿期头皮血肿见于血友病甲型，或其他出血性疾病，血肿范围较大。或小儿由炕上、床上坠落，学步时摔倒，学龄期多见出血性疾病及车祸伤。

【影像学特点】单纯皮下血肿CT扫描显示，皮下呈弧形高密度影或伴有颅骨骨折或颅内其他损伤。

【病例】男，3岁。头部外伤伴头痛半天。CT显示右颞部皮下高密度隆起，额部颅板下双凸性高密度影。

诊断：右颞部皮下血肿，右额硬膜外血肿。

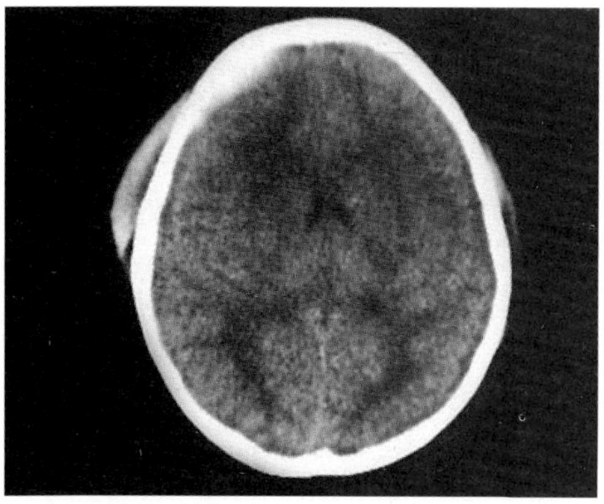

图12-1 右枕部皮下血肿CT观

男，3岁。CT显示右颞部皮下高密度隆起，额部颅板下双凸性高密度影

二、头皮血肿机化

头皮血肿机化（scalphematoma machine），是指头皮巨大血肿，发生于出生后3d左右。大部分头皮血肿可以吸收，一部分吸收较差，有极少部分机化后质硬如骨，导致小儿头颅外形的畸形。新生儿头部血肿机化发生率为0.4%~1%。男女之比为1∶0.5。血肿机化者为少见的疾病。

【病因】本病多见于高龄初产妇，但经产妇中也可见到。胎儿娩出时，因颅顶盖经产道摩擦，颅骨膜下血管破裂出血。

【发病机理】头皮血肿多为皮下血液局部聚集。血肿有时伴颅骨分离，或与颅内血肿相通。头皮血肿随新生儿肝功能成熟，凝血因子合成增加，血肿可自行吸收。如果3~12周后仍未吸收，钙盐沉积可致血肿边缘机化、粘连。

【临床表现】患儿多为足月儿，娩出后一切正常。3d左右逐渐出现头后顶部、枕顶部肿胀，有波动感。持续2~4个月。表现为坚硬不平，触之边缘不光滑，质地较硬。这是长期血肿吸收不好，机化结果。

【影像学特点】CT扫描：骨窗观察，可见局部颅骨骨性结构完整，皮质光滑。高密度的机化血肿与颅骨外板相连处有分层现象，呈与颅骨穹隆一致的弧形高密度影，CT值80~240Hu。在颅骨外板与骨化影之间仍见半月形低密度的间隙（图12-2）。

【诊断与鉴别诊断】诊断要点，胎儿娩出后72h左右，可见枕顶部持续存在局限性隆起。这种皮肤隆起持续到新生儿晚期或婴儿期。甚至幼儿期可见小儿头外形畸形，触之隆起的周边质硬，中间质柔韧。CT显示皮肤隆起部分与颅骨不相连，隆起与颅骨之间有低密度间隙。

鉴别诊断：颅裂伴脑膜膨出症，可见枕顶部皮肤隆起，质地软，压之可回纳。CT显示膨出物与颅内相通，此处颅骨有缺损。

【病例】男，14岁。2周前自行扪及右头顶部硬性包块，大小有1cm×2cm×1cm，压痛明显，要求CT检查。

CT显示右枕部颅骨外板有一弧形实质性骨化影，边缘清，密度均。

追问病史，其母讲述于出生 3d 时，家人发现右枕顶部头皮大血肿，一直未介意。

诊断：右枕部头皮血肿机化。

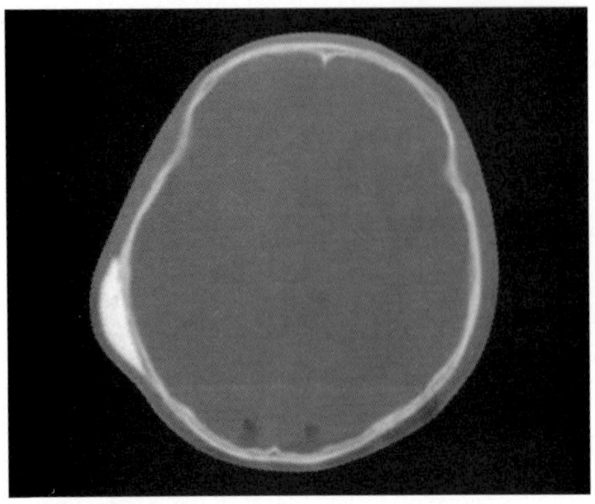

（一）

男，14 岁。CT 显示右枕部颅骨外板有一弧形实质性骨化影，边缘清，密度均

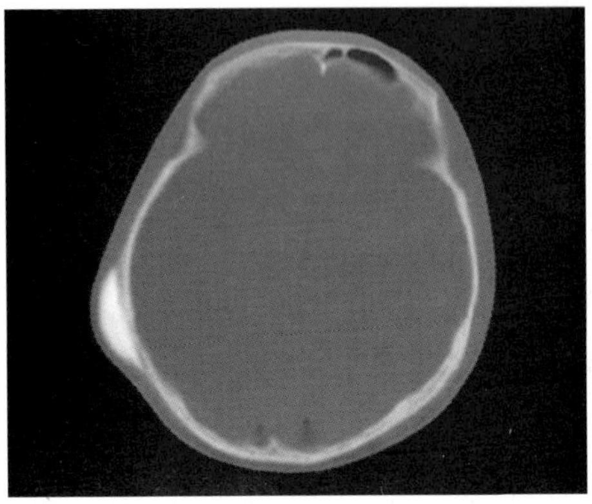

（二）

图 12-2 右枕部头皮血肿机化 CT 观

同一病例。CT 显示右枕部颅骨外板有一弧形实质性骨化影，边缘清，密度均

三、颅骨骨折

颅骨骨折（fracture of the skull），是指颅骨连续性、完整性中断。按骨折的部位分为颅盖骨骨折和颅底骨折。依据骨折的形态：线性骨折、凹陷性骨折、粉碎性骨折、洞形骨折和穿透性骨折。婴幼儿可有生长性骨折的特殊类型。根据是否与外界相通分为闭合性骨折和开放性骨折。颅盖骨骨折占临床发病 80%，以顶骨和额骨常见。颅底骨折约占 20%。以颅中窝多见，其次为前颅窝。颅底骨折可通过鼻窦、鼻腔、乳突及中耳使颅腔与外界相通，称之为内开放性骨折。

【临床表现】凹陷性骨折可因骨折片刺破硬脑膜、脑实质和血管，引起颅内出血，出现颅内压增高及占位性改变；损伤皮质功能区时出现偏瘫、失语等症状；颅底骨折可出现嗅觉、视觉减退或消失、脑脊液漏、熊猫眼及耳鼻出血和面瘫、耳鸣及后组脑神经症状。生长性骨折局部软，骨缺损区可见与心跳一致的搏动。

【实验室检查】

（1）血常规：当耳鼻大出血时，可出现低血红蛋白贫血，红细胞减少。如果颅底骨折并发颅内感染时，可有白细胞升高，中性粒细胞增多等。

（2）脑脊液检查：骨折致颅内感染时，脑脊液中性粒细胞数升高。

（3）鼻漏出液红细胞计数或糖定性试验阳性。

【影像学特点】

（1）头颅 X 线平片：

1）线样骨折：多见颅盖骨、颅底骨，X 线呈边缘清楚的线样低密度影，可有一条或数条，累及一骨或数骨。出现 2 条骨折线。当骨折在内板与外板行走的方向不一致，可拍摄切线位、轴位。当损伤后骨折难以确定，数周后复查，骨折线清楚显示。颞、顶骨骨折侧位像易显示，额骨骨折正位像清楚，枕骨骨折汤氏位像较清楚。

2）凹陷性骨折：婴幼儿颅骨弹性好，表现为锥形下陷，如乒乓球凹陷，常无骨折线。凹陷性骨折切线位显示陷入颅内骨折线深度。

3）粉碎性骨折：多见于颅盖骨，或前颅窝，骨折多由一个中心向其他部位分散，碎骨片分离、陷入或重叠，或碎骨块或异物嵌入脑组织中。

4）穿透性骨折：多来自火器伤或钝器伤，可见颅骨缺损，常伴颅内深浅不一的碎骨片或异物。多直接伤及脑膜、脑和血管，并发颅内血肿的机会较多。

5）生长性骨折：有明显的骨缺损区，

缺损区边缘光滑而整齐。

（2）CT 骨窗显示骨折的部位、范围。

1）线性骨折可见颅骨裂隙样低密度。

2）粉碎性骨折为颅骨完整性破坏（图 12-3），骨碎片与低密度的缝隙相间出现，有时可见骨碎片陷入颅内。

3）凹陷性粉碎性骨折（图 12-4），有时图片中直接显示内外板连续性中断，断端凹陷、移位。有时可伴随有其他体征。

4）穿透性骨折片可进入脑内，颅骨骨折处骨缺损合并颅内出血时急性期可见高密度的出血表现。

5）生长性骨折骨缺损区不规则，并可见脑膜或脑组织从缺损区突出。颅底骨折在高端 CT 可提高诊断率，同时显示颅底积气征，颅面部髁状窝、颞颌关节损伤、半脱位均显示清楚（图 12-5~ 图 12-9）。

（3）MRI：对颅骨骨折不如 X 线片、CT 片直观。但并骨膜损伤时，以骨膜的变化反应骨折情况。在急性颅脑损伤中 MRI 不列为颅骨骨折的首选检查。

【诊断与鉴别诊断】诊断要点，有明确颅脑外伤史、临床表现，有脑脊液漏的患者，结合影像学检查，一般无须鉴别诊断。

【病例】男，4 岁。车祸伤及头颅 2h。CT 显示颞枕部皮肤局限性隆起。颅骨内外板连续性中断，断端向四周移位。

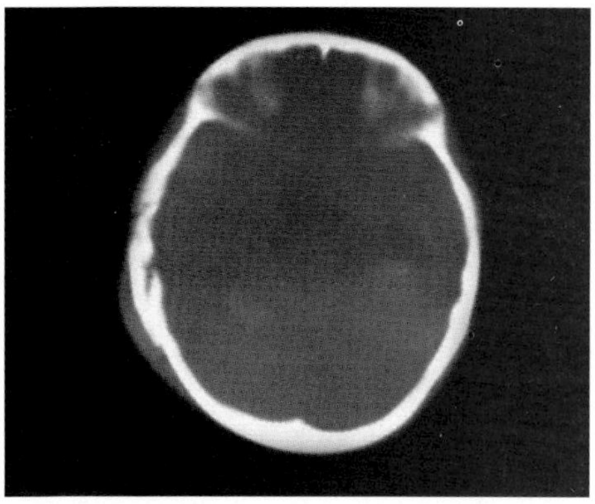

图 12-3　右颞枕皮下血肿伴粉碎性骨折 CT 观

男，4 岁。CT 显示右颞枕部皮肤局限性隆起。颅骨内外板连续性中断，断端向四周移位

【病例】男，14 岁。高空坠落伤 2h。CT 显示颅底、基底池、右桥小脑角池低密度的积气影。

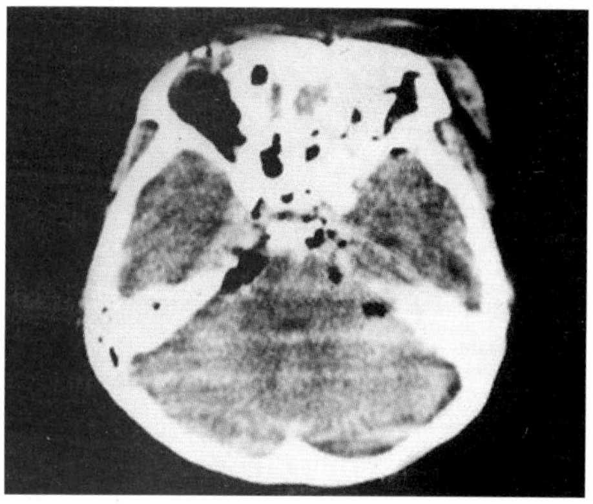

图 12-4　颅底骨折伴颅底积气征 CT 观

男，14 岁。CT 显示颅底、基底池、右桥小脑角池低密度的积气影

【病例】女，4 岁。车祸伤及头部，左耳粉红色浆液漏出。CT 显示左颞骨岩锥线样骨折。

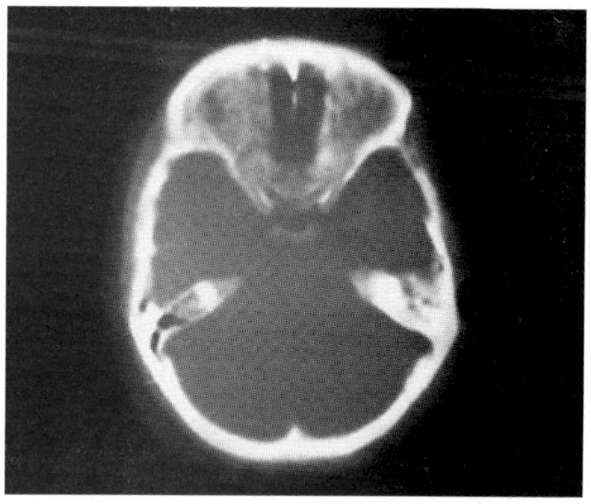

图 12-5　左颞骨岩锥骨折 CT 观

女，4 岁。CT 显示左颞骨岩锥线样骨折

【病例】男，14 岁。车祸伤及头颅，右耳流出血性浆液。CT 显示右侧颞骨岩锥前缘骨折，骨折碎片移位。

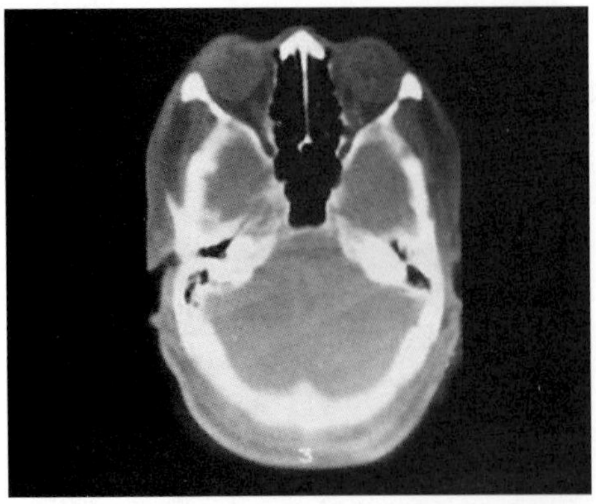

图 12-6 右颞骨岩锥粉碎性骨折 CT 观

男，14 岁。CT 显示右侧颞骨岩锥前缘骨折，骨折碎片移位

【病例】女，7 个月。1d 前，患者玩耍时不慎从床上掉下致使头部受伤，右顶枕部着力。伤后患者哭闹不安，无恶心、喷射性呕吐、嗜睡。

临床诊断：急性闭合性颅脑损伤、颅骨凹陷骨折（右顶枕部）。

骨窗：右侧顶骨外板部分骨质凹陷，局部骨质密度增高，余颅骨未见明显错位性骨折。

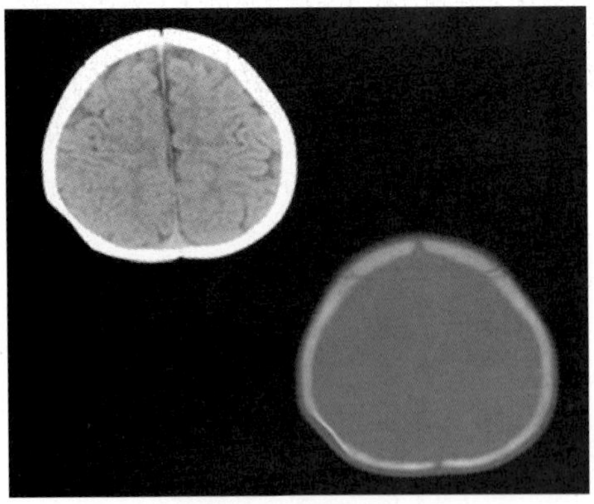

图 12-7 右侧顶骨外板部分骨质凹陷 CT 观

女，7 个月。CT 显示右侧顶骨外板部分骨质凹陷

【病例】男，6 岁。高空坠落致双侧颞颌关节肿痛 3h。

查体：双侧耳垂部皮肤淤血、肿胀、压痛。张口仅容 1 指。张口活动困难。双侧耳屏前方触及骨摩擦感。

CT 骨窗显示双侧髁状突、左侧髁状窝内缘皮质连续性中断，断端向外移位伴低密度积气征。

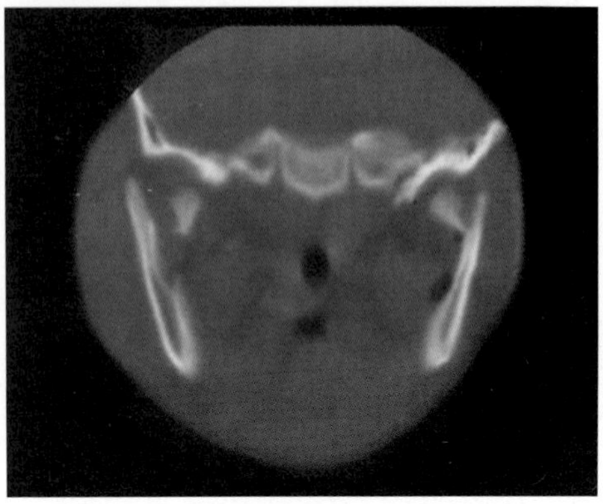

图 12-8 双侧髁状突骨折 CT 观

男，6 岁。CT 骨窗显示双侧髁状突、左侧髁状窝内缘皮质连续性中断，断端向外移位伴低密度积气

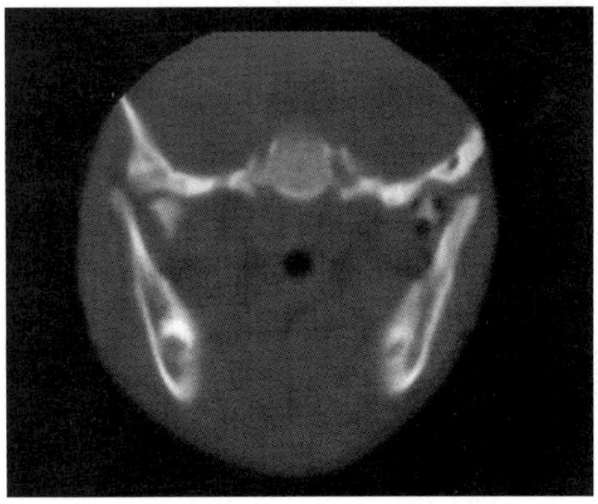

图 12-9 双侧髁状突、左侧髁状窝内缘骨折 CT 观

同一病例。CT 下一层面仍见双侧髁状突骨皮质连续性中断，左侧髁状窝内多个积气征

四、硬膜外血肿

硬膜外血肿（epidural hematoma），是指血肿位于颅骨内板与硬脑膜之间。小儿发生率远比成人低，并且年龄不同发生率亦不同，随着年龄的增长，发病率逐渐上升。据统计小儿硬膜外血肿占颅脑损伤的 1%。

【病理改变】肉眼下见血肿集中在颅骨内板与硬脑膜之间，一般 6~9d 血肿机化，由硬膜长入纤维细胞形成肉芽包裹并与硬膜及颅骨粘连。小的血肿可全部机化，大血肿囊内有褐色血性液体。

【临床表现】临床有一定的规律性，即昏迷—清醒—再昏迷，意识好转后出现剧烈的头痛、头昏、烦躁不安、呕吐等，少数可以没有意识障碍。并有呼吸加快，脉搏加速、体温上升，受伤侧偏瘫和锥体束征。当出现脑疝时血肿侧瞳孔也先小后大，对光反射减弱或消失，继而出现呼吸减慢、脉搏缓而有力，血压进一步升高，最后发展双侧瞳孔散大，终因呼吸衰竭而死亡。

【实验室检查】血常规检查：小儿多有低血红蛋白、红细胞等降低。水、电解质紊乱。

【影像学特点】

（1）颅骨X线平片：颅骨骨折发生率高，95%显示颅骨骨折。

（2）CT扫描：硬膜外血肿CT上表现为颅骨内板下双凸形的高密度区，边缘锐利，CT值为40~100Hu。少数表现为半月形，血肿范围一般不超过颅缝，同时可见颅骨骨折。如果骨折线跨越骨缝，则血肿亦跨越骨缝。同时有占位效应，脑中线偏移健侧，侧脑室受压变形或移位。亚急性和慢性硬膜下血肿呈等密度或低密度（图12-10、图12-11），有时需要增强扫描加以鉴别，有的慢性硬膜下血肿，血肿可形成包膜。另外，上矢状窦、枕窦和横窦损伤，常需行图像后处理观察，否则容易漏诊。

（3）MRI：血肿的形态与CT片上大致相仿，呈双凸形，边缘锐利。急性期T1加权像与脑实质信号相仿或高信号，T2加权像上为低信号。亚急性期与慢性期，T1和T2加权像上均为高信号区。对于小的出血及发生于顶叶、颞叶、小脑幕处的血肿MRI显示更佳。

【诊断与鉴别诊断】诊断要点，有头部外伤史，伤后有意识改变，特别是有中间清醒期的患者，结合影像学检查可做出诊断。

鉴别诊断：

（1）硬膜下和颅内血肿：多为进行性意识障碍加重，CT扫描硬膜下或脑内不规则高密度区，MRI急性期T1加权像呈等信号，T2加权像呈高信号，亚急性及慢性期T1加权像，T2加权像均为高信号。

（2）硬膜外脓肿：多有发热等感染征象，CT平扫为低密度，增强扫描脓液内侧缘明显呈弧形强化。MRI上T1加权像为高于脑脊液而低于脑组织信号，T2加权像往往呈更高信号。

【病例】男，8岁。车祸伤后反复抽风，头痛半月余。CT显示右颞枕部骨内板下呈双凸形，分层状高密度影。

诊断：硬膜外血肿部分吸收。

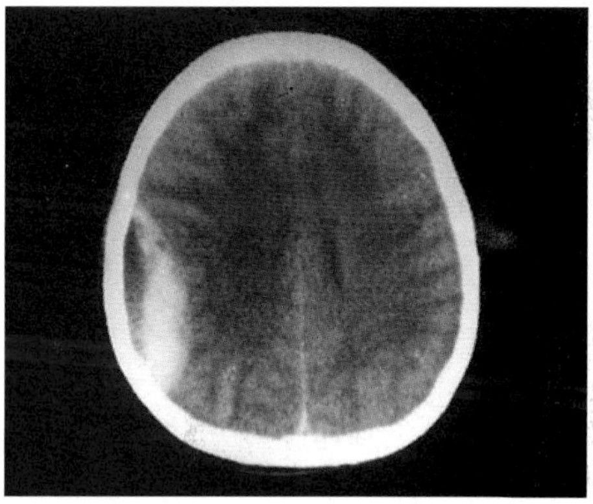

图12-10 右颞枕部亚急性硬膜外血肿术前CT观
男，8岁。CT显示右颞枕部骨内板下呈双凸形，分层状高密度影

【病例】男，1.2岁。在沙发上跳跃，头枕部碰在沙发扶手，嗜睡3h。

查体：嗜睡状态，唤醒后哭闹不休。囟门张力不高，瞳孔等大，对光反应灵敏。心肺未见异常。腹平软。神经系统未检出异常。

急诊CT检查，显示左侧枕骨内板下可见双凸性高密度影，边缘光滑，密度均匀。第4脑室受压移位。出血量约7.8mL。

诊断：右枕部急性硬膜外血肿伴脑肿胀。

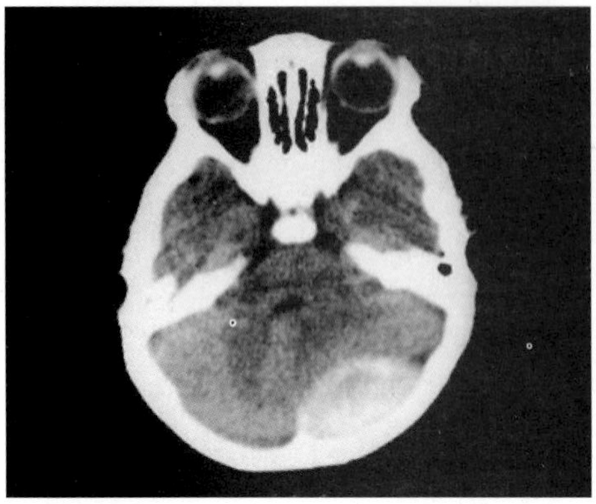

图 12-11 右枕部急性硬膜外血肿伴脑肿胀 CT 观

男，1.2 岁。CT 显示左侧枕骨内板下可见双凸性高密度影，边缘光滑，密度均匀。出血量约 7.8ml，伴第 4 脑室轻度受压变形

五、硬膜下血肿

硬膜下血肿（subdural hematoma）是指发生于硬脑膜与蛛网膜之间的血肿，为常见的颅脑继发性损害，发生率约为 5%，占颅内血肿的 40% 左右。根据出血的来源不同可分为复合型硬膜下血肿与单纯型硬膜下血肿，依据血肿的形成时间和临床表现可分为急性、亚急性和慢性硬膜下血肿。

【病理改变】急性硬膜下血肿指伤后 3d 内发生的，亚急性硬膜下血肿指伤后 2 周内发生的血肿。血肿好发于额部、额颞部，血肿来源于脑挫裂伤皮质血管或静脉破裂。其中急性出血快、范围广，呈新月形，亚急性出血慢，呈新月形或半月形，小儿慢性硬膜下血肿双侧居多，常因产伤引起，产后颅脑损伤者少见。一般妊娠 6 个月以内的小儿发生率高。出血多源于脑表面汇入上矢状窦的桥静脉破裂。非外伤性可能是全身疾病或颅内炎症所致硬脑膜血管通透性改变引起。

【临床表现】头痛、呕吐、躁动不安和意识障碍，亚急性者中间清醒期常见，此外，病人有偏瘫、失语、癫痫等症状。慢性者患儿常有嗜睡、头颅增大、顶骨膨隆、囟门突出、抽搐、痉挛及视网膜出血等。较大的患儿可有乏力、智能下降、轻偏瘫。

【实验室检查】腰椎穿刺脑脊液压力增高，合并脑挫裂伤或蛛网膜下腔出血的病人脑脊液呈血性。随 CT 广泛性使用该方法已极少用了。仅在 CT 显示阴性时采用。

【影像学特点】

（1）头颅 X 线片：约半数病人可发现颅骨骨折，其定位意义不如硬膜外血肿大。

（2）脑超声波：在小儿囟门未闭合者，脑超声波可探及到额部、顶部、颞部的血肿。血肿中线波可无移位，随着血肿的增大诊断率将逐渐增高。

（3）CT 扫描：硬膜下血肿最常见于大脑凸面。显示新月形高密度区范围较广，可跨越颅缝，但不越过中线，密度的高低与血红蛋白含量有关，如果病人有贫血、血浆析出或蛛网膜破裂脑脊液进入血肿则呈等密度或低密度。少数病例血肿呈半月形。急性硬膜下血肿常合并有脑挫裂伤，占位效应明显，脑灰质内移，脑室不对称、向内移位、狭窄或闭塞，额角后移，三角区脉络丛移位。如出血在半球间裂，可把脑组织推压移位。额底和颞底的血肿因邻近颅骨的影响，亚急性硬膜下血肿表现为新月形、半新月形，血肿密度与时间长短有关，呈混合密度或等密度，少数呈高密度，随着时间的推移密度降低，血肿 1~2 周为等密度，1 个月为低密度。等密度者诊断困难，但占位效应明显，脑受压或病侧灰白质界面内移，脑沟变浅消失，侧脑室变形或中线移位。增强扫描脑表面的小血管明显强化，延迟扫描约 40% 血肿边缘出现线状或点状强化，显示血肿的轮廓。有时因细胞碎片和血块沉积，表现为上低密度下高密度或等密度的混合密度（图 12-12、图 12-14）。

慢性硬膜下血肿多表现为颅骨内板下新月形、半月形低密度区，少数为高、等或混杂密度，密度的变化与血肿的大小，吸收的快慢或有否发生再出血及血肿的时龄有关。有的血肿腔内有分隔，各房间密度可相同或不同，血肿包膜可钙化。一个月内（早期）血肿呈高、低混杂密度，高密度系新鲜出血，呈点状或片状，有的高密度区在血肿的下方，

上方为低密度区。1~2 个月（中期）呈双凸形低密度。2 个月以上（晚期）血肿呈新月形低密度。

（4）MRI：硬膜下血肿信号随着血肿的龄期不同而异。急性期红细胞未受到破坏，内含去氧血红蛋白，T1 加权像呈等或高信号、T2 加权像呈高或低信号（视出血量的多少而异）。亚急性期去氧血红蛋白氧化成高铁血红蛋白，加之溶血，T1、T2 加权像均为高信号。早期慢性硬膜下血肿的信号与亚急性期相同，中、晚期高铁血红蛋白又被氧化，变为血红素，信号逐渐减低，但 T1 加权像信号仍高于脑脊液，T2 加权像仍略呈高信号（图 12-13）。

【诊断与鉴别诊断】诊断要点，急性、亚急性硬膜下血肿伤后临床症状重，患者都能及时就医，依靠临床症状、体征，结合影像学检查，诊断相对容易。慢性硬膜下血肿症状隐匿，患儿或家长不能及早就医，容易延误诊断，通过 CT 或 MRI 的检查多能做出准确的诊断。

鉴别诊断：

（1）双侧较小的低密度慢性硬膜下血肿与蛛网膜下腔扩大容易混淆，后者无占位效应，脑回无受压，蛛网膜下腔 CT 上、MRI 上与脑脊液相近。

（2）慢性硬膜下脓肿：慢性硬膜下脓肿易与慢性硬膜下血肿混淆，脓肿常继发于鼻窦感染、硬膜下血肿清除术后。其范围广泛，亦可累及到纵裂，CT 显示低密度，强化后可见到脓肿壁，以内侧缘尤为明显，邻近部位脑水肿及占位效应明显，而慢性血肿则不同，其内侧缘的强化和脑水肿不明显。MRI T1 加权像呈低信号或高信号，边缘模糊，其内可有更低信号，T2 加权像为高信号，强化后有的可见明显强化的脓肿壁。

【病例】男，11 个月。学步时跌伤头部，3 周后呕吐、抽风。CT 显示右侧额弓穹隆下，大脑表面显示等密度弧形影。左侧为低密度影，前囟轻度隆起。

诊断：慢性右额顶硬膜下血肿。

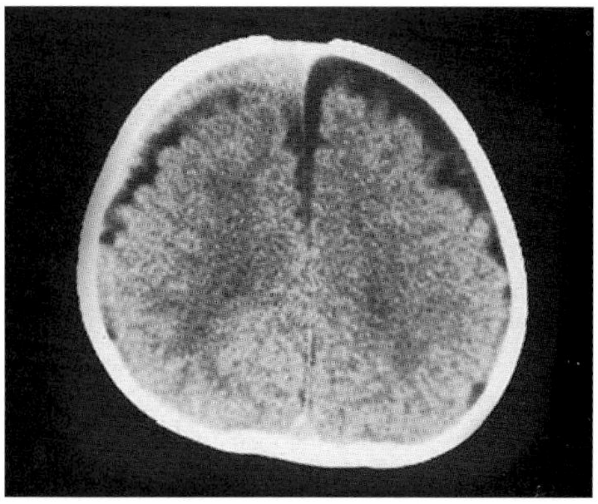

图 12-12　慢性右额顶硬膜下血肿 CT 观

男，11 个月。CT 显示右侧额弓穹隆下，大脑表面显示等密度弧形影。左侧为低密度影，前囟轻度隆起

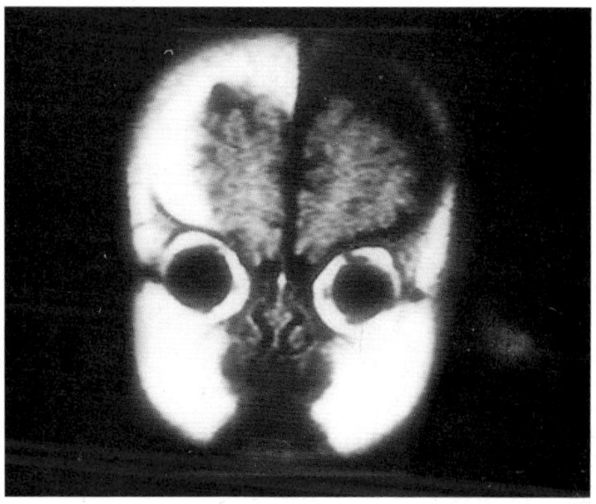

（一）

同一病例。MRI 冠状位 T1 加权像，可见额顶颞脑表面显示弧形高信号

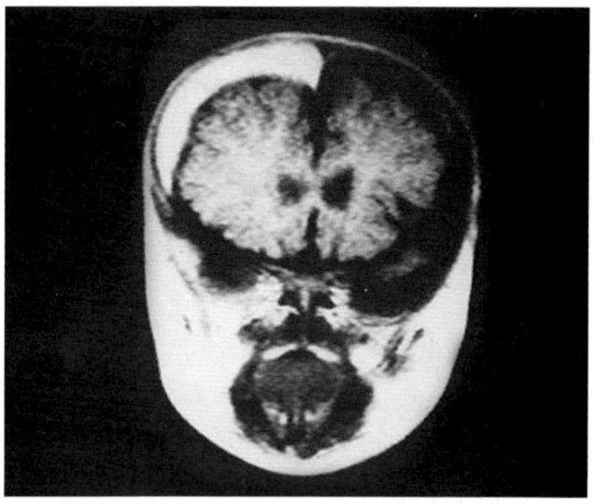

（二）

图 12-13　慢性右额顶硬膜下血肿 MRI 观

同一病例。MRI 冠状位 T1 加权像，下一层面仍见额顶颞脑表面有弧形高信号

【病例】男，7岁。外伤后抽搐2周余。CT显示右额颞枕颅骨下可见分层征，纵裂池内呈铸型高密度影。右侧侧脑室受压、第3脑室形态消失，中线结构移位。右侧脑沟回消失。

诊断：右额颞枕部硬膜下血肿并脑肿胀。

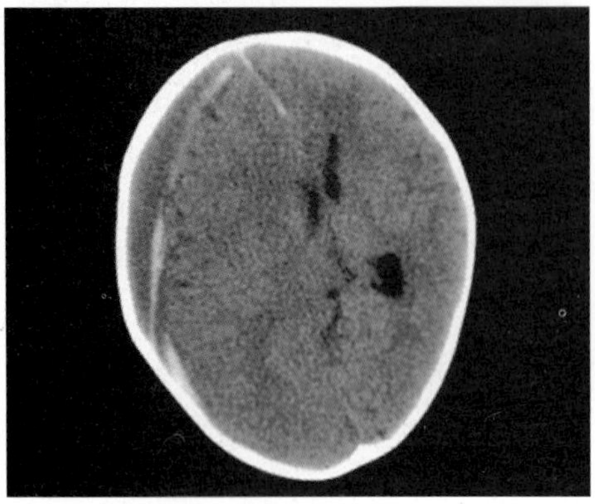

（一）

男，7岁。CT显示右额颞枕颅骨下可见分层征，纵裂池内呈铸型高密度影。右侧侧脑室受压、第3脑室形态消失，中线结构移位。右侧脑沟回消失

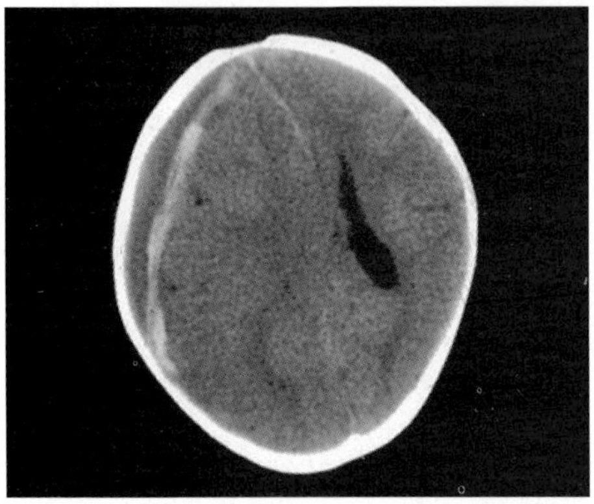

（二）

图12-14 右额颞枕部硬膜下血肿并脑肿胀CT观

同一病例。CT显示右额颞枕颅骨下仍见分层征，纵裂池内呈铸型高密度影。右侧侧脑室受压、第3脑室形态消失，中线结构移位。右侧脑沟回消失

六、脑实质内血肿

外伤性脑内血肿（intracerebral hematoma），是指小儿颅脑受外伤后，发生于大脑实质内的血肿。绝大多数属于急性，少数为亚急性，特别是位于额、颞叶前部和底部的浅层脑内血肿，伴发脑挫裂伤及硬脑膜下血肿。深部血肿，多发生于脑白质内，系因脑受力变形，或剪力作用致使深部血管撕裂出血，血肿较大时，位于基底节、丘脑或脑室室管膜附近的血肿可破入脑室内，病情严重，预后差。

【病理改变】外伤性脑内血肿80%发生于额叶和颞叶，常为对冲性脑挫裂伤所致，顶叶和枕叶约占10%，系直接打击的冲击伤或凹陷性骨折引起，其余为脑深部、脑干及小脑等。血肿形成初期为一血凝块，浅部者周围常与挫碎的脑组织相混杂，深部者周围受压坏死、周围水肿。4~5d血肿开始液化，变为棕褐色陈旧性血液，周围胶质细胞增生，2~3周时，血肿表面形成包膜，内为黄色液体，逐渐形成囊性，邻近脑组织可见含铁血黄素沉着，局部脑回变平、加宽。

【临床表现】婴儿脑出血时表现为不安、尖叫，或嗜睡，呼吸表浅而不规则，体温低、肢体强直抽搐、窒息。脑室内出血时有脑膜刺激征、躁动，晚期出现前囟饱满，面色苍白，心动过速。血肿累及重要功能区，则可出现偏瘫、失语、偏盲、偏身感觉障碍及癫痫征象。因脑挫裂伤致脑内血肿者，意识障碍持久，且进行性加重，多无中间清醒期。除上述症状外常有头痛、呕吐、眼底水肿等颅内压增高表现。

【实验室检查】

（1）血常规：低血红蛋白、红细胞减少，中性粒细胞增高。

（2）脑脊液：腰穿脑脊液压力增高，呈血性。

（3）血糖增高。

【影像学检查】

（1）头颅X线平片：部分病人头颅X线片显示颅骨骨折，以凹陷型多见。少数伴有颅底骨折。

（2）脑超声波：B超检查法，可以直接用于手术中。采用扇形扫描机和2.25MHz探头或带探针导向器的探头，在手术中通过硬脑膜或脑皮质直接探测到血肿。

（3）CT扫描：脑实质内血肿呈圆形或不规则高密度，边缘清，周围有低密度水肿带，CT值为50~90Hu。出血后当日显示脑室、脑池、脑沟受压和中线结构移位等占位效应，脑肿胀。出血后2~4周，血肿演变为等密度，

超过 4 周则变为低密度。脑深部的出血可破入脑室内，呈高密度影，若出血量大、速度快，形成脑室内铸型高密度影。伴有脑挫裂伤，血肿周围不均匀的低密度挫裂伤灶。合并蛛网膜下腔出血可见纵裂池、基底池密度增高（图 12–15）。

（4）MRI：急性期的血肿 T1 加权像为等高或稍高信号，血肿周围呈低信号，血肿周围的结构、中线受压，向对侧移位，T2 加权像血肿还呈等信号，周围水肿区为高信号，以后 T2 加权像血肿变为低信号。出血第 3d 大多血肿在 T1 加权像出现高信号，T2 加权像为高信号环绕低信号，6~8d 后 T2 加权像亦呈高信号。慢性期的血肿 T1 加权像呈低信号，T2 加权像均为高信号，血肿周围的水肿带消失。

【诊断与鉴别诊断】诊断要点，本病都有明显的外伤史，加之临床症状、CT 和 MRI 的影像学特点诊断一般不难，亚急性期以后的血肿 MRI 诊断更加容易。

鉴别诊断：

（1）胶质细胞瘤：轻微外伤后亚急性期的血肿易与胶质细胞瘤混淆，不过血肿周围的水肿带、占位效应随时间的推移逐渐减轻，而胶质细胞瘤改变不明显或越来越重。

【病例】男，1 岁。头颅撞伤后嗜睡。CT 显示右侧小脑半球脑实质内有高密度出血灶，伴第 4 脑室受压变形。

诊断：右侧小脑半球脑实质血肿。

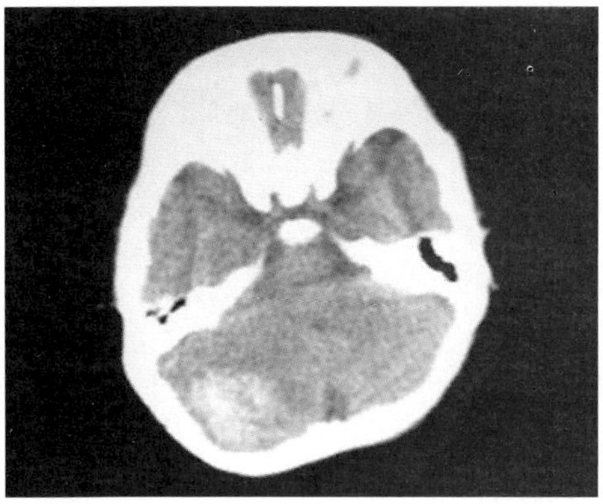

（一）

男，1 岁。CT 显示右侧小脑半球脑实质内有高密度出血灶，伴第 4 脑室受压变形

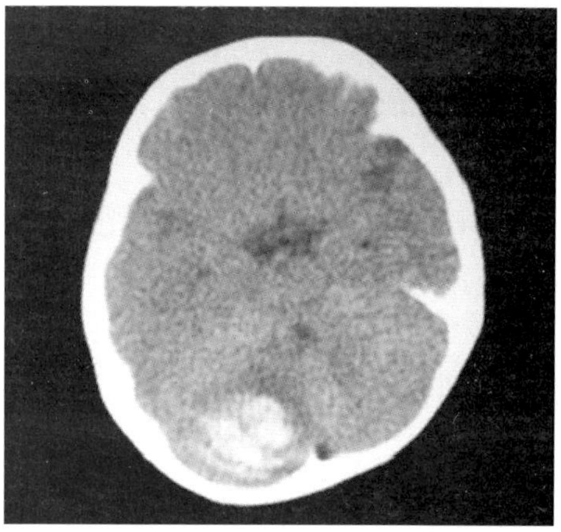

（二）

图 12–15　右侧小脑半球血肿 CT 观

同一病例。CT 显示下一层面右侧小脑半球脑实质内有高密度出血灶，伴第 4 脑室受压变形

（2）脑外血肿：脑内血肿的边缘与颅骨内板相连时易与脑外血肿混淆，因前者与颅骨内板加角呈锐角，后者与颅骨内板交成钝角，其宽径与颅骨相连。

七、脑挫裂伤

脑挫裂伤（contusion and laceration of the brain），是指脑挫伤和脑裂伤的统称。在颅脑损伤中发生率较高。通常脑表面的挫裂伤多在暴力打击部位和对冲部位，深部者常是脑组织的变形和剪切应力引起的。小儿脑组织结构正处于发育期，植物（自主）神经系统功能还不十分协调，病情严重。

【病理改变】脑挫裂伤病理改变为脑水肿、坏死、液化和多发散在的小出血灶，蛛网膜或软脑膜常有破口，脑脊液呈血性。严重者脑皮质及其下的白质挫伤、破裂、局灶出血、水肿，甚至形成血肿。后期可形成瘢痕，附近脑组织萎缩。小儿脑肿胀多见，一般多在伤后 24h 内发生。两侧大脑半球广泛肿胀、充血，脑血流量增加，脑体积增大，脑室和脑池缩小。

【临床表现】头痛、头晕、意识障碍多有发生，一般昏迷时间由数分至数小时、数日、数月，以至迁延性昏迷，但多以昏迷时间超过 30min 为判断脑挫裂伤的时限。可出现瘫痪、失语、视野缺损、感觉障碍及癫痫。

合并蛛网膜下腔出血者可有闭目畏光、卷曲卧位，发热，颈抵抗等脑膜激惹征等。

【实验室检查】

（1）血常规：伴有颅内血肿时，常表现为血红蛋白下降，红细胞压积降低，白细胞应激性增高，中性粒细胞升高。

（2）血糖：出现应激性升高。

（3）水、电解质紊乱：重型颅脑损伤的患儿由于中枢神经系统受损，神经内分泌失调，肾脏排泄功能及代谢紊乱，常见水、电解质失衡。

（4）腰椎穿刺：腰椎穿刺显示脑脊液压力增高，合并蛛网膜下腔出血的病人呈血性脑脊液，此外，脑脊液细胞数可发生变化。

【影像学检查】

（1）头颅X线平片：有很重要的价值，可了解颅骨骨折情况，分析判断伤情。

（2）CT：脑实质内密度不均匀的混杂密度影，出血灶周低密度环绕。占位效应可出现患侧脑室受压变小、脑中线向对侧移位，合并蛛网膜下腔出血时可见脑池增宽，高密度影填塞。脑挫裂伤合并的颅内、脑内血肿，迟发性颅内血肿。弥漫性脑水肿可表现为脑室普遍受压变小，脑室、脑池和脑沟消失。严重脑肿胀急性期脑血管扩张脑内血流量增加，脑血容积增加，整个大脑充血，CT值轻度增高。

（3）MRI：脑挫裂伤早期T1加权像呈低信号，T2加权像呈高信号，受伤后水肿、肿胀明显时占位效应明显。部分脑挫裂伤患者，恢复期有脑软化灶，T1加权像呈低信号，T2加权像呈高信号，局部脑室扩大，脑沟增宽。出血性脑挫裂伤的急性期T1加权像呈稍高信号或等信号，T2加权像呈高信号或混杂信号，如果颅内形成较大的血肿，则可呈现特殊的血红蛋白的演变表现。出血性脑挫裂伤的病灶内由于出血与水肿相混杂，加上血红蛋白的演变，T1加权像上可表现为单纯的低信号，T2加权像表现为单纯的高信号，或高低混杂信号。有的出血性脑挫裂伤最后形成一囊腔，囊腔T1加权像呈低信号，T2加权像呈高信号。

【诊断与鉴别诊断】诊断要点，脑挫裂伤的患者往往有意识障碍，可根据阳性体征判断受伤部位和程度，但因意识障碍，尤其多发脑挫裂伤的患儿。CT和MRI在诊断中显得格外重要。

鉴别诊断：

急性脑挫裂伤的患儿，MRI在超早期病灶可能与脑组织的信号相同，MRI可能易误诊，CT可有明显的影像学表现。出血性脑挫裂伤后期的囊腔应和脑脓肿鉴别。

（1）脑脓肿表现为信号不均，边缘环状高信号区，增强后脓肿壁明显增强，脓腔可有分隔，脓肿周围有明显的水肿带。

（2）脑胶质瘤相鉴别，脑胶质瘤增强后明显强化，病灶周为水肿带明显，脑占位效应严重。

【病例】男，13岁。高空坠落伤及头部1d。CT显示左额叶深部呈大片低密度影，内有斑片状、斑点状的高密度出血灶。前纵裂池内也见高密度影。中线向右侧移位。伤后反复抽风，昏迷1d。第2d复查CT，可见左额叶深部呈大片低密度影，范围扩大。出血已部分吸收。

诊断：左额叶深部脑挫裂伤。

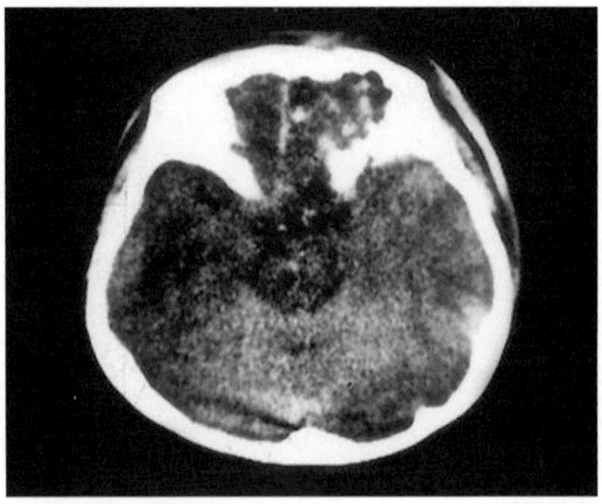

（一）

男，13岁。CT显示左额叶深部呈大片低密度影，内有斑片状、斑点状的高密度出血灶。前纵裂池内也见高密度影。中线向右侧移位

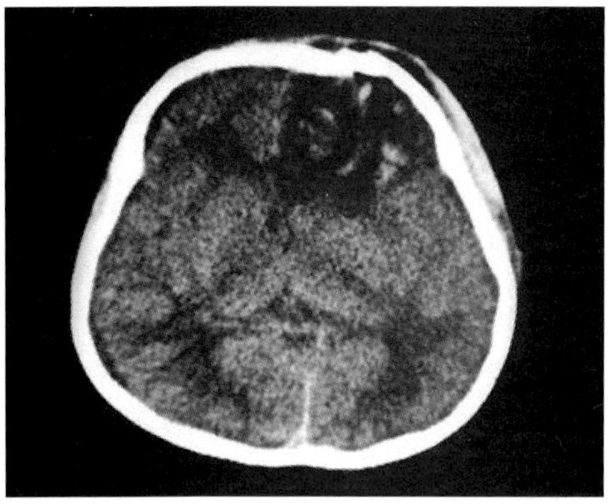

（二）

图 12-16　脑挫裂伤 CT 观

同一病例。第 2d 复查 CT，可见左额叶深部呈大片低密度影，范围扩大。出血已部分吸收

八、小儿外伤性脑梗塞、腔隙梗塞

小儿外伤性脑梗塞（traumatic cerebral infarction of pediatric），是指小儿由于创伤所致脑动脉内膜损伤，痉挛，继发性微血栓形成，致脑供血区域发生梗塞。本病于 1972 年 Vernell 首次报道以来，发病率逐年增多。临床特征：男性多见，男：女为 4 ：1。发病年龄为 10 个月至 14 岁，平均年龄 3 岁 6 个月。均由头部或四肢、躯体创伤、骨折。外伤后肢体活动不便，偏瘫或颅内压增高、昏迷等。CT 及 MRI 表现为半卵圆中心区、丘脑、内囊呈腔隙性脑梗塞（范围 < $2mm^2$，或较大面积的脑梗塞 > $2cm^2$）。

【病因】车祸，高空坠落伤，造成脑内血管内皮损伤或血管痉挛，以及在骨盆，四肢骨折，内脏受伤后造成脑血管的脂肪梗塞。

【发病机理】小儿颅内血管解剖特点，基底节区脑血管纤细、迂曲，豆纹动脉为终端供血。一旦发生供血障碍时侧支循环建立很慢，常需要一段时间。植物神经功能尚未发育完善。有的小儿脑血管先天发育畸形。当头部或全身遭受严重损伤时，有失血性休克很容易造成全身血管痉挛，使纤细的脑血管也发生痉挛，血流缓慢，易有微血栓的形成，血管内皮细胞缺血、缺氧痉挛而闭塞。局部小的缺血病变可造成腔隙梗塞，大的缺血性病灶可造成脑动脉供血范围的脑梗塞。文献报告当外伤时脑部血液流变学可发生异常，或小儿近期内感染，血液流变学改变都可诱发外伤性脑梗塞。骨盆、四肢骨折后，脂肪栓子脱落随血流入颅底动脉环，在纤细、迂曲的脑动脉血管中停留、阻塞。在前述的一系列因素基础上出现脑栓塞。

【临床表现】伤后意识清楚，或有短暂的一过性意识丧失。伤后数小时至 24h 左右，发现小儿言语表达不利，原来会讲述的词、字、句现表达不清。性格异常，易哭闹、易跌倒、易摔跤、肢体无力、步态拖曳，伴肢体抽动、软瘫、偏瘫，学步小儿原来会走，出现动作倒退，不会走，不愿走，站立不稳等。

【影像学特点】

（1）CT 扫描：

1）腔隙性脑梗塞：发生于神经基底节区，内囊前后肢膝部，丘脑等部位，有类圆形低密度影，其边缘、境界模糊不清。范围大小约 0.4~$2.0mm^2$。CT 值平均 23Hu。无明显占位效应，无颅内其他损伤和出血灶。

2）脑梗塞：CT 显示一侧大脑半球内有扇形低密度影。广基底靠颅骨内板下，尖端指向颅内。同大脑供血区域缺血性改变一致。其边缘、境界模糊不清或清晰。范围大于 2cm × 2cm。CT 值 20Hu。多见于大脑中动脉供血区域的脑梗塞（图 12-17~ 图 12-30）。

（2）MRI 表现：主要为 T2 加权像上的高信号改变，病变可在旁支动脉供血区，大脑深部或大脑中动脉供血区域。

【诊断与鉴别诊断】诊断要点，小儿有明确外伤史。伤后出现肢体无力、偏瘫、失语。或智力、动作能倒退。CT 显示基底节或 / 和某一脑叶有斑片状或大片状低密度影。

鉴别诊断：

（1）脑炎：所致脑梗塞。患儿有发热、昏迷、反复惊厥史。化脓性脑膜炎可有皮肤黏膜感染，脑脊液常规，生化异常不难区别。

（2）脑挫裂伤：脑水肿，CT 表现低密度影为局部（详见本章节颅骨外伤）。与脑供血区无关。

（3）缺血缺氧性脑病伴脑梗塞：原发病为新生儿、新生儿晚期或婴儿早期有严重的颅内出血、缺血缺氧性脑病造成脑供血区域缺血性改变。

【病例】男，14岁。头颅外伤后3d，头痛加剧。CT检查发现右侧豆状核呈低密度影，其边缘不清，范围超过2cm²。CT值24Hu。

诊断：外伤性脑梗塞。

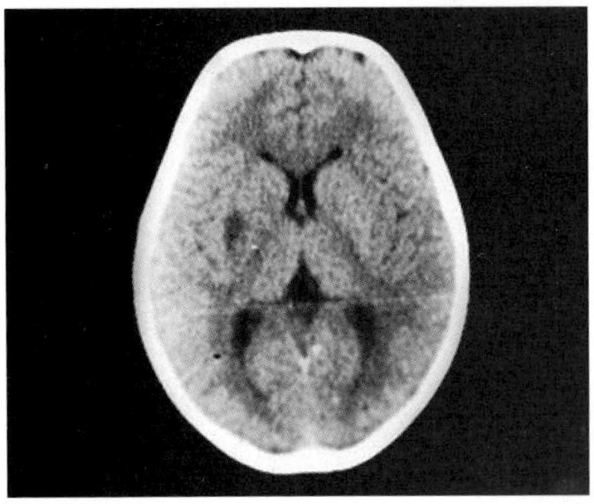

图12-17 外伤性脑梗塞CT观

男，14岁。CT检查发现右侧豆状核呈低密度影，其边缘不清，范围超过2cm×2cm。CT值24Hu

【病例】男，7岁。车祸致左股骨干骨折1d。翌日发现言语不清，右下肢无力。CT显示左侧内囊后肢呈现斑片状低密度影。面积2.8cm×2.8cm。CT值20Hu。

诊断：外伤性脑梗塞。

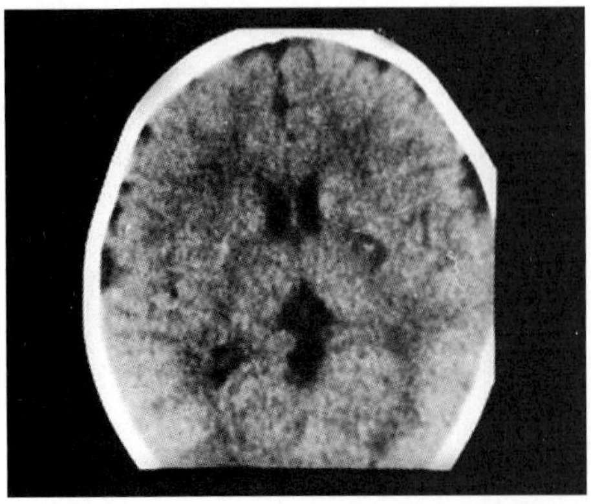

图12-18 外伤性脑梗塞CT观

男，7岁。CT显示左侧内囊后肢呈现斑片状低密度影。面积2.8cm×2cm。CT值20Hu

【病例】女，1岁3个月。流涎、易哭闹、易摔跤、步态不稳3d。3d前患儿曾由炕上坠地。病前患儿十分乖巧、听话。1岁1个月可牵手、扶持行走，1岁2个月可独立行走。CT显示右侧侧脑室体旁，半卵圆中心多发低密度影。

诊断：外伤性脑梗塞。

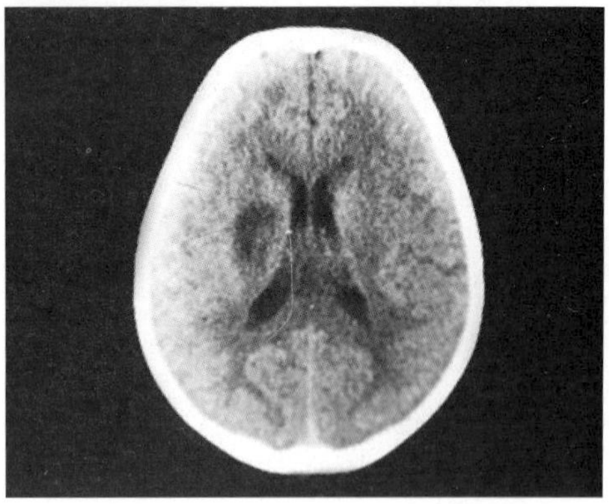

图12-19 外伤性脑梗塞CT观

女，1岁3个月。CT显示右侧侧脑室体旁，半卵圆中心多发低密度影

【病例】女，55d。车祸伤及头部3h。CT显示左枕部皮下血肿伴右侧硬膜下血肿、额叶脑血肿、右侧脑梗塞。

最后诊断：外伤性脑梗，颅内多发出血（硬膜下，脑实质，蛛网膜下腔）伴大脑镰疝，急性脑水肿。

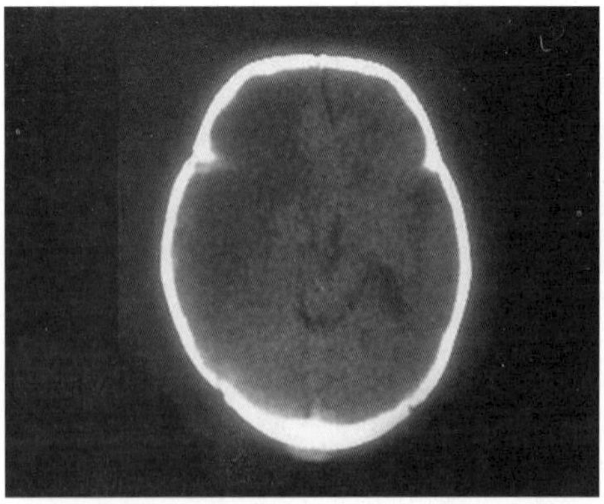

（一）

女，55d。CT显示左枕部皮下血肿伴右侧硬膜下血肿、额叶脑血肿、右侧脑梗塞

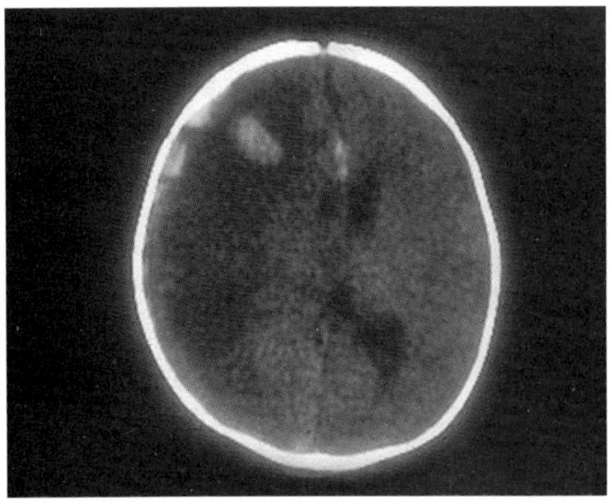

（二）

图 12-20　头颅对冲伤致外伤性脑梗 CT 观

同一病例。CT 显示右侧大脑半球广泛低密度影，同时可见颅骨内板下、额叶脑实质内、前纵裂池内均有高密度出血影。患侧侧脑室受压变形，中线结构移位 0.7cm

【病例】女，10 岁。车祸后头痛，左侧面部、口周麻木 3d。CT 显示右侧丘脑局限性低密度影。

诊断：外伤性右侧丘脑脑梗塞。

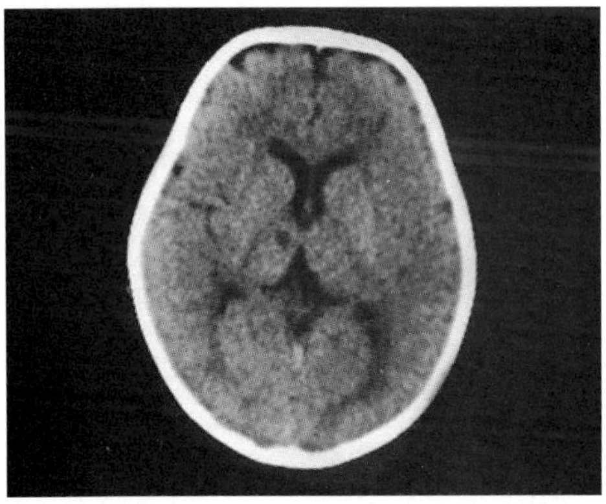

图 12-21　外伤性腔隙梗塞 CT 观

女，10 岁。CT 显示右侧丘脑局限性低密度影

九、弥漫性轴索损伤

弥漫性轴索损伤（diffuse axonal injury，DAI），也称脑白质剪切症。是指小儿遭受严重损伤后，所致原发于颅内深部闭合性、脑实质重型损伤。本病的临床有昏迷、持续植物状态。既往诊断主要依靠尸检病理发现。CT、MRI 检查能够显示颅内病理征象。结合创伤史、临床特征、影像学表现作出诊断。

【历史】1956 年 Strich 首次报道本病的病理改变。Adams 等学者在 1982 年提出 DAI（diffuse axonal injury）的叫法，并将以病理学名词用于本病的诊断。此后一直沿用下来。

【病理改变】肉眼所见，脑的大体解剖弥漫性水肿，脑表面的沟回变浅，甚至消失。脑池变窄，脑表面的小血管模糊不清。剖面可见在脑实质矢状窦旁白质、灰白交界区，两侧大脑半球之间的胼胝体及周围、基底节 - 内囊区及脑干上端有广泛的、弥漫性的渗血、水肿。镜检：可见神经轴索折曲、断裂，轴浆外溢后形成轴索回缩球，伴随有小胶质细胞簇状分布，毛细血管撕裂、出血，可见脑实质内有小出血灶，或蛛网膜下腔出血。同时可见胶质细胞肿胀、变形，血管周围间隙扩大。

【发病机理】目前公认的看法，当头部在外力作用下产生加速运动和惯性，尤其是做加速运动时，脑内各种组织的质量、密度不同，例如灰质、白质的质量也有差别，运动产生的加速力和惯性也不同，脑组织不易屈性很低，对于突如其来的外界运动颅内各组织之间发生位移，形成剪切样力，造成神经轴索的断裂和毛细血管撕裂，引起 DAI。

【临床表现】大多数患者受伤后，出现意识障碍，昏迷或昏睡，表情及情感淡漠，持续时间长，病程中意识恢复清醒持续时间短。一般患者无颅内压增高，及明确的神经定位体征，病变位于大脑深部，常继发或伴随颅内多部位的其他损伤，急性脑水肿加重时，推挤、压迫第 3 脑室时，可出现瞳孔对光反射迟钝、瞳孔不等大，或去皮质强直等。

【影像学特点】CT、MRI 常规检查不易直接显示神经轴索的病变，MRI 检查 DWI、SWI 序列显示。根据图片中的间接征象来判断 DAI。主要是脑实质的渗出、水肿、出血，神经轴索损伤后维持意识清醒的上行激活系统遭到破坏。

（1）弥漫性脑肿胀，双侧大脑半球矢状窦旁白质、灰白质交界，胼胝体、脑干背外侧、小脑上脚呈广泛性低密度影，CT 值小于 20Hu。组织解剖界限不清。脑沟、脑回、

脑裂变窄，或消失。

（2）脑室系统受压变形、移位、消失。其中以双侧侧脑室前角间径线变窄，第3脑室横径缩小（小于2mm），甚至第3脑室形态消失。

（3）脑池受压缩小，或闭塞，环池的形态改变最为敏感。

（4）脑实质内，可见散在的、多发的点状、斑片状出血灶，多分布于灰白质交界处，其次可见基底节－内囊区、胼胝体和脑干等部位。范围小于20mm（图12-22~图12-23）。有时受伤后脑内出血不是立即出现，短时间内复查对于诊断十分重要。

（5）伴随颅内其他损伤，可见蛛网膜下腔、脑室内、硬膜外、硬膜内血肿，颅骨骨折、皮下广泛的血肿等等。

【诊断与鉴别诊断】诊断要点，临床诊断必须结合有外伤史、临床表现和影像学表现等综合判断来确诊。受外伤后，患儿临床症状很重，CT首次检查正常，要警惕DAI，复查CT后又有前述表现，可诊断DAI。如果CT检查未见明显局灶性损害，但患儿临床症状危重，结合病史也应考虑DAI的诊断。

鉴别诊断：

脑挫裂伤：分为两种，水肿性，或水肿出血性。前者CT表现为大片低密度水肿区，后者则为，大片状水肿区域内有点状、片状、不规则形出血灶，范围可大于2cm，病变区域常累及额、颞叶的脑灰白质，其发生部位多见于受伤着力点或对冲部位。而DAI影像学则出血部位与外力无关，出血好发于脑灰白质交界处的胼胝体、脑干等。呈类圆形、斑片状，出血范围小于2cm。

【病例】女，4岁。孪生2胎。车祸伤及头部30min。查体：意识不清。呼吸急促。瞳孔不等大。对光反应迟钝。左额颞、右枕部皮下肿胀。CT显示颅底层面左额、颞、乳突小房外，右枕骨内外板连续中断有线状透光带。皮下有弧形等密度软组织隆起。双侧乳突内呈混杂密度影，无气化征。脑干层面CT显示颅内脑干后2/3处呈广泛低密度影。CT值19~22Hu。同时可见幕下其他组织结构也模糊不清。

诊断：弥漫性轴索损伤。

转归：伤后72h死亡。

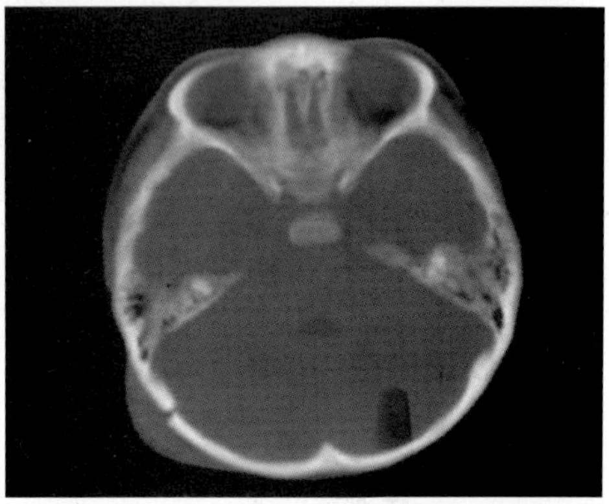

（一）

女，4岁。CT显示颅底层面左额、颞、乳突小房外，右枕骨颅骨内外板连续中断，有线状透光带。皮下有弧形等密度软组织隆起。双侧乳突内呈混杂密度影，无气化征

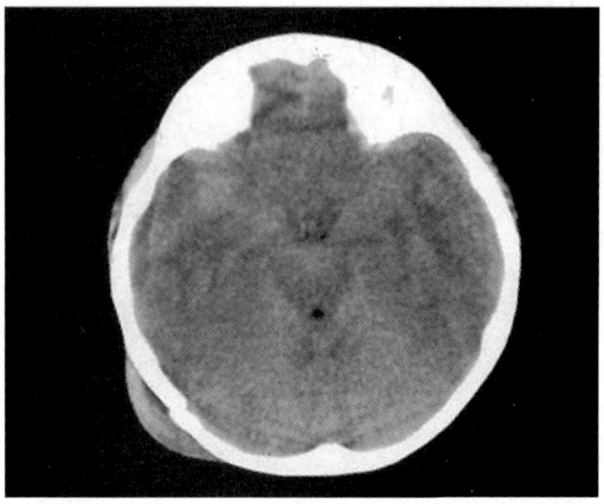

（二）

同一病例。脑干层面CT显示颅内脑干后2/3处呈广泛低密度影。CT值19~22Hu。且见幕下其他组织结构也模糊不清

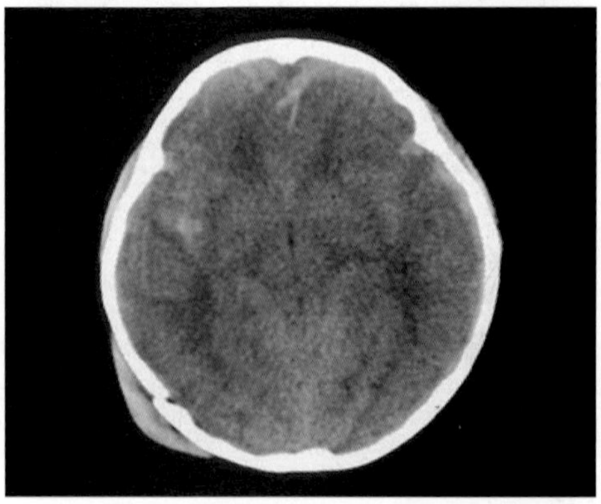

（三）

同一病例。大脑大静脉池层面显示右枕皮下肿胀。左颞骨颅板中断，颅板下有新月形、双侧侧裂池内和前纵裂池均呈高密度影。脑回、脑池变浅，消失。基底节区显示不清

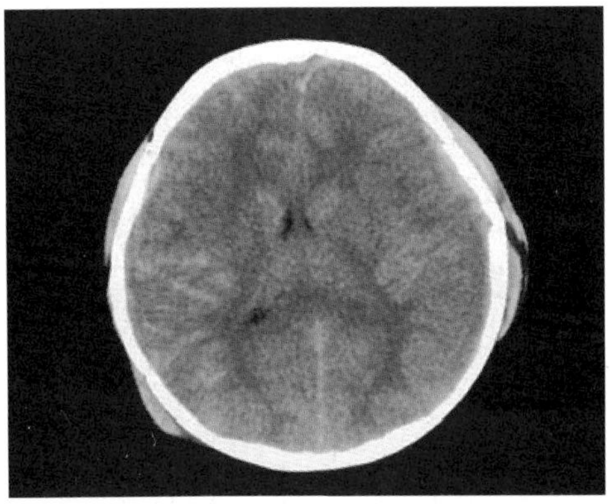

（四）

图 12-22 脑干弥漫型轴索损伤伴硬膜下、蛛网膜下腔出血等 CT 观

同一病例。CT 仍显示颅脑深部解剖结构模糊不清

【病例】女，8 岁。车祸伤后左侧肢体欠灵活 2d。CT 扫描可见右侧豆状核内呈多个类圆形高密度出血灶，出血量约 13ml。CT 值 58Hu。周围有低密度水肿影。侧脑室受压变形移位。中线结构向左侧偏移 3mm。

诊断：右大脑半球轴索损伤致豆状核出血。

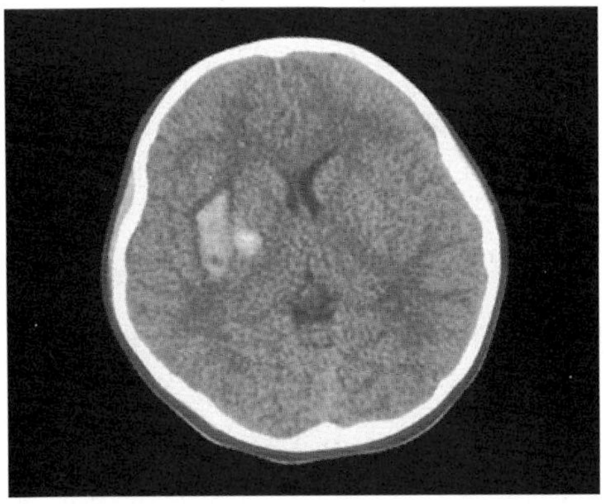

（一）

女，8 岁。CT 显示右侧豆状核内呈多个类圆形高密度出血灶，出血量约 13ml。CT 值 58Hu。周围有低密度水肿影。侧脑室受压变形移位。中线结构向左侧偏移 3mm

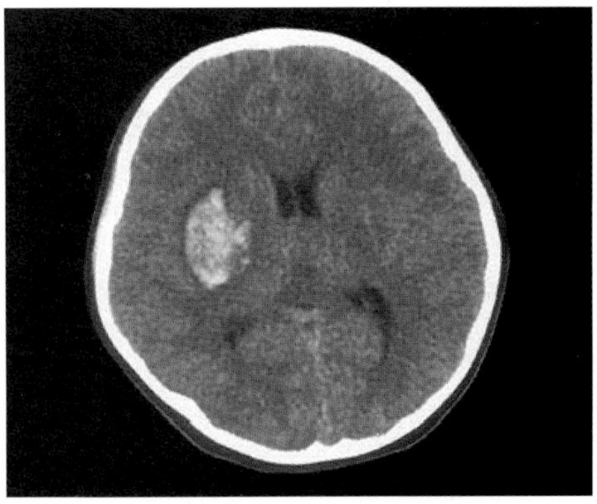

（二）

同一病例。CT 下一层面（基底节区）显示出血范围较上一层面增多

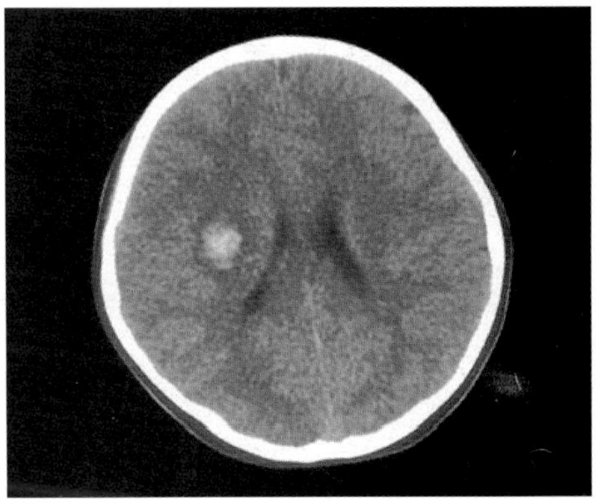

（三）

图 12-23 右大脑半球轴索损伤致豆状核出血 CT 观

同一病例。CT 显示侧脑室体部旁仍可见高密度出血灶，伴周围的水肿带

【病例】男，9 岁。车祸伤后枕部着地摔伤后头痛 1.7h。20min 前出现喷射性呕吐急诊来院。

病人体征：神志清，精神差。枕部压痛阳性，局部头皮包块。

临床诊断：颅脑闭合性损伤。

头颅 CT 扫描：双侧颞叶可见斑片状稍高密度影，边界尚清，周围可见稍低密度影环绕；左颞枕部颅骨内板下方可见梭形高密

度影，其内可见点片状气体影；各脑室、脑池大小形态正常，中线结构居中，幕下小脑、脑干无明显异常。骨窗：左颞枕骨及左侧乳突可见骨质断裂影，骨皮质不连续；周围软组织肿胀，左乳突内可见点片状高密度影填充。

诊断：

（1）左颞枕骨及左侧乳突骨折伴周围软组织肿胀，左侧乳突积液。

（2）双侧颞叶脑挫伤。

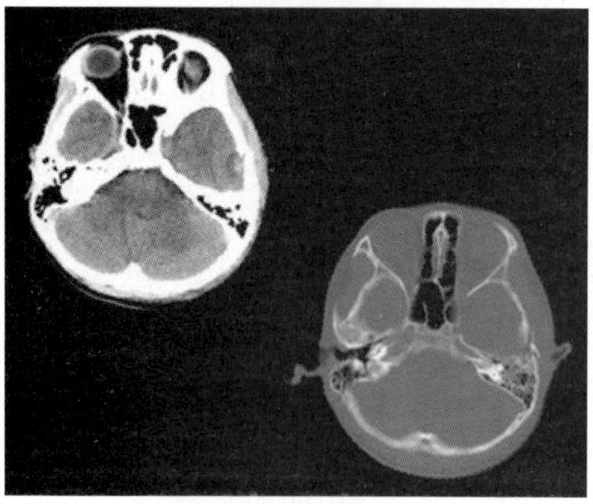

（一）

男，9岁。CT显示双侧颞叶可见斑片状稍高密度影，边界尚清，周缘水肿环绕；左颞枕部颅骨内板下方可见梭形高密度影，其内可见点片状气体影。左颞枕骨及左侧乳突可见骨质断裂影，骨皮质不连续；周围软组织肿胀，左乳突内可见点片状高密度影填充

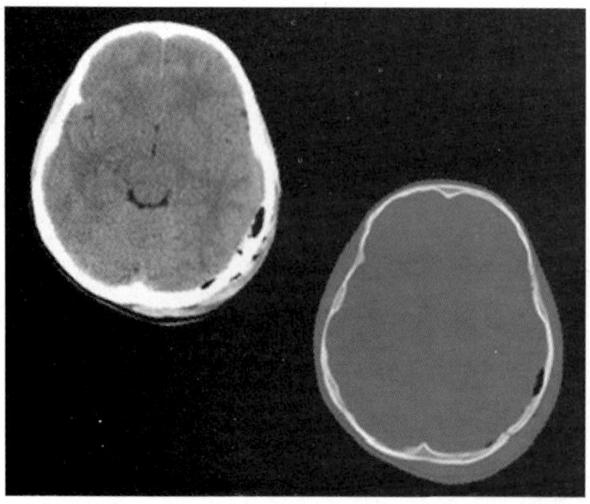

（二）

图 12-24　左颞枕骨及左侧乳突骨折伴周围软组织肿胀，左侧乳突积液 CT 观

同一病例。CT显示左颞枕部颅骨内板下方可见梭形高密度影，其内可见点片状气体影。左颞枕骨及左侧乳突可见骨质断裂影，骨皮质不连续，周围软组织肿胀

【病例】男，4岁。患儿家属代述于1h前被汽车碰撞后意识不清，急呼120送入我院。

病人体征：血压110/60mmHg，脉搏66次/min，呼吸30次/min，神志不清，平车推入病房，双侧瞳孔不等大等圆，直径约2.5mm，对光反射灵敏，心肺腹未见明显异常，四肢肌力、肌张力正常，双侧巴氏征阴性。

临床诊断：重症闭合性颅脑损伤。

转归：本例患儿，经1周ICU抢救无效，撤除呼吸机后呼吸心跳停止，死亡。

首次头颅CT：右额叶、双颞叶、顶叶及右侧侧脑室旁、第3脑室左侧旁可见多发小斑片状稍低密度影，边缘模糊，大脑镰、小脑幕、双侧脑沟、脑池、大脑中动脉走行区及双侧侧脑室内可见高密度影填充，脑沟变窄、消失，中线结构居中，幕下小脑、脑干无异常。右顶部及右额颞部颅板外可见软组织密度影向外突出。骨窗：颅骨未见明显异常。

诊断：

（1）蛛网膜下腔出血伴脑挫伤、脑室系统出血。

（2）右顶部及右额颞部头皮下血肿。

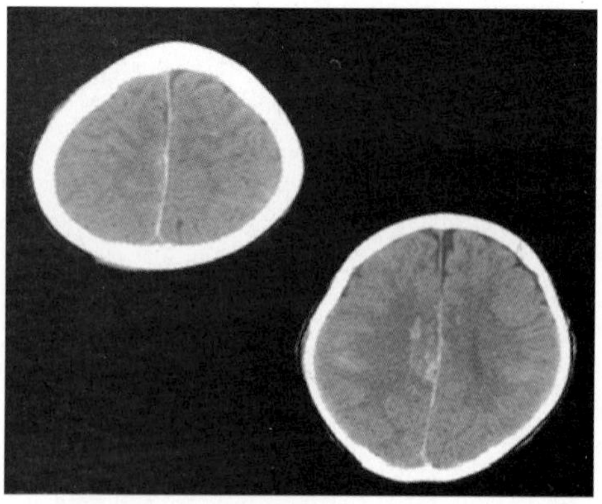

（一）

男，4岁。CT显示右额叶、双颞叶、顶叶及右侧侧脑室旁、第3脑室左侧旁可见多发小斑片状稍低密度影，边缘模糊，大脑镰、小脑幕、双侧脑沟、脑池、大脑中动脉走行区及双侧侧脑室内可见高密度影填充，脑沟变窄、消失

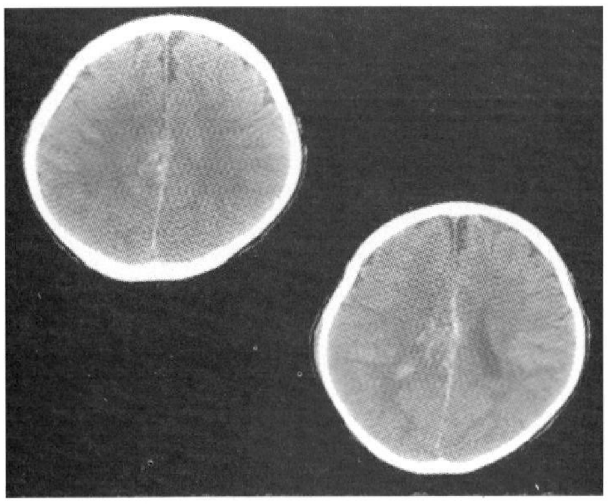

（二）

同一病例。CT 显示大脑镰、小脑幕、双侧脑沟、脑池、大脑中动脉走行区及双侧侧脑室内可见高密度影填充，脑沟变窄、消失

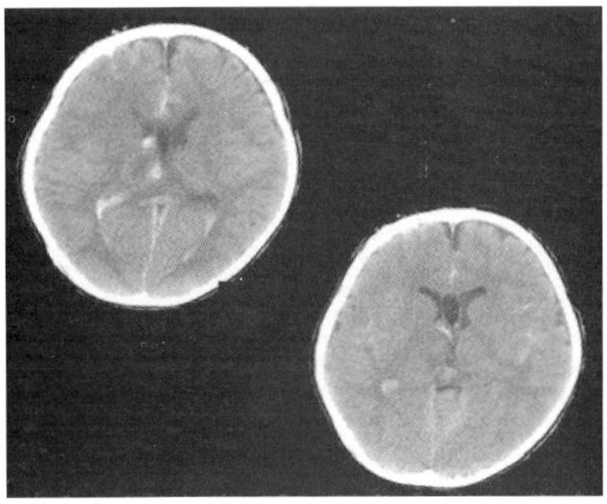

（三）

同一病例。CT 显示大脑镰、小脑幕、双侧脑沟、脑池、大脑中动脉走行区及双侧侧脑室内可见高密度影填充，脑沟变窄、消失

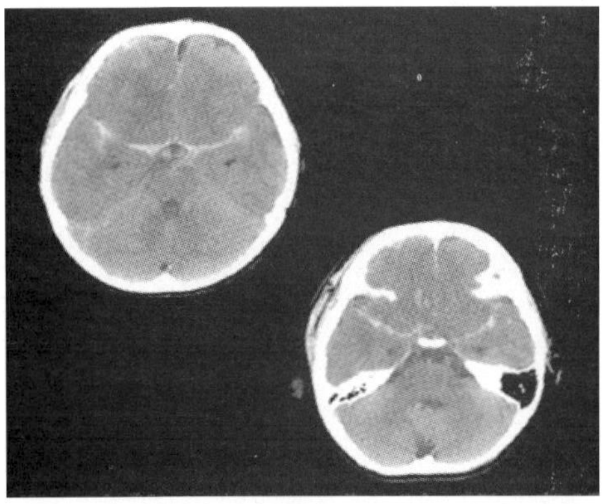

（四）

图 12-25　重症闭合性颅脑损伤 CT 观

同一病例。CT 显示大脑镰、小脑幕、双侧脑沟、脑池、大脑中动脉走行区及双侧侧脑室内可见高密度影填充，脑沟变窄、消失

胸部 CT 显示胸廓对称，左侧锁骨中段骨皮质断裂。肺窗显示右肺上叶后段、左肺上叶尖后段及双方下叶可见磨玻璃样稍高密度影，边缘模糊，双肺门不大。纵隔窗显示纵隔无偏移，心影及大血管形态正常，纵隔内未见肿块及肿大淋巴结。无胸腔积液及胸膜肥厚。

胸腹 CT 诊断：考虑创伤性湿肺。

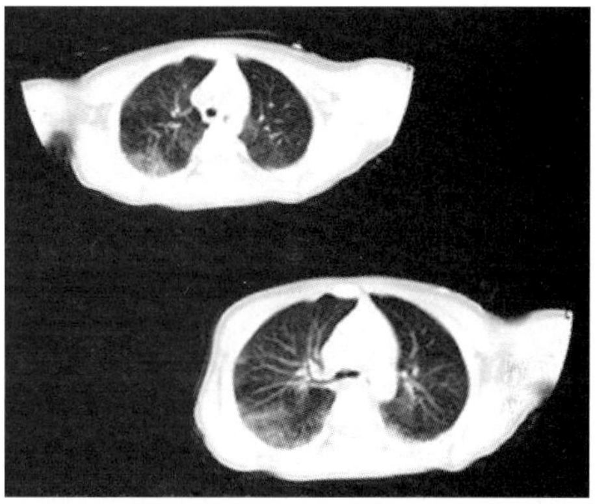

（一）

同一病例。CT 肺窗显示右肺上叶后段、左肺上叶尖后段及双方下叶可见磨玻璃样稍高密度影，边缘模糊

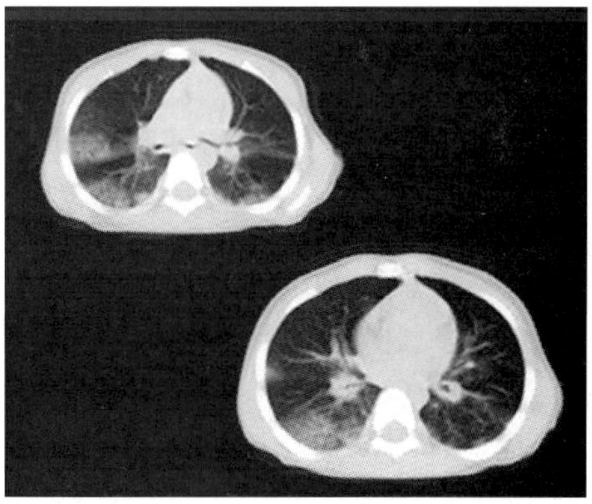

（二）

同一病例。CT 肺窗显示右肺上叶后段、左肺上叶尖后段及双方下叶可见磨玻璃样稍高密度影，边缘模糊

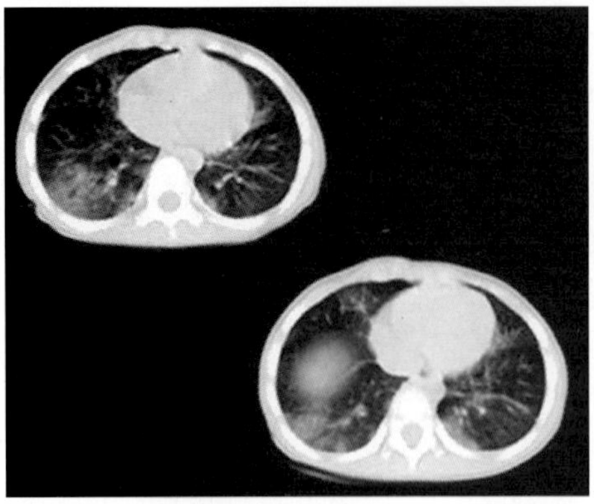

（三）

图 12-26　重症闭合性颅脑损伤并创伤性湿肺 CT 观

同一病例。CT 肺窗显示右肺上叶后段、左肺上叶尖后段及双方下叶可见磨玻璃样稍高密度影，边缘模糊

第 2 次 CT 复查：大脑镰、小脑幕及脑沟回密度增高，双侧侧脑室及透明隔可见高密度铸型，右侧基底节区及右侧顶叶、额叶可见斑片状高密度影。各脑室、脑池大小形态正常，中线结构居中，幕下小脑、脑干无异常。骨窗：眼眶上壁、外侧壁及筛窦右侧壁可见线样低密度影。双侧额窦、蝶窦、筛窦窦腔内可见黏膜增厚。

胸廓对称，肺窗显示右肺上叶体积缩小，可见片状高密度影，其内可见支气管充气征，两肺下叶及左肺上叶后段可见云雾状稍高密度影，边界模糊。两肺下叶可见多发条索影，邻近胸膜牵拉。心影及大血管形态正常，无胸腔积液及胸膜肥厚。

（1）右侧基底节区及右侧顶叶、额叶斑片状高密度影，考虑脑挫裂伤并血肿形成。

（2）蛛网膜下腔出血，双侧侧脑室及透明隔积血。

（3）眼眶上壁、外侧壁及筛窦右侧壁骨折伴副鼻窦积液。

（4）右肺上叶部分肺不张。

（5）两肺下叶及左肺上叶后段云雾状稍高密度影，考虑吸入性肺炎合并感染。

（6）腹水。

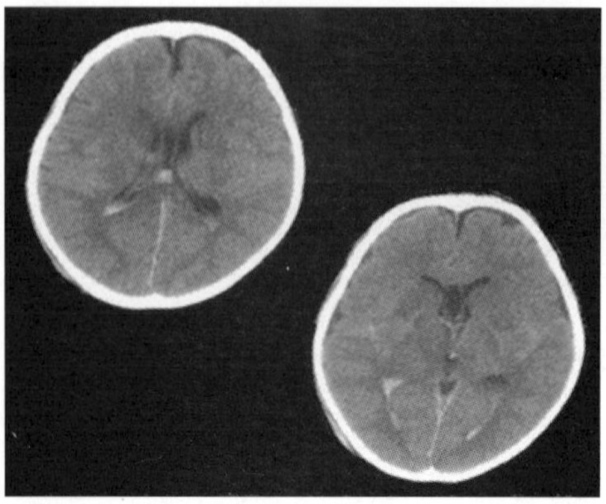

图 12-27　重症闭合性颅脑损伤并外伤性脑梗塞、创伤性湿肺第 2 次复查 CT 观

同一病例。CT 显示大脑镰、小脑幕及脑沟回密度增高，双侧侧脑室及透明隔可见高密度铸型，右侧基底节区及右侧顶叶、额叶可见斑片状高密度影。右侧基底节区片状低密度影

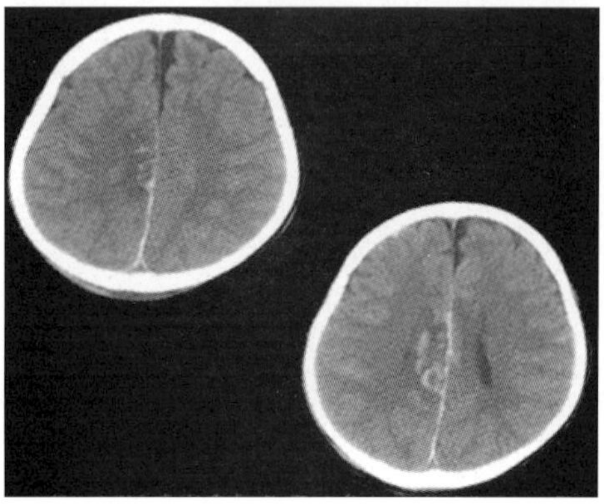

（一）

同一病例。CT 显示大脑镰、小脑幕及脑沟回密度增高，双侧侧脑室及透明隔可见高密度铸型，右侧基底节区及右侧顶叶、额叶可见斑片状高密度影

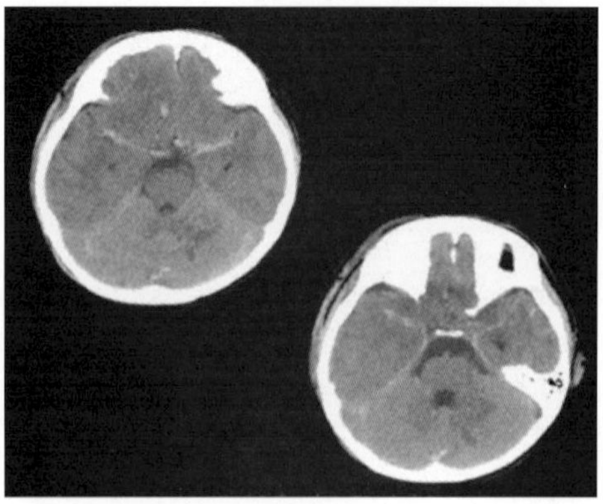

（二）

同一病例。CT 显示大脑镰、小脑幕及脑沟回密度增高，双侧侧脑室及透明隔可见高密度铸型，右侧基底节区及右侧顶叶、额叶可见斑片状高密度影

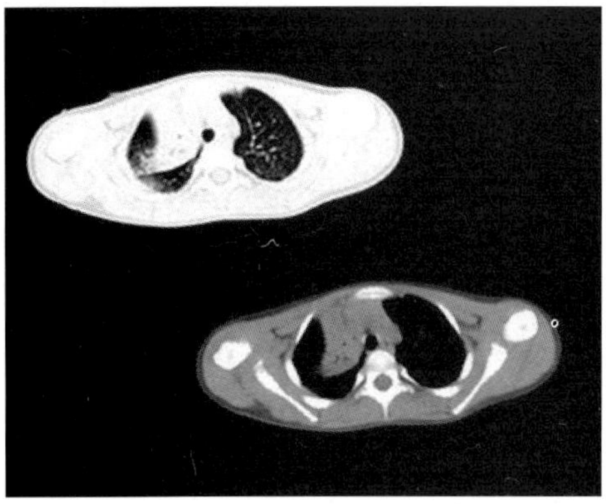

（三）

同一病例。CT 显示右肺上叶前段不张，内可见支气管充气征

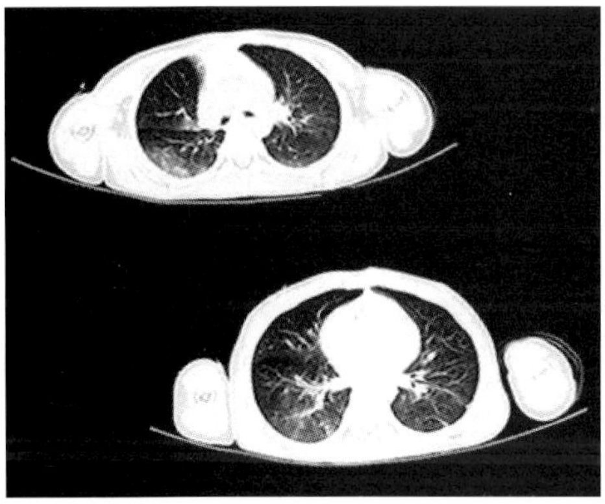

（四）

图 12-28 重症闭合性颅脑损伤并创伤性湿肺第 2 次复查 CT 观

同一病例。CT 显示右肺下叶后基底段片状渗出

第 3 次 CT 复查：左侧额部及右侧额颞部可见新月形低密度影，边界清晰，额顶部大脑镰左侧可见带状高密度影。大脑镰、小脑幕及脑沟回密度增高，双侧侧脑室及第 3 脑室可见高密度铸型，右侧基底节区及右侧顶叶、额叶可见斑片状高密度影。双侧基底节区可见对称片状低密度影，边界清晰。各脑室、脑池大小形态正常，中线结构居中，幕下小脑、脑干无异常。骨窗：眼眶上壁、外侧壁及筛窦右侧壁可见线样低密度影。双侧额窦、蝶窦、筛窦窦腔内可见黏膜增厚。

胸廓对称，肋骨及胸壁软组织未见异常。肺窗显示右肺上叶体积缩小，可见片状高密度影，其内可见支气管充气征，两肺下叶及左肺上叶后段可见云雾状稍高密度影，边界模糊。两肺下叶可见多发条索影，邻近胸膜牵拉。肺野透光度减低。

CT 复查诊断：

（1）右侧基底节区及右侧顶叶、额叶脑挫裂伤并血肿形成，较前变化不著。

（2）蛛网膜下腔出血，双侧侧脑室及第 3 脑室积血，较前有所增加。

（3）左侧额部及右侧额颞部硬膜下积液。

（4）额顶部大脑镰左侧带状高密度影，考虑硬膜下积血。

（5）双侧基底节区对称片状低密度影，考虑：外伤性脑梗塞波及内囊前肢。

（6）眼眶上壁、外侧壁及筛窦右侧壁骨折伴副鼻窦积液。

（7）右肺上叶部分肺不张，较前有所局限。

（8）两肺下叶及左肺上叶后段云雾状稍高密度影，考虑：吸入性肺炎合并感染，较前明显增加。

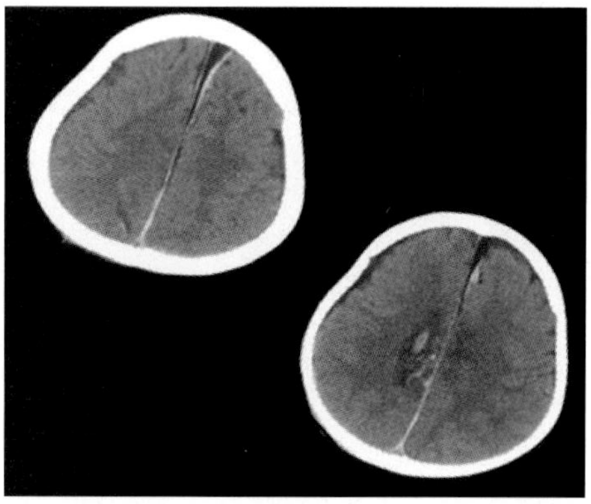

（一）

同一病例。CT 显示：额顶部大脑镰左侧可见带状高密度影。大脑镰、小脑幕及脑沟回密度增高，双侧侧脑室及三脑室可见高密度铸型，右侧基底节区及右侧顶叶、额叶仍见斑片状高密度影

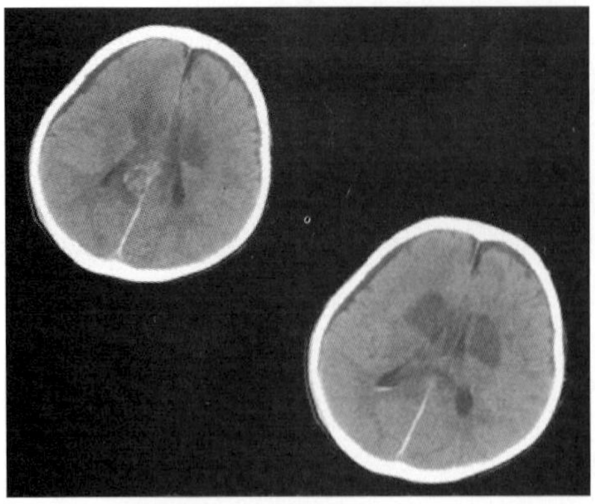

（二）

图 12-29 重症闭合性颅脑损伤并外伤性脑梗塞、创伤性湿肺第 3 次复查 CT 观

同一病例。CT 显示右侧基底节区及右侧顶叶、额叶可见斑片状高密度影。双侧基底节区可见对称片状低密度影范围较前扩大

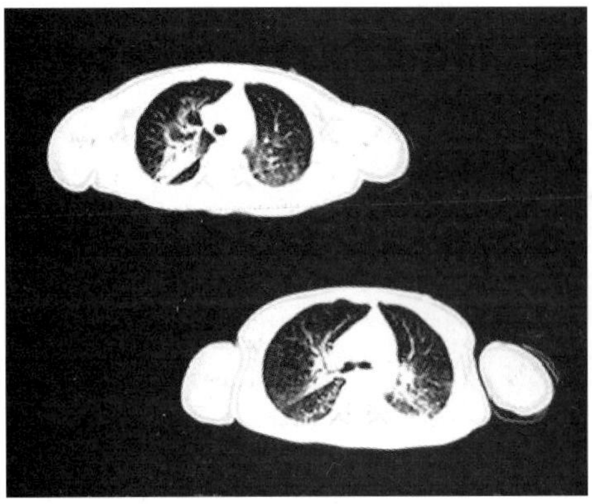

（一）

同一病例。CT 显示右肺上叶前段不张，内可见支气管充气征。左肺上叶舌段、右肺中内侧段渗出影

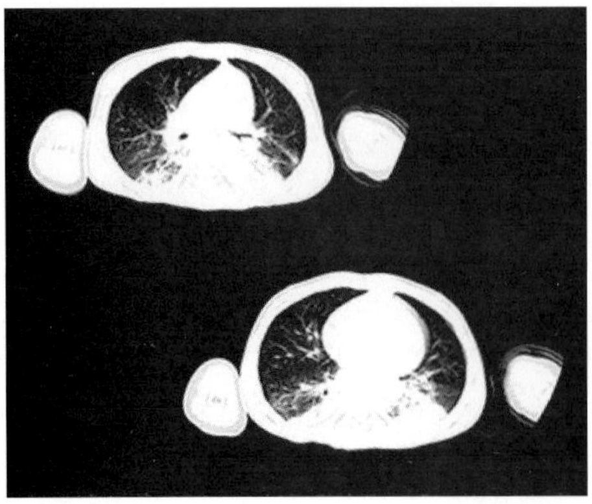

（二）

同一病例。CT 显示双肺下叶大片渗出影，边缘模糊

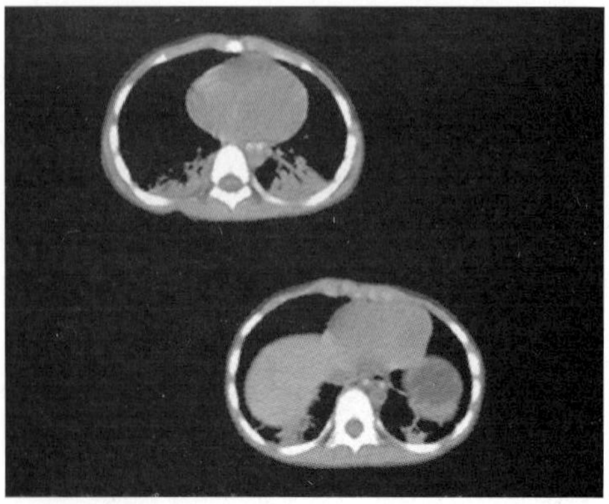

（三）

图 12-30 重症闭合性颅脑损伤并创伤性湿肺第 3 次复查 CT 观

同一病例。CT 显示双肺下叶大片渗出影，边缘模糊，内可见支气管充气征

十、小儿刀砍伤后并颅内血肿、脑挫裂伤

【病例】男，1 岁 9 个月。右侧颅面被砍伤 1d，急诊来院就医。CT 显示右颞顶部皮下广泛软组织隆起。颞顶部脑实质大片低密度影及积气征。右侧脑室受压移位。中线向左偏移 5mm。右侧脑沟、回消失。纵裂池内有铸型高密度影。伤后 20d，颅内病变吸收好转。

诊断：右侧刀砍伤后脑脓肿形成。

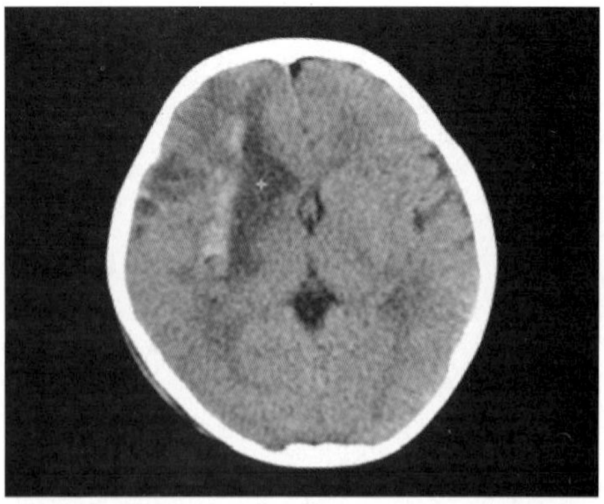

（一）

男，1 岁 9 个月。CT 显示右颞顶部皮下广泛软组织隆起。颞顶部脑实质大片低密度影及积气征。右侧脑室受压移位。中线向左偏移 5mm。右侧脑沟、回消失。纵裂池内有铸型高密度影

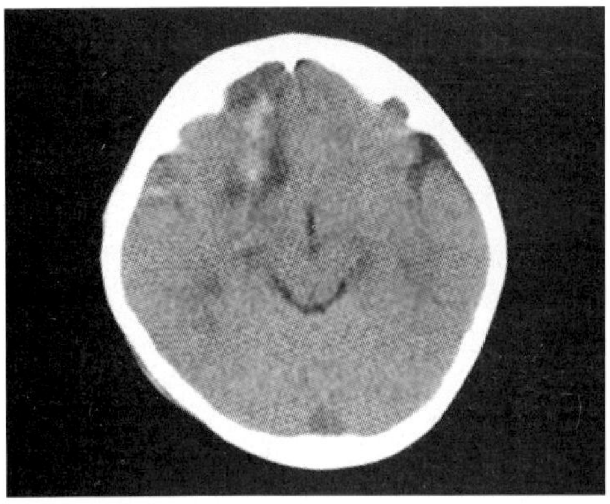

（二）

图 12-31　刀砍伤后右颞顶部皮下血肿、颅骨骨折、颅内多发血肿 CT 观

同一病例。CT 显示颞顶部脑实质大片混杂密度影及积气征。右侧脑室受压移位。中线向左偏移 5mm。右侧脑沟、回消失。纵裂池内有铸型高密度影

第二节　眼部损伤

眼球与眼眶内异物（眼部异物，ocular foreign body），是指颅面部损伤直接累及小儿眼部。为最常见，最严重的一种疾病。眼部异物既可直接损害眼球，又可因异物存留而造成感染或化学损伤等一系列并发症。

【病理改变】肉眼所见，眼部异物造成眼穿通伤时，眼环各层均可损伤，造成前房出血、视网膜出血、视网膜脱离、晶状体脱位、眼球破裂等。同时异物可留置眼部，引起眼外肌肿胀，视神经水肿。镜检：早期有炎性细胞浸润，组织渗出水肿。晚期眶内可形成纤维瘢痕组织。导致患眼失明。

【临床表现】小儿有明确的眼部、颅面部的外伤史。查体：眼睑充血肿胀，眼球、角膜不完整。视物不清，视力下降。眼球运动障碍等。甚至失明。

【影像学特点】

（1）X 线平片：眼部的金属异物 X 线平片正侧位可显示以资定位诊断，而阴性异物则不显影。

（2）B 超：眼球内异物，玻璃体内出现异常光点，光条或光斑回声，其强度与异物性质相关（金属物回声较非金属物回声强度大）。金属物常伴有后方声影或彗尾征，其动态下移动性较大，往往在球内下极或下段处。当金属异物周围发生感染性弱回声区时，位置则相对固定，并后回声增强效应，后运动缺乏（图 12-32、图 12-33）。

眶内异物：一般异物位置较固定，但小异物或部位较深的非金属异物难以辨认。由于异物周围常出现炎性渗出和出血等现象，故降低灵敏度（40dB 以下），则可孤立显示强回声光点或光团。

定性定位：通常金属较非金属异物有明显的声阻抗（差）采用 12MHz 以上高频探头可探及球内约 ≤ 1mm 和眶内 ≤ 3mm 的金属异物。定位以多切面交叉法并转动眼球确认方位，用电子游标测定深度及钟点位置。

（3）CT 扫描：

直接征象：金属异物常有放射状伪影。非植物性异物（水泥、石块、玻璃等）无伪影。可直接显示异物所在位置和数量，异物与眼球的关系。对球壁异物诊断有特异性。

间接征象：植物性异物（木屑、竹屑等）密度较低，CT 可显示间接征象，眼环增厚，边缘模糊，晶体移位，眼球突出，眼外肌肿胀，视神经萎缩，眼球萎缩，合并眶壁骨折等（图 12-34~ 图 12-37）。

螺旋 CT 三维重建图像在冠状位可清楚显示金属异物所在位置。以膀胱结石位标出异物的钟点位，为手术摘取异物，提供详细的手术途径。

（4）MRI：若疑似为金属异物时禁用 MRI 检查。非金属异物在眼眶或眼球内可出现低信号区。并可见间接征象如玻璃体出血、眼内炎、视网膜病变、眼球萎缩等。

【眼部异物影像学检查方法的比较】

（1）X 线平片：为传统检查方法，价廉易行而广泛使用。对较小的非金属异物不能显示。

（2）CT 扫描：密度分辨率高，方便无痛苦。已成为发现眼部异物及异物定位的主要方法。应为眼部外伤的常规检查。窗技术

以骨窗、软组织窗先后观察。螺旋 CT 在容积扫描后，进行图像拆薄，三维重建、最大密度投影后处理可以显示异物所在部位，并按照临床习惯向临床医师标示出异物所在的详细位置，为其提供手术入径。多螺旋 CT 密度分辨率高，信息量大，图像任意改薄，可在 0.75~2mm。采集获取的信息量更丰富，这种方法成为发现、检出眼球异物和异物定位的重要方法。不必将病人检查体位搬动，进行冠状位、矢状位、斜位等等的任意三维成像，并能准确计算出异物进入眼球的深度、位置。

（3）MRI：对眼部异物的非金属异物以及眼部异物所引起的周围软组织感染并发症，以及继发性损害优于 CT。

【病例】男，10 岁。右眼外伤后金属异物残留 3d。B 超显示玻璃体后极部有强回声的金属异物，呈彗尾征表现（箭头所示）。左眼曾有外伤。

B 超诊断：外伤性白内障。

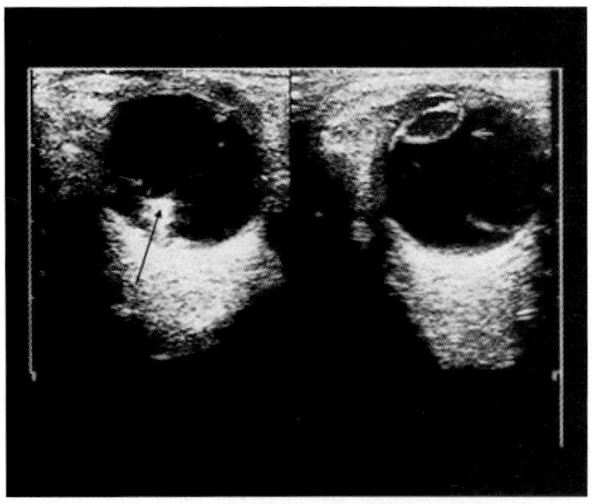

图 12-32　右眼球内金属异物 B 超观

男，10 岁。右眼外伤后金属异物残留 3d。B 超显示玻璃体后极部有强回声的金属异物，呈彗尾征表现（箭头所示）。左眼曾有外伤，为外伤性白内障

【病例】男，2 岁。异物进入左眼球内 2d（水泥渣）。B 超显示左眼玻璃体内呈稍强回声改变，没有后方声影及彗尾征表现（箭头所示）。

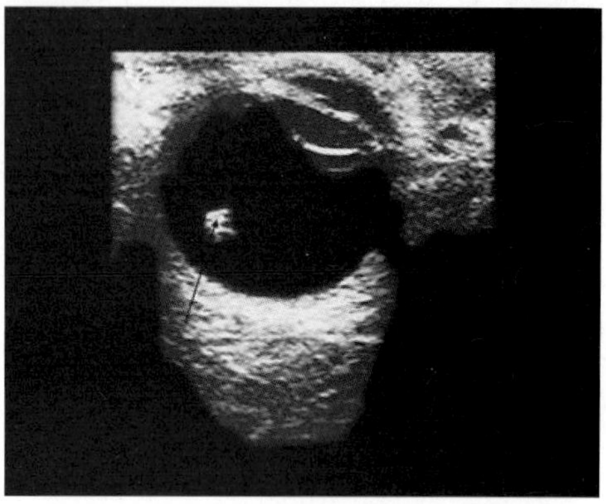

图 12-33　左眼球内异物 B 超观

男，2 岁。异物进入左眼球内 2d（水泥渣）。B 超显示左眼玻璃体内呈稍强回声改变，没有后方声影及彗尾征表现（箭头所示）

【病例】女，9 岁。外伤后右眼金属异物 2d。CT 显示可见金属异物并有放射状伪影。

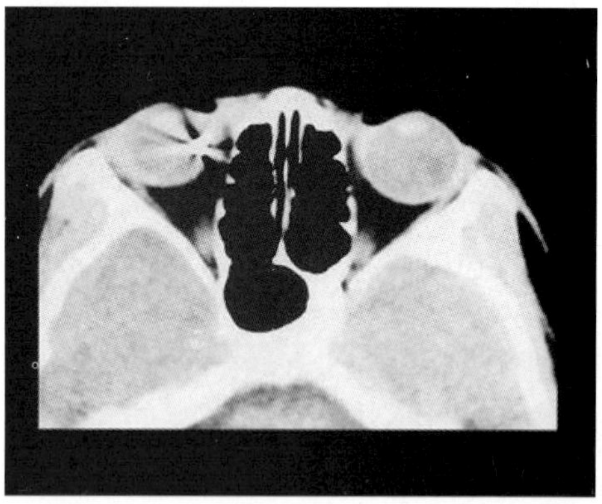

图 12-34　右侧眼球内金属异物 CT 观

女，9 岁。外伤后右眼金属异物 2d。CT 显示可见金属异物并有放射状伪影

【病例】男，8 岁。左眼外伤后，异物进入眼内 1d。CT 显示左侧眼眶内异物（水泥渣）。

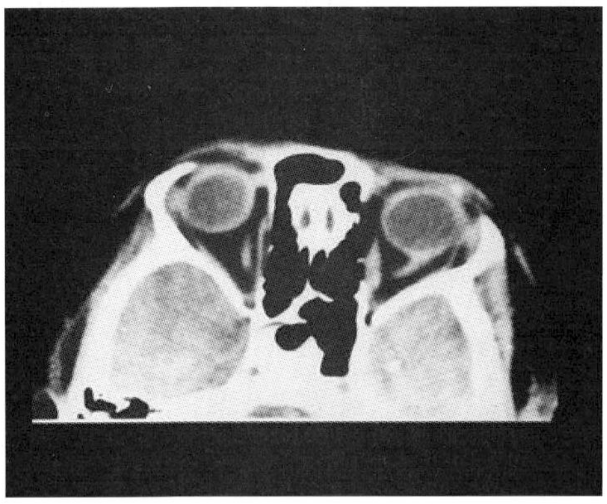

图 12-35　左眼眶内异物 CT 观

男，8 岁。左眼外伤后，异物进入眼内 1d。CT 显示左侧眼眶内异物（水泥渣）

【病例】男，12 岁，左眼被玻璃划伤后眼球破裂 1d。CT 显示玻璃体内密度不均匀，有高密度出血灶，眼眶增厚，泪囊肿胀。

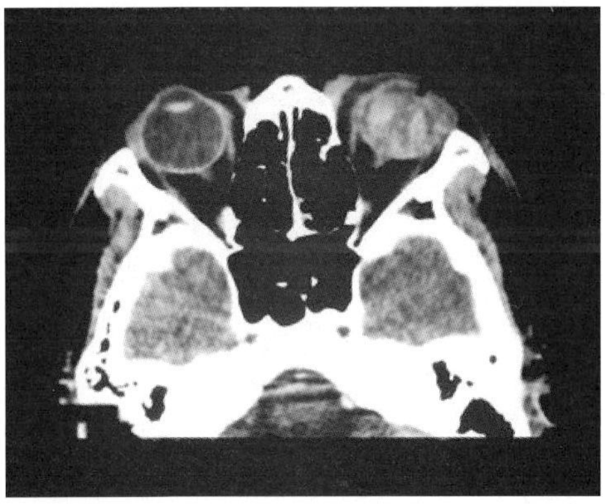

图 12-36　眼外伤后眼球损伤 CT 观

男，12 岁，左眼被玻璃划伤后眼球破裂 1d。CT 显示玻璃体内密度不均匀，有高密度出血灶，眼眶增厚，泪囊肿胀

【病例】男，13 岁。异物进入右眼内 2 月余。多层螺旋 CT 扫描后三维重建图像，轴位直接可见眼眶内 7~8 点位有 5mm × 2mm（箭头所标）的高密度异物。

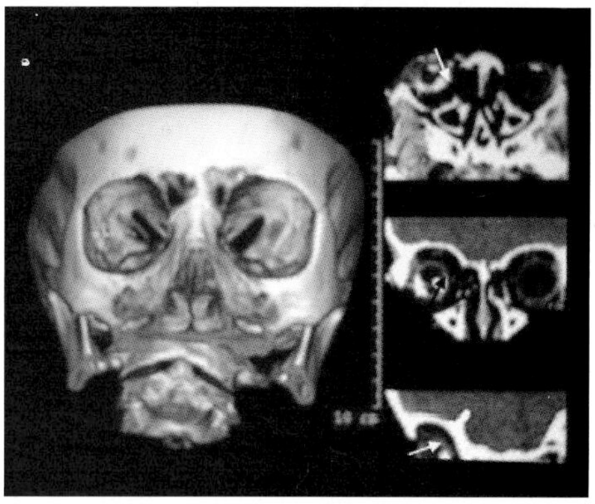

（一）

男，13 岁。异物进入眼内 2 月余。多层螺旋 CT 扫描后三维重建图像，可见眼眶内 7~8 点位有 5mm × 2mm（箭头所标）的高密度异物

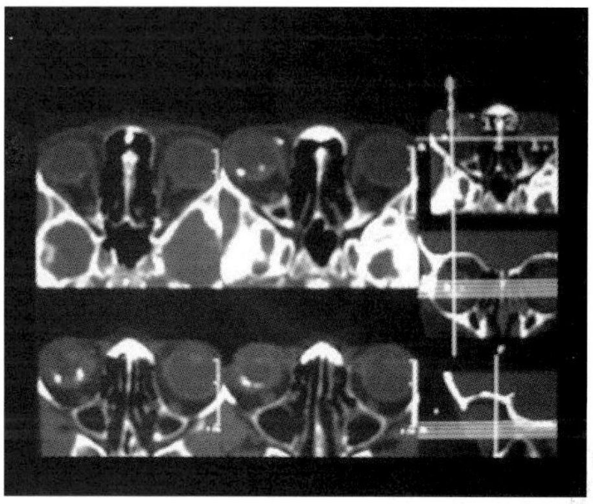

（二）

同一病例。多层螺旋 CT 扫描后，冠状位可见异物具体位置、大小与三维重建图像相同

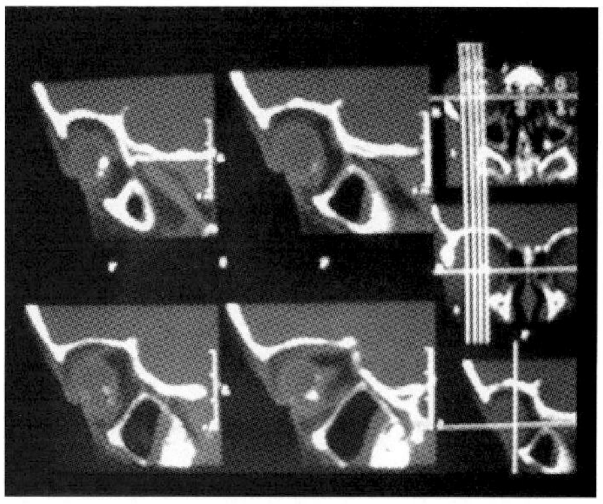

（三）

同一病例。经 MPR 图像后处理矢状位，可见异物距眼球表面深度约为 5.3mm

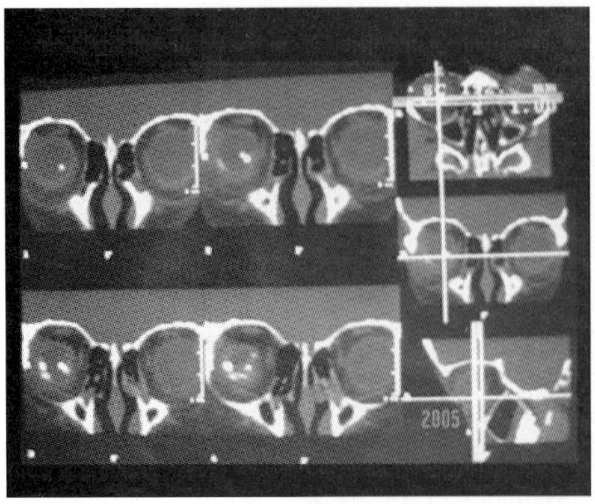

（四）

图 12-37　右眼球内异物多层螺旋 CT 观

同一病例。经 MPR 后处理轴位，可见异物在眼球深部，距视网膜仅 3mm，而且呈多发性、点状、呈散在分布

第三节　鼻部损伤

在小儿意外损伤中，颜面部外伤常波及鼻部，包括软组织、鼻骨、鼻前庭、鼻中隔及筛窦窦板骨折波及眼内直肌，严重者视神经被截断。

一、鼻骨骨折

【病例】男，8 岁。30min 前由 4m 处坠落，呼 120 急诊来院。

病人体征：鼻部软组织肿胀、皮肤淤斑、鼻涕带血。

临床诊断：颌面部外伤并鼻骨骨折。

CT 扫描：鼻骨双翼均见骨质断裂影，鼻中隔断裂轻度移位，鼻部周围软组织肿胀，其内可见斑片状气体影，左侧筛板内陷，相应左侧内直肌肌腹较对侧增粗，左侧筛窦及双侧蝶窦黏膜增厚，右额部脑沟内似见高密度影填充。

三维重建：双侧颞颌关节无明显异常，余骨质未见明显异常骨折征象。

诊断：

（1）鼻骨、鼻中隔骨折，周围软组织血气肿。

（2）左侧筛板骨折，左侧筛窦及双侧蝶窦积血，左侧内直肌肌腹损伤。

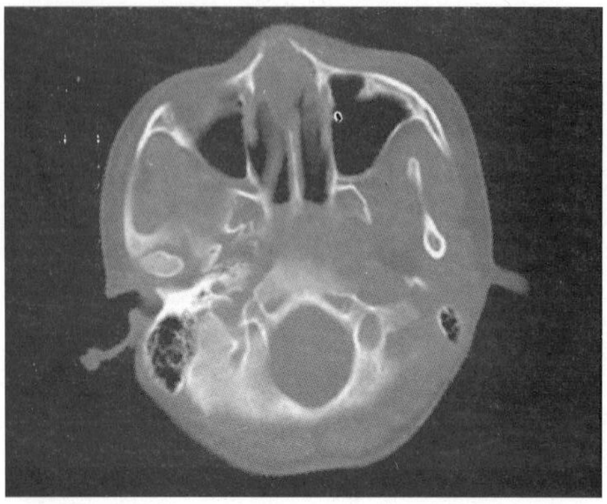

（一）

男，8 岁。CT 骨窗显示鼻骨双翼均见骨质断裂影，鼻中隔断裂移位，鼻部周围软组织肿胀，其内可见斑片样低密度影

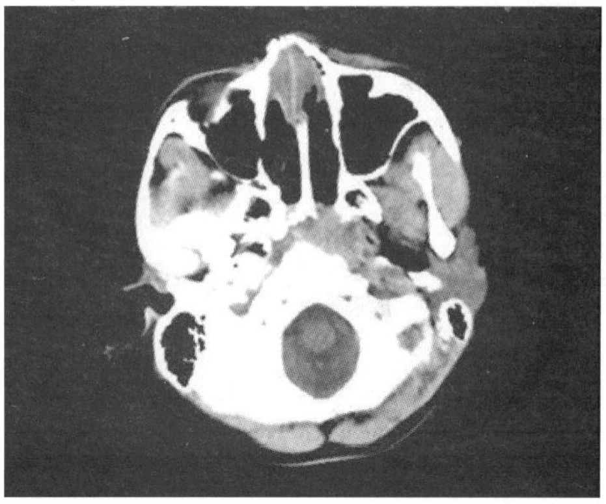

（二）

同一病例。CT 软组织窗显示鼻骨双翼，鼻中隔均见骨质断裂影，鼻部周围软组织肿胀，其内可见斑片样低密度影

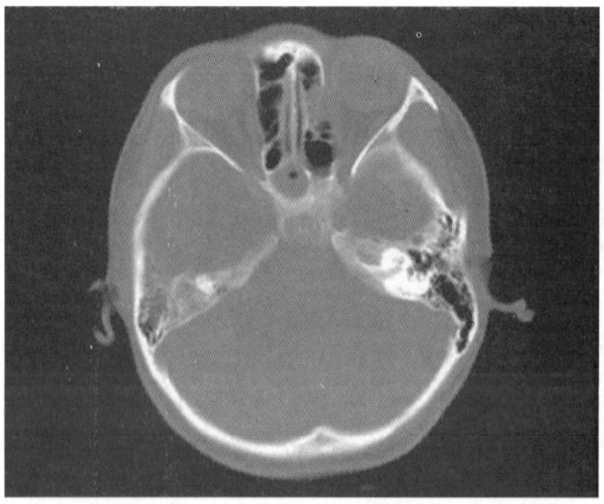

（三）

同一病例。CT 骨窗显示鼻骨双翼，鼻中隔均见骨质断裂影，鼻部周围软组织肿胀，其内可见斑片样低密度影。左侧筛板内陷，相应左侧内直肌肌腹较对侧增粗，左侧筛窦及双侧蝶窦黏膜增厚

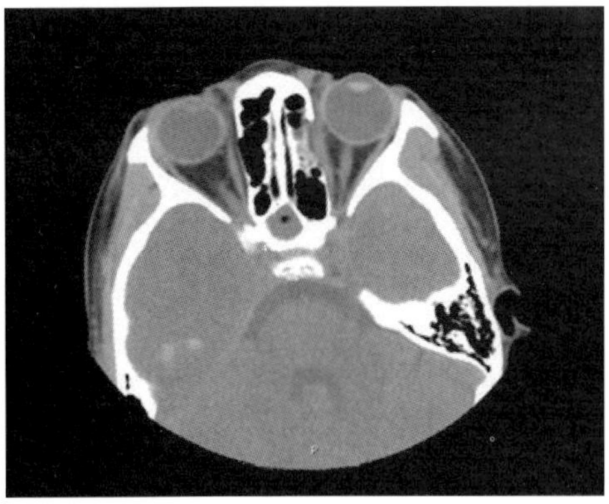

（四）

图 12–38　双侧鼻骨骨折 CT 观

同一病例。CT 软组织窗显示左侧筛板内陷，相应左侧内直肌肌腹较对侧增粗，左侧筛窦及双侧蝶窦黏膜增厚

二、外伤性鼻泪管骨折并左眼皮下血肿、副鼻窦血肿、角膜挫伤

【病例】男，17 岁。酒后被群殴伤，意识不清被人急诊送医院。

查体：意识不清，颜面部明显肿胀、淤血。呼吸平稳。心率 89 次 /min。律齐。腹平软，肝脾肋下未及。神经系：脑膜刺激征：克氏征（+）、布氏征（+）。

头颅 CT：左鼻翼、右上颌窦前、外、下壁、右眼眶内外侧壁、视神经管、额窦内外壁、蝶窦、颞骨岩锥多发性线样透光影，右侧眼内直肌肿胀。

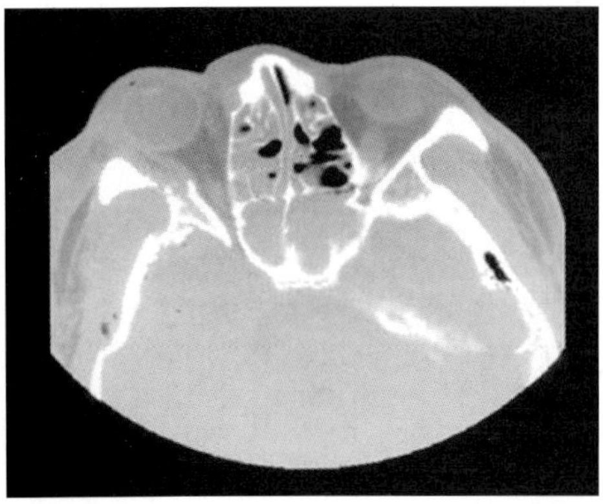

（一）

男，17 岁。CT 骨窗：左鼻翼、右上颌窦前、外、下壁、右眼眶内外侧壁、视神经管、额窦内外壁、蝶窦、颞骨岩锥多发性线样透光影

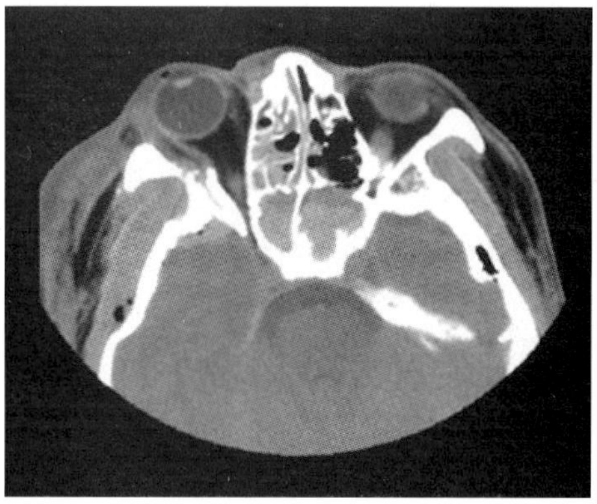

（二）

图 12–39　颅底多发性骨折、右眼外壁骨折并右侧眼外直肌损伤 CT 观

同一病例。CT 软组织窗：左鼻翼、右上颌窦前、外、下壁、右眼眶内外侧壁、视神经管、额窦内外壁、蝶窦、颞骨岩锥多发性线样透光影。右侧眼外直肌肿胀

三、鼻泪管骨折

【病例】男，6 岁。车祸伤后颜面肿胀，鼻出血，左眼肿胀 3d。

查体：神志清，瞳孔等大，对光反应灵敏。颜面肿胀，压痛明显。左眼肿胀，角膜有挫伤。鼻腔有鲜血溢出。心肺听诊未闻及异常。腹平软。神经系统未见异常。

诊断：外伤性鼻泪管骨折并左眼皮下血肿、副鼻窦血肿。

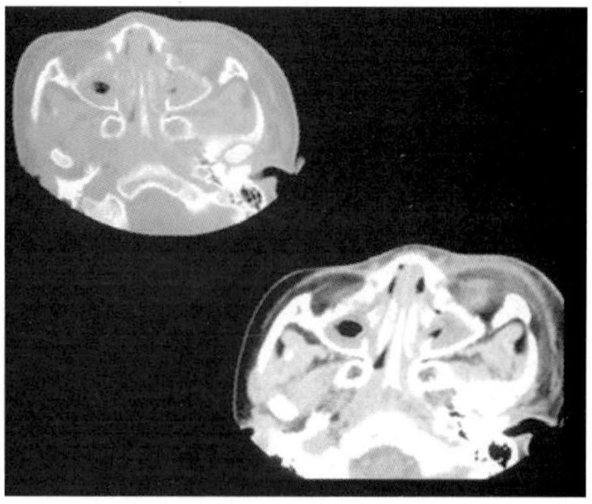

（一）

男，6 岁。CT 显示左眼皮下肿胀。双侧筛窦混杂密度影填塞。双侧鼻泪管前骨皮质断裂

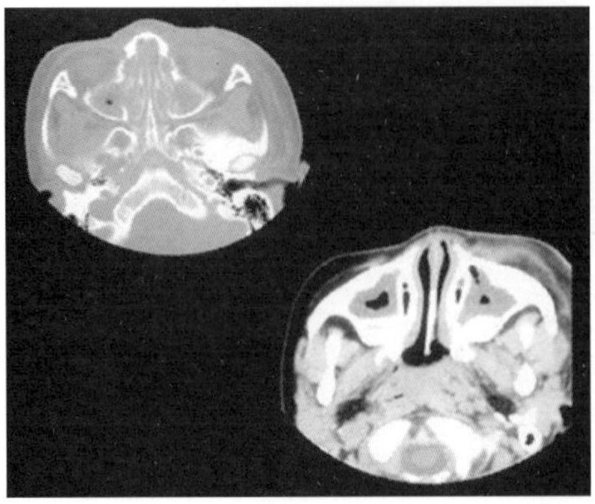

（二）

图 12-40　外伤性鼻泪管骨折并左眼皮下血肿、副鼻窦血肿、角膜挫伤 CT 观

同一病例。CT 显示左眼皮下肿胀。双侧筛窦混杂密度影填塞。双侧鼻泪管前骨皮质断裂

四、下颌骨骨折

【病例】男，12 岁。车祸伤后全身多处疼痛。行头颅 CT 检查，发现下颌骨有囊性病变，又行口腔曲面扫描仍显示下颌骨囊性病变。

下颌骨 CT 扫描 + 口腔曲面扫描：下颌骨体呈膨胀性改变，骨皮质变薄，前缘皮质中断，髓腔内可见低密度积气影。

诊断：外伤性下颌骨骨折检出骨囊肿并病理性骨折。

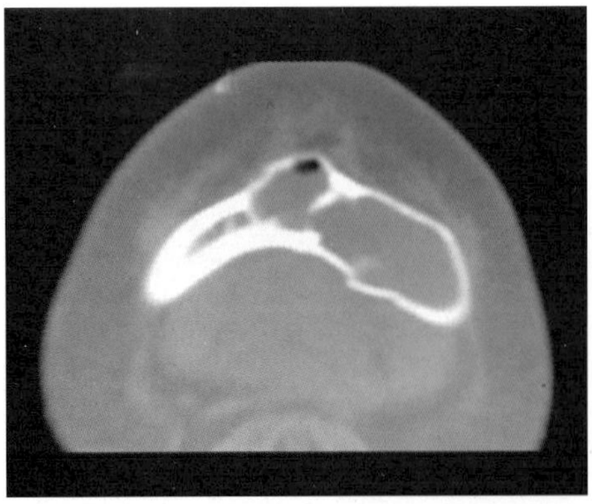

（一）

男，12 岁。下颌骨 CT 显示下颌骨体呈膨胀性改变，骨皮质变薄，前缘皮质中断，髓腔内可见低密度积气影

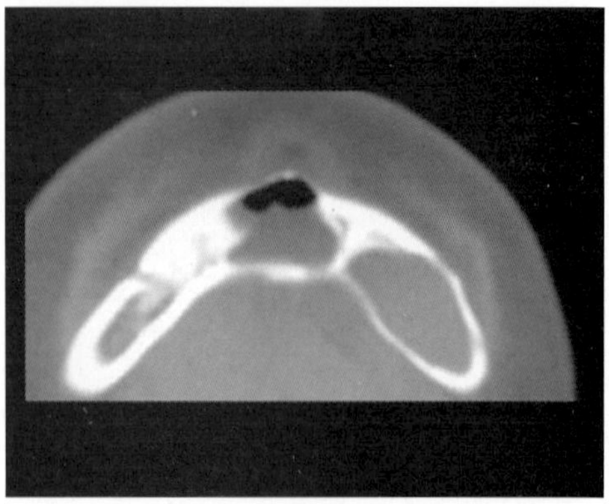

（二）

同一病例。下颌骨 CT 显示下颌骨体呈膨胀性改变，骨皮质变薄，前缘皮质中断，髓腔内可见低密度积气影

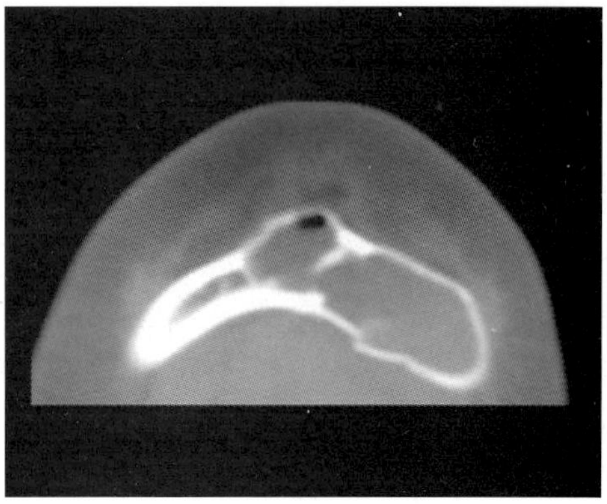

（三）

图 12-41　外伤性下颌骨骨折检出骨囊肿并病理性骨折

同一病例。下颌骨 CT 显示下颌骨体呈膨胀性改变，骨皮质变薄，前缘皮质中断，髓腔内可见低密度积气影

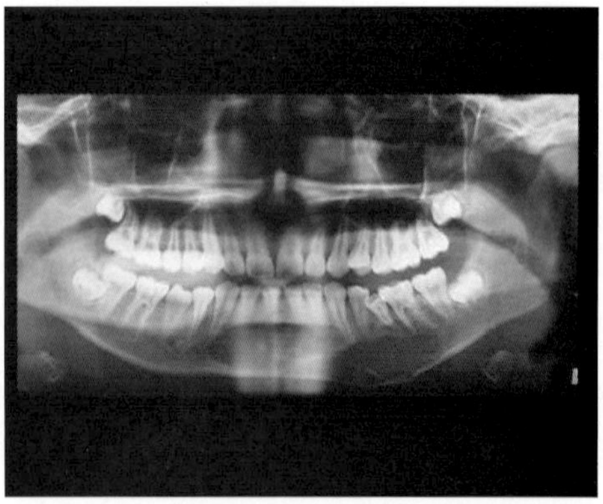

图 12-42　外伤性下颌骨骨折检出骨囊肿并病理性骨折曲面重建观

同一病例。下颌骨曲面扫描显示下颌骨体呈膨胀性改变，骨皮质变薄，前缘皮质中断，髓腔内可见低密度改变

第四节　颈部损伤

小儿颈部损伤，在意外伤害中呈逐年增加趋势。损伤可累及颈椎骨折、脱位、椎间盘、小关节、韧带和脊髓损伤。我院（西安市红会医院）一组统计资料中，小儿颈椎损伤中，最常见为寰枢椎脱位，偶见寰椎前弓骨折，齿状突骨折。由于颈椎承上启下，连接颅脑与躯干，解剖位置十分重要。损伤累及脊髓与神经可导致患儿高位截瘫，甚至危及生命。目前临床上多将颈椎骨性损伤分为：寰枢椎脱位、寰椎前弓骨折、齿状突骨折、寰椎侧块、横突骨折、颈部软组织损伤。

颈椎损伤时，一般情况下，患儿病情较重。因此选择快速的影像检查方法很关键。这对判断损伤严重程度，选择临床进一步治疗方法具有重要意义。检查前病人摆放位置，动作尽量轻柔。不能为达到解剖位置及图像对比清晰，随意强行搬正至功能位，引起患儿损伤进一步加重。CT 诊断医师一边观察图像，一边还要注意病人呼吸动度、频率、肤色等生命体征变化。当快速结束检查时，立即要向临床医师书写出临时的、详细的初步印象报告，并将病人迅速转移出 CT 室。多螺旋 CT 扫描前，将病人平卧，双手尽可能垂直向下，放松、平静呼吸。快速扫描，在最短的时间内，获取病人的大量损伤部位信息资料。然后进行图像后处理，包括冠状位、矢状位、斜位等等。再运用 CT 调窗技术，进行骨窗、软组织窗分析图像。可发现许多普通、常规 CT 扫描难以检出的病变。

检查方法：

（1）X 线平片：首选颈椎压痛点为中心的正、侧位 X 线平片检查。其空间分辨力高，可及时了解颈椎损伤的全貌，及骨结构形态、密度等。寰枢椎，齿状突骨折，应拍摄张口位平片。即使病变部位显示不清。也可为 CT 扫描选定部位打好基础。

（2）CT 扫描：其空间分辨力较 X 线平片低，由于组织重叠少，组织对比密度分辨率高。颈椎 CT 扫描为以 5mm 薄层，连续扫描，经过计算机薄层 1.5~2mm 后处理，组织对比密度分辨力高，并减了部分容积效应影响。骨窗观察骨性椎管、小关节突及椎管周围软组织损伤清晰。作为 X 线平片显示不清晰的补充选择。多螺旋 CT 扫描快速扫描，在最短的时间内，获取病人的大量损伤部位信息资料。然后进行图像后处理，包括冠状位、矢状位、斜位等等。再运用 CT 调窗技术，进行骨窗、软组织窗分析图像。可发现许多普通、常规 CT 扫描难以检出的病变。但对椎管内及脊髓损伤观察仍然显示不清。

（3）MRI：对椎管内脊髓、韧带，椎间盘损伤时血肿显示，脊髓出血，水肿受压神经信号明显异常。并且对判断神经损伤的预后有很大的价值。缺点：价格昂贵，扫描时间长。对骨折显示不及 CT 清晰。随软件系统开发，有适应急诊诊断要求的新机型问世。对患儿疑似脊髓损伤应以 MRI 为首先检查。

一、寰椎前弓骨折

寰椎前弓骨折（fracture of anterior arch of atlas），是指小儿颈椎损伤后累及寰椎前弓，发生骨折征象。本病的发生率较低。临床特征：患儿活动中突然转颈后，伴随嘎巴一声局部弹响后，发生斜颈、颈项疼痛、活动受限，患儿甚至张口困难。

【影像学特点】

（1）X 线平片：颈椎的正位、侧位、张口位可显示。但小儿由于疼痛不配合，有时难以清晰显示。

（2）CT 扫描：骨窗显示寰枢前弓清楚、细腻。可见前弓骨皮质连续性中断，断端有移位。小儿由于骨骺未完全骨化，寰枢椎周围的肌肉、韧带附着较多，损伤累及在此更脆弱，可显示骨折呈多个骨碎片状（图 12-43、图 12-44）。

【病例】女，5 岁 6 个月。斜颈 3d，转颈困难。患儿 3d 前转颈取物时，嘎巴声弹响后，颈部不能活动。经局部按摩，牵引前症加重，夜间睡眠中常痛醒。治疗前CT显示左侧椎前缘及前结节后方骺未骨化有骨折小碎骨片。经2周牵引、制动治疗后，临床斜颈、疼痛稍有好转。

诊断：寰椎左前弓骨折。

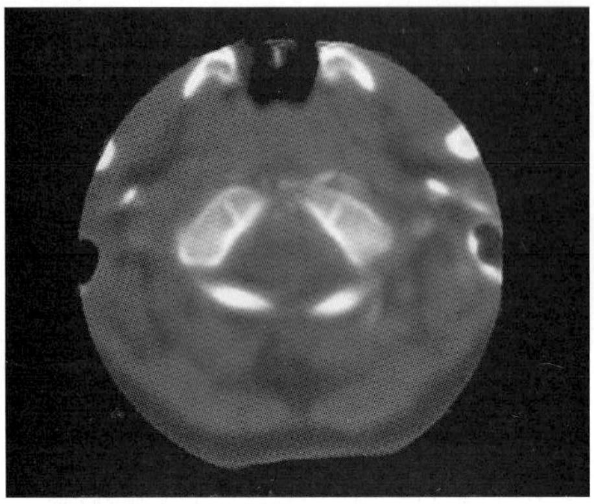

图12-43　寰椎左前弓骨折CT观

女，5岁6个月。治疗前CT显示左侧椎前缘及前结节后方骺未骨化，有骨折小碎骨片

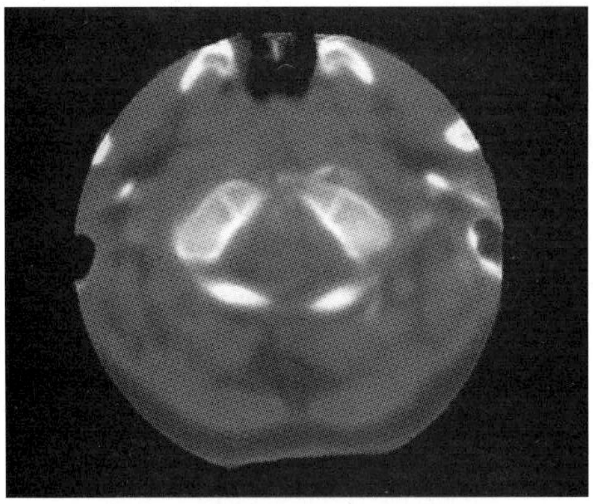

图12-44　寰椎左前弓骨折复查CT观

同一病例。复查CT显示寰椎前弓的骨折碎片部分吸收

二、寰枢椎脱位

寰枢椎脱位（atlanto-axial dislocation），是指小儿寰枢椎正常的解剖关系紊乱，而产生一系列临床症状。本病为常见、多发病，多发于男孩，男女之比为1.8~3∶1。

【病因】本病发病原因有：外伤性，包括医源性，作用于头颈部的外力均有可能导致寰椎横韧带断裂，引起寰椎向前滑脱。其中以屈曲型损伤多见，病理性脱位有上呼吸道、咽后壁的慢性炎症、侵及颈段的类风湿性关节炎、结核以及颈椎前方、周围的软组织间隙内寒性脓疡。近期内上呼吸道感染后波及寰枢椎周围的软组织间隙等。

【临床表现】枕后部及颈后部肌肉痉挛、疼痛，患者自觉颈部有不稳感，活动受限，有的表现为吞咽困难，发音失常。当脊髓受压、损伤时可表现相应的症状。

【影像学检查】

（1）X线平片：张口位最有价值，可见齿状突距寰椎侧块距离不等，或齿状突距寰椎前弓后缘的距离（AO）大于4mm，两侧寰椎侧块与枢椎齿状突结构不对称。

（2）脊髓造影：文献报告有脊髓症状时脊髓造影可见延髓、脊髓受压。

（3）CT扫描：在横断面图片中观察局部病变更精确，它可排除因拍照X线片时角度的误差，同样可见齿状突距离寰椎两侧侧块之间的距离不等。齿状突的前缘距离寰椎前弓的后缘之间的距离大于4mm或不足2mm。CTM，为脊髓增强后扫描显示脊髓明显受压。多螺旋CT扫描，不用搬动病儿体位，扫描后多方位成像观察局部损伤较普通、常规、单螺旋CT扫描清楚。

（4）MRI：该检查不仅能判断寰枢椎脱位情况，更能发现周围软组织包括韧带的损伤情况，对观察脊髓的受压比X线平片、CT更加清晰。

【诊断与鉴别诊断】诊断要点，首先有损伤史、依据临床表现及影像学检查不难诊断。

鉴别诊断：

（1）先天性寰枢椎脱位，除有寰枢椎脱位的表现外，还可见到有颅底、颈部等畸形。

（2）成骨不全：少数患儿有斜颈，齿状突发育异常，结合本病特征性的多发性骨折不难诊断。

（3）21-三体综合征：特殊愚蠢面容，贯通手，颈部黄韧带松弛，齿状突发育异常。

【病例】 女，5岁。车祸致后颈部痛3h。CT可见寰枢椎的侧块与齿状突的间距不等。左侧4.7mm，右2.1mm。

诊断：寰枢椎半脱位。

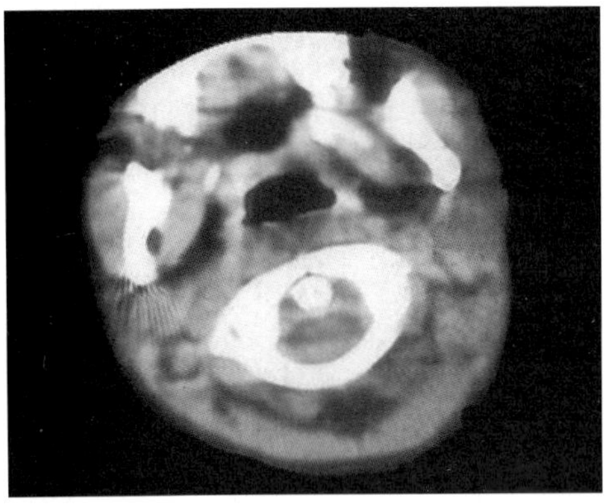

图12-45　外伤性寰枢椎半脱位CT观

女，5岁。CT可见寰枢椎的侧块与齿状突的间距不等。左侧4.7mm，右2.1mm

【病例】 男，8岁。玩耍中伤及颈部2d。CT显示侧块与齿状突间距不等，右侧4.9mm，左侧2.9mm。

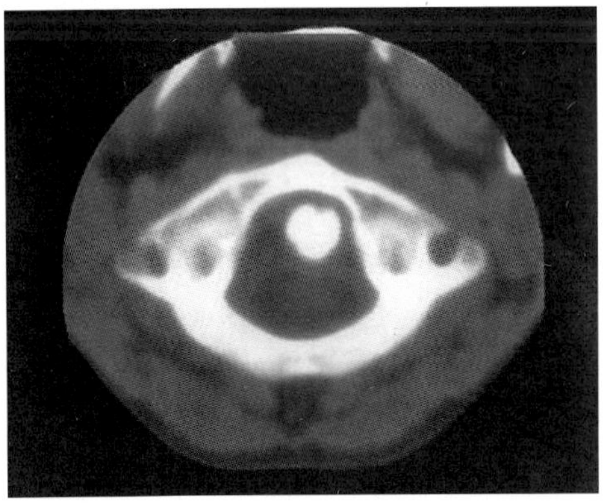

图12-46　外伤性寰枢椎脱位CT观

男，8岁。玩耍中伤及颈部2d。CT显示侧块与齿状突间距不等，右侧4.9mm，左侧2.9mm

【病例】 男，4岁，颈痛，活动受限。治疗前CT显示齿状突与前结节距离小于2mm。经牵引、制动卧床休息等综合治疗后症状消失。复查CT齿状突与前结节间隙4mm，已恢复正常间距。

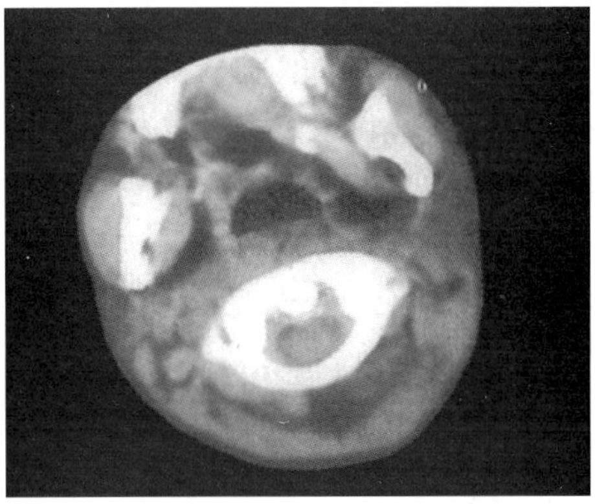

图12-47　上呼吸道感染后寰枢椎半脱位CT观

男，4岁。治疗前CT显示齿状突与前结节距离小于2mm

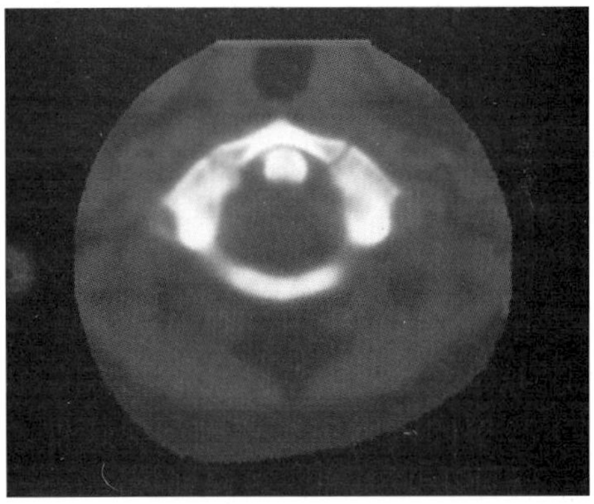

图12-48　上呼吸道感染后寰枢椎半脱位治疗后CT观

同一病例。复查CT齿状突与前结节间隙4mm，已恢复正常

三、齿状突骨折

齿状突骨折（fracture of odontoid process），是指发生于齿状突的损伤。在小儿时期常有发生，有时症状十分严重，甚至危及生命。本病多与寰枢椎脱位伴发。齿状突骨折分为3型，Ⅰ型为齿状突顶部斜形撕骨折，Ⅱ型为齿状突腰部骨折，Ⅲ型为齿状突基底部骨折，骨折线常延及椎体上部骨质及寰枢椎关节。另外，7岁以前的儿童骨折是以骨骺分离为特征。

【发病机理】 头颈部遭到突然终止的暴力常引起齿状突单纯性骨折，而当头颈部屈曲、仰伸及旋转引起齿状突骨折时多伴有寰枢关节脱位。

【临床表现】颈后和枕部疼痛、压痛，活动受限，以旋转最为明显，且病人常常被迫双手向上托住头，并伴有枕大神经分布区的放射痛，约 15%~33% 的患者有神经系统症状。伴有寰枢椎脱位的病人出现脊髓压迫症状。

【影像学检查】

（1）X 线平片：张口位和断层拍片，是最常用的诊断方法。齿状突骨折可见齿状突的骨皮质连续性中断、移位或成角，其中移位是最可靠的指征。但有时张口位齿突侧方成角是唯一的指证。断层片上显示齿状突骨折主要为骨皮质连续性的中断和齿状突基底部的阴影，矢状位可见骨折移位和成角，三型骨折齿突基底部可见一环形阴影。

（2）CT 扫描：在诊断中显示出其较大的优越性，特别是患者为强迫头位时，能清晰显示骨折线、骨折碎块和骨折移位情况。若寰椎前弓与齿状突间的距离（AO）大于 4mm 排除韧带断裂则（图 12-49~ 图 12-51）诊断为齿状突骨折。多螺旋 CT 扫描，不用搬动病儿体位，扫描后多方位成像观察局部损伤较普通、常规、单螺旋CT扫描清楚。

（3）MRI：不仅能显示骨折情况，而且对寰椎横韧带的状态及脊髓受压情况作出诊断。在横断面上齿状突和脊髓各占椎管矢状径的 1/3，其为缓冲间隙。当小儿 AO 大于 4mm，大于 4mm 考虑齿状突骨折和（或）韧带断裂。

【诊断与鉴别诊断】诊断要点，依据小儿有严重颈部及全身遭受外伤史、颈后和枕部疼痛、压痛，活动受限，以旋转最为明显，且病人常常被迫双手向上托住头，并伴有枕大神经分布区的放射痛，约 15%~33% 的患者有神经系统症状。和影像学检查诊断不难。

鉴别诊断：

（1）齿状突发育不全：表现为斜颈，齿状突与枢椎体未融合，齿状突随寰椎移位。

（2）成骨不全：少数患儿有斜颈，齿状突发育异常，结合本病特征不难诊断。

（3）21- 三体综合征：特殊愚蠢面容，贯通手，颈部黄韧带松弛，齿状突发育异常。

【病例】男，9 岁。车祸伤及颈部疼痛，四肢轻瘫 2d。CT 矢状位显示颈椎生理弯曲消失，呈反曲状态。CT 显示寰椎与齿状突之间隙增宽距离 9mm，右侧侧块可见前结节右侧皮质连续性中断，骨折小碎片坠入寰枢椎内。

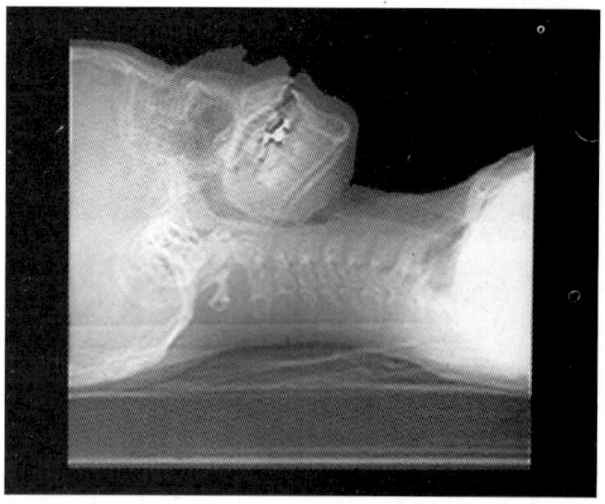

（一）

男，9 岁。CT 矢状位显示颈椎生理弯曲消失，呈反曲状态

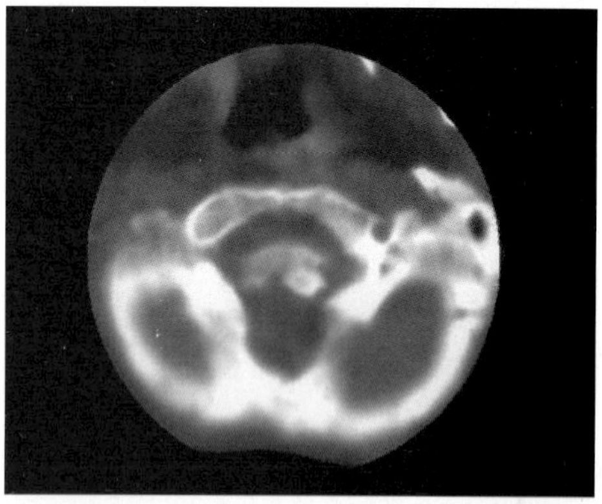

（二）

图 12-49　齿状突骨折 CT 观

同一病例。CT 显示寰椎与齿状突之间隙增宽距离 9mm，右侧侧块可见前结节右侧皮质连续性中断，骨折小碎片坠入寰枢椎内

【病例】男，15 岁。高空坠落伤四肢轻瘫 2 周。CT 显示齿状突基底部骨性结构不完整。皮质连续性中断。左侧横突撕脱内外移位。

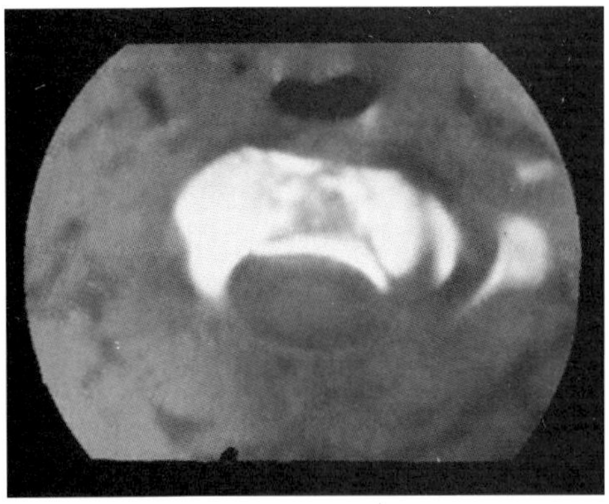

（一）

男，15 岁。高空坠落伤四肢轻瘫 2 周。CT 显示齿状突基底部骨性结构不完整。皮质连续性中断。左侧横突撕脱内外移位

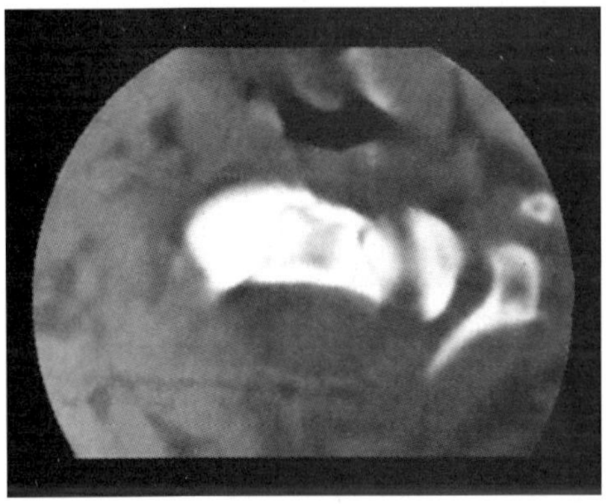

（二）

图 12-50　齿状突基底部粉碎性骨折 CT 观

同一病例。CT 显示下一层面骨折碎片，向四周方向移位

【病例】男，8 岁。车祸伤后四肢瘫痪。CT 显示颈椎生理曲度变直，寰枢椎前间隙增宽，内有碎骨片。

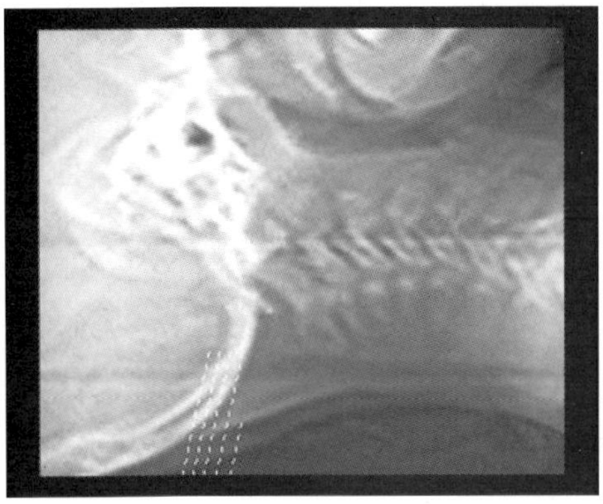

（一）

男，8 岁。车祸，CT 显示颈椎生理曲度变直

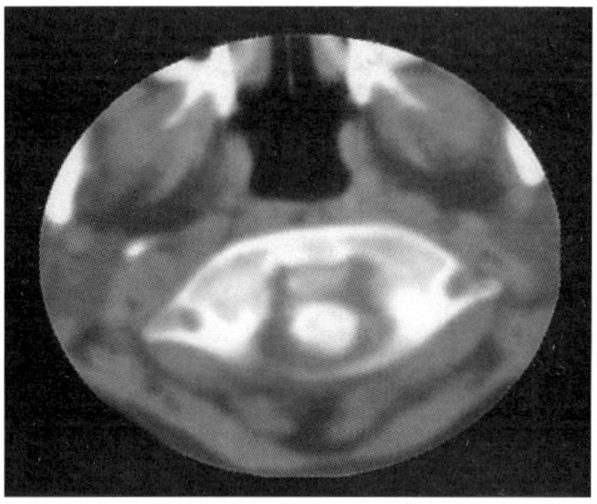

（二）

图 12-51　齿状突基底部骨折伴寰枢椎半脱位 CT 观

同一病例。CT 显示齿状突与前结节间隙增宽夹有碎骨片

四、寰椎侧块、横突骨折

寰椎侧块、横突骨折（fracture of lateral mass， transverse process of atlas），是指小儿颈椎遭受直接暴力作用下，寰椎侧块、横突发生骨折。本病少见。骨折后不稳定，易产生脊髓血管、神经损伤。临床特征：颈部外伤后，疼痛，颈部活动受限，四肢活动常也可受累及。

【影像学特点】

（1）X 线平片：患儿由于张口困难，疼痛，不易合作，局部显示欠清。

（2）CT 扫描：平扫软组织窗显示寰椎形态失常。寰枢椎孔内矢状径变窄。寰枢椎周围或骨折附近软组织间隙肿胀。骨窗显示寰椎骨性结构不完整，侧块、横突骨皮质连续性中断，骨折断端相互嵌插或骨折碎片向四周移位。CT 显示骨折线及骨折碎片移位较 X 线平片或 MRI 清晰（图 12-52、图 12-53）。

（3）MRI：与颈椎损伤后，继发神经症状和体征，必须要 MRI 检查，矢状位下、T2 加权像均能显示损害部位、形态、范围。

【病例】女，12 岁。崖畔坠落颈部疼痛，肢体麻木 8h。CT 显示寰椎前弓、双侧侧块、左侧横突皮质连续性中断。骨折块向后移位。椎孔矢状径变窄。

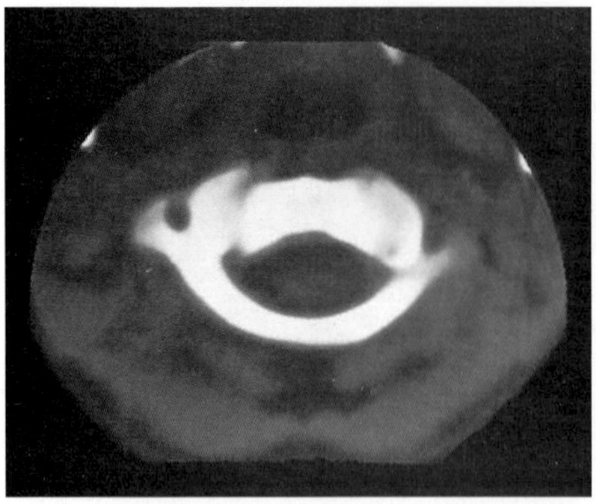

图 12-52　寰椎前弓、双侧侧块、左侧横突骨折

女，12 岁。崖畔坠落颈部疼痛，肢体麻木 8h。CT 显示寰椎前弓、双侧侧块、左侧横突骨皮质连续性中断。骨折块向后移位。椎孔矢状径变窄

【病例】男，13 岁。车祸伤及颈部疼痛 12h。CT 显示寰枢椎前弓，右侧侧块骨皮质连续性中断，断端移位，骨碎片向椎间孔移位。

诊断：寰椎右侧侧块骨折。

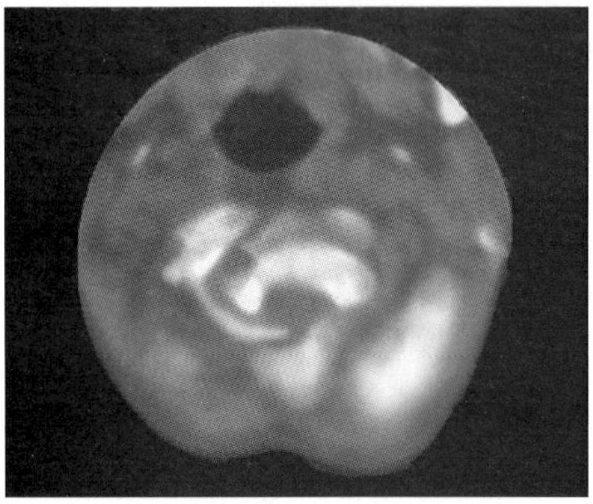

图 12-53　寰椎右侧侧块骨折

男，13 岁。车祸伤及颈部疼痛 12h。CT 显示寰椎前弓，右侧侧块皮质连续性中断，骨折碎片向椎孔内移位

五、外伤后硬膜外囊肿

外伤后硬膜外囊肿（traumatic epidural cyst），多在颈部损伤时有硬膜外血肿，又未及时清除血肿。当血肿吸收后，形成硬膜外软化灶，造成神经定位平面损伤，逐渐出现肢体活动障碍。本病少见。CT 软组织窗显示椎管内有囊性占位，压迫硬脊膜囊。囊肿密度均匀，呈水样（图 12-54）。只有手术清理时检出异常。

【病例】男，8 岁。颈部外伤后，逐渐出现右上肢无力半月。CT 显示 C6 椎管内有囊性占位。边缘清楚，密度均匀，CT 值 0~20Hu。将硬膜囊向左侧挤压。手术病理证实外伤性硬膜囊外囊肿。

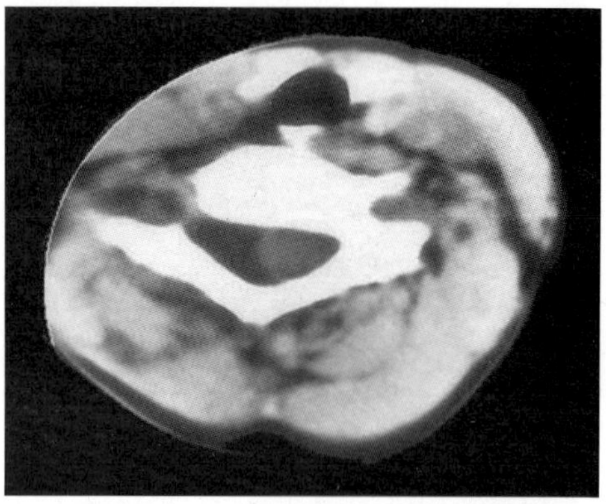

图 12-54　外伤性硬膜囊外囊肿

男，8 岁。CT 显示 C6 椎管内有囊性占位。边缘清楚，密度均匀，CT 值 0~20Hu。将硬膜囊向左侧挤压

六、车把撞击颈部皮下血气肿

【病例】男，9 岁。40min 前骑自行车摔倒，车把撞击左颈肿胀、流血、积气。急诊来院。

查体：左颈皮肤不完整、肿胀、流血、检查皮下积气（+）。

CT 扫描：左颈皮肤不完整、软组织间隙肿胀、积气，深度达甲状舌骨。

诊断：左颈部血气肿。

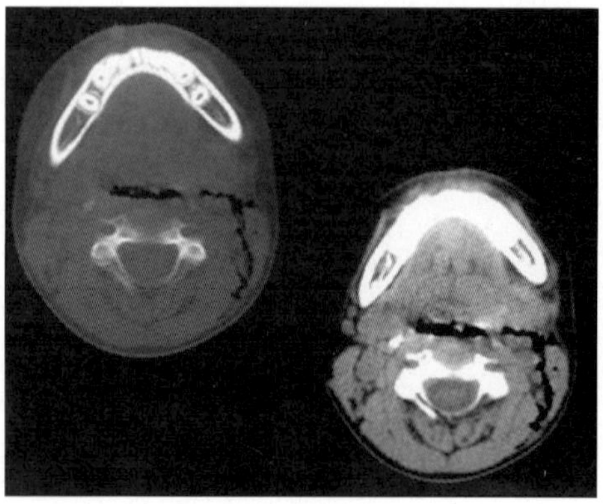

（一）

男，9 岁。CT 显示左颈皮肤不完整、软组织间隙肿胀、积气，深度达甲状舌骨左缘

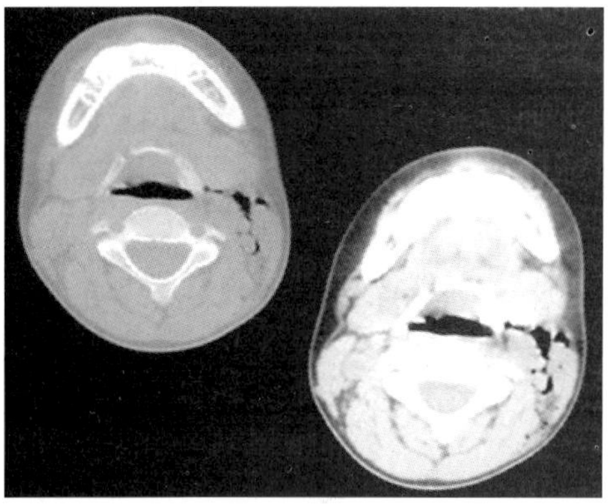

（二）

同一病例。CT 显示左颈皮肤不完整、软组织间隙肿胀、积气，深度达甲状舌骨左缘

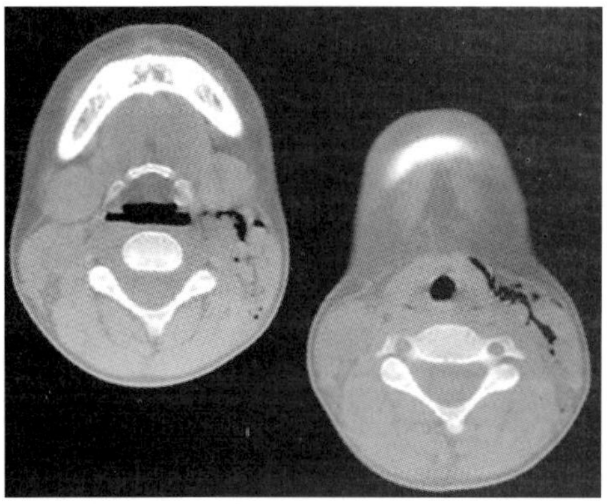

（三）

图 12-55 左颈皮肤挫裂伤、血气肿 CT 观

同一病例。CT 显示左颈皮肤不完整、软组织间隙肿胀、积气

七、左侧甲状软骨骨折并喉腔左旁与甲状软骨间隙软组织肿胀

左侧甲状软骨骨折并喉腔左旁与甲状软骨间隙软组织肿胀，是指在前颈部因卡压勒紧受伤，这在格斗、群殴中出现。

【病例】男，17 岁。3h 前群殴中被他人打伤，并卡压勒紧前颈部。现感咽痛、声嘶哑、颈前区肿痛 2h。

查体：神清，精神欠佳，左颈前局部轻度皮肤肿胀、压痛明显。

电子喉镜下检：可见左侧声门黏膜充血、肿胀，似有外压性隆起。

喉部 CT 扫描：喉腔左旁与甲状软骨间隙软组织肿胀。左侧甲状软骨断裂，断端错位。

诊断：左侧甲状软骨错位性骨折并喉腔左旁与甲状软骨间隙软组织肿胀。

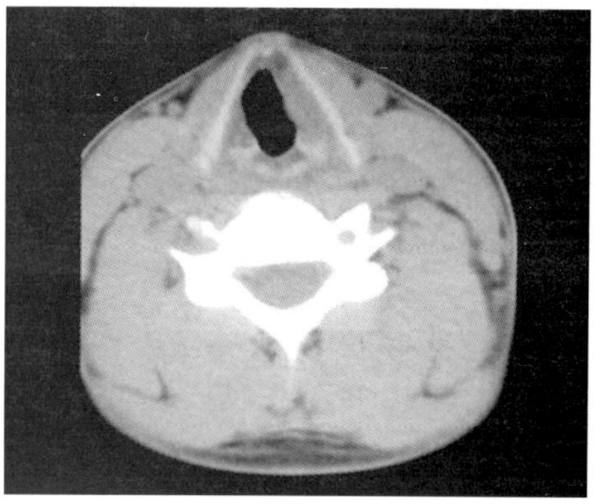

（一）

男，17 岁。CT 显示喉腔左旁与甲状软骨间隙软组织肿胀，声门不对称

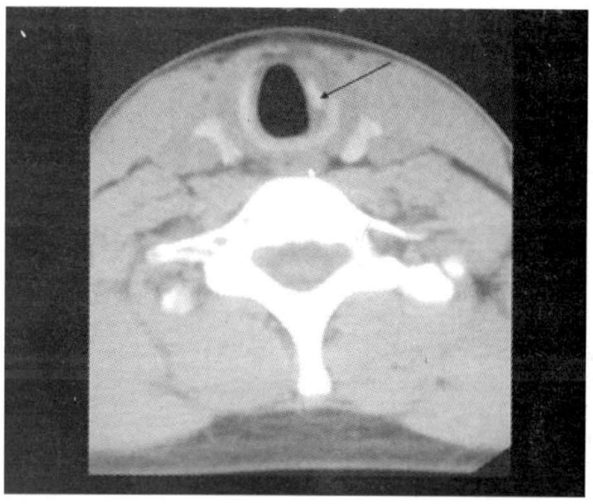

（二）

同一病例。CT 显示左侧甲状软骨断裂，断端错位

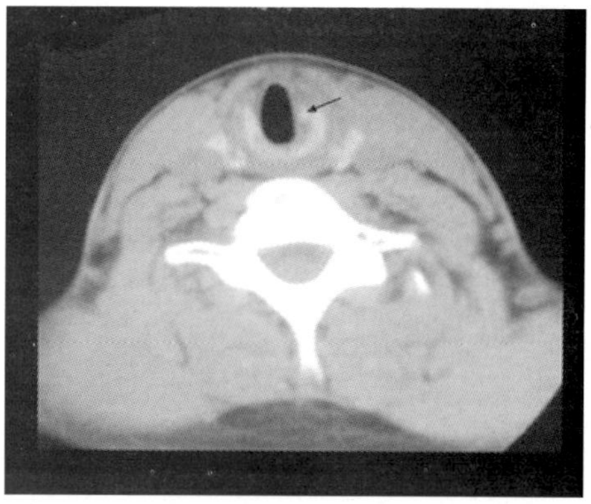

（三）

图 12-56 左侧甲状软骨骨折并喉腔左旁与甲状软骨间隙软组织肿胀 CT 观

同一病例。CT 显示左侧甲状软骨断裂，断端错位

第五节 胸部外伤

小儿胸部外伤（injury of pediatrics chest），是指小儿因车祸、高空坠落所致胸部创伤。包括开放伤、胸膜或肺内等损伤。小儿由于肋骨本身富有弹性，不易骨折，发生率很低。在直接暴力伤害中仍能见到，多见男性，因其接触暴力因素较女孩多见。

【病因】多见于直接暴力作用于小儿胸部，例如道路机动致车祸伤，高空坠落伤等。

【病理改变】常见损伤部位为第4~7肋发生骨折后，骨折断端间摩擦、移位刺破胸膜，伤及肺组织造成血气胸，胸腔积液。

【临床表现】外伤后，婴幼儿呼吸困难、哭闹、呻吟、面色苍白。年长儿可诉胸痛、胸闷、深呼吸、咳嗽、打喷嚏时疼痛加重。查体：胸部触痛，挤压胸部后能明确指出痛点，有骨摩擦音及握雪感。

【影像学特点】

（1）胸部平片（DR）：可显示受伤部位肋骨皮质连续性中断、气胸、肺组织受压，沿胸壁外带有透光区，无肺纹理，肺野内有略高密度渗出，边缘模糊不清。

（2）CT扫描：在本病中，临床尚未出现明显症状，胸部CT偶可有阳性发现，因此CT扫描有不可忽视的作用，同时对胸片的补充诊断。

1）皮下血气肿，CT可显示皮下软组织肿胀部位，有低密度积气影。

2）肋骨、胸椎骨折：骨窗及软组织窗显示骨结构皮质连续性中断，骨折碎片移位，但CT由于扫描层面关系，有些骨折可能被遗漏，空间分辨力不及胸片。且难准确定位，要结合胸片诊断，或多螺旋CT用MIP/SSD重建图像显示肋软骨骨折。

3）骨折伴发气胸，软组织窗可见胸部前缘有带状低密度区，CT值-800~-1000Hu，无肺纹理，其宽窄范围与积气量有关。CT还可显示纵隔移位，同侧肋膈角变平。

4）胸腔积血，胸膜腔少量积血CT都能显示，表现为与后侧壁平行的弓形、弧形，等或略高密度影，CT值30Hu左右。

5）血气胸，仰卧CT平扫可见后侧壁弧形气液平，密度呈分层现象，下方积血呈略高密度，上方为低密度空气影。

6）肺挫裂伤：有时CT可显示胸壁软组织肿胀，肺内有云雾状、淡片状密度略减低影，或片状或斑片状密度增高影，界限模糊不清。

【诊断与鉴别诊断】诊断要点，患儿有外伤史，胸痛，呼吸困难，面色苍白。胸片及CT扫描所见不难诊断，一般无需鉴别。

一、跌落伤致锁骨、肋骨骨折

【病例】男，1岁。20min前学步时摔倒，左肩前方着地，哭闹不休。

查体：左肩内缘肿胀、压痛明显。

胸部CT扫描+三维重建+骨窗：左侧锁骨中段1/3处外缘可见骨折处呈线样透光影，断端未见移位。

诊断：左侧锁骨中段骨折。

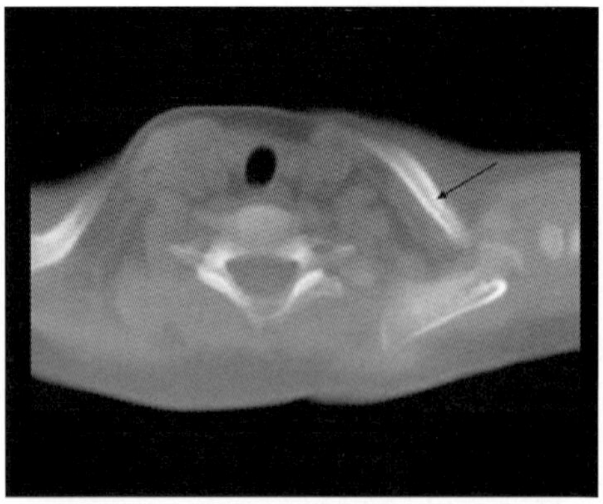

（一）

男，1岁。CT三维重建显示左侧锁骨中段1/3处可见线样透光影，断端未见移位

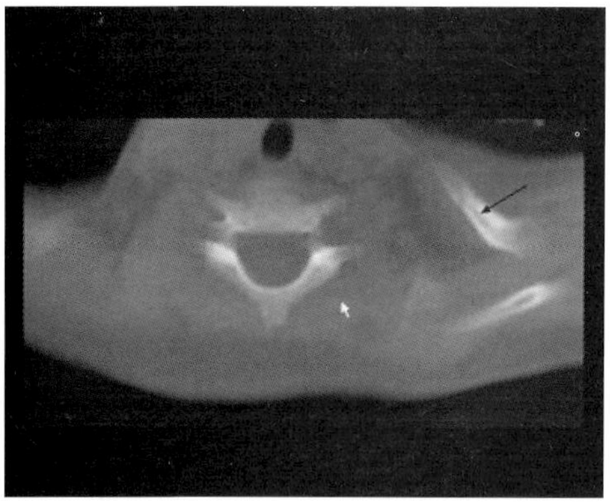

（二）

同一病例。骨窗显示左侧锁骨中段1/3处外缘可见骨折处呈线样透光影，断端未见移位

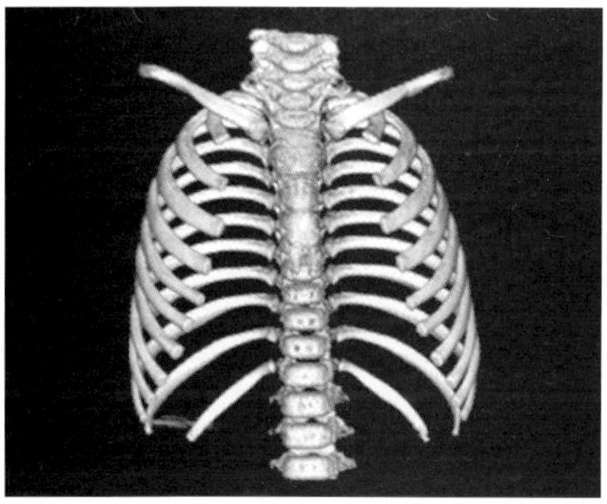

（三）

图12-57　左侧锁骨中段1/3处骨折观

同一病例。CT三维重建图像显示左侧锁骨中段1/3处可见线样透光影，断端未见移位

【病例】男，13岁。0.5h前患者摔倒后，跌至台阶边缘致左胸前肋骨畸形，疼痛，随咳嗽加剧，被120转送来院就诊。

体征：神志清楚，颈软，胸廓不对称，左胸5~7肋间腋前线处畸形，压痛，可及骨摩擦感，双肺呼吸音清，未闻及干湿性啰音；心音有力，心率80次/min，律齐，未闻及病理性杂音，腹部未见异常，肝脾肋下未触及。

临床诊断：胸部闭合性损伤。

胸部CT：胸廓不对称，左侧5~7肋骨见骨质断裂影，断端轻度错位，同侧胸壁软组织肿胀，肺窗显示双肺纹理增粗，走行自然，左肺外带未见肺纹理，可见压缩肺之边缘，左肺上叶外带见片絮状高密度影，双肺门不大。纵隔窗显示纵隔无偏移，心影及大血管形态正常，纵隔内未见肿块及肿大淋巴结。左侧胸背部可见弧形低密度影。

X线计算机体层（CT）成像+骨窗：左侧5~7肋骨见骨质断裂，断端轻度错位。

CT诊断：

（1）左侧5~7肋骨折伴胸壁皮下气肿。

（2）左肺上叶前段挫裂伤。

（3）左侧血气胸，肺组织约压缩30%。

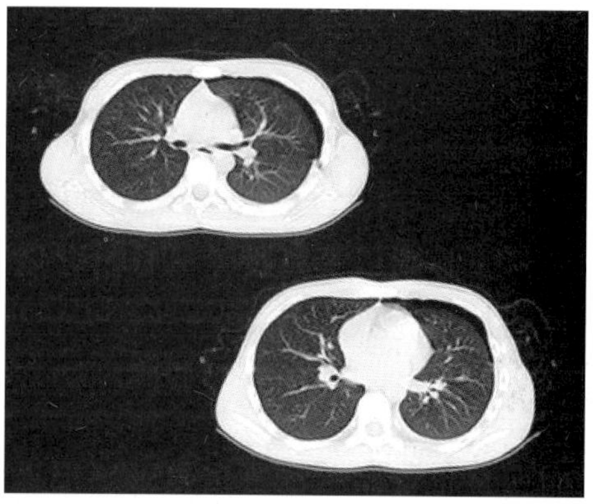

（一）

男，13岁。CT显示左侧血气胸，肺组织约压缩30%

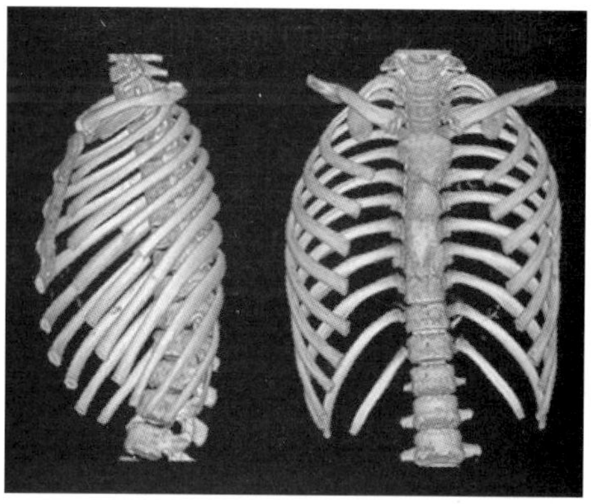

（二）

图12-58　外伤性肋骨骨折、血气胸、皮下气肿CT观

同一病例。CT显示左侧第5~7肋骨错位

术后复查：闭合性胸部损害，左侧第5~7肋骨骨折内固定术后。

胸部CT扫描：胸廓尚对称，左侧第5~7肋可见金属内固定影。肺窗显示双肺纹理增多，左侧胸腔可见前胸壁可见弧形气体影，内缘可见压缩之肺外带，肺野透光度尚可，左肺上叶舌段可见少许斑片状略高密度影，边缘模糊。

诊断：左肺上叶舌段创伤性湿肺，左侧第 5~7 肋骨骨折内固定术后。

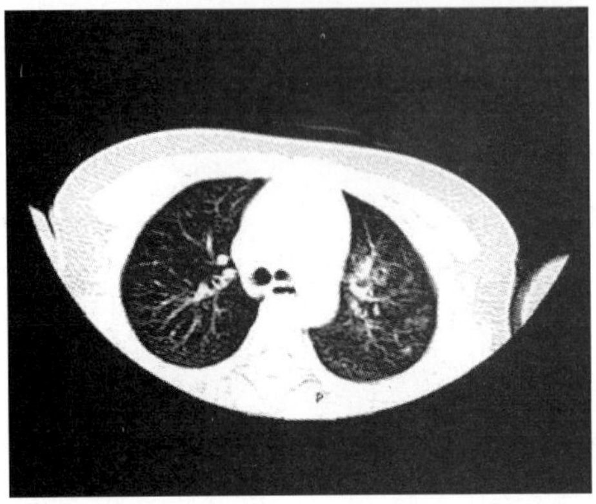

（一）

男，13 岁。术前胸部 CT 显示左上肺斑片状渗出，边缘模糊

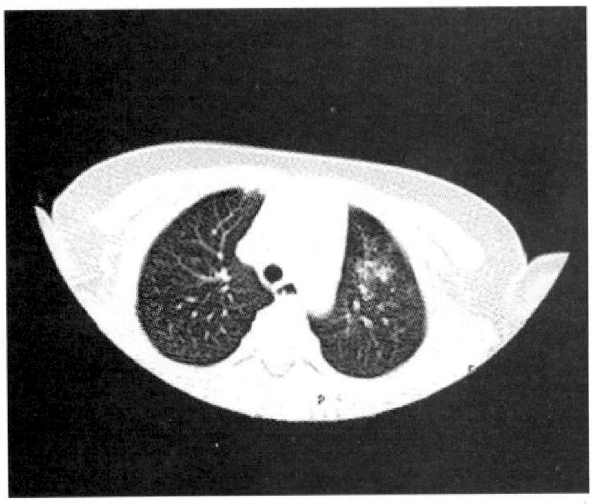

（二）

图 12-59　左肺上叶前段创伤性湿肺

同一病例。术后胸部 CT 显示左上肺斑片状渗出，边缘模糊

术后复查：胸廓尚对称，左侧第 5~7 肋可见金属内固定影。肺窗显示双肺纹理增多，左侧前胸壁可见弧形气体影，内缘可见压缩之肺外带，肺野透光度尚可，左肺下叶前基底段可见少许斑片状略高密度影，边界尚清，双肺门不大。纵隔窗显示纵隔无偏移，心影及大血管形态正常，纵隔内未见肿块及肿大淋巴结。无胸腔积液及胸膜肥厚。

CT 诊断：

（1）左侧第 5~7 肋金属内固定术后状态。

（2）左侧气胸（肺组织压缩约 5%）。

（3）左肺下叶前基底段少许渗出改变。

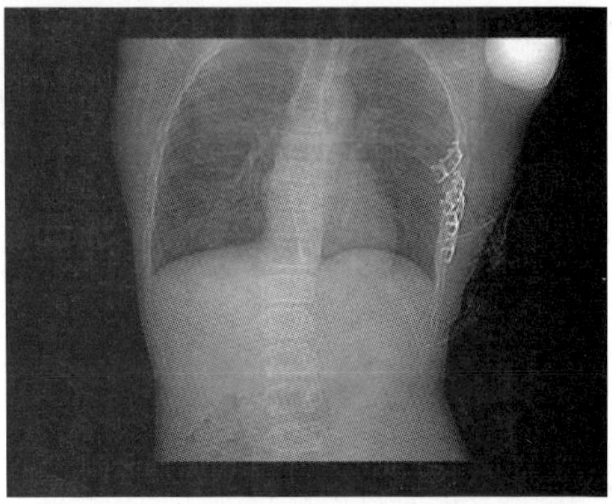

（一）

同一病例。术后胸部 CT 显示左侧第 5~7 肋可见金属内固定影

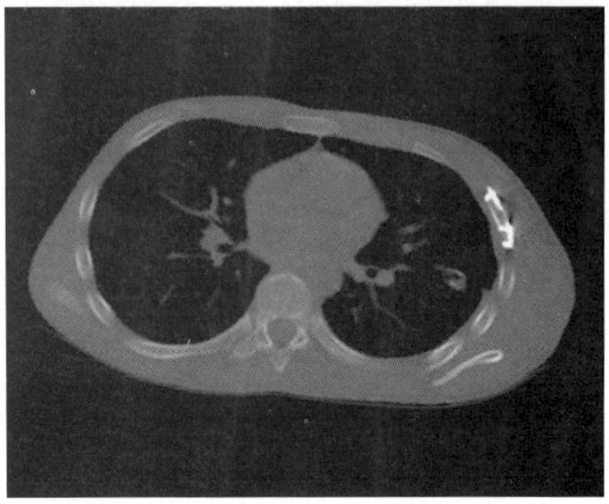

（二）

同一病例。术后胸部 CT 显示左侧第 5~7 肋可见金属内固定影

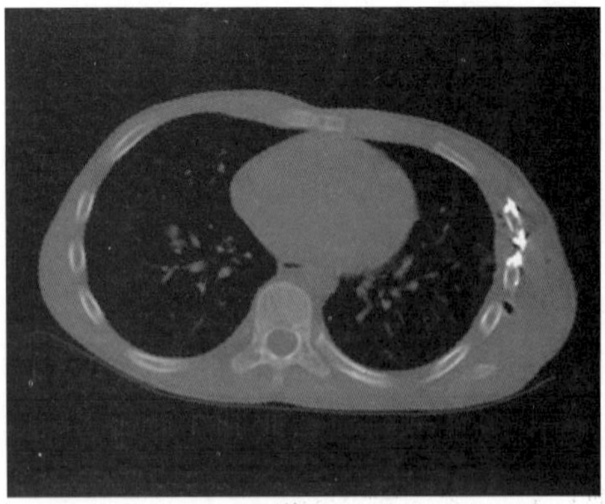

（三）

同一病例。术后胸部 CT 显示左侧第 5~7 肋可见金属内固定影。左侧前胸壁可见弧形气体影

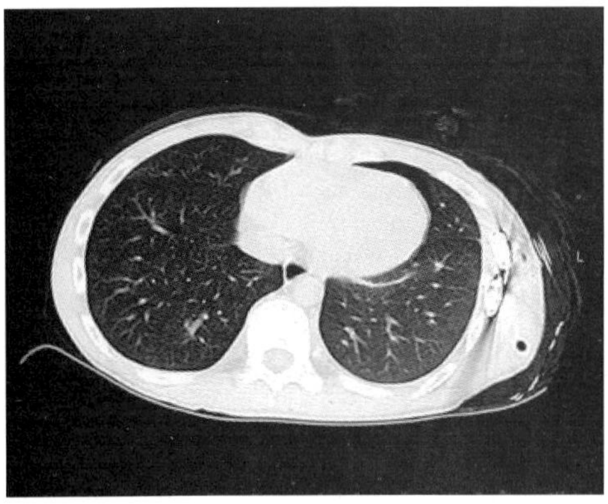

（四）

图 12-60　左上肺创伤性湿肺

同一病例。术后胸部 CT 显示左侧第 5~7 肋可见金属内固定影。左侧前胸壁可见弧形气体影，内缘可见压缩之肺外带

二、高空坠落伤（自杀）致血气胸、四肢骨创伤

【病例】男，13 岁。30min 前，患者从 3 楼（约 10m）高处坠落（自杀），头面部、双腕部、臀部多处肿痛，被 120 急诊送来院。

体征：脉搏 75 次 /min，血压 90/60mmHg，神清，精神差，左侧额部、颧部皮肤擦伤，颈软，胸廓无压痛，心肺检查未见异常，腹软，无压痛，骨盆挤压试验阳性，双侧腕部肿胀、畸形、触痛。

临床诊断：高处坠落伤。

胸廓对称，左肱骨外科颈见骨质断裂，断端错位，余肋骨及胸壁软组织未见异常。肺窗显示双肺纹理粗多，右肺野外带透光度增强，未见肺纹理，双肺野见棉团状实变影，边界不清，以左肺为著，双肺门不大。纵隔窗显示纵隔无偏移，心影及大血管形态正常，纵隔内未见肿块及肿大淋巴结。无胸腔积液及胸膜肥厚。

诊断：

（1）双肺创伤性湿肺，以左肺为著。

（2）右侧气胸，肺组织约压缩 40%。

（3）左肱骨外科颈骨折，双侧肋骨未见错位性骨折征象。

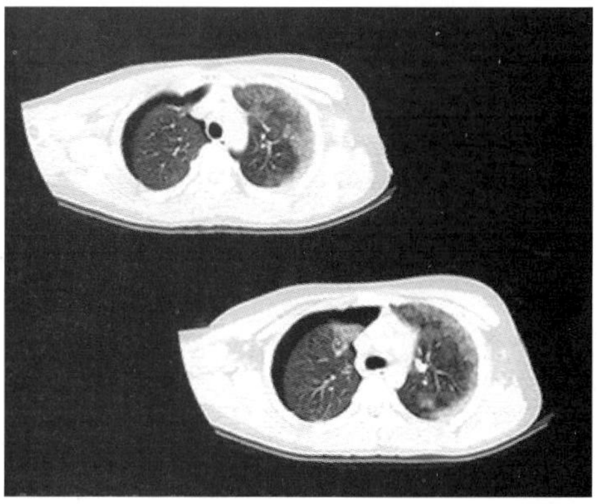

（一）

男，13 岁。CT 显示双肺纹理粗多，右肺野外带透光度增强，未见肺纹理，双肺野见棉团状实变影，边界不清，以左肺为著

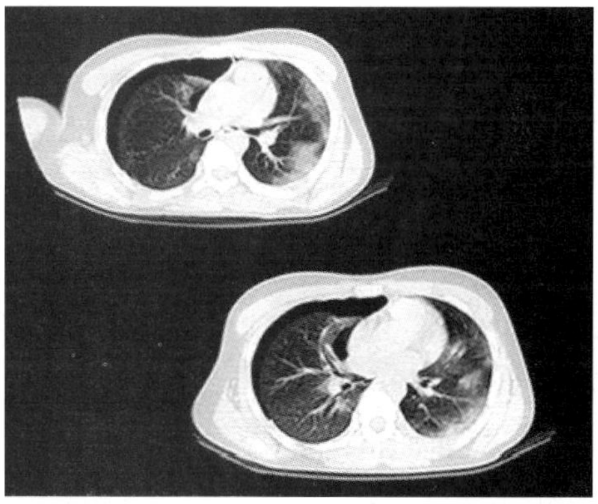

（二）

同一病例。CT 显示双肺纹理粗多，右肺野外带透光度增强，未见肺纹理，双肺野仍见棉团状实变影，边界不清，以左肺为著

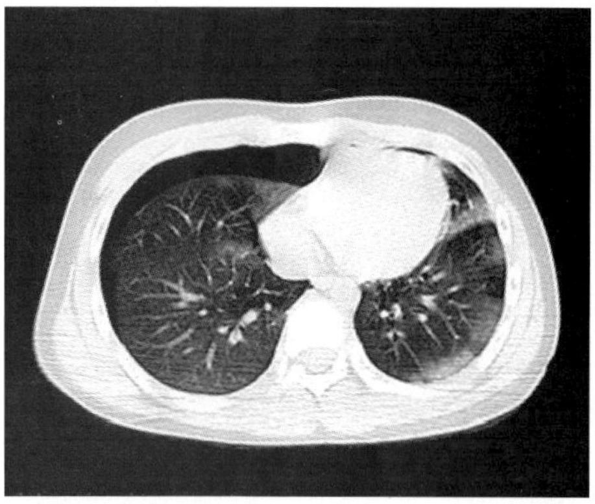

（三）

图 12-61　高空坠落伤合并双肺创伤性湿肺，右侧气胸 CT 观

同一病例。CT 显示双肺纹理粗多，右肺野外带透光度增强，未见肺纹理，双肺野仍见棉团状实变影，边界不清，以左肺为著

左侧耻骨上支可见骨皮质不连续，似可见小骨片影向下移位，耻骨联合增宽，骶1椎板未见融合，余构成骨盆各骨形态、大小，骨密度正常；骨质结构完整，无增生及破坏；未见明确骨折及脱位征象；软组织正常；其他未见异常。

双侧尺桡骨远端可见骨质断裂影，以右侧为著，右侧尺桡骨远端断端未见错位征象，周围软组织肿胀；余双腕关节骨质结构形态完整，骨皮质连续，骨小梁走行规则，骨密度无明显异常征象。所见关节结构完整，关节面光滑，关节间隙不窄，关节周围软组织无明显肿胀。

诊断：

（1）左侧耻骨上支骨折，耻骨联合分离。

（2）双侧尺桡骨远端骨折。

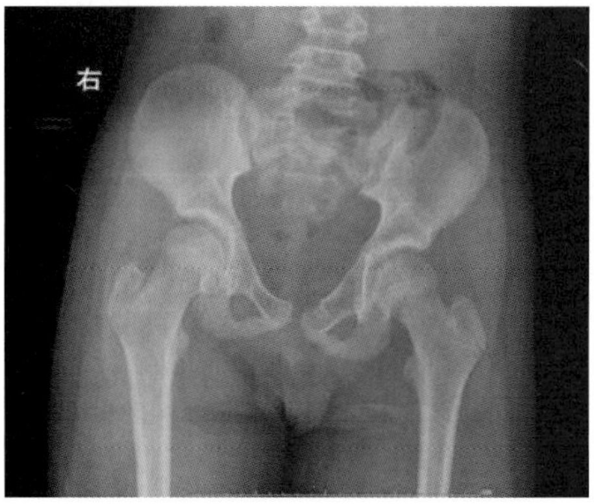

图 12-62　高空坠落伤合并骨盆骨折 DR 观

同一病例。DR 显示左侧耻骨上支可见骨皮质不连续，似可见小骨片影向下移位，耻骨联合增宽

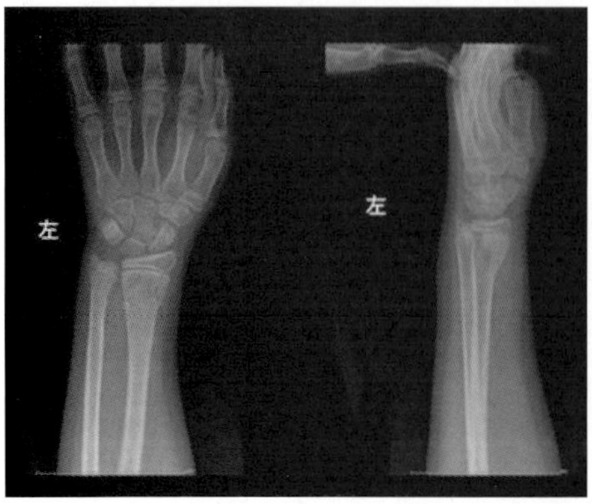

（一）

同一病例。DR 显示左侧尺桡骨远端可见骨质断裂影，断端轻度移位

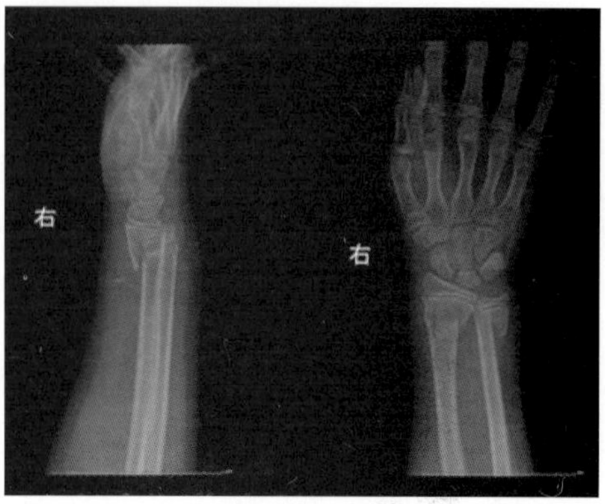

（二）

图 12-63　高空坠落伤合并左侧尺桡骨远端骨折 DR 观

同一病例。DR 显示右侧尺桡骨远端可见骨质断裂影，右侧尺桡骨断端有错位征象，周围软组织肿胀

三、胸部锐器伤致液气胸

气胸（pneumothorax），是指用锐器，包括尖刀、铁钉等由体表皮肤穿破皮下组织，直接刺伤胸膜壁层。或者胸部创伤中并发肋骨骨折，骨折的断端刺破胸膜脏层也可发生气胸。产生气胸后使外界气压很高的空气经创伤的窦道口直接进入胸膜腔，导致胸膜腔内正常的负压消失。产生一系列危重临床表现。气胸可以是原发性或继发性。

【发病机理】在正常的情况下，胸膜的壁层与脏层中除了有少量的液体起润滑作用外，它们基本都是紧密相贴的，形成潜在性的空隙，其压力低于大气压为负压。随着呼吸动作的进行和肺的顺应性，胸膜腔支持着胸廓的运动。当进入空气后，潜在腔隙的负压减少，心脏和胸腔的内压增高，患侧部的肺组织被挤压而发生萎陷，胸腔内压出现了逆转变成正压并且压力急剧增高，由此将纵隔和气管向健侧部推挤。结果使肺的顺应性发生了降低，最终呼气和吸气的功能受限。轻症的患者则出现胸闷、胸痛、气憋，重者则发生呼吸困难、出现发绀、周围型呼吸衰竭。

【临床表现】伤后的患儿可出现胸闷、气促、吸气性胸痛，呼吸费力、烦躁、出冷汗、发绀等。分类：闭合性气胸、开放性气胸、张力性气胸。

查体：呼吸急促，鼻翼扇动，气管不居中。患侧肋间隙饱满。气管及心浊音界偏向于健侧。叩诊时患侧部呈浊音。听诊呼吸音降低。颈部、胸部、腋窝部等等皮下有握雪感。

【影像学特征】

（1）X线胸片：对于气胸影像学检查，首选拍摄X线胸片，或者在胸透下，随患者体位转动可以检出异常。且能很快地作出诊断，也可立即确定气胸的范围、肺组织萎陷和纵隔移位的程度。但普通X线检查，组织重叠，组织对比密度差，有时易有漏诊。

气胸的X线诊断标准：可见被压缩的肺表面与脏层胸膜之间有一层纤细的气胸发线带及无肺纹理区。依此可确诊，及判断肺组织被压缩的程度。胸片显示发生气胸部位透光度增加，无肺纹理，肺组织被压缩实变且向肺门处萎陷，透光度减低。对于气胸评价，有人提出：当气体占患侧胸部1/4时，肺组织可能被压缩至35%；当气体占胸部的1/3时，肺组织可能被压缩至50%；当气体占1/2时，肺组织可能被压缩至65%。如果大量的气体进入胸腔后，肺叶被挤压在肺门周围而呈现出实质性的、团块状的软组织阴影。纵隔、气管表现为呈填充性的向健侧部移位。患侧处的膈肌可下降，肋间隙增宽。

（2）CT扫描：

1）冠状像显示，与X线胸片的征象相同。冠状像可见被压缩的肺表面与脏层胸膜间有一层纤细的气胸发线带。患侧胸壁弧形低密度积气征。CT值-468~-1010Hu，内无肺纹理。纵隔气管向健侧稍有移位。两肺的肺纹理尚清晰。肺脏与胸壁间无肺结构区域，肺脏呈现不同度的受压，气体位于胸腔的上部。CT发现当有少量的胸腔积气时，肺脏仅呈轻度的受压。当胸腔内有大量的积气时，肺脏发生明显的受压现象，纵隔也明显的向对侧移位，严重时可发生纵隔疝。有时在气胸发生局部可见气-液平面。纵隔气肿时可在纵隔周围有气肿带，有时可伴发损伤部位皮下，或腋窝肌间隙内有不规则的、条索形低密度气肿积聚。

2）轴位可见肺组织受压范围，气胸线，纵隔、气管有移位的征象。肺窗可见，右侧胸膜腔。在前上纵隔旁、膈顶前的内侧有大量低密度积气征，其边缘清晰，内无肺纹理。其余的则肺纹理增粗。

【病例】男，13岁。于打架中右胸背部被铁钉刺入伴胸痛，吸气时加重1d。

查体：神志清醒，呼吸平稳右侧胸背部的肩胛下角旁6~7肋间处有0.5cm的暗黑色皮损。

胸透未检出异常。胸片可见右侧胸壁下一层纤细的气胸带及透亮影，无肺纹理。

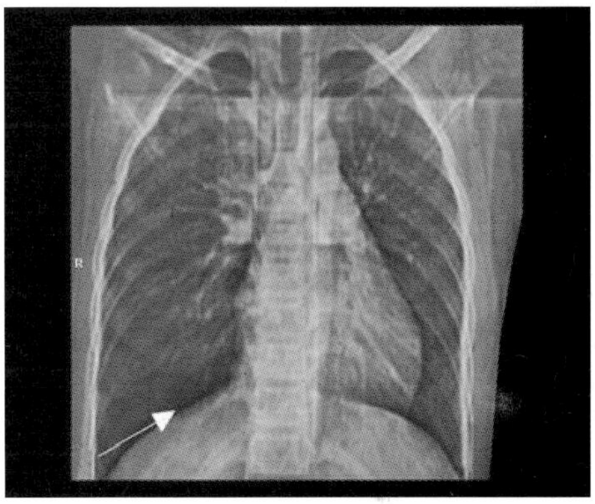

图12-64　铁钉刺伤背部伴气胸形成。纵隔及气管移位X线胸片观

男，13岁。胸片可见右侧胸壁下一层纤细的气胸带及透亮影，无肺纹理

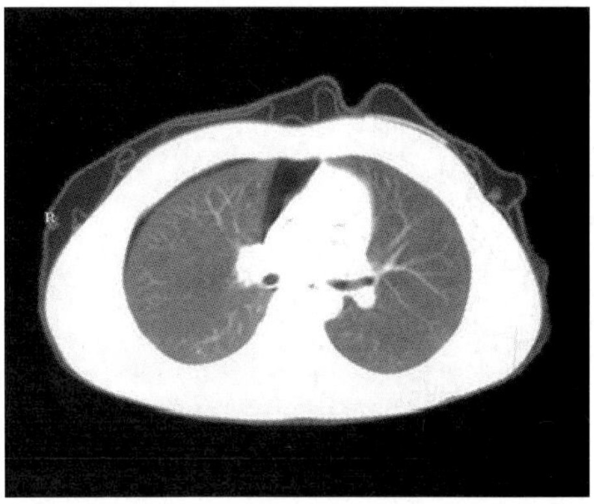

图12-65　铁钉刺伤背部伴气胸形成。纵隔及气管移位胸片观

同一病例。胸部CT显示透光度减低区域将肺组织挤压、被压缩实变且向肺门处萎陷。同时可见纵隔及气管移位

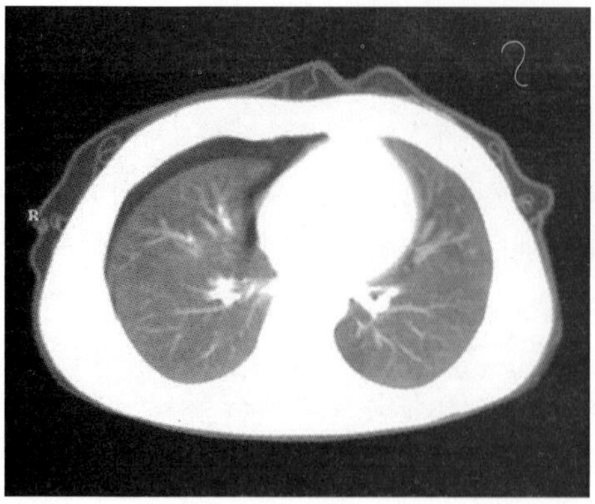

（一）

同一病例。CT 显示右侧胸壁、近膈顶肺表面与脏层胸膜间有一层纤细的气胸带，并有一弧形低密度积气征。内无肺纹理。纵隔气管向左侧稍有移位

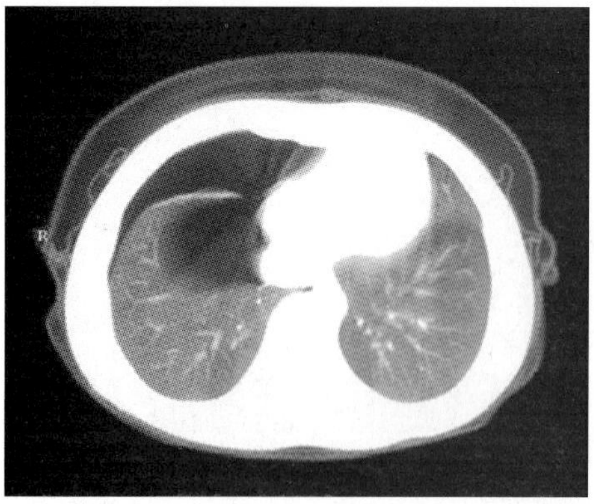

（二）

同一病例。CT 仍见右侧胸壁下、前上纵隔有低密度积气征。局部肺组织稍有挤压的现象

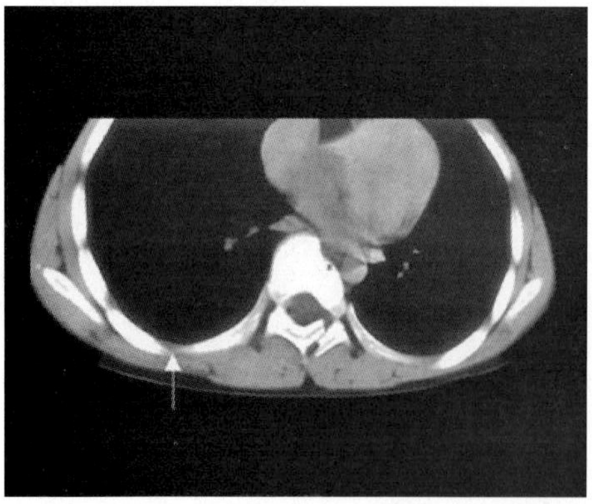

（三）

图 12-66　铁钉刺伤背部伴气胸形成。纵隔及气管移位 CT 观

同一病例。纵隔窗显示右肩胛下角处的 6、7 肋间皮肤、皮下至胸壁处有由外至内，有斜性行走的低密度的窦道影。可伴发损伤部位皮下，或腋窝的肌间隙内有不规则的、条索形低密度气肿形成

3）纵隔窗可直接显示损伤由皮下进入胸腔内的途径。大血管清晰、淋巴结无肿大、气管通畅、两侧的胸膜光滑。肩胛下角的第 6、7 肋间皮下至胸膜腔可见不规则的低密度的窦道影。

4）MPR 后处理图像（冠状、矢状位）清楚显示气胸部位、气体量及伴随挤压征象。

【病例】男，14 岁。0.5h 前群殴中，被尖刀刺伤左侧胸部致疼痛伴气短、胸闷，急诊来院。

体征：神志清，精神欠佳，颈软，双肺呼吸音清，心音可，律齐，未闻及杂音，腹平软，无压痛，肝脾肋下未及，四肢活动正常。

胸腹 CT 联扫所见：胸廓对称，左侧前胸部皮下可见气体影，余肋骨及胸壁软组织未见异常。肺窗显示左肺外带可见弧形气体影，其内无肺纹理，可见被压缩之肺边缘，肺组织压缩范围约 20%，双肺未见异常实变影，双肺门不大。纵隔窗显示纵隔无偏移，心影及大血管形态正常，纵隔内未见肿块及肿大淋巴结。无胸腔积液及胸膜肥厚。

肝脏大小、形态正常，肝内密度均匀，未见局灶性密度异常，肝内血管走行正常，肝内外胆管无扩张，脾不大，胆囊不大，胰腺大小形态及密度正常，双侧肾脏对称，大小及形态正常，未见局灶性密度异常，腹膜后未见肿大淋巴结（伪影大）。

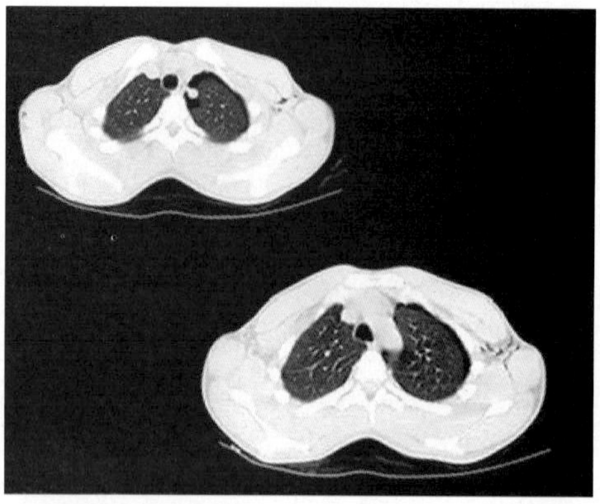

（一）

男，14 岁。CT 显示左侧前胸部皮下、腋窝可见气体影，肺窗示左肺外带可见弧形气体影，其内未见肺纹理及被压缩之肺边缘，肺组织压缩约 20%

诊断：

（1）左侧液气胸，肺组织压缩约 20%。

（2）左侧胸部皮下积气。

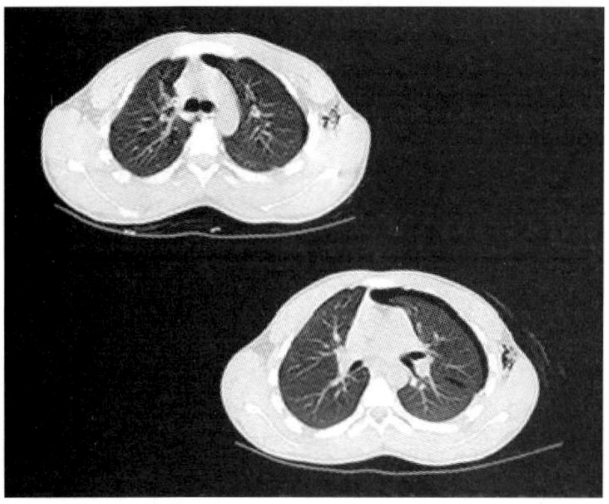

（二）

图 12-67 胸部刀刺伤致液气胸 CT 观

同一病例。CT 显示左侧前胸部皮下可见气体影，肺窗示左肺外带可见弧形气体影，其内无肺纹理及被压缩之肺边缘，肺组织被压缩约 20%

四、游泳前跳水致颈、胸背、纵隔广泛气肿

【病例】男，14 岁。以“游泳前跳水时，入池后感胸闷、胸痛 5h”急诊就医。5h 前跳水入池时，胸腹部腹侧大面积落水，被挤压后自感胸闷、胸痛、气短。进食后前症加剧。

病人体征：体温 36.8℃，脉搏 85 次 /min，呼吸 16 次 /min，血压 115/70mmHg。神清，精神欠佳，无发绀，无呼吸困难，颈静脉无充盈，颈部饱满、触痛，皮下可触及气肿、握雪感、捻发感。双肺听诊呼吸音粗，未闻及干湿性啰音；心率 85 次 /min，律齐，未闻及病理性杂音。腹软，无压痛，肝脾肋下未触及。双下肢不肿。

临床诊断：胸闷待查。①颈部皮下、纵隔气肿。②前胸壁及背部皮下积气。

鉴别诊断：

（1）气管 - 支气管损伤：严重呼吸困难、发绀、昏迷、咳嗽、咯血。

查体发现：纵隔气肿、广泛皮下积气、肿胀。

（2）心肌梗塞：多见老人，有高血压、冠心病病史，心肌血清酶学增高，心电图可见胸导图像心肌缺血。

急诊胸部 CT：胸廓对称，前胸壁及背部皮下软组织内可见大片不规则气体密度影。肺窗显示双肺上叶近纵隔胸膜处可见窄带状气体密度影，双肺纹理清晰，走行自然，肺野透光度良好，双肺未见异常实变影，双肺门不大。纵隔窗显示纵隔无偏移，纵隔内脂肪间隙内可见不规则斑片状气体密度影，以上纵隔为著，心影及大血管形态正常，纵隔内未见肿块及肿大淋巴结。无胸腔积液及胸膜肥厚。

三维重建 + 骨窗：双侧肋骨未见明显肋骨骨质中断、破坏征象。

诊断：

（1）颈部皮下、纵隔气肿。

（2）前胸壁及背部皮下积气。

（3）双侧少量气胸。

（4）双侧肋骨未见明显错位性骨折。

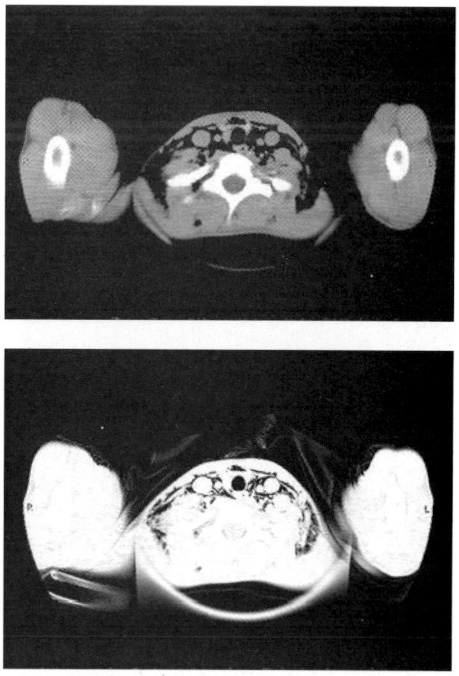

（一）

男，14 岁。CT 显示颈部、前胸壁及背部皮下软组织内可见大片不规则气体密度影。双肺上叶近纵隔胸膜处可见窄带状气体密度影，纵隔内脂肪间隙内可见不规则斑片状气体密度影，以上纵隔为著

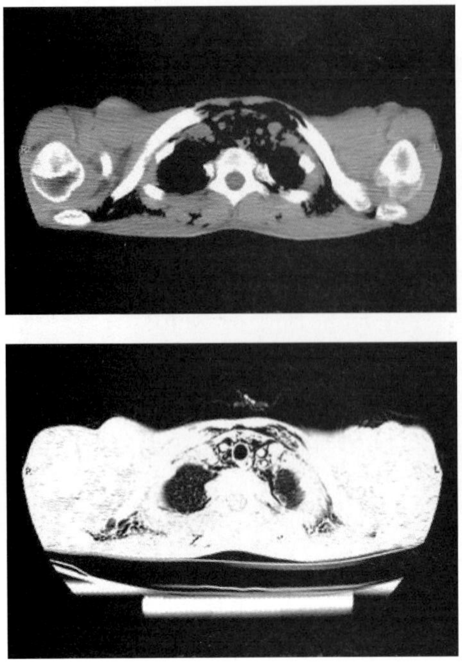

（二）

同一病例。CT显示颈部、前胸壁及背部皮下软组织内可见大片不规则气体密度影。双肺上叶近纵隔胸膜处可见窄带状气体密度影，纵隔内脂肪间隙内可见不规则斑片状气体密度影，以上纵隔为著

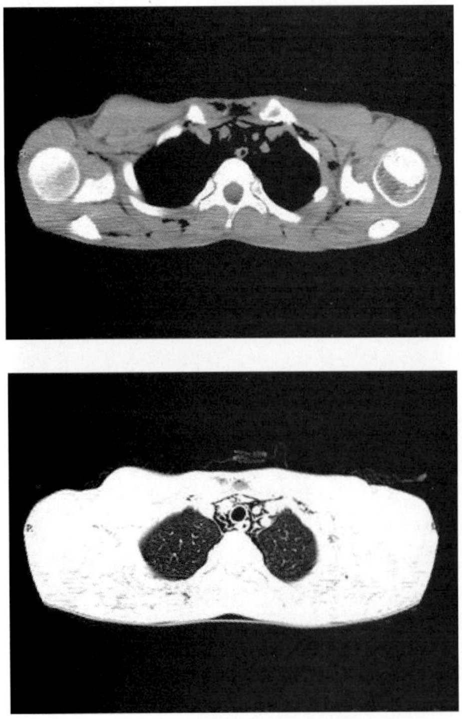

（三）

同一病例。CT仍显示颈部、前胸、后背部皮下软组织内、纵隔内脂肪间隙内可见大片不规则气体密度影

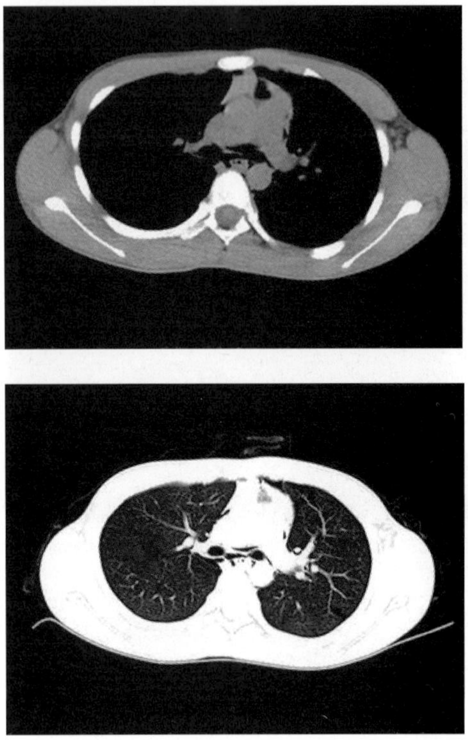

（四）

图12-68　游泳跳水后致纵隔、颈部、前胸壁及背部皮下气肿、两肺气胸治疗前CT观

同一病例。CT显示双肺上叶近纵隔胸膜处可见窄带状气体密度影，纵隔内脂肪间隙内可见不规则斑片状气体密度影，以上纵隔为著

转归：经治疗后呼吸困难、颈部、前胸壁及背部皮下气肿、握雪感、捻发感症状、体征好转复查。

胸部CT复查：与前片比较，胸廓对称，左侧前上胸壁及双侧上胸背部皮下软组织内可见少许不规则气体样低密度影。胸11椎体偏右侧可见斑片状高密度影，边界清，肺窗显示双肺纹理清晰，走行自然，肺野透光度良好，双肺未见异常实变影，双肺门不大。纵隔窗显示纵隔无偏移，左侧前上纵隔内脂肪间隙内可见小斑片状气体样低密度影，心影及大血管形态正常，纵隔内未见肿块及肿大淋巴结。无胸腔积液及胸膜肥厚。

诊断：纵隔少量气肿、颈部及左侧前上胸壁及双侧上胸背部皮下积气，较前片明显吸收。

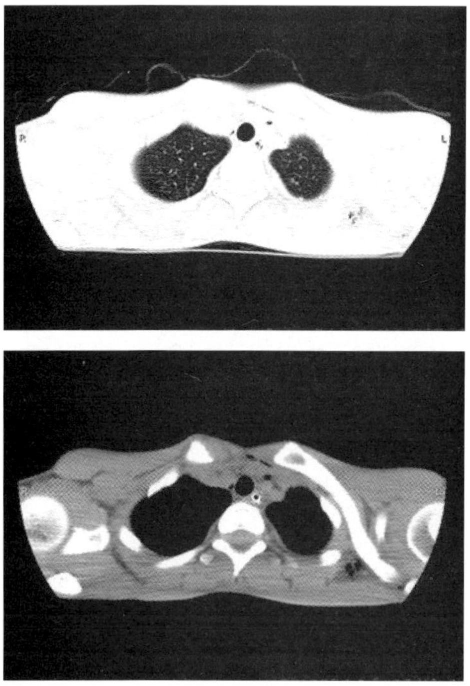

（一）

同一病例。CT显示左侧前上胸壁及双侧上胸背部皮下软组织内可见少许不规则气体样低密度影。左侧前上纵隔脂肪间隙内可见小斑片状气体样低密度影。肺内气胸吸收

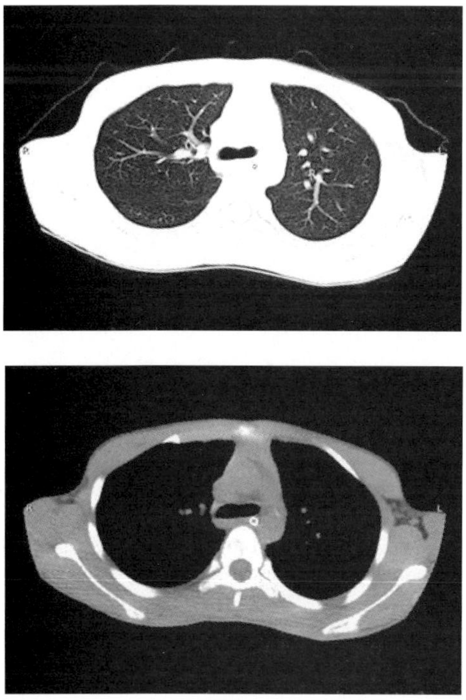

（二）

图 12–69　游泳跳水后致纵隔、前胸壁及背部皮下气肿、两肺气胸治疗后 CT 观

同一病例。CT显示左侧前上纵隔内脂肪间隙内可见小斑片状气体样低密度影。肺内气胸较前吸收

五、肋软骨骨折

肋软骨骨折，是临床常见，但CT、三维重建不易显示，可用最大密度投影重建（MIP）很好显示骨折部位，断段移位程度。

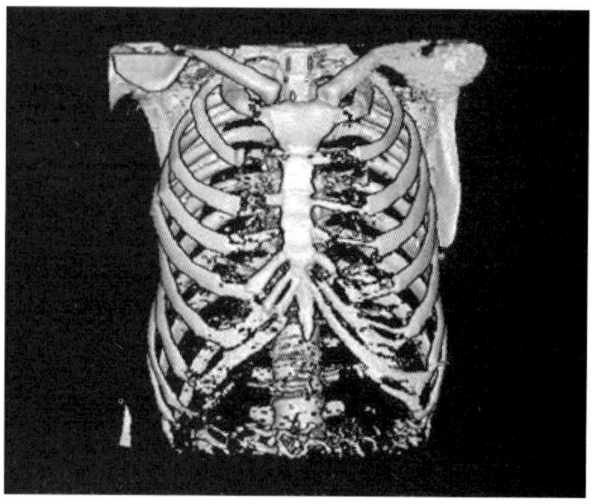

（一）

右第2~5肋软骨骨折显示不清

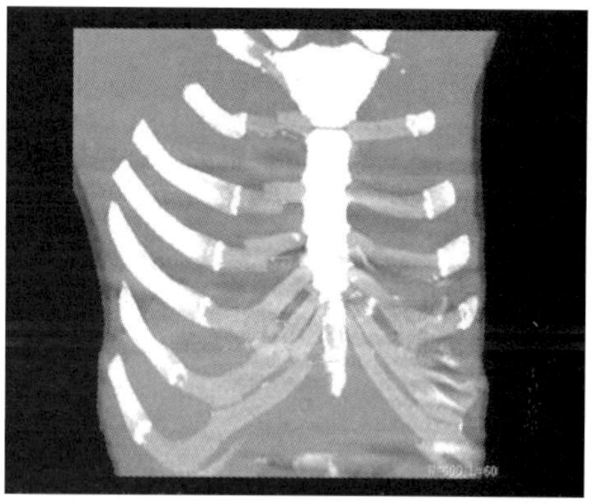

（二）

MIP重建显示右第2~5肋软骨骨折

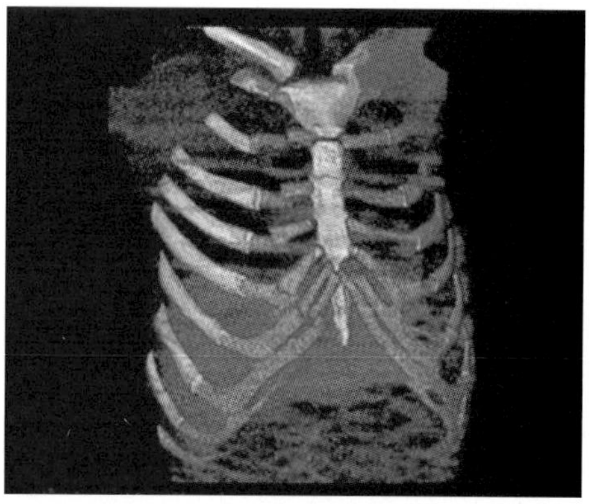

（三）

图 12–70　肋软骨骨折 CT 观

MIP重建显示右第2~5肋软骨骨折

第六节　腹部实质脏器外伤

小儿腹部外伤较少见。青少年随活动范围增多，车祸、直接暴力等外伤损害近年有增加趋势。本节讲述腹部散弹伤与锐器伤（主要为肾脏锐器伤）。

一、小儿腹部散弹伤

小儿腹部散弹伤（diverging abdominal gunshot wound in pediatric）是指枪弹、雷管爆炸造成小儿腹部脏器、骨骼的顿挫伤，本病在战时多见。和平时期少见。我国的枪支弹药管理严格，本病在小儿罕见。在我国枪弹伤多为猎枪，或自制的枪械所致的散弹伤或雷管保管不妥而发生意外损害。

【发病机理】当枪弹或散弹穿入组织时，都有较高的速度，通常产生前冲力和侧冲力。前冲力可直接穿透、离断或撕裂组织形成原发伤道。侧冲力可使原发伤道形成一个比原发伤道直径大30~40倍的暂时性空腔，在这空腔内压力的速度能使伤道周围组织继发产生更为严重的损伤。

【病理改变】肉眼所见腹腔实质性脏器，例如肝脏顿挫伤，可见包膜下血肿及散弹残留片。镜检：细胞变性、坏死、水肿，组织形态结构消失。

【实验室检查】

（1）伤后可见急性红细胞、血红蛋白减低。

（2）继发感染时可见白细胞总数增多，分类以中性粒细胞增多。

【临床表现】小儿自玩或他人散弹、雷管（铜质外壳）意外爆炸中受累及。胸腹部体表皮肤、皮下、手掌、手指被炸伤、炸毁。弹片残渣致伤物以爆炸时所产生的冲击力进入腹腔脏器。脏器损伤所致急性失血，小儿面色苍白，腹部疼痛，累及肾实质可见肉眼血尿。

【影像学特点】

（1）X线平片：患儿手掌、指端均被炸掉，广泛的软组织肿胀，残留骨组织结构不完整。

（2）胸、腹部X线平片：显示胸腹壁、肋骨等有金属弹片嵌顿。

（3）CT扫描：腹部平扫，可见肝脏形态，轮廓大致正常或轻度异常。边缘不光整，肝脏实质内血肿显示十分清晰，血肿呈单发或多发。位于肝包膜下，呈弧形、半月形或梭形。边缘、境界清楚，紧贴包膜。血肿表现随时间推移而异。受伤早期平扫呈略高或稍低密度影。主要是急性出血后，体内继发性凝血，血块收缩血清出，CT值不及颅内出血密度高。此外，肝实质内可见金属残片穿通肝实质内形成的弹道痕迹。在高密度金属异物周围同时可见有低密度水肿，损伤灶。肝脏外缘偶尔可见肋骨内有金属异物残留。

【诊断与鉴别诊断】诊断要点，患儿有明确的外伤史结合影像学检查，一般无需鉴别。

二、肝脾外伤

肝脾外伤（hepatic and splenic injuries），是指意外损伤中累及腹部受损，波及肝脾。腹部损伤中，发病率脾脏是第1位，其次为肝脏，占发病第2位。再次为双肾及肠腔。

【病因】

（1）肝脾开放伤，也称贯穿性损伤。可见于小儿自玩雷管，爆炸后碎弹片直接穿透腹壁，进入肝包膜、肝实质的损伤。

（2）闭合性损伤，在车祸伤、高空坠落伤，直接、间接暴力造成下位肋骨骨折，断端移位刺伤腹壁、隔膜、肝脾包膜，造成肝脾实质的损伤。

【病理改变】肉眼所见肝脾形态增大，包膜不完整，有大小不等裂隙。周缘有血性渗液。剖面可见肝脾实质裂隙、渗液。镜下可见大量红细胞集聚，及较多含铁血黄素颗粒堆积。肝脾细胞碎片、坏死。周围有炎症细胞浸润，后期出现纤维母细胞，肉芽肿、瘢痕形成。

【实验室检查】

（1）红细胞计数、血红蛋白减低，红

细胞压积减少。

（2）腹穿液为不凝血液。

【临床表现】小儿伤后持续性腹痛，面色苍白，神志淡漠，反应迟钝。尿少、血压减低等失血性休克表现。腹腔穿刺抽出不凝血液，或血性渗出液。

【影像学检查】

（1）B超探及肝脾实质脏器形态异常，脏器周缘及腹腔内有液性暗区及出血灶。

（2）CT扫描：

1）肝脾包膜下血肿：脏器形态增大，包膜下可见新月形混杂密度影。实质性脏器受血肿挤压变形，有凹陷。CT值28~39Hu。

2）肝脾实质内血肿，可见实质内有混杂密度影，呈裂隙状、不规则形。

3）肝脾挫裂伤：可见脏器形态增大畸形、失常，包膜欠光滑、完整。挫裂伤部分有不规则裂隙或缺口。周围模糊不清。

MRI检查，急性出血期采用检查少。

【诊断与鉴别诊断】诊断要点，有明确腹部损伤史，急腹症、出血、失血性休克、腹腔穿刺液为不凝固血液。结合B超/CT扫描不难诊断。

【病例】女，12岁。车祸伤后腹痛、面色苍白2h。CT显示肝脏形态增大，包膜下可见新月形低密度影。脾脏形态增大，实质内可见裂隙状混杂密度影。

诊断：肝脾破裂并包膜下积液。

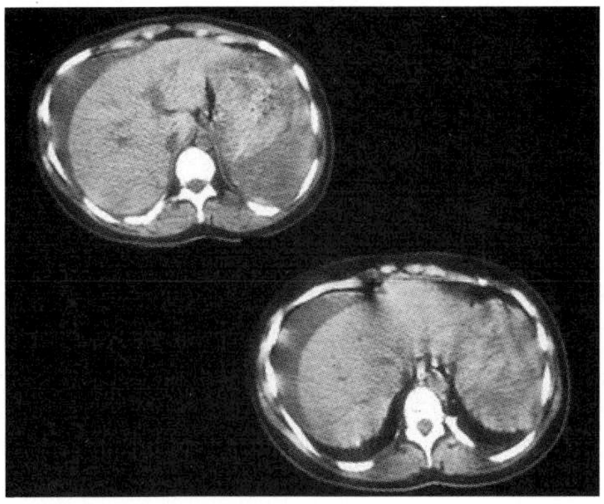

（一）

女，12岁。CT显示肝脾形态增大，包膜下、实质内密度欠均匀

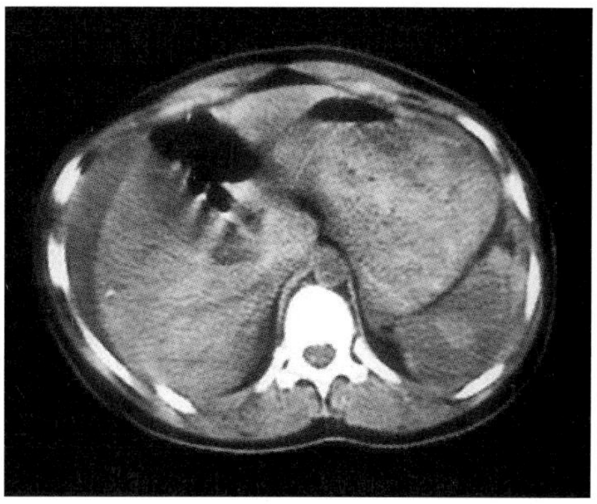

（二）

图12-71　肝脾破裂CT观

同一病例。CT仍显示肝脾形态增大，包膜下、实质内密度欠均匀

三、肝脏胰腺挫裂伤

【病例】男，18岁。因“车祸伤后致腹痛、大汗淋漓1h”急诊就医。1h前自驾汽车撞倒树干，方向盘直接撞击上腹部，瞬间感腹部剧痛。无皮肤破损、出血，无意识障碍，对受伤过程可回忆。无恶心、无呕吐。

查体：脉搏70次/min，呼吸20次/min，血压80/50mmHg。神志淡漠、大汗淋漓、急性失血貌。头颅无异常。双侧瞳孔等大等圆，直径3mm，对光反射灵敏。颈软。胸廓对称，两肺呼吸音清，未闻及干湿啰音。心率70次/min，律齐，未闻及病理性杂音。腹软，全腹无压痛及反跳痛，肝脾肋下未及。肠鸣音尚可。四肢肌力、肌张力无异常。双侧病理体征未引出。

急诊诊断：闭合性腹部损伤、脏器破裂。

首次急诊腹部CT提示腹腔大量积液。

经急诊科直接送入手术室抢救。

术前查体：贫血貌，舌系带裂伤，口腔内有少量出血。腹部饱满、膨隆，压之肌紧张明显。

初步诊断：

（1）闭合性腹部损伤、脏器破裂（肝）。

（2）失血性休克。

（3）舌系带裂伤。

在手术室抢救经过：行腹腔镜探查，术中发现肝破裂多处，其中右后叶膈面4处，大小分别5cm×0.7cm、4cm×0.5cm 2处，3cm×0.5cm、左内叶脏面1处，2cm×0.5cm。术中修补。胰腺上缘挫裂伤、脾静脉、肠系膜上静脉、门静脉分叉处裸露，予以修补。探查结肠肝曲、十二指肠处均有血肿形成，术中修补。

术后诊断：肝胰挫裂伤修补术后。

病程中发现血胰淀粉酶增高，大便潜血（+）。考虑：创伤性胰腺炎。

胃镜检查：未见异常。考虑：大便潜血（+），来自舌系带裂伤出血吸吞入胃内。

术后腹部CT复查。

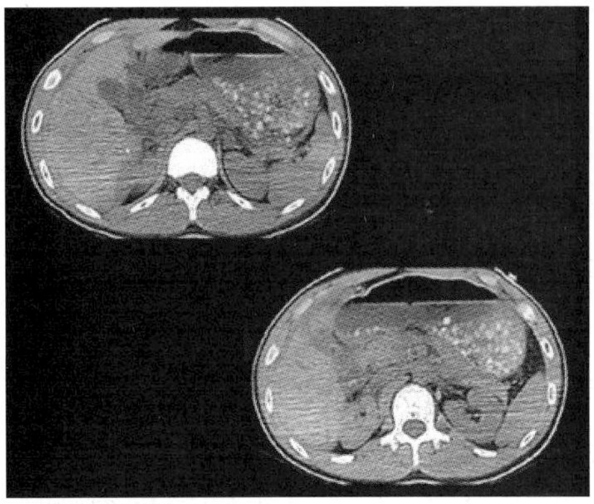

（一）

男，18岁。CT显示肝包膜下新月形低密度影。脾脏密度欠均匀

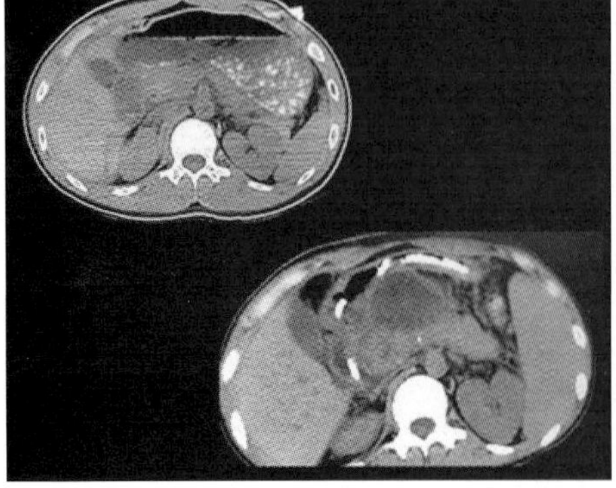

（二）

同一病例。CT显示肝包膜下新月形低密度影、肝左叶可见混杂密度影。脾脏密度欠均匀，胰腺头颈部形态增大，胰体部可见巨大囊性灶

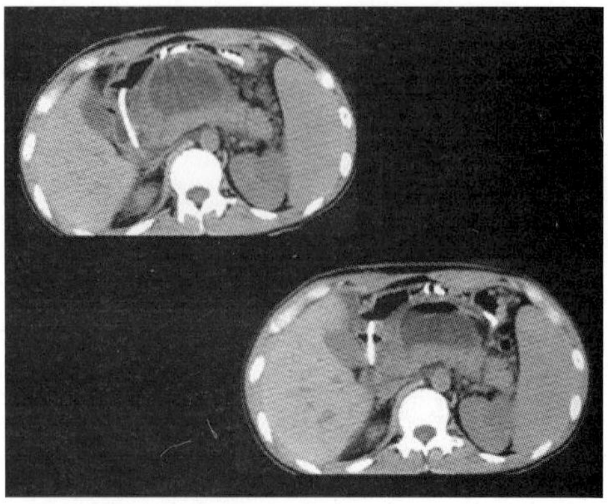

（三）

同一病例。CT显示肝包膜下新月形低密度影。脾脏增大，密度欠均匀，外缘可见等密度影。胰腺体部可见巨大囊性灶

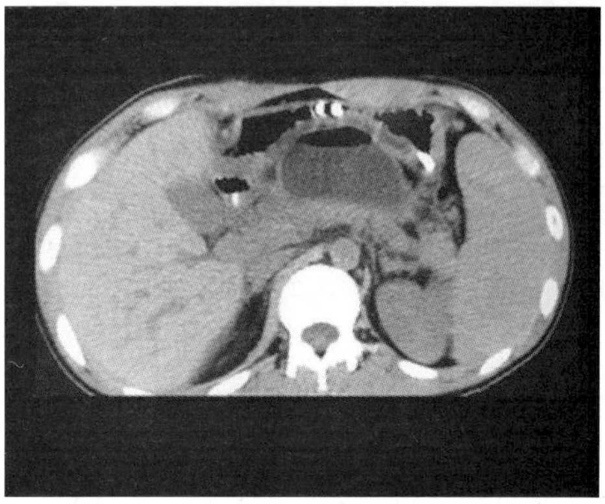

（四）

图12-72　肝胰腺挫裂伤术后CT观

同一病例。CT显示肝包膜下新月形低密度影。脾脏增大，密度欠均匀，外缘可见等密度影。胰腺体部可见巨大囊性灶

四、肾脏挫裂伤

肾脏挫裂伤（contusion kidney），是指小儿腹部损伤后致肾实质的损伤。包括肾实质的钝挫伤和裂伤。其发生率男性多于女性，其在腹部实质脏器损伤中，发病率占第3位。

【病因】多见车祸伤、高空坠落伤、腹腔的暴力事件等。

【病理改变】大体所见：肾脏外形增大，肾脏脂肪囊或包膜下饱满。剖面：肾脏脂肪囊或包膜下可见血性渗出，肾皮质碎裂，肾实质内有渗出，小凝血块与出血。肾盂、小盏亦见血性液体。肾柱结构模糊。镜检：在撕裂局部

有红细胞大量渗出，少量炎症细胞浸润。

【实验室检查】

（1）红细胞计数、血红蛋白减低，红细胞比容量减少。

（2）病初白细胞计数及分类正常，合并感染则上升。

（3）尿常规：尿比重增加，隐血 +++，蛋白 +++。镜检：满视野红细胞。

【临床表现】患儿腹部损伤后腹部疼痛、腰背部疼痛，面色苍白，肉眼血尿，出冷汗，出现失血性休克症状。

查体：血压下降，出冷汗，皮肤潮湿，意识淡漠，昏迷。腰部皮肤淤斑。有的患侧肾区隆起、压痛，叩击痛明显。

【影像学特点】

（1）X 线平片（DR）仅在静脉肾盂造影检出肾脏、肾盂包膜欠完整，形态异常。

（2）B 超可探及肾脏形态增大，内有不规则回声。包膜欠完整，肾实质内有出血的强回声。

（3）CT 扫描：①肾脏脂肪囊内、包膜下血肿可见弧形高密度出血灶，出血具有占位效应，挤压肾实质。②肾脏挫裂伤可见肾实质内有裂隙状、点片状低密度水肿区内伴高密度出血灶，形态像斑片状、斑点状，经计算机重建后处理图像，冠状、矢状位显示更清楚。当患者有失血性休克，肾实质出血灶显示欠清。行 CT 增强后髓质期肾脏实质明显强化，高密度出血灶显示清楚，血肿推挤正常肾组织。当挫裂伤严重，肾实质撕裂，肾脏失去正常轮廓，位于肾窝内混杂密度块影，肾前筋膜增厚，并有混杂密度影潴留，CT 增强后可见有强化改变。

【诊断与鉴别诊断】患儿有腹部损伤史，查体及影像学检查即可诊断，无需鉴别。

【病例】女，5 岁。30min 前患者因车祸致头痛、头昏，左腹部疼痛，120 急诊转送来院抢救。

病人体征：脉搏 110 次 /min，呼吸 20 次 /min 血压 100/70mmHg，神志清，头右颞顶部肿胀，压痛（+），双侧瞳孔等大等圆，直径约 3mm，光反射灵敏，左颧弓处淤青肿胀，颈软，双侧胸廓对称，未触及明显骨擦感，双肺呼吸音清，未闻及干湿啰音，心率 110 次 /min，律齐，未闻及病理性杂音，腹软，左髋部可见片状皮肤擦伤，压痛（+），肝脾肋下未及，四肢肌力、肌张力正常，双侧病理征未引出。

急诊腹部 CT 检查：肝脏大小、形态正常，肝内密度均匀，未见局灶性密度异常，肝内血管走行正常，肝内外胆管无扩张，脾不大，胆囊体积不大，其内密度尚均匀，胰腺大小形态及密度正常，左肾周围可见高密度影环绕，周围肾周筋膜增厚，腹膜后未见肿大淋巴结。

诊断：左肾改变，考虑：左肾挫裂伤。

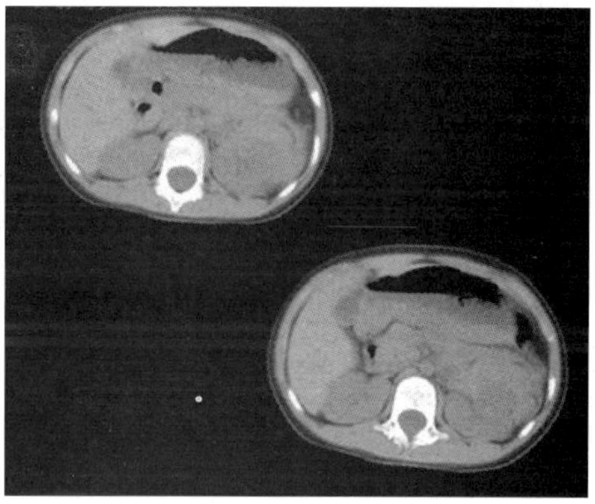

（一）

女，5 岁。CT 显示左肾周围可见高密度影环绕，周围肾周筋膜增厚

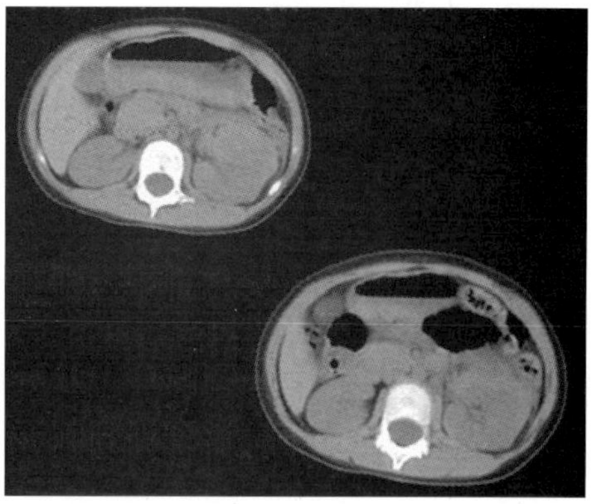

（二）

同一病例。CT 显示左肾周围可见高密度影环绕，周围肾周筋膜增厚

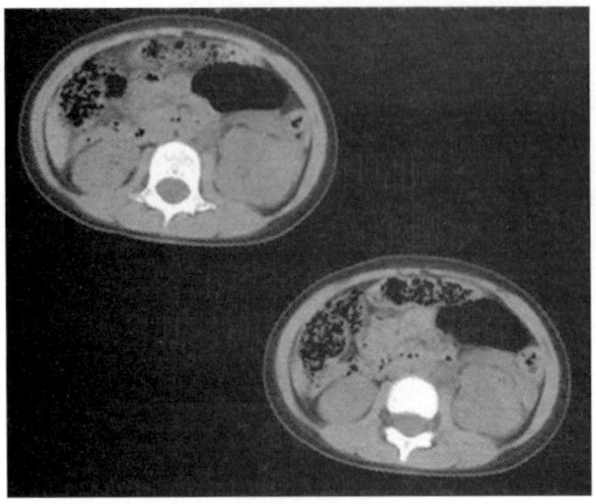

（三）

图 12-73 左肾挫裂伤 CT 观

同一病例。CT 显示左肾周围可见高密度影环绕，周围肾周筋膜增厚

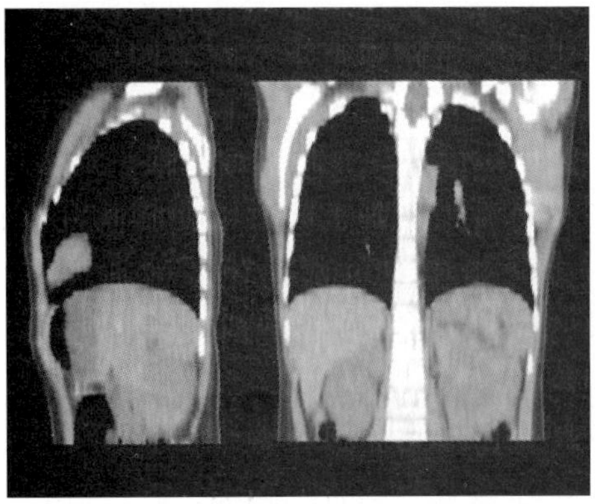

图 12-74 左肾挫裂伤 MPR 重建图像观

同一病例。经计算机 MPR 重建图像 CT 矢状位、冠状位显示左肾周围仍见高密度影环绕，周围肾周筋膜增厚

【病例】男，15 岁。车祸伤及右侧腰背部 1h 伴腰痛，肉眼血尿 1 次。

查体：痛苦样，面色苍白，右侧腰背部皮肤裂伤，并有血水样渗出液。肾区压痛，叩痛明显。

CT 显示右肾周脂肪囊，肾皮质下、肾实质，有高密度积血影。

诊断：右肾挫裂伤。

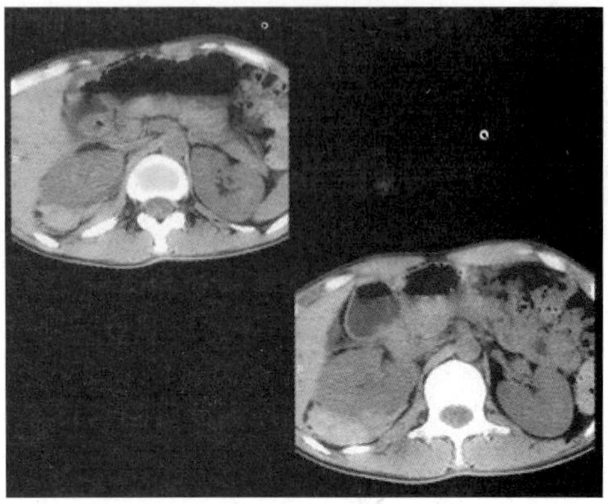

图 12-75 右肾挫裂伤 CT 观

男，15 岁。CT 显示右肾周脂肪囊，肾皮质下、肾实质，有高密度积血影

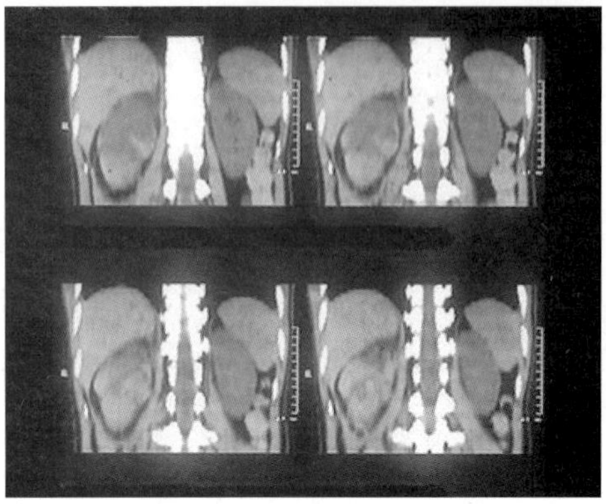

（一）

同一病例。经计算机 MPR 重建图像处理后 CT 冠状位显示右肾脂肪囊内积血影

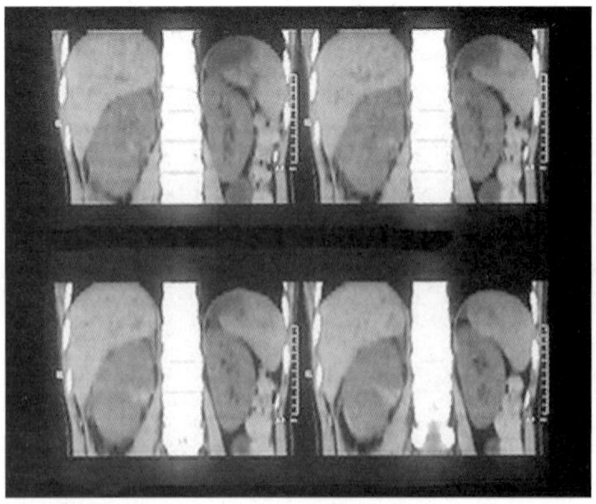

（二）

图 12-76 右肾锐器贯通伤 CT 观

同一病例。经计算机 MPR 重建图像处理后 CT 冠状位显示右肾脂肪囊内积血影

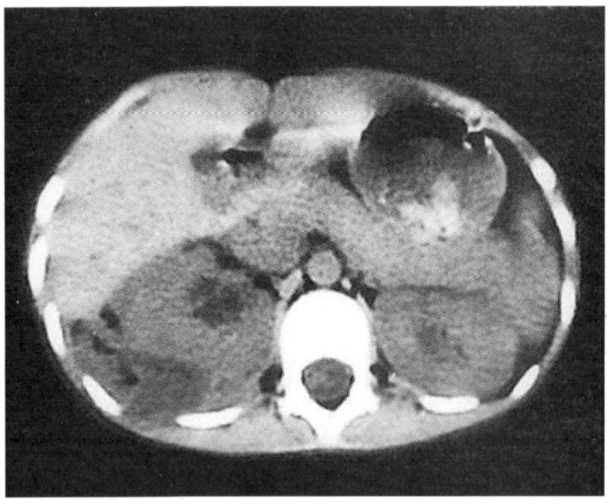

图 12-77 右肾锐器贯通伤治疗后复查 CT 观
同一病例。CT 显示右肾脂肪囊内积血部分吸收

五、肾脏锐器伤

肾脏锐器伤（sharp instrument injury of kidney）是指小儿肾脏遭受锐器损伤后，所致的闭合性或开放性损伤。本病在 14 岁以前小儿中少见。临床特征：伤后急性失血性贫血、血尿、腹部及腰背部疼痛，锐器伤入体部位可见血性渗液。B 超或 CT 明确显示肾脏受伤解剖征象。

【病理改变】大体所见：肾脏形态增大，充血。包膜紧张，残留包膜不完整，剖面可见肾脏裂伤、肾实质、肾盂破裂、大出血，尿液渗入肾周脂肪囊。

【临床表现】本病多见于青春期男性，因其多具有冒险行为。直接参与打架斗殴的暴力事件中，被锐器击伤及尖刀等捅伤肾区。伤后表现面色苍白，可见肉眼血尿，继发性腹部、腰背部疼痛。受损伤的肾脏大量出血，血液、尿液渗入肾周组织形成局部肿块或伤口渗血或渗尿液。

【实验室检查】

（1）急性失血性贫血，红细胞和血红蛋白均降低。

（2）尿常规：肉眼血尿、红细胞和蛋白阳性。

【影像学特点】在急性肾脏损伤的病例中，急诊 CT 扫描为首选。平扫为确定肾脏损伤程度、范围，以及腹腔内其他脏器情况，根据损伤程度，CT 分为轻度损伤，包括肾皮质挫裂伤，重度损伤及肾皮质、肾实质、集合管断裂。根据损伤是否与体外相通，分闭合性或开放性，后者为贯通伤。

CT 显示肾脏形态增大，不完整。其边缘轮廓模糊不清。肾实质内有不规则形密度增高的血肿影。肾盂、小盏失去正常形态。肾周脂肪囊内被混杂密度影填充。当开放性肾损伤中，可观察到从腰背部皮肤、皮下、肾脏有锐器刺入而致损伤贯通途径，为不规则形低密度影或高密度影，由外向内延伸。

【诊断与鉴别诊断】诊断要点，有明确的损伤史。腹部疼痛。腰背部肿痛，血尿，急性失血性贫血等。结合 CT 扫描无须鉴别诊断。

【病例】男，14 岁。被尖刀刺伤左侧腰背部 5h 伴血尿。急诊来院。

查体：痛苦样，面色苍白，左侧腰背部有 3cm 皮肤裂伤，并有血水样渗出液。肾区压痛，叩痛明显。

CT 显示左后腹壁皮肤缺损，腰大肌、肾周脂肪囊、肾实质、肾盂有条索状高密度窦道、血肿影直通皮肤缺损。

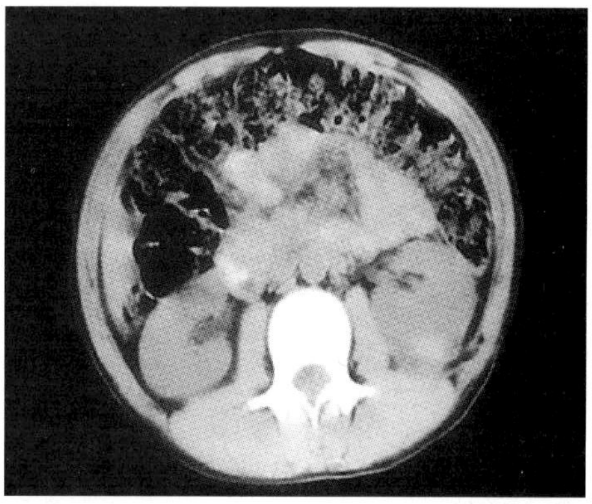

（一）

男，14 岁。CT 显示左后腹壁缺损，腰大肌、肾周脂肪囊、肾实质、肾盂有条索状高密度窦道及血肿影

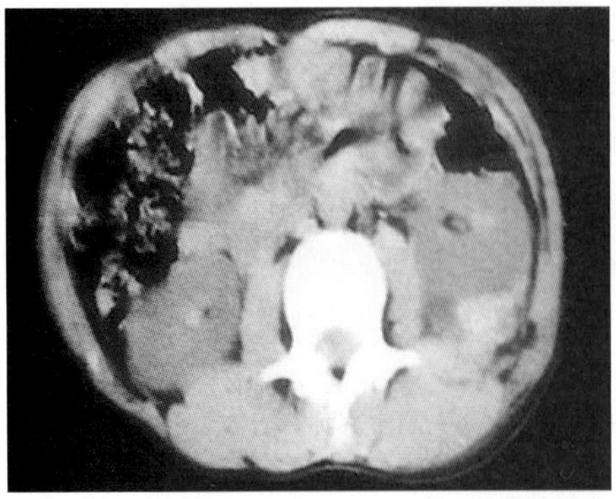

（二）

图 12–78　左肾贯通伤、肾实质、脂肪囊血肿 CT 观

同一病例。CT 多层面均显示左侧肾脏的形态畸形，肾实质、肾周脂肪囊内有混杂的含气、血、脂肪等密度影

【病例】男，13 岁。刺伤左腰 2h。治疗前 CT 显示皮下刺入部位，左肾周围高密度影。治疗前 CT 显示皮下刺入部位，左肾周围高密度影。左肾后外缘有弧形出血影。肾实质内外可见条形高密度出血。

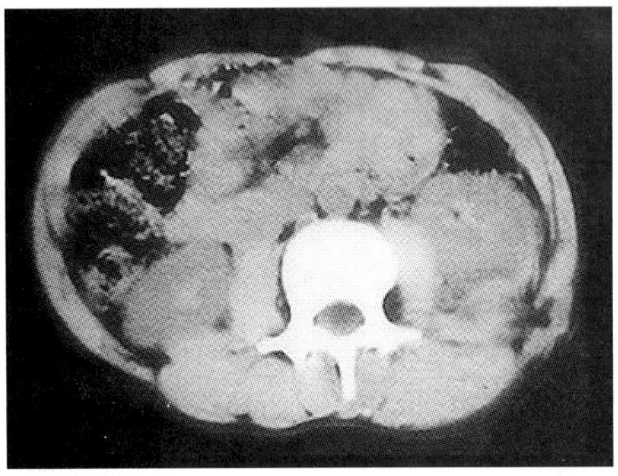

（一）

男，13 岁。治疗前 CT 显示皮下刺入部位，左肾周围高密度影。左肾后外缘有弧形出血影。肾实质内外可见条形高密度出血

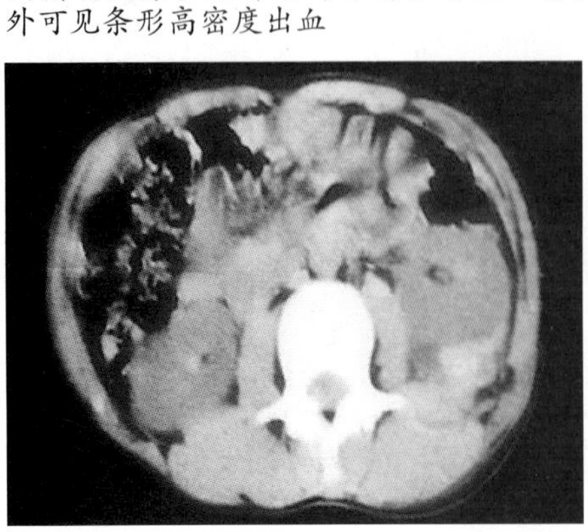

（二）

同一病例。CT 显示左肾后外缘有弧形出血影。肾实质内外可见条形高密度出血

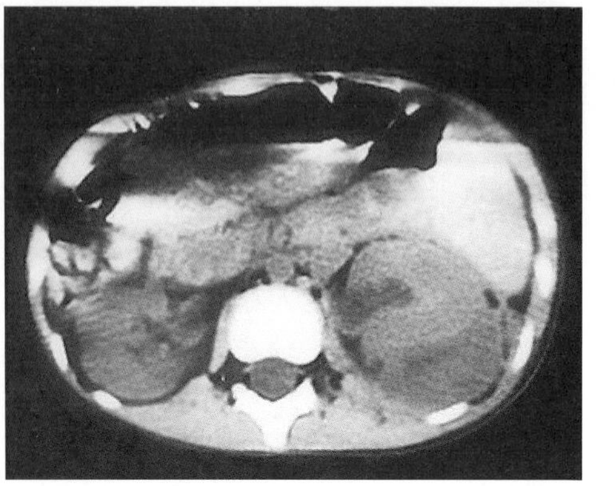

（三）

图 12–79　左肾锐器贯通伤复查 CT 观

同一病例。治疗后复查 CT 显示左肾实质内仍有高等密度陈旧性出血，皮肤窦道闭合

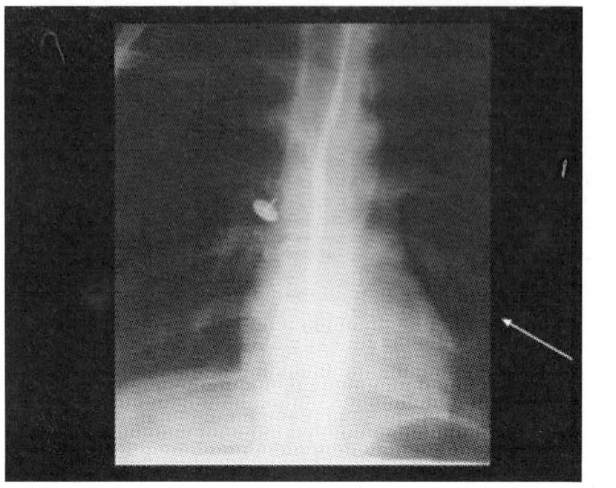

图 12–80　右下支气管金属异物 X 线胸片观

女，14 岁。X 线胸片可见右侧肺门下有一不透光的金属异物显影，图钉帽向下远离肺门，尖端向上

第七节　支气管异物吸入

支气管异物吸入（foreign body in airpassage），是指在小儿不经意时，或玩耍时口含异物，吸吞后，经会厌，坠入支气管内，多见于右支气管。本病随城镇化加快，农民进城务工，发病率有上升。临床症状，吸入后患儿即刻出现刺激性、剧烈的呛咳，或随体位改变，咳嗽症状再现；或在支气管异物的同一部位反复出现炎症表现。影像学特征，胸片有右下肺下野内带显示金属异物为不透光的，异物形态，密度均可显示。如非金属异物，时间较长，则可见段支气管周围有炎性渗出，肺纹理模糊，或伴随局部肺不张。

【病理改变】 肉眼所见，支气管异物周围管壁的黏膜充血、水肿。管腔变窄。镜下，黏膜内初有中性粒细胞浸润，组织间隙有红细胞渗出。后有淋巴细胞浸润，以及炎性肉芽组织增生。

【临床特点】 气管异物是儿科临床常见急症、危重症之一，多发生于8个月~5岁的小儿，常因误吸各种异物，造成不同程度的呼吸道阻塞，严重危及生命。小儿支气管异物与当时吸入的体位，吸入异物的种类、大小、形态有密切关系。吸入后即刻出现剧烈呛咳，或小儿反复出现咳嗽、发热、白细胞计数 + 分类，中性粒细胞升高。X线平片反复出现同一部位的肺部感染灶。

【实验室检查】

（1）血常规，白细胞计数正常，或轻度升高。红细胞计数正常，或轻度降低。血红蛋白正常，或轻度降低。呈低血红蛋白，小细胞贫血。

（2）分类为中性粒细胞增多。病程较长，则有淋巴细胞增多。

【支气管纤维镜检】 支气管异物通过支气管纤维镜检查，不但可发现异物所在部位，而且可进行异物的钳取治疗。右侧支气管：下叶开口处可见一尖端向上，帽端向下的一图钉，镶嵌于下叶开口黏膜组织内，充血、水肿明显。支气管管腔明显变窄（图12-81），并有黄苔，及纤维组织包裹，考虑有炎症和肉芽结缔组织形成，并与周围黏膜粘连较多。先用替硝唑20ml，去甲肾上腺素2ml局部喷洒治疗，以减轻黏膜水肿。次日在支气管纤维镜下观察，黄苔较昨日明显减少，剥离异物周围黏膜粘连，图钉基本清晰可见，但经多次钳取，最后取出图钉。术中观察出血量少，右肺中叶支气管开口黏膜充血，管腔通畅，未见再次出血。

【影像学特点】

（1）X线胸片：非金属异物，可见气管内有异物随呼吸上下移动，有时可见纵隔摆动，两侧肺组织透光度不一致，急性期有右下肺内带肺不张实变影，呈广基靠近肺门，尖端指向肺实质。边缘、境界清晰时间较长，则可见段气管周围有炎性渗出，肺纹理模糊，或伴随局部肺不张。如金属异物为不透光的，异物的形态，密度均可见右肺下野内带有一金属图钉嵌顿（图12-80）。经支气管纤维镜下钳出后，胸片恢复正常（图12-83）。

（2）CT扫描：支气管异物CT平扫冠状位，较X线胸片显示金属异物更清楚。清楚显示异物嵌顿部位、形态，异物与周围组织密度值，借此可判断金属异物、非金属异物。为临床寻找病因诊断，或为支气管纤维镜检作导向、定位。

气管异物CT扫描范围：应包括颈部气管至气管隆突下方，避免漏扫，然后迅速进行MPR图像重建，显示冠状位、矢状位可发现异物所在位置、形态、大小范围。

纵隔窗直接显示异物所在位置（图12-80），最常见右肺下叶段支气管以及伴随有以下肺组织膨胀不全，阻塞性不张，渗出，实变的肺组织较多。肺窗可见异物致局部阻塞性肺不张，呈尖端指向肺内，广基靠肺门或肺根的大片实变影，内有支气管征。仿内窥镜重建可见异物嵌顿于支气管内位置、形态。密度及周围支气管反应性收缩痉挛，管腔变窄，黏膜充血（图12-85、图12-86）。遗憾的是仅能观察，不能钳取异物。

【诊断与鉴别诊断】 诊断要点，小儿有异物吸吞史，呛咳，肺部反复感染史，X线胸部平片、CT显示同一部位炎症渗出及阻塞性肺不张。在X线平片检查正常，也不能排除，多螺旋CT检查，然后进行MPR图像重建，显示冠状位、矢状位发现异物。

鉴别诊断：

（1）肺部血管先天畸形（肺动脉悬吊征）发作性咳嗽，胸片、CT显示肺叶不张，阻塞性炎症。

（2）大叶性肺炎，在肺炎极期可见肺内大片实变，内有支气管充气征。

（3）肺隔离症（肺外型）可见肺内实变影，血管造影检查后，可见由体循环供血动脉（主动脉分支，或肠系膜上动脉）。

【病例】女，14岁。5d前口含图钉看电视时吸入支气管内。X线胸片可见右侧肺门下有一不透光的金属异物显影，图钉帽向下远离肺门，尖端向上。支气管镜检可见，右肺下叶支气管内异物初次插镜取出金属异物表面已有炎症肉芽肿，难以钳取，给予局部抗炎治疗。经抗感染支持治疗1d后。患儿尚能配合，次日又行支气管插管，镜下可见附近支气管黏膜水肿、渗出、管腔变窄、黏膜充血。同时可见金属异物形态及反光增强，为图钉帽向下，尖端向上。取出带帽的锈迹斑斑图钉1枚。

诊断：右侧支气管异物。

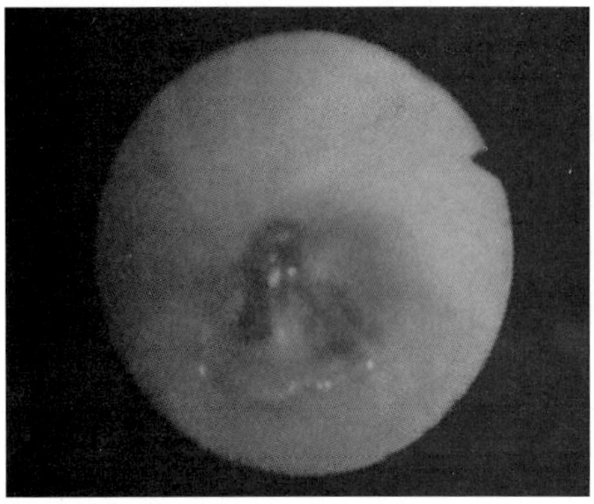

图12-81　右下支气管异物X线胸片

同一病例。取出金属异物后，摄胸片右下肺门显示清晰

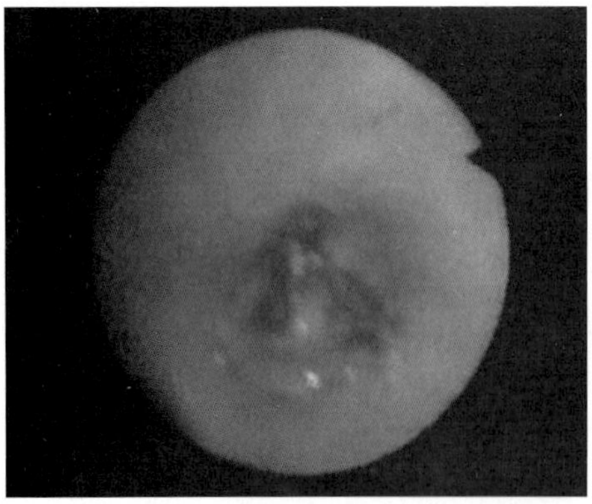

（一）

同一病例。支气管镜检可见，右肺下叶支气管内异物，初次镜检：金属异物表面已有炎症肉芽肿，难以钳取，给予局部抗炎治疗

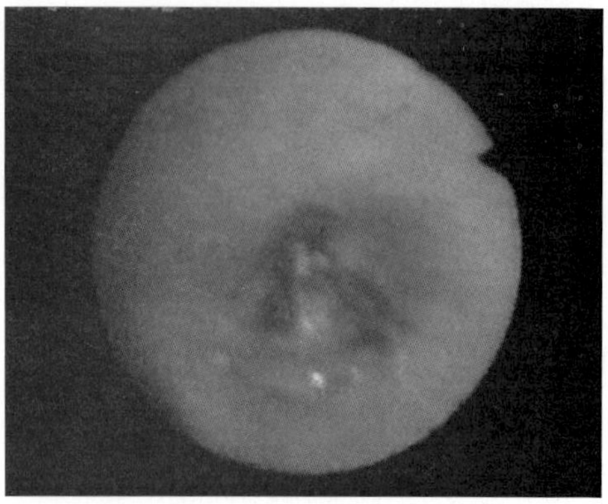

（二）

图12-82　支气管异物支气管纤维镜检观

同一病例。经抗感染支持治疗1d后。患儿尚能配合，次日又行支气管镜检：镜下可见附近支气管黏膜水肿、渗出、管腔变窄、黏膜充血。同时可见金属异物形态及反光增强，为图钉帽向下，尖端向上

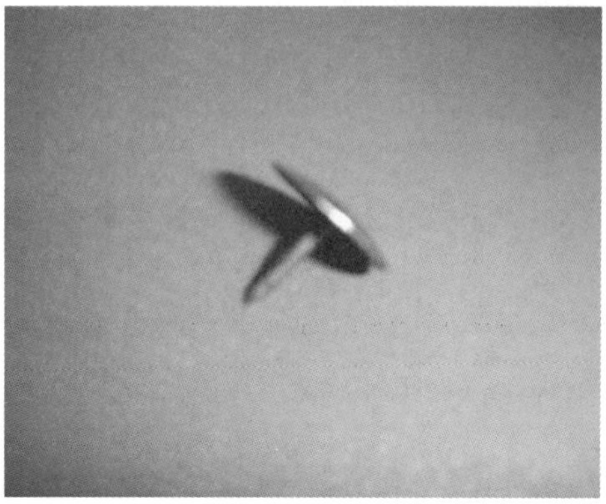

图12-83　支气管异物支气管纤维镜下

同一病例。纤维镜经调整角度后，取出异物

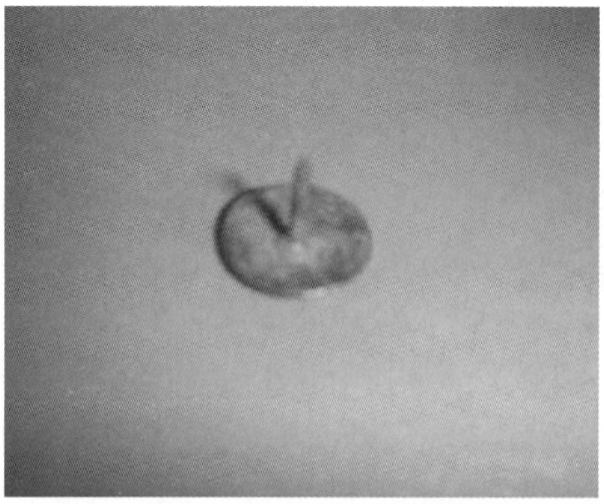

图12-84　取出右支气管异物观

同一病例。经支气纤维镜取出带帽的图钉1枚，异物侧面观

（感谢原解放军第三医院呼吸科燕真锋主任，高燕医师提供图片）

【病例】女，2 岁。口嚼花生米，手舞足蹈玩耍中突然吸入支气管，呛咳不断，面红耳赤，间歇性呼吸困难。

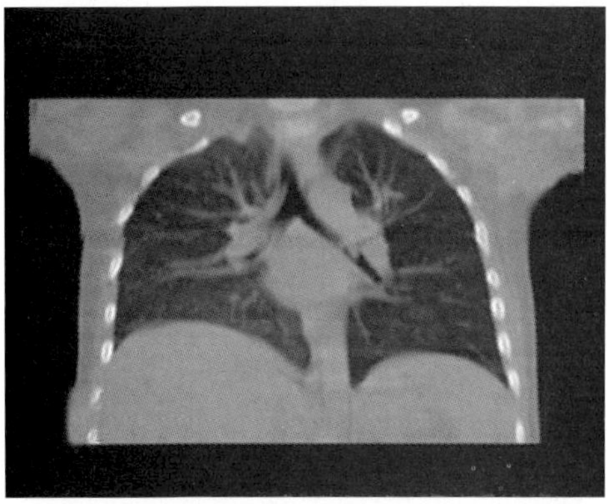

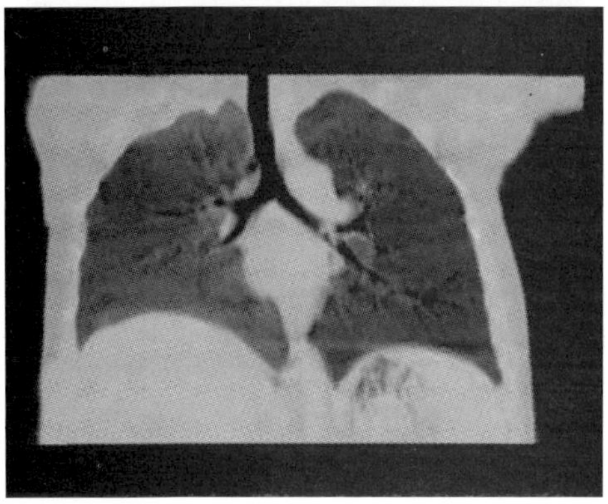

（一）

女，2 岁。多层螺旋 CT 扫描冠状像见左肺下叶段支气管起始似有异物卡住

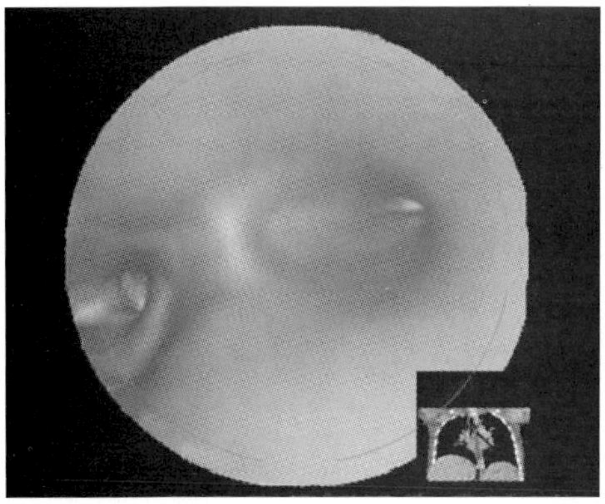

（二）

同一病例。多层螺旋 CT 扫描冠状像见左肺下叶段支气管起始似有异物卡住

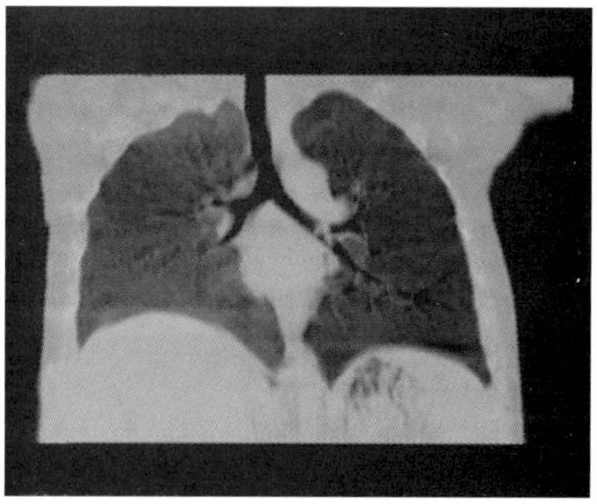

（三）

图 12-85　支气管异物多层螺旋 CT 扫描

同一病例。计算机仿内窥镜观左肺下叶内段无异物，仅见支气管反应性痉挛，变窄

【病例】男，28 岁。因“间断刺激性咳嗽、咯痰 12 年”入院。12 年前写作业时，口含笔帽不慎将塑料笔帽误吸入气管内，随即出现刺激性咳嗽、咯痰、胸闷、发热（体温 38.9℃），经当地卫生所抗感染后前症好转。此后多年均有间断咳嗽、气喘。逢冬季感冒后加重。

胸部 CT 扫描：肺窗显示：右肺下叶内基底段可见斑片状密度增高影，边缘模糊，密度不均，其内可见少许充气征，大部分呈实变影，余肺野清晰，未见实变影像。纵隔内未见肿大淋巴结，心影及大血管形态正常。

诊断：右肺下叶内基底段实变影，考虑良性病变：

（1）支气管异物包裹形成。

（2）炎性假瘤。

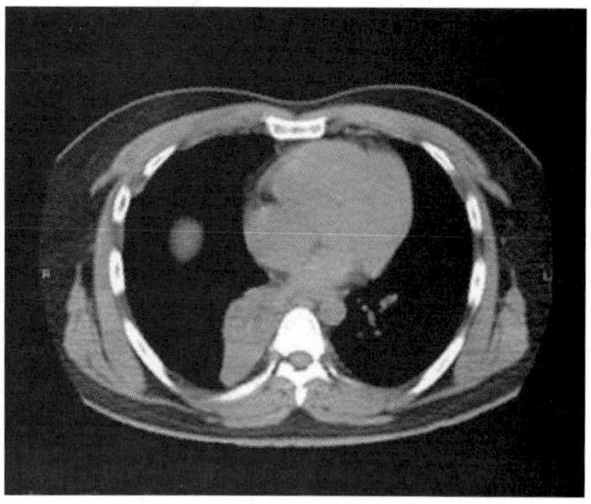

（一）

男，28 岁。胸部 CT：纵隔窗右心缘有一致密影

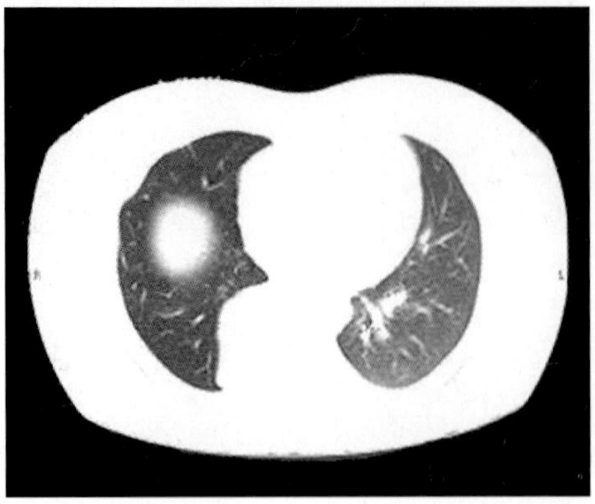

（二）

同一病例。胸部CT肺窗：右心缘有一致密影，边缘轮廓清楚

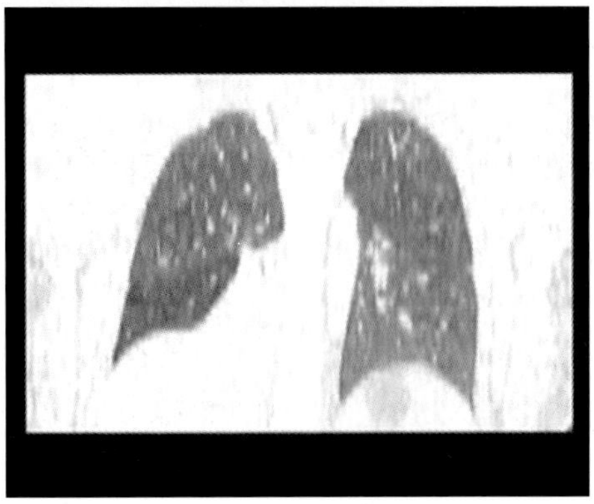

（三）

同一病例。胸部CT肺窗：右心缘有一致密影，边缘轮廓清楚

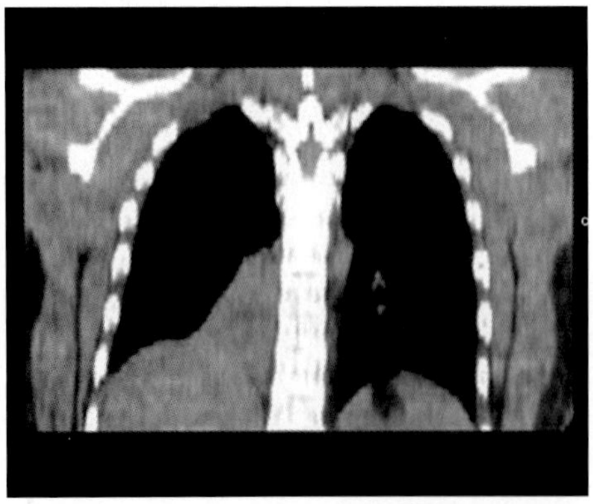

（四）

同一病例。胸部CT：冠状位示右下叶内基底段片状致密影，边缘轮廓清楚

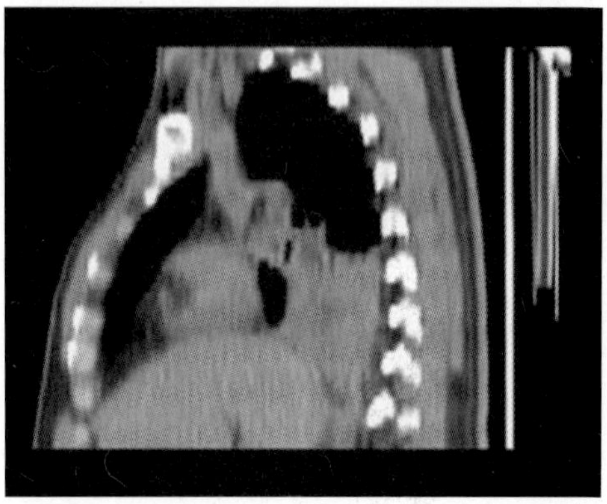

（五）

同一病例。胸部CT计算机后处理重建软组织窗：冠状位示右下叶内基底段片状致密影，边缘轮廓清楚

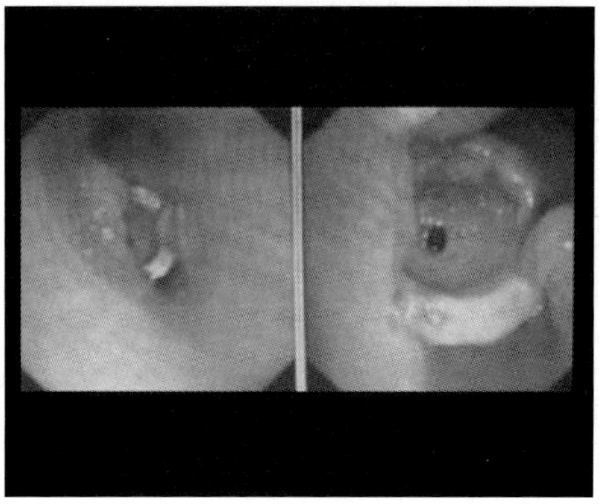

（六）

图12-86　右支气管异物术前CT观

同一病例。支气管镜检：可见后肺中间支气管内有一灰白色异物

2013年7月26日支气管镜检：左侧各级支气管、右肺上叶各级支气管管腔通畅，黏膜光滑。右肺中间支气管干可见一环形、灰白色异物阻塞管口。局部肉芽组织增生，支气管远端不能窥视。用活检钳取出1枚无色、透明塑料笔帽，长约3cm。局部取病理活检组织2块。

支气管镜检：右肺中间支气管干可见一环形、灰白色异物阻塞管口。局部肉芽组织增生，支气管远端不能窥视。用活检钳取出一枚无色、透明塑料笔帽，长约3cm。局部取病理活检组织2块。

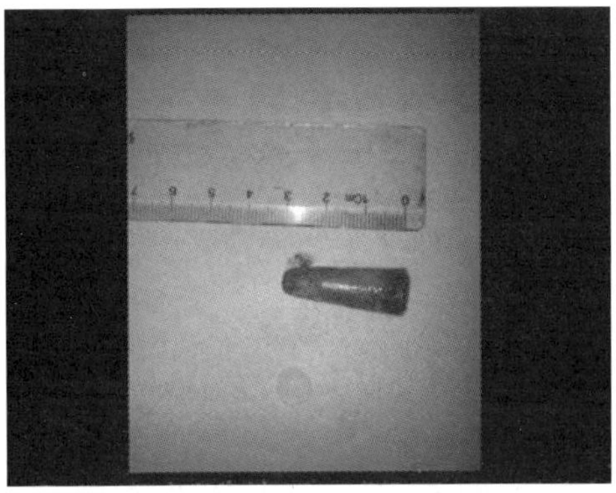

图 12-87　右支气管异物观

经支气管镜检后钳夹出的支气管异物直径约为3cm，为塑料笔帽

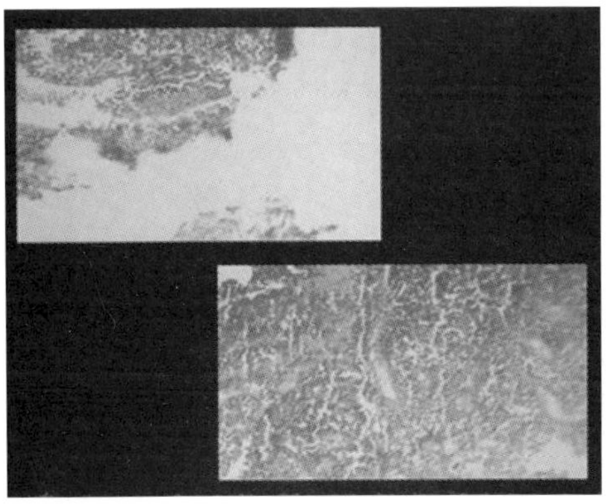

图 12-88　病理活检组织镜检观

1×50 倍镜下可见右肺下叶活检组织为慢性炎症组织增生。1×100 倍镜下可见淋巴细胞、中性粒细胞堆积成团块状。术后病理诊断：炎性肉芽组织增生

支气管镜检异物钳取后复查胸部 CT 扫描：肺窗显示右肺下叶支气管异物取出后，原肺内病灶体积较前明显缩小，呈片状软组织密度影改变，其内可见支气管走行；余双肺纹理清晰，走行自然，肺野透光度良好，双肺未见异常实变影，双肺门不大。纵隔窗显示纵隔无偏移，心影及大血管形态正常，纵隔内未见肿块及肿大淋巴结。无胸腔积液及胸膜肥厚。

诊断：右肺下叶不张，较前 2013 年 7 月 13 日有所好转。

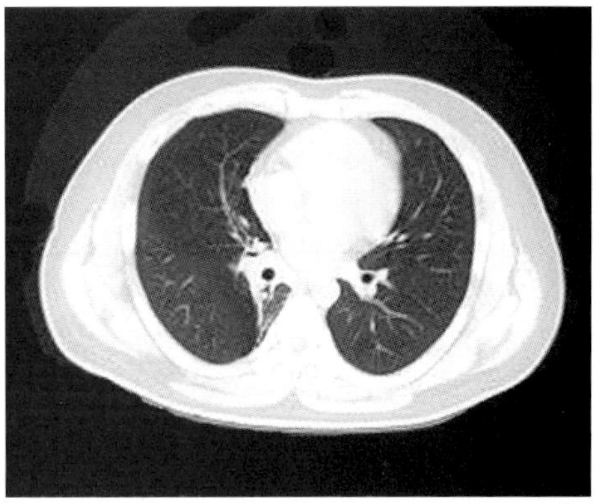

（一）

同一病例。胸部 CT 软组织窗：右下叶内基底段病灶范围明显缩小，部分炎症吸收

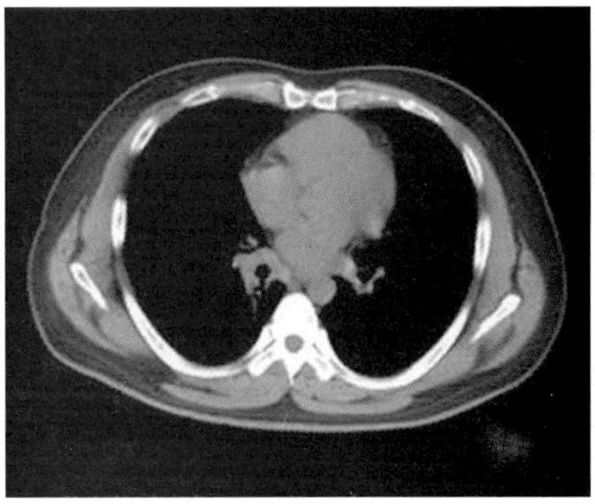

（二）

同一病例。胸部 CT 软组织窗：右下叶内基底段病灶范围明显缩小，部分炎症吸收

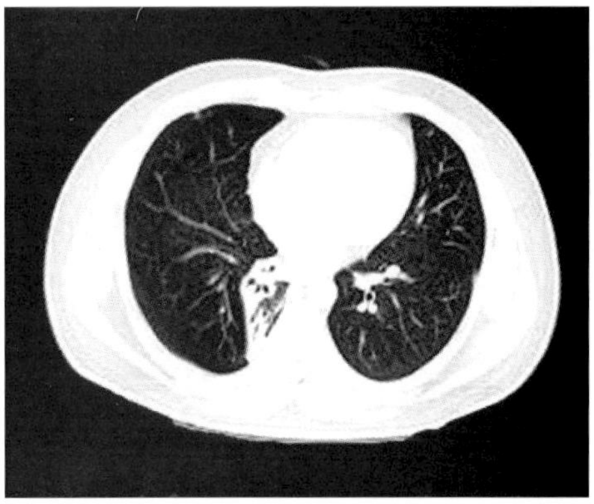

（三）

同一病例。胸部 CT 肺窗：右下叶内基底段病灶范围明显缩小，部分炎症吸收

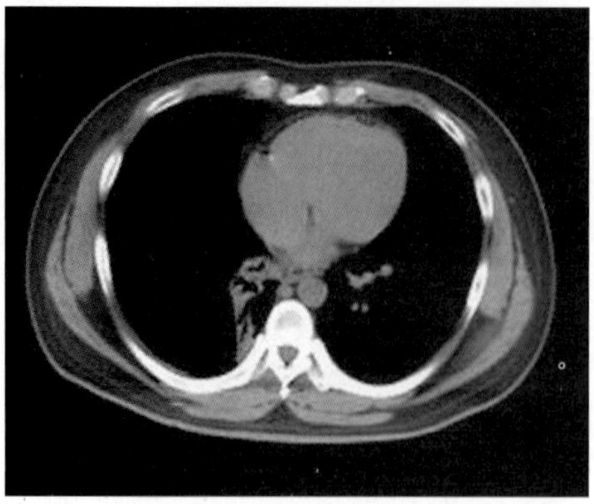

（四）

图 12-89　支气管异物钳取后复查 CT 观

同一病例。胸部 CT 软组织窗下一层面：右下叶内基底段病灶范围明显缩小，部分炎症吸收

第八节　食管上段异物

食管异物，是指异物吸吞后，卡堵在食管上端。发病年龄：50% 发生于 <10 岁小儿。发生部位：最多见位于咽食管狭窄处。

【病例】女，6 岁。边讲话，边进食枣子时，将枣核吞入，突然被卡住伴气憋、疼痛，吞咽困难。急诊送入西安市儿童医院。

查体：呼吸急促，面色略发绀。咽部充血。心率 160 次 /min。律齐。两肺呼吸音粗，未闻及干湿性啰音。腹平软，肝脾肋下未触及。

急诊胸部 CT 扫描：口服少量造影剂，扫描后经计算机重建冠状位、矢状位图像均显示咽 - 食管狭窄处有一被造影剂染色的异物卡住。

诊断：咽 - 食管狭窄异物卡入。

转归：经食管镜钳取枣核，两头尖锐，中间隆突，长度约 2cm。小儿临床症状、体征缓解。

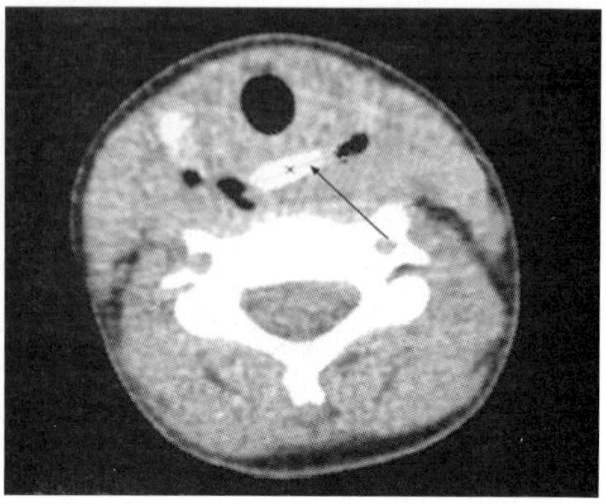

（一）

女，6 岁。CT 显示食管上段有一被造影剂染色的异物卡住

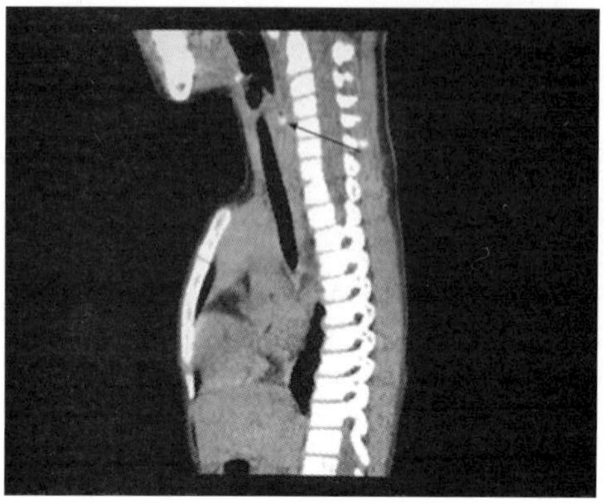

（二）

同一病例。CT 矢状位显示食管上段有一被造影剂染色的异物

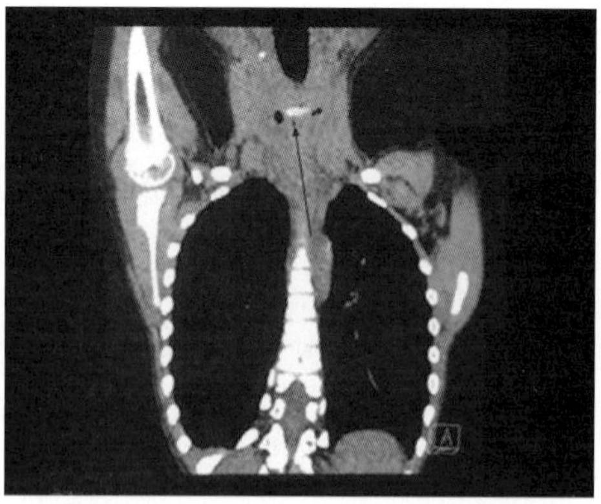

（三）

图 12-90　食管上段异物 CT 观

同一病例。CT 冠状位显示食管上段有一被造影剂染色的异物

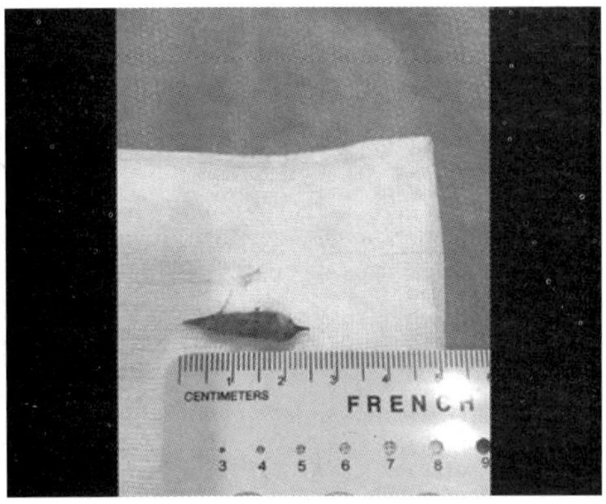

图 12-91 食管上段异物

同一病例。经食管镜钳取枣核，两头尖锐，中间隆突，长度约 2cm

第九节 误服水银

误服水银（mercury），也称误服汞剂，是指小儿经口误服水银入消化道，多见于口含体温表玩耍中，不慎咬断体温表头端水银池细颈弯头处，破损处水银流出吞入消化道。临床表现，多数小儿无任何临床症状，有的小儿误服后心理压力大，恐慌、焦虑或过后腹部不适。或吞入较少无任何临床症状，但水银属重金属，比重大，家长焦虑不安，影响小儿情绪。影像学表现，吞入胃肠道腹部平片可见水银入体后分布部位，形态学变化。

【汞毒理】水银为汞的俗称，分为离子汞与金属汞，离子汞为化学试剂，或产生汞蒸气，可经胃肠道吸收，毒性较强，误服会引起中毒。对人体是有害重金属。经皮肤、呼吸道、消化道以汞蒸气形式吸收进入，长期、大量接触，随血液分布于肝、肾、脑、头发，血液以点彩红细胞存在。为人体可积累的毒物。排泄途径，少量经唾液、汗液和乳汁排出，主要经尿粪便排出。汞离子与人体巯基、氨基、羧基等结合，使细胞色素氧化和功能基团活性受影响，阻碍细胞活性、代谢，使其变性坏死。破坏肾脏近曲小管，出现血尿、蛋白尿。体温表内为金属汞，是一种不活泼金属元素，在胃肠道不易吸收。

【实验室检查】误服金属汞化验显示正常。

（1）血常规、白细胞计数及分类正常，红细胞计数、血红蛋白正常。

（2）肝功能、肾功能均正常。

长期接触离子汞：可出现点彩红细胞、肝肾功能异常。

【临床表现】误服金属汞后小儿无任何临床症状、体征，或随家长的情绪变化，出现焦虑、恐慌，或诉腹部不适、腹部疼痛。长期慢性接触离子汞中毒可有注意力不集中、口吃、焦虑、记忆力减退。胃肠道、泌尿系统、贫血等。可有急性肝炎、肾炎、蛋白尿、血尿。金属汞消化道吸收甚微，一般不会引起中毒。心理压力大，恐慌、焦虑或过后腹部不适。

【影像学检查】X 线腹部平片显示误服入金属汞分布于上腹部，呈水平位、断续状、线状分布，呈不透光的高密度影（图 12-92）。经口服蛋清、牛奶，以及食用粗纤维食物、大量输液，加速水银经由消化道排泄。治疗后，第 2d 腹部平片可见高密度水银仅少量残留于右侧腹部，大部分随肠蠕动排出（图 12-93）。第 3d 腹部平片可见水银随肠蠕动排泄，仅在右下腹肠管内呈斑点状散在残留于肠腔内（图 12-94）。

【病例】男，3 岁。口含体温表玩耍中咬断头部 7h。在地段医院曾口服蛋清 + 牛乳 250ml 后，即转诊来院。

查体：口腔黏膜光滑，心肺听诊阴性，腹软，全腹无压痛，无肌紧张。肝脾未及。

腹部平片：显示中上腹呈水平位，散在、断续的、线状不透光高密度影。

转归：又经口服蛋清 + 牛乳 250ml+ 静脉输液 + 连续 3d 动态摄片，吞入胃肠道水银排泄完毕。

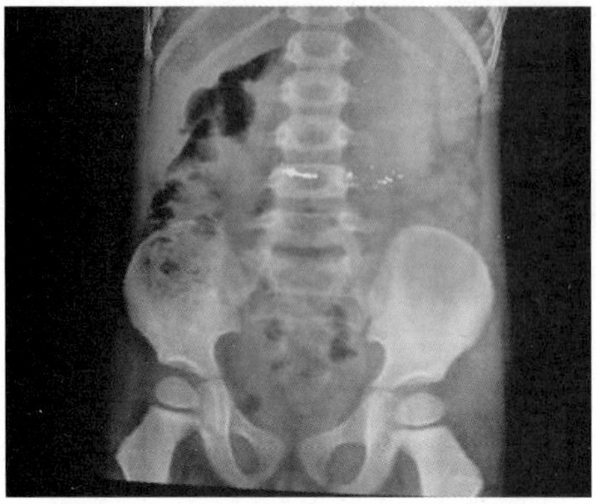

图 12-92　误服水银后腹部平片第 1d 观

男，3 岁。腹部平片显示中上腹呈水平位，断续的、线状不透光高密度影

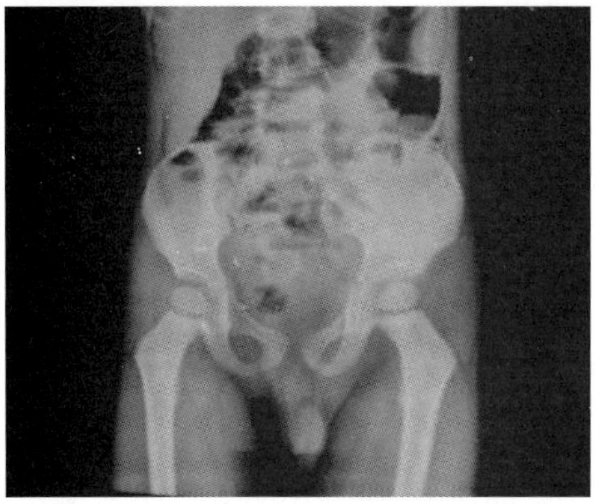

图 12-93　误服水银后腹部平片第 2d 观

同一病例。经治疗后，第 2d 腹部平片显示高密度不透光的水银影大多数随肠蠕动排泄，右侧腹部肠腔内仅少量残留高密度残汞影

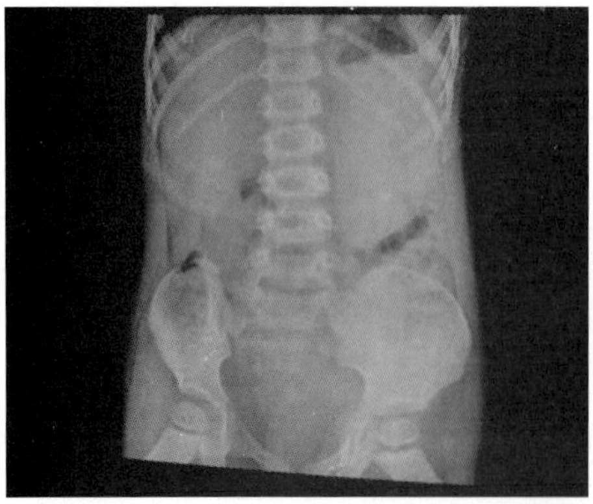

图 12-94　误服水银后腹部平片第 3d 观

同一病例。经治疗后，第 3d 腹部平片显示腹腔内未见异常

第十节　溺水

在小儿意外损伤中，溺水发生在南方江河湖泊及濒海区域多见，北方少见。

小儿溺水急救：溺水极易造成支气管痉挛、窒息。临床处理要以脱水利尿为主。有溺淡水（低渗性）与海水（高渗性）之分。淡水主要为肺内、消化道吸吞大量低渗性液体，救治时清除呼吸道后，纠正急性肺水肿，用输入高渗 - 等渗液体脱水利尿。若系溺海水，因海水含盐浓度高，吸吞大量海水，体内处于高渗性失水，吸入后血液处于高渗性脱水，细胞内脱水，纠正以大量等 - 低渗液体输入为主。

【病例】女，2 岁。1h 前溺水被救起后，由 120 急救车送我院急诊。

查体：神志清，瞳孔等大等圆，直径 3mm，对光反应灵敏。口鼻呼吸道已清理。颈软。胸廓对称。心脏听诊：心率 93 次 /min，律齐。未闻及病理性杂音。两肺呼吸音清，可闻及哮鸣音。腹平软，全腹无压痛。神经系：生理反射存在，病理体征未引出。

急诊检查头颅 CT：双侧筛窦黏膜增厚。颅内未见异常。

诊断：双侧筛窦炎，颅内未见异常。

胸部 CT：右肺下叶背段可见片状薄雾样渗出。余肺野清晰。

诊断：溺水后右肺下叶背段渗出。

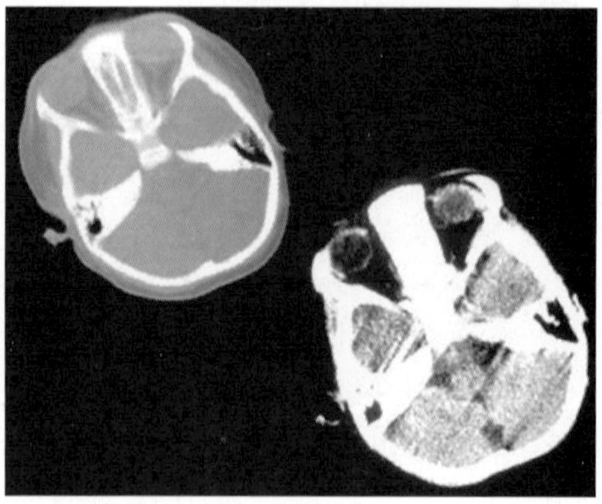

（一）

同一病例。颅底层面显示颅骨、颅内未见异常影。双侧筛窦黏膜增厚

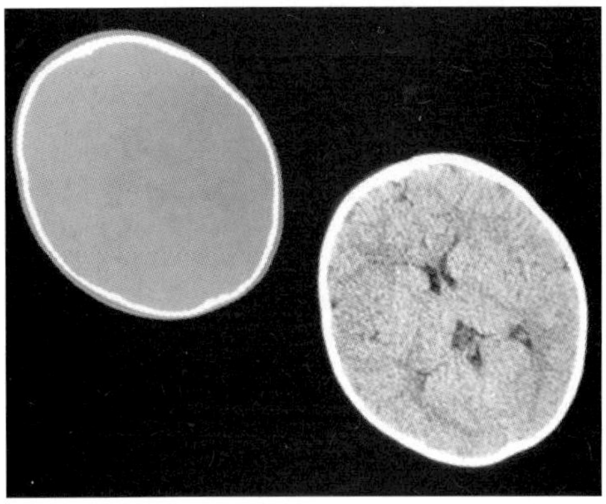

（二）

图 12-95　溺水后颅内 CT 观

同一病例。颅底层面显示颅骨、颅内未见异常影

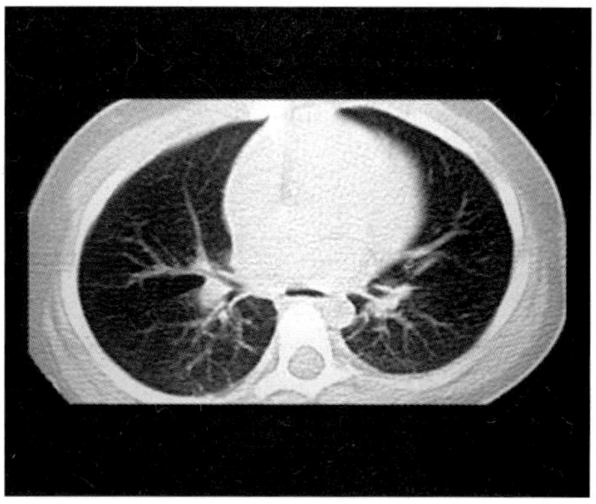

（三）

同一病例。两肺肺窗：右肺下叶背段可见片状薄雾样渗出。余肺野清晰常影

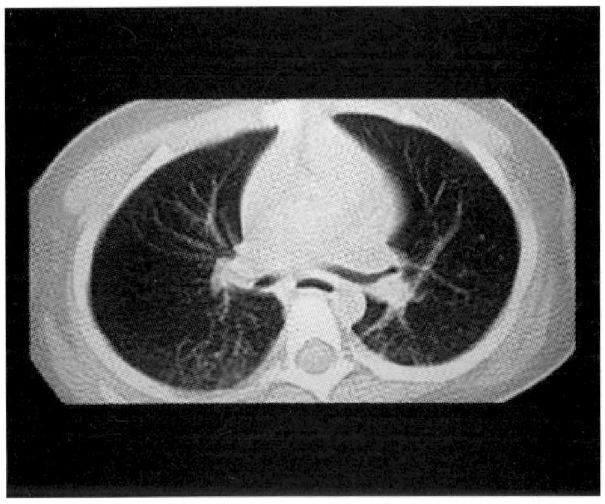

（一）

同一病例。两肺肺窗：右肺下叶背段可见片状薄雾样渗出

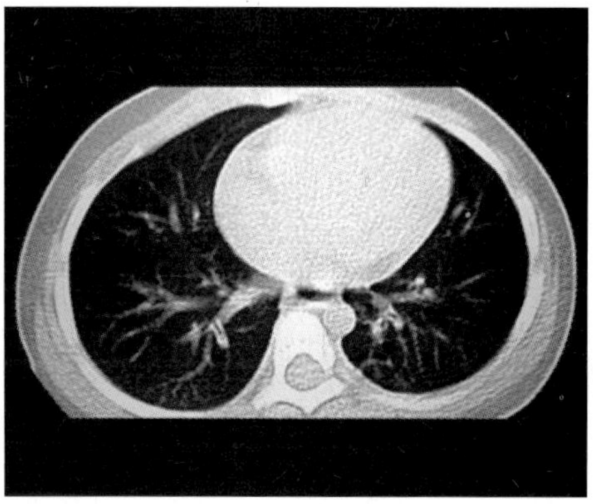

（四）

同一病例。两肺肺窗：右肺下叶背段少许片状薄雾样渗出

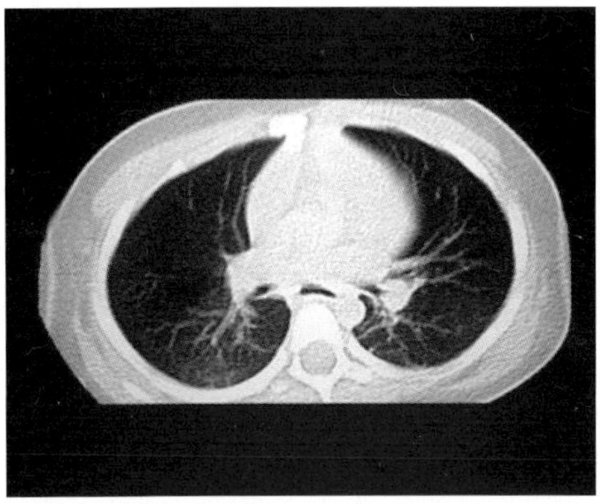

（二）

同一病例。两肺肺窗：右肺下叶背段可见片状薄雾样渗出

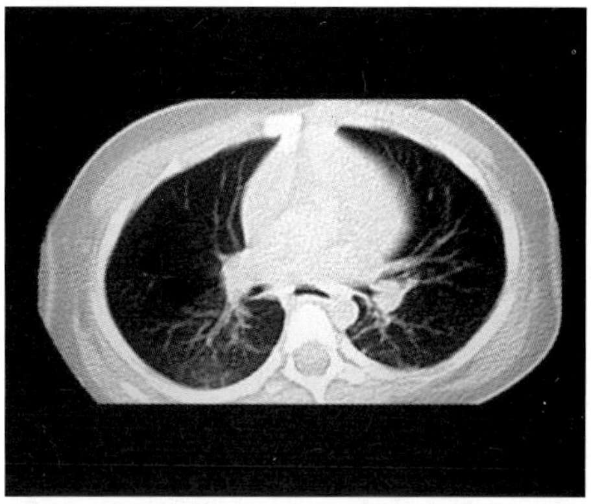

（五）

图 12-96　溺水后胸部 CT 观

同一病例。CT 显示右肺下叶背段少许片状薄雾样渗出

【病例】男，6 岁。在池塘中戏水，呛水后被人救出，嗜睡、呕吐，呼 120 送来西安市儿童医院急诊抢救。溺水后无咳嗽、无流鼻涕、无二便失禁。

查体：血压 104/58mmHg，体重 20kg，无呼吸困难。全身皮肤黏膜无皮疹、紫斑。浅表淋巴结可及。咽腔无充血，未见疱疹。双肺呼吸音，可闻及少量痰鸣音。腹平软。肝脾肋下未触及。脊柱四肢关节未见异常。神经系统：颈部无抵抗，布氏征（-）、克氏征（-）。病理体征：未引出。

胸部 CT：双肺中下叶可见弥漫性云雾样渗出影，边缘模糊。左肺下叶弥漫性云雾样渗出影，边缘模糊。右肺呈略高密度结节影。

诊断：溺水后肺中下叶弥漫性渗出。

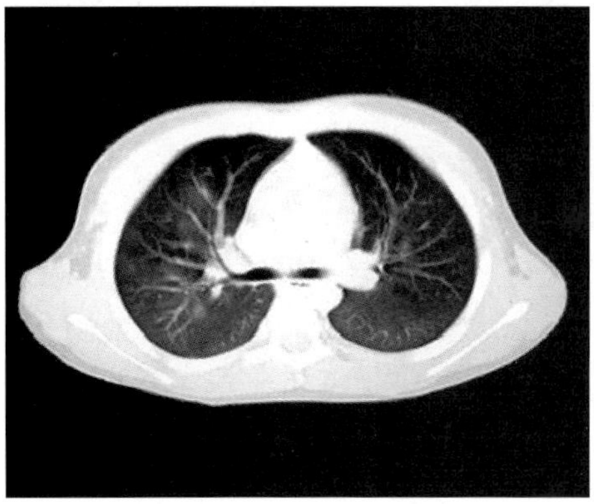

（一）

男，6 岁。CT 显示双肺中下叶散在可见薄雾样渗出影，边缘模糊，左肺下叶弥漫性云雾样渗出影，边缘模糊。右肺呈略高密度结节影

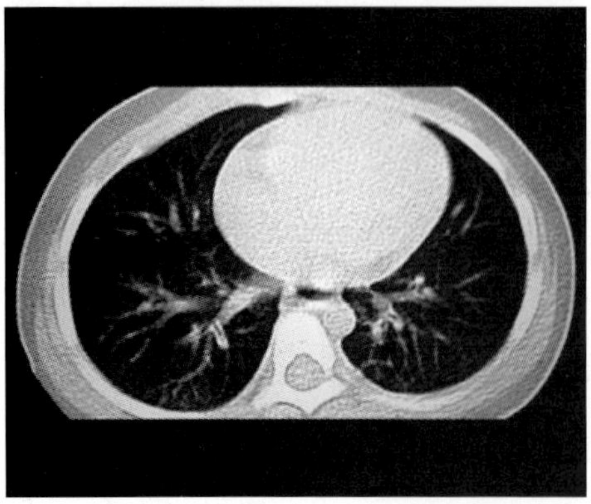

（二）

同一病例。CT 显示双肺中下叶弥漫性云雾样渗出影，边缘模糊

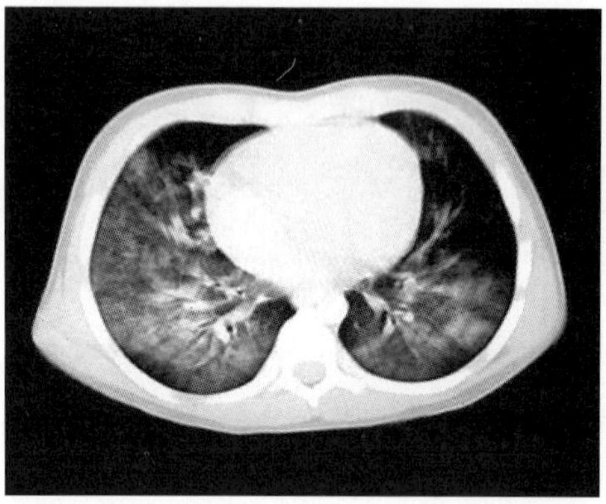

（三）

同一病例。CT 显示双肺中下叶弥漫性云雾样渗出影，边缘模糊

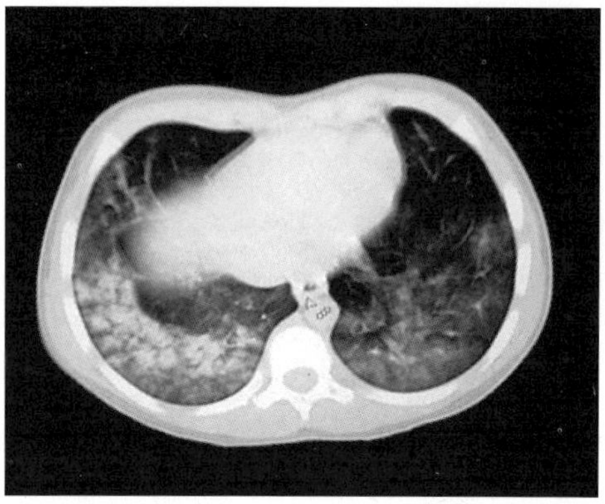

（四）

图 12-97 溺水后 CT 观

同一病例。CT 显示左肺下叶弥漫性云雾样渗出影，边缘模糊。右肺呈略高密度结节影

第十一节 小儿脊柱创伤

小儿脊柱骨折（spinal fracture in children），是指暴力直接或传导作用于脊柱，导致脊柱及附件的骨折。小儿脊柱柔韧，弹性好，椎间盘组织致密。骨的塑形和矿化更容易，因而本病的发生率较成人低，Klassen 统计 156 例小儿胸腰椎损伤中，脊柱椎体骨折仅占 10 例。我院一组 45 例脊柱创伤的资料中，小儿脊柱创伤仅占 5 例（占 11%）。临床特点：性别无差异。脊柱受伤后，有成角畸形、局部压痛，伴或不伴肢体活动障碍。X 线平片：受损椎体前上缘呈楔形变或可见骨碎片。CT 扫描可见椎体皮质断裂，松质骨

呈纵裂状、横裂状或粉碎性改变。骨折碎片可移位。椎管受压。

【发病机理】始于各种暴力直接或间接传导至脊柱，使其骤然过度屈曲，暴力使具有缓冲力的椎间盘组织被挤压入椎体软骨终板，进入松质骨区内。松质骨或像爆米花样迸裂，或像龟纹样裂开。骨折碎片向四周移动，突入或滑落至椎管内，产生严重的脊椎形态异常和神经系统并发症。小儿椎体软骨终板，又是小儿的二次骨化中心，对骨的纵向生长有影响，伤后可以导致而后脊柱成角侧弯畸形。在小儿脊柱创伤中，软骨板的损伤也属于小儿骨骺损伤范畴。

【病理改变】脊柱损伤中，从环枢椎到骶1均可见到，但以T12~L1最易受累，其次为C5、6，L4~5椎体。Willen等通过尸检发现：骨折的椎体上、下软骨终板，部分后纵韧带撕裂、椎间盘疝出、脊髓受压、肿胀。软组织间隙充血、渗出、水肿。

【临床表现】患儿均有脊柱损伤史。高空坠落、车祸、滑倒或创伤臀部着地。体格高大肥胖，在蹦跳游戏中也可致脊柱损伤。轻者局部压痛不适，皮肤肿胀，淤斑，脊柱侧弯，成角畸形。压痛明显，屈曲运动受限。重者下肢感觉运动障碍，排便困难。

【影像学特点】

（1）X线平片：脊柱正侧位片可确定脊柱损伤部位、范围。可见受累椎体呈楔形变，椎间孔变形。有时可伴椎弓或横突骨折。

（2）CT：受累椎体周缘呈环形，或双侧，或正中后方，或偏向一侧的疝出软组织密度影，密度均匀，椎管前缘脂肪间隙消失。伴随一侧或双侧侧隐窝变窄，神经根受压或淹没。椎管形态异常，矢状径变窄。骨窗显示椎体及附件（椎弓、棘突、横突、椎小关节等）骨性结构不完整。皮质连续性中断。在椎体上下软骨终板可见有纵行，龟纹样低密度骨折线，贯通脊柱前、中、后柱。骨折碎片向四周或向后移位，或滑脱入椎管内，椎管受压变狭窄（图12-98、图12-99）。

根据Fenguson分类将脊柱划分为前、中、后柱，用以判断脊柱损伤程度，图12-98所示深色为前柱，包括椎体，椎间盘的前、中2/3及前纵韧带。图12-99为脊柱中柱，包括椎体，椎间盘的后1/3及后纵韧带。图12-100为脊柱后柱，则由椎体附件（椎弓、椎板、棘突、椎小关节突）及韧带（关节囊、黄韧带、棘间韧带和棘上韧带等）组成。

Wolter分类法又称椎管指数，将椎管横断面划分为3等份。用0、1、2、3表示脊柱创伤中椎管狭窄，受压程度。0表示椎管形态正常，1表示受压、变窄占横断面的1/3，2为椎管狭窄占2/3，3则表示椎管完全阻塞（图12-101~图12-104）。

（3）MRI：脊柱骨折显示不如CT，但显示脊髓水肿、出血，椎管及周围软组织改变明显优于CT。所以在脊柱损伤中，MRI作为其他影像诊断的补充和延伸。

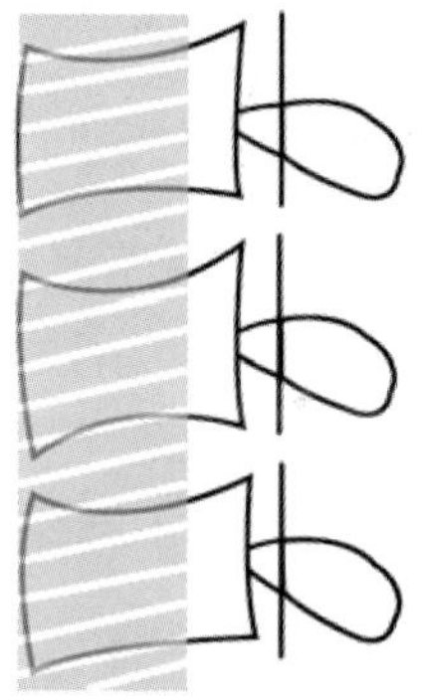

图12-98　脊柱前柱

脊柱前柱包括椎体，椎间盘的前、中2/3及前纵韧带

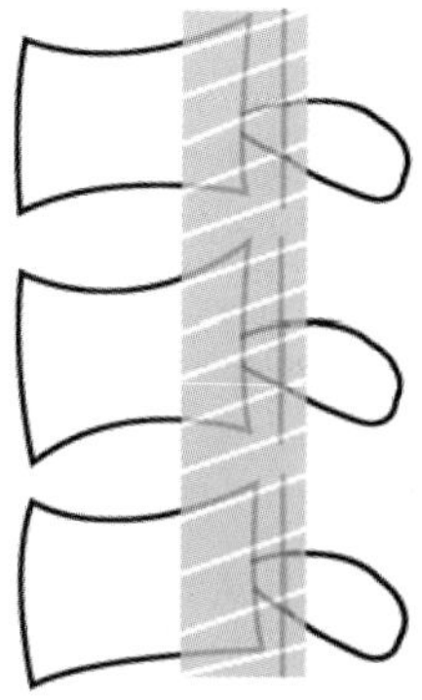

图12-99　脊柱中柱

脊柱中柱包括椎体，椎间盘的后1/3及后纵韧带

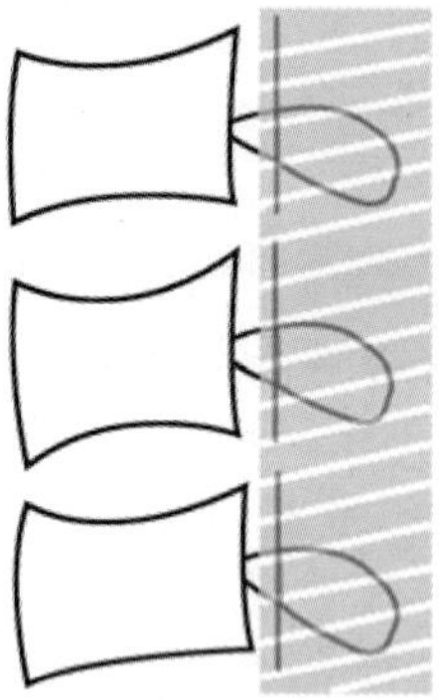

图 12-100　脊柱后柱

脊柱后柱由椎体附件（椎弓、椎板、棘突、椎小关节突）及韧带（关节囊、黄韧带、棘间韧带和棘上韧带等）组成

椎管指数概念示意图：

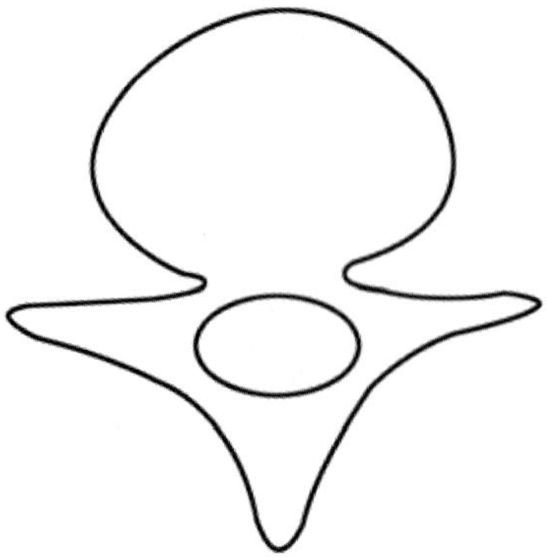

图 12-101　按 Wolter 分类法正常椎管横断面显示图，用 0 表示

椎管指数图示：0 表示椎管形态正常

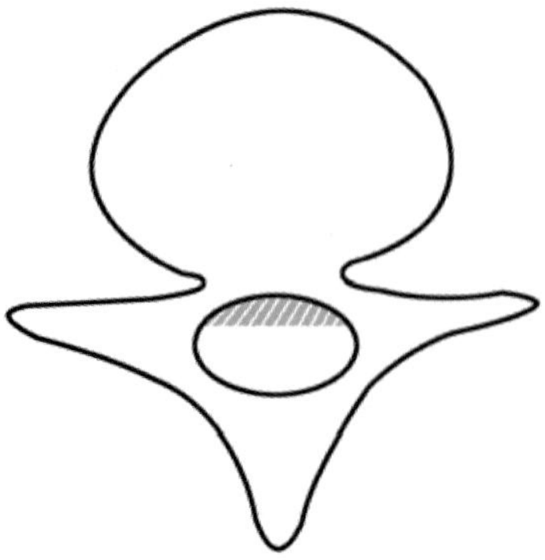

图 12-102　椎管指数 1

椎管指数 1 图示：椎管内前 1/3 横断面受压，双侧神经根有受压

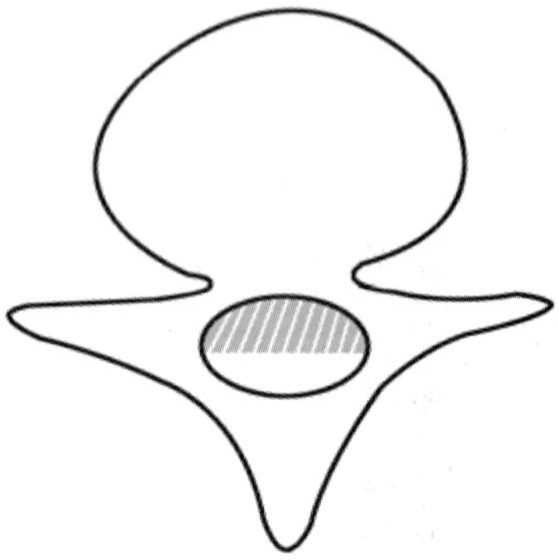

图 12-103　椎管指数 2

用 2 表示椎管内前 1/2 横断面受压，椎管狭窄占 2/3。提示：脊髓、神经根受损

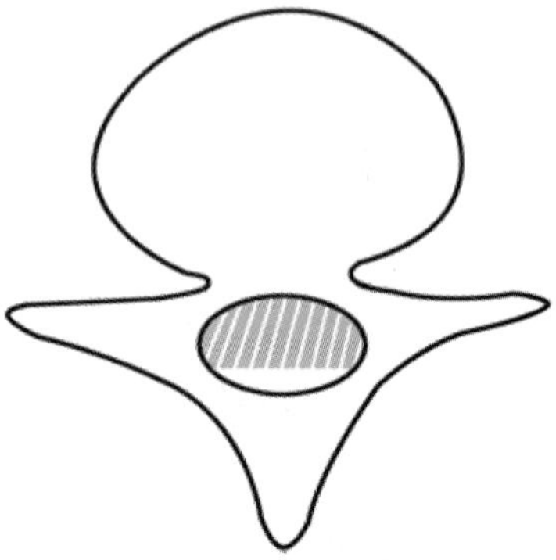

图 12-104　椎管指数 3

椎管指数 3，表示椎管内前 2/3 横断面受压，用 3 表示椎管完全阻塞，硬膜囊疝形成，脊髓、神经严重损伤

【诊断与鉴别诊断】诊断要点，有明确脊柱外伤史，局部压痛、畸形，有神经定位水平损伤。结合 X 线片及 CT 扫描、MRI 即可确诊。

鉴别诊断：

（1）小儿椎间盘脱出：也有脊柱外伤史，为脊柱骨折中合并或仅有椎间盘疝出。

（2）小儿脊柱结核：起病隐匿，无外伤史。胸腰段疼痛或突然斜颈、脊柱成角畸形。X 线平片见椎体破坏，有楔形样变，椎间隙变窄，上下椎体骨质疏松，腰大肌肿胀。CT 显示椎体从松质骨向椎体边缘有虫蚀状、溶骨样破坏区，内有沙砾样死骨形成。椎体周围软组织肿胀，内可见干酪样坏死。

（3）CT 扫描：1978 年 Nykamp 等人首次报告了椎体爆裂型骨折的 CT 表现。CT 诊断中最具有诊断价值的包括：①对脊柱整体形态观察：可从脊柱矢状像、冠状像可见椎体高度减低，呈楔形样变，椎体前缘皮质中断、塌陷。②轴位像可见椎体完整性破坏，前缘骨皮质连续性中断，断端骨碎片向椎体四周移位，更为甚者是骨碎片向后移位，挤压椎管变形。③椎管形态观察：在爆裂型骨折中最为重要，可见椎管失去正常形态，双侧侧隐窝狭窄，矢状径 <2mm，神经根，及椎体后缘血管、硬膜囊受挤压。④脊柱后缘的椎体附件形态观察：多螺旋 CT 扫描后，轴位像、矢状位、冠状位、图像重建三维成像中对细小的椎小关节突、椎弓、椎弓根等附件骨折显示清楚。

（4）MRI 检查：直接矢状位、冠状位、轴位成像。显示韧带、椎间盘和脊髓在创伤中的变化。从其信号变化类型可判断，预测神经功能损伤的恢复。当损伤后如果脊髓水肿，MRI 表现 T1 加权像为等信号，T2 加权像呈高信号，则预后良好。一旦脊髓渗出水肿消退后神经功能可恢复。当 T1 加权像为等信号或不均匀信号，T2 加权像呈低信号，在病程随访中又出现 T1 加权像为高信号，T2 加权像中心呈低信号，周边环绕着高信号则预后不佳，说明脊髓神经损伤后出血、水肿并有挫裂伤，当出血量较大时则神经功能恢复较差。

【病例】女，10 岁。车祸伤后腰痛 1h。X 线平片仅见椎体上缘轻度变形。CT 矢状位见 L1 楔形变。轴位可见 L1 椎体前中柱呈“人”字裂隙透光影，波及脊柱前中柱。

诊断：L1 椎体骨折爆裂型骨折。

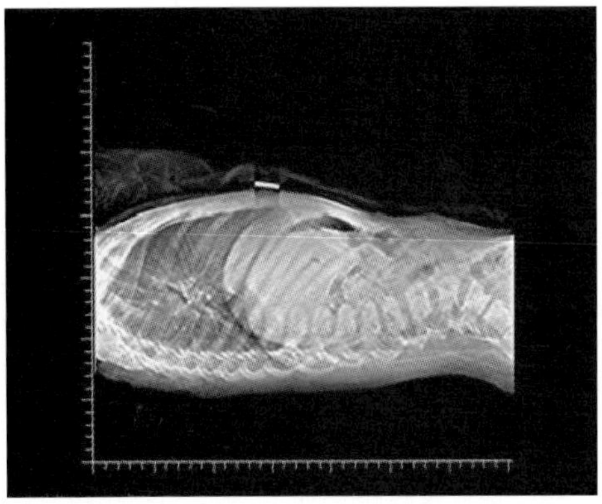

图 12-105　L1 椎体骨折

女，10 岁。车祸伤后腰痛 1h。X 线平片仅见椎体上缘轻度变形。CT 矢状位见 L1 楔形变

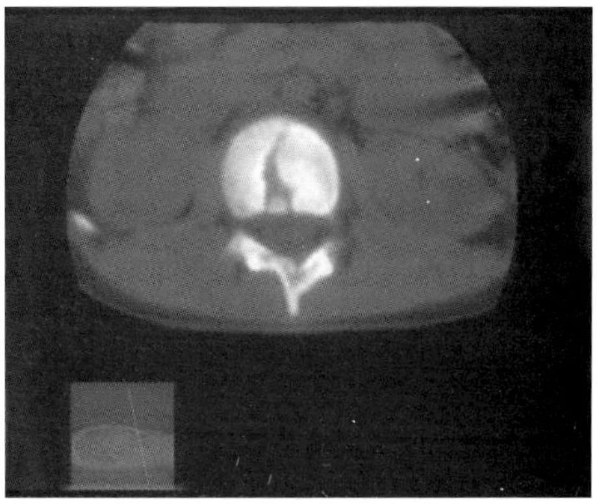

图 12-106　L1 椎体骨折 CT 观

同一病例。CT 矢状位见 L1 楔形变，轴位可见 L1 椎体前中柱呈“人”字裂隙透光影，波及脊柱前中柱

【病例】女，14 岁。与家人发生口角后从 13m（四层楼）高处坠落，双足跟及腰痛 1h。骨窗显示脊柱中、后柱受累，L5 椎体及棘突，有由前向后纵形骨折线，同时可见椎体前缘呈双边征。

诊断：L5 椎体及棘突爆裂型骨折。

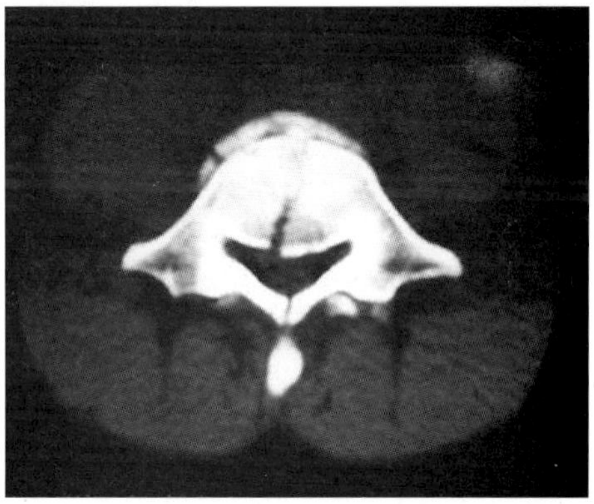

图 12-107　L5 骨折伴 L4~5 椎间盘膨出、双跟骨骨折 CT 观

女，14 岁。骨窗显示脊柱中、后柱受累，L5 椎体及棘突，由前向后纵形骨折线，且见椎体前缘呈双边征

【病例】男，9 岁。身高 103cm，体重 73kg（正常儿：26kg）。游戏中由 30cm 落下，臀部着地后腰痛 4h 急诊来院。

CT 矢状位显示 L1 椎体上缘呈楔形变。CT 显示 L1 椎体前、中柱呈纵形骨折。L1~2 椎间盘向椎体周缘、前方膨出软组织影。

诊断：L1 椎体爆裂型骨折并 L1~2 椎间盘膨出。

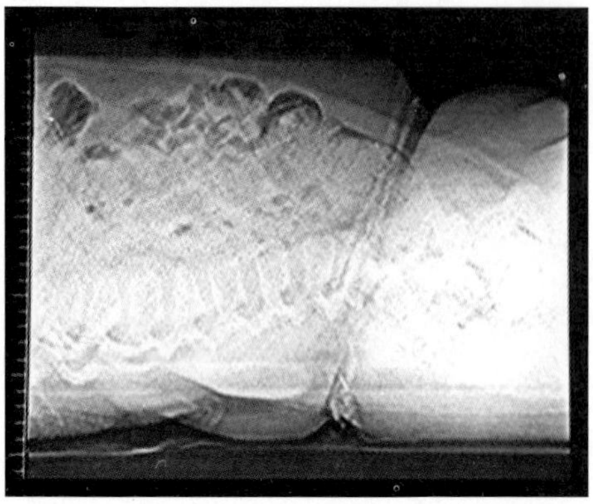

（一）

男，9 岁。CT 矢状位显示 L1 椎体上缘呈楔形变

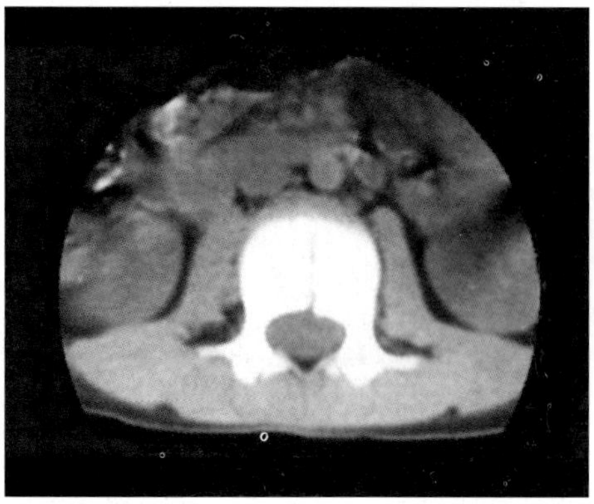

（二）

图 12-108 L1 椎体骨折伴 L1~2 椎间盘膨出 CT 观

同一病例。CT 显示 L1 椎体前、中柱呈纵形骨折。L1~2 椎间盘向椎体周缘、前方膨出软组织影

【病例】女，13 岁。高空坠落后腰痛，下肢活动受限 2 个月。X 线平片：T11、12 椎体陈旧性压缩性骨折。CT 显示 T11、12 椎体右侧横突骨折。T11、12 椎体前、中柱受损，骨折碎片深入椎管，椎管指数几乎为 3。

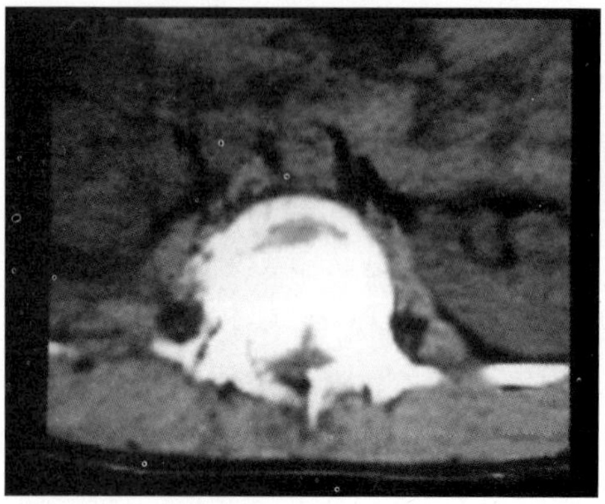

图 12-109 T11~12 陈旧性椎体骨折伴脊髓受压，截瘫 CT 观

女，13 岁。CT 显示 T11~12 椎体前、中柱受损，骨折碎片深入椎管，椎管指数几乎为 3

【病例】女，13 岁。车祸伤后 CT 显示 T11~12 椎体右侧横突骨折。T11~12 椎体前柱受损，骨折碎片向椎体周缘移位。椎管形态正常。

诊断：T11~12 椎体压缩性骨折。

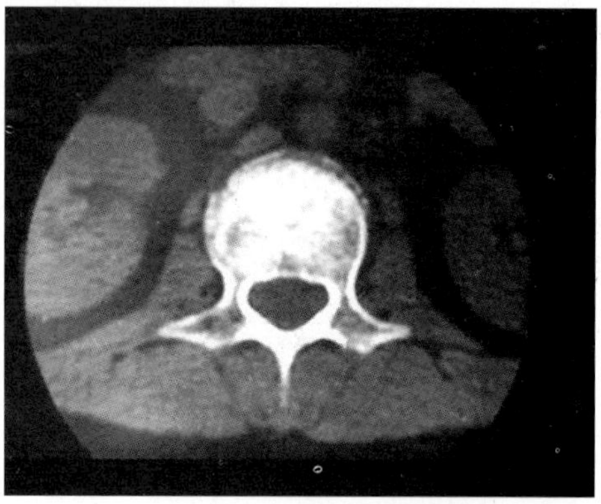

图 12-110 T11~12 椎体压缩性骨折 CT 观

女，13 岁。CT 显示骨折碎片向椎体周缘移位。椎管形态正常

第十二节　四肢骨关节创伤

一、肩关节创伤

肩关节是人体十分灵活关节，关节盂浅，前下方韧带松弛，创伤中肩关节脱位常见。

【病例】男，15 岁。打篮球中被撞击左肩后疼痛、活动受限。

查体：左肩关节处空虚，不能上举，活动受限，压痛明显。

复位前 DR：左肩关节对应关系失常，肱骨头向左内下方脱位。

复位后 DR：左肩关节关系恢复解剖正常位。

诊断：左肩关节脱位。

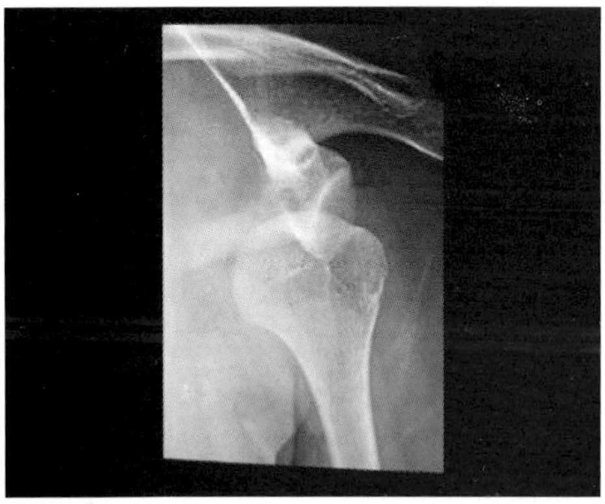

图 12-111　左肩关节脱位复位前 DR 观

男，15 岁。DR 显示左肩关节关系失常，向左内下方脱位

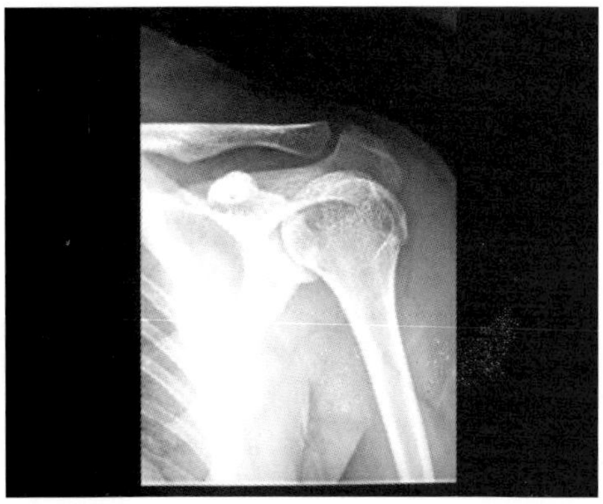

图 12-112　左肩关节脱位复位后 DR 观

同一病例。DR 显示左肩关节关系恢复解剖正常位

【病例】男，13 岁。0.5h 前摔伤，右肩着地，疼痛，不能活动。急诊来院就医。

查体：神清，颈软。心肺听诊未见异常。腹平软。右肩呈方形，触之空虚，局部压痛，活动功能障碍。

诊断：右肩关节脱位。

DR 术前：右肩关系失常，肱骨头向内下移位。肱骨头大结节骨结构紊乱，皮质连续性断裂。

DR 术后：经复位可见右肩关系恢复，肱骨头回纳呈正常对应解剖关系。肱骨头大结节骨结构紊乱，皮质连续性断裂。

DR 诊断：右肩关节脱位并右肱骨头大结节骨折。

CT：右肱骨头大结节、肩关节盂前缘骨结构紊乱，皮质连续性断裂，断端轻度移位。

诊断：右肱骨头大结节骨折，右肩关节盂前唇撕脱性骨折。

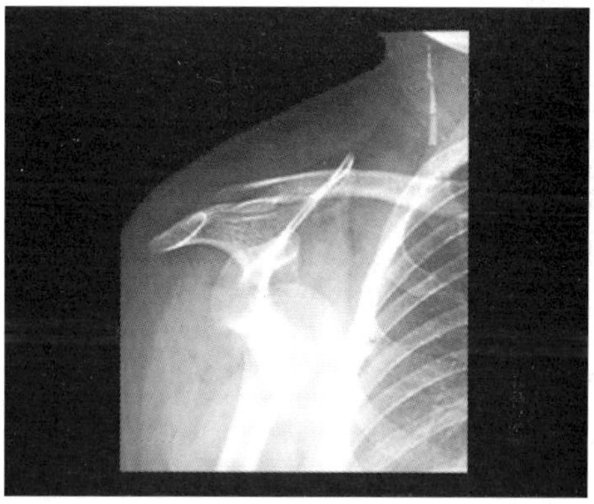

（一）

男，13 岁。DR 术前：右肩关系失常，肱骨头向内下移位。肱骨头大结节骨结构紊乱

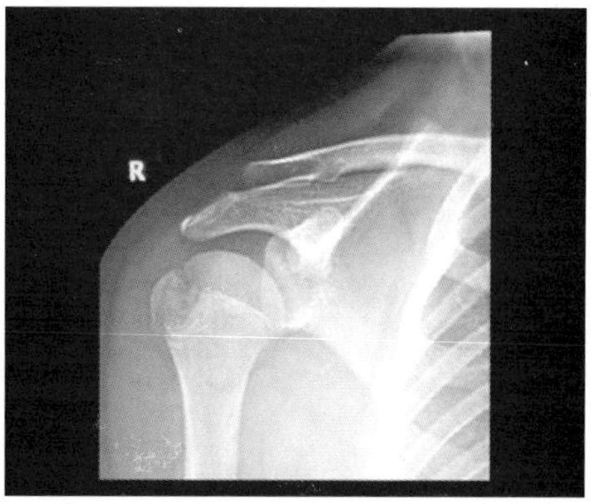

（二）

同一病例。DR 术后：经复位后右肩关节对应关系恢复，肱骨头回纳入位，呈正常对应解剖关系。肱骨头大结节、肩关节盂前缘骨结构紊乱，皮质连续性断裂

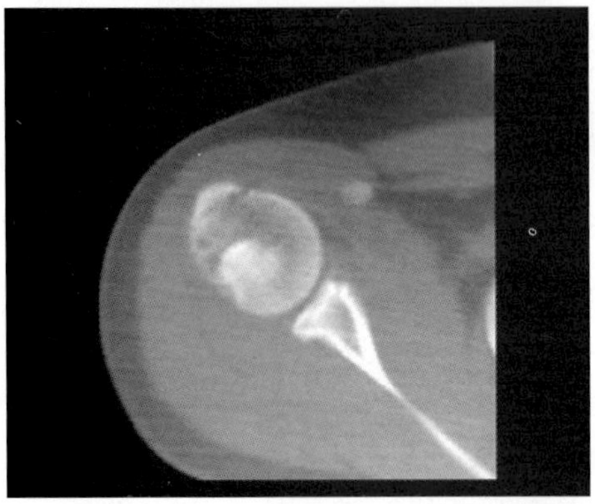

（三）

同一病例。术后CT显示右肩关节对应关系恢复，肱骨头大结节、肩关节盂前缘骨结构紊乱，皮质连续性断裂

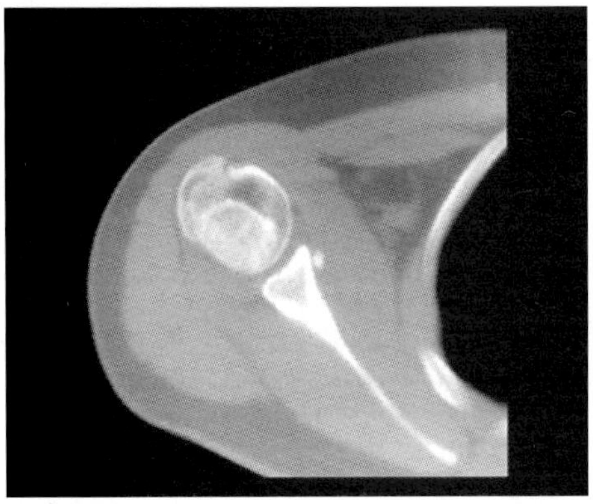

（四）

图 12-113　右肩关节脱位 DR 观

同一病例。术后CT显示右肩关节对应关系恢复，肱骨头大结节、肩关节盂前缘骨结构紊乱，皮质连续性断裂，碎骨片游离

二、肘关节损伤

【病例】男，15岁。摔伤右肘5d，局部肿痛，不能活动。

查体：一般情况尚可。右肘轻度肿胀。关节功能活动受限。

CT扫描：右侧桡骨小头呈花瓣状透光影，断端略有分离，无明显移位。

诊断：右侧桡骨小头骨折。

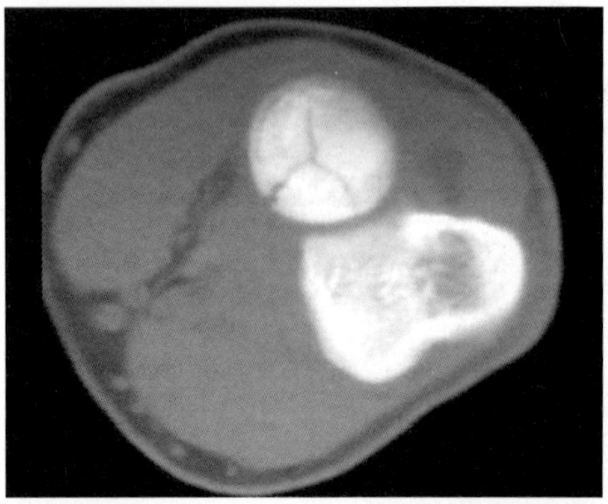

（一）

男，15岁。CT显示右侧桡骨小头呈花瓣状透光影，断端略有分离，无明显移位

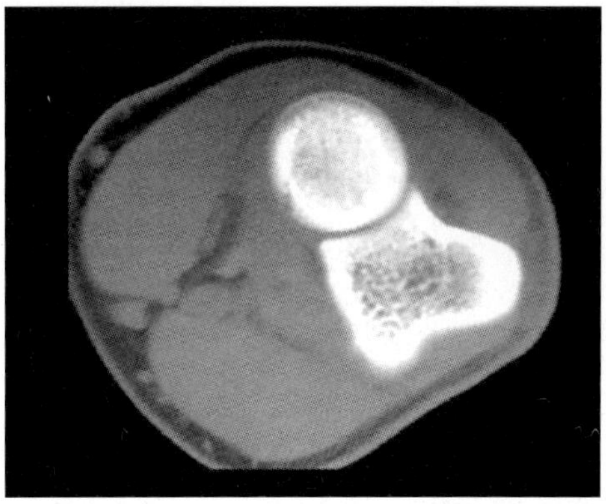

（二）

图 12-114　右侧桡骨小头骨折 CT 观

同一病例。CT显示右侧桡骨小头皮质中断，断端略有分离

三、右臀部皮肤挫裂伤并右侧髂骨翼骨折伴软组织间隙血气肿

【病例】男，17岁。群殴中被乱刀砍伤右髋，疼痛，血流不止，呼120急诊来院。

查体：右髋皮肤裂伤，伤口不整齐，内有血性液体流出，可见右髂骨翼。

急诊CT显示右侧皮肤不完整，有裂伤影；右侧髂骨翼骨皮质断裂，断端移位。肌肉间隙内可见多个高密度出血、低密度积气影。

诊断：右臀部皮肤挫裂伤并右侧髂骨翼骨折，软组织间隙血气肿。

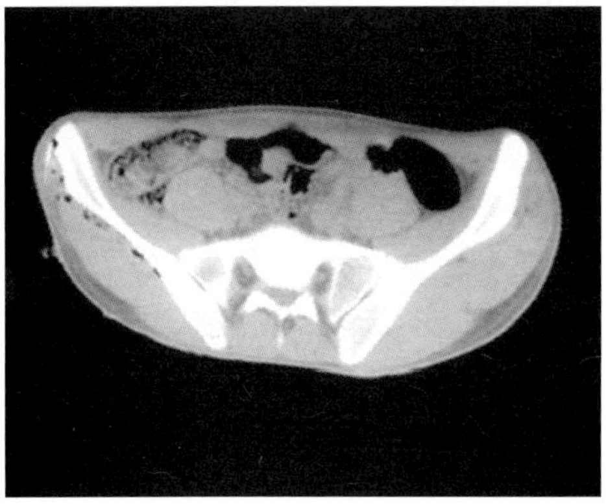

（一）

男，17岁。CT显示右侧皮肤不完整，可见裂伤影；右侧髂骨翼骨皮质断裂，断端移位。肌肉间隙内可见多个高密度出血、低密度积气影

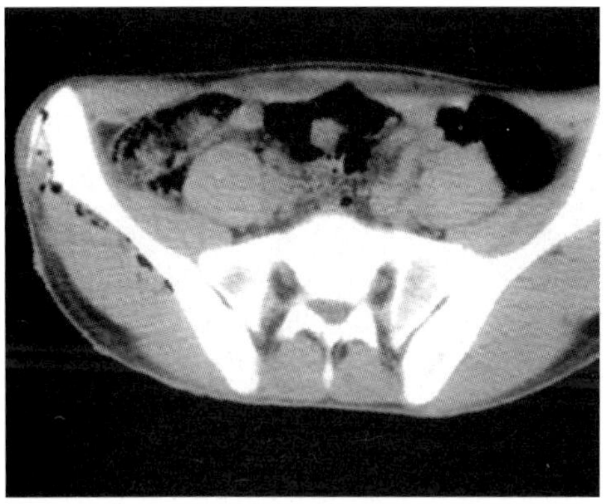

（二）

图 12-115 右臀部皮肤挫裂伤并右侧髂骨翼骨折，软组织间隙血气肿 CT 观

同一病例。CT显示右臀皮肤不完整，可见裂伤影；右侧髂骨翼骨皮质断裂，断端移位。肌肉间隙内可见多个高密度出血、低密度积气影

四、髋臼骨折

髋臼骨折（fracture of acetabulum），是指小儿骨盆受直接暴力所致的髋臼损伤，造成骨皮质连续性中断，髋臼窝内积血及股骨头移位。在儿童时期所有损伤中，仅占10%~15%，无性别差异。小儿骨骼系统解剖，生物力学、生理学与成人不同，因其有骨化前软骨和骨膜厚，韧带强劲，使其柔韧性较大，在发生骨折变形前能吸收更多的能量并缓冲暴力。因此髋臼骨折很少见。只有在严重的车祸、高空坠落伤中，超过自身承受力而致髋关节损伤。临床特征为患髋疼痛，臀肌不对称，患侧呈方臀，活动受限。X线表现为髋臼内低密度的骨折线，可有股骨头移位。但因髋关节部位组织重叠多，髋臼内骨折线及骨折碎片清楚的显示较困难。CT在此有独到作用，可作为X线平片的互补。

【髋臼的解剖】髋关节是一组球－窝关节。由髋臼、股骨头组成。不但支持负重，还可进行屈、伸、外展、内收、旋转等活动。髋臼深而大，为包容股骨头的窝。其开口向前、向下、向外。它由髂骨、坐骨、耻骨构成。临床为了描述方便，将其由前向后又分为2个骨柱，前柱又称髂耻柱：由耻骨支经髋臼窝的前上方，延伸至髂前上棘或髂棘。后柱又称髂坐柱：由坐骨大切迹，经负重区后侧臼面达坐骨结节。负重区为髋臼窝内侧壁与股骨头的相吻合面，骨质较薄，在CT三维重建时可显示。髋臼窝内衬有纤维性脂肪垫，外覆骨膜，又有鞍形软骨覆盖，髋臼边缘为坚韧可动的软骨盂唇突起，使髋臼加深增宽，将股骨头65%包绕，加固髋关节并对抗、缓冲暴力。

【临床表现】创伤后患肢髋部疼痛，拒动，活动障碍，为屈髋屈膝的强迫体位，臀部皮肤隆起，髂前上棘或髂嵴较健侧高数厘米。腹股沟中点压痛，骨盆分裂，按压实验阳性。髋关节屈曲、内收、外展、旋转功能全部丧失。

【影像学特点】

（1）X线平片：可显示骨盆、闭孔、坐骨支不对称。小骨盆入口变形，股骨头移位。因组织重叠，密度对比不及CT。有时难以发现髋臼窝内小的骨折碎片及确切部位。

（2）CT扫描：软组织窗显示髋关节内外，髋臼窝内有低密度渗出，肌间隙模糊、肿胀，出血时囊腔内密度增高，还可见骨盆腔壁血肿等。骨窗显示与X线平片相同（图12-116~图12-120）。对骨折小碎片显示更清晰。见髋臼皮质及负重区骨皮质连续性中

断，呈多个低密度透光区。关节囊及臼窝内碎骨片呈条状、斑片、斑点、不规则、多角形高密度影，向四周移位游离。碎骨片数目、大小，股骨头骺骨折，股骨头脱位方向、程度均可显见。CT对髋臼可进行三维重建，从冠状、矢状面观察髋臼与股骨头关系。三维重建展示出全方位的解剖空间，为临床提供更详细的影像资料。

【诊断与鉴别诊断】诊断要点，患儿有明确的外伤史，体检异常，结合X线平片、CT扫描进行诊断。无须进行鉴别诊断。

【病例】男，13岁。车祸后伤及骨盆7h。

查体：右下肢屈髋屈膝强迫位，右髂嵴高于左侧4cm，右臀可见圆形隆起，质硬如骨。骶髂关节压痛。骨盆挤压实验阳性。CT显示小骨盆变形，耻骨联合，闭孔不对称，双侧髂骨翼、髋臼窝皮质连续性中断。髋关节囊、骨盆壁有混杂密度积血影。右侧髋臼窝内外有多个骨折碎片，股骨头向后上外方移位。

诊断：右髋臼骨折。

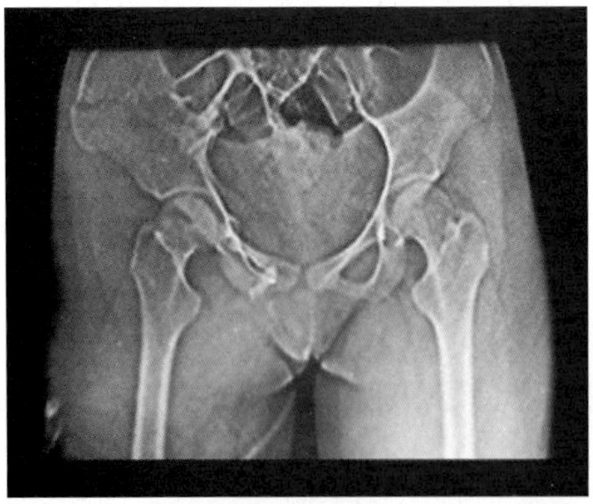

图12-116　右侧髋臼粉碎性骨折伴髋臼窝血肿，股骨头后上方移位CT观

男，13岁。CT显示小骨盆变形，耻骨联合，闭孔不对称，双侧髂骨翼、髋臼皮质连续性中断

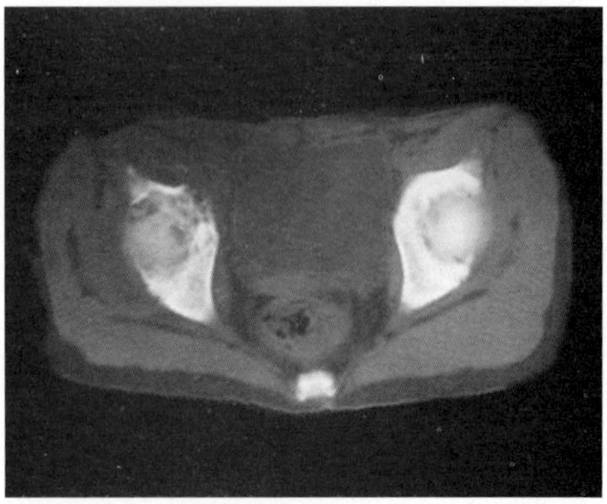

图12-117　右髋臼粉碎性骨折伴股骨头骺脱位CT观

同一病例。CT骨窗显示髋关节囊、骨盆壁有混杂密度积血影。右侧髋臼内外有多个骨折碎片，股骨头向后上外方移位

【病例】男，10岁。车祸伤及左髋10h。CT显示骨盆内缘不对称，闭孔变小，左侧髋臼前缘皮质连续性中断。

诊断：左髋臼骨折。

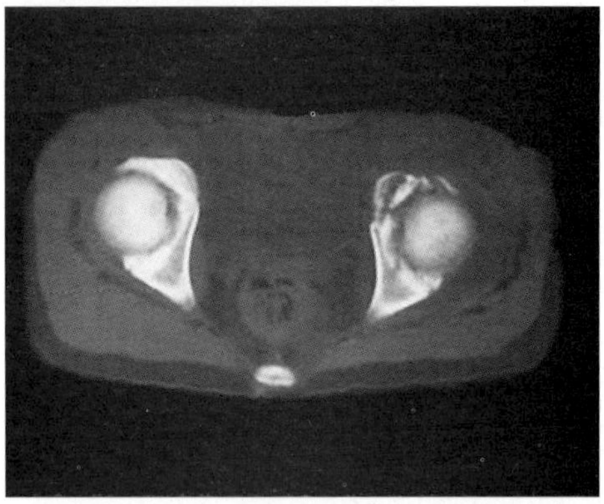

图12-118　左侧髋臼粉碎性骨折CT观

同一病例。CT可见髋臼软骨的边缘不连续，并有多个骨碎片

【病例】男，14岁。车祸伤后右髋关节肿痛、活动受限2h。

CT冠状位可见骨盆变形，耻骨联合移位变形，右髋臼骨皮质中断，断端移位。股骨头向外上方移位。

诊断：右侧髋臼骨折并股骨头移位。

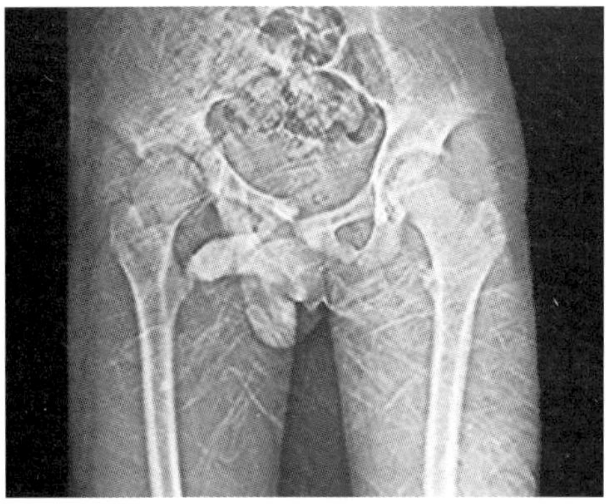

（一）
男，14岁。CT显示骨盆变形，右侧髋臼骨折，断端移位，股骨头向右上方移位

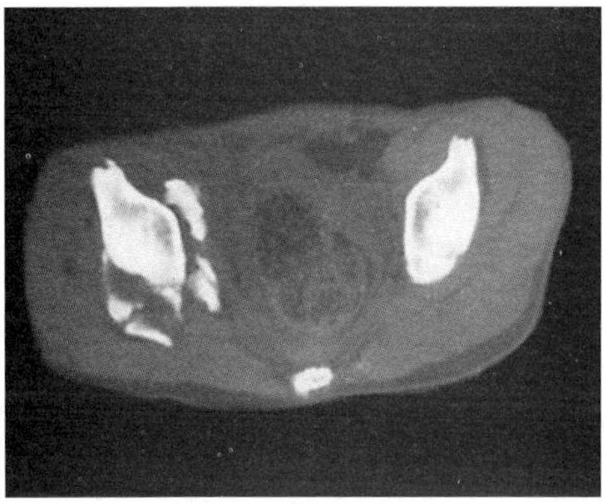

（二）
同一病例。CT可见右侧髋臼前后柱多发性骨折，断端移位

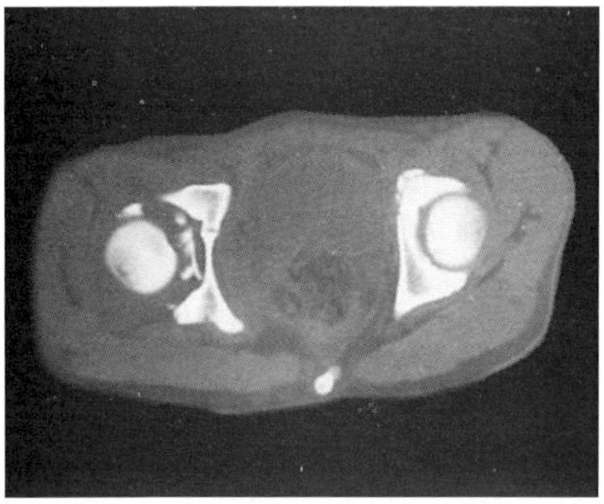

（三）
图12-119　右侧髋臼多发性骨折CT观
同一病例。CT可见右侧髋臼窝内可见多个骨碎片，断端移位

【病例】男，13岁。车祸伤及右股骨、骨盆骨折6d。在当地行右股骨上段内固定治疗。CT冠状位可见右侧股骨上段金属内固定器。骨盆畸形，右侧髋臼呈横行透光线，肠胀气明显。

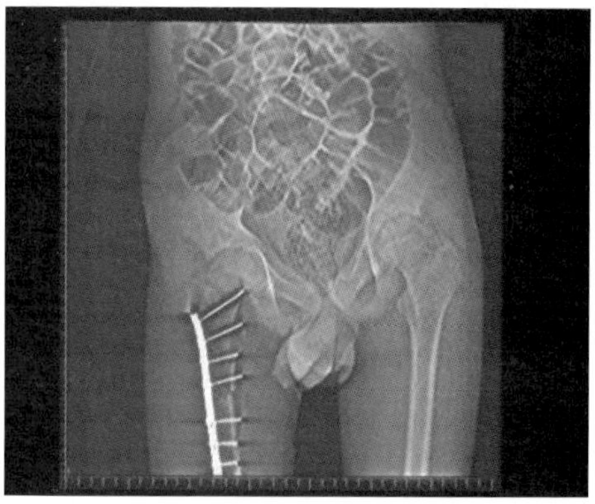

（一）
男，13岁。CT冠状位可见右侧股骨上段金属内固定器。骨盆畸形，右侧髋臼呈横行透光线，肠胀气明显

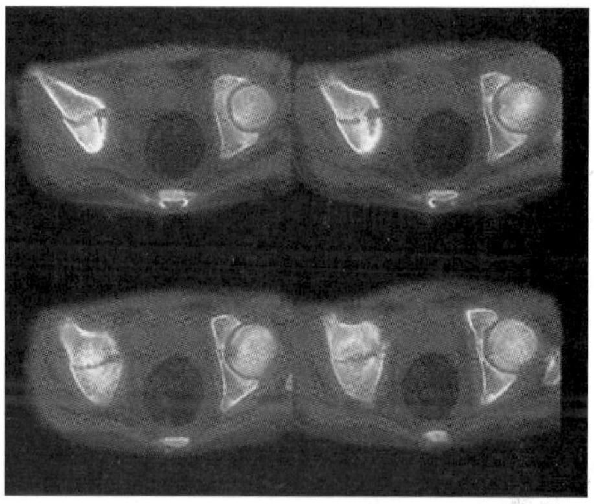

（二）
同一病例。CT可见右侧髋臼多层面骨折

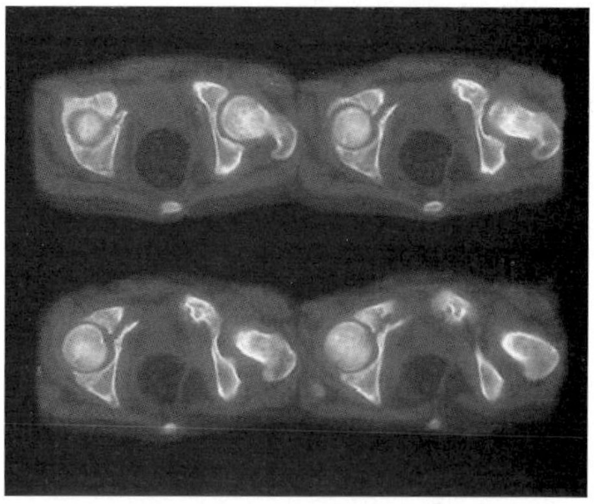

（三）
图12-120　右侧髋臼、股骨上端多发性骨折CT观
同一病例。CT显示右侧髋臼骨折线延伸至耻骨弓

五、坐骨升支骨折

坐骨升支骨折，是指小儿骨盆创伤中累及坐骨升支，导致骨折。其发生率低。临床特征有臀部直接受暴力作用后疼痛，拒按。影像学特征：骨盆变形，闭孔不对称。CT 横断面清晰显示坐骨升支皮质连续性中断，骨折断端移位，骨折附近软组织肿胀（图 12-121）。

【病例】男，7 岁。高空坠落臀部着地，左臀肿痛 5h。CT 显示左侧坐骨升支骨皮质连续性中断，断端轻度移位。

诊断：左坐骨升支骨折。

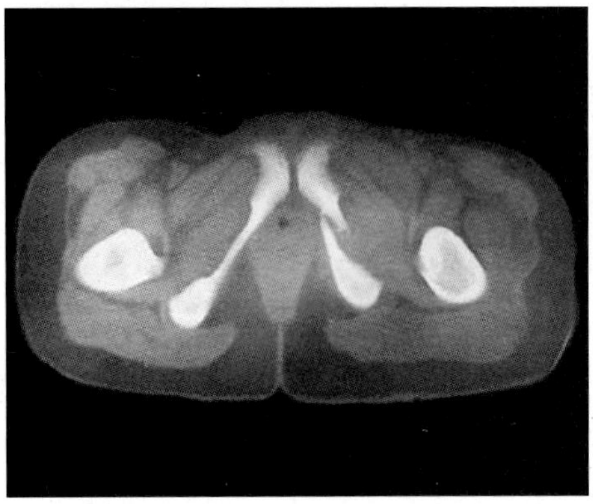

图 12-121　左坐骨升支骨折 CT 观

男，7 岁。CT 显示左侧坐骨升支骨皮质连续性中断，断端轻度移位

六、耻骨骨折

耻骨骨折（fracture of pubis）是指在小儿骨盆骨折中创伤累及或髋臼骨折延伸至耻骨，耻骨弓骨性结构完整破坏，骨皮质连续中断，骨折碎片移位（图 12-122）。本病在小儿骨创伤中十分罕见。

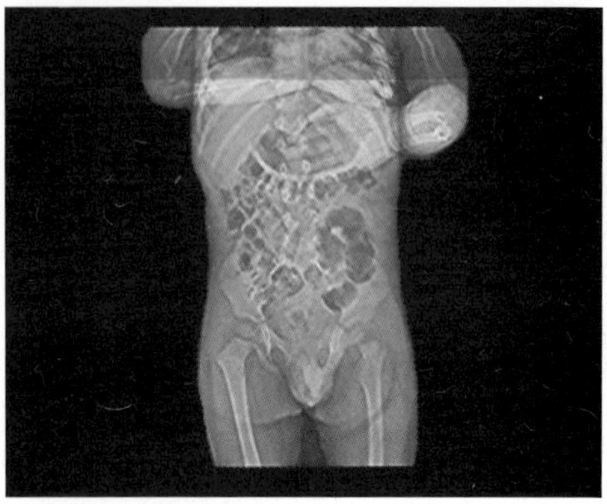

（一）

女，2 岁。外伤致左下腹疼痛 1d。CT 冠状位显示左侧耻骨弓骨性结构不完整

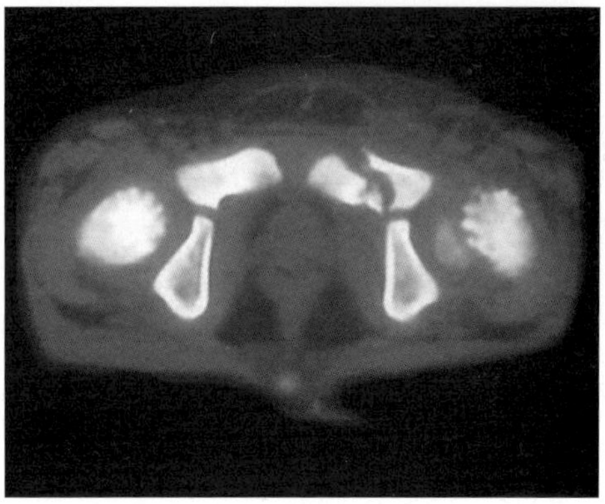

（二）

图 12-122　左耻骨弓骨折 CT 观

同一病例。CT 显示左侧耻骨弓皮质连续性中断，断端呈多个碎片向四周移位

七、儿童股骨颈骨折

儿童股骨颈骨折（furacture of femoral neek in children），是指暴力或病理情况作用于股骨颈，所致之骨折。本病少见，据文献统计其发病率仅占儿童骨折的 1%，但并发症很多。发病年龄，据我院一组资料为 2~14 岁，男女性别无明显差异。

【解剖生理】胎儿出生后股骨颈仅为单一的骺板。约 4~6 个月股骨头骺独立形成。1 岁时内侧部位扩大形成股骨颈。大转子骨骺约在 4 岁时出现。股骨头骺板主要形成股骨颈干骺端。股骨干近端与大转子骺板约在 14~16 岁愈合。Chung 和 Ogden 研究发现 0~4 岁时，股骨头血供由旋股内动脉供给。4 岁以后干骺端的血供很少，则由股骨颈后上、下方的旋股内动脉形成网状血管系统，由被膜内供血。股骨头的血管吻合支少，旋股外动脉与股骨头韧带动脉供血在该年龄组意义不大。8~9 岁后股骨头韧带动脉尤为重要。

【临床表现】创伤后患髋疼痛，下肢呈外旋固定位。内旋、外展、屈曲活动均受限。仅有 20% 患儿伴膝关节疼痛。

【影像学特点】

（1）X 线平片：根据 Delbet 分类法。分 4 型，1 型为股骨头骺滑脱型，2 型为经颈型，3 型为股骨颈基底型，4 型为股骨颈转子间型。另如骨囊肿、石骨症、骨纤维异常增殖症等，患者为病理性骨折。

（2）CT 扫描：软组织窗可见患侧髋关节囊及周围软组织间隙有渗出、肿胀。骨窗像可清楚显示股骨颈骨性结构不完整，皮质中断。头骺滑脱。如髓腔内可见有椭圆形低密度囊肿影，或骨质密度增高，或骨髓腔扩大，内有丝瓜瓤样改变者常为病理性骨折。股骨颈骨折。①股骨头骺滑脱型。CT 显示患侧股骨头骺滑脱。②经股骨颈骨折型。③股骨颈骨囊肿伴病理性骨折。

【诊断与鉴别诊断】诊断要点，小儿有外伤史，损伤累及髋关节，疼痛、活动障碍。结合 X 线平片及 CT 扫描的表现即可确诊。

鉴别诊断患儿病史明确一般地说无须鉴别。如果患儿原有病灶基础上发生病理性骨折，一定要病理活检（详见本章骨囊肿，骨肉瘤节）。

【病例】女，10 岁。车祸伤及右髋疼痛 1d。X 线平片显示右侧股骨颈可见透光区，皮质连续性中断。

诊断：右侧股骨颈骨折。

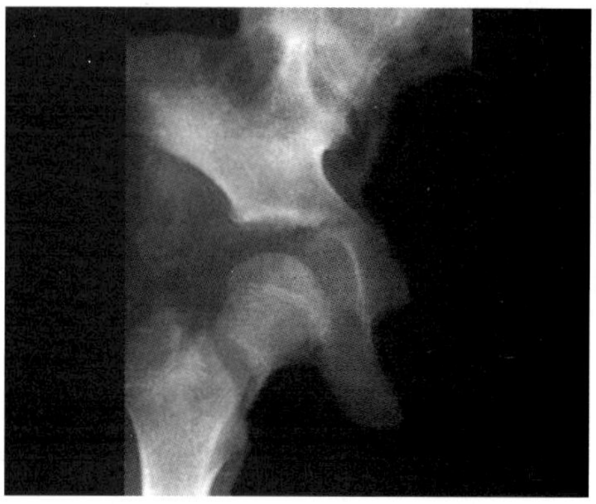

（一）

女，10 岁。X 线平片显示右侧股骨颈可见透光区，皮质连续性中断

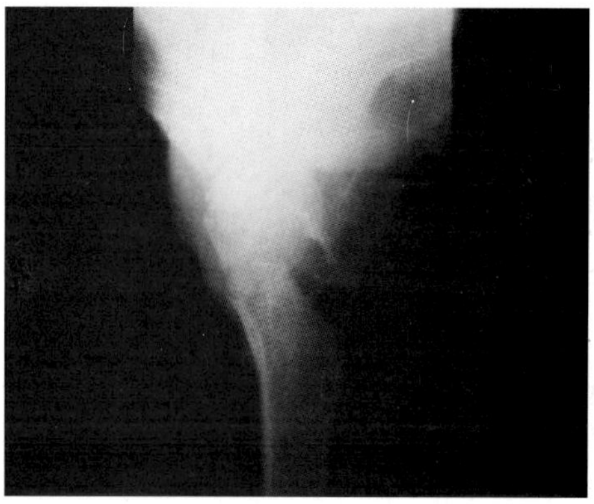

（二）

图 12-123　右侧股骨颈骨折 X 线平片观

同一病例。侧位显示右侧股骨颈皮质连续性中断

【病例】男，7 岁。高空坠落伤及右髋 36h。X 线平片显示右侧股骨颈基底部皮质连续性中断。

诊断：右侧股骨颈骨折。

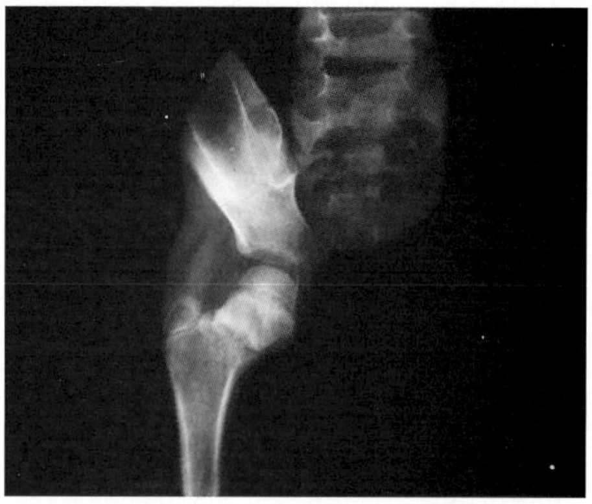

图 12-124　右侧股骨颈基底部骨折 X 线平片观

男，7 岁。X 线平片显示右侧股骨颈基底部皮质连续性中断

【病例】女，13岁。右髋隐痛1周。X线平片显示右股骨颈－大转子下有椭圆形扩张性改变，皮质变薄，外侧缘皮质中断。

术中病理活检：骨囊肿。

出院诊断：右股骨颈－大转子下骨囊肿伴病理性骨折。

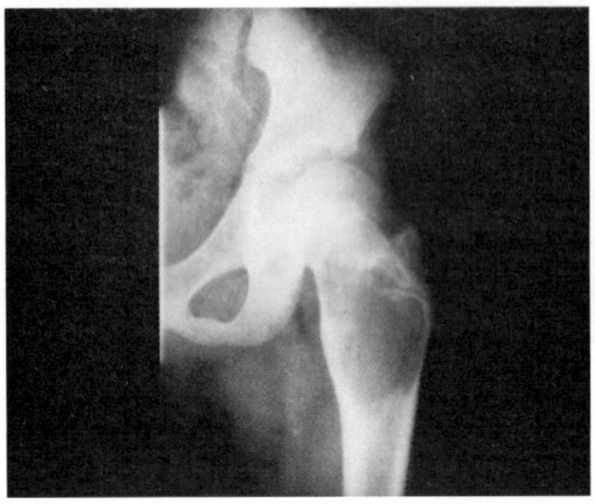

图12-125　右侧股骨颈－大转子间型骨折X线平片观

女，13岁。X线平片显示右股骨颈－大转子下有椭圆形扩张性改变，皮质变薄，外侧缘皮质中断

【病例】男，10岁。右髋隐痛，跛行6个月。CT显示右侧股骨颈皮质不光滑，低密度囊变区外呈不规则皮质密度增高。

诊断：右侧股骨颈骨囊肿伴病理性骨折。

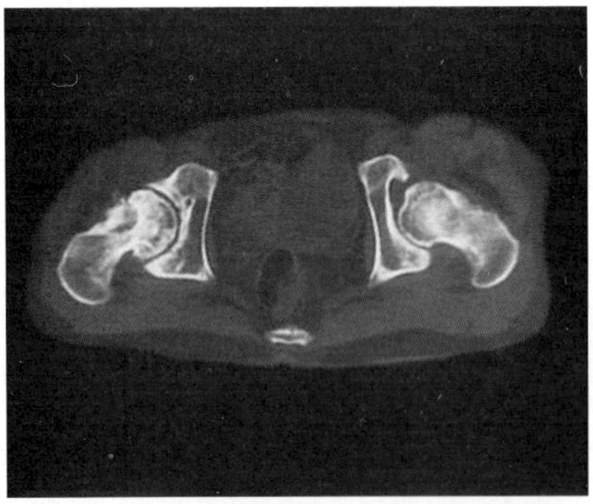

图12-126　右侧股骨颈骨囊肿伴病理性骨折X线平片观

男，10岁。CT显示右侧股骨颈皮质不光滑，低密度囊变区外呈不规则皮质密度增高

【病例】女，15岁。摔伤致右侧髋部疼痛12h来诊。

查体：神志清楚，心肺腹未见异常，右髋部压痛，活动功能障碍。

CT显示右股骨颈及小粗隆可见线样透亮影，股骨颈变短；余构成骨盆各骨形态、大小、骨密度正常；骨质结构完整，无增生及破坏；未见明确骨折及脱位征象；软组织正常。其他：未见异常。

诊断：右侧股骨颈骨折。

膀胱充盈良好，膀胱壁光滑、均匀，子宫大小形态正常，宫腔内膜厚度正常，呈均匀等密度，宫颈大小形态及密度正常，子宫直肠窝未见异常密度影，盆腔内未见肿大淋巴结。

骨窗：右侧股骨颈可见骨质断裂影，断端可见明显错位。

CT诊断：右侧股骨颈骨折。

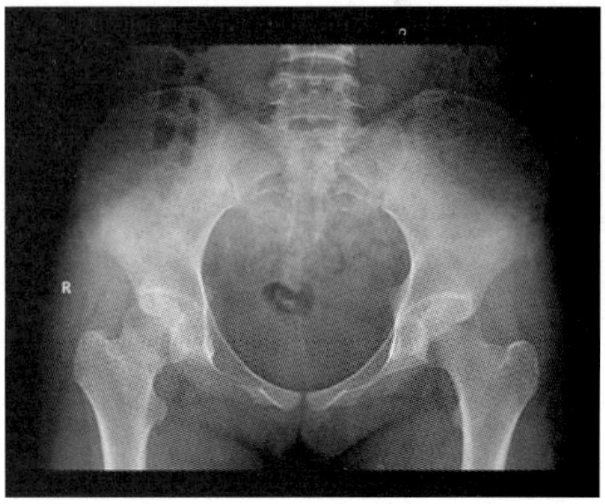

图12-127　右侧股骨颈骨折DR观

女，15岁。DR显示右股骨颈及小粗隆可见线样透亮影，股骨颈变短

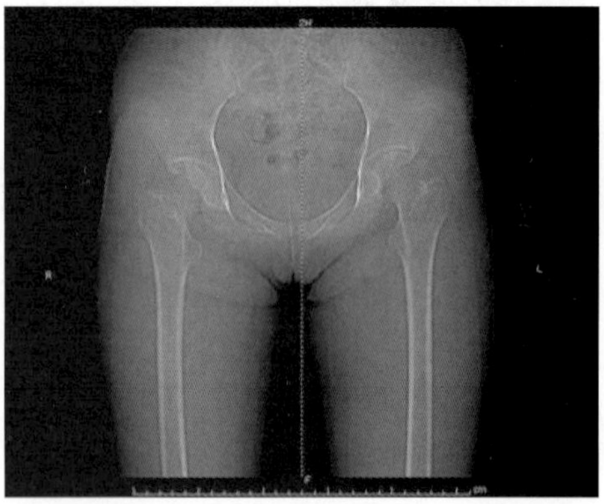

（一）

同一病例。CT显示右股骨颈及小粗隆可见线样透亮影，股骨颈变短

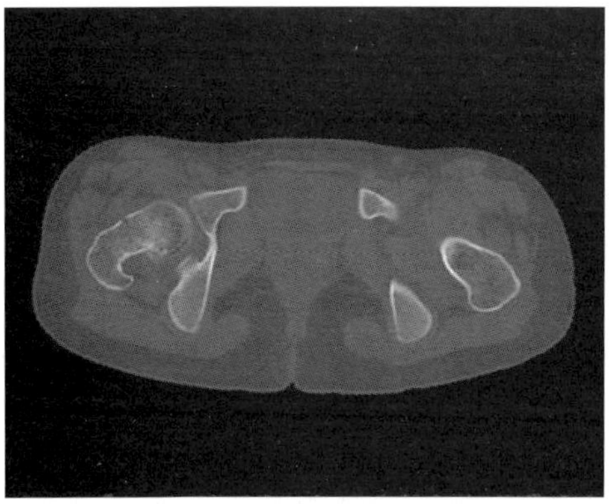

（二）

同一病例。CT 显示右股骨颈外缘及小粗隆可见线样透亮影，股骨颈变短

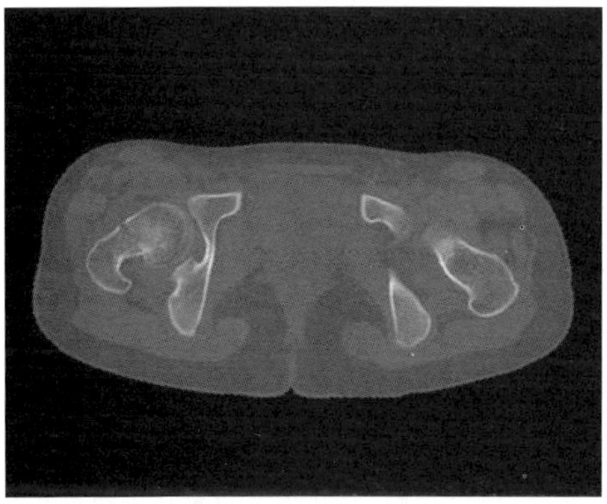

（三）

同一病例。CT 下一层面显示右股骨颈外缘及小粗隆可见线样透亮影，股骨颈变短

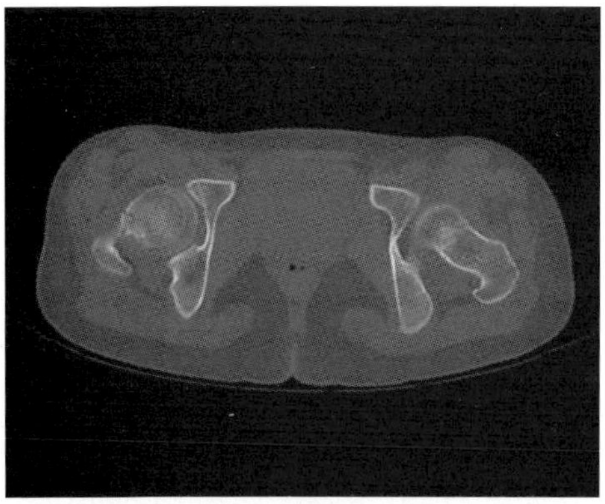

（四）

同一病例。CT 显示右股骨颈外缘及小粗隆可见线样透亮影，股骨颈变短

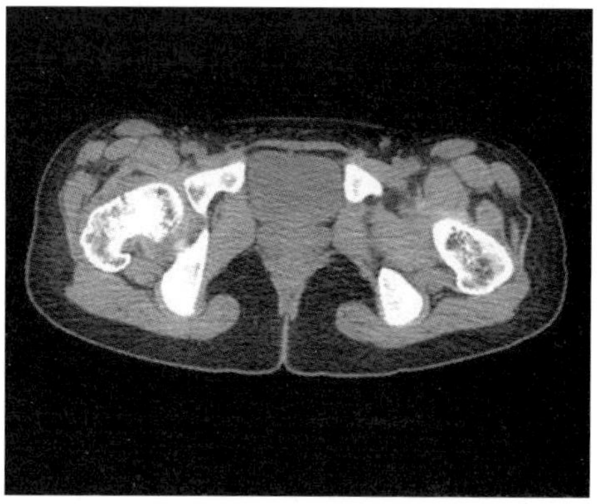

（五）

图 12-128　右侧股骨颈骨折 CT 观

同一病例。CT 软组织窗显示右股骨颈外缘及小粗隆可见线样透亮影，股骨颈变短，邻近软组织肿胀

八、儿童骨骺损伤

儿童骨骺损伤（epiphyseal injury in children），是指骨折创伤累及骨骺。其发病率为骨损伤的 15%。临床特点为男多于女。男性接触致伤因素的机会多，且骺板闭合较女性晚。本病多见于 1 岁至青春前期。主要临床症状为局部压痛、肿胀、活动障碍、发热、贫血。

【病因】新生儿骨骺损伤主要见于产伤。日常生活中见于小儿意外损伤，摔倒、游戏、舞蹈训练、竞技性运动伤、车祸伤等。

【骨骺解剖生理】骺是指位于长骨端的二次骨化中心，骺板为胚胎初级骨化中心的残余，也是软骨细胞生长区，对骨的纵向生长有作用。干骺端为海绵状骨区或形成新生骨区域。Ranvier 区为骨性生长区。骨膜与骨干的增粗有关。骨突（张力性骨骺）为肌腱附着点，影响而后骨的轮廓形成。

【临床表现】骺的解剖分区多，损伤后临床症状多而复杂。受伤后局部肿胀，是因为小儿软组织松弛。筋膜富有弹性。伤及关节可出现局部压痛，活动障碍。发热因年龄愈小体温升高越明显。贫血是由于损伤累及松质骨，此处因血管丰富，失血机会多。

【实验室检查】

（1）红细胞计数和血红蛋白降低，呈小细胞低血红蛋白性贫血。

（2）白细胞增加，分类中性粒细胞升高。

【影像学特点】

（1）X 线平片：为非特异性，如软骨

骨折显示不清，仅可见骨骺骨折后软组织间隙及关节囊周围脂肪被推移的间接征象。

（2）CT 扫描：平扫软组织窗可见有骨骺滑脱，部分游离或骨骺撕脱改变。关节囊内、肌肉、脂肪等软组织间隙内有出血、渗出、肿胀（图 12-129~ 图 12-136）。

（3）MRI：能发现 CT 难以显示的隐性骨骺损伤，尤其是半月板及韧带损伤。

【诊断与鉴别诊断】诊断要点，小儿外伤后局部压痛、肿胀，功能受限。结合 X 线平片、CT、MRI 检查确诊，无须鉴别诊断。

【病例】男，13 岁。车祸伤及右肩痛 3 个月。CT 显示右侧肱骨头外缘骨骺撕脱后，断端密度增高。

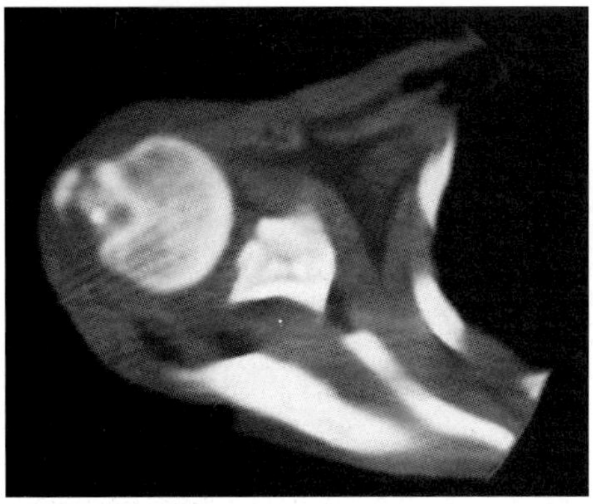

图 12-129　右肱骨头骨骺撕脱骨折 CT 观

男，13 岁。CT 显示右侧肱骨头外缘骨骺撕脱后，断端密度增高

【病例】男，12 岁，奔跑中摔伤左肘 2d。CT 显示左肱骨内髁骺撕脱性骨折。

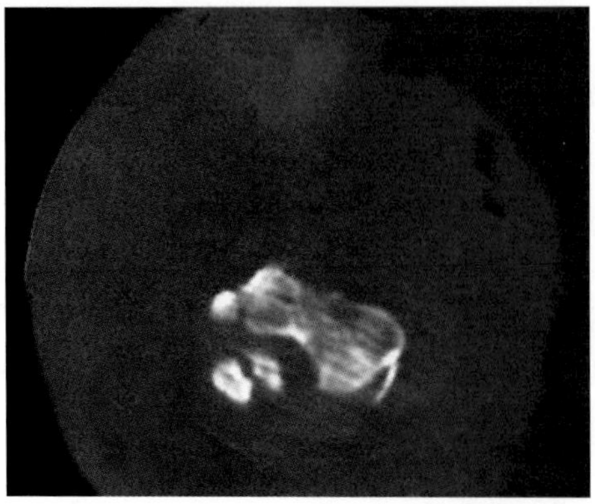

图 12-130　左肘关节、肱骨内髁撕脱性骨折 CT 观

男，12 岁。CT 显示左肱骨内髁骺撕脱性骨折

【病例】男，14 岁。左膝摔伤肿痛 2d。X 线平片怀疑髌骨下缘骨折。CT 显示左侧髌骨前后纵行透光带。

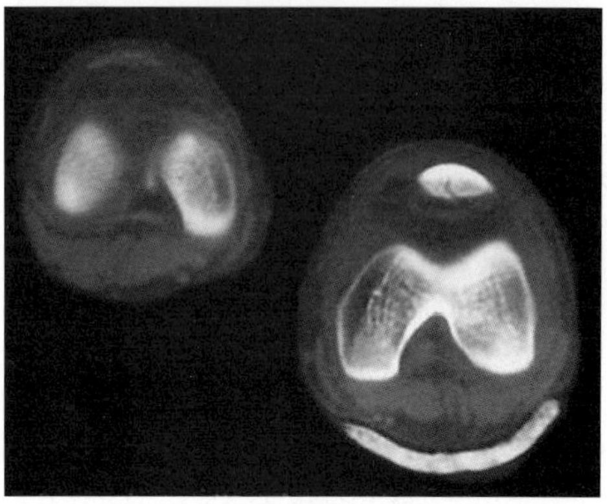

（一）

男，14 岁。CT 显示左侧髌骨前后纵行透光带

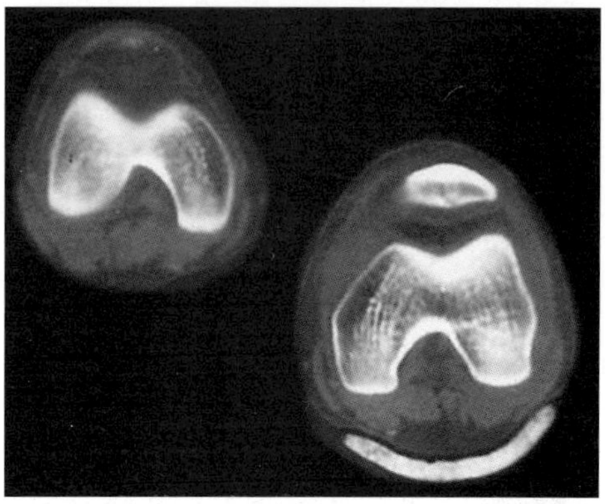

（二）

图 12-131　左髌骨骨折 CT 观

同一病例。CT 显示髌骨背侧线样透光带，膝关节囊内软组织肿胀，有等密度积液。左侧较右侧明显肿胀

【病例】男，14 岁。足球赛中撞伤腰部 1h。CT 显示右髂骨外缘皮质中断，骨骺向外上撕脱性骨折。

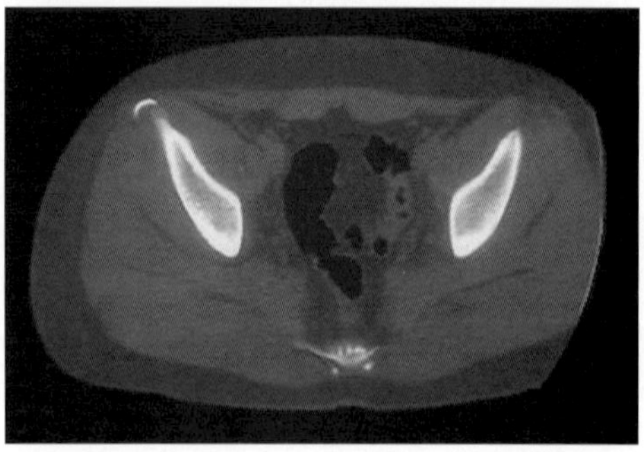

图 12-132　右侧髋臼上缘骺撕脱性骨折 CT 观

男，14 岁。CT 显示右髂骨外缘皮质中断，骨骺向外上撕脱性骨折

【病例】男，14 岁。右踝摔伤肿痛 6d。CT 显示右跟骨骺、右距骨皮质连续性中断，断端碎片向四周移位伴周围软组织肿胀。

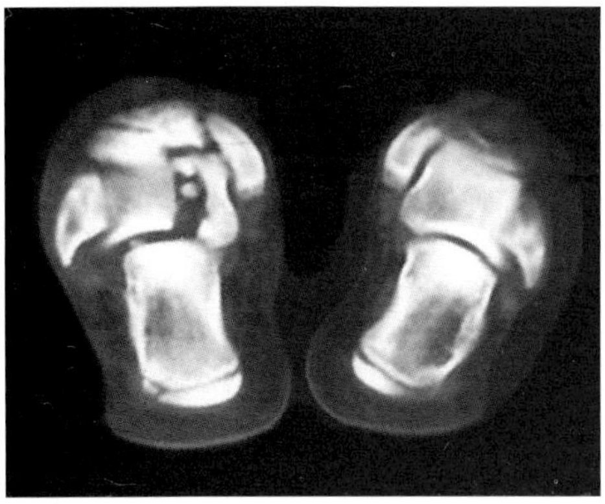

图 12-133　右侧跟、距骨骺损伤 CT 观

男，14 岁。CT 显示右跟骨骺、右距骨皮质连续性中断，断端碎片向四周移位伴周围软组织肿胀

【病例】女，14 岁。自杀由 5 楼坠落伤 1h。CT 显示 L5 椎体、软骨板皮质连续性中断，中央有纵行透光带。

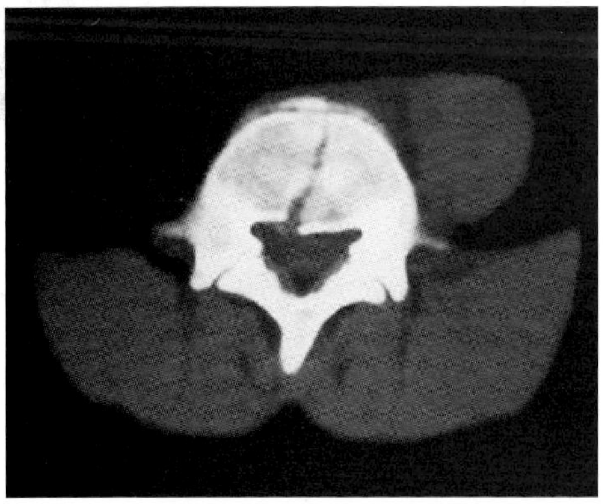

图 12-134　L5 椎体、软骨板爆裂型骨折 CT 观

女，14 岁。CT 显示 L5 椎体、软骨板皮质连续性中断，中央有纵行透光带

【病例】男，6 岁。左膝撞伤 1d，肿胀明显。CT 显示左股骨内外髁近关节面骨皮质连续性中断，断端呈龟裂状向周围移位。关节腔内肿胀。

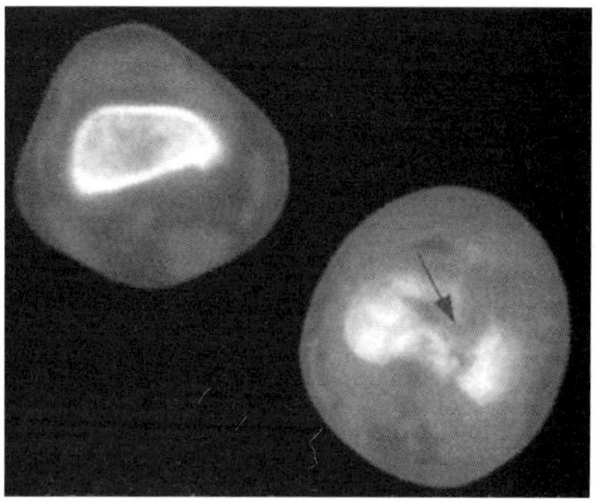

图 12-135　左股骨髁间骺骨折 CT 观

男，6 岁。CT 显示左股骨内外髁近关节面骨皮质连续性中断，断端呈龟裂状向周围移位。关节腔内肿胀

【病例】男，9 岁。左股骨外碰伤 1d，肿胀明显。CT 显示左股骨粗隆间 - 大转子骨骺撕脱、移位、肿胀。

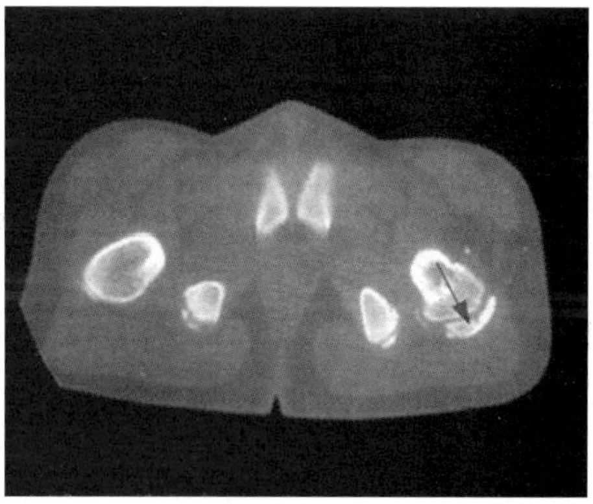

图 12-136　左股骨粗隆间骺骨折 CT 观

男，9 岁。左股骨外碰伤 1d，肿胀明显。CT 显示左股骨粗隆间 - 大转子骨骺撕脱、移位、肿胀

参考文献

[1] 张龙江，卢光明 . 全身 CT 血管成像诊断学 [M] . 北京：人民军医出版社，2015.

[2] 胡亚美，江载芳，诸福堂 . 实用儿科学 [M] .8 版 . 北京 : 人民卫生出版社，2012.

[3] 颜纯，王慕逊 . 小儿内分泌学[M].2 版，北京：人民卫生出版社，2006：104-164.

[4] 程敬亮，李树新 . 体部成像的正常变异与误判 [M] . 郑州：河南科学技术出版社，2004.

[5] 薛辛东 . 儿科学（供 8 年制及 7 年制临床医学等专业用）[M] . 北京：人民卫生出版社，2005.

[6] 蔡祖龙，高元桂 . 胸部 CT 与 MRI 诊断学 [M] . 北京：人民军医出版社，2005.

[7] 曾志成 . 新编人体解剖学图谱[M]. 2 版 . 西安：世界图书出版公司，2006 .

[8] 王小波，马金昌 . 孰能无错 [M] . 北京：中国医药科技出版社，2005.

[9] 刘湘云，陈荣华 . 儿童保健学[M].3 版 . 南京：江苏科学技术出版社，2006.

[10] 李联忠，戴建平，赵斌 . 颅脑 MRI 诊断与鉴别诊断 . 北京：人民卫生出版社，2000.

[11] 魏经国 . 影像诊断病理学 [M] . 西安：第四军医大学出版社，2007.

[12] 陈灏珠 . 实用内科学 [M] .12 版 . 北京：人民卫生出版社，2005：534-535，550.

[13] 田嘉禾 . 正电子发射体层显像（PET）图谱 [M] . 北京：中国协和医科大学出版社，科文（香港）出版有限公司，2002.

[14] 孟峻菲，梁碧玲 . 临床 MRI 诊断学[M]. 广州：广东科技出版社，2005.

[15] 李林发 . 现代骨转移瘤诊治学 [M] . 北京：科学出版社，2006.

[16] 陈盛祖 .PET/CT 技术原理及肿瘤学应用 [M] . 北京 : 人民军医出版社，2007.

[17] 燕树林 . 全国医用设备 (CT、MRI、DSA) 使用人员上岗考试指南 [M] . 北京：中国人口出版社，2005.

[18] Richard E B，Robert M K，Hai B J. Nelson Textook of Pediatrics [M] . 17th ed. 北京：科学出版社，2004.

[19] 钟玉敏，朱铭，高伟，等 . 永存第 5 对主动脉弓的心血管造影及磁共振血管造影诊断 [J] . 中华放射杂志，2002，32（5）.

[20] 钟玉敏，朱铭，孙爱敏，等 . 肺动脉吊带的影诊学诊断 [J] . 中华放射杂志，2005，39（5）：990-992.

[21] 朱铭 . 儿童胸部影像学诊断 [J] . 中国实用儿科杂志，2004，19（1）：

61-63.

［22］朱铭．儿童胸部影像学诊断［J］．中国实用儿科杂志，2004，19（2）：117-119.

［23］李欣．儿童腹部影像学诊断［J］．中国实用儿科杂志，2005，20（10）：637-639.

［24］李欣．儿童腹部影像学诊断［J］．中国实用儿科杂志，2005，20（10）：117-119.

［25］王连群，李桂杰，周聊生，等．成人川崎病冠状动脉瘤样扩张 1 例报告［J］．实用放射学杂志，2005，21（4）：377.

［26］于宪一．川崎病治疗的现状和展望．实用儿科临床杂志，2004，19（11）：922-924.

［27］Nishikawa M, Ichiyama T, Hasegawa M, et al. Safety from thromboembolism using intravenous immnnoglobolin therapy in Kawasalk disease:study of whole-blood viscosity ［J］. Pediatrics International,2003,45(2):156-158.

［28］Sundel R P, Baker A L, Fulton D R, et al. Corticosteroids in the initial treatment of Kawasaki disease: Report of a randomized trial［J］. Journal of pediatrics, 2003, 142(6):611-666.

［29］侯志彬，王春祥，李森．儿童 P-J 综合征继发肠套叠二例并文献分析［J］．影像诊断与介入放射学，2016，25（2）：167-168.

［30］葛亮，刘洋，高剑波，等．CT 在黑斑息肉综合征中的应用价值（附 5 例报告）［J］．放射学实践，2016,31：68-71.

［31］吴升华．朗格汉斯细胞组织细胞增生症评估与治疗指南介绍［J］．中华放射学杂志，2012,50（2）：155-157.

［32］杨丽萍，李雪莱，刘东风．神经母细胞瘤的影像诊断．中国临床医学影像杂志，2007，18（6）：448-450.

［33］王燕秋．螺旋 CT 在儿童髋关节发育不良 Salter 手术前后的对照分析．中国医学计算机成像杂志，2004，10（10）：270-272．

［34］阳红艳，许乙凯．脾脏占位性病变的影像学诊断现状［J］．中国临床医学影像杂志，2005，16（5）：282-285.

［35］杨述根，欧光乾，陈东，等．中国临床医学影像杂志，2007，18（5）：378-379.

［36］刘劲松，侯阳，郭文力，等.64 层螺旋 CT 小儿冠状动脉扫描的技术初探［J］．中国临床医学影像杂志，2007，18（5）：358-359.

［37］张长虹，黄飚．多层 CT 技术飞速发展．临床应用不断创新［J］．中华放射学杂志，2006，40：901-902．

［38］王国华．特发性肺含铁血黄素沉着症的 X 线诊断．现代医用影像学，2006，15（2）：30-31.

［39］刘文，张华，方伟军．结核性腹膜炎的 CT 表现（附 30 例分析）［J］．现代医用影像学，2006，6（15）：201-243.

［40］张建华，任会丽．肝结核的 CT 表现．现代医用影像学，2006，6（15）：257-258.

［41］刘文，张伟军，华容，等．颈部淋巴结结核的 CT 影像表现．现代医用影像学，2006，7（16）：14-17.

［42］郭春艳，贺 波，呼延佳，等．儿童矮身材病因及其骨龄发育情况 374 例分析［J］．中国妇幼健康研究，2015，26（1）：3-5.

［43］邹松，沈东辉，陈幸生.Klippel-Trenaunay 综合征的 MRI 诊断［J］．中华放射杂志，2007，41：1019-1022.

［44］邵剑波，李欣．儿童朗格汉斯细胞组

织细胞增生症的 CT 与 MRI 诊断［J］. 中华放射学杂志，2016,50（4）：316-319.

［45］许承 . 肠系膜淋巴结的 CT 诊断［J］. 中国临床影像杂志，2005，16（12）：113-114.

［46］田焕 . 彩色多普勒超声在骨肿瘤诊断中的应用价值［D］. 沈阳：中国医科大学，2006.

［47］陈东，杨复宾，周珉，等 . 螺旋 CT 多平面重建技术在小儿气管异物诊断中的价值［J］. 中国临床医学影像杂志，2008，19（2）：128-129.

［48］李绍东，李江山，程广军，等 . 多层螺旋 CT 在气管支气管异物诊断中的应用［J］. 中国临床医学影像杂志，2005，21（8）：1233.

［49］谢县林 . 小儿呼吸道异物影像表现探讨［J］. 影像诊断与介入放射学杂志，2005，14（1）：18.

［50］申爱强，张波，王秀平，等 . 多层螺旋 CT 对儿童气管，支气管异物的诊断价值［J］. 实用诊断与治疗杂志，2006，20（11）：792.

［51］谭晔，杨正汉，周诚，等 . 神经节细胞瘤的 CT 诊断 . 实用放射学杂志，2008，24（6）：46-54.

［52］唐琪，周平，陈晓，等 .Peutz-Jeghers 综合征肠套叠的累积危险度与临床特征［J］. 中华消化杂志，2014，34：118-120.

［53］刘海，姜曙亮，章士正，等 . 后腹膜神经节细胞瘤的 CT 和 MRI 诊断（附 1 例报告与文献复习）［J］. 实用放射学杂志，2005，21（12）：1328-1331.

［54］陈济铭，陈仲武，郑捷，等 .DSA 在诊断烟雾病中的应用［J］. 中国临床医学影像杂志，2008，19（4）：301-302.

［55］刘慧，刘智俊，龙学颖，等 . 儿童朗格汉斯细胞组织细胞增生症肝脏受累的 CT 与 MRI 表现［J］. 临床放射学杂志，2013,32（9）：1315-1319.

［56］曾洪武，千云根，黄文献，等 . 儿童中枢神经系统朗格汉斯细胞组织细胞增生症的 MRI 表现［J］. 中华放射学杂志，2016,50（4）：252-255.

［57］陆林，赵鑫，关牧娟，等 . MRCP 对 Caroli 病的诊断价值［J］. 实用放射学杂志，2016，32（4）：652-653.